O Exercício da Enfermagem
UMA ABORDAGEM ÉTICO-LEGAL

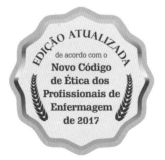

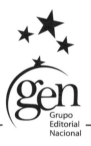

O GEN | Grupo Editorial Nacional – maior plataforma editorial brasileira no segmento científico, técnico e profissional – publica conteúdos nas áreas de ciências da saúde, exatas, humanas, jurídicas e sociais aplicadas, além de prover serviços direcionados à educação continuada e à preparação para concursos.

As editoras que integram o GEN, das mais respeitadas no mercado editorial, construíram catálogos inigualáveis, com obras decisivas para a formação acadêmica e o aperfeiçoamento de várias gerações de profissionais e estudantes, tendo se tornado sinônimo de qualidade e seriedade.

A missão do GEN e dos núcleos de conteúdo que o compõem é prover a melhor informação científica e distribuí-la de maneira flexível e conveniente, a preços justos, gerando benefícios e servindo a autores, docentes, livreiros, funcionários, colaboradores e acionistas.

Nosso comportamento ético incondicional e nossa responsabilidade social e ambiental são reforçados pela natureza educacional de nossa atividade e dão sustentabilidade ao crescimento contínuo e à rentabilidade do grupo.

O Exercício da Enfermagem

UMA ABORDAGEM ÉTICO-LEGAL

Taka Oguisso

Enfermeira, Advogada e Sanitarista. Doutora e Livre-Docente em Enfermagem pela Escola de Enfermagem Anna Nery da Universidade Federal do Rio de Janeiro (EEAN/UFRJ). Doutora em Saúde Pública pela Faculdade de Saúde Pública da Universidade de São Paulo (FSP/USP). Pós-Doutorado com bolsa Capes/Fulbright no Teachers College, Columbia University, New York, EUA. Livre-Docente e Professora Titular da Escola de Enfermagem da USP (EEUSP), atualmente aposentada. Enfermeira Consultora e Diretora Executiva Adjunta do Conselho Internacional de Enfermeiras (CIE), Genebra, Suíça (1987-1998). Enfermeira Assistencial no Hospital das Clínicas da Faculdade de Medicina da USP e no Hospital Brigadeiro do Instituto Nacional de Previdência Social (INPS). Assessora de Enfermagem (nível estadual) do INPS e Chefe do Serviço de Enfermagem do Hospital Brigadeiro do INPS. Autora de inúmeros livros, de artigos científicos publicados em revistas indexadas nacionais e internacionais e de capítulos em diversas obras. Presidente da Associação Brasileira de Enfermagem (ABEn), Seção São Paulo, na gestão 1980-1984, em cujo período foi realizado o XXXV Congresso Brasileiro de Enfermagem, em São Paulo. Presidente em duas gestões (2010-2012 e 2012-2014) e membro acadêmico da Academia Brasileira de História da Enfermagem. Medalha do Mérito da Enfermagem, em 1988, e Prêmio Anna Nery, em 2016, ambos outorgados pelo Conselho Federal de Enfermagem (COFEN), além de outros títulos honoríficos concedidos por organizações de Enfermagem estrangeiras. Primeira Vice-Presidente da Federación Ibero-Americana de Historia de la Enfermería (FIAHE), com sede na Cidade do México.

Maria José Schmidt

Enfermeira Obstetra, Advogada e Sanitarista. Doutora e Livre-Docente em Enfermagem pela Escola de Enfermagem Anna Nery da Universidade Federal do Rio de Janeiro (EEAN/UFRJ). Ocupou diversos cargos de comando na administração do Instituto Nacional de Previdência Social (INPS) e do Instituto Nacional de Assistência Médica da Previdência Social (INAMPS). Professora Doutora de Enfermagem Obstétrica, Ginecológica e Neonatal nos programas de graduação e pós-graduação da Escola de Enfermagem da Universidade de São Paulo (EEUSP), atualmente aposentada. Foi membro (Primeira Secretária) da diretoria do Conselho Federal de Enfermagem (COFEN) por duas gestões. Advogada militante na área de Direito Civil, da Família e Sucessões há mais de 20 anos. Autora de inúmeros artigos e trabalhos publicados em periódicos indexados nacionais e internacionais e de capítulos em diversas obras. Recebeu diploma de honra ao mérito e a Medalha Anchieta da Câmara Municipal de São Paulo, em 1984; e voto de congratulações da Câmara Municipal de São Caetano do Sul, em 1986, pelas contribuições para a melhoria das condições da saúde paulista no País. Foi agraciada com o troféu "Mulher em Sol Maior", concedido pelo Centro de Tradições de Santo Amaro (CETRASA). Homenageada por sua dedicação e seu comprometimento para a melhoria do exercício de Enfermagem pelo Conselho Regional de Enfermagem de São Paulo (COREN-SP), em 2009.

Quinta edição

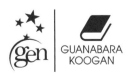

- As autoras deste livro e a EDITORA GUANABARA KOOGAN LTDA. empenharam seus melhores esforços para assegurar que as informações e os procedimentos apresentados no texto estejam em acordo com os padrões aceitos à época da publicação, *e todos os dados foram atualizados pelas autoras até a data da entrega dos originais à editora.* Entretanto, tendo em conta a evolução das ciências da saúde, as mudanças regulamentares governamentais e o constante fluxo de novas informações sobre terapêutica medicamentosa e reações adversas a fármacos, recomendamos enfaticamente que os leitores consultem sempre outras fontes fidedignas, de modo a se certificarem de que as informações contidas neste livro estão corretas e de que não houve alterações nas dosagens recomendadas ou na legislação regulamentadora.

- As autoras e a editora se empenharam para citar adequadamente e dar o devido crédito a todos os detentores de direitos autorais de qualquer material utilizado neste livro, dispondo-se a possíveis acertos posteriores caso, inadvertida e involuntariamente, a identificação de algum deles tenha sido omitida.

- **Atendimento ao cliente:** (11) 5080-0751 | faleconosco@grupogen.com.br

- Direitos exclusivos para a língua portuguesa
  Copyright © 2019 by
  EDITORA GUANABARA KOOGAN LTDA.
  Uma editora integrante do GEN | Grupo Editorial Nacional
  Travessa do Ouvidor, 11
  Rio de Janeiro – RJ – CEP 20040-040
  www.grupogen.com.br

- Reservados todos os direitos. É proibida a duplicação ou reprodução deste volume, no todo ou em parte, em quaisquer formas ou por quaisquer meios (eletrônico, mecânico, gravação, fotocópia, distribuição pela Internet ou outros), sem permissão, por escrito, da EDITORA GUANABARA KOOGAN LTDA.

- Capa: Bruno Sales

- Editoração eletrônica: Adielson Anselme

- Ficha catalográfica

O31e
5. ed.

  Oguisso, Taka
   O exercício da enfermagem : uma abordagem ético-legal / Taka Oguisso, Maria José Schmidt. - 5. ed. - [Reimpr.] - Rio de Janeiro : Guanabara Koogan, 2023.
      : il. ; 28 cm.

   ISBN 978-85-277-3426-4

   1. Ética da enfermagem - Brasil. 2. Enfermagem - Legislação - Brasil. I. Schmidt, Maria José. II. Título.

18-52665   CDD: 174.961073
             CDU: 174:616-083

Meri Gleice Rodrigues de Souza - Bibliotecária CRB-7/6439

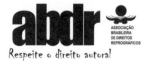

Colaboradores

Antonio Carlos Vieira da Silva
Advogado. Especialista em Direito Imobiliário pela Escola Superior de Advocacia, da Ordem dos Advogados de São Paulo, e de outros cursos sobre Direito de Família e Aspectos Civis e Processuais da legislação vigente. Analista pleno da Gerência Jurídica Regional de São Paulo, com atuação em perícias técnicas e contábeis do Sistema Financeiro Habitacional, da Caixa Econômica Federal (CEF). Pesquisador na área de Direito de Família e Imobiliário. Advogado militante na área de Direito Civil, da Família e Sucessões há mais de 10 anos.

Dorisdaia Carvalho de Humerez
Enfermeira pela Escola de Enfermagem de Ribeirão Preto, da Universidade de São Paulo (USP). Doutora e Mestre em Enfermagem Psiquiátrica pela Escola de Enfermagem da Universidade de São Paulo (EEUSP). Professora Adjunta e Doutora IV da Universidade Federal de São Paulo (Unifesp), atualmente aposentada. Avaliadora de cursos de graduação em Enfermagem e Institucional do Instituto Nacional de Ensino e Pesquisa do Ministério da Educação (MEC). Coordenadora da Comissão de Análise de Cursos de Graduação em Enfermagem do MEC e do Conselho Federal de Enfermagem (COFEN). Conselheira Federal do COFEN (2015-2018).

Ellen Maria Hagopian
Enfermeira pela Faculdade de Enfermagem do Hospital Israelita Albert Einstein. Doutoranda e Mestre em Ciências, na área de Gerenciamento em Enfermagem, da Escola de Enfermagem da Universidade de São Paulo (EEUSP). Especialista em Psiquiatria e Saúde Mental pelas Faculdades Metropolitanas Unidas (FMU) e Gerenciamento de Serviços de Enfermagem pela Faculdade de Enfermagem Santa Marcelina. Membro do Grupo de Pesquisa em História, Ética e Legislação da Enfermagem, do Departamento de Orientação Profissional da Escola de Enfermagem da USP desde 2014. Coordenadora de Enfermagem do Hospital Alemão Oswaldo Cruz desde 2006.

Genival Fernandes de Freitas
Enfermeiro e Advogado. Pós-Doutorado em História e Antropologia dos Cuidados pela Universidade de Alicante (Espanha). Livre-Docente, Doutor e Mestre em Administração de Serviços de Enfermagem pela Escola de Enfermagem da Universidade de São Paulo (EEUSP). Professor Titular da EEUSP. Bacharel em Direito, com especialização em Direito do Trabalho e MBA em História, Sociedade e Cultura pela Pontifícia Universidade Católica de São Paulo (PUC-SP). Coordenador do Centro Histórico Cultural da Enfermagem Ibero-Americana, da EEUSP. Segundo Vice-Presidente da Academia Brasileira de História da Enfermagem. Membro da Diretoria da Federación Ibero-Americana de Historia de la Enfermería, com sede na Cidade do México. Coordenador do Programa de Pós-Graduação em Gerenciamento em Enfermagem (PPGEn) da EEUSP.

João Luis Erbs Pessoa
Enfermeiro. Doutor e Mestre em Enfermagem pela Escola Paulista de Enfermagem da Universidade Federal de São Paulo (Unifesp). Pós-Graduado em Captação, Doação e Transplante de Órgãos e Tecidos pelo Instituto de Ensino e Pesquisa Albert Einstein. Diretor Técnico da Central de Notificação, Captação e Distribuição de Órgãos do Estado de São Paulo. Membro Titular da Câmara Técnica Nacional de Transplante, de Captação e Doação de Órgãos, Tecidos, Células e Partes do Corpo do Ministério da Saúde. Membro do Grupo de Estudo em Doação de Órgãos e Tecidos para Transplante (GEDOTT) e da Associação Brasileira de Transplante de Órgãos (ABTO).

Manoel Carlos Neri da Silva

Presidente do Conselho Federal de Enfermagem (COFEN) (2015-2018). Bacharel e Licenciado em Enfermagem e Obstetrícia pela Universidade Federal de Rondônia (UNIR). Especialista em Educação Ambiental e Desenvolvimento Sustentável. Ex-Docente da UNIR e da Faculdade São Lucas. Ex-enfermeiro Assistencial no Hospital e Pronto-Socorro João Paulo II, no Hospital de Base Ary Pinheiro e na Secretaria Municipal de Saúde de Porto Velho. Ex-secretário Municipal Adjunto de Saúde. Presidente do Conselho Regional de Enfermagem de Rondônia (2000-2005). Presidente do Instituto de Previdência e Assistência Municipal de Porto Velho (2005-2007). Membro do Conselho Estadual de Saúde de Rondônia por 5 anos.

Onã Silva

Enfermeira. Especialista em Saúde Pública. Doutora em Enfermagem e Mestre em Educação pela Universidade de Brasília (UnB). Pós-Doutorado em Enfermagem pela Universidade Federal do Estado do Rio de Janeiro (UNIRIO). Graduada em Artes Cênicas. Escritora, Poetisa, Presidente da Academia Internacional de Poetas e Escritores de Enfermagem (Academia IPÊ), e filiada a academias literárias. Pesquisadora dos temas Criatividade, Ludicidade e Enfermagem com Poesia: a Arte Sensível do Cuidar. Escritora dos seguintes gêneros literários: poesia nas diversas modalidades, romance, crônica, dramaturgia, novela, conto e outros. Publicou as seguintes obras: *A Quadradinha de Gude; Miriã, uma Enfermeira Bambambã; A Derrota de Penina; Histórias da Enfermagem no Universo de Cordel; Enfermagem com Poesia;* entre outras. Recordista pelo RankBrasil. Premiada em concursos literários e científicos.

Paulo Fernando de Souza Campos

Historiador. Pós-Doutorado em História da Enfermagem pela Escola de Enfermagem da Universidade de São Paulo (EEUSP). Doutor e Mestre em História pela Universidade Estadual Paulista Júlio de Mesquita Filho (Unesp), *campus* Assis, SP. Professor Titular do Programa de Pós-Graduação Interdisciplinar em Ciências Humanas, e de Graduação em História da Universidade de Santo Amaro (UNISA), São Paulo. Líder do Grupo de Pesquisa Ciência, Saúde, Gênero e Sentimento (CISGES/UNISA/CNPq).

Apresentação

O *Exercício da Enfermagem | Uma Abordagem Ético-Legal* é fruto da vivência pessoal e profissional das autoras ao longo de suas respectivas carreiras como enfermeiras e sanitaristas, exercidas na prática da assistência hospitalar e na saúde pública, assim como na administração, e, como docentes, em cursos de graduação e pós-graduação de Enfermagem. Ambas aliaram essa experiência aos conhecimentos no campo do Direito, como advogadas. Concomitantemente, desenvolveram atividades associativas nas entidades de classe, participando de eventos científico-culturais, apresentando trabalhos, realizando conferências, ministrando cursos, elaborando pareceres e publicando artigos e matérias nos periódicos existentes. Taka Oguisso trabalhou por mais de 10 anos como enfermeira consultora do Conselho Internacional de Enfermeiras, em Genebra, Suíça, quando teve a oportunidade de fazer visitas e conferências em diversos países. Ela também prestou assessoria em nações da Europa Central e do Leste Europeu, da América Latina, da África e da Ásia, junto com os principais líderes enfermeiros de cada país, ajudando-os na mobilização da classe para uma ação integrada dirigida ao desenvolvimento da profissão.

Não se pretende esgotar a matéria sobre as dimensões históricas, legais e ético-profissionais da Enfermagem, mas, sim, fazer abordagens que possam levantar problemas, suscitar questões, discutindo-os sob o ângulo da profissão, a qual ainda sente as repercussões do seu passado histórico e das suas tradições, embora já esteja devidamente regulamentada tanto sob o ponto de vista legal como ético-profissional. Dentro da sociedade brasileira, é claro que a profissão e os profissionais estão sujeitos a uma legislação maior, como a Constituição, os Códigos Civil e Penal, o Código de Defesa do Consumidor e toda a gama da rica legislação brasileira, inclusive a trabalhista, recentemente reformada conforme a Lei nº 13.467, de 13 de julho de 2017, que altera a estrutura e os princípios do processo do trabalho. Por isso, retorna-se sempre às leis maiores na análise das questões acerca da legislação profissional. Ocasionalmente, foram incluídos exemplos de situações citados pela imprensa em geral, bem como experiências de outros países para servir como ideias de como os problemas podem surgir.

Considerando que a maioria dos enfermeiros encontra-se em atividade nos serviços de saúde, pode-se depreender que o interesse maior deles deve concentrar-se no aspecto do exercício profissional. Assim, esse tema dá o título ao livro e constitui o seu núcleo. Não se pretende ensinar como desenvolver ou executar as atividades de Enfermagem nos diferentes campos e especialidades, porque isso os docentes e especialistas já fazem, assim como a literatura específica publicada. O grande problema é, na verdade, constituído pelos dilemas encontrados no cotidiano da profissão, de cuja existência muitas vezes o profissional nem se dá conta, ou sequer imagina que seja possível ser subitamente envolvido em um processo ético, policial ou mesmo criminal. Vários desses assuntos já haviam sido analisados em artigos esparsamente publicados nas décadas de 1970 e 1980, e muitos também nas últimas décadas, por ambas as autoras em conjunto ou individualmente. Porém, eles foram atualizados, adaptados para livro e ampliados, com novos dados, exemplos e questionamentos à luz da legislação vigente.

A quinta edição mantém basicamente a mesma estrutura das anteriores, embora já na quarta edição dois capítulos tenham sido suprimidos, dois novos tenham sido acrescentados e outros dois, condensados em um único capítulo, totalizando 4 partes com 28 capítulos. Todos eles foram revisados e atualizados, e alguns títulos de capítulos, modificados.

A Parte 1, *Generalidades sobre o Exercício da Enfermagem*, conta com 7 capítulos; no primeiro são feitas algumas considerações ético-legais e profissionais sobre o exercício da Enfermagem, seguindo-se do capítulo sobre o enfermeiro como trabalhador autônomo. Foi introduzido na edição anterior e mantido nesta, devidamente atualizado, o capítulo *Enfermagem no Brasil | Perfil e Perspectivas*. O histórico dos códigos de ética de Enfermagem foi, na presente edição, acrescido do novo Código de Ética dos Profissionais da Enfermagem, aprovado pelo COFEN e publicado em dezembro de 2017, tendo entrado em vigor em abril de 2018. Esse Código também motivou a atualização desta obra.

Deixamos como último capítulo dessa parte um tema completamente diferente, que versa sobre Enfermagem e poesia, ou melhor, Enfermagem com poesia, da autora Onã Silva. Dentre tantos capítulos densos e carregados de normas, regras, técnicas e tecnicalidades, surge um novo olhar sob enfoque da cultura, do sentir, da arte e da poesia no cuidar. Antes de ser uma técnica, a Enfermagem é uma arte, como já defendia Florence Nightingale, pois o profissional precisa ter ciência e criatividade para adaptar cada cuidado a ser prestado à condição do paciente. Além disso, o ser humano necessita de cuidado desde o nascer, e até antes de nascer, no pré-natal da mãe, até a morte, e mesmo depois da morte, nos cuidados com o corpo prestados pela Enfermagem. Saliente-se que o cuidado é a essência, o núcleo da profissão de Enfermagem e, portanto, a marca da identidade profissional. Enfermeiros são profissionais do cuidado que têm a missão fundamental de "promover a saúde, prevenir a doença, restabelecer a saúde e aliviar o sofrimento", como bem indica o Código de Ética do Conselho Internacional de Enfermeiras (CIE) citado pelo próprio Papa Francisco em uma alocução aos enfermeiros italianos em março de 2018, quando também afirmou que "enfermeiros são peritos em humanidade".

No conteúdo da Parte 2, *Dimensões Ético-Legais na Enfermagem*, com 14 capítulos, aborda-se a responsabilidade legal do enfermeiro, e uma análise do exercício profissional à luz da legislação penal e ética, que, na verdade, poderia servir de guia para quase todas as situações problemáticas da prática da Enfermagem. Foi também incluído na edição anterior, e mantido nesta, um capítulo sobre assédio moral na Enfermagem, com base em estudos e pesquisas de profissionais competentes e especializados. Alguns textos legais podem aparecer de maneira repetida, pois diferentes situações e fatos de Enfermagem podem ser capitulados nos mesmos atos normativos da legislação em vigor. Assim, para não remeter sempre os leitores de determinado tema aos capítulos precedentes, optou-se por repetir em cada capítulo os artigos da legislação vigente.

Devido à existência de muitas peculiaridades em determinadas áreas das especialidades de Enfermagem, foi selecionado um elenco de oito delas em que o enfermeiro e os membros da equipe de Enfermagem poderiam ser surpreendidos por maior número de problemas durante o seu exercício. Dentre essas áreas, a de Enfermagem em Centro Cirúrgico não foi apenas revisada na quarta edição, mas alterada consideravelmente para atender à legislação pertinente, ajustando-se com a inclusão específica do Centro de Material e Esterilização, o que ocorreu também no capítulo sobre transplantes de órgãos ou tecidos. Outros temas são comuns, como o das anotações de Enfermagem, que valem para todas as áreas de serviços de saúde, assim como a ética e a bioética na Enfermagem.

Alguns leitores e amigos solicitaram a inclusão de outros temas não contemplados na primeira edição, que foram acrescentados na segunda e mantidos até então, pois era justo atender um clamor identificado pelos colegas atentos, aos quais esta obra, afinal, é dirigida.

Em função de a citação de códigos, leis e artigos nem sempre ser de fácil entendimento, procurou-se exemplificar com situações práticas de Enfermagem para dar maior proximidade do texto legal com o trabalho profissional cotidiano. Os problemas e as situações que podem surgir no exercício da profissão, à primeira vista, parecem assustadores ou exagerados; por isso, utilizam-se exemplos de situações ocorridas e algumas divulgadas pela imprensa em geral. Parece difícil acreditar que seja possível um profissional de Enfermagem ser envolvido subitamente em tantos tipos de crimes. Não se pretende banalizá-los, muito menos aterrorizar os profissionais; contudo, é importante conhecer tais ocorrências e manter-se alerta para preveni-las ou não ser responsabilizado por elas.

Considerando que, sem pesquisa, a profissão não pode progredir, e que a tendência é a estrita regulamentação ética para a pesquisa, especialmente quando se utiliza o ser humano como sujeito, um capítulo é dedicado a esse tema, embora documentos oficiais do Ministério da Saúde tenham abordado a matéria de maneira clara, específica, detalhada e atualizada.

A Parte 3, *Desafios e Perspectivas na Enfermagem*, abarca os capítulos sobre desafios ético-legais contemporâneos e perspectivas sobre os rumos da Enfermagem e sobre a construção da identidade profissional da Enfermagem na pós-modernidade. É necessário considerar também os oito Objetivos de Desenvolvimento do Milênio que a Organização das Nações Unidas (ONU), com mais de 150 chefes de Estado reunidos em assembleia, estabeleceu em setembro de 2000. Dos oito objetivos que pretendiam alcançar até 2015, três tinham conteúdo de saúde, a saber: reduzir a mortalidade infantil, melhorar a saúde de gestantes e combater o HIV e a AIDS, a malária e outras doenças. O texto-base desses objetivos foi substituído pelos Objetivos de Desenvolvimento Sustentável (ODS), atualizados e adiados até 2030. Trata-se de 17 objetivos e 169 metas, incluindo erradicação da pobreza, segurança alimentar e agricultura, saúde, educação, igualdade de gênero, redução das desigualdades, energia acessível, água e saneamento, adoção de padrões sustentáveis de produção e consumo, e redução significativa da poluição dos oceanos até 2025. A ideia é que sirvam de referência para a cooperação internacional nas próximas décadas.

De fato, neste início do século XXI, a Enfermagem está sendo incitada a enfrentar desafios em algumas frentes: a ética, a legal e a profissional. As modernas pesquisas com o Projeto Genoma; a célula-tronco; a anencefalia; a recente epidemia de dengue, Zika vírus e outras doenças, como microcefalia; e a clonagem terapêutica são apenas alguns exemplos de estudos que suscitam enormes questionamentos e desafios no campo da ética e da moral, ainda sem respostas conclusivas. As tecnologias se inovam, se renovam e se sofisticam em tal velocidade e ritmo que as ciências jurídicas e morais não mais conseguem acompanhá-las; contudo, é importante analisar o problema sob os diversos ângulos e refletir em busca de melhores soluções.

Não é possível caminhar sem rumo e sem saber o que se deseja e aonde se quer chegar. É necessário vislumbrar algumas perspectivas e buscar possibilidades, mas, principalmente, **planejar o futuro e construí-lo**, traçando as metas almejadas e estabelecendo estratégias para alcançá-las.

No campo político, pode-se afirmar que o país ainda não contou com enfermeiros em cargos executivos, do nível de ministro de Estado, por exemplo; porém, em várias outras nações essa realidade já foi alcançada. Também não é frequente ver enfermeiros em altos cargos legislativos, como senador da República ou deputado federal. Para alguns países, entretanto, essa meta já foi conquistada e vem sendo mantida nas várias legislaturas e em diferentes agremiações políticas.

O que falta aos enfermeiros brasileiros e às organizações profissionais de Enfermagem para assumirem esse tipo de meta política? Será que ela já não deveria ser uma prioridade na profissão? A Enfermagem deveria politizar-se um pouco mais, pois já é numericamente um grupo poderoso na sociedade. Se unidos, esses profissionais seriam certamente imbatíveis. No entanto, é preciso também que haja maior representatividade de enfermeiros nas casas legislativas em todos os níveis: municipal, estadual e nacional; e nesta última, nas duas esferas (Câmara Federal e Senado).

A identidade profissional da Enfermagem constitui tema que continua em discussão e em construção. Antigamente as pessoas identificavam enfermeiras pela tradicional touca que simbolizava a profissão e que foi usada por muitas décadas. Florence Nightingale também usava um arranjo na cabeça, cobrindo os cabelos. Ela queria conferir profissionalismo à Enfermagem, e o uniforme branco seria instrumental para demonstrar aparência profissional, pureza, ordem e limpeza. No entanto, os homens enfermeiros nunca usaram touca. Seria, portanto, anacrônico identificar a profissão como eminentemente feminina. A base da Enfermagem está no cuidado, núcleo fundamental e razão de ser da profissão, o que exige pensá-la em suas múltiplas dimensões, representações e identidades.

O profissional não pode trabalhar isoladamente; por isso, na Parte 4, *Organizações de Saúde e de Enfermagem*, três capítulos são dedicados a essas organizações: Organizações Internacionais de Saúde, Organizações Internacionais de Enfermagem e Organizações Nacionais de Enfermagem, e neles são mencionados a Organização Mundial da Saúde (OMS) e a Organização Pan-Americana de Saúde (OPAS); o Conselho Internacional de Enfermeiras (CIE); a Federação Pan-Americana de Profissionais de Enfermagem (FEPPEN); o Comitê Internacional Católico de Enfermeiras e Assistentes Médico-Sociais (CICIAMS) e a Federação Ibero-Americana de História da Enfermagem (FIAHE). Outro capítulo é dedicado às Organizações Nacionais de Classe da Enfermagem.

Até recentemente, a evolução da profissão confundia-se com a evolução da Associação Brasileira de Enfermagem (ABEn), pois as líderes que atuavam nas escolas ou nos serviços de Enfermagem eram as mesmas que se encontravam na Associação. As novas gerações de enfermeiros precisam ser muito mais motivadas a realizar trabalhos pela classe, assumindo posições de liderança profissional que poderão impulsioná-las a outros cargos no contexto da sociedade. Estudantes de Enfermagem devem começar sua atuação nas agremiações estudantis, que é o primeiro passo para forjar futuros líderes. Como profissionais, devemos engajar-nos nas entidades de classe, nas quais enfermeiros capazes e dispostos a trabalhar são sempre necessários para que a profissão seja cada vez mais reconhecida e valorizada pela sociedade.

Além da ABEn, a Enfermagem brasileira conta com órgãos disciplinadores como os Conselhos (Federal e Regionais), a Federação e os Sindicatos, sociedades por especialidades, além da Academia Brasileira de História da Enfermagem (ABRADHENF).

Apesar de a Enfermagem ser uma das práticas mais antigas da humanidade, pois a ação de cuidar surgiu com a mãe cuidando de seu filho ou de sua família, como profissão regulamentada e reconhecida na sociedade ela pode ser considerada nova. Observa-se que a identidade profissional do enfermeiro continua sendo uma questão ainda pouco trabalhada, pouco valorizada e pouco vivenciada, especialmente por aqueles que exercem essa atividade no cotidiano das instituições de saúde e de ensino, e até mesmo na pesquisa e no gerenciamento. Para valorizar a própria profissão e orgulhar-se dela, é preciso conhecer sua história, suas lutas, suas conquistas, seu pioneirismo e suas pioneiras. É necessário também um olhar transversal, alcançando as profissões paralelas por meio da interdisciplinaridade, que, certamente, contribuirá para aguçar o conhecimento em busca da nossa própria identidade profissional. É por isso que, nesta quinta edição, o estudo sobre a identidade profissional foi aprofundado.

Após essas reflexões sobre os aspectos legais da profissão, observou-se que o conteúdo não ficaria completo sem uma informação adicional para os interessados; assim, o último capítulo, que poderia ser o primeiro, traz a base e a fundamentação jurídica sobre como elaborar leis e normas para o ensino e o exercício da Enfermagem. Esse capítulo versa sobre conceituação do direito, hierarquia das normas e processo para elaboração de uma lei federal.

Sobre as referências citadas nos diversos capítulos, deve-se esclarecer que a literatura técnica é referenciada no final de cada capítulo, assim como a legislação. A legislação citada, inclusive resoluções, portarias e outros atos normativos, mesmo que de conselhos profissionais, está agrupada, por tipo de norma legal, em ordem cronológica, sendo leis um grupo, os decretos outro grupo e assim sucessivamente, reunidos no final do livro com o título *Legislação Referida*, para facilitar sua busca.

A obra termina com três apêndices que incluem o Código de Nuremberg, a Declaração de Helsinque e as diretrizes e normas regulamentadoras de pesquisas envolvendo seres humanos do Conselho Nacional da Saúde, órgão do Ministério da Saúde, consubstanciado na Resolução nº 466, de 12 de dezembro de 2012, que atualizou a Resolução nº 196/96 e foi publicada no Diário Oficial da União de 13 de junho 2013 a fim de facilitar o acesso para enfermeiros atuantes nos serviços de saúde em geral menos familiarizados com pesquisas que envolvem seres humanos. Destaque-se que a Declaração de Helsinque incluída nesta edição é a última versão, de 2013, aprovada na 64ª Assembleia Geral da Associação Médica Mundial (AMM), realizada em outubro de 2013, em Fortaleza, no Brasil. Em outubro de 2016, a AMM adotou a Declaração de Taipei sobre considerações éticas relativas aos dados de saúde e biobancos, o que inclui material biológico, amostras ou peças de seres humanos, vivos ou mortos, que poderiam prover até mesmo informação genética e causar preocupações aos vivos sobre sua dignidade, privacidade, confidencialidade e discriminação.

O colaborador Genival Fernandes de Freitas, docente da Escola de Enfermagem da Universidade de São Paulo (EEUSP), já apresentado nas edições anteriores, continua a nos acompanhar nos meandros da ética e da legislação em Enfermagem, subsidiando e aprofundando estudos nessa temática tão árida quanto fascinante. Nesta edição, como nas anteriores, ele contribuiu atualizando capítulos referentes à ética e à bioética e outros relacionados com setores nos quais exerceu atividades profissionais, conforme indicado nos capítulos mencionados.

Não poderia encerrar esta apresentação sem uma palavra de gratidão a algumas amigas muito especiais, como a Doutora Maria Ivete Ribeiro de Oliveira, que nos honrou ao prefaciar a primeira edição, cuja memória imorredoura e saudade queremos reverenciar. Existem outras, não menos especiais, que nos deram o privilégio de compartilhar o enriquecedor convívio profissional e de quem recebemos exemplo, incentivo e encorajamento constante, como Amália Corrêa de Carvalho, Glete de Alcântara, Madre Domineuc, Maria Rosa Sousa Pinheiro e Clarice Ferrarini, todas pioneiras e reconhecidas gigantes da Enfermagem brasileira. Lamentavelmente, faleceu no dia 20 de junho de 2017 outra pioneira, a quem a profissão e toda a classe muito devem pelo tanto que realizou. Trata-se da Irmã Maria Tereza Notarnicola, com quem mantivemos grande proximidade e duradoura amizade e afeição por décadas seguidas.

A Professora Titular, Doutora Kazuko Uchikawa Graziano, colega da EEUSP, ofereceu sua sólida, longa e bem construída experiência profissional no campo do Centro de Material e Esterilização, especialmente em processamento de materiais, para fazer uma revisão técnica rigorosa do capítulo *Exercício da Enfermagem em Centro Cirúrgico*. Suas pertinentes e justas observações foram acolhidas, valorizando ainda mais a atividade nessa especialidade. Igualmente, a Professora Titular e Doutora, Máguida Costa Stefanelli, da mesma Escola, amiga e colega muito especial, sempre colaborou gentilmente na revisão técnica do capítulo *Exercício da Enfermagem em Saúde Mental e Psiquiátrica e Enfermagem Forense*. Em todas as edições precedentes, ela emprestou o brilho de sua competência e longa experiência na especialidade, revendo o texto e oferecendo valiosas sugestões. Infelizmente, Máguida faleceu em 18 de março de 2017.

Existem outras amigas, com as quais continuamos a desfrutar amizade e gratos momentos de recordações e memórias, como Anayde Corrêa de Carvalho, que nos prestigiou prefaciando a 3ª edição. Ainda que fragilizada, em seus 102 anos de idade, continua objetiva na análise de questões e fatos da Enfermagem. Tamara Iwanow Cianciarullo, a amiga contemporânea de nossos dias, ex-diretora da EEUSP, reconhecida por sua liderança inovadora, integridade e competência, deu-nos seu testemunho de confiança neste trabalho, prefaciando a 2ª edição. Para completar esse rol de eminentes colegas que amealhamos em nossa trajetória, não poderia faltar a presença de dois diletos amigos e professores universitários: Joel Rolim Mancia, competente editor de periódicos renomados, e Fernando Ramos Porto, presidente da Academia Brasileira de História da Enfermagem (2012-2014), que se prontificaram em também prefaciar a 4ª edição desta obra. Para a 5ª edição, foram escolhidos dois grandes profissionais da linha de frente da Enfermagem brasileira, igualmente de escol, com décadas de experiência na arte de fazer e pensar a profissão. São eles: Almerinda Moreira – presidente da ABRADHENF, mandato de 2016-2018 e ex-diretora da Escola de Enfermagem Alfredo Pinto, da Universidade Federal do Estado do Rio de Janeiro (Unirio) – e Osnir Claudiano da Silva Junior, ambos Doutores e Professores Titulares da Unirio.

Finalmente, dirigimos nossos efusivos agradecimentos aos colegas e amigos, docentes ou estudantes de Enfermagem, pelo estímulo por meio de críticas, sugestões e leitura atenta e cuidadosa de nossas publicações; sobretudo, pelo apoio e pela confiança recebidos individualmente no decorrer de toda a nossa longa trajetória profissional – apoio e confiança que serviram de base para o trabalho realizado em todos os campos: nos serviços de saúde, no ensino e nas organizações profissionais de classe.

Taka Oguisso
Maria José Schmidt

Prefácios

É com imensa satisfação e responsabilidade que apresento à comunidade de Enfermagem e a todos que tenham interesse nessa área de atuação a 5ª edição desta obra, que já se tornou um *best-seller* nacional e internacional.

De autoria das ilustres professoras, enfermeiras e advogadas Taka Oguisso e Maria José Schmidt, de quem sou discípula, este livro esclarece e estimula o exercício legal da Enfermagem.

Por diversas ocasiões, pude testemunhar o reconhecimento da competência acadêmica dessas professoras no Brasil e no mundo, como durante um evento científico na Costa Rica, onde profissionais costa-riquenhos, chilenos, argentinos e de outros países abordavam a Profª Taka para lhe agradecer por tão relevante publicação. Apesar de haver legislações diferentes em cada país, este livro também é usado nos cursos de graduação em Enfermagem fora do Brasil, o que justifica já estar na sua 5ª edição atualizada.

Muito mais poderia ser dito sobre as professoras, mas fica como exemplo a obra que ora apresento, inserida em um contexto ético-legal que causa orgulho a toda a comunidade da Enfermagem. Seus 28 capítulos orientam sobre diversos aspectos do exercício profissional, com respaldo na legislação atualizada, vigente no Brasil. Desde sua 1ª edição em 1999, gerações de enfermeiros vêm se beneficiando da qualidade das orientações contidas nesta obra.

Todo o livro abrange estudos profundos da ética e da legislação que incidem sobre o exercício profissional da Enfermagem. À medida que avança na leitura, o leitor encontra exemplos de situações esclarecedoras que facilitam seu entendimento.

A missão de esclarecer e capacitar profissionais para o exercício da Enfermagem, seguindo os princípios éticos que norteiam a ações humanas e profissionais, é a tônica percebida em cada capítulo.

Espero que façam uma boa e proveitosa leitura e que os ensinamentos aqui contidos sirvam de pilares para o bom desempenho do exercício profissional daqueles que se dedicam à Enfermagem.

Almerinda Moreira
Professora Titular da Escola de Enfermagem Alfredo Pinto da
Universidade Federal do Estado do Rio de Janeiro (Unirio).
Presidente da Academia Brasileira de História da
Enfermagem (ABRADHENF).

A excepcional obra que temos em mãos é fruto da intensa dedicação, dos estudos e da prática de suas autoras nos temas de ética e exercício da Enfermagem. As professoras doutoras Taka Oguisso e Maria José Schmidt mais uma vez nos brindam com uma nova edição deste livro fundamental para a sociedade brasileira.

Seus principais leitores são os integrantes da comunidade de Enfermagem, sejam profissionais de assistência, gestão, ensino ou pesquisa. Muito mais que um tratado dos princípios e das leis que regem o exercício profissional, abordados de forma clara e profunda pelas autoras, este texto nos incita a reflexões densas sobre os valores que envolvem as relações humanas em convívio social.

Questões sobre identidade profissional da Enfermagem, suas raízes históricas e sua organização em âmbitos nacional e internacional são absolutamente oportunas e necessárias. A Enfermagem empreendeu durante o século XX um enorme esforço exitoso quando galgou o ensino universitário, adentrou os órgãos de pesquisa e conquistou uma legislação específica para melhor se colocar a serviço da nação e da vida.

Neste livro, a título de exemplo, podemos aprender sobre temas abrangentes e relevantes como assistência à saúde mental e aos idosos, engenharia genética, assistência domiciliar e pacientes terminais, todos tratados com profundidade e atualidade.

O aspecto de criação, de elaboração cuidadosa, que envolve estas páginas revela a preocupação e o empenho de duas operárias da Enfermagem, fazedoras de verdadeiras obras, aqueles produtos de trabalho metódico e determinado, originados no silêncio do gabinete, do ateliê ou dos canteiros, que por fim nos encantam. Remete-nos poeticamente às operárias do mundo dos insetos, que, em sua lida de nutrir as colônias, possibilitam que as flores se comuniquem e nos cativem. As obras, assim, permanecem.

Temos diante de nós uma obra valiosa ofertada aos trabalhadores da Enfermagem que labutam em suas próprias obras nas instituições de saúde, nos gabinetes científicos, nas reuniões de especialistas; a todos, enfim, que são sensíveis e buscam se nutrir e se realizar em boas obras.

É com alegria e gratidão aos que tornaram esta obra possível que recebemos mais uma edição de O *Exercício da Enfermagem | Uma Abordagem Ético-Legal*.

Osnir Claudiano da Silva Junior
Graduado em Enfermagem e Obstetrícia e Doutor em Enfermagem
pela Universidade Federal do Rio de Janeiro (UFRJ).
Estágio de Pós-Doutorado no Instituto de Medicina Social da
Universidade do Estado do Rio de Janeiro (IMS/UERJ), e na
Fundación Index, na Espanha. Licenciado em História pelo Instituto
Metodista Bennett e Mestre em Educação pela Universidade
Federal do Estado do Rio de Janeiro (Unirio). Professor Titular da
Unirio. Membro Titular do Departamento Científico de História da
Enfermagem da Associação Brasileira de Enfermagem (ABEn/RJ).
Sócio Fundador, Acadêmico e Membro da Diretoria da Academia
Brasileira de História da Enfermagem. Líder do Laboratório de
Pesquisa de História da Enfermagem (LAPHE).

Lista de Siglas

ABED	Associação Brasileira de Enfermeiras Diplomadas
ABEn	Associação Brasileira de Enfermagem
ABNT	Associação Brasileira de Normas Técnicas
AIDS	Síndrome da imunodeficiência adquirida
AVD	Atividades da vida diária
CC	Código Civil
CDC	Código de Defesa do Consumidor
CEE	Comissão de Ética de Enfermagem
CEPE	Código de Ética Profissional de Enfermagem
CF	Constituição Federal
CFM	Conselho Federal de Medicina
CICIAMS	Comitê Internacional Católico de Enfermeiras e Assistentes Médico-Sociais
CIE ou ICN	Conselho Internacional de Enfermeiras ou International Council of Nurses
CLT	Consolidação das Leis do Trabalho
CME	Centro ou Central de Material e Esterilização
CNCDO	Centro de Notificação, Captação e Distribuição de Órgãos
CNE	Conselho Nacional de Educação
CNNCDO	Central Nacional de Notificação, Captação e Distribuição de Órgãos
COFEN	Conselho Federal de Enfermagem
COREN	Conselho Regional de Enfermagem
CP	Código Penal
CREMESP	Conselho Regional de Medicina do Estado de São Paulo
CRN	Conselho de Representantes Nacionais
CTNBio	Comissão Técnica Nacional de Biossegurança
DNSP	Departamento Nacional de Saúde Pública
ECA	Estatuto da Criança e do Adolescente
EMAD	Equipe Multiprofissional de Atenção Domiciliar
EUA	Estados Unidos da América
FEPPEN	Federação Pan-Americana de Profissionais de Enfermagem
IAFN	International Association of Forensic Nurses
IAIA	Instituto de Assuntos Interamericanos
INEP	Instituto Nacional de Estudos e Pesquisas Educacionais Anísio Teixeira
INSS	Instituto Nacional de Seguro Social
LDB	Lei de Diretrizes e Bases da Educação
LOAS	Lei Orgânica da Assistência Social
LOPS	Lei Orgânica da Previdência Social
LRP	Lei de Registros Públicos
MGF	Mutilação genital feminina
MS	Ministério da Saúde
NEAD	Núcleo Nacional das Empresas de Serviços de Assistência Domiciliar
OGM	Organismo geneticamente modificado
OIT	Organização Internacional do Trabalho
OMS ou WHO	Organização Mundial da Saúde ou World Health Organization
ONU	Organização das Nações Unidas
OPAS ou OPS	Organização Pan-Americana de Saúde
PAD	Plano de Atenção Domiciliar
RDC	Resolução da Diretoria Colegiada
SAD	Serviço de Atenção Domiciliar
STJ	Superior Tribunal de Justiça
SUS	Sistema Único de Saúde
TCLE	Termo de Consentimento Livre e Esclarecido
UNESCO	Organização das Nações Unidas para a Educação, a Ciência e a Cultura
UTI	Unidade de Terapia Intensiva

Sumário

Parte 1 | Generalidades sobre o Exercício da Enfermagem, 1

1 Bases Legais para o Exercício da Enfermagem, 3
Taka Oguisso e Maria José Schmidt

Introdução, 3
Evolução histórica da legislação, 3
Importância do estudo da legislação, 6
Legislação atual, 7
Legislação profissional de Enfermagem, 9
Vetos ao Projeto de Lei, 10
Considerações finais, 11
Referências bibliográficas, 12

2 Enfermeiro como Trabalhador Autônomo, 13
Taka Oguisso, Maria José Schmidt e Antonio Carlos Vieira da Silva

Introdução, 13
Conceituação de trabalhador autônomo, 14
Trabalhador autônomo e legislação civil e previdenciária, 15
Enfermeiro como profissional liberal, 17
Ampliação de ações da Enfermagem, 19
Considerações finais, 19
Referências bibliográficas, 20

3 Enfermagem no Brasil | Perfil e Perspectivas, 22
Dorisdaia Carvalho de Humerez, Manoel Carlos Neri da Silva e Taka Oguisso

Introdução, 22
Quadro atual de profissionais no Brasil, 23
Ensino a distância na Enfermagem, 26
Aumento da população masculina na equipe de Enfermagem, 27
Dificuldades no exercício da Enfermagem, 28
Satisfação no trabalho, 29
Perspectivas para a profissão nas próximas décadas, 29
Considerações finais, 30
Referências bibliográficas, 30

4 Direitos da Família como Base da Sociedade, 32
Maria José Schmidt e Taka Oguisso

Introdução, 32
Modalidades de família, 32
Família e autoridade, 34
Casamento, 34
Dissolução da sociedade e do vínculo conjugal, 39
Relações de parentesco (CC, arts. 1.591 a 1.595), 42
Poder familiar, 43
Nascimento e suas implicações, 44

Sucessão hereditária, 49
Óbito, 50
Considerações finais, 52
Referências bibliográficas, 53

5 Direitos de Enfermeiros e Pacientes, 54
Taka Oguisso e Maria José Schmidt

Introdução, 54
Direitos dos enfermeiros, 56
Direitos dos pacientes, 57
Deveres e responsabilidades dos pacientes, 62
Considerações finais, 63
Referências bibliográficas, 63

6 Histórico dos Códigos de Ética de Enfermagem no Brasil, 65
Taka Oguisso

Introdução, 65
Precocidade de um Código de Ética de Enfermagem brasileiro, 66
Código de Deontologia de Enfermagem (1975), 67
Código de Ética dos Profissionais de Enfermagem | CEPE-1993, 70
Código de Ética dos Profissionais de Enfermagem | CEPE-2000, 72
Código de Ética dos Profissionais de Enfermagem | CEPE-2007, 72
Infrações e penalidades éticas, 74
Código de Ética dos Profissionais de Enfermagem | CEPE-2017, 75
Considerações finais, 77
Referências bibliográficas, 79

7 Cuidado de Enfermagem e Interface com a Linguagem Literária, Poética e Ética, 81
Onã Silva

Introdução, 81
Poesia e poemas nos caminhos do cuidar, 82
Resultados poéticos, 82
Cuidado de Enfermagem | Interface com a poesia, a linguagem poética e as bases éticas, 89
Considerações nos caminhos poéticos e éticos do cuidar, 91
Referências bibliográficas, 91

Parte 2 | Dimensões Ético-Legais na Enfermagem, 93

8 Responsabilidade Legal do Enfermeiro, 95
Taka Oguisso e Maria José Schmidt

Introdução, 95
Conceituação de responsabilidade, 97
Responsabilidade civil do enfermeiro, 99
Responsabilidade civil e penal na legislação brasileira, 101
Responsabilidade profissional, 102
Considerações finais, 103
Referências bibliográficas, 104

9 Exercício da Enfermagem e Normas Penais e Éticas, 105
Maria José Schmidt, Taka Oguisso e Antonio Carlos Vieira da Silva

Introdução, 105
Crimes contra a vida, 107
Lesões corporais, 110

Periclitação da vida e da saúde, 111
Crimes contra a liberdade individual, 116
Crimes contra o estado de filiação, 117
Crimes contra a saúde pública, 118
Crime de falsidade ideológica, 121
Inversão do ônus da prova, 122
Considerações finais, 123
Referências bibliográficas, 123

10 Assédio Moral no Exercício Profissional, 126
Ellen Maria Hagopian e Genival Fernandes de Freitas

Introdução, 126
Conceituação de assédio moral, 126
Assédio moral no âmbito da Enfermagem, 128
Assédio moral e legislação, 128
Jurisprudência sobre assédio moral, 132
Considerações finais, 133
Referências bibliográficas, 133

11 Ética e Bioética na Enfermagem | Teoria e Prática, 135
Taka Oguisso, Maria José Schmidt e Genival Fernandes de Freitas

Introdução, 135
Conceituação de ética e bioética, 137
Tomada de decisão ética, 140
Percepções a partir da vivência em Comissão de Ética de Enfermagem, 141
Considerações finais, 142
Referências bibliográficas, 143

12 Anotações de Enfermagem no Exercício Profissional, 144
Taka Oguisso e Maria José Schmidt

Introdução, 144
Questões ético-legais das anotações de Enfermagem, 146
Responsabilidade legal e ético-profissional, 148
Falsidade ideológica, 151
Anotações de Enfermagem em *home care*, 152
Considerações finais, 152
Referências bibliográficas, 153

13 Exercício da Enfermagem em Centro Cirúrgico, 155
Taka Oguisso, Maria José Schmidt e Genival Fernandes de Freitas

Preliminares, 155
Introdução, 156
Práticas da Enfermagem em Centro Cirúrgico, 157
Problemas no exercício da Enfermagem em Centro Cirúrgico, 161
Centro de Material e Esterilização (CME), 164
Considerações finais, 167
Referências bibliográficas, 167

14 Transplantes de Órgãos ou Tecidos, 169
Taka Oguisso, Maria José Schmidt e João Luis Erbs Pessoa

Introdução, 169
Fundamentos ético-legais do transplante de órgãos/tecidos, 171
Diagnóstico de competência médica, 175

Enfermagem e transplantes, 177
Considerações finais, 179
Referências bibliográficas, 179

15 Exercício da Enfermagem em Unidade de Terapia Intensiva, 182
Taka Oguisso, Maria José Schmidt e Genival Fernandes de Freitas

Introdução, 182
Eventos adversos na Enfermagem | Iatrogenias, 184
Aspectos ético-legais, 185
Considerações finais, 187
Referências bibliográficas, 187

16 Exercício da Enfermagem Obstétrica e Neonatal, 189
Maria José Schmidt e Taka Oguisso

Introdução, 189
Períodos pré-concepcional e concepcional, 190
Abortamento, 195
Assistência pré-natal, 195
Assistência ao parto, 196
Assistência ao recém-nascido, 198
Assistência à puérpera, 198
Maternidade eletrônica, 199
Engenharia genética, 199
Sigilo profissional, 199
Mutilação genital feminina, 200
Considerações finais, 200
Referências bibliográficas, 201

17 Exercício da Enfermagem em Saúde Mental e Psiquiátrica e Enfermagem Forense, 203
Taka Oguisso e Maria José Schmidt

Dimensão mundial da assistência em saúde mental e psiquiátrica, 203
Antecedentes históricos da assistência e da Enfermagem psiquiátrica, 207
Legislação atual da assistência psiquiátrica no Brasil, 208
Enfermagem Forense, 210
Responsabilidade legal do profissional de Enfermagem, 212
Responsabilidade ético-profissional, 215
Considerações finais, 217
Referências bibliográficas, 218

18 Exercício da Enfermagem e Paciente Terminal, 220
Maria José Schmidt e Taka Oguisso

Introdução, 220
Final de vida, 222
Profissionais de Enfermagem e morte, 223
Como ajudar a morrer?, 224
Como ajudar familiares e amigos do paciente terminal?, 225
Considerações finais, 225
Referências bibliográficas, 226

19 Exercício da Enfermagem na Assistência ao Idoso, 227
Taka Oguisso e Maria José Schmidt

Introdução, 227
Características da pessoa idosa, 230
Legislação sobre o idoso, 232

XX O Exercício da Enfermagem | Uma Abordagem Ético-Legal

Questões éticas sobre o idoso, 236
Inclusão da pessoa com deficiência, 238
Considerações finais, 238
Referências bibliográficas, 239

20 Exercício da Enfermagem Domiciliária | *Home Care*, 241
Taka Oguisso e Maria José Schmidt

Introdução, 241
Home care em outros países, 243
Legislação de *home care* no Brasil, 246
Considerações finais, 250
Referências bibliográficas, 251

21 Questões Ético-Legais na Pesquisa em Enfermagem, 253
Taka Oguisso, Maria José Schmidt e Genival Fernandes de Freitas

Introdução, 253
Ética e pesquisa em Enfermagem, 253
Princípios éticos, 254
Bioética e pesquisa, 258
Direitos dos sujeitos, 260
Vulnerabilidade e grupos vulneráveis, 261
Consentimento livre e esclarecido, 264
Docência, realização e comunicação da pesquisa, 265
Considerações finais, 267
Referências bibliográficas, 268

Parte 3 | Desafios e Perspectivas na Enfermagem, 271

22 Desafios Ético-Legais e Profissionais Contemporâneos na Enfermagem, 273
Taka Oguisso e Maria José Schmidt

Introdução, 273
Desafios éticos e bioéticos, 273
Biotecnologia e bioética em saúde, 274
Biotecnologia e biossegurança, 277
Desafios legais, 277
Desafio profissional | Prescrição de medicamentos por enfermeiros –
uma reflexão, 281
Dilemas ético-legais na Enfermagem, 283
Considerações finais, 286
Referências bibliográficas, 287

23 Perspectivas sobre os Rumos da Enfermagem, 289
Taka Oguisso e Maria José Schmidt

Introdução, 289
Práticas avançadas de Enfermagem, 290
Enfermagem no mundo atual, 293
Mudança de rumos, 294
Especialistas ou generalistas na Enfermagem?, 295
Perspectivas e tendências da Enfermagem, 297
Considerações finais, 299
Referências bibliográficas, 299

24 Construção da Identidade Profissional da Enfermagem na Pós-Modernidade, 301
Paulo Fernando de Souza Campos e Taka Oguisso

Introdução, 301
Simbolismos na Enfermagem, 302
A busca de uma identidade, 303
Identidade profissional e Enfermagem brasileira, 304
Identidade e prática profissional, 307
Considerações finais, 311
Referências bibliográficas, 311

Parte 4 | Organizações de Saúde e de Enfermagem, 313

25 Organizações Internacionais de Saúde, 315
Taka Oguisso e Maria José Schmidt

Organização Mundial da Saúde, 315
Enfermeiras na Organização Mundial da Saúde, 318
Organização Pan-Americana de Saúde, 320
Considerações finais, 321
Referências bibliográficas, 322

26 Organizações Internacionais de Enfermagem, 323
Taka Oguisso e Maria José Schmidt

Conselho Internacional de Enfermeiras, 323
Federação Pan-Americana de Profissionais de Enfermagem, 329
Comitê Internacional Católico de Enfermeiras e Assistentes
  Médico-Sociais, 330
Federación Ibero-Americana de Historia de la Enfermería, 330
Considerações finais, 332
Referências bibliográficas, 333

27 Organizações Nacionais de Enfermagem, 335
Taka Oguisso, Maria José Schmidt e Antonio Carlos Vieira da Silva

Introdução, 335
Entidades de fins científicos, técnicos e culturais | Associação Brasileira de
  Enfermagem, 336
Entidade disciplinadora do exercício profissional | COFEN/COREN, 338
Entidade de defesa econômica da classe | Federação e sindicatos de
  enfermeiros, 341
Academia Brasileira de História da Enfermagem | ABRADHENF, 346
Considerações finais, 347
Referências bibliográficas, 347

28 A Lei e a Sociedade, 349
Taka Oguisso e Maria José Schmidt

Introdução, 349
Conceituação do direito, 350
Organização da sociedade, 352
Hierarquia das normas, 354
Processo de elaboração de uma lei, 356
Normas gerais brasileiras que afetam a Enfermagem e sua equipe de trabalho, 359
Considerações finais, 363
Referências bibliográficas, 364

Legislação Referida, 365

Apêndices, 377

Apêndice 1   Código de Nuremberg – 1947, 379

Apêndice 2   Declaração de Helsinque (outubro de 2013), 380

Apêndice 3   Resolução nº 466, de 12 de dezembro de 2012 (Ministério da Saúde, Conselho Nacional de Saúde), 386

Índice Alfabético, 399

Parte 1

Generalidades sobre o Exercício da Enfermagem

Bases Legais para o Exercício da Enfermagem

Taka Oguisso e Maria José Schmidt

INTRODUÇÃO

A vida em sociedade exige um complexo de normas disciplinadoras que estabeleçam regras indispensáveis ao convívio entre os indivíduos que a compõem. Em nível nacional, o conjunto dessas regras, denominado Direito Positivo, deve ser cumprido por todos, pois, do contrário, sanções podem ser aplicadas para os que violarem tais preceitos. Na esfera internacional, órgãos como a Organização das Nações Unidas (ONU) ou a Organização Mundial da Saúde (OMS), entre outros, podem apenas proclamar, como ocorreu no caso da Declaração Universal dos Direitos Humanos; ou os representantes/delegados das nações ou dos países podem propor e decidir, por meio de resoluções, fazer algo que se comprometam a cumprir.

São inúmeras as resoluções tomadas pela ONU e pela OMS; entretanto, convenções internacionais precisam ser ratificadas em cada país para serem cumpridas, por meio de leis ou normas nacionais. Outro modo de ação internacional é a recomendação, pois cada nação, sendo soberana, é livre para seguir ou não os ditames internacionais. Assim, uma recomendação internacional, por não emanar de um órgão supranacional (inexistente), ainda que seja emitida pela ONU ou pela OMS, não tem força legal para impor seu cumprimento, mas apenas para sugerir ou recomendar.

No Brasil, o exercício de qualquer trabalho, ofício ou profissão está regulamentado pela Constituição (art. 5º, inciso XIII), desde que satisfeitas as qualificações estabelecidas em leis específicas. Denominam-se profissões liberais as atividades desempenhadas com independência e autonomia a uma livre clientela.

Entretanto, dessa ideia não se exclui a possibilidade de o profissional ou trabalhador liberal ter um contrato de trabalho em que se determine ou se evidencie uma subordinação, regulada e protegida pelas leis trabalhistas. Assim, tradicionalmente, o caráter distintivo da profissão liberal está, principalmente, em ser um ofício cujo exercício depende de conhecimentos acadêmicos específicos, ou cujo êxito decorre da maior ou menor capacidade intelectual do profissional. Diante disso, se o profissional exerce sua profissão aplicando conhecimentos científicos ou intelectuais, não importa que ele a exerça com dependência administrativa ou não. É por essa razão que o exercício da profissão liberal depende de um título de habilitação ou qualificação, como um diploma, expedido de acordo com uma lei.

O parâmetro estabelecido em todas as normas legais do Brasil oferece proteção não só aos que exercem a atividade, mas também às pessoas a quem essa atividade é dirigida.

EVOLUÇÃO HISTÓRICA DA LEGISLAÇÃO

Desde a Antiguidade, existem normas e regras para regular as relações das pessoas na sociedade. O mais antigo sistema de normas legais escritas do mundo foi estabelecido pelo rei Hamurabi,[1] que viveu entre 1782 a.C. e 1750 a.C. e pertenceu à primeira dinastia do império da Babilônia, onde atualmente se encontra o Iraque. Por isso, esse sistema é conhecido como Código de Hamurabi. Foi gravado em caracteres cuneiformes, com cerca de 3.500 linhas, em um enorme bloco cilíndrico de pedra negra (2,25 m de altura e 2 m de circunferência). O código foi encontrado pelo arqueólogo Jacques de Morgan em escavações na antiga Pérsia, hoje Irã, e encontra-se no Museu do Louvre, em Paris. Embora escrito há mais de 2.000 anos, o texto com 282 artigos é incrivelmente atual e trata do direito de propriedade, família, sucessões, penhora e até sobre proteção ao consumidor, que, no Brasil, é uma legislação muito recente. Ele também previa casos de composição ou acordo entre as partes em alguns delitos patrimoniais. Entre as penalidades aplicadas, permeava o princípio do Talião, de inspiração bíblica.*

Historicamente, a legislação específica brasileira para a formação da parteira, dado seu vínculo com faculdades de medicina, teve início com uma Lei sem número, de 3 de outubro de 1832, e a do exercício profissional, com o Decreto nº 828, de 29 de setembro de 1851, sobre o Regulamento da Junta de Higiene Pública, em que os médicos, cirurgiões, boticários, dentistas e as parteiras deveriam apresentar seus diplomas na Corte e Província do Rio de Janeiro. Especificamente sobre Enfermagem, o primeiro dispositivo legal ocorreu somente no alvorecer da República, com o Decreto nº 791, de 27 de setembro de 1890, criando a primeira escola profissional de enfermeiros, de 2 anos de duração e aulas ministradas por médicos. Em 1921, o Decreto nº 15.230, de 31 de dezembro de 1921, aprovou o regulamento para o serviço de saúde do Exército, em que os enfermeiros foram incluídos como parte do quadro de pessoal subalterno (art. 21), junto com padioleiros militares e outros auxiliares.

Na área civil, o Decreto nº 15.799, de 10 de novembro de 1922, aprovou o regulamento do Hospital Geral do Departamento Nacional de Saúde Pública, que, na ocasião, já mencionava que, anexo ao Hospital, seria criada a Escola de Enfermeiras desse Departamento. Somente em 1923, o Decreto nº 16.300, de 31 de dezembro de 1923, ao aprovar o regulamento do Departamento Nacional de Saúde Pública e a fiscalização do exercício profissional de médicos, farmacêuticos, dentistas, enfermeiros e parteiras, criou também uma escola para enfermeiras, atual Escola de Enfermagem Ana Néri, da Universidade Federal do Rio de Janeiro (UFRJ). Na parte referente ao exercício, o enfermeiro vinha listado junto com massagistas, manicuros, pedicuros e optometristas, que deveriam incumbir-se do tratamento de doentes. Porém, se praticassem atos sem ordem médica, sofreriam as penalidades previstas no mesmo regulamento.

O Decreto nº 20.109, de 15 de junho de 1931, declarava, em sua ementa, que pretendia regular "o exercício da Enfermagem no Brasil e fixar as condições para equiparação das escolas de Enfermagem". Entretanto, apenas o art. 1º tratava do exercício da Enfermagem, ao estipular que o profissional somente poderia usar o título de enfermeiro diplomado ou as iniciais correspondentes a essas palavras se fosse diplomado por escola oficial ou equiparada na forma da lei, e tivesse o diploma registrado no Departamento Nacional de Saúde Pública. Os demais artigos eram todos relacionados com o ensino da Enfermagem.

Posteriormente, o Decreto nº 20.931, de 11 de janeiro de 1932, ao dispor sobre a regulamentação e fiscalização do exercício da medicina, odontologia e medicina veterinária, regulava também as profissões do farmacêutico, da parteira e da enfermeira. No tocante à Enfermagem, não havia ainda preocupação em definir o que esse profissional deveria fazer, mas era-lhe proibido instalar consultório para atendimento de cliente. O Decreto estipulava que, em caso de falta grave, o enfermeiro poderia ser suspenso do exercício ou ser demitido, se exercesse função pública.

A Lei nº 775, de 06 de agosto de 1949, dispunha sobre o ensino de Enfermagem no país, mas incluiu um preceito referente ao exercício profissional no art. 21, dispondo que "as instituições hospitalares, públicas ou privadas, decorridos sete anos após a publicação desta lei, não poderiam contratar, para a direção dos seus serviços de Enfermagem, senão enfermeiros diplomados". Esse artigo foi de grande valia, uma vez que a Lei nº 775/49 nunca chegou a ser revogada, e décadas mais tarde, líderes da Enfermagem ainda usavam esse preceito legal.

Somente na década de 1950 houve a aprovação de uma lei específica que tratava efetivamente do exercício da Enfermagem: a Lei nº 2.604, de 17 de setembro de 1955. Ela definiu as categorias que poderiam exercer a Enfermagem no país e revogou diversos dispositivos que tratavam de categorias que seriam posteriormente extintas, mas existiram por muito tempo como grupos residuais da Enfermagem – enfermeiros práticos, práticos de enfermagem, enfermeiros assistentes, assistentes de enfermagem, enfermeiros militares e atendentes, entre outras inúmeras denominações.

Antes de a Lei nº 2.604/55 ser regulamentada, o Congresso Nacional aprovou a Lei nº 3.780, de 12 de julho de 1960, que dispunha sobre a Classificação de Cargos do Serviço Civil do Poder Executivo, que teve grande influência na Enfermagem. As diversas denominações existentes à

---

*Êxodo, Capítulo 21, versículos 23 a 25. Também em Levítico, Capítulo 24, versículos 19 e 20. A Bíblia Sagrada.

Capítulo 1 | Bases Legais para o Exercício da Enfermagem **5**

época foram reduzidas de acordo com as regras de enquadramento, por similaridade de atribuições e responsabilidades. Essa lei, apesar de não tratar especificamente da Enfermagem, causou grande impacto na profissão, pois a profissão de enfermeiro foi enquadrada como técnico-científica de nível superior no serviço público federal. Com isso, foi aberto o caminho para que, nos âmbitos estadual e municipal, paulatinamente o enfermeiro também fosse reconhecido como categoria de nível universitário, com a remuneração correspondente.

Finalmente, o Decreto nº 50.387, de 28 de março de 1961, regulamentou o exercício da Enfermagem, quase 6 anos depois que a Lei nº 2.604/55 havia sido promulgada. Pela primeira vez houve uma tentativa de definição do exercício da Enfermagem, porém restrito a: observação e cuidado de doente, gestante e acidentado; administração de medicamentos e tratamentos prescritos pelo médico; educação sanitária; e aplicação de medidas de prevenção de doenças. Definiu também todas as categorias que poderiam exercer legalmente a profissão, inclusive as obstetrizes e parteiras. Havia, contudo, indefinição de funções de Enfermagem entre todas as categorias existentes.

O enfermeiro era diferenciado das demais categorias por quatro funções que não eram propriamente de Enfermagem. Assim, além de poder exercer "a Enfermagem em todos os seus ramos", o enfermeiro poderia administrar serviços de Enfermagem; participar do ensino em escolas de Enfermagem e de auxiliar de enfermagem ou de treinamento de pessoal; dirigir e inspecionar escolas de Enfermagem e participar de bancas examinadoras de práticos de Enfermagem em concursos. Havia também artigos que tratavam dos deveres e das proibições para todo o pessoal da área. Como o técnico de enfermagem não existia na época da aprovação da lei e do decreto regulamentador, essa categoria ficou sem função legal até ser incluída na legislação posterior.

A Lei nº 5.905, de 12 de julho de 1973, criou os Conselhos Federal e Regionais de Enfermagem e definiu sua competência como órgãos disciplinadores do exercício da profissão de enfermeiro e das demais profissões compreendidas nos serviços de Enfermagem. Para poder disciplinar o exercício, precisariam contar com uma lei própria, atualizada e que englobasse todas as categorias profissionais, o que a Lei nº 2.604/56 e seu Decreto nº 50.387/61 não atendiam, pois o técnico de enfermagem não estava incluído.

O primeiro Conselho Federal de Enfermagem (COFEN), constituído por nove membros, foi nomeado pelo Ministro do Trabalho, Arnaldo Prieto, em abril de 1975, a partir de uma lista tríplice encaminhada pela Dra. Glete de Alcântara, presidente da Associação Brasileira de Enfermagem (ABEn).[2] A primeira diretoria teve Maria Rosa Sousa Pinheiro como presidente, eleita pelos pares,[3] conforme ata da primeira reunião do COFEN para eleição da diretoria, com mandato de 1 ano, em 23 de abril de 1975. Uma das primeiras providências dessa diretoria foi com relação a um código de ética e à elaboração de um anteprojeto da lei do exercício profissional. Além dessas atividades, outras foram desencadeadas, como instalar administrativamente o COFEN, redigir e aprovar um regimento interno como instrumento básico para seu funcionamento e instalar os Conselhos Regionais de Enfermagem (CORENs) em 22 estados da Federação, com eleição e posse dos seus presidentes simultaneamente no dia 30 de outubro. Foram indicadas as conselheiras Maria Elena da Silva Néri e Vani Maria Chicá Faraon, do Rio Grande do Sul, para elaborar o anteprojeto da lei do exercício profissional, tomando por base outro texto feito por um grupo da ABEn desse estado, do qual ambas haviam participado junto com as enfermeiras Catarina Pillar Nunes, Deborah de Azevedo Veiga e Lilla Wornicov. O anteprojeto apresentado pelas duas conselheiras foi revisto em São Paulo por um grupo de trabalho integrado por Maria Rosa Sousa Pinheiro e Amália Correa de Carvalho, do COFEN, e das enfermeiras Circe de Melo Ribeiro, Maria Isolda Rocha Gomes e Taka Oguisso. A última revisão contou com a colaboração do assessor jurídico Carlos Mario Menezes Nunes.* Obviamente, o texto sofreu inúmeras alterações posteriores durante as negociações entre representantes do COFEN e interlocutores dos Poderes Executivo e Legislativo, até ser finalmente aprovado em 1986.

---

*Conselho Federal de Enfermagem. Enfermagem, criação e instalação de sua autarquia profissional. Relatório apresentado pelos membros designados na Portaria nº 3.059, de 05 de março de 1975, do Ministério do Trabalho, baixado de acordo com o disposto no art. 21 da Lei nº 5.095, de 12 de julho de 1973. Gestão: 23 de abril de 1975 a 22 de abril de 1976. Anexo 14. p. 56.

A Lei nº 7.498, de 25 de junho de 1986, foi regulamentada pelo Decreto nº 94.406, de 08 de junho de 1987. Ambos constituem os atuais dispositivos legais do exercício profissional da Enfermagem e substituíram a Lei nº 2.604/55 e o Decreto nº 50.387/61, que tiveram vigência por mais de duas décadas. Na nova lei não houve uma redefinição do que seria a Enfermagem, mas foram estabelecidas as competências privativas do enfermeiro, inclusive no tocante a consulta e prescrição da assistência de enfermagem e os cuidados de maior complexidade técnica, inexistentes nas normas anteriores.

Foram também incluídas as atribuições dos técnicos e auxiliares de enfermagem, sempre sob orientação e supervisão do enfermeiro. Essa Lei, no art. 23, dava um prazo de 10 anos, a contar da sua promulgação, para que o pessoal que estivesse executando tarefas de Enfermagem sem formação específica pudesse continuar a exercer essas atividades devidamente autorizado pelo COFEN. Isso significava que, findos os 10 anos, todos deveriam estar devidamente qualificados. Entretanto, a Lei nº 8.697, de 28 de dezembro de 1994, alterou a redação do art. 23 da Lei nº 7.498/86, assegurando "aos atendentes de enfermagem admitidos antes da vigência desta Lei, o exercício das atividades elementares de Enfermagem", sob supervisão do enfermeiro.

Posteriormente, foi criada outra categoria de pessoal denominada "agentes comunitários", também sem escolaridade formal em Enfermagem, e que teoricamente deveria desempenhar atividades de saúde em comunidades distantes dos grandes centros urbanos ou onde não existissem recursos humanos mais bem preparados. Muitos desses profissionais tiveram acesso à categoria de auxiliar ou técnico de enfermagem, graças à iniciativa do Projeto de Profissionalização dos Trabalhadores da Área de Enfermagem (PROFAE),[4] apoiada pelo próprio Ministro da Saúde, José Serra. Entretanto, em 2006, foi aprovada a Lei nº 11.350, de 5 de outubro de 2006, que regulamentou o §5º do art. 198 da Constituição, dispondo sobre o aproveitamento de pessoal amparado pelo parágrafo único do art. 2º da Emenda Constitucional nº 51, de 14 de fevereiro de 2006. Tal regulamentação foi alterada pela Lei nº 13.595, de 5 de janeiro de 2018, que dispôs sobre a reformulação das atribuições, a jornada de trabalho, o grau de formação profissional, os cursos de formação técnica e continuada e a indenização de transporte dos profissionais agentes comunitários de saúde e agentes de combate às endemias.[5] Trata-se, portanto, de mais uma categoria de profissionais da saúde que irão exercer atividades de prevenção de doenças e de promoção da saúde, mediante ações domiciliares ou comunitárias "sob supervisão do gestor municipal, distrital, estadual ou federal" segundo essa Lei, mas, na prática, devem ficar sob supervisão de enfermeiros, os mais adequados profissionais para essa função.

IMPORTÂNCIA DO ESTUDO DA LEGISLAÇÃO

Todo comportamento humano está sujeito a determinadas regras, criadas pelo próprio homem, para manter o equilíbrio das relações na sociedade. Tais normas ou obrigações são denominadas leis, que, em seu conjunto, formam a legislação. Todas as profissões de livre exercício no país estão regulamentadas por leis ou normas jurídicas. Essa realidade deveria estimular os profissionais a se interessarem pelo estudo da legislação, pelo menos daquela que se relaciona com o exercício de sua profissão.

A importância desse estudo justifica-se por três motivos. O primeiro baseia-se no fato de que é por meio da legislação que se criam ou se extinguem direitos e deveres. Para viver em uma sociedade, todas as pessoas, do nascer ao morrer, realizam atos jurídicos e cumprem regras ou normas legais, mesmo sem tomar muita consciência disso. O registro de nascimento em um cartório de registro civil seria o primeiro ato civil, que os pais da criança são obrigados a cumprir para que ela possa se tornar cidadã. Também ao morrer, um dos familiares tem de registrar o óbito para possibilitar o sepultamento do morto. Entre esses dois atos, do nascer ao morrer, o indivíduo vai praticar diariamente um grande número de atos civis, como comprar, vender, usar serviços públicos, alugar uma casa, votar em eleições, ter filhos etc. Além disso, comprar pão e leite, bilhetes de transporte coletivo e, eventualmente, bens duráveis (carro, casa, terreno etc.), casar, trabalhar, fazer ou receber doações também são atos civis e de cidadania. Em todos esses atos o indivíduo estará fazendo uso de direitos e cumprindo deveres estipulados pelas leis da sociedade.

Ser cidadão é ter direito à vida, à liberdade, à propriedade, à igualdade perante a lei; em resumo, é ser livre e portador de direitos civis. É também participar no destino da sociedade, votar, ser votado, ter direitos políticos. Os direitos civis e políticos não asseguram a democracia sem os direitos sociais, aqueles que garantem a participação do indivíduo na riqueza coletiva: o direito à educação, ao trabalho, ao salário justo, à saúde e a uma velhice tranquila. Exercer a cidadania plena é ter direitos civis, políticos e sociais.[6]

Cidadania é, pois, um atributo de qualquer membro de um estado ou país e portador de direitos e deveres, ou seja, é a expressão concreta do exercício da democracia.[7] O cidadão tem a faculdade de gozar e exercer plenamente os direitos civis e políticos. No estado moderno, cidadão é sinônimo de homem livre, na cidade e no campo, portador de direitos e obrigações a título individual, assegurados em lei. É a qualidade de poder exercer o conjunto de direitos e liberdades políticas e socioeconômicas de seu país, estando sujeito a deveres que lhe são impostos. Pressupõe, pois, participação consciente e responsável do indivíduo na sociedade, zelando para que seus direitos não sejam violados.

Os direitos civis são baseados na liberdade individual de ir e vir; de imprensa, pensamento e fé; ter e manter o direito à propriedade e concluir contratos válidos; ter direito à justiça, isto é, defender seus direitos em termos de igualdade com os outros; e ter o direito de trabalhar. Já os direitos políticos referem-se à participação do cidadão na distribuição de poder, por meio do voto, participando do exercício do poder político como cidadão do estado. Os direitos sociais foram os últimos a ser conquistados pelo estado moderno, no final da Segunda Guerra Mundial, como parte dos direitos individuais. Incluem, em geral, direito a educação básica, saúde, programas habitacionais, transporte coletivo, previdência, lazer, acesso ao sistema judiciário e de regulamentação de trabalho e salários.[8] Diz-se que constitui um ato de justiça "dar a cada um segundo o seu trabalho", enquanto não se consegue alcançar o ideal de dar a cada um "segundo a sua necessidade", conforme preceituado no livro dos Atos dos Apóstolos, capítulo 4, versículo 35.[9]

O segundo motivo que justifica o estudo da legislação fundamenta-se em um pressuposto antigo de que todo cidadão conhece as leis de seu próprio país. O Código Penal (CP), art. 21, ainda em vigor, estabelece que "o desconhecimento da lei é inescusável. O erro sobre a ilicitude do fato, se inevitável, isenta de pena; se evitável, poderá diminuí-la de um sexto a um terço". O erro é considerado evitável se o indivíduo, ao praticar o ato ilícito ou se omitir diante de um dever, o fizer sem consciência ou conhecimento de sua ilicitude, quando na verdade "lhe era possível, nas circunstâncias, ter essa consciência". Quando é totalmente inevitável ter conhecimento da ilicitude do fato, não existe crime nem penalidade. Esse princípio da indesculpabilidade na legislação brasileira não tem mais a mesma vitalidade, porque a comunicação se processa hoje de maneira muito mais ágil e rápida, e porque as novas gerações dispõem de muito mais recursos e possibilidades para tomarem conhecimento dos fatos.

O terceiro motivo que justifica a importância do estudo da legislação específica é que esse estudo favorece melhor e maior participação do profissional no desenvolvimento da sua profissão. Conhecer as debilidades de sua lei de exercício profissional é importante para poder modificá-la, aperfeiçoá-la e adequá-la à situação de cada momento e à evolução das ciências. Com isso, o profissional também acaba se envolvendo mais com as questões legais e éticas de sua profissão, o que redunda em maior desenvolvimento, união de classe e fortalecimento da categoria profissional.

LEGISLAÇÃO ATUAL

A atual Constituição, muitas vezes chamada de Constituição-cidadã, consolidou algumas conquistas no campo do direito de família, como o reconhecimento e a proteção à união estável, a igualdade absoluta de direitos do homem e da mulher, a equiparação da filiação para todos os efeitos, o novo sentido social da propriedade e novas modalidades de usucapião, para citar apenas alguns dos tópicos mais importantes.

A Lei nº 10.406, de 10 de janeiro de 2002, instituiu o Código Civil (CC) e revogou o anterior, de 1916. A questão da idade do Código não deve ser levada em consideração, pois há códigos muito mais antigos e que continuam em vigor, como o da França, que é de 1804, e o da Alemanha, de 1900. Na Espanha, o texto mudou porque o anterior havia sido idealizado pelo ditador Francisco Franco, assim como o de Portugal, por António Salazar. Já o CC Brasileiro não havia sido produzido por ditadores, mas por grandes juristas como Clóvis Beviláqua e Rui Barbosa.

O atual CC contou com outro jurista de grande porte, o professor Miguel Reale, que foi incumbido da tarefa de elaborar o projeto em 1969 pelo então presidente da República, General Costa e Silva. Tratava-se da terceira tentativa de reformar o código de 1916, uma vez que as duas anteriores, que pretendiam dividir a lei civil em dois códigos, o de direito das obrigações e o código civil, sem essa parte geral, não conseguiram alcançar seu intento. Nessa nova empreitada, foi mantida a estrutura do código de 1916 e acrescentada uma parte nova sobre o Direito de Empresa, que estava obsoleta no Código Comercial, de 1850. Outras leis foram incorporadas ao CC com algumas modificações, como é o caso da Lei nº 4.591/64, sobre o condomínio em geral, como parte do Direito das Coisas, que inclui o direito de propriedade.

O anteprojeto foi apresentado em 1973, mas somente em maio de 1984 foi publicado como projeto pela Câmara dos Deputados, pois a história política do país não permitiu que esse projeto fosse devidamente analisado na época. Nesse meio-tempo, houve a aprovação da Constituição Federal de 1988, assim como do Código de Defesa do Consumidor e do Estatuto da Criança e do Adolescente.

Com as três décadas de tramitação do Projeto do CC no Congresso Nacional, emendas foram feitas ao texto original, e muitos afirmam que esse código já nasceu velho e ultrapassado, razão da existência de centenas de outras propostas de emendas. No entanto, Venosa (2002)[10] afirma que, na verdade, o direito é um contínuo acumular de experiências. Código algum pode surgir do nada, pois há necessidade de um conjunto estável de leis anteriores, de maturidade para o projeto, além de técnicos capazes de captar e traduzir as necessidades jurídicas de seu tempo.

Toda lei já nasce, de certa maneira, defasada; afinal, o legislador tem como laboratório a história, o passado. Ele redige leis para os fatos sociais que o cercam, e é cada vez mais difícil prever condutas sociais futuras em um mundo que se altera velozmente. Todavia, a grandeza de uma codificação reside, dentre outros aspectos, justamente no fato de poder se adaptar, pelo trabalho diuturno dos juízes e doutrinadores, aos fatos do porvir. Nesse aspecto está o caráter de permanência de um código, que contribui para a aplicação ordenada do Direito em busca da paz e da adequação social, seus fins.

A Constituição teria impacto no exercício da Enfermagem? E o CC? Em que e como a Constituição e os CC ou CP poderiam influir nas relações profissionais ou na atuação da Enfermagem?

Dentre os direitos da personalidade, definidos no CC como intransmissíveis e irrenunciáveis (art. 11), podem ser citados: o art.14, sobre "a disposição gratuita do próprio corpo, no todo ou em parte, para depois da morte, com objetivo científico e altruístico" (nesse caso, para fins de transplante); e o art. 15, em que "ninguém pode ser constrangido a submeter-se, com risco de vida, a tratamento médico ou a intervenção cirúrgica".

Por outro lado, a Constituição Brasileira de 1988 assegura a todos o direito à saúde, sob responsabilidade do Estado (art. 196), mediante políticas sociais e econômicas que visem à redução do risco de doenças e de outros agravos, assim como ao acesso universal e igualitário aos serviços para promoção, proteção e recuperação da saúde. Ela também dá prioridade às ações e aos serviços públicos de saúde integrantes de um sistema regionalizado e hierarquizado que constituem o sistema único de saúde (SUS), e admite que a iniciativa privada também pode oferecer serviços de assistência à saúde.

A Constituição afirma ainda que "é livre o exercício de qualquer trabalho, ofício ou profissão, atendidas as qualificações profissionais que a lei estabelecer" (art. 5º, item XIII).

A Lei das Contravenções Penais (art. 47) prevê que exercer profissão ou atividade econômica, ou anunciar que a exerce, sem preencher as condições a que por lei está subordinado o seu exercício "constitui uma contravenção penal (infração menor que o crime), sujeita à pena de prisão simples ou multa".

O elemento moral das contravenções é a simples voluntariedade da ação ou omissão, isto é, para o reconhecimento de fato contravencional, prescinde-se do dolo (intenção) ou da culpa. Qualquer dessas formas de culpabilidade só é tomada em consideração quando de sua existência depende algum efeito jurídico, como, por exemplo, quando qualquer delas condiciona, excepcionalmente, a própria existência da contravenção, ou quando se trata de graduar ou individualizar a pena aplicável no caso concreto. As penas principais são: prisão simples (executada sem rigor penitenciário e não podendo exceder 5 anos) e multa, que é conversível em prisão simples nos mesmos casos excepcionais em que o CP admite sua conversão em detenção.

Em caso de reincidência, basta que, ao praticar a contravenção, já tenha sido o agente irrecorrivelmente condenado, no Brasil, por outra contravenção. A ignorância ou a errada compreensão da lei penal, quando escusáveis (motivada por *força maior* ou por evidente *rusticidade*), possibilitam a isenção de pena (CP, art. 21).

Assim, que qualificações ou condições seriam aquelas citadas na Constituição, art. 5º, item XIII? Não se trata evidentemente de uma qualificação, capacidade ou aptidão física ou mental e nem mesmo técnica, mas de **capacidade legal**. Obviamente, capacidade legal supõe capacidade técnica e profissional, mas só aquela é insuficiente para o exercício legal da profissão. É o que ocorre com as pessoas formadas em outros países, que, para trabalharem no Brasil, necessitam revalidar ou registrar seus títulos. Pode ocorrer também com qualquer pessoa que, estando formada, não registra seu título em órgão disciplinador do exercício.

É necessário lembrar também que o Código de Defesa do Consumidor afirma que a proteção da vida, saúde e segurança é um dos seus direitos básicos contra riscos provocados por serviços considerados perigosos ou nocivos. Nesse caso, o profissional de Enfermagem seria o fornecedor ou prestador do serviço, e o cliente/paciente, o consumidor desse serviço. A Nova Zelândia tem um código específico chamado Código de Direitos do Consumidor de Serviços de Saúde e de Apoio a Incapacitados (*Code of Health and Disability Services Consumers' Rights*).*

Como ocorre com a norma brasileira, na Nova Zelândia, o prestador dos serviços tem o ônus de provar e justificar as circunstâncias das ações praticadas.

Além disso, a liberdade de exercer a profissão ou atividade, assegurada pela Constituição, estará limitada pelas condições de qualificação profissional que a lei estabelecer. No caso da Enfermagem, qual seria essa lei?

LEGISLAÇÃO PROFISSIONAL DE ENFERMAGEM

A Lei nº 7.498, de 25 de junho de 1986, regulamentada pelo Decreto nº 94.406, de 8 de junho de 1987, trata do exercício profissional da Enfermagem. Ela dispõe, em seu art. 1º, que "é livre o exercício da Enfermagem em todo o território nacional, observadas as disposições desta Lei". Em que consiste o exercício da Enfermagem? Quem pode exercer legalmente a profissão de Enfermagem no país?

A resposta é dada pelo Decreto nº 94.406, de 8 de junho de 1987, que especifica que "o exercício da atividade de enfermagem, observadas as disposições da Lei nº 7.498/86, e respeitados os graus de habilitação, é privativo do enfermeiro, técnico de enfermagem, auxiliar de enfermagem e parteiro, e só será permitido ao profissional inscrito no Conselho Regional de Enfermagem da respectiva região". Além de definir quem é cada um dos profissionais mencionados, o Decreto nº 94.406/87 descreve as atribuições para as categorias do pessoal de Enfermagem. Para o enfermeiro são descritas as atividades privativas e as que ele deve realizar como integrante de equipe de saúde. Portanto, aquele que não apresenta um desses títulos também não pode exercer a Enfermagem.

Em virtude da carência de recursos humanos de nível médio nessa área, entretanto, a Lei nº 7.498/86, no art. 23, permitiu que o pessoal sem formação específica (atendentes de enfermagem e agentes de saúde, por exemplo) que se encontrava executando tarefas de Enfermagem continuasse na atividade, desde que autorizado pelo COFEN. Porém, essa autorização, que expiraria em junho de 1996 (10 anos após a promulgação da Lei), teve seu texto alterado pela Lei nº 8.967, de 28 de dezembro de 1994.

Code of Health and Disability Services Consumers' Rights – Health and Disability Commissioner – Te Toihau Hauatanga, Auckland, New Zealand.

Portanto, não existe mais prazo legal que obrigue as pessoas amparadas pela Lei nº 8.967/94 a buscarem uma formação específica. O Ministério da Saúde, preocupado com o problema, por meio de um projeto de grande alcance social, como o PROFAE, levado a efeito com recursos de várias entidades nacionais e internacionais, profissionalizou esses trabalhadores, atendentes de enfermagem e outros agentes de saúde, uma população estimada de mais de 200.000 pessoas, a fim de melhorar a qualidade dos serviços de saúde. Segundo Gottems,[4] que gerenciou esse Projeto, em 1983, 65% da força de trabalho de Enfermagem era constituída por pessoal sem qualificação técnica formal, e em 1998, esse percentual passou a ser de 35%, o que pode demonstrar o impacto dessa profissionalização nos serviços.

A titularidade constitui, pois, condição de capacidade técnica para o exercício profissional em qualquer profissão. Daí a importância que a lei confere à qualificação ou ao título profissional de acordo com o grau de preparo e formação. Por isso, na divisão do trabalho de Enfermagem, as atividades mais complexas e de maior responsabilidade foram atribuídas aos enfermeiros, profissionais de maior preparo acadêmico.

O Decreto nº 94.406/87 é muito claro (art. 8º) sobre as atividades privativas de direção e liderança do enfermeiro, assim como de planejamento, organização, coordenação, execução e avaliação da assistência de enfermagem exercida nos órgãos de Enfermagem, aqui incluídos todos os níveis da estrutura institucional, pública ou privada, tais como coordenadorias, consultorias, auditorias, assessorias, departamentos, divisões, serviços ou seções de Enfermagem. Além dessas atividades de cunho intelectual ou administrativo, cabem ainda ao enfermeiro, em caráter privativo, a consulta e a prescrição da assistência de enfermagem, assim como os cuidados diretos a pacientes graves com risco de morte e os de maior complexidade técnica e que exijam conhecimentos científicos adequados e capacidade de tomar decisões imediatas.

Como integrante de equipe de saúde, o enfermeiro tem, no inciso II do mesmo art. 8º, um elenco de 17 atividades, em que participa de: elaboração, planejamento, execução e avaliação de planos e programas de saúde, de assistência integral à saúde individual e de grupos específicos, particularmente daqueles prioritários e de alto risco; prevenção e controle da infecção hospitalar; educação sanitária; vigilância epidemiológica; projetos de construção ou reforma de unidades de saúde; treinamento de pessoal de saúde; e prestação de assistência obstétrica e execução de parto sem distocia, em situação de emergência, entre outras funções.

Os profissionais portadores do título de obstetriz, enfermeira obstétrica (art. 9º) ou enfermeiro obstetra (art. 12, parágrafo único), além das atividades já mencionadas, podem também: prestar assistência obstétrica à parturiente e ao parto normal; identificar distocias obstétricas e tomar providências até a chegada do médico; e realizar episiotomias e episiorrafias, com aplicação de anestesia local, quando necessário. O parteiro ou a parteira pode prestar assistência à gestante e à parturiente, assistir ao parto normal, inclusive em domicílio, e cuidar da puérpera e do recém-nascido. Essas atividades devem ser exercidas sob supervisão de enfermeira obstétrica, quando realizadas em instituições de saúde, e, sempre que possível, sob controle e supervisão de unidades de saúde, quando realizadas em domicílio.

As funções dos técnicos e dos auxiliares de enfermagem também estão descritas no mesmo Decreto (arts. 10 e 11), cabendo-lhes atividades auxiliares de nível médio técnico, inclusive as de assistência de enfermagem, excetuadas as privativas do enfermeiro e as específicas de assistência obstétrica referidas no art. 9º desse Decreto.

VETOS AO PROJETO DE LEI

Alguns artigos da Lei nº 7.498/86 foram vetados pelo Presidente da República, e houve outros dispositivos que não haviam sido incluídos. Entre eles, encontravam-se dispositivos arrojados que os líderes de Enfermagem, na época, tentaram assegurar aos enfermeiros, tais como: inclusão obrigatória de órgãos de Enfermagem na estrutura da administração superior (art. 5º); autonomia técnica no planejamento, na execução e na avaliação dos serviços e da assistência de enfermagem (art. 10); exercício privativo de direção de escola, chefia de departamento e coordenação de cursos para formação de pessoal de Enfermagem em todos os graus (art. 11, inciso d); inclusão do ensino de Enfermagem de 1º grau como parte das atribuições do enfermeiro e do técnico de enfermagem; exercício do magistério nas disciplinas específicas de Enfermagem, no ensino de 2º e 3º graus, obedecidas as disposições legais relativas ao ensino; entre outros.

O Projeto de Lei, porém, não continha dispositivos referentes ao dimensionamento dos recursos humanos necessários para uma adequada assistência de enfermagem, assim como os relacionados com as condições de trabalho. Esses são, na verdade, aspectos complexos, porque dependem de planta física, tipo e características da instituição, peculiaridades da clientela atendida e cuidados de que necessita (intensivos, semi-intensivos, intermediários, prolongados, mínimos, ambulatoriais, residenciais ou domiciliares) e características do serviço de Enfermagem (filosofia, programas, categorias do pessoal, horários de trabalho). Poderia competir à chefia de um serviço de Enfermagem dimensionar, no seu local de trabalho, a quantidade dos recursos humanos necessários por categoria, para poder oferecer serviços de Enfermagem com a qualidade requerida. Oliveira (1986)[11] afirma que, mesmo se o Projeto de Lei não atendia, por inteiro, todas as aspirações profissionais dos enfermeiros, até porque muitas delas podiam ser incorporadas ou desdobradas posteriormente em seu regulamento, era importante verificar os grandes avanços que a profissão poderia alcançar com a aprovação do texto como ele se encontrava.

O desconhecimento, pelos legisladores e autoridades do país, da verdadeira dimensão da Enfermagem como profissão, com seus estudos e pesquisas, ou o temor de que estariam concedendo excessivo poder ao enfermeiro, bem como a existência de legislação específica na área de educação talvez possam explicar os vetos e a falta de acolhida a essas propostas dos enfermeiros líderes da época.

CONSIDERAÇÕES FINAIS

Como se vê, enfermeiros e profissionais de Enfermagem ainda têm muito a lutar para verem reconhecidas capacidade e potencialidade profissionais. Entretanto, a sociedade não lhes dará esse reconhecimento como uma dádiva. Ele deverá ser conquistado com maior envolvimento das novas gerações de enfermeiros, não apenas como bons profissionais de ensino, de assistência ou de pesquisa, mas também no campo sociopolítico dentro do cenário brasileiro, começando pelos órgãos de classe e ascendendo para posições no Legislativo e no Executivo, nos âmbitos municipal, estadual ou federal.

Em um passado não muito distante, houve um enfermeiro militante, Samora Machel, que passou a lutar pela independência de seu país e terminou vitorioso em 1975, quando se tornou o primeiro presidente da República de Moçambique. Em outro país africano, Angola, três enfermeiros já ocuparam o cargo de Ministro da Saúde. Na Europa e na Ásia, há exemplos de enfermeiros que ocuparam esse cargo no final das décadas de 1980 e 1990. No Japão, o Primeiro Ministro Junichiro Koizumi, eleito em 2001 e reeleito em 2004, nomeou Chieko Nono, uma enfermeira obstétrica, para Ministra da Justiça (de setembro de 2004 a outubro de 2005), pelo seu intenso trabalho para criar leis sobre igualdade de direitos entre homem e mulher e contra a violência doméstica sofrida pelas mulheres. Depois de deixar o cargo de ministra, ela voltou a ser membro da Casa de Conselheiros (que corresponderia ao Senado), na qual se encontra há mais de 10 anos. O Legislativo conta ainda com outras enfermeiras na casa dos representantes (câmara dos deputados): Kayoko Shimizu (há mais de 16 anos) e Toshiko Abe. A primeira foi diretora geral do meio ambiente nesse mesmo ministério e presidente das reuniões em Kyoto que levaram ao Tratado de Kyoto para prevenção do aquecimento global. A segunda foi muito ativa na diretoria da Associação Japonesa de Enfermagem, como vice-presidente, e continua defendendo temas de interesse para a classe.*

É necessário que os atuais líderes da profissão comecem a preparar o terreno, descobrindo os potenciais futuros líderes e preparando-os para assumirem posições na sociedade, traçando as metas desejadas e elaborando as estratégias que possibilitem alcançá-las. Só assim será possível deixar para as novas gerações uma Enfermagem mais abrangente, respeitada e profissionalmente valorizada.

---

*Informações prestadas pela encarregada do Departamento de Relações Internacionais da Associação Japonesa de Enfermagem, Yuiko Shimodaira, em 10 de fevereiro de 2006.

REFERÊNCIAS BIBLIOGRÁFICAS

1. Hamurabi, rei da Babilônia. O Código de Hamurabi: escrito em cerca de 1780 a.C. Traduzido por Leonard William King. Tradução para o português: Julia Vidili. São Paulo: Madras; 2004.
2. Sampaio MRFB, Moreira A, Garcia CLLM et al. (org.). Conselho Federal de Enfermagem (COFEN) 40 anos, 1973-2013 – Lutando pela autonomia da Enfermagem. Brasília; 2014.
3. Conselho Federal de Enfermagem (COFEN). Ata da primeira reunião do Conselho Federal de Enfermagem, com a finalidade especial de eleição dos membros da diretoria, com mandato de 1 ano, conforme preceitua o artigo 21 da Lei nº 5.905, de 13 de julho de 1973. In: COFEN – Relatório apresentado pelos membros designados na Portaria nº 3.059, de 5 de março de 1975, do Excelentíssimo Senhor Ministro do Trabalho, baixado de acordo com o disposto no art. 21 da Lei nº 5.905, de 12 de julho de 1973. Gestão 23 de abril de 1975 a 22 de abril de 1976. Anexo 5, p. 42 a 43.
4. Gottems L. Pesquisa revela impacto do PROFAE nos serviços de saúde (editorial). Secretaria de Gestão do Trabalho e da Educação na Saúde. Departamento de Gestão da Educação na Saúde. Projeto de Profissionalização dos Trabalhadores da Área de Enfermagem. Rev Formação/Ministério da Saúde (Brasília, Ministério da Saúde). 2003; 3(7):3-4.
5. Brasil. Lei nº 13.595, de 5 de janeiro de 2018. Altera a Lei nº 11.350, de 5 de outubro de 2006, para dispor sobre a reformulação das atribuições, a jornada de trabalho, o grau de formação profissional, os cursos de formação técnica e continuada e a indenização de transporte dos profissionais Agentes Comunitários de Saúde e Agentes de Combate às Endemias. Disponível em: http://www.planalto.gov.br/ccivil_03/_ato2015-2018/2018/lei/L13595.htm. Acesso em 10 de maio de 2018.
6. Ornellas CP. Cidadania e direitos sociais. Rev Enferm UERJ. 1995; 3(2):184-8.
7. O que é cidadania. Disponível em: http://brasilescola.uol.com.br/sociologia/cidadania-ou-estadania.htm. Acesso em abril de 2016.
8. Direitos civis, políticos e sociais. Disponível em http://sociologiak.blogspot.com.br/2010/10/direitos-e-cidadania-os-direitos-poder.htm. Acesso em abril de 2016.
9. Novo Testamento. Atos dos Apóstolos, Capítulo 4, versículo 35. In: Bíblia Sagrada. Tradução de Pe. Antonio Pereira de Figueiredo. Rio de Janeiro: Barsa; 1964. p. 104.
10. Venosa SS (org.). Novo Código Civil – texto comparado. São Paulo: Atlas; 2002.
11. Oliveira MIR. Ética e legislação na Enfermagem: comentários gerais. Rev Bras Enferm. 1986; 39(1):67-70.

2 Enfermeiro como Trabalhador Autônomo

Taka Oguisso, Maria José Schmidt e Antonio Carlos Vieira da Silva

INTRODUÇÃO

A Declaração Universal dos Direitos Humanos[1] (1948) afirma que:

> "Todo homem, como membro da sociedade, tem direito à segurança social e à realização... dos direitos econômicos, sociais e culturais indispensáveis à sua dignidade e ao livre desenvolvimento de sua personalidade" (art. 22). Por isso, "todo homem tem direito ao trabalho, à livre escolha do emprego, a condições justas e favoráveis de trabalho e à proteção contra o desemprego. Todo homem, sem qualquer distinção, tem direito a igual remuneração por igual trabalho. Todo homem que trabalha tem direito a uma remuneração justa e satisfatória, que lhe assegure, assim como à sua família, uma existência compatível com a dignidade humana e a que se acrescentarão, se necessário, outros meios de proteção social." (art. 23)

A Constituição Brasileira, art. 5º, inciso XIII, corrobora esse princípio declarando ser livre o exercício de qualquer trabalho, ofício ou profissão, atendidas as qualificações legais estabelecidas, que, para enfermeiros e profissionais de Enfermagem, são regulamentadas pela Lei nº 7.498/86 e pelo Decreto nº 94.406/87.

A questão do direito ao trabalho e à segurança social realiza-se através do trabalho, que na prática pode ser encontrada de forma dependente, como empregado ou assalariado, e de forma independente ou autônoma. Nos países desenvolvidos, o trabalhador autônomo, ou independente, representa uma herança residual do passado pré-capitalista; atualmente é uma espécie em extinção. Em países subdesenvolvidos ou em desenvolvimento, ele aparece como um contingente notável não absorvido pelo processo de assalariamento, desempregado ou com um subemprego, trabalhando por conta própria como biscateiro ou vendedor ambulante, boia-fria, trabalhador rural, lavador de carros etc.

O trabalho autônomo é exercido por pessoa física cujo desempenho de atividades depende quase exclusivamente do dispêndio de sua capacidade e força ou de seus conhecimentos específicos. Incluem-se desde obreiros artesãos, pequenos vendedores (ambulantes, comércio varejista), consertadores e reparadores, prestadores de serviços pessoais até os profissionais liberais e os técnicos não assalariados.[2] O trabalho autônomo também pode ser realizado concomitantemente com o assalariamento, apenas com o fim de aumentar o ganho. Portanto, o trabalhador autônomo exerce sua atividade profissional sem vínculo empregatício, assumindo seus próprios riscos. E o trabalho prestado para o tomador do serviço ocorre de forma eventual e esporádica, a critério do tomador.

No Brasil, o trabalhador autônomo, que exerce a atividade laboral por sua conta e seu risco e de modo eventual, encontra-se à margem da proteção trabalhista assegurada pela Consolidação das Leis do Trabalho (CLT), porque essa lei protege o trabalho subordinado, mas não o de eventual empregado nem o do autônomo. A Lei nº 13.467, de 13 de julho de 2017 (sobre a Reforma Trabalhista), enfrentou a questão dos contratos de trabalho autônomo acrescentando na CLT o art. 442-B da seguinte forma: "a contratação do autônomo, cumpridas por este todas as formalidades legais, com ou sem exclusividade, de forma contínua ou não, afasta a qualidade de empregado prevista no art. 3º desta Consolidação".[3] Assim, a reforma trabalhista não trouxe alterações significativas para o contrato do autônomo, pois todas as regras permanecem intactas, exceto para a possibilidade de o trabalhador prestar serviços a um determinado empregador, de forma exclusiva, sem que isso seja determinante para declaração de vínculo empregatício. O empregado doméstico, embora subordinado, está protegido por legislação específica (Constituição Brasileira, art. 7º) e, portanto, não está protegido pela CLT, assim como o trabalhador rural independente (Lei nº 5.889/73). Existem também situações específicas, como o trabalho temporário (Lei nº 6.019/74) e a prestação para curtos períodos (até 90 dias) como avulsos, para citar os mais comuns. A Emenda Constitucional nº 45/2004 incluiu lides decorrentes do trabalho autônomo na Justiça do Trabalho (art. 114, inciso I, da Constituição de 1988, redação dada por essa Emenda) demonstrando que, sob o aspecto instrumental, o trabalho autônomo pode merecer tutela da jurisdição laboral.

O Código Civil (CC) preceitua que a prestação de serviços que não estiver sujeita às leis trabalhistas ou à lei especial reger-se-á pelas disposições do Capítulo VII e que todo o serviço ou trabalho lícito, material ou imaterial, pode ser contratado mediante retribuição (arts. 592 e 593). É o caso dos serviços prestados por médicos, dentistas, advogados, engenheiros, economistas, artesãos, mecânicos, carpinteiros e outros.

A eventualidade diferencia os tipos de trabalho subordinado e ajuda a estabelecer critérios que protegem o empregado, mas não ajudam o trabalhador eventual nem o autônomo.

A Declaração Universal dos Direitos Humanos[1] dispõe que "toda pessoa tem direito à segurança social". A aplicação do regime de seguro social aos trabalhadores autônomos é recente. Convenções e recomendações da Organização Internacional do Trabalho (OIT), desde 1921, e em especial a de 1933, preconizavam a proteção ao trabalhador autônomo em consequência de invalidez, velhice e morte.

A Conferência da OIT, da qual resultou a Declaração de Filadélfia, em 1944, teve grande influência e repercussão ao mostrar a tendência a estender os direitos trabalhistas a todos e não apenas a determinadas categorias de trabalhadores. Mereciam igual atenção tanto os obreiros manuais como os intelectuais, os assalariados e os independentes.

A Convenção da OIT 102,[4] de 1952, trata de norma mínima de seguridade social, fundada sobre o princípio de um sistema geral de segurança social e contribuiu para a ampliação do seguro social dos autônomos. Destaca-se que qualquer convenção da OIT constitui recomendação internacional; e cada país-membro, como o Brasil, precisa ratificá-la e transformá-la em lei própria do país para que se torne obrigatória. Essa Convenção de 1952 foi ratificada pelo governo brasileiro em junho de 2009, e aprovada pelo Decreto Legislativo nº 269, de 19/09/2008, do Congresso Nacional, mais de 50 anos depois. Há outras convenções da OIT que o governo brasileiro nunca ratificou por considerar que a CLT ou a legislação específica já atendiam às questões abordadas, como a Convenção nº 149,[5] "sobre condições de vida e de trabalho do pessoal de Enfermagem", aprovada pela OIT em 27 de junho de 1977. Na época, a legislação específica referia-se à Lei nº 2.604, de 17/09/1955, já revogada, que regulamentava o exercício da Enfermagem profissional e, de fato, havia antecipado muitas das recomendações propostas nessa Convenção OIT 149, de 1977.

CONCEITUAÇÃO DE TRABALHADOR AUTÔNOMO

Em uma conceituação simples, trabalhador seria a pessoa que trabalha ou que vive e se mantém pelo trabalho; e autônomo seria "quem se governa pelas suas próprias leis". Este termo origina-se do grego, *autos* (próprio) e *nomos* (leis). Portanto, trabalhador autônomo é aquele que exerce sua atividade profissional de maneira eventual, habitualmente sem subordinação a ninguém, por conta própria, sem empregador, assumindo o risco da atividade; recebe remuneração (não salário) e é contribuinte individual para a Previdência Social. Ou ainda, aquele que desenvolve sua atividade com organização própria, iniciativa e discricionariedade, além da escolha do lugar, do modo, do tempo e da forma de execução.

Segundo Ost,[6] a principal característica da atividade do autônomo é sua independência, podendo escolher os tomadores de seu serviço (uma ou mais pessoas ou empresas) e ter liberdade para estabelecer o valor do seu trabalho de acordo com as regras do mercado e a legislação vigente. Vieira[7] refere que o autônomo diferencia-se do empregado, que é regido pela CLT, porque este presta serviços de forma habitual, não assume risco da atividade, recebe salário, é subordinado ao empregador e é contribuinte coletivo. Afirma que sob o rigor do complexo sistema de normas trabalhistas, alguns empresários substituem empregados por trabalhadores autônomos para diminuir os "contundentes encargos trabalhistas e sociais", mas "tal solução pode ser perigosa, posto que revestida de ilegalidade".[7]

O CC define (art. 966) como empresário quem exerce profissionalmente atividade econômica organizada para a produção ou a circulação de bens ou serviços. Mas, em seu parágrafo único, esclarece que não considera empresário quem exerce profissão intelectual, de natureza científica, literária ou artística, ainda que com ajuda de auxiliares ou colaboradores. Na verdade, pode-se considerar que a definição do parágrafo único se refere ao trabalhador autônomo ou ao profissional liberal.

O CC dispõe sobre contrato de prestação de serviço ou trabalho lícito, estipulando que, quem não estiver sujeito às leis trabalhistas, mediante retribuição (art. 593 e artigos seguintes) ou outra legislação específica, será regido pelo próprio CC. É o trabalho por empreitada ou mandato, por exemplo. Uma peculiaridade interessante é o limite de quatro anos para uma empreitada, considerando-se findo o contrato ainda que não concluído o trabalho convencionado (art. 598). Mas, se o prestador de serviço não foi contratado para certo e determinado trabalho, entende-se que se obrigou a todo e qualquer serviço compatível com as suas forças e condições (art. 601).

São, portanto, considerados trabalhadores autônomos: profissionais liberais, agentes e representantes comerciais, mediadores em geral, sócios-gerentes, empreiteiros etc.

As peculiaridades do trabalho autônomo são, pois, baseadas nos princípios da habitualidade, autonomia ou independência, onerosidade, alteridade, isto é: exercício habitual de profissão, exercício por conta própria, assumindo os riscos do negócio; atividade profissional visando ao lucro (onerosidade) e prestação de serviço a si mesmo sem subordinação (alteridade).

Alguns direitos como a sindicalização, o repouso semanal, a higiene e a segurança do trabalho são aplicáveis como regra geral a todos os trabalhadores, inclusive avulsos, temporários e autônomos, conforme regulamentado pelo sindicato da respectiva categoria.

Outra modalidade mais recente tem surgido por meio de grandes empresas que contratam profissionais de nível universitário, que tenham sua própria "empresa" com personalidade jurídica, não aceitando contratá-los como empregados ou trabalhadores autônomos. Nesses casos, em vez de salário ao final do mês, essa microempresa individual recebe remuneração por serviços prestados, e a empresa contratante se desobriga a pagar os pesados encargos trabalhistas e previdenciários. A microempresa precisa de um contador para escriturar as contas, pagar diferentes impostos e emitir notas fiscais.

Refere Ost[6] que os novos trabalhadores autônomos não têm desenvolvido seus trabalhos com destino ao mercado em geral, mas preferencialmente em benefício de determinadas empresas com as quais estabelecem vínculos de caráter mais ou menos estável e duradouro, caracterizando uma situação de dependência econômica com a empresa correspondente, muito semelhante aos trabalhadores assalariados. A autora salienta que tal evolução da terceirização não deveria implicar desigualdade social nem acirrar a sociedade injusta para atrair a prevalência de menor custo em detrimento do trabalhador ou a redução de encargos previdenciários com o aumento da lucratividade do empreendimento.

TRABALHADOR AUTÔNOMO E LEGISLAÇÃO CIVIL E PREVIDENCIÁRIA

Nas sociedades modernas, os empregados, os trabalhadores por conta própria e os empresários, de pequeno e médio porte, dependem cada vez mais de um sistema de previdência social, como única maneira de se resguardar em caso de doença, idade avançada, desemprego, acidentes e outros infortúnios. De um modo geral, isoladamente, sem solidariedade social, as pessoas não têm mais possibilidade de guardar suas economias e preparar-se para o futuro. Por isso, a Previdência Social é um modo de poupança coletiva.

Somente um sistema de solidariedade social poderia oferecer proteção aos indivíduos. A seguridade privada também não oferece mecanismo hábil, pois os elevados prêmios não estariam ao alcance da maioria da população. Restou o mutualismo, reunindo pessoas do mesmo grupo profissional para, mediante cotização, assegurarem-se reciprocamente.

A Previdência Social surgiu no Brasil, em 1923, como uma forma de apaziguar os movimentos grevistas, a inquietação social e os diversos movimentos de obreiros nas fábricas e oficinas. O movimento cresceu e paulatinamente abrangeu praticamente todas as categorias de trabalhadores, surgindo os institutos de aposentadoria, que foram unificados dentro do Instituto Nacional de Previdência Social (INPS), para depois subdividirem-se novamente em institutos especializados, como o seguro social, com o Instituto Nacional de Seguro Social. A incorporação do trabalhador autônomo à Previdência Social brasileira ocorreu com a Lei Orgânica da Previdência Social (LOPS), Lei nº 3.807, de 26 de agosto de 1960. Essa Lei também definiu como trabalhador autônomo aquele que exerce habitualmente e por conta própria e risco atividade profissional remunerada, e o avulso, como aquele que prestava serviço sem continuidade a diversas empresas, agrupadas ou não.

Ocorreram diversas alterações nessa Lei, como a Lei nº 5.890, de 8 de junho de 1973, que, ao redefinir o trabalhador autônomo, incorporou o trabalhador avulso e o eventual. Vale lembrar que as leis acidentárias ainda não protegem os autônomos. Atualmente é a Lei nº 8.742, de 7 de dezembro de 1993,[8] também conhecida como LOAS, que dispõe sobre a organização da Assistência Social, com o Decreto nº 3.048, de 6 de maio de 1999,[9] que aprovou o Regulamento da Previdência Social, que rege a seguridade social no Brasil. Esse robusto Regulamento, com mais de 380 artigos, parágrafos, incisos e anexos, afirma que a "seguridade social compreende um conjunto integrado de ações de iniciativa dos poderes públicos e da sociedade, destinado a assegurar o direito relativo à saúde, à previdência e à assistência social".

Como explicado anteriormente, no trabalho autônomo (sem vínculo empregatício), o trabalhador assume o risco do negócio, como míni ou microempresário. Frequentemente deverá dispor de recursos materiais como máquinas, ferramentas, instalações e provisões. Portanto, ele faz autogestão dos negócios, tem independência e autorregula suas atividades.

São profissionais liberais aqueles que exercem atividade que exija diploma de curso superior de uma profissão regulamentada, só podendo exercer o diplomado e/ou o provisionado. São atividades abrangidas pela Confederação Nacional das Profissões Liberais.

As profissões liberais "clássicas" são: a advocacia, a medicina e a engenharia. Os advogados já foram considerados trabalhadores por conta própria, mas essa expressão é designativa de atividades comerciais ou de intermediação, exercidas por pessoas físicas em vez de pessoas jurídicas, como os despachantes, aduaneiros, corretores etc. E os advogados exercem atividade liberal, ou seja, uma profissão intelectual.

Ocorre que a letra da lei permanece e apenas o sentido se adapta às mudanças que a evolução opera na vida social. Os fatos apontam para o assalariamento e a proletarização das profissões liberais e para seu nivelamento com outras menos intelectuais. Atualmente os profissionais liberais são incluídos como trabalhadores autônomos no sistema de seguro social. Desde a Lei nº 5.890, de 8 de junho de 1973, art. 13, o profissional liberal já estava incluído expressamente como segurado autônomo por trabalhar de forma independente, embora possa também ser empregado.

A liberdade de exercer uma profissão com autonomia acarreta, por outro lado, obrigações e responsabilidades. Diniz[10] entende que, aos profissionais liberais, assim como aos manuais, quer quando se obrigam à realização de uma coisa, como por exemplo, o arquiteto ou o pintor, quer quando se vinculam à prestação de seus serviços, o profissional advogado, médico, dentista, enfermeiro, ou a qualquer outro "aplicam-se as noções de **obrigação de meio e de resultado**, que partem de um contrato". Logo, essa autora afirma que "não poderá deixar de ser contratual a responsabilidade decorrente de infração dessas obrigações".

Portanto, no caso da Enfermagem, quando o profissional se vincula à obrigação de prestar algum serviço, são aplicados os princípios da **obrigação de meio**, isto é, aquela em que o profissional se "obriga a usar a prudência e a diligência normais na prestação de um serviço para alcançar um resultado, sem contudo, se vincular a obtê-lo". Do mesmo modo, quem procura o médico busca a recuperação de sua saúde, mas esse resultado não é o objetivo, pois o paciente tem o direito de exigir que o profissional o trate com diligência, mas não pode exigir a cura. Assim, realizado o tratamento, mesmo que não sobrevenha a cura, o paciente está obrigado a pagar o que foi contratado.

Conforme já mencionado, a **obrigação de resultado** é aquela em que o cliente tem o direito de exigir do profissional a produção de um resultado, como ocorre no caso de construção de uma obra por empreitada.

Quando um profissional de saúde atende a um cliente ou paciente que o procurou, espontaneamente, estabelece-se de imediato uma obrigação contratual, expressa ou convencional e tácita inquestionável.

ENFERMEIRO COMO PROFISSIONAL LIBERAL

As características do exercício da Enfermagem que envolvem atividades manuais, mesmo que com embasamento intelectual e científico, podem levar a julgamento errôneo por parte do observador leigo. Há ainda generalizado desconhecimento de que o núcleo essencial da profissão está na assistência ou no cuidado ao cliente/paciente, atendendo a suas necessidades básicas e fazendo por ele o que ele não pode fazer sozinho. O fato de a Enfermagem ser exercida por indivíduos de diferentes níveis de educação ou predominantemente por pessoas do sexo feminino corrobora esse julgamento, pois a Enfermagem pode ser compreendida como extensão das atividades domésticas. A tradição histórica também acrescenta peso a esse tipo de pensamento carregado de preconceito social.

Tal preconceito contra o trabalho manual é antigo. Filósofos gregos da Antiguidade acreditavam que esse tipo de trabalho deveria ser executado somente por escravos, e as atividades intelectuais de filosofia e letras eram reservadas para pessoas de classe social privilegiada.

Assim, sobre a Enfermagem eram e ainda são descarregados, simultaneamente, diversos preconceitos – o fato de ser atividade manual, ser predominantemente feminina e criar certa confusão por ser desempenhada por diferentes categorias de pessoal. Porém, Schmidt[11] afirma que existem outras profissões em que há necessidade de trabalho manual, como a do cirurgião, do médico, ou dentista, por exemplo, que foram favorecidas por sua origem mitológica (atividades exercidas antigamente por pajés e feiticeiros), reconhecidas e regulamentadas nas sociedades antes da Enfermagem. Por outro lado, as ações de Enfermagem, que incluíam, entre outras, a ordem e a higienização de pacientes e ambientes, eram confundidas com atividades domésticas tradicionais, portanto, pouco valorizadas. Além disso, repita-se que havia na Enfermagem, como sempre houve, diferentes níveis ou categorias de pessoal na equipe, fator que contribuiu para aumentar a confusão e a demora no reconhecimento social da profissão e mesmo na sua regulamentação.

A Lei nº 7.498, de 25 de junho de 1986, e o Decreto nº 94.406, de 08 de junho de 1987, sobre a regulamentação do exercício da Enfermagem, dispõem uma relação de atividades privativas do enfermeiro, na qual se incluem, além das funções diretivas, de planejamento e organização da Enfermagem, atividades técnicas específicas de:

- Consultoria, auditoria e emissão de parecer sobre matéria de Enfermagem
- Consulta e prescrição de Enfermagem
- Cuidados diretos a pacientes graves e com risco à vida
- Cuidados de Enfermagem de maior complexidade técnica e que exijam conhecimentos de base científica e capacidade de tomar decisões imediatas.

Como integrante da equipe de saúde, o enfermeiro pode legalmente participar de:

- Planejamento, execução e avaliação de programas de saúde
- Elaboração, execução e avaliação de planos de saúde
- Prescrição de medicamentos estabelecidos em rotinas/programas de saúde
- Projetos de construção ou reforma de unidades de internação
- Prevenção e controle de danos à clientela
- Assistência à gestante, à parturiente e à puérpera
- Acompanhamento da evolução e trabalho de parto
- Execução de parto sem distocia
- Educação para a saúde.

Qual a relação que existe entre atividades privativas e autônomas do enfermeiro?

Na verdade, o trabalho autônomo consiste na execução com independência e autonomia técnica, fundamentada em princípios científicos, sem necessidade de pedir licença ou autorização a alguém. Essa autonomia profissional confere ao enfermeiro cogestão e corresponsabilidade na assistência à saúde da clientela, na formação de recursos humanos e nas decisões sobre o setor de saúde, no dever de contribuir para a ampliação do conhecimento e da consolidação da ciência da Enfermagem. No âmbito de seu trabalho e competência profissionais, o enfermeiro pode agir com liberdade e decidir sobre o que fazer e como fazer para cuidar ou desempenhar determinadas atividades técnicas, pois a lei lhe outorgou poderes para tal. A contrapartida é a responsabilidade profissional de executar com competência a função, assumindo a obrigação de meio, anteriormente referido, pois ao atender a um cliente ou paciente que lhe foi designado, estabelece-se imediatamente uma obrigação contratual tácita e convencional, embora não escrita. Infelizmente, poucos enfermeiros assumiram completamente a verdadeira dimensão de sua profissão, seja por timidez, insegurança, medo de assumir responsabilidades, fuga de críticas, falta de hábito e falta de conhecimento sobre a amplitude de sua competência, autoridade profissional e responsabilidade perante a sociedade.

Schmidt,[11] em 1984, portanto, antes da aprovação da Lei nº 7.498/86, já listava atividades que poderiam ser desenvolvidas por enfermeiros nos diferentes campos de trabalho. Ajustando-se algumas palavras e expressões com a terminologia da legislação vigente, aquela lista de atividades adquire tonalidade atual de aplicabilidade imediata. Assim, o enfermeiro como profissional liberal ou trabalhador autônomo pode exercer a atividade em sua clínica ou consultório de Enfermagem fazendo:

- Consulta de Enfermagem
- Administração de medicamentos e tratamentos prescritos
- Prescrição de medicamentos estabelecidos em programas de saúde pública e em rotina aprovada pela instituição (pública ou privada)
- Orientação e treinamento de pacientes para a autoaplicação de medicamentos e tratamentos
- Orientação e controle de pacientes portadores de doenças crônicas, como diabetes, epilepsia, hipertensão arterial etc.
- Orientação e controle de gestantes, crianças e idosos sadios
- Ministração de cursos de preparação de gestantes para o parto
- Ministração de cursos sobre cuidados com o bebê.

Em atendimento ou internação domiciliar[12] ou *home care*, o enfermeiro pode fazer:

- Consulta de Enfermagem
- Planejamento da assistência de Enfermagem a ser prestada ou o plano de atenção domiciliar (PAD), de acordo com regulamentação do Ministério da Saúde[8] e as resoluções da Agência Nacional de Vigilância Sanitária (Anvisa)
- Instalação do mobiliário, dos equipamentos e aparelhos necessários para a internação domiciliar do paciente
- Orientação, treinamento e supervisão de técnicos e auxiliares de enfermagem e familiares/cuidadores para o cuidado de pacientes dependentes
- Orientação e controle de puérperas, recém-nascidos, pacientes senis ou portadores de doenças crônicas e incapacitantes
- Administração de medicamentos e tratamentos prescritos.

Mesmo em ambiente hospitalar, atuando com equipe multiprofissional e administrativamente subordinado a uma chefia ou coordenação, o enfermeiro pode exercer suas funções técnicas com autonomia e independência, com base nos princípios básicos e científicos que norteiam as ações e intervenções de Enfermagem.

Se, eventualmente, um enfermeiro, como profissional independente, for contratado pela família do paciente para trabalho autônomo dentro de uma instituição hospitalar, esta deve ser informada para autorizar, no ato da admissão do paciente, o acompanhamento deste durante toda a internação ou parte dela, permanecendo com ele durante a realização de exames clínicos ou tratamentos, inclusive em cirurgias. Nesse caso, o plano assistencial de Enfermagem deve ser elaborado juntamente com o enfermeiro da instituição, ajustando-se aos horários e rotinas próprias no que for necessário. Reconheça-se que essa modalidade de atividade particular para enfermeiro ainda é pouco frequente no Brasil, dadas as condições socioeconômicas e culturais da população. Por vezes, algumas atividades privativas de enfermeiros têm causado discussões e problemas com outros profissionais da equipe de saúde.

AMPLIAÇÃO DE AÇÕES DA ENFERMAGEM

A Organização Mundial da Saúde (OMS)[13,14] reconhece a existência de outros profissionais, não médicos, em muitos países na Ásia, África e região do Pacífico, inclusive na Europa e também nos EUA, que, como membros da equipe de saúde, executam atividades que incluem diagnóstico, terapêutica, serviços preventivos, como anamnese, exame físico de pacientes, requisição e interpretação de testes laboratoriais e exames radiológicos, diagnóstico e desempenho de atividades administrativas.

No Programa de Política de Drogas e Medicamentos Essenciais, a OMS[15] confirma seu apoio institucional para a realização de cursos e treinamento sobre o acesso a medicamentos e seu uso racional e endossa sua prescrição pelo pessoal de Enfermagem. Esses cursos incluem informações sobre uso racional de drogas e a formação das comissões de medicamentos, terapêutica e farmacoterapia baseada em problemas. Destaque-se que na Enfermagem ampliam-se gradativamente as ações das "práticas avançadas de Enfermagem",[16] conforme testemunham publicações do Conselho Internacional de Enfermeiras (CIE). O âmbito dessas práticas encontra-se na "satisfação das necessidades de saúde e que atenda aos interesses dos pacientes e do público de forma segura, eficiente e competente".[15] O esforço para introduzir essas práticas avançadas em muitos países, inclusive na Suíça, objetivava conter custos e favorecer a introdução de enfermeiros com menor nível de preparação do que os médicos como parte da força de trabalho em saúde. Assim, o ímpeto para criar cargos e funções para tais práticas provinha da visão de longo alcance de líderes da Enfermagem de hospitais e de médicos interessados em trabalhar com enfermeiros melhor qualificados.[16] Muitas das pesquisas operacionais desenvolvidas em parceria com outras organizações e com apoio desse Programa sugerem que enfermeiros prescrevam.[17] No contexto brasileiro, enfermeiros e alguns outros profissionais que pertencem à equipe de saúde poderiam ser incluídos nessa categoria. Para tanto, o Ministério da Saúde deve regulamentar essas atividades, treinar o pessoal de acordo com determinados padrões ou protocolos e supervisionar essa prática.

Segundo a legislação brasileira sobre o exercício da Enfermagem (Lei nº 7.498/86 e Decreto nº 94.406/87), cabe ao enfermeiro, como integrante da equipe de saúde, a "prescrição de medicamentos estabelecidos em programas de saúde pública e em rotina aprovada pela instituição de saúde", assim como "a prevenção e o controle das doenças transmissíveis, em geral, e nos programas de vigilância epidemiológica" e, ainda, a "participação nos programas e nas atividades de assistência integral à saúde individual e de grupos específicos, particularmente daqueles prioritários e de alto risco".

Ao assegurar o acesso universal para uma assistência apropriada, por exemplo, nas infecções sexualmente transmissíveis (IST), os programas deveriam prever que pacientes buscam serviços públicos e privados. Assim, o planejamento de um programa amplo precisa considerar o treinamento de pessoal, capacitando todos para que estejam aptos a prestar serviço de qualidade e a referir pacientes para centros mais especializados, quando necessário. Com essa rotina, espera-se que apenas 5 a 10% dos pacientes irão ser referidos para centros mais avançados por requererem assistência mais especializada.

A própria OMS refere ser importante que a assistência a IST, prestada por equipe multiprofissional, seja a mais ampla possível, isto é, desde o diagnóstico sindrômico ou laboratorial, o tratamento, a redução de riscos, a mudança de comportamento e até o tratamento dos eventuais parceiros sexuais. Destaca-se que esses objetivos somente serão alcançados no contexto de uma política nacional sobre IST, manuais de âmbito nacional, treinamento em serviço, em nível básico e continuado, supervisão, disponibilidade de meios e recursos para consulta, exame e disponibilidade de drogas e preservativos.

CONSIDERAÇÕES FINAIS

Ante a análise desenvolvida, é importante considerar as ponderações feitas por uma organização neutra e que busca o melhor nível de saúde para todos os povos, como é a OMS, que não apenas admite, mas recomenda que os países atuem ativamente no incentivo e na capacitação de profissionais da saúde, especialmente os enfermeiros, em doenças sexualmente transmissíveis (DST) e outras como HIV e AIDS, para prestarem toda a assistência requerida aos pacientes, do diagnóstico à prescrição e distribuição de medicamentos específicos disponibilizados pelos órgãos governamentais e ao aconselhamento e acompanhamento desses pacientes. Afirma-se que sem uma ampla e irrestrita cobertura como essa, a um custo suportável, e a colaboração de todos os profissionais de saúde, não haverá muita esperança para o recrudescimento de DST/HIV/AIDS no Brasil.

Destaca-se ainda que, há 50 ou 60 anos, eram apenas cinco os profissionais de saúde: médicos, dentistas, farmacêuticos, enfermeiros e parteiras, conforme mencionado na Lei nº 3.268/57, que criou o Conselho de Medicina e regulamentou o exercício da profissão. Até os dias de hoje a humanidade caminhou muito, chegando até a Lua, a globalização, a informática e todos os novos recursos tecnológicos e as pesquisas na área da clonagem e células-tronco, entre outras. Firma-se cada vez mais a moderna tendência do espírito de equipe e de trabalho multiprofissional, sem hegemonia de nenhuma categoria sobre as demais. A legislação brasileira, tanto no âmbito educacional como no do exercício profissional, não hierarquiza profissões dentro do campo universitário, visto que todas elas estão situadas no mesmo nível.

Profissionais oriundos de profissões mais antigas promoveram a criação de outros cursos e escolas para formar novas categorias, bem preparadas, para assumir funções que os antigos não podiam ou não conseguiam mais desempenhar. Ao longo do tempo, esses novos profissionais, por sua vez, foram aprofundando seus estudos e habilidades, aumentando cada vez mais a especificidade de seu trabalho. Assim, a antiguidade de uma profissão não pode ser condição ou requisito para a hierarquização das profissões, que não existe no âmbito da universidade brasileira. Excelência existe em todas as profissões e deve merecer o respeito e a reverência da sociedade, mas a antiguidade como argumento para maior autoridade profissional não seria lógico nem aceitável. Atualmente nenhum profissional poderia nem conseguiria sozinho prestar assistência integral à saúde de qualquer paciente.

É dentro desse espírito de trabalho em equipe multiprofissional que o enfermeiro deve atuar como profissional liberal, autônomo e independente, executando as atividades em clínicas de Enfermagem, ambulatórios ou em domicílio (*home care*), prestando a assistência integral de Enfermagem ou, como empresário, promovendo para que essa assistência chegue até o paciente/cliente de forma competente, responsável, tecnicamente correta e ética.

O aumento gradativo da clientela para os leitos hospitalares, que se mantêm numericamente estáticos, e os enormes custos da assistência à saúde institucionalizada fizeram crescer o incentivo para a desospitalização. Serviços de saúde utilizam argumentos como prevenção de infecção hospitalar, vantagens da alta precoce e a volta para sua própria casa e família. Com isso aumentam as possibilidades da assistência domiciliar, em que serviços de Enfermagem competentemente praticados podem fazer a diferença para a saúde do paciente e para o reconhecimento da profissão pela sociedade.

Em suma, é importante lembrar que "quem faz a profissão é o próprio profissional que a desempenha, pela força e pelo brilho de sua personalidade e o tom de sua competência", como ensinava Maria Ivete Ribeiro de Oliveira.[18]

REFERÊNCIAS BIBLIOGRÁFICAS

1. Organização das Nações Unidas – "Declaração Universal dos Direitos Humanos", 1948. 4. ed. São Paulo: Paulinas; 1978.
2. Fernandes A. O trabalhador autônomo. 3. ed. São Paulo: Atlas; 1992.
3. Lei nº 13.467, de 13 de julho de 2017 (sobre a reforma trabalhista). Altera a Consolidação das Leis do Trabalho, aprovada pelo Decreto-lei nº 5.452, de 1º de maio de 1943 e as Leis 6.019, de 3 de janeiro de 1974; 8.036, de 11 de maio de 1990; e 8.212, de 24 de julho de 1991, a fim de adequar a legislação às novas relações de trabalho. Disponível em: http://www.planalto.gov.br/ccivil_03/_ato2015-2018/2017/lei/13467.htm.
4. Organização Internacional do Trabalho (OIT) – Convenção 102, sobre Normas Mínimas da Seguridade Social. Extraído de Arnaldo Süssekind, "Convenções da OIT". 2. ed. LTr; 1998. 338p. Disponível em http://www.oitbrasil.org.br/node/468. Acesso em abril de 2016.
5. Organização Internacional do Trabalho (OIT) – Convenção 149, sobre Emprego e Condições de Trabalho e de Vida do Pessoal de Enfermagem, aprovada em 27 de junho de 1977. Não foi ratificada pelo governo brasileiro. Disponível em http://www.oit.org.br/content/sobre-o-emprego-e-condi%C3%A7%C3%B5es-de-trabalho-e-de-vida-do-pessoal-de-enfermagem. Acesso em fevereiro de 2016.

6. Ost S. Trabalho autônomo. Disponível em http://www.ambito-juridico.com.br/site/index.php?n_link=revista_artigos_leitura&artigo_id=4755. Acesso em abril de 2016.
7. Vieira FB. O trabalhador autônomo e o risco do vínculo empregatício. Disponível em http://www.migalhas.com.br/dePeso/16,MI167655,61044-O+trabalhador+autonomo+e+o+risco+do+vinculo+empregaticio. Acesso em abril de 2016.
8. Brasil. Lei nº 8.742, de 7 de dezembro de 1993. Dispõe sobre a organização da Assistência Social e dá outras providências. Disponível em http://www.planalto.gov.br/ccivil_03/Leis/L8742.htm. Acesso em abril de 2016.
9. Brasil. Decreto nº 3.048, de 6 de maio de 1999. Aprova o Regulamento da Previdência Social e dá outras providências. Disponível em http://www.planalto.gov.br/ccivil_03/decreto/D3048.htm. Acesso em fevereiro de 2016.
10. Diniz MH. Curso de direito civil brasileiro. 29. ed. vol 7. São Paulo: Saraiva; 2006.
11. Schmidt MJ. Natureza das condições de trabalho da enfermagem. Rev Paul Enferm. 1984; 4(3):89-94.
12. Brasil. Ministério da Saúde. Portaria nº 2.527, de 27 de outubro de 2011. Redefine a atenção domiciliar no âmbito do Sistema Único de Saúde (SUS). Diário Oficial da União, Brasília, nº 208, seção 1, p. 44, 28 out 2011.
13. World Health Organization. Nurses lead the way. WHO Features; 1985.
14. World Health Organization. Human Resources, national health system. Shaping the agenda for action. Final Report. Geneva; 2002.
15. World Health Organization Equitable Access to essential medicines: a framework for collective action. WHO Policy perspectives on Medicines. March, 2004. [on line] Disponível em www.who.int/medicines/publications/policyperspectives/en/. Acesso em fevereiro de 2016.
16. Schobber M, Affara F. Advanced nursing practice. International Council of Nurses, Geneva; 2006. p. 6; 28.
17. Oguisso T, Freitas GF. Enfermeiros prescrevendo medicamentos: atualidades e perspectivas. Rev Bras Enferm. 2007; 60(2). Edição digital disponível em http://www.scielo.br/scielo.php?script=sci_arttext&pid=S0034-71672007000200003. Acesso em fevereiro de 2016.
18. Oliveira MIR. Relações da enfermagem com as demais carreiras universitárias. In: Congresso Brasileiro de Enfermagem, 29, Camboriú, 1979. Anais. Brasília: ABEn; 1978.

3 Enfermagem no Brasil | Perfil e Perspectivas

Dorisdaia Carvalho de Humerez, Manoel Carlos Neri da Silva e Taka Oguisso

INTRODUÇÃO

Dados são elementos essenciais para iniciar um empreendimento, em qualquer ramo do conhecimento. Na década de 1950, diante da falta de enfermeiras nas instituições de saúde, houve a necessidade de conhecer melhor a situação da Enfermagem no Brasil. Muitas vezes, quando indagadas, as enfermeiras não conseguiam responder a perguntas sobre o número de profissionais existentes, ou em atividade, por exemplo. Como profissionais, elas sentiam vivamente inúmeras dificuldades, mas não conseguiam evidenciar as reais necessidades nem expressar como a Enfermagem era constituída.

Como relata Carvalho (1976),[1] a necessidade de um inquérito que fornecesse tais dados "foi se tornando cada vez mais evidente à medida que as enfermeiras iam se espalhando por todo o país, integradas nas organizações oficiais de saúde". Ora, qualquer planejamento de saúde só pode ser feito com base em dados, especialmente sobre os recursos humanos disponíveis. Não havendo órgão competente, à época, para obtenção de tais dados, coube à Associação Brasileira de Enfermagem (ABEn) a tarefa de levantar e manter um quadro da situação de enfermeiras no país, basicamente com o "objetivo central de contribuir para o desenvolvimento da Enfermagem no Brasil".[1] Em 1954, Maria Rosa Sousa Pinheiro foi eleita presidente da ABEn. Uma de suas incumbências era a de elaborar um estudo de recursos e necessidades da Enfermagem no País.[2] Como se tratava de um projeto de execução longa, difícil e dispendiosa, ela buscou auxílio em organizações governamentais, mas foi a Fundação Rockefeller que se prontificou a financiá-lo. Assim, o projeto foi executado no período de 1956 a 1958 e se tornou conhecido como *Levantamento de Recursos e Necessidade de Enfermagem no Brasil* (1956-1958).[1] Logo após a conclusão dos trabalhos, a Fundação Rockefeller publicou os resultados, em inglês, nos EUA, e a ABEn distribuiu cópias mimeografadas para bibliotecas, órgãos oficiais interessados e líderes da Enfermagem da época. Somente conseguiu publicar em português em 1980, ou seja, mais de 20 anos depois, como sempre devido à crônica falta de recursos.[1]

Como afirmam Freire e Amorim[3] na análise desse trabalho (2013), versar sobre esse assunto é "vislumbrar o que foi a arquitetura de uma pesquisa que influenciou radicalmente a área da saúde e sustentou por mais de uma década a organização modelar da Enfermagem nacional". O relatório propondo recomendações, elaborado por Maria de Lourdes Verderese, Olga Verderese e Haydée Guanais Dourado, foi inteiramente revisado por Maria Rosa Sousa Pinheiro, Haydée Guanais Dourado, Amália Corrêa de Carvalho, Marina de Andrade Resende e Zilda de Carvalho Hugues. No relatório final, constaram 46 recomendações dirigidas a diferentes órgãos governamentais, universidades, legisladores e serviços de Enfermagem em unidades sanitárias e hospitalares; à Conferência dos Religiosos do Brasil (CRB); às instituições que mantinham escolas de Enfermagem e de auxiliar de Enfermagem; e à ABEn.[1] O resultado imediato desse estudo foi o reconhecimento e o prestígio da ABEn, que passou a ser ouvida em questões de Enfermagem.[1]

Apesar da relevância para a própria história da Enfermagem brasileira no século XX, esse levantamento continua pouco conhecido pela maioria dos profissionais de Enfermagem. Dessa pesquisa, ocorreram desdobramentos, mesmo antes da publicação da obra, em 1980. Inicialmente, foi criado o Centro de Levantamento, instalado em sala cedida pela Fundação Rockefeller, no Rio de Janeiro, onde funcionou até outubro de 1958, quando passou para a sede da ABEn, na mesma cidade.

Para que os dados coletados se mantivessem atualizados, a ABEn criou a Comissão de Seguimento do Levantamento, que continuou a coleta de informações até meados da década de 1970. Tais dados eram apresentados pela coordenadora dessa Comissão por ocasião dos congressos anuais promovidos pela ABEn. As enfermeiras que eram diretoras de escolas de Enfermagem ou de cursos de auxiliares ou de técnicos de enfermagem* respondiam voluntariamente aos questionários enviados pela ABEn, fornecendo os dados do relatório dessa Comissão, que era apresentado e discutido nas assembleias de delegados da ABEn, anualmente durante os congressos brasileiros de Enfermagem. Esses relatórios eram depois publicados na Revista Brasileira de Enfermagem no número especial do congresso anual, mantendo-se, assim, a continuidade e a regularidade da informação, considerada fidedigna pelos profissionais. A coleta desses dados somente foi interrompida após a instalação do Conselho Federal de Enfermagem (COFEN), que assumiu de forma oficial e com mais recursos essa função, agora com força legal para a coleta e a manutenção de dados sobre a profissão. Desse modo, o COFEN e os Conselhos Regionais de Enfermagem (CORENs), criados pela Lei nº 5.905/73, como autarquias federais, passaram a disciplinar o exercício da profissão de enfermeiro e das demais profissões compreendidas nos serviços de Enfermagem. Com isso, adquiriram competência legal para fiscalizar e exigir o cumprimento de normas no exercício da profissão pelos profissionais.

Em outubro de 1982, o COFEN estabeleceu convênio com a ABEn para a "realização de pesquisas visando à identificação das condições técnico-científicas e operacionais em que se processa o exercício das atividades das várias categorias do pessoal de Enfermagem, com vistas à determinação de parâmetros para o exercício e respectiva fiscalização",[4] assinado pelas duas presidentes: Maria Ivete Ribeiro de Oliveira e Circe de Melo Ribeiro. Com esses parâmetros, um estudo de âmbito nacional foi realizado por amostragem e teve como universo os estabelecimentos que prestavam assistência à saúde no país e a população de enfermeiros, técnicos, auxiliares e atendentes de enfermagem em atividade em 1982. A pesquisa buscou estabelecer uma comparação entre os dados obtidos com aqueles consignados no Levantamento de Recursos e Necessidades de Enfermagem, 1956/58, pela ABEn.[4]

Ela foi patrocinada pelo COFEN e publicada em dois volumes pelo COFEN, intitulados O *exercício da Enfermagem nas instituições de saúde do Brasil – 1982-83:* volume I intitulado *Força de trabalho em Enfermagem,* e o volume II, *Enfermagem no contexto institucional.*

A terceira grande pesquisa nacional, também patrocinada pelo COFEN em convênio com a Fundação Oswaldo Cruz (Fiocruz), buscou conhecer o perfil da Enfermagem no Brasil. Os objetivos dessa pesquisa foram: traçar perfis profissionais dos enfermeiros, técnicos e auxiliares de enfermagem considerando as características socioeconômicas, a formação, o desenvolvimento profissional, a inserção no mundo do trabalho e a participação sociopolítica desses profissionais; analisar a dinâmica atual do mercado de trabalho da Enfermagem; e apontar tendências e perspectivas para a Enfermagem; contribuir para a formulação de políticas públicas adequadas para esse hegemônico contingente de trabalhadores de saúde. Os resultados da pesquisa "Perfil da Enfermagem no Brasil" (2015), doravante denominada Pesquisa (2015), apresentaram as características da profissão com base nas seguintes variáveis: identificação socioeconômica; formação profissional; acesso à informação técnico-científica; mercado de trabalho; satisfação no trabalho e relacionamento; e participação sociopolítica.

Atualmente, o Sistema Conselho Federal de Enfermagem/Conselhos Regionais de Enfermagem, ou simplesmente, Sistema COFEN/CORENs é composto pelo COFEN localizado na cidade de Brasília, Distrito Federal, e 27 CORENs sediados nas capitais de cada estado. A maioria dos CORENs possui subseções localizadas em vários municípios dos respectivos estados para aumentar a proximidade com os profissionais de Enfermagem que não residem ou não trabalham nas capitais.[5,6]

QUADRO ATUAL DE PROFISSIONAIS NO BRASIL

Além das informações obtidas por meio da Pesquisa sobre Perfil da Enfermagem, o COFEN mantém atualizados inúmeros outros dados referentes aos profissionais de Enfermagem ativos. Portanto, os dados aqui apresentados não são apenas referentes aos resultados da pesquisa, mas complementados por outros dessa autarquia federal, mais atualizados. Ressalte-se que, se um

---

*A partir de 1966, quando os cursos de técnicos de enfermagem foram criados no Brasil.

mesmo profissional tiver mais de uma inscrição em categorias distintas, ele estará contabilizado mais de uma vez. Isso significa que ele pode estar exercendo ao mesmo tempo a função de enfermeiro e de técnico de Enfermagem, por exemplo (Quadro 3.1).

A atuação do sistema COFEN/CORENs tem por finalidade garantir que a assistência proporcionada no exercício profissional seja tecnicamente adequada e segura à população. Para tanto, o sistema COFEN/CORENs, como autarquia federal desvinculada do Ministério do Trabalho (ver *Capítulo 27*), tem se preocupado muito com a formação de profissionais de Enfermagem, pelo fato de acreditar que, por meio dela, haverá reflexos na qualidade do exercício, além de assistência mais segura à população, sem risco de danos decorrentes de imperícia, negligência e imprudência.

A partir da década de 1990, houve uma explosão desenfreada de cursos na área da Enfermagem, muitos de baixa qualidade e com excessivo número de vagas. No Quadro 3.2, compara-se o curso de Enfermagem com os demais cursos de graduação na área da saúde.

Quadro 3.1 Universo de profissionais de Enfermagem registrados nos Conselhos Regionais de Enfermagem.

		Quantitativo de profissionais por regional				
UF	Data de referência	Total de auxiliares	Total de técnicos	Total de enfermeiros	Total de obstetrizes	Total
AC	01/07/2018	641	4.809	2.167	0	7.617
AL	01/08/2018	5.333	12.524	6.335	0	24.192
AM	01/08/2018	3.375	29.330	9.556	0	42.261
AP	01/08/2018	915	9.376	1.972	0	12.263
BA	01/08/2018	14.102	74.411	34.275	0	122.788
CE	01/07/2018	17.694	38.302	20.262	0	76.258
DF	01/08/2018	3.213	32.185	12.560	0	47.958
ES	01/08/2018	4.051	26.048	8.347	0	38.446
GO	01/08/2018	5.071	35.580	14.673	89	55.413
MA	01/08/2018	4.048	34.604	12.724	0	51.376
MG	01/08/2018	22.069	108.389	46.821	1	177.280
MS	01/07/2018	3.385	12.764	6.528	1	22.678
MT	01/08/2018	2.620	16.272	8.492	0	27.384
PA	01/08/2018	8.201	46.321	11.810	0	66.332
PB	01/08/2018	3.907	21.947	12.274	1	38.129
PE	01/07/2018	13.077	60.080	22.292	0	95.449
PI	01/07/2018	5.831	18.489	9.226	2	33.548
PR	01/08/2018	23.158	47.935	24.396	0	95.489
RJ	01/08/2018	49.997	161.281	51.756	2	263.036
RN	01/08/2018	5.936	19.802	8.462	0	34.200
RO	01/07/2018	2.878	9.458	3.490	1	15.827
RR	01/07/2018	1.360	4.824	1.468	0	7.652
RS	01/08/2018	13.372	84.374	24.643	0	122.389
SC	01/08/2018	6.390	36.826	14.028	1	57.245
SE	01/08/2018	6.575	9.812	5.057	0	21.444
SP	01/08/2018	194.558	197.472	125.300	247	517.577
TO	01/08/2018	998	11.312	5.051	0	17.361
Total geral		**422.755**	**1.164.527**	**503.965**	**345**	**2.091.592**

Fonte: COFEN, 2018.[6]

Quadro 3.2 Situação dos cursos de graduação na área da saúde.

Curso	Nº	Vagas	Candidatos	Ingressantes	Vagas ociosas (%)	Concluintes
Biologia	558	99.290	235.521	21.853	44.033 (55,11%)	19.466
Biomedicina	716	95.179	64.938	33.146	51.798 (53,46%)	23.456
Educação física	310	46.940	88.098	12.537	28.262 (61,44%)	10.777
Enfermagem	**415**	**78.127**	**298.977**	**18.534**	**36.652 (46,99%)**	**97.091**
Farmácia	1.202	173.752	198.678	90.145	88.610 (51,22%)	68.771
Fisioterapia	552	81.979	143.245	25.356	47.279 (58,37%)	22.455
Fonoaudiologia	513	68.939	17.875	28.700	43.914 (64,58%)	1.889
Medicina	90	17.364	992.957	2.608	1.693 (99,59%)	16.522
Veterinária	287	26.752	95.934	17.275	9.071 (34,89%)	14.679
Nutrição	278	28.147	124.136	11.816	2.037 (42,99%)	10.441
Odontologia	456	52.987	102.963	20.329	10.732 (20,25%)	12.669
Psicologia	309	30.861	195.478	16.636	13.608 (45,36%)	11.864
Terapia ocupacional	643	171.550	10.443	39.092	99.078 (59,11%)	960

Fonte: Ministério da Educação, 2016.[7]

A democratização do ensino, atendendo à Constituição Federal, que viabilizou condições de maior acesso e inclusão social, tem transformado o ensino superior, antes seletivo e fechado, em um sistema mais acessível a todos. Considerando que as instituições públicas não comportavam a demanda, a União passou a subsidiar o ensino privado, criando o Programa Universidade para Todos (Prouni) e o Fundo de Financiamento Estudantil (Fies), via financiamento privado.

Os resultados da Pesquisa (2015) revelam esse fato, pois a maior parte dos enfermeiros foi formada em instituições de ensino privado, pelo número expressivo de cursos/vagas de graduação em Enfermagem criados desordenadamente pelo país.

Além da desigualdade regional na oferta de cursos, observa-se, também, um desequilíbrio na distribuição dos cursos por categoria administrativa: pública, privada ou filantrópica, conforme mostra a Figura 3.1.

A ampliação desordenada de egressos de cursos de graduação em Enfermagem, sem o devido monitoramento de políticas de contratação dos profissionais em instituições de saúde, levou ao desemprego muitos profissionais, conforme demonstrado na Pesquisa (2015). O mercado de trabalho tornou-se mais exigente, e os profissionais buscam cursos de pós-graduação *lato sensu* como modo de atender a essas novas exigências. Da mesma maneira, estima-se que cerca de 30% dos técnicos de enfermagem já concluíram o curso de bacharelado em Enfermagem.

Atualmente, a equipe de Enfermagem é constituída majoritariamente por técnicos e auxiliares de enfermagem (77%). Além disso, houve um vigoroso crescimento no número de enfermeiros, o que demonstra uma tendência à expansão, representando cerca de 23% da força de trabalho.[7,8]

De acordo com o Censo de 2016, o Brasil tem uma população de cerca de 206.000.000 de habitantes, o que configura um significativo crescimento populacional. Da mesma maneira, a Enfermagem também continua numericamente em ascensão, contabilizando uma população de cerca de 1.800.000 profissionais. Por outro lado, a Organização Mundial da Saúde preconiza a proporção de 1 a 4 enfermeiros para cada 1.000 habitantes, e os dados mostram o coeficiente de 1,43/1.000 habitantes no Brasil. Portanto, ainda haveria espaço para crescimento.[5,9]

Embora os profissionais de Enfermagem estejam distribuídos nas várias regiões do país, de maneira desordenada, existe maior concentração no eixo Sudeste e Sul,[8] conforme apontam os dados da Pesquisa (2015). Vale lembrar que o fato de a região ou o estado apresentar baixo coeficiente na relação número de enfermeiros/número de habitantes não significa que haja mercado

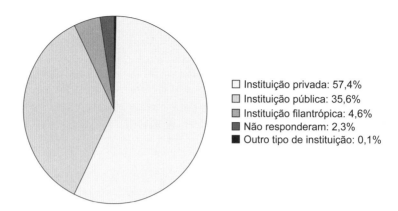

Figura 3.1 Formação de enfermeiros em instituições de ensino por categoria administrativa. Fonte: Machado *et al.*, 2016.[8]

de trabalho correspondente na localidade. Seria necessário aprofundar estudos para poder relacionar esses dados com outros indicadores, como: programas de saúde, número de universidades, leitos e instituições hospitalares públicas e privadas, entre outros. Os números relativos aos profissionais confirmam que eles estão devidamente registrados nos respectivos CORENs, porém não garantem que estejam inseridos no mercado de trabalho.

ENSINO A DISTÂNCIA NA ENFERMAGEM

A Enfermagem compreende um componente próprio de conhecimentos científicos e técnicos, que exige, minimamente, um laboratório específico nessa área. Além disso, a profissão é construída por um conjunto de práticas sociais, ético-legais e políticas processadas por meio de ensino, pesquisa e assistência. Também consolidam-se na prestação de serviços à pessoa, à família e à coletividade, atendendo aos princípios do Sistema Único de Saúde (SUS), nas várias etapas da vida, muitas vezes, fragilizada e em risco de morte.

A ação dos conselhos profissionais na área da saúde é desenvolvida no sentido da proteção dos interesses sociais, da segurança e da legalidade e, principalmente, no resguardo dos princípios éticos em defesa dos direitos à saúde da comunidade.

O Sistema COFEN/CORENs disciplina e controla o exercício profissional da Enfermagem, basicamente para assegurar à pessoa, à família e à coletividade uma assistência de Enfermagem segura, livre de danos decorrentes de imperícia, negligência ou imprudência. Também considera como cometedor de infração grave o autor, seja enfermeiro ou qualquer membro da equipe de Enfermagem, que provoque circunstância em que se produza perigo à vida ou cause danos irreparáveis, muitas vezes decorrentes de sua formação insuficiente ou inadequada.

Tal insuficiência ou inadequação pode ocorrer por alguma falha na modalidade de ensino, ainda que moderna e atraente pela utilização de novas tecnologias e sofisticados recursos metodológicos. De fato, há muita divulgação sobre cursos oferecidos no mercado com ensino a distância (EAD). Altamente preocupante é a utilização sistemática desses modelos na maior parte ou quase toda a formação em Enfermagem, não só de graduação como de nível médio. Como ensinar responsabilidade, a agir com ética, ter atitude profissional, executar com exatidão as diferentes técnicas nos inúmeros procedimentos de Enfermagem? Tais ensinamentos se consolidam na prática repetida, sob a observação de um profissional autêntico, que acompanha o aluno no desenvolvimento de suas potencialidades.

Quem aprendeu a prestar um simples cuidado de conforto, um cuidado de higiene, a fazer um curativo ou aplicar uma injeção, pelas mãos de um(a) professor(a) de Fundamentos de Enfermagem, que estava a seu lado, dando apoio, orientando ou fazendo junto, estimulando a seguir em frente, entenderá que aprender a executar ações de Enfermagem não é possível com um professor a distância, por mais capacitado que seja na teoria e na prática.

Ensinar alguém a executar cuidados diretos e praticar técnicas dos diferentes procedimentos na assistência a alguém não é o mesmo que seguir uma receita de bolo. Há muitas circunstâncias, particularidades, emoções, reações e impressões que envolvem um cuidado direto. Existem momentos mágicos no processo de aprender e de descobrir suas próprias capacidades e iniciativas. O ser humano não é uma máquina, um robô, que pode ser programado para executar determinadas atividades. Há um momento para aprender e depois repetir o que aprendeu.

Portanto, o EAD pode ser prático, mais moderno, mais barato, mas somente para temas teóricos, ou de educação continuada para profissionais que já exercem a atividade ou a especialidade. Nada substitui o ensino ministrado por um autêntico professor que ensina, não apenas pelo que diz, mas com seu exemplo profissional, pela atitude, pela coerência, pelo respeito com o aluno.

O COFEN reconhece o valor do EAD enquanto modalidade de ensino, mas é radicalmente contrário a essa modalidade para qualquer profissão da área da saúde. Isso se aplica especialmente às condições totalmente inadequadas encontradas nos polos de EAD pelos fiscais da entidade. Se tais condições prosseguirem, a assistência à saúde da população correrá sérios riscos.

Com relação ao EAD para cursos de graduação em Enfermagem, o COFEN manifestou-se totalmente contrário, por não haver necessidade dessa modalidade, já que os próprios cursos presenciais estão comprovadamente subutilizados e o EAD não apresenta demanda. Existe ainda a convicção de que os erros e danos ocasionados por imperícia, negligência e imprudência na assistência à população, pela Enfermagem, poderão ser ainda maiores do que já ocorre com a formação nos cursos presenciais.

É contrário, especialmente, por ser a Enfermagem uma profissão em que o aluno deve aprender a ser enfermeiro em processos relacionais de "gente cuidando de gente". Qualquer insegurança na assistência poderá representar danos irreparáveis, para uma sociedade já tão carente de saúde de qualidade.[10]

Os números poderão expressar melhor a situação, ao se considerar que, em 2016, já existem seis instituições de ensino superior que oferecem cursos de bacharelado em Enfermagem na modalidade EAD, somando-se 46.780 vagas distribuídas em 938 polos de apoio presencial. O Sistema COFEN/CORENs abertamente declara que o EAD não é apropriado para a formação de profissionais na Enfermagem e considera que o controle dos polos não garante a qualidade exigida no atendimento à saúde da população. Isso porque os polos não atendem às condições legais exigidas, e os serviços à saúde são inadequados ou insuficientes em número e complexidade para atender ao número de estudantes. Por outro lado, os cursos presenciais continuam subutilizados, conforme já mencionado.

Considerando que o cuidado de Enfermagem é relacional, o enfermeiro poderá em pouco tempo perder a autonomia, a possibilidade de compartilhar e de atuar com humanização, com legitimidade científica e política.

AUMENTO DA POPULAÇÃO MASCULINA NA EQUIPE DE ENFERMAGEM

O fenômeno da crescente participação de mulheres no mercado de trabalho é fato observável em nível mundial e tem alterado definitivamente quase todos os setores da economia. A saúde acompanhou esse processo e tem experimentado uma das mais altas taxas de feminização no mercado de trabalho.

A chamada feminização da força de trabalho é destacada como uma das tendências na área da saúde. A inserção da mulher no trabalho da saúde é um fenômeno crescente que vem sendo estudado com o objetivo de compreender essa expansão. No setor saúde, a força de trabalho feminina representa cerca de 70%.

Os dados da Pesquisa (2015) confirmam que a equipe de Enfermagem, que era praticamente 100% feminina, hoje continua, ainda, majoritariamente feminina, ou seja, 85,1%. No entanto, registra-se a presença de 14,9% de homens, o que constitui o surgimento de uma nova tendência: a masculinização da categoria, um fenômeno observado nas faixas mais jovens. Tal situação vem ocorrendo e firmando-se desde a década de 1990.[7]

Na verdade, a divisão sexual do trabalho na saúde tem uma incrível plasticidade: suas modalidades variam bastante no tempo e no espaço. Portanto, torna-se necessário prosseguir com os estudos para observar esse fenômeno. Isso porque, se é inegável que a condição feminina aumentou na maioria das profissões, na Enfermagem, a masculinização está crescendo gradativamente e poderá revelar alguma alteração no processo de trabalho da Enfermagem.[9]

DIFICULDADES NO EXERCÍCIO DA ENFERMAGEM

A Pesquisa Perfil da Enfermagem no Brasil (2015) revelou que os fatores que geram insatisfação ou descontentamento estão relacionados com política e administração, supervisão técnica, salário, supervisão de pessoal e sobrecarga de jornadas – enfim, com as condições gerais de trabalho.[7] Considerando, todavia, a renda mensal de todos os empregos e atividades que a equipe de Enfermagem exerce, constata-se que 1,8% dos profissionais (em torno de 27 mil pessoas) recebe menos de um salário mínimo por mês. A Pesquisa (2015) encontrou um elevado percentual de pessoas (16,8%) que declararam ter renda total mensal de até R$ 1.000. Dos profissionais da Enfermagem, a maioria, ou seja, 63%, tem apenas um emprego.

Os quatro grandes setores de empregabilidade da Enfermagem revelados são: público, privado, filantrópico e ensino. O setor privado (21,4%) e o filantrópico (21,5%) são os que mais praticam salários com valores de cerca de R$ 1.000 mensais, ou seja, um valor pouco acima do salário mínimo da época (algo em torno de 300 dólares). Em ambos, mais da metade do contingente empregado tinha vencimentos em torno de R$ 2.000,[7] cerca de 600 dólares.

A Pesquisa (2015) revelou também que há dificuldade para conseguir emprego, e os profissionais que responderam aos questionários alegaram falta de experiência anterior exigida pelo mercado (18,9%), falta de concursos públicos (16,9%) e pouca oferta em tempo parcial. Outras dificuldades no momento de buscar emprego, segundo dados da Pesquisa, foram a discriminação racial e a opção sexual (12%).

Quanto à dificuldade de conseguir emprego, a Pesquisa (2015) revelou precarização do trabalho na Enfermagem. Por trabalho precário, entende-se aquele que se exerce na ausência dos direitos trabalhistas e de proteção social. Ou seja, é desprovido da devida cobertura por normas legais e não garante os benefícios que dão segurança e qualidade de vida ao trabalhador. Isso inclui, entre outros, a aposentadoria, o gozo de férias anuais, o décimo terceiro salário e as licenças remuneradas de diversos tipos. O aumento do número de profissionais de Enfermagem em condições de trabalho precário é preocupante, nos últimos anos.

Estão envolvidos trabalhadores que são contratados diretamente pelo órgão público mediante um vínculo temporário ou informal que se renova sistematicamente; ou ainda, profissionais que se incorporam à força de trabalho do setor público por meio de entidades terceirizadas, como cooperativas, e atuam como se fossem autônomos.

Apesar dos avanços do SUS, a precarização ainda constitui um problema relevante para a maior parte dos municípios brasileiros, sobretudo com relação aos médicos. Não sendo rigorosamente uma novidade, o problema é que o trabalho vem se tornando cada vez mais precário no mundo inteiro, invadindo esferas e setores antes relativamente protegidos.

Dados resultantes da Pesquisa (2015) indicaram ainda outros fatores de insatisfação, como: falta de integração entre os membros da equipe, sobrecarga de trabalho, baixos salários, desvalorização profissional, falta e/ou insuficiência de material e equipamentos, normas e rotinas fora da realidade do serviço, ausência de incentivo, interação insuficiente com outras unidades, pouco estímulo para o trabalho e falta de comunicação com a população quanto aos conhecimentos da profissão.[7] Quanto às condições do processo de trabalho, detectou-se o aumento das horas dedicadas à jornada, decorrente da carga horária excessiva. Isso impõe a redução do tempo de convivência familiar, o que por sua vez tem gerado sofrimento nos profissionais de Enfermagem. Tanto as mulheres quanto os homens manifestaram esse sentimento e essa preocupação, sobretudo com relação aos filhos.

A Pesquisa (2015) demonstrou, ainda, que havia profissionais de Enfermagem insatisfeitos a ponto de estarem adoecendo ou já terem adoecido pelo próprio processo de trabalho. No entanto, houve também aqueles que se manifestaram satisfeitos com o seu trabalho na Enfermagem.[7]

Importante ressaltar que a profissão de Enfermagem, em seu cotidiano de trabalho, está exposta a inúmeros riscos, e a maioria dos profissionais nem sempre tem consciência sobre os riscos no processo do cuidar. De acordo com a Organização Mundial da Saúde (OMS), os riscos são agrupados em: químicos, mecânicos, físicos, biológicos e ergonômicos. As precauções contra os riscos de acidentes levam em conta aspectos que vão da limpeza dos ambientes aos cuidados com agentes radioativos. Os riscos são diretos sobre os profissionais que atuam com medicação quimioterápica ou outros produtos químicos, como os degermantes para assepsia de materiais. O cloro usado para uma simples limpeza é também um importante agressor para as vias respiratórias.[11]

O profissional de Enfermagem está exposto a riscos no dia a dia de um centro cirúrgico, de um laboratório, de um pronto-atendimento ou em qualquer outra área onde haja fluido ou secreção humana. Eles estão relacionados com microrganismos, bactérias, fungos, protozoários e vírus, entre outros, nos materiais infectocontagiosos, e acidentes com instrumentos perfurocortantes. Desse modo, parece muito importante e mesmo crucial a adoção de medidas junto ao Ministério da Saúde e ao Ministério do Trabalho com vistas à redução de insalubridade, tornando o ambiente mais saudável e seguro para todo o pessoal que trabalha no setor saúde.

SATISFAÇÃO NO TRABALHO

A satisfação no trabalho consiste em sentimento de bem-estar e tranquilidade, resultante da interação de vários aspectos ocupacionais, o que pode influenciar a relação do trabalhador com a organização, com os clientes e a família.

A Pesquisa (2015) indicou alguns fatores que mais podem trazer satisfação no trabalho da Enfermagem: realização pessoal, reconhecimento, o trabalho em si e a responsabilidade. A religiosidade foi indicada pelos respondentes da pesquisa como fator de sustentação de muitos profissionais. Os motivos de satisfação no trabalho encontrados foram: gostar do que faz, inserção em alguma proposta inovadora, reconhecimento pelo trabalho realizado, qualidade dos serviços prestados, apoio espiritual e relacionamento no trabalho.[7]

PERSPECTIVAS PARA A PROFISSÃO NAS PRÓXIMAS DÉCADAS

Ressalta-se que existem enormes desafios a serem vencidos, pois a Enfermagem, em diversos países, passou por inúmeras transformações e avanços inegáveis, que se projetaram no meio acadêmico e conquistaram novos espaços de ação. Contudo, os contornos e tendências dos processos de globalização no mundo contemporâneo impõem novos e grandes desafios para a profissão.

A luta pela regulamentação da jornada de trabalho em, no máximo, 30 horas semanais, no contexto da Lei do Exercício Profissional, fortalece a Enfermagem como profissão e conclama a sociedade a reconhecer que se trata de um trabalho que precisa de condições especiais para uma prática segura. O trabalho da Enfermagem de convívio com dor, sofrimento e doença, turnos ininterruptos, sábados, domingos e feriados, más condições de trabalho, muita responsabilidade e pouca valorização tem levado à insatisfação, ao adoecimento e ao aumento da evasão profissional.

Faz-se necessário estimular o desenvolvimento de uma postura proativa das lideranças de Enfermagem no sentido de atenção a oportunidades, criação de espaços e mecanismos de inserção nas várias áreas de conhecimento e apresentação de demandas por meio de projetos, em sintonia com as políticas públicas, voltados às necessidades sociais. A materialização das diferentes qualificações no trabalho da Enfermagem, na visão da sociedade em geral, é difícil de ser distinguida. O que se materializou foi o trabalho da Enfermagem como um todo, sendo imperceptível a distinção das diferentes categorias da equipe de Enfermagem.

A produção científica da Enfermagem é extensa, mas esse conhecimento não alterou a resistência dos enfermeiros em discutir questões teóricas que não tenham utilidade prática imediata. Dificilmente discutem-se concepções, conceitos, princípios e diretrizes que poderiam fundamentar a prática profissional. Por outro lado, há o fortalecimento do enfoque humanista, valorizando a profissão.

No campo da educação formal em Enfermagem, há de se buscar, obrigatoriamente, uma educação emancipadora, enquanto dimensão importante na formação de profissionais com capacidade crítica de pensar-se, de analisar globalmente as estruturas vigentes, a partir de suas raízes históricas. Além disso, deve-se agir localmente na resolução de problemas, de maneira transformadora e com responsabilidade ecológico-social, e avançar fortemente contra a EAD no ensino da prática de Enfermagem, pois, com certeza, a profissão como um todo afastar-se-á da sua essência de cuidar, do estar perto, do estar junto.

É cada vez mais visível e concreta a urgente necessidade de formar profissionais mais preocupados e inseridos nas questões políticas de saúde e Enfermagem e buscar aqueles com vocação para a atuação política parlamentar em todos os níveis: municipal, estadual e federal, inclusive senatorial. Além dos avanços no campo tecnológico e das ciências, na titulação acadêmica e em posições na hierarquia administrativa das instituições de saúde e universitárias, a Enfermagem necessita de uma legislação consistente e eficaz para prosseguir avançando na conquista de maior autonomia profissional.

Torna-se imprescindível e urgente preparar profissionais da área mais preocupados com o conjunto do sistema de saúde em geral, seu funcionamento na sociedade brasileira e a inserção da Enfermagem nesse contexto, com mais autonomia e responsabilidades, com vistas a melhorar as condições de saúde da população.

Tal missão não cabe apenas às escolas de Enfermagem, mas também aos líderes da profissão. Estes, ao ocuparem cargos em instituições de saúde ou Enfermagem, devem identificar entre os pares, mas principalmente, entre os jovens, aqueles com tal potencial para atuarem de modo a alavancar a profissão, conferindo-lhes maior autonomia política e profissional.

CONSIDERAÇÕES FINAIS

É importante compreender que os profissionais de Enfermagem necessitam cuidar da pessoa com competência, com o agir responsável, o que implica mobilizar, integrar, transferir conhecimentos, recursos e habilidades.[12]

A Pesquisa Perfil da Enfermagem no Brasil (2015) retratou a situação atual da profissão e isso pode servir para que as entidades orientem estratégias para a busca de novos caminhos para o desenvolvimento pleno da Enfermagem e satisfaçam os anseios e as expectativas da sociedade brasileira, para o alcance do mais alto grau de saúde para todos, assim como atender às necessidades da Enfermagem.

São muitos os questionamentos, mas estes abrem portas para a busca de novos conhecimentos e horizontes que representem maior desenvolvimento profissional no cuidar das pessoas de nosso país.

REFERÊNCIAS BIBLIOGRÁFICAS

1. Carvalho AC. Associação Brasileira de Enfermagem, 1926-1976 [documentário]. Brasília: Folha Carioca; 1976.
2. Pinheiro MRS. Razões para a realização de um inquérito de recursos e necessidades de enfermagem. In: Seminário didático sobre levantamentos de necessidades de enfermagem. Salvador, Bahia, 6 a 15 de julho de 1959. Repartição Sanitária Pan-americana, Washington, DC: Publicações Científicas, 1959; 42:5-9.
3. Freire MAM, Amorim W. Sobre o levantamento de recursos e necessidades de Enfermagem no Brasil (1956-1980). In: Porto F, Amorim W. História da Enfermagem – identidade, profissionalização e símbolos. 2. ed. São Caetano do Sul: Yendis; 2013. p. 383-435.
4. Santos RF, Oguisso T, Rigaud HMG, Tahara ATS. Ivete Oliveira: ícone da enfermagem brasileira. Salvador: UFBA; 2012. p. 163.
5. COFEN. Sistema COFEN/CORENs. Comissão de Business Intelligence. Análise de dados dos profissionais de enfermagem existentes nos Conselhos Regionais. Disponível em http://docplayer.com.br/832785-comissao-de-business-intelligence.html. Acesso em 6 de junho de 2016.
6. COFEN. Profissionais de enfermagem registrados nos conselhos regionais de enfermagem. 2018. Disponível em http://www.cofen.gov.br/enfermagem-em-numeros. Acesso em 24 de setembro de 2018.

7. Ministério da Educação. Instituto Nacional de Estudos e Pesquisas Educacionais Anísio Teixeira (Inep). Censo da educação superior, Inep, 2016.
8. Machado MH *et al*. Aspectos gerais da formação da enfermagem: o perfil da formação dos enfermeiros, técnicos e auxiliares. Enferm Foco. 2016 (esp); 15-34.
9. Organização Mundial da Saúde. Proporção de enfermeiros por número de habitantes. Disponível em https://www.researchgate.net/figure/7631876_fig2_figure-3-proportion-of-nurses-per-10000-inhabitants-in-latin-american-countries. Acesso em 6 de junho de 2016.
10. COFEN. Sobre educação à distância. Disponível em http://www.cofen.gov.br/wp-content/uploads/2015/09/relatorio-final-operacao-ead.pdf. Acesso em 8 de agosto de 2016.
11. Silva GA *et al*. Riscos ocupacionais a que estão expostos os profissionais de enfermagem em ambientes hospitalares. Disponível em http://www.proac.uff.br/biosseguranca/sites/default/files/riscosocupacionais.pdf. Acesso em 6 de junho de 2016.
12. Fleury MTL. Estratégias empresariais e formação de competências. São Paulo: Atlas; 2000.

4 Direitos da Família como Base da Sociedade

Maria José Schmidt e Taka Oguisso

"Pessoa humana, átomo pensante, amante de humana figura, indivíduo irrepetível, inconfundível, partícipe do universo cósmico e espiritual do qual recebe contínuo influxo modificador, dotado da liberdade de querer, mercê da qual luta contra suas imperfeições naturais, para elevar-se e tornar-se partícipe da natureza de Deus e sujeito à graça dEle." (Nicola Pende)[1]

INTRODUÇÃO

O homem, ao nascer, torna-se automaticamente membro de uma entidade natural denominada **família**, na qual irá desenvolver-se e relacionar-se até o momento de constituir uma nova família. Assim, o estudo das questões legais que envolvem a família é sumamente oportuno para os profissionais da saúde, em especial para os enfermeiros; afinal, seu conhecimento propicia melhores condições para o cuidado do indivíduo no seu contexto de vida e de família.

"O grupo família, nos dias de hoje, guarda ainda diversas configurações, conforme o local e a cultura em que se localiza. Entre nós, na atualidade, se considerarmos do ponto de vista jurídico, temos três maneiras oficialmente reconhecidas de constituir família, ou seja: pelo casamento, pela união estável ou pela família monoparental, que se caracteriza por pessoa que, convivendo com menores, tenha a mesma situação de interdependência afetiva."[2]

"A família caracteriza-se pela dinâmica renovação de expectativas sociais e formas de organização social que variam de acordo com o contexto histórico."[2]

Quanto ao aspecto conceitual, a família pode ser denominada:

- Ampla: todos os descendentes de um ancestral comum, consanguíneos ou afins
- Restrita: todos ligados pelo vínculo de consanguinidade em linha reta e colateral até o 4º grau (Código Civil [CC], art. 1.592)
- Restritíssima: pais e filhos.

A Constituição Federal (CF) de 1988 declara que "a família, como base da sociedade, tem especial proteção do Estado" (art. 226).

A ONU declarou 1994 como o Ano Internacional da Família, definindo-a como a menor democracia no coração da sociedade.[3]

MODALIDADES DE FAMÍLIA

No Brasil, a legislação considera nove modalidades de família:[4]

- Tradicional – família matrimonializada:[5] constituída pelo casamento civil ou religioso (CF, art. 226, §2º) e composta monogamicamente pelos cônjuges, com ou sem filhos
- União estável – sociedade de fato ou família convivencial:[5] constituída pela união do homem e da mulher (CF, art. 226, §3º) e composta por homem e mulher com ou sem filhos. A união estável é configurada pela convivência pública, contínua e duradoura com o objetivo de constituição de família. Não se deve confundir união estável com namoro, "apesar de ser

este também uma relação pública, contínua e duradoura, diferencia-se da união estável no tópico relativo à finalidade",[4] pois, como referido, a união tem como escopo a constituição de família, o namoro não. Goldenberg[6] afirma que frequentar a casa do(a) namorado(a), pernoitar, viajar juntos, manter relacionamento íntimo, situação comum entre namorados atualmente, não se caracteriza como união estável porque o casal não coabita e não tem o propósito de constituir família. Jovens costumam também utilizar o verbo "ficar" como modo de namoro. A coabitação é muito relevante na diferenciação entre namoro e união estável

- União homoafetiva: união de pessoas do mesmo gênero, com intenção de constituir família, permitida desde 2011 no Brasil, quando o Supremo Tribunal Federal (STF) a reconheceu como entidade familiar, como se fosse união estável entre homem e mulher. Em 14 de maio de 2013, o Conselho Nacional de Justiça autorizou a celebração de casamento homoafetivo. Vários países já reconhecem legalmente como casamento, ou família, mas a legislação brasileira ainda não criou essa modalidade específica
- Concubinato: é a união entre indivíduos em que um deles ou ambos têm impedimento para o casamento civil (p. ex., ser casado), uma vez que se aplicam à união estável os mesmos impedimentos relacionados com o casamento. Por isso, esse casal não pode constituir uma união estável nem cogitar da partilha de meação em caso de separação
- Monoparental: constituída por um ascendente (pai, mãe, avós) e seus descendentes (CF, art. 226, §4º). Pode ocorrer em razão de separações, viuvez, produção independente ou adoção por solteiros. O Estatuto da Criança e do Adolescente (ECA), em seu art. 25, chama de família natural aquela "comunidade formada pelos pais ou qualquer deles e seus descendentes", ou seja, qualquer uma das quatro modalidades anteriores. A expressão "família natural" é a usada por oposição a "família substituta" (ECA, art. 28), constituída por não consanguíneos em linha vertical, também conhecida como família socioafetiva
- Ampliada ou extensa: é constituída por parentes próximos, e não apenas pais e filhos, com os quais as pessoas convivem e mantêm vínculos de afinidade e afetividade
- Anaparental: formada apenas por parentes colaterais, em que não há relação de ascendência ou descendência
- Pluriparental: derivada de métodos de reprodução assistida, em que é possível que determinado indivíduo tenha dois pais e/ou duas mães
- Recombinada: é a família formada por indivíduos provindos de extintas uniões, com ou sem descendentes, que se unem a outra pessoa provinda ou não de outra relação com seus descendentes. Podem surgir discussões sobre relações de paternidade e filiação, especialmente em questões socioafetivas e biológicas. Por exemplo, uma mulher casada e divorciada, com dois filhos, casa-se com outro homem, com quem vem a ter outros filhos. A mãe terá relação biológica com todos os filhos, mas o segundo marido terá relação biológica apenas com os filhos dele e uma relação socioafetiva com os demais. Se esse homem trouxer filhos de união anterior, esses filhos terão relação socioafetiva com a nova mãe e biológica com o pai.

Implicitamente, a afetividade existe em todos os tipos de família, pois, segundo Aldrovandi e Simioni:[7]

> "O afeto no direito de família não é só um valor digno de tutela, mas o sentido irreversível que garante a identidade das organizações familiares como unidade de diferenças. Só o afeto permite distinguir as organizações familiares das outras formas de organização da sociedade."

Lobo,[8] citado por Aldrovandi, afirma que existem várias espécies de entidades familiares, dentre elas:

> "União de parentes que convivem em interdependência afetiva, sem pai ou mãe que a chefie, como no caso de irmãos após o falecimento ou abandono dos pais; pessoas sem laços de parentesco que passam a conviver em caráter permanente, com laços de afetividade e de ajuda mútua, sem finalidade sexual ou econômica; uniões homoafetivas de caráter sexual e afetivo; comunidade afetiva formada com "filhos/as de criação", segundo generosa e solidária tradição brasileira, sem laços de filiação natural ou adotiva regular."

FAMÍLIA E AUTORIDADE

Quanto à autoridade, a família pode ser classificada como:

- Matriarcal: a história registra que, em alguns países, houve época em que a mulher comandava as famílias e os negócios. Alguns exemplos são: mulheres famosas, como Cleópatra, na Antiguidade; as rainhas Victória e Elizabeth I, na Inglaterra; Indira Gandhi (1966-1977 e 1980-1984), na Índia, já em meados do século XX; Golda Meir (1969-1974), em Israel; Margaret Thatcher (1979-1990), no Reino Unido; Benazir Bhutto (1988-1998), no Paquistão (todas como Primeiras-Ministras). Como presidentes da República, destacam-se: Corazón Aquino (1986-1992), nas Filipinas; Mary Robinson (1990-1997), na Irlanda; e Begum Khaleda Zia (2002-2006), em Bangladesh. Outras foram eleitas para cargos diversos, como Tarja Halonen (2000), na Finlândia; Vaira Vike-Freiberga, em segundo mandato na Letônia; Helen Clark, eleita 3 vezes como primeira-ministra da Nova Zelândia (1999-2008); Angela Merkel (2005), na Alemanha; Ellen Johnson Sirleaf (2005), na Libéria (anteriormente São Tomé e Príncipe, um pequeno país na costa africana, em um período de 14 anos, após a independência, elegeu duas mulheres como presidente). Ainda na região asiática, encontram-se duas mulheres que, pela primeira vez em seus respectivos países, tornaram-se presidentes da república: Tsai Ing-wen, nascida em agosto de 1959 em Taiwan, eleita por 5 anos (2016-2021), solteira, brilhante advogada formada na Universidade de Cambridge, Reino Unido, com PhD pela Universidade de Cornell, nos EUA. Foi a primeira mulher a assumir esse posto em Taiwan. Park Geung-Hye tornou-se a 11ª mulher a governar a Coreia do Sul, sendo a primeira a assumir a presidência (2013-2018); ela sofreu *impeachment* em 10 de março de 2017, sob acusação de corrupção e tráfico de influência; foi condenada pela justiça a mais de 20 anos de prisão. Seu pai, Park Chung-hee, também havia sido presidente da Coreia do Sul (1963-1979), no período de grande crescimento do país, e morreu assassinado em 1979. Na América Latina, já houve várias mulheres no governo presidencial: na Argentina, María Estela Martínez de Perón, mais conhecida como Isabel ou Isabelita Perón (1974-1976); na Bolívia, Lidia Gueiler Tejada (1979-1980); no Haiti, Ertha Pascal-Trouillot (1990-1991); na Nicarágua, Violeta Chamorro (1990-1997); no Equador, Rosalía Arteaga (1997-1998); em Guiana, Janet Rosenberg Jagan (1997-1999); no Panamá, Mireya Moscoso (1999-2004); no Chile, Michelle Bachelet (2006-2010), reeleita em 2014; na Costa Rica, Laura Chinchilla (2010-2014); na Argentina, Cristina Kirchner, eleita em 2007 e reeleita em 2011; e, no Brasil, Dilma Rousseff, eleita em 2010, reeleita para o mandato 2014-2018, porém seu mandato foi interrompido pelo *impeachment* em 2017, sendo substituída pelo vice-presidente Michel Temer
- Patriarcal: reconhecida do ponto de vista legal e social no Brasil, de acordo com o CC de 1916. Com a edição do CC de 2002, a autoridade tornou-se igualitária
- Igualitária: o homem e a mulher, na família, tomam decisões conjuntas e harmônicas, que são legalmente reconhecidas pela CF de 1988 e pelo CC de 2002; e socialmente aceitas, mesmo com algumas eventuais restrições. "Os direitos e os deveres referentes à sociedade conjugal são exercidos igualmente pelo homem e pela mulher" (CF, art. 226, §5º).

CASAMENTO

Em 1999, Levenhagem[9] definiu a natureza jurídica do casamento ou matrimônio como:

> "Um contrato de características e modalidades especiais firmado de conformidade com a lei, pelo qual o homem e a mulher se unem sob compromisso de procriação, de fidelidade e de assistência recíproca, com deveres especiais e comuns quanto à criação e educação dos filhos."

O casamento surge da vontade dos nubentes, mas recebe da lei a sua forma, as suas normas e os seus efeitos. No caso de união homoafetiva, não há compromisso de procriação.

O casamento é uma entidade familiar entre pessoas merecedoras de especial proteção do Estado, constituída formal e solenemente, estabelecendo uma comunhão de afetos (comunhão de vida) e produzindo diferentes efeitos nos âmbitos pessoal, social e patrimonial. "É seguramente uma das formas de regulamentação social da convivência entre pessoas que se entrelaçam pelo afeto."[10] Entre as finalidades do casamento, encontra-se a procriação dos filhos como consequência lógica e natural, mas não essencial. A geração de filhos implica também criá-los e educá-los.

Até o início da República no Brasil, em 1889, somente existia o casamento religioso. Com a separação entre o Estado e a Igreja, foi instituído o casamento civil, pelo Decreto nº 181, de 24 de janeiro de 1890; posteriormente, pela Lei nº 379, de 1937, o casamento religioso passou a ser admitido para efeitos civis. A CF, ao mesmo tempo que reconhece a união estável como família, determina que a lei facilite sua conversão em casamento (CF, art. 226, §3º).

Segundo o CC (art. 1.511), "o casamento estabelece comunhão plena de vida, com base na igualdade de direitos e deveres dos cônjuges". A aproximação de pessoas que desejam se casar pode ser feita por interesses familiares, por meio eletrônico (internet) ou até mesmo por agências de casamento. O corretor de casamento assume uma obrigação de meio. Não há obrigatoriedade do contratante em contrair matrimônio; entretanto, o corretor fará jus à remuneração independentemente do êxito. Assim, são lícitas as atividades comerciais das agências matrimoniais.

HABILITAÇÃO PARA O CASAMENTO

O casamento civil é precedido de um processo chamado habilitação para o casamento, que deve ser feito no mínimo 30 e no máximo 60 dias antes da data almejada (arts. 1.525 a 1.532 do CC). A finalidade desse processo é provar a inexistência de impedimentos que tornem o casamento nulo ou anulável.

"A habilitação para o casamento é feita perante o oficial do Registro Civil, e após a audiência do Ministério Público, é homologada pelo juiz."

O requerimento de habilitação deve ser assinado pelos nubentes, acompanhado da seguinte documentação: certidão de nascimento ou certidão de casamento dos divorciados; para os nubentes de 16 a 18 anos (quando alcançam a maioridade), autorização dos pais ou outorga judiciária; declaração de duas testemunhas que atestem conhecer os nubentes e afirmem não existirem impedimentos que os impeçam de casar; declaração do estado civil, do domicílio e da residência atual dos contraentes e de seus pais; certidão de óbito do cônjuge falecido, de sentença de anulação de casamento ou do registro do divórcio. Uma vez em ordem a documentação, é publicado o edital por 15 dias na circunscrição do Registro Civil dos nubentes e na imprensa local. Não havendo denúncia de impedimento, é extraída uma certidão de habilitação com validade por 90 dias.

São impedimentos para o casamento, de acordo com o CC, art. 1.521, não podendo casar entre si:

- Os ascendentes com os descendentes, seja o parentesco natural ou civil
- Os afins em linha reta
- O adotante com quem foi cônjuge do adotado e o adotado com quem o foi do adotante
- Os irmãos unilaterais e bilaterais e demais colaterais até o terceiro grau inclusive
- O adotado com o filho do adotante
- As pessoas casadas
- O cônjuge sobrevivente com o cônjuge condenado por homicídio ou tentativa de homicídio contra o seu consorte.

"Os impedimentos podem ser opostos, até o momento da celebração do casamento, por qualquer pessoa capaz" (CC, art. 1.522). Esses impedimentos tornam o casamento nulo, isto é, inexistente. Também é nulo o casamento contraído "pelo enfermo mental sem o necessário discernimento para os atos da vida civil." (CC, art. 1.548)

A denúncia de impedimento para o casamento pode ser promovida pelo Ministério Público ou qualquer pessoa que tenha conhecimento do fato, durante o processo de habilitação ou no ato do casamento civil ou religioso. A denúncia de impedimento suspende a celebração do casamento. Após a celebração, a denúncia resulta em um processo de nulidade do casamento, que, ao ser decretado nulo, não produz efeitos para os cônjuges.

Embora possam se casar, não devem fazê-lo (CC, arts. 1.523 a 1.524):

- O viúvo ou viúva que tiver filhos do cônjuge falecido, enquanto não fizer inventário e partilha dos bens do casal

- A viúva, ou a mulher cujo casamento ou relacionamento se desfez até 10 meses depois do começo da dissolução ou separação da sociedade conjugal*
- O divorciado, enquanto não houver a partilha de bens do casal
- O tutor ou curador e os seus descendentes, ascendentes, irmãos, cunhados ou sobrinhos, com a pessoa tutelada ou curatelada, enquanto não cessar a tutela ou curatela, e não estiverem saldadas as responsabilidades. Esses impedimentos podem tornar o casamento anulável. A pedido dos nubentes, o juiz, avaliando a inexistência de prejuízo para herdeiros, ex-cônjuges e pessoas tuteladas ou curateladas, ou ainda a prova de inexistência de gravidez, poderá autorizar o casamento sem infringência dos arts. 1.523 e 1.524 do CC.

De acordo com o CC, art. 1.550, são também anuláveis os casamentos:

- De menores de 16 anos ou de quem tenha de 16 a 18 anos incompletos e não tenha autorização dos pais ou do juiz
- Por vício de vontade, ou seja, erro quanto à pessoa do outro; nesse caso, o prazo para intentar a ação é de 180 dias a contar da celebração do casamento. Se ao casar-se ocorrer erro quanto à pessoa do outro cônjuge, em relação a sua identidade (p. ex., casamento feito com documentos falsos), honra e boa fama (p. ex., homossexuais, vida desregrada, viciados em drogas ilícitas, viciados em jogo, autor de crime cometido antes do casamento), será chamado de erro essencial. Importante é que o conhecimento ulterior ao casamento torne insuportável a vida em comum.

O casamento também poderá ser anulável quando houver a descoberta de defeito físico irremediável ou de moléstia grave transmissível, por contágio ou herança, capaz de pôr em risco a saúde do outro cônjuge ou de sua descendência (p. ex., impotência sexual, vírus da imunodeficiência humana [HIV], doenças venéreas ou até mesmo doença mental grave). O parâmetro é sempre que torne insuportável a vida em comum ao cônjuge enganado. Nesse caso, o prazo para intentar a ação de anulação do casamento é de 3 anos, a contar da celebração do mesmo.

Se o consentimento de um ou de ambos os cônjuges foi obtido por coação, ou seja, em fundado temor de mal considerável e iminente para a vida, a saúde e a honra sua ou de seus familiares, o casamento pode ser anulado por requerimento da parte que incidiu em erro ou sofreu a coação, no prazo de 4 anos. Contudo, a coabitação após a ciência do vício valida o casamento.

A nulidade pode ser suscitada se um dos nubentes for incapaz de consentir ou de manifestar, de modo inequívoco, o consentimento. Por exemplo: o surdo-mudo, a pessoa incapacitada, o doente inconsciente ou semiconsciente (mesmo que seja no momento), a pessoa alcoolizada ou drogada e, por último, a cerimônia celebrada por autoridade incompetente, como pessoa contratada para representar, como se fosse um teatro, a cerimônia do casamento.

CELEBRAÇÃO DO CASAMENTO (CC, ARTS. 1.533 A 1.542)

A celebração do casamento deverá ser em local público, de portas abertas, presidido por autoridade competente, na presença dos nubentes pessoalmente ou por procuração pública com poderes específicos, na presença de duas testemunhas, se for no cartório, e de quatro testemunhas se for em local particular, obedecendo à forma estabelecida em lei.

O presidente da celebração, oficial do registro, deverá ouvir dos nubentes, de maneira inequívoca, que pretendem casar-se por livre e espontânea vontade. É importante falar o nome completo dos nubentes para que não haja dúvida quanto à pessoa deles. Em seguida, declara-se: "De acordo com a vontade que ambos acabais de afirmar perante mim, de vos receberdes por marido e mulher, eu, em nome da lei, vos declaro casados."

No livro de registro de casamento ficará registrada a qualificação completa dos nubentes, de seus pais e das testemunhas; a data da publicação dos proclamas e da celebração do casamento, assim como o regime de bens adotado. No caso de moléstia grave de um dos nubentes, o presidente da celebração irá onde se encontra o doente impedido.

---

*Exceto se der à luz nesse período ou provar que não existe gravidez, para não suscitar dúvidas quanto à paternidade.

▶ Casamento nuncupativo

Quando um dos contraentes estiver em iminente risco à vida e não houver a presença da autoridade competente, o casamento poderá ser celebrado por qualquer pessoa, na presença de seis testemunhas que não sejam parentes dos nubentes. É o chamado casamento nuncupativo, que independe de processo de habilitação e de autoridade competente. Além disso, o nubente que não estiver doente poderá fazer-se representar por procuração pública. Entretanto, é preciso que não haja impedimento conhecido e que seja pronunciada a forma da lei com o consentimento de maneira inequívoca e a declaração de que estão casados. No prazo de 10 dias a contar da celebração do casamento, as testemunhas deverão comparecer perante a autoridade judicial mais próxima, apresentar a documentação dos nubentes, registrar o casamento e tomar por termo a declaração, afirmando que: foram convocadas por parte do enfermo; que este parecia em perigo à vida, mas em seu juízo perfeito; que em sua presença declararam os contraentes, livre e espontaneamente, se receberem por marido e mulher.

▶ Conversão da união estável em casamento

A conversão da união estável em casamento deve ser requerida pelos conviventes perante o oficial do Registro Civil das Pessoas Naturais de seu domicílio. Abre-se o processo de habilitação com todos os requisitos do processo de casamento; porém, no edital, em lugar de "desejam casar-se" deve constar que se trata de conversão da união estável em casamento. Não havendo impugnação, o processo é encaminhado ao juiz corregedor, que defere o pedido e manda lavrar o assento da conversão. Portanto, não há celebração de casamento. Na certidão, não há referência quanto a data ou duração da união estável.

EFEITOS JURÍDICOS DO CASAMENTO (CC, ARTS. 1.565 A 1.570)

"Pelo casamento, homem e mulher assumem mutuamente a condição de consortes, companheiros e responsáveis pelos encargos da família" (CC, art. 1.565). O casamento cria a família, os direitos e deveres e estabelece o regime patrimonial.

O homem não é mais o único provedor da família, pois a responsabilidade pelos encargos financeiros e de trabalho no lar compete a ambos os cônjuges.

"Os cônjuges são obrigados a concorrer, na proporção de seus bens e dos rendimentos do trabalho, para o sustento da família e a educação dos filhos, qualquer que seja o regime patrimonial." (CC, art. 1.568)

Antigamente, a mulher era obrigada a adotar o sobrenome do marido. Atualmente, a legislação permite, mas não obriga, a qualquer dos cônjuges a acrescer ao seu o sobrenome do outro, sem alterar o nome e o sobrenome de solteiros (CC, art. 1.565).

Outra decisão do casal é quanto à questão do planejamento familiar (CC, art. 1.565, §2º). A decisão é do casal, mas a obrigação de propiciar os recursos educacionais e financeiros para o exercício desse direito é do Estado, sendo proibido qualquer tipo de coerção por parte de instituições públicas ou privadas.

A constituição da família cria direitos, mas impõe também deveres a ambos os cônjuges. Não existe distinção entre deveres do marido e da mulher no regime igualitário, e não mais patriarcal, como era antes.

Ambos são obrigados (CC, art. 1.566) a:

- Fidelidade recíproca
- Vida em comum no domicílio conjugal, "que será escolhido por ambos os cônjuges, mas um e outro podem ausentar-se do domicílio conjugal para atender a encargos públicos, ao exercício de sua profissão ou a interesses particulares relevantes". Havendo acordo entre os cônjuges, ambos poderão residir em domicílios diferentes
- Mútua assistência, cujo abandono material ou psicológico poderá implicar delito previsto no Código Penal
- Sustento, guarda e educação dos filhos
- Respeito e consideração mútuos.

O art. 1.567 do CC preceitua claramente que: "a direção da sociedade conjugal será exercida, em colaboração, pelo marido e pela mulher, sempre no interesse do casal e dos filhos." Havendo divergência, o juiz decidirá.

REGIME DE BENS PATRIMONIAIS (CC, ARTS. 1.639 A 1.688)

A escolha do regime de bens é livre até a celebração do casamento e começa a vigorar a partir de então. No entanto, é possível, mediante autorização judicial, alterar o regime de bens após o casamento, desde que haja fortes justificativas e ressalvados os direitos de terceiros.

No processo de habilitação para o casamento, é feita a escolha do regime de bens. Em princípio é adotado o regime de comunhão parcial de bens, segundo o art. 1.640 do CC. Para escolha de outro regime, é necessário fazer a escritura pública de pacto antenupcial, em cartório civil ou de notas. Entretanto, é obrigatório o regime de separação de bens no casamento de homem e mulher maiores de 60 anos; ou daqueles em que os nubentes estão incluídos nas cláusulas dos que não devem se casar, ou ainda que dependem de autorização judicial. Isso significa que, se não houver pacto antenupcial, o regime de bens é o da comunhão parcial, exceto nos casos obrigados por lei. Antes da lei do divórcio (Lei nº 6.515/77),[11] o regime obrigatório era o da comunhão universal de bens.

▶ Regime de comunhão parcial de bens

No atual regime de comunhão parcial de bens, comunicam-se os bens adquiridos na constância do casamento ou união estável, isto é, os que pertencem a ambos, em igualdade de condições, independentemente de quem pagou. Excluem-se da comunhão: os bens particulares, que cada cônjuge possuía antes do casamento ou da união estável; os advindos de herança ou doação; os adquiridos com recursos exclusivos de bens particulares anteriores ao casamento ou união estável; os bens de uso pessoal, livros ou instrumentos de trabalho; os proventos do trabalho pessoal, as pensões e outras rendas semelhantes. Entram também na comunhão as benfeitorias em bens particulares de cada cônjuge, como reformas e construções; e os frutos dos bens comuns ou particulares de cada cônjuge, percebidos na constância do casamento ou união estável, como aluguéis. A administração dos bens comuns compete a qualquer dos cônjuges, e a dos particulares, a cada um. As dívidas contraídas no exercício da administração obrigam os bens comuns e os particulares de quem os administra e os do outro na razão do proveito que houver auferido. Independentemente do tipo de regime de comunhão de bens, universal ou parcial, o CC, art. 1.664, dispõe que:

> "Bens da comunhão respondem pelas obrigações contraídas pelo marido ou pela mulher para atender aos encargos da família, às despesas de administração e às decorrentes de imposição legal", pois "a administração e a disposição dos bens particulares compete ao proprietário."

▶ Regime de comunhão universal de bens (CC, arts. 1.667 a 1.671)

O regime de comunhão universal ou total de bens importa na comunicação de todos os bens, presentes (anteriores ao casamento ou união estável), futuros, adquiridos na constância do casamento ou união estável e advindos de dívidas passivas de qualquer um dos cônjuges, como recursos de venda a prazo de um bem, feita antes do casamento ou união estável e recursos recebidos após o casamento ou união estável.

▶ Regime de participação final nos aquestos (CC, arts. 1.672 a 1.687)

Neste caso, cada cônjuge, além do patrimônio particular, à época da dissolução da sociedade conjugal, terá direito à metade dos bens adquiridos pelo casal, a título oneroso, na constância do casamento ou união estável. Integram o patrimônio particular os bens que cada cônjuge possuía ao se casar ou constituir união estável, e os adquiridos a qualquer título na constância do casamento ou união estável. Isso significa que será dividido apenas o que for adquirido com recurso de ambos.

▶ Regime de separação total de bens (CC, arts. 1687 a 1.688)

Não se comunicam os bens adquiridos antes ou depois do casamento ou união estável. Cada cônjuge administra seus bens particulares, e poderá aliená-los sem a anuência do outro. O CC dispõe explicitamente que ambos os cônjuges são obrigados a contribuir para as despesas do casal na proporção dos rendimentos de seu trabalho e de seus bens. Porém, nos regimes anteriores de comunhão universal e comunhão parcial, os cônjuges foram incumbidos de concorrer para o sustento da família.

▶ Cônjuges não podem, sem a autorização do outro (CC, arts. 1.647 a 1.652): alienar ou gravar de ônus real os bens imóveis (dar como garantia de fiança ou aval); pleitear como autor ou réu, acerca dos bens imóveis ou de direitos; fazer doações, exceto as nupciais feitas aos filhos, quando casarem ou estabelecerem economia separada. Os pais, no exercício do poder familiar, administram os bens dos filhos menores sob sua guarda e são também usufrutuários desses bens (CC, art. 1.689).

DISSOLUÇÃO DA SOCIEDADE E DO VÍNCULO CONJUGAL

A sociedade conjugal termina:

- Com a morte de um dos cônjuges
- Pela nulidade ou anulação do casamento
- Pela separação judicial
- Pelo divórcio
- Por acordo extrajudicial ou judicial nos casos de união estável.

Com o advento da Emenda Constitucional 66/2010,[12] que facilitou o processo de divórcio, a manutenção da separação judicial como um processo para pôr fim ao vínculo conjugal tornou-se uma medida praticamente desnecessária, ou inútil. Entretanto, ela ainda existe e pode ser pedida por qualquer um dos cônjuges, consistindo na separação litigiosa, ou por ambos os cônjuges, por mútuo consentimento, dando origem à chamada separação consensual.

SEPARAÇÃO JUDICIAL

A separação judicial litigiosa pode ser pedida unilateralmente, por um dos cônjuges (CC, art. 1.572), "imputando ao outro conduta desonrosa ou qualquer ato que importe em grave violação dos deveres do casamento e torne insuportável a vida em comum". Também pode ser pedida em razão de doença mental grave, manifestada após o casamento e que torne impossível a continuação da vida em comum, desde que a enfermidade seja considerada de cura improvável.

Segundo o art. 1.573 do CC:

> "Podem caracterizar a impossibilidade de comunhão de vida a ocorrência de alguns dos seguintes motivos: adultério, tentativa de morte, sevícia ou injúria grave, abandono voluntário do lar conjugal, durante um ano contínuo, condenação por crime infamante, conduta desonrosa" ou ainda "outros fatos que tornem evidente a impossibilidade de vida em comum, por culpa de um dos cônjuges."

▶ Separação judicial consensual

Nesse caso, não há necessidade de explicar o motivo da separação. Com a sentença de separação judicial, termina o vínculo do casamento, desobrigando o casal da fidelidade recíproca, da vida em comum e da mútua assistência; porém, não desobriga do sustento, da guarda e educação dos filhos e do respeito e consideração mútua. Além disso, podem ou não decidir a partilha de bens.

PROCESSO DE SEPARAÇÃO JUDICIAL

Na separação consensual, ambos os cônjuges outorgam uma procuração para o advogado, que prepara a petição inicial e protocola no sistema digital, com todos os documentos exigidos por lei. Não havendo conflito, o juiz dá a sentença de separação. A separação judicial consensual pode ser feita por escritura pública, em cartório de notas ou de registro civil, desde que não haja filhos menores ou incapazes envolvidos.

No caso de separação litigiosa, um dos cônjuges outorga procuração para um advogado, que também prepara a petição inicial, justificando o motivo da separação, e protocola no sistema digital, juntando os documentos exigidos por lei.

A fase preliminar, obrigatória, da separação litigiosa é a mediação e a conciliação, quando o juiz determina o comparecimento das partes para tentativa de solução amigável. Não havendo acordo, o requerido é citado para apresentar defesa, e o processo segue para sentença. Havendo acordo, o juiz, em seguida, acolhe a petição e homologa o pedido.

▶ Detalhes do processo de separação

Em ambos os casos (consensual e não consensual), a petição deve conter uma proposta de acordo quanto aos filhos, aos bens, ao uso do nome e à pensão alimentícia. Em relação aos **filhos,** deve ficar estipulado com quem fica a guarda, a regulamentação de visitas e a pensão alimentícia. O poder familiar, anteriormente conhecido como pátrio poder, continua sendo de ambos os pais. A **pensão alimentícia** é obrigatória para os filhos menores, até 18 anos, ou até 24 anos quando estudante universitário e facultativa para os cônjuges, que não podem renunciar (renúncia é para sempre, embora existam julgados contraditórios), mas podem dispensar enquanto tiverem condições de manter-se. O cônjuge que receber pensão alimentícia terá também direito à pensão por morte do alimentante, isto é, do cônjuge obrigado a pagar a pensão alimentícia. Qualquer um dos separados ou divorciados, se estiver em estado de necessidade, poderá, a qualquer tempo, requerer a pensão alimentícia. Na falta dos pais, a obrigação de alimentar deve ser cumprida pelos avós, bisavós e trisavós, recaindo a obrigação aos mais próximos em grau, uns na falta de outros. A pensão é atribuída de acordo com a necessidade de quem recebe e a possibilidade de quem paga. A **regulamentação de visitas** é um direito-dever dos pais e dos filhos,[13] que se estende aos avós e bisavós. O pai ou a mãe que não tiver a guarda de seu filho terá direito de visitá-lo, acompanhar sua manutenção e educação e proporcionar-lhe afeto, carinho e amor. A separação do casal não modifica a condição dos filhos, que devem amor e obediência a ambos. O cônjuge poderá voltar a usar seu nome de solteiro(a), se lhe convier.

Ao final, o juiz profere a sentença e emite o mandado de averbação da separação para o Cartório de Registro Civil onde foi realizado o casamento. A carta de sentença, quando decidida a partilha de bens, é emitida para averbação no Registro de Imóveis. Seja qual for a causa da separação judicial, é lícito aos ex-cônjuges restabelecer, a qualquer tempo, a sociedade conjugal, bastando para isso requerer em juízo. Os pais devem representar seus filhos até 16 anos ou assisti-los dos 16 aos 18 anos, mantendo-os, educando-os e dando-lhes afeto (podendo, inclusive, serem acionados pelos filhos por abandono afetivo). Os filhos maiores têm o dever de ajudar e amparar os pais e avós na velhice, enfermidade e carência.

DIVÓRCIO (CC, ARTS. 1.579 A 1.582)

Com o divórcio, termina a sociedade conjugal, mas não se modificam os direitos e deveres dos pais em relação aos filhos, mesmo que haja novo casamento. Também não muda o dever de prestar alimentos. Entretanto, se o ex-cônjuge que recebe a pensão alimentícia contrair novo casamento, ou uma união estável, perde o direito de receber essa pensão.

O divórcio direto pode ser requerido por um ou por ambos os cônjuges e pode ser concedido sem que haja prévia partilha de bens. A conversão da separação judicial em divórcio poderá ser promovida por qualquer um dos cônjuges, desde que não tenha havido reconciliação.

▶ Processo de divórcio

O divórcio pode ser consensual ou não consensual (litigioso). No divórcio consensual, ou por mútuo consentimento, ambos os cônjuges outorgam procuração para um advogado, que prepara a petição inicial juntando os documentos exigidos por lei. Com o parecer do Ministério Público, que avalia as condições dos filhos menores ou incapazes, o juiz dá a sentença e emite o mandado de averbação para o cartório de registro civil e a carta de sentença para averbação dos imóveis no cartório de registro de imóveis.

Quando o pedido de divórcio é feito por um dos cônjuges, o juiz encaminha para o setor de mediação ou conciliação. O requerido é citado a comparecer para tentativa de conciliação ou acordo. Havendo conciliação, o processo é arquivado; não havendo conciliação nem mesmo acordo, o processo segue para julgamento. Havendo acordo quanto às condições do divórcio, o juiz dá a sentença e emite mandado de averbação para o cartório de registro civil e carta de sentença para averbação no registro de imóveis.

SEPARAÇÃO CONSENSUAL E DIVÓRCIO POR VIA ADMINISTRATIVA

A Lei nº 11.441, de 04 de janeiro de 2007,[14] alterou os arts. 982, 983, 1.031 e 1.124 do Código de Processo Civil (CPC) de 1973, confirmado pelo CPC de 2015. A separação consensual ou o divórcio por escritura pública podem ser realizados em qualquer cartório de registro civil ou de notas e devem ser averbados no cartório onde foi celebrado o casamento, extraindo-se uma nova certidão de casamento com averbação da escritura de divórcio. Havendo imóveis partilhados, a escritura de divórcio deve ser averbada nos respectivos cartórios de registro de todos os imóveis.

▶ **Condições.** Sem filhos menores ou incapazes do casal, com assistência de advogado.

▶ **Documentos necessários.** Certidão de casamento atualizada, títulos de identidade (RG e CPF) do casal, certidão de nascimento dos filhos maiores, certidão da matrícula dos imóveis, ou escritura pública ou contrato de compra e venda. Havendo filhos menores ou incapazes do casal, o divórcio deverá ser judicial.

PENSÃO ALIMENTÍCIA (CC, ARTS. 1.694 A 1.710)

O direito à prestação de alimentos é recíproco entre pais e filhos e extensivo a todos os ascendentes, recaindo a obrigação aos mais próximos, em graus, uns na falta de outros (CC, art. 1.696). Podem os parentes, os cônjuges ou companheiros pedirem uns aos outros os alimentos de que necessitem para viver de modo compatível com a sua condição social, inclusive para atender suas necessidades de educação (CC, art. 1.694). Os alimentos devem ser fixados na proporção das necessidades do reclamante e dos recursos da pessoa obrigada (reclamado).

> "Os alimentos são devidos quando quem os pretende não tem bens suficientes, nem pode prover, pelo seu trabalho, a própria manutenção, e aquele, de quem se reclamam pode fornecê-los sem desfalque do necessário ao seu sustento." (CC, art. 1.695)

Portanto, a pensão alimentícia não é devida apenas entre cônjuges e de pais a filhos, mas é extensiva a todos os ascendentes, descendentes e irmãos bilaterais ou unilaterais, recaindo a obrigação aos mais próximos em grau, uns na falta de outros, transmitindo-se a obrigação aos herdeiros do devedor (CC, art. 1.700).

Pode o credor dispensar a pensão alimentícia se puder manter-se; porém, não é permitido renunciar ao direito a alimentos. Também não pode ceder, ou compensar ou ainda ser sujeito à penhora (CC, art. 1.701).

Se um dos cônjuges, depois de separados judicialmente ou divorciados, vier a necessitar de alimentos, será o outro obrigado a prestá-los mediante pensão a ser fixada pelo juiz, caso não tenha sido declarado culpado na ação de separação judicial (CC, art. 1.704).

Havendo mudança na situação financeira de quem paga ou de quem recebe, a pensão alimentícia poderá ser modificada, aumentando, diminuindo ou sendo extinta.

O novo casamento do ex-cônjuge devedor não extingue a obrigação constante da sentença de divórcio (CC, art. 1.709). Porém, o credor, com novo casamento ou união estável, perde o direito a receber pensão alimentícia (CC, art. 1.708).

A proteção ao nascituro (que ainda não nasceu) permite à gestante em estado de necessidade requerer pensão alimentícia apenas com indício de paternidade – é a chamada tutela antecipada. Após o nascimento, a pensão alimentícia converte-se em pensão alimentícia para o filho.

RELAÇÕES DE PARENTESCO (CC, ARTS. 1.591 A 1.595)

"São parentes em linha reta as pessoas que estão umas para com as outras na relação de ascendentes e descendentes." (CC, art. 1.591)

"São parentes em linha colateral ou transversal, até o quarto grau (primo e sobrinho-neto), as pessoas provenientes de um só tronco, sem descenderem uma da outra." (CC, art. 1.592)

O parentesco pode ser natural ou civil. O natural resulta de consanguinidade ou afinidade, quando parente do cônjuge ou companheiro, ascendentes, descendentes e irmãos do cônjuge, e não se extingue com a dissolução do casamento. O civil decorre da adoção ou é proveniente de técnicas de reprodução assistida heteróloga relativamente ao pai (ou à mãe) que não contribuiu com seu material fecundante; ou ainda, da paternidade socioafetiva, fundada na posse do estado de filho (adoção), de acordo com o CC, art. 1.593.

A Figura 4.1 mostra, em linha reta, a linhagem de ascendentes e descendentes até o 4º grau, e na linha colateral e transversal, até o 8º grau.

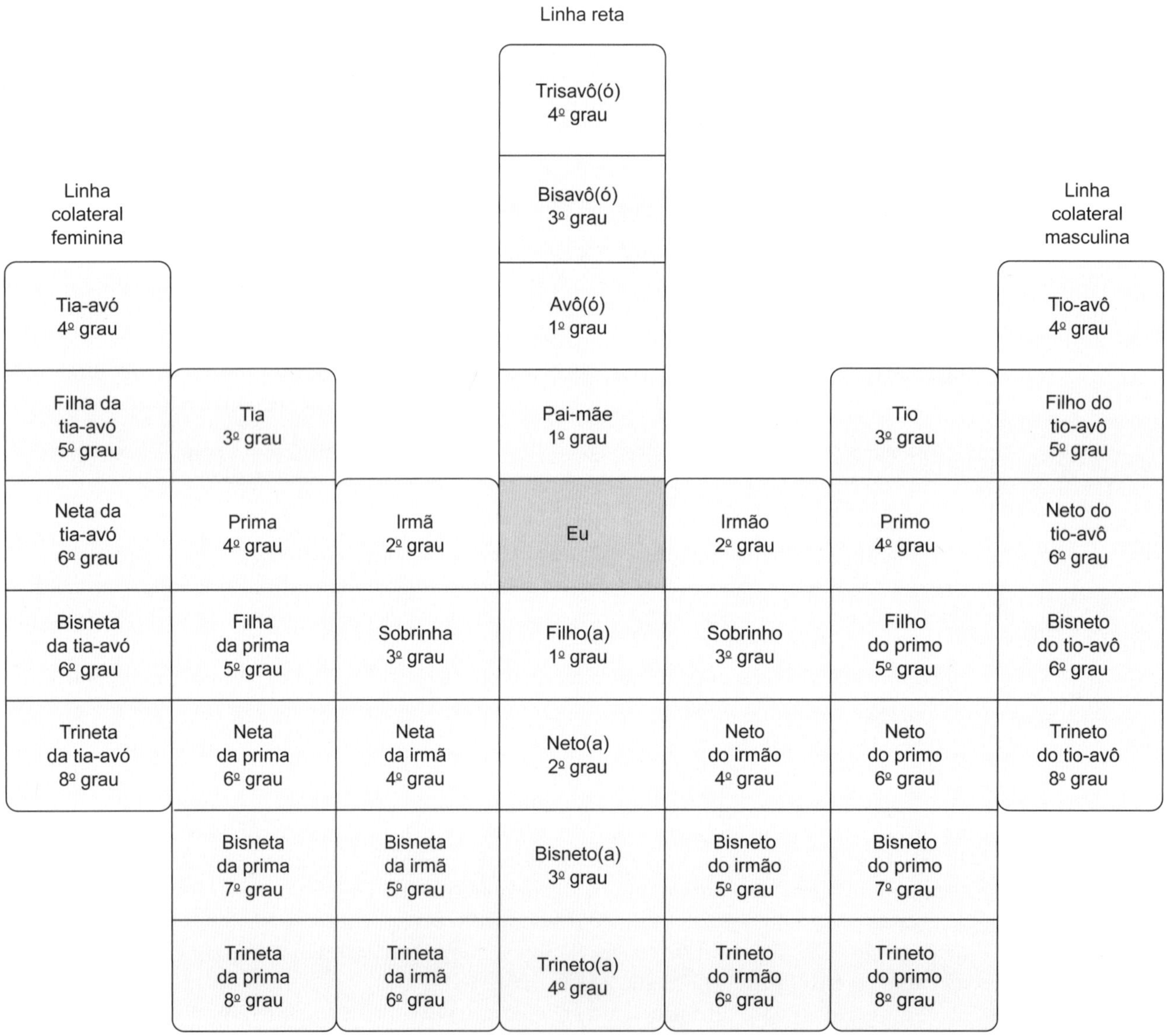

Figura 4.1 Quadro demonstrativo de graus de parentesco familiar.

PODER FAMILIAR

Os arts. 1.630 a 1.638 e 1.689 a 1.693 do CC, além do ECA, Lei nº 8.069/90, arts. 21 e 22, dispõem sobre o poder familiar.

Poder familiar, anteriormente denominado pátrio poder, é o conjunto de obrigações e direitos inerentes aos pais sobre a pessoa de seus filhos enquanto menores de idade. Compete aos pais, em igualdade de condições; porém, na falta de um, o outro o exerce com exclusividade.

Os filhos menores, de qualquer natureza, estão sujeitos ao poder familiar. No seu exercício, compete aos pais, quanto à pessoa dos filhos menores: dirigir-lhes a criação e a educação; tê-los em sua companhia e guarda; conceder-lhes ou negar-lhes autorização para viajar desacompanhados dos pais; conceder-lhes ou negar-lhes consentimento para casamento; nomear-lhes tutor; representá-los até 16 anos e assisti-los até 18 anos; reclamá-los de quem ilegalmente os detenha; exigir que lhes prestem obediência, respeito e os serviços próprios de sua idade e condição (CC, art. 1.634).

O pai e a mãe, enquanto no exercício do poder familiar, são usufrutuários dos bens dos filhos e devem administrá-los. No entanto, havendo divergência entre o pai e a mãe do menor no exercício do poder familiar, o juiz decidirá pela melhor solução (p. ex., no caso da necessidade de transfusão de sangue em filho de testemunha de Jeová). Quando colidirem os interesses dos pais com os do filho, a requerimento deste, o juiz lhe dará curador especial.

O pai ou a mãe poderá perder o poder familiar, por determinação judicial, quando: (a) faltar aos deveres para com o filho; (b) arruinar seus bens; (c) castigá-lo imoderadamente; (d) deixá-lo em abandono; (e) praticar atos contrários à moral e aos bons costumes.

GUARDA (ECA, ART. 32/35)

A guarda de uma criança ou adolescente consiste na autorização judicial concedida a uma pessoa, que poderá ser o pai ou a mãe, no caso de separação, ou a qualquer pessoa, no caso de criança abandonada. A guarda pode ser provisória, por dias, meses ou anos, ou definitiva. A autorização legal para ficar com o menor ou o adolescente obriga à prestação de assistência material, moral e educacional.

Quem tem a guarda de um menor poderá reclamá-lo de quem o detenha, sem autorização, por meio de um processo de busca e apreensão de menor, inclusive com força policial. A guarda provisória é a autorização judicial para cuidar do menor até a regularização da guarda definitiva, que pode ser concedida em caso de tutela ou adoção, para crianças e adolescentes órfãos ou abandonados. A guarda pode ser exclusiva, alternada ou compartilhada.

Nos casos de separação judicial ou divórcio, o juiz concede a um dos cônjuges a guarda definitiva, que poderá ser exclusiva para um dos cônjuges, ou alternada, em que cada cônjuge assumirá a guarda em períodos diferentes com alternância de domicílio conforme acordo firmado, sempre respeitando o interesse da criança. A guarda pode ser ainda compartilhada,[15] com alternância ou não de domicílio, em que pai e mãe dividem o direito-dever de assistência educacional, material e moral dos filhos, mantendo a convivência igualitária entre pais e filhos, e facilitando a inclusão e participação nas famílias de ambos os lados. Qualquer que seja o modelo de guarda definido em juízo, o mesmo poderá ser modificado por outra decisão judicial.

Em caso de separação do casal, a guarda compartilhada poderá ser deferida aos pais em igualdade de condições; porém, na prática, é muito difícil de ser exercida, pois, para o adulto, retardar ou suspender a busca de satisfação pessoal de algum desejo ou impulso em benefício do(s) filho(s) representa um grande sacrifício. Em muitos confrontos pela guarda de crianças, em geral, os pais consideram apenas o próprio bem-estar e a própria realização. Os pais não separados exercem a guarda compartilhada, que independe da autorização judicial.

TUTELA (CC, ARTS. 1.728 A 1.766)

Na falta dos pais, os menores de idade são postos em tutela, isto é, por decisão judicial, é nomeada uma pessoa que exerce a guarda e o poder familiar. Os tutores são pais substitutos. Para não separar a família, os irmãos órfãos devem ter um mesmo tutor.

Os pais poderão, em testamento, indicar tutor para seus filhos. Não havendo indicação, a tutela deverá ser deferida aos parentes consanguíneos do menor, obedecendo à seguinte ordem: os ascendentes, os colaterais até o terceiro grau, os mais velhos em relação aos mais moços e os residentes no domicílio do menor. Algumas pessoas não podem ser nomeadas tutoras, entre elas: aquelas de mau procedimento ou falhas em probidade e as culpadas de abuso em tutorias anteriores.

No caso de nomeação de tutela feita pelo juiz sem consultar o interessado, o mesmo pode escusar-se do encargo se: for mulher casada; os maiores de 60 anos, os que tiverem mais de três filhos; os enfermos, os que morarem longe do tutelado; os que já exerceram tutela ou curatela; e os militares em serviço.

Ao tutor cabe dirigir-lhe a educação, defendê-lo, prestar-lhe alimentos, reclamar ao juiz quando houver necessidade de correção, cumprir os demais deveres que cabem aos pais e ouvir a opinião da criança maior de 12 anos de idade.

A administração dos bens do tutelado é função do tutor, sob inspeção judicial. O tutor responde pelos prejuízos que, por sua culpa ou dolo, causar ao tutelado, mas tem direito a ser pago pelo que realmente despender no exercício da tutela. Os tutores são obrigados a prestar contas de sua administração periodicamente, em juízo. No final da tutela, após a última prestação de contas, é dada a quitação judicial. O tutor é obrigado a servir pelo espaço de dois anos, podendo continuar, se quiser, e o juiz autorizar.

CURATELA (CC, ARTS. 1.767 A 1.783)

Estão sujeitos à curatela os maiores de idade: (a) interditos por enfermidade ou deficiência mental, que não tiverem o necessário discernimento para os atos da vida civil; (b) aqueles que não puderem exprimir a sua vontade; (c) os ébrios habituais; (d) os viciados em substâncias tóxicas; (e) os pródigos.

A interdição judicial deve ser promovida pelos pais ou tutores, pelo cônjuge ou qualquer parente, ou ainda pelo Ministério Público. No processo de interdição, após perícia médica, o juiz, por sentença, declara a interdição e, segundo o estado de desenvolvimento mental do interdito, estabelece os limites da curatela.

A interdição poderá ser provisória, com nomeação de curador também provisória, até a sentença definitiva.

A nomeação de curador obedece à seguinte ordem preferencial: cônjuge, pais ou descendentes mais próximos. A autoridade do curador estende-se à pessoa e aos bens dos filhos do curatelado, enquanto menores.

O juiz nomeará curador para nascituro (aquele que ainda não nasceu) se o pai falecer estando grávida a mulher sem o poder familiar, ou no caso de testamento.

A interdição do pródigo só irá privá-lo de, sem curador, emprestar, transigir, dar quitação, alienar, hipotecar, demandar ou ser demandado e praticar, em geral, os atos que não sejam de mera administração.

NASCIMENTO E SUAS IMPLICAÇÕES

De acordo com o CC, "toda pessoa é capaz de direitos e deveres na ordem civil" (art. 1º) e "a personalidade civil da pessoa começa do nascimento com vida, mas a lei põe a salvo, desde a concepção, os direitos do nascituro" (art. 2º).

Nascituro é aquele que ainda não nasceu, está no ventre materno, e "a existência da pessoa natural termina com a morte" (CC, art. 6º).

Em caso de óbito no momento do parto, ou logo após, deve-se proceder ao registro do nascimento e do óbito do recém-nascido. Basta qualquer indício de vida, como respiração, batimentos cardíacos ou qualquer outro, para que se comprove que nasceu com vida.

Segundo Maranhão:[16]

"Tendo-se completado o nascimento, a vida do nascente torna-se autônoma e se instala processo respiratório. A demonstração de que o feto respirou tem sido o fundamento básico para a conclusão de vida extrauterina autônoma. Essas provas são as chamadas docimasias respiratórias."

Do ponto de vista legal, é muito importante a diferença entre nascido vivo e natimorto. O nascido vivo, mesmo que por pouco tempo, já adquiriu personalidade civil, tendo direito a um nome, a receber a herança e a transmiti-la aos seus herdeiros. Portanto, se nascer vivo e morrer alguns minutos depois, o óbito é considerado óbito neonatal. O natimorto, isto é, o que ao nascer já está morto e, portanto, não respirou nem teve nenhum sinal de vida, não chega a ser herdeiro e, assim, não recebe nome e não transmite herança, mas tem direito a imagem e sepultura.

A lei não estabelece idade gestacional ou peso ao nascer para considerar a personalidade do neonato. A condição é nascer com vida. Toda pessoa tem direito ao nome, nele compreendidos o prenome e o sobrenome, e a nacionalidade, como preceituam o CC, art. 16, e a Declaração Universal dos Direitos Humanos. O direito de filiação é o direito de pertencer a uma árvore genealógica, de saber quem são os pais biológicos e de usar o nome da família.

Segundo o art. 1.597 do CC, presumem-se concebidos na constância do casamento os filhos:

- Nascidos 180 dias, pelo menos, depois de estabelecida a convivência conjugal
- Nascidos nos 300 dias subsequentes à dissolução da sociedade conjugal, por morte, separação judicial, nulidade e anulação do casamento
- Havidos por fecundação artificial homóloga, mesmo que falecido o marido
- Gerados a qualquer tempo, quando se tratar de embriões excedentários, decorrentes de concepção artificial homóloga
- Concebidos por inseminação artificial heteróloga, desde que o procedimento tenha prévia autorização do marido.

Como se vê, os três últimos itens referem-se à reprodução assistida. Salvo prova em contrário, se antes de decorridos 300 dias ou 10 meses da dissolução da sociedade conjugal, a mulher der à luz algum filho, tendo ou não contraído novas núpcias, este se presume ser do primeiro marido. Se nascer depois de 300 dias da dissolução da sociedade conjugal e depois de 180 dias da nova convivência conjugal, o filho será do segundo marido (CC, art. 1.598).

Compete ao marido o direito de contestar a paternidade dos filhos nascidos de sua mulher. A prova da impotência do cônjuge para gerar, à época da concepção, comprova a negativa de paternidade. A confissão materna, ou adultério confirmado pela mulher, não exclui a presunção de paternidade. Não existe prazo para propor ação de negativa de paternidade, que poderá ser promovida também pelo filho (CC, arts. 1.597 a 1.606).

A filiação é provada pela certidão do termo de nascimento registrada no registro civil. Para alterar essa filiação, é necessário provar que houve erro ou falsidade do registro. A ação de prova de filiação compete ao filho enquanto viver, passando aos herdeiros, se ele morrer menor ou incapaz.

O pai ou a mãe poderão propor ação de negativa de paternidade ou de maternidade quando houver indícios de erro ou falsidade no registro de nascimento.

> "O reconhecimento do estado de filiação é direito personalíssimo, indisponível e imprescritível, podendo ser exercido contra os pais ou seus herdeiros, a qualquer tempo, sem qualquer restrição, observado o segredo de justiça." (ECA, art. 27)

> "Os filhos, havidos ou não da relação de casamento, ou por adoção, terão os mesmos direitos e qualificações, proibidas quaisquer designações discriminatórias relativas à filiação." (CF, art. 227, §§ 6º e 7º)

Não existe mais a classificação em filiação legítima e ilegítima. No assento de nascimento do cartório constam as circunstâncias do nascimento e a qualificação dos pais, inclusive com o estado civil. Entretanto, na certidão de nascimento (que é entregue para a família) consta apenas o nome dos pais e avós.

REGISTRO DE NASCIMENTO

O nascimento deverá ser registrado no lugar (jurisdição) em que tiver ocorrido o parto ou no lugar de residência dos pais. As maternidades emitem uma declaração de nascido vivo para ser apresentada no cartório para registro de nascimento. Quando o nascimento ocorre fora da maternidade, ou em local onde não haja a expedição da declaração de nascido vivo, para evitar a chamada "adoção à brasileira", isto é, registro de filho alheio como próprio, o cartório exige uma das três providências: (1) declaração de médico, com firma reconhecida, atestando que a mãe fez o pré-natal e mais duas testemunhas; (2) atestado obtido em hospital ou maternidade, onde é feita uma perícia para constatar que aquela mãe deu à luz no prazo compatível com a idade da criança a ser registrada; (3) no cartório a mãe, na presença de duas testemunhas, assina uma declaração, sob as penas da lei, responsabilizando-se pela filiação e se declara ciente de que será feita uma comunicação ao juiz corregedor do cartório para averiguação.

No assento de nascimento do cartório de registro civil, são registrados em livro próprio os nascimentos e todas as circunstâncias que cercam esse fato natural e social: dia, mês, ano, hora e local do nascimento; prenome, sobrenome e sexo do registrando; prenome e sobrenome, naturalidade, profissão e domicílio dos pais; idade da mãe do registrando por ocasião do parto; prenome e sobrenome dos avós maternos e paternos; prenome, sobrenome, profissão, nº da identidade e domicílio das testemunhas do registro, não necessariamente do parto. Poderão ser adotados sobrenomes do pai, da mãe ou de ambos, em qualquer ordem.

Para evitar situações desagradáveis em caso de separações ou divórcios, é recomendável que o filho tenha o sobrenome da mãe e do pai.

Nas certidões de nascimento não constam os indícios de a concepção haver sido decorrente de relação extraconjugal (Lei nº 8.560/92, art. 6º).[17]

Os cartórios de registro civil das pessoas naturais, por meio de convênio estabelecido entre o cartório e as maternidades locais (na jurisdição do cartório), deslocam diariamente oficiais registradores para recolher as declarações de nascido vivo, com a manifestação de vontade dos genitores para, em seguida, proceder ao registro de nascimento. As certidões de nascimento devem ser entregues aos genitores, na própria maternidade, no prazo de 24 horas.

Desde janeiro de 2018, os cartórios têm adotado novo modelo de certidão de nascimento, com inclusão de até dois pais e duas mães a fim de facilitar o registro de filhos não biológicos ou gerados por técnicas de reprodução assistida.[18]

▶ Registro de filhos havidos no casamento

Para o registro de filhos havidos no casamento, os cônjuges devem comparecer ao cartório munidos da certidão de casamento, com a declaração da maternidade, e fazer o registro do filho em nome do casal. Qualquer dos cônjuges pode registrar o filho. Até prova em contrário, os filhos havidos ou nascidos na constância do casamento são do casal.

▶ Registro de filhos havidos fora do casamento

O filho havido fora do casamento pode ser registrado em nome do pai e da mãe, quando ambos compareçam em cartório e levam duas testemunhas (CC, art. 1.607). O pai pode comparecer em cartório **sem a mãe** e registrar o filho em seu nome e no da mãe; basta levar a declaração de nascido vivo emitida pela maternidade, uma procuração pública ou termo de anuência da mãe, com firma reconhecida e duas testemunhas.

A **mãe** também pode comparecer em cartório **sem o pai**, levando duas testemunhas, e registrar o filho apenas em seu nome. Para registrar em nome de ambos, pai e mãe, deverá ter uma procuração pública ou um termo de anuência do pai com firma reconhecida. Poderá informar os dados do suposto pai, que ficará registrado no termo de nascimento: prenome, sobrenome, profissão, identidade e residência, independentemente de seu estado civil. Se não souber todos os dados, poderá indicar nome, sobrenome e endereço.

O **suposto pai**, no prazo de 15 dias, poderá comparecer em cartório e fazer o reconhecimento voluntário do filho no próprio assento de nascimento. Decorrido esse prazo, sem o comparecimento do pai, o processo de registro é encaminhado para o juiz corregedor da justiça. Na vara de registros públicos é marcada uma audiência, com a presença da mãe e do indicado pai, que são convocados para se manifestarem sobre a paternidade. Se o pai confirmar a paternidade, é lavrado um termo de reconhecimento, que é enviado ao cartório para fazer parte do assento de nascimento, e é emitida nova certidão de nascimento constando a filiação completa. Se o indicado negar a paternidade ou não comparecer, o processo de registro de nascimento é enviado ao Ministério Público para abrir o processo de **investigação de paternidade**. Nesse processo, que corre em segredo de justiça nas varas de família, o indicado pai pode contestar a paternidade e as provas circunstanciais (fatos que ocorreram na época da concepção), submetendo-se a exame de DNA ou assumindo a paternidade. O juiz dá a sentença, negativa ou positiva, e emite um mandado de averbação para o cartório fazer constar do termo de nascimento. Se a paternidade foi assumida voluntariamente ou por decisão judicial, o cartório emite uma nova certidão de nascimento, constando a paternidade completa. Todo o procedimento é feito **sem ônus** para as partes (mãe e pai), de acordo com a Lei nº 8.560/92,[17] arts. 2º, 3º e 4º, é a defesa dos direitos da criança.

O **reconhecimento voluntário** de filho havido fora do casamento é irrevogável e poderá ser feito: no registro de nascimento; por escritura pública ou escrito particular; por testamento; e por manifestação expressa e direta perante o juiz (Lei nº 8.560/92,[17] art. 1º, e CC, art. 1.609). O **reconhecimento involuntário** de filho é feito por meio de ação de investigação de paternidade, que poderá ser proposta pelo filho representado pela mãe, quando menor de idade ou incapaz, ou pelo filho quando maior de idade. O reconhecimento pode preceder o nascimento do filho ou até mesmo ser posterior ao falecimento desse filho se ele deixar descendentes (CC, art. 1.609). "O filho havido fora do casamento, reconhecido por um dos cônjuges, não poderá residir no lar conjugal sem o consentimento do outro" (CC, art. 1.611). Por exemplo, se um pai de família tiver um filho fora do casamento, não poderá levar esse filho para residir em sua casa, com sua família, sem o consentimento da esposa.

> "O filho reconhecido, enquanto **menor**, ficará sob a guarda do pai que o reconheceu, e, se ambos (pai e mãe) o reconheceram e não houver acordo sobre quem ficará com a guarda, caberá ao juiz decidir quem melhor atende aos interesses da criança." (CC, art. 1.612)

> "O filho maior não pode ser reconhecido sem o seu consentimento, e o menor pode impugnar o reconhecimento, nos 4 anos que se seguirem à maioridade, ou emancipação, até 22 anos de idade." (CC, art. 1.614)

▶ Registro de nascimento fora de prazo (tardio)

Para registrar filhos maiores de 12 e menores de 18 anos, os pais devem comparecer em cartório com eles. As pessoas maiores de 18 anos podem promover o próprio registro de nascimento, provando conhecer o idioma nacional, como brasileiros, e o local de sua residência, além de apresentar duas testemunhas mais idosas do que eles e aguardar a autorização do juiz corregedor do cartório.

NACIONALIDADE

Alguns países adotam a nacionalidade de acordo com o princípio do *jus sanguinis*, em que o filho adquire a nacionalidade dos pais independentemente do local de nascimento. O Brasil e alguns outros países adotam a nacionalidade do *jus solium*, ou seja, a nacionalidade é conferida pelo local de nascimento.

Se uma pessoa, filha de pais de uma nação que adota o *jus sanguinis*, nascer em território que adota o *jus solium* e ali for registrada, adquirirá imediatamente a nacionalidade do país onde efetivamente nasceu, ficando, pois, com dupla nacionalidade e dois registros, um no local em que nasceu e outro no consulado da nação de seus pais. Se um filho de brasileiro nascer em país estrangeiro, poderá ser registrado no Consulado Brasileiro e ficará com a nacionalidade brasileira.

Destaque-se que território nacional não se limita ao território dentro das fronteiras estabelecidas, mas inclui o solo ou território das embaixadas e dos consulados instalados em diferentes países, e também aos limites dos navios e aeronaves que carregam a bandeira, símbolo de nacionalidade, da respectiva nação. Portanto, a nacionalidade do nascido a bordo de navio ou aeronave de bandeira brasileira será brasileira.

ADOÇÃO

O instituto da adoção está disposto no CC, arts. 1.618 a 1.629, e no ECA, arts. 39, 42, 47 e 48. João Seabra Diniz[19] conceitua a adoção como:

> "Inserção em um ambiente familiar, de forma definitiva e com aquisição de vínculo jurídico, próprio da filiação segundo as normas legais em vigor, de uma criança cujos pais morreram ou são desconhecidos, ou, não sendo esse o caso, não podem ou não querem assumir o desempenho das suas funções parentais, ou são, pela autoridade competente, considerados indignos para tal."

O Código de Hamurabi,[20] muito antes da era cristã, já tratava da questão da adoção, em seu art. 186, prescrevendo: "Se um homem adotar um filho; e se depois de tê-lo pego, ele ofender seu pai e sua mãe postiços, esse filho adotivo deverá retornar à casa de seu pai."

No art. 190, ele trata da responsabilidade da manutenção do adotado em igualdade de condições com o filho natural: "Se um homem não sustenta uma criança que adotou como filho e criou com seus outros filhos, esse filho adotivo deve retornar à casa de seu pai."

O CC defende o direito dos adotantes, em seu art. 185, que estipula: "Se um homem adotar uma criança, der-lhe seu nome, como a um filho, e o criar, este filho crescido não poderá ser pedido de volta."

Na questão da adoção, Souza[21] afirma que:

"De um lado, está uma criança que precisa de pais e precisa ser amada: já nasceu! De outro lado, há pais que precisam simplesmente amar uma criança, vê-la se desenvolver, marcar presença de uma maneira útil e saudável. Amar os advindos do próprio sangue é fácil, mas, vale dizer, amar o estranho é possível, tão possível que é possível esquecer esse detalhe."

O ECA estabelece as regras para adoção de crianças e adolescentes até 18 anos. A adoção de pessoas maiores de 18 anos de idade é regida pelo CC, em seus arts. 1.618 a 1.629.

Segundo o ECA, art. 41: "A adoção, em qualquer idade, atribui a condição de filho ao adotado, com os mesmos direitos e deveres, inclusive sucessórios, desligando-o de qualquer vínculo com pais e parentes, salvo os impedimentos matrimoniais."

No § 2º, está escrito:

"É recíproco o direito sucessório entre o adotado (filho), seus descendentes, o adotante (pais), seus ascendentes, que seriam os avós do adotado, descendentes que seriam os irmãos do adotado, e colaterais até o 4º grau, que seriam os sobrinhos-netos e os primos."

Só podem ser adotantes as pessoas maiores de 21 anos e que sejam pelo menos 16 anos mais velhas do que o adotado. A adoção pode ser feita por ambos os cônjuges, se casados ou em união estável (é a adoção plena, pai e mãe), ou ainda por qualquer pessoa, individualmente e independentemente do estado civil (é a adoção simples, de pai ou mãe). Por exemplo: se um homem adota o filho em substituição ao pai, na certidão de nascimento constará o nome do pai adotivo e da mãe biológica, ou só do pai adotivo. Os filhos não podem adotar os ascendentes (pais, avós ou mesmo irmãos) (ECA, arts. 40 a 42).

A adoção é feita por meio de processo judicial, em que o juiz avalia os legítimos interesses e as reais vantagens para o adotando (filho), o consentimento dos pais ou responsáveis, quando conhecidos, ou do adolescente, quando maior de 12 anos de idade (ECA, arts. 43 e 45).

Os nascituros (aqueles que ainda não nasceram), os menores de 18 anos e os incapazes, para serem adotados, devem ter autorização dos pais ou responsáveis, ou da autoridade judicial. Os maiores de 12 e menores de 18 anos devem dar também o seu consentimento. Para os maiores de 18 anos basta o seu consentimento.

Para avaliar o relacionamento entre adotante e adotando com fins de constituição do vínculo familiar, a adoção é precedida de um estágio de convivência entre o adotante e o adotando maior de 1 ano de idade, cujo prazo é fixado pela autoridade judiciária (ECA, art. 46).

A sentença de adoção estabelece o vínculo familiar e altera o sobrenome do adotado, podendo também fazer alteração do prenome. Por meio de mandado judicial, a adoção é inscrita no cartório de registro civil e cancela o registro de nascimento original. Nessa inscrição (novo registro de nascimento), fica registrado o nome dos adotantes como pais e o nome de seus ascendentes como avós do adotado, agora filho. Para salvaguarda de direito, o mandado judicial fica arquivado no cartório. A adoção tornou-se irrevogável pelo ECA (arts. 47 e 48) e pelo CC de 2002.

A autoridade judiciária de cada comarca ou foro regional mantém um cadastro das crianças e dos adolescentes em condições de serem adotados, e das pessoas interessadas em adotar (ECA, art. 50).

A adoção por estrangeiro constitui medida excepcional, e o adotante deve estar habilitado segundo as leis de seu país, e apresentar estudo psicossocial elaborado por agências especializadas e credenciadas no país de origem. Os adotados só poderão sair do país após a sentença definitiva de adoção. O estágio de convivência deve ser cumprido no Brasil, por no mínimo 15 dias para os menores de 2 anos e 30 dias para os adotandos acima de 2 anos de idade (ECA, arts. 45, 51 e 52).

A adoção de pessoas maiores de 18 anos, regida pelo CC, segue o mesmo critério dos menores de idade. O adotado sempre assume o sobrenome do adotante. O menor também poderá modificar seu prenome (CC, art. 1.627).

SUCESSÃO HEREDITÁRIA

A morte "abre as portas" da sucessão; afinal, não existe herança antes da morte. Pode-se falar em expectativa de herança, mas nunca de herança.

> "A sucessão dá-se por lei (quando a pessoa falece sem deixar testamento) e por disposição de última vontade (testamento); o inventário deve ser aberto no lugar do último domicílio do falecido. A herança é transmitida aos herdeiros legítimos e testamentários (ou legatários) logo após a morte do autor da herança." (CC, arts. 1.784 a 1.786)

O prazo para abertura do inventário dos bens é de 60 dias a contar da data do óbito. Até a partilha, a herança é um todo unitário e indivisível (monte mor), mesmo que sejam vários os herdeiros, os quais, nesse caso, são coerdeiros quanto à propriedade e a posse dos bens, e seguem as regras de condomínio (CC, art. 1791).

A administração da herança compete ao inventariante, nomeado pelo juiz de acordo com a seguinte ordem: (1) cônjuge ou companheiro, se convivia com o falecido ao tempo de sua morte; (2) herdeiro que estiver na posse dos bens; se houver mais de um, compete ao mais velho; (3) testamenteiro, nomeado no testamento; (4) não havendo nenhum dos antecedentes, o juiz nomeará um administrador (CC, art. 1.797).

VOCAÇÃO HEREDITÁRIA

São herdeiras as pessoas nascidas ou já concebidas (nascituros) no momento da abertura da sucessão, ou seja, no momento do óbito (ano, mês, dia e hora da morte).

Na sucessão por testamento, podem ainda ser herdeiros (legatários): (1) filhos ainda não concebidos de pessoas indicadas pelo testador, desde que vivas por ocasião da morte do autor da herança. Nesse caso, o juiz nomeia curador do nascituro, que pode ser o pai ou a mãe do herdeiro indicado pelo testador. Se decorridos 2 anos após o óbito do testador, não for concebido o herdeiro esperado, os bens serão distribuídos entre os herdeiros legítimos; (2) pessoas jurídicas; (3) pessoas jurídicas sob a forma de fundação (CC, arts. 1.798 e 1799).

São herdeiros legítimos, ou necessários, de primeira classe: descendentes (filhos, netos e bisnetos, os mais próximos excluem os mais remotos); de segunda classe: ascendentes (pais, avós e bisavós; também os mais próximos excluem os mais remotos); de terceira classe: cônjuge, se ao tempo da morte do outro, não estavam separados judicialmente; de quarta classe: colaterais até o 4º grau (irmãos, sobrinhos e sobrinhos-netos) (CC, arts. 1.829, 1.830 e 1.839) (ver Figura 4.1).

Portanto, na herança, priorizam-se os descendentes, em primeiro lugar, excluindo-se os demais, exceto a concorrência com o cônjuge (viúvo ou viúva do falecido, se casado em comunhão parcial de bens). Em segundo lugar, estão os ascendentes, que também excluem os de terceira e quarta classes, mas concorrem com o cônjuge casado em regime de comunhão parcial de bens. Não havendo descendentes nem ascendentes, o cônjuge herda a totalidade dos bens (CC, arts. 1.833, 1.834 e 1.836).

A legítima, que constitui a metade dos bens da herança, calculada depois de abatidas as dívidas e as despesas do funeral, pertence aos herdeiros necessários, que são: descendentes, ascendentes e cônjuge sobrevivente (CC, arts. 1.845 a 1.847).

No regime de comunhão universal de bens, o cônjuge sobrevivente não é herdeiro, mas meeiro, isto é, tem direito à metade de todos os bens da herança, os particulares (adquiridos antes do casamento) e os comuns, adquiridos na constância do casamento ou união estável a qualquer título, não importa quem pagou.

No regime de comunhão parcial de bens, o cônjuge é meeiro dos bens adquiridos na constância do casamento, e herdeiro, concorrendo com os descendentes ou ascendentes, dos bens particulares do falecido (adquiridos antes do casamento ou por herança).

No regime de separação total de bens, o cônjuge não é meeiro nem mesmo herdeiro. Só será herdeiro na falta de descendentes ou ascendentes.

Qualquer que seja o regime de bens, o cônjuge ou companheiro (de união estável) sobrevivente tem direito real de habitação, isto é, de continuar morando no único imóvel a inventariar (CC, art. 1.831).

Não sobrevivendo cônjuge ou companheiro, nem parente algum sucessível, a herança é devolvida ao município ou à União (CC, art. 1.844).

SUCESSÃO TESTAMENTÁRIA

As pessoas maiores de 16 anos podem fazer testamento, desde que sejam capazes e tenham pleno discernimento. Entretanto, os maiores de 16 e menores de 18 anos devem ser assistidos por seus pais. A incapacidade superveniente do testador não invalida o testamento (CC, arts. 1.857 a 1.861).

O testador que tiver herdeiros necessários (descendentes, ascendentes ou cônjuge herdeiro) deve respeitar a legítima dos bens de seus herdeiros, ou seja, 50% dos bens com que vier a falecer. Assim, só poderá dispor dos outros 50% para depois de sua morte. Se não tiver herdeiros necessários, poderá legar 100% de seus bens. Porém, o testamento pode ser mudado a qualquer tempo (CC, art. 1.857).

Existem três tipos ordinários de testamento: (1) o público, escrito em língua nacional por tabelião em cartório civil, na presença de duas testemunhas; (2) o cerrado, escrito pelo testador em língua nacional ou estrangeira e levado ao tabelião para aprovação, na presença de duas testemunhas; (3) o particular, escrito em língua nacional ou estrangeira na presença de três testemunhas (CC, arts. 1.862, 1.864, 1.868, 1.871 e 1.876).

Após a morte do testador o testamento deve ser apresentado em juízo (processo de abertura de testamento) concomitantemente com a abertura de inventário. O juiz manda abrir, registrar e cumprir as disposições testamentárias (CC, arts. 1.875, 1.877). Todo testamento é registrado no Colégio Notarial.

Qualquer pessoa pode dispor sobre condições especiais para seu enterro, esmolas e bens móveis, como roupas ou joias. Esse ato é chamado de codicilo (também conhecido como declaração de última vontade ou de disposições particulares), que é um escrito particular, datado e assinado pelo testador (CC, art. 1881). O desejo de ser cremado após a morte pode ser expresso nessa declaração.

São considerados testamentos especiais: (1) o marítimo, lavrado a bordo de navio nacional, perante o comandante, com duas testemunhas; (2) o aeronáutico, lavrado a bordo de aeronave militar ou comercial, perante a pessoa designada pelo comandante, também na presença de duas testemunhas; (3) o militar, feito por militares e demais pessoas a serviço das Forças Armadas em campanha, dentro ou fora do país, na presença de duas ou três testemunhas (CC, arts. 1.886 a 1.890).

Os testamentos especiais caducarão "se o testador não morrer na viagem, nem nos 90 dias subsequentes ao seu desembarque em terra, onde possa fazer, na forma ordinária, outro testamento". No caso dos militares, o testamento não terá efeito "se o testador não morrer na guerra ou convalescer do ferimento" (CC, arts. 1891 e 1.896).

O legado abrange os bens existentes na data do óbito do testador, e não na data do testamento. Os testamentos são registrados no cartório notarial da comarca onde foi feito.

ÓBITO

A vida está cercada pela morte; é um fato absolutamente certo que as pessoas morrem, os animais morrem e as plantas morrem, é somente uma questão de tempo. "A existência da pessoa natural termina com a morte" (CC, art. 6º).

A maior certeza da vida é a morte, que é um evento certo e não desejado. Tudo o mais pode ou não acontecer, são os eventos incertos e também não desejados, como, por exemplo, acidentes e doenças. Contudo, na maioria das vezes, as pessoas não estão preparadas para enfrentar a morte de um ente querido. O que fazer quando esse evento acontece?

Em qualquer lugar, seja em hospital, residência ou mesmo na rua, a primeira e mais importante atitude é a constatação da morte. Ela pode ser feita por qualquer pessoa e confirmada pelo médico, que assinará a declaração de óbito. Nos locais sem médico, a declaração é assinada pelo declarante e por duas testemunhas qualificadas que tiverem presenciado ou verificado a morte (Lei de Registro Públicos [LRP], art. 77).[22]

Constatado o óbito, três providências devem ser tomadas concomitantemente:

- Preparo do corpo para a sepultura ou cremação de acordo com técnicas preconizadas pela Enfermagem, que, em seu Código de Ética Profissional, prescreve como dever: "respeitar o ser humano na situação de morte e pós-morte" (art. 19)
- Do ponto de vista administrativo/legal: se a morte ocorreu no hospital após 24 horas de internação e tem um diagnóstico definido, o médico emite e assina a declaração de óbito seguindo as regras do Ministério da Saúde
- Comunicação à família: nos hospitais deveria haver um ambiente reservado para a família tomar conhecimento do ocorrido e receber apoio e orientação.

Quando o óbito ocorre fora do ambiente hospitalar, ou com menos de 24 horas de internação, ou ainda sem diagnóstico definido, a constatação da morte e sua causa deve ser feita no serviço de verificação de óbito natural. Quando a morte é por violência, acidentes ou outra causa, ou ainda com suspeita de homicídio, a constatação do óbito e da causa de morte é feita no Instituto Médico-Legal (IML).

A declaração de óbito é emitida em três vias: a primeira vai para a Secretaria de Saúde, para controle estatístico de causa de morte e outros dados; a segunda é entregue no serviço funerário para as providências funerárias e o registro de óbito; a terceira fica arquivada no local da emissão.

De posse da declaração de óbito, o familiar mais próximo, munido dos documentos do falecido, deve comparecer ao Posto de Serviço Funerário da Prefeitura para tratar do funeral, que inclui: escolha da urna ou caixão, local e horário do velório e do sepultamento. O translado do corpo também é providenciado na funerária, tanto nos cemitérios municipais como particulares.

Para a cremação existem outras exigências. Segundo o parágrafo 2º do art. 77 da LRP, é preciso que a pessoa, em vida, tenha manifestado a vontade de ser cremada, ou no interesse da saúde pública. Além disso, o atestado de óbito deve ser firmado por dois médicos ou por um médico-legista; no caso de morte violenta, a cremação deve ser autorizada pela autoridade judiciária.

O serviço funerário emite o atestado de óbito (também conhecido como declaração de óbito) em impresso próprio, em cinco vias, com a seguinte destinação:

- Primeira via para o cartório de registro civil, para que seja lavrado em livro próprio o assento (registro) de óbito e seja emitida a certidão de óbito
- Segunda via para o declarante, para o sepultamento ou remoção do corpo para fora do município, e um protocolo para retirar a certidão de óbito, dentro de 10 dias, no cartório de registro civil da localidade onde ocorreu o óbito
- Terceira via fica arquivada no serviço funerário para fiscalização
- Quarta via para o Departamento de Inquéritos Policiais e Polícia Judiciária (DIPO)
- Quinta via fica com o declarante, para fins de comprovação e conferência dos dados constantes da declaração de óbito. Eventuais erros ou omissões poderão ser retificados no serviço funerário, no prazo de 24 horas. Após esse prazo a retificação deverá ser feita por meio de processo judicial de retificação de assento de óbito.

Nos postos de serviço funerário da prefeitura que funcionam nos cemitérios públicos, são tomadas todas as providências para o velório e o sepultamento, mesmo que sejam feitos em cemitérios particulares, com ou sem jazigos próprios ou de familiares. Para sepultamento, é necessária a autorização do detentor da concessão do jazigo.

O art. 79 da LRP especifica quais as pessoas que são obrigadas a fazer a declaração de óbito (que vai tratar do funeral). Se o assento de óbito for de criança com menos de 1 ano de idade, o oficial do cartório deverá verificar se houve registro de nascimento; em caso de falta, este deverá ser previamente feito (LRP, art. 77). Os oficiais de registro civil são obrigados a enviar mensalmente ao Instituto Nacional de Seguro Social (INSS) uma relação contendo os nomes das pessoas cujos assentos de óbitos foram lavrados em seu cartório.

O assento de óbito de pessoas desaparecidas em naufrágio, inundações, incêndio, terremoto ou qualquer outra catástrofe, quando estiver provada a sua presença no local do desastre e não for possível encontrar o cadáver para exame, será feito por meio de ação judicial de justificação (LRP, art. 88).

Os assentos de óbitos de pessoas falecidas a bordo de navio brasileiro são lavrados em livro próprio a bordo, e o sepultamento, feito no mar. Se o enterro for no porto, o assento de óbito será feito neste local (LRP, art. 84).

DOAÇÃO DE ÓRGÃOS

Quando a pessoa falecida for doadora de órgãos, as providências para a retirada dos órgãos doados são da competência do serviço de captação de órgãos (ver *Capítulo 14*). Entretanto, a família deverá estar preparada para autorizar ou até mesmo comunicar os respectivos serviços.

ÓBITOS OCORRIDOS NO EXTERIOR

Se o sepultamento ocorrer no local do falecimento, as regras deverão ser seguidas de acordo com a legislação e os costumes do local. Se o sepultamento for realizado no Brasil, todas as providências serão tomadas no Consulado Brasileiro, de acordo com as normas brasileiras, e obedecendo à legislação local.

O corpo deverá ser preparado a fim de suportar o tempo necessário para as providências da documentação no exterior e do transporte, e para as cerimônias do funeral no Brasil. O custo do funeral, incluindo transporte, poderá ser arcado por seguro de viagem, quando especificamente incluído, ou por particular.

SEGURO FUNERÁRIO

Assim como os seguros de saúde dão cobertura para determinados eventos, os seguros funerários também oferecem uma gama de serviços, tais como:

- Preparo da documentação
- Preparo do corpo, incluindo caixão, flores etc.
- Velório e sepultamento, com ou sem jazigo próprio.

CONSIDERAÇÕES FINAIS

A legislação de proteção à família, em especial à criança, em âmbito nacional e também as recomendações de organizações internacionais demonstram o reconhecimento da importância da família no mundo atual. Entretanto, não basta estar disposto em lei, é preciso colocar em prática o que está no papel. Para tanto, é preciso investir na educação, a fim de que as pessoas possam conhecer seus direitos de cidadania, exigi-los e usufruir deles.

Existem regras para nascer, para viver e para morrer em sociedade. O objetivo dessas regras é o bem comum e o respeito à dignidade do ser humano, com vida ou após a morte, sem distinção de qualquer natureza. O valor, na verdade, é a pessoa.

REFERÊNCIAS BIBLIOGRÁFICAS

1. Pende N. Ciencia moderna de la persona humana: biologia, psicologia, tipologia normal y patológica aplicaciones médicas, pedagógicas y sociológicas. Trad. Donato Boccia, Vicente A. Franco. San Martin: Alfa; 1948.
2. Costa MIP. Do autoritarismo ao afeto. Rev Bras Dir de Família. Porto Alegre, Síntese, IBDFAM, 2005; 6(32):20-39.
3. United Nations. 1994, International Year of the family: building the smallest democracy at the heart of society. Vienna, 1991.
4. Nicodemos E. Direito de família contemporâneo: conceito de família e nova filiação. Disponível em https//jus.com.br/artigos/26392/direito-de-familia-contemporaneo. Acesso em 15 de janeiro de 2016.
5. Farias CC, Rosenvald N. Curso de Direito Civil: famílias. v. 6. 8. ed. Salvador: JusPodivm; 2016. 1008 p.
6. Goldenberg P. Confusão entre namoro e união estável. Tribuna do Direito. 2008. p. 7.
7. Aldrovandi A, Simioni RL. O direito de família no contexto de organização socioafetiva dinâmica, instabilidade e polifamiliaridade. Rev Bras Dir de Família. Porto Alegre, Síntese, IBDFAM, 2006; 7(34):5-30.
8. Lobo PLN. Entidades familiares constitucionalizadas: para além dos numerus claus. Jus navigandi. Teresina. a.6, n. 53, jan 2002. Disponível em https://www.1.jus.com.br/doutrina/texto.asp?id= 2552>. Acesso em outubro de 2008.
9. Levenhagem AJS. Do casamento ao divórcio. 11. ed., atualizada até 1999 por Carlos Augusto de Barros Levenhagem. Athas A/S; 1999. (esponsais p. 16).
10. Diniz MH. Curso de direito civil brasileiro: direito da família. Vol. 5, 31. ed. São Paulo: Saraiva; 2017.
11. Lei nº 6.515, de 26 de dezembro de 1977. Regula os casos de dissolução da sociedade conjugal e do casamento, seus efeitos e respectivos processos, e dá outras providências. Disponível em https://www.planalto.gov.br/ccivil_03/Leis/L6515.htm. Acesso em fevereiro de 2016.
12. Emenda Constitucional nº 66, de 13 de julho de 2010, dá nova redação ao § 6º do art. 226 da Constituição Federal, que dispõe sobre a dissolubilidade do casamento civil pelo divórcio, suprimindo o requisito de prévia separação judicial por mais de um ano ou de comprovada separação de fato por mais de dois anos. Disponível em https://www.planalto.gov.br/ccivil_03/Constituicao/Emendas/Emc/emc66.htm. Acesso em abril de 2016.
13. Azevedo AV. Direitos e deveres dos avós: alimentos e visitação. São Paulo: Revista do Advogado. 2008; 28(98):39-58.
14. Lei nº 11.441, de 04 de janeiro de 2007. Altera dispositivos da Lei nº 5.869, de 11 de janeiro de 1973 – Código de Processo Civil, possibilitando a realização de inventários, partilha, separação consensual e divórcio consensual por via administrativa. Disponível em: https://www.planalto.gov.br/ccivil_03/_ato2007-2010/2007/lei/l11441.htm. Acesso em abril de 2016.
15. Canezin CC. Da guarda compartilhada em oposição à guarda unilateral. Porto Alegre: Revista Brasileira de Direito da Família. 2005; 6(28):5-25.
16. Maranhão OR. Psicologia do crime. 2. ed. São Paulo: Malheiros; 2003.
17. Lei nº 8.560, de 29 de dezembro de 1992. Regula a investigação de paternidade dos filhos havidos fora do casamento e dá outras providências. Disponível em http://legislacao.planalto.gov.br/legisla/legislacao.nsf/Viw_Identificacao/lei%208.560 a 1992?OpenDocument. Acesso em abril de 2016.
18. Conselho Nacional de Justiça. Provimento nº 63, de 14 de novembro de 2017. Institui modelos únicos de certidão de nascimento, de casamento e de óbito, a serem adotadas pelos ofícios de registro civil das pessoas naturais, e dispõe sobre o reconhecimento voluntário e a averbação da paternidade e maternidade socioafetiva no Livro "A" e sobre o registro de nascimento e emissão da respectiva certidão dos filhos havidos por reprodução assistida. Publicado no DJe de 17 de novembro de 2017.
19. Diniz JS. A adoção – notas para uma visão global. In: Abandono e adoção – contribuições para uma cultura de adoção II. (s.j.) Torres de Hommes, 1994. p.10-20. Direito de Família 28.
20. Hamurabi, rei da Babilônia. O Código de Hamurabi: escrito em cerca de 1780 a.C. Hamurabi. Traduzido por Leonard William King; tradução para o português de Julia Vidili. São Paulo: Madras; 2004.
21. Souza AVM. Adoção plena: instituto do amor. Rev Bras Dir da Família. Porto Alegre, Síntese, IBDFAM, 2005; 6(28):78-104.
22. Lei nº 6.015, de 31 de dezembro de 1973 – Lei de Registros Públicos. Parte inferior do formulário que Dispõe sobre os registros públicos, e dá outras providências. Disponível em http://presrepublica.jusbrasil.com.br/legislacao/103486/lei-de-registros-publicos-lei-6015-73. Acesso em fevereiro de 2016.

5 Direitos de Enfermeiros e Pacientes

Taka Oguisso e Maria José Schmidt

INTRODUÇÃO

A humanidade já havia sofrido duas grandes guerras mundiais no século XX, quando ao término da Segunda Guerra Mundial foi criada a Liga das Nações, em São Francisco, EUA, em agosto de 1945. Uma das primeiras tarefas da Liga foi estruturar-se como a Organização das Nações Unidas (ONU), com sede principal em New York (há outras sedes em Genebra, em Viena e em Nairobi, no Quênia), e adotar e proclamar a Declaração Universal dos Direitos Humanos[1] em 10 de dezembro de 1948, por meio da Assembleia Geral das Nações Unidas. Depois da histórica proclamação, a ONU solicitou a todos os países que publicassem a Declaração para que ela fosse disseminada, lida, explicada e interpretada, principalmente nas escolas de todos os níveis. Assim, essa declaração tem sido a base de muitas constituições e leis em todos os países, assim como de códigos sanitários e de ética, entre outros.

Apesar disso, sabemos que em diversos lugares do mundo ainda não se cumprem todos os direitos humanos, conforme comprova a existência de organizações como a Anistia Internacional e o Centro de Terapia de Pessoas que sofreram torturas. Exemplos de casos existem em todos os países, tanto nos desenvolvidos quanto naqueles em desenvolvimento. Há de se considerar também que, em países muçulmanos, a universalidade dos direitos humanos não é uma premissa pacífica e totalmente aceita, dadas as diferenças entre o Islã e o Ocidente. Alega-se que a existência de direitos humanos universais significaria afirmar que um tipo de indivíduo deve ser o modelo ao qual os muçulmanos teriam de se adaptar. E por que deveriam? A questão foi lançada pelo professor de Estudos Islâmicos Ebrahim Moosa,* na 15ª Conferência da Academia da Latinidade, em Amã, capital da Jordânia. Ele entende haver incompatibilidade entre os direitos humanos universais e o Islã predominante.

A Declaração Universal dos Direitos Humanos[1] proclama que esses direitos são como o ideal comum a ser alcançado por todos os povos e todas as nações. Alguns dos seus artigos merecem ser mencionados pela relação com o tema dos direitos dos enfermeiros e pacientes:

"Art. 1º – Todos os homens nascem livres e iguais em dignidade e direitos;

Art. 2º – Todo homem tem capacidade para gozar os direitos e as liberdades estabelecidos nesta Declaração, sem distinção de qualquer espécie;

Art. 3º – Todo homem tem direito à vida, à liberdade e à segurança pessoal;

Art. 4º – Ninguém será mantido em escravidão ou servidão;

Art. 7º – Todos são iguais perante a lei e têm direito a igual proteção da lei."

A Constituição Brasileira afirma, em seu art. 1º, que tem como fundamentos a soberania, a cidadania, a dignidade da pessoa humana, os valores sociais do trabalho e da livre iniciativa, e o pluralismo político. De acordo com o art. 4º, o Brasil rege-se nas suas relações internacionais, entre outros, pelos princípios de independência nacional e prevalência dos direitos humanos.

---

*Machado U. Os direitos humanos dividem islâmicos. Em conferência de intelectuais, universalidade do conceito provoca cisão. Para alguns, a defesa do tema encobre intervenção ocidental. *Folha de São Paulo*, edição de 16/04/2007, Caderno A, p. 10.

No art. 5º, a Constituição[2] reafirma que todos são iguais perante a lei, sem distinção de qualquer natureza, garantindo-se aos brasileiros e aos estrangeiros residentes no País a inviolabilidade do direito à vida, à liberdade, à igualdade, à segurança e à propriedade. Assim, tanto os enfermeiros quanto os pacientes são sujeitos de todos os direitos humanos, bem como de outros direitos (civis, políticos, sociais, culturais e econômicos).

Os direitos civis baseiam-se na liberdade individual: de ir e vir, de pensamento e fé; do direito à propriedade e de concluir contratos válidos; e do direito à justiça – ou seja, de defender seus direitos em termos de igualdade com os outros.

No campo econômico, o Direito Civil básico é o direito de trabalhar, isto é, de exercer uma ocupação ou uma atividade, no lugar de sua escolha, embora sujeito à exigência de capacitação técnica. Os direitos civis ainda não são universais. Há países que os reconhecem aos adultos do sexo masculino e só gradativamente estão sendo estendidos às mulheres. Mesmo nos países mais avançados, ainda há diferenças de condições de trabalho e salário entre homens e mulheres. Talvez o pior exemplo seja o de negar à mulher o direito de trabalhar, de sair de casa sozinha e obrigá-la a um rígido código de vestuário, com castigos físicos que podem ser simples chicotadas até amputações de mãos ou pés, conforme foi implantado no Afeganistão,[3] país do centro-oeste da Ásia, em pleno final do século XX.

Os direitos políticos emergiram no século XIX e correspondem à possibilidade de participação na distribuição de poder, efetivado por meio do voto. Ou seja, é possível exercitar o poder político como cidadão do Estado. O direito ao voto na Inglaterra era, no início do século XIX, restrito aos proprietários da terra, ou seja, a um quinto da população masculina adulta. Interessante lembrar que a mulher passou a ter direito ao voto apenas ao final do século XIX, e o primeiro país a reconhecer esse direito foi a Nova Zelândia, em 1893. Segundo Stodart (1993),[4] esse processo teve como uma de suas principais líderes uma enfermeira chamada Grace Neil. No Brasil, as mulheres puderam votar pela primeira vez somente em 1933, quarenta anos depois da Nova Zelândia.

Os direitos sociais foram os últimos a serem normatizados pelas nações, como parte dos direitos individuais, ao final da Segunda Guerra Mundial, embora alguns Estados já os reconhecessem desde o século XIX, especialmente por meio da educação, como instrumento do Estado para o desenvolvimento dos cidadãos. De fato, o mínimo de justiça seria dar a cada um conforme o seu trabalho, enquanto não se alcança o princípio de "dar a cada um segundo a sua necessidade", como era apregoado nos Atos dos Apóstolos[5] (capítulo 4, versículo 3).

A Assembleia Geral da ONU adotou, em 16 de dezembro de 1966,* a Convenção Internacional sobre os Direitos Econômicos, Sociais e Culturais,[6] que inclui dispositivos dos mais significativos com relação ao direito ao trabalho em condições justas e favoráveis, à proteção social, à educação e, também, ao mais alto padrão possível de saúde física e mental. Os povos deveriam poder gozar inteiramente desses direitos, liberdades e justiça social simultaneamente. Entretanto, os direitos econômico-sociais e culturais têm recebido menos atenção e são, por vezes, vistos como "direitos de segunda classe" quanto aos direitos civis e políticos, e, portanto, poderiam ou deveriam ser cumpridos apenas progressivamente na medida das possibilidades.

De acordo com essa Convenção, o direito à cultura e ao benefício do progresso científico obriga cada país signatário (e o Brasil o foi) a reconhecer o direito de todos a: tomar parte na vida cultural e a desfrutar dos benefícios do progresso científico e de suas aplicações. Para a devida realização desses direitos, recomendou-se que os Estados promovessem o desenvolvimento e a difusão da ciência e da cultura, da liberdade indispensável para a pesquisa científica e outras atividades criativas, além do incentivo à cooperação internacional no campo da ciência e da cultura.

De acordo com Germain:[7]

> "A cultura enfatiza o que o povo pensa ou como percebe e vê o mundo que o rodeia, assim como as ideias, a língua, a comunicação e o sistema de conceitos e significados. Uma definição materialista enfatizaria o comportamento, isto é, a manifestação de forma padronizada do modo de viver do grupo. É através da cultura que se transmitem as regras e normas sociais, assim como as sanções pela violação dessas normas."

---

*Adotada em 1966, mas entrou em vigor pleno somente em janeiro de 1976, após coleta das assinaturas das nações-membros da ONU.

Destaca essa autora que somente um cuidado prestado de modo culturalmente competente pode ajudar a transpor a lacuna entre o paciente e o enfermeiro. E tal cuidado não pode ser considerado um luxo, mas um direito do paciente e uma missão do enfermeiro.

Um lembrete final é o princípio de que a todo direito corresponde sempre uma obrigação e a cada obrigação, um direito. Assim, se enfermeiros têm o direito de desfrutar dos benefícios do exercício de sua profissão, também devem atender a obrigações inerentes a essas funções. Da mesma maneira, os pacientes, cujos direitos devem ser respeitados integralmente por todos os profissionais de saúde, em contrapartida têm algumas obrigações, como serão descritas adiante.

DIREITOS DOS ENFERMEIROS

Embora seja fato comum encontrar escritos sobre os deveres profissionais, a literatura não traz com a mesma frequência textos sobre os direitos dos profissionais, a não ser em organizações sindicais ou trabalhistas. Assim, a profissão de Enfermagem, com raízes históricas na dedicação total ao paciente, desenvolveu esses direitos com certa timidez em defini-los explicitamente. Fagin[8] (1975) propôs, em um artigo, uma lista de seis direitos dos enfermeiros:

- Direito de serem tratados com dignidade em sua autoexpressão e autocrescimento por meio do uso de suas habilidades e sua preparação educacional
- Direito ao reconhecimento por contribuir para que o ambiente seja favorável à prática de Enfermagem por meio de uma remuneração profissional economicamente apropriada
- Direito a um ambiente de trabalho que minimize o estresse físico e emocional e os riscos à saúde
- Direito a controlar o que deve ser a prática profissional dentro dos limites legais
- Direito de estabelecer padrões para a excelência na Enfermagem
- Direito à ação social e política em favor da Enfermagem e do cuidado da saúde.

A Organização Irlandesa de Enfermeiros e Obstetrizes e o Conselho Nacional de Enfermeiros da Irlanda formularam uma Carta de Direitos dos Enfermeiros e Obstetrizes,[9] porém em um documento em separado do Código de Ética. No contexto da legislação de Enfermagem de 1985, essa Carta considerou as responsabilidades profissionais dos enfermeiros para com o público, a quem reconheciam servir. A Organização Irlandesa de Direitos dos Enfermeiros e Obstetrizes, criada em 1919, é a maior organização sindical de seu país, com mais de 35.000 membros. Aprovou, em setembro de 1993, uma Carta de Direitos dos Enfermeiros e Obstetrizes, revisada em 2000 e novamente alterada em dezembro de 2014, com o nome de Código de Conduta Profissional e Ética[10] para enfermeiros e obstetrizes registrados. Esse código já inclui aspectos da diretiva antecipada de vontade ou *living will*, entre outros princípios, como o respeito à dignidade da pessoa, a responsabilidade profissional, a qualidade da prática, a confiança, a confidencialidade e a colaboração com outros membros da equipe. Além de assumir a responsabilidade pelos seus atos, o profissional deve saber prestar contas desta responsabilidade. A qualidade da prática deve incluir segurança, competência, amabilidade, compaixão, solicitude e proteção contra danos. Esse Código enumera os valores, padrões de conduta e guias de apoio para cada um dos cinco princípios enumerados, que devem servir de orientação para os profissionais na prática do dia a dia e ajudá-los a compreender as responsabilidades na assistência aos pacientes de maneira segura, ética e efetiva. Interessante observar que a Carta dos Direitos de enfermeiros irlandeses, de 1993, portanto há mais de 20 anos, já incluía o "direito a um ambiente de trabalho livre de assédio sexual", fato que no Brasil passou a ser considerado muito recentemente.

O Conselho Federal de Enfermagem (COFEN) incluiu direitos dos profissionais distribuídos em todos os capítulos e seções, além de um capítulo específico intitulado "Dos direitos", no Código de Ética dos Profissionais de Enfermagem,[11] de 2007. Cada capítulo ou seção, de um capítulo, havia sido estruturado de forma a começar com os direitos, seguidos dos deveres e responsabilidades, e terminava com as proibições pertinentes. Com a aprovação do novo Código de Ética dos Profissionais de Enfermagem,[12] em 2017, observa-se que houve simplificação do texto, agrupando-se todos os direitos em um capítulo específico. Assim, o primeiro capítulo, contendo

23 artigos, engloba todos os direitos dos profissionais, não mais necessitando buscá-los em cada seção como ocorria com o Código anterior. Dessa maneira, os direitos dos profissionais de Enfermagem, conforme explicitados no capítulo I do CEPE-2017, são os seguintes:

"Art. 1º – Exercer a Enfermagem com liberdade, segurança técnica, científica e ambiental, autonomia, e ser tratado sem discriminação de qualquer natureza, segundo os princípios e pressupostos legais, éticos e dos direitos humanos;

Art. 2º – Exercer atividades em locais de trabalho livre de riscos e danos e violências física e psicológica à saúde do trabalhador, em respeito à dignidade humana e à proteção dos direitos dos profissionais de enfermagem;

Art. 3º – Apoiar e/ou participar de movimentos de defesa da dignidade profissional, do exercício da cidadania e das reivindicações por melhores condições de assistência, trabalho e remuneração, observados os parâmetros e limites da legislação vigente;

Art. 4º – Participar da prática multiprofissional, interdisciplinar e transdisciplinar com responsabilidade, autonomia e liberdade, observando os preceitos éticos e legais da profissão;

Art. 5º – Associar-se, exercer cargos e participar de Organizações da Categoria e Órgãos de Fiscalização do Exercício Profissional, atendidos os requisitos legais;

Art. 6º – Aprimorar seus conhecimentos técnico-científicos, ético-políticos, socioeducativos, históricos e culturais que dão sustentação à prática profissional;

Art. 7º – Ter acesso às informações relacionadas à pessoa, família e coletividade, necessárias ao exercício profissional;

Art. 8º – Requerer ao Conselho Regional de Enfermagem, de forma fundamentada, medidas cabíveis para obtenção de desagravo público em decorrência de ofensa sofrida no exercício profissional ou que atinja a profissão;

Art. 9º – Recorrer ao Conselho Regional de Enfermagem, de forma fundamentada, quando impedido de cumprir o presente Código, a Legislação do Exercício Profissional e as Resoluções, Decisões e Pareceres Normativos emanados pelo Sistema COFEN/Conselhos Regionais de Enfermagem;

Art. 10 – Ter acesso, pelos meios de informação disponíveis, às diretrizes políticas, normativas e protocolos institucionais, bem como participar de sua elaboração;

Art. 11 – Formar e participar da Comissão de Ética de Enfermagem, bem como de comissões interdisciplinares da instituição em que trabalha;

Art. 12 – Abster-se de revelar informações confidenciais de que tenha conhecimento em razão de seu exercício profissional;

Art. 13 – Suspender as atividades, individuais ou coletivas, quando o local de trabalho não oferecer condições seguras para o exercício profissional e/ou desrespeitar a legislação vigente, ressalvadas as situações de urgência e emergência, devendo formalizar imediatamente sua decisão por escrito e/ou por meio de correio eletrônico à instituição e ao Conselho Regional de Enfermagem;

Art. 14 – Aplicar o processo de Enfermagem como instrumento metodológico para planejar, implementar, avaliar e documentar o cuidado à pessoa, família e coletividade;

Art. 15 – Exercer cargos de direção, gestão e coordenação, no âmbito da saúde ou de qualquer área direta ou indiretamente relacionada ao exercício profissional da Enfermagem;

Art. 16 – Conhecer as atividades de ensino, pesquisa e extensão que envolvam pessoas e/ou local de trabalho sob sua responsabilidade profissional;

Art. 17 – Realizar e participar de atividades de ensino, pesquisa e extensão, respeitando a legislação vigente;

Art. 18 – Ter reconhecida sua autoria ou participação em pesquisa, extensão e produção técnico-científica;

Art. 19 – Utilizar-se de veículos de comunicação, mídias sociais e meios eletrônicos para conceder entrevistas, ministrar cursos, palestras, conferências, sobre assuntos de sua competência e/ou divulgar eventos com finalidade educativa e de interesse social;

Art. 20 – Anunciar a prestação de serviços para os quais detenha habilidades e competências técnico-científicas e legais;

Art. 21 – Negar-se a ser filmado, fotografado e exposto em mídias sociais durante o desempenho de suas atividades profissionais;

Art. 22 – Recusar-se a executar atividades que não sejam de sua competência técnica, científica, ética e legal ou que não ofereçam segurança ao profissional, à pessoa, à família e à coletividade;

Art. 23 – Requerer junto ao gestor a quebra de vínculo da relação profissional/usuários quando houver risco à sua integridade física e moral, comunicando ao COREN e assegurando a continuidade da assistência de Enfermagem."

DIREITOS DOS PACIENTES

Conforme descrito, antes de ser paciente, o indivíduo é um ser humano e, como tal, está protegido pela Declaração Universal dos Direitos Humanos, que afirma que "todo homem tem direito à vida, à liberdade e à segurança pessoal". Além disso, afirma que "todo homem tem direito a um padrão de vida que seja capaz de assegurar a si e à sua família saúde e bem-estar, inclusive alimentação, vestuário, habitação, cuidados médicos e os serviços sociais indispensáveis e direito à segurança em caso de desemprego, doença, invalidez, viuvez, velhice ou outros casos de perda dos meios de subsistência em circunstâncias fora de seu controle" (art. 25).

A Constituição[13] da Organização Mundial da Saúde (OMS), em seu preâmbulo, define saúde como o completo bem-estar físico, mental e social, e não mera ausência de doença. Menciona também que a consecução do mais alto nível de saúde possível é um dos direitos fundamentais de todo ser humano, sem distinção de raça, religião, credo político ou condição econômica ou social. Do mesmo modo, cita que a saúde de todos os povos é fundamental para a consecução da paz e da segurança e depende da mais completa cooperação de indivíduos e Estado.

Vale relembrar que a Constituição Brasileira,[2] no seu art. 5º, diz que todos são iguais perante a lei e que a inviolabilidade do direito à vida será assegurada. Declara ainda que a saúde é direito de todos e dever do Estado, garantido mediante políticas sociais e econômicas visando à redução do risco de doença e de outros agravos e ao acesso universal e igualitário às ações e aos serviços para sua promoção, proteção e recuperação (art. 196).

Com a aprovação do Código de Defesa do Consumidor, no Brasil, em 1990, os clientes/pacientes ou usuários dos serviços de saúde têm mais um documento legal a seu favor. O Código considera que a proteção da vida, a saúde e a segurança são um dos direitos básicos do consumidor contra riscos provocados por serviços considerados perigosos ou nocivos. Nesse caso, o profissional de saúde seria o fornecedor ou o prestador do serviço e o cliente/paciente, o consumidor desse serviço.

A OMS[14] afirma que, depois de a Declaração Universal dos Direitos Humanos ser formalmente reconhecida, em 1948, a dignidade inerente e os direitos igualitários e inalienáveis de todos os membros da família humana se tornaram essenciais para o convívio nas sociedades. É com base nesse conceito de pessoa e nas fundamentais dignidade e igualdade de todos os seres humanos que a noção dos direitos dos pacientes foi desenvolvida. Ou seja, o que é devido ao paciente pelos médicos, por outros profissionais de saúde e pelo Estado, tomou forma em grande parte graças à compreensão dos direitos básicos da pessoa.

A OMS[14] reconhece que os direitos dos pacientes podem variar em diferentes países e jurisdições, dependendo de normas culturais e sociais. Diferentes modelos de relacionamento médico-paciente, que também pode representar o relacionamento cidadão-estado, têm sido desenvolvidos conformando direitos específicos dos quais os pacientes se tornaram titulares.

Segundo a OMS,[14] existem basicamente quatro modelos de relacionamento: paternalístico, informativo, interpretativo e deliberativo. Cada um desses modelos já sugere diferentes obrigações profissionais com relação ao paciente. No modelo paternalístico, o melhor interesse do paciente seria aquele assim julgado pelo seu médico, ficando acima da informação prestada ao paciente e da decisão por ele tomada. No modelo informativo, o paciente é visto como consumidor em posição para julgar o que será melhor para ele, e a visão do profissional constitui apenas parte dos dados para análise e decisão final. A OMS[14] considera que há ainda muito debate sobre essa temática. No entanto, já existe crescente consenso internacional de que todos os pacientes têm fundamental direito à privacidade, à confidencialidade sobre dados de seu diagnóstico, ao consentimento e à recusa de tratamento. Além disso, têm direito de serem informados sobre riscos relevantes que certos procedimentos médicos podem acarretar.

Novas tecnologias como a do genoma humano têm desafios próprios para a proteção dos direitos básicos. Apesar das variações em legislações e normas locais sobre direitos dos pacientes, a OMS[14] considera igualmente importante no caso de genomas, como de qualquer outra intervenção médica, que o paciente receba tratamento consistente com relação à dignidade e ao respeito devidos como seres humanos. Isso significa prover, no mínimo, acesso equitativo à assistência médica de qualidade, assegurando-lhe privacidade e confidencialidade a respeito de dados sobre seu estado de saúde, prestação de informações e obtenção de seu consentimento antes de realizar qualquer intervenção e provisão de ambiente clínico seguro.

Pesquisas sobre genomas e suas tecnologias ainda constituem motivo de preocupações, como no fato de assegurar confidencialidade sobre informação genética, tendo em vista a saúde de parentes e, por vezes, até de comunidades, que teriam de enfrentar desafios e até certos riscos genéticos. A informação genética é tida como de peculiar importância e pode causar até alguma injusta discriminação de indivíduos ou grupos que tenham condições "geneticamente determinadas". As pessoas podem querer manter reservas sobre o uso de informação genética por terceiros, que eventualmente poderiam causar algum prejuízo, como ser negado direito a seguro de vida ou alguma oportunidade de educação ou emprego/trabalho, além de elegibilidade para financiamento de bens. Isso porque informações sobre genoma em nível popular são, em geral, incompletas ou pouco compreendidas.[14]

Para assegurar que direitos dos pacientes sejam protegidos, é necessário mais do que educação política. É necessário educar cidadãos sobre o que eles podem esperar de seus governantes e provedores dos serviços de saúde sobre o tipo de tratamento e respeito devidos. Cidadãos têm importante papel para elevar os padrões de cuidado da saúde, quando aumentam suas próprias expectativas sobre este. Alguns países, reconhecendo isso, fizeram avanços sobre o genoma nas esferas científica, acadêmica e pública. A Suíça, nesse ponto, foi o único país que colocou a voto popular o tema sobre engenharia genética no futuro, em que mais de 2/3 da população votaram contra o referendo para banir a engenharia genética.[14] Países que não fizeram esforço ativo, para educar e informar o público sobre implicações de genomas, impedem o desenvolvimento de políticas e de legislação que protejam direitos de pacientes, assegurando-lhes aplicação apropriada de intervenções e instrumentos genéticos. A efetiva proteção do paciente baseia-se no conhecimento público da ciência genética e suas aplicações ao mesmo tempo da conscientização sobre as questões éticas, sociais e legais sobre genomas.[14]

A conscientização sobre genomas e serviços/tecnologias de genética do grande público e da população de pacientes pode levar a avanços nesses campos para amplo benefício à saúde de todos. Já havia recomendação da própria Comissão da OMS sobre pesquisas em saúde, para que os países-membros implementassem programas com o objetivo de conscientizar a população sobre genética e sobre o futuro desenvolvimento de sistemas éticos e regulações de sua prática clínica.

Portanto, além dos direitos humanos de que os pacientes são titulares, existem também direitos específicos do paciente, desenvolvidos por inúmeras organizações.

A Associação Médica Mundial, por exemplo, aprovou uma Carta de Direitos do Paciente,[15] em 1981. Depois, ela foi revisada em 1994 e 2005, sendo reafirmada em 2015. Entre outros tópicos, a Carta aborda os seguintes:

- Direito à assistência médica de boa qualidade
- Liberdade de escolher o médico ou o hospital
- Direito de solicitar a opinião de outro médico a qualquer momento
- Direito à autodeterminação – tomar decisões livremente, dar ou negar consentimento para qualquer terapia ou diagnóstico
- Direito de negar sua participação na educação médica
- Procedimentos contra a vontade do paciente – somente podem ser realizados se legalmente autorizados
- Em caso de paciente inconsciente, sem condições de expressar sua vontade – o consentimento do representante legal deve ser obtido (se impossível, e em caso de emergência, consentimento implícito)
- Sempre tentar salvar a vida de paciente inconsciente que tenha tentado suicídio
- Incapacidade (paciente menor ou legalmente incapacitado): mútuo acordo com os pais ou representantes legais (mas, se ele puder tomar decisões racionais, estas devem ser respeitadas e tem direito de proibir que seu representante legal seja informado. O representante legal não tem o direito de proibir um tratamento benéfico ao paciente)
- Direito à informação do prontuário – de forma compreensível, mas respeitando a cultura local. Não dar informação sem aprovação do paciente
- Direito à confidencialidade – direito de manter assuntos sobre estado de saúde, diagnóstico, prognóstico, tratamento e outras questões pessoais como confidenciais, mesmo após a morte;
- Educação sobre saúde – direito de ser orientado sobre a condição de saúde para tomar decisões conscientes

60 Parte 1 | Generalidades sobre o Exercício da Enfermagem

- Direito à dignidade e respeito à vida privada do paciente
- Direito de morrer com dignidade – com toda a assistência e alívio possível
- Direito à assistência religiosa – receber ou recusar assistência espiritual ou visita do representante de sua religião.

O Conselho Internacional de Enfermeiras (CIE), de Genebra, continua estudando o tema com seus membros afiliados e alguns dos pontos em discussão que seriam incluídos em uma futura Carta dos Direitos do Paciente. Seriam eles:

- Direito de acesso aos serviços de saúde
- Direito a respeito, consideração, privacidade e confidencialidade
- Direito à informação
- Direito de participar na tomada de decisões sobre sua saúde
- Direito de acesso ao serviço de todas as categorias do pessoal de Enfermagem
- Direito de receber pronta atenção
- Direito de saber o nome e a qualificação do profissional que vai lhe prestar assistência.

A Associação Americana de Hospitais[16] revisou a Carta dos Direitos do Paciente, estabelecida em 1973, e atualmente inclui, entre outros, os seguintes pontos:

- Direito de ser tratado com consideração e respeito
- Direito à informação atualizada, relevante e compreensível sobre seu diagnóstico, tratamento, procedimentos específicos e prognóstico, inclusive sobre a possível duração da hospitalização e o respectivo significado financeiro
- Direito de conhecer a identidade dos médicos, enfermeiros e demais envolvidos em seus cuidados, inclusive estudantes, residentes e outros em treinamento
- Direito de tomar decisões sobre o tratamento antes de iniciar, ou durante, e de recusá-lo e de ser informado sobre as consequências, exceto em situação de emergência, se o paciente estiver inabilitado para tomar decisões e a necessidade de tratamento for urgente
- Direito de receber informação correta e adequada para o caso de querer fazer testamento, declaração de última vontade, passar procuração, ou mesmo fazer uma Diretiva Antecipada de Vontade (DAV) ou *living will* (testamento vital). A DAV pretende resolver conflitos que possam surgir ao final da vida, entre o paciente e o médico, com relação às preferências deste por determinados tratamentos. O Conselho Federal de Medicina,[17] ao aprovar a Resolução nº 1.995/2012, abriu discussões, reflexões e publicações sobre os prós e contras de seu uso que se tornou mais frequente. Trata-se de documento facultativo que poderá ser elaborado em qualquer momento da vida e da mesma maneira modificado ou revogado a qualquer momento[18]
- Direito à privacidade – quando necessário fazer discussão de caso, consultas, exames, procedimentos e tratamentos, esse direito do paciente deve ser protegido.

A Organização de Enfermeiros da Nova Zelândia aprovou em 1978 e ratificou em 1988 um Código de Direitos do Paciente, que inovou ao incluir também um capítulo sobre as Responsabilidades do Paciente. Vale destacar que o sistema de saúde no país tem cobertura universal e 77,5% do seu custo total é financiado pelo governo federal.

Posteriormente, foi criado o Comissariado de Saúde e Deficiências, em 1994[19] (Health & Disability Commissioner), um órgão independente, cujo *ombudsman* ou representante nomeado pelo governo da Nova Zelândia tem autoridade e competência para receber queixas de pacientes, investigar e recomendar mudanças nas práticas dos serviços. Para tanto, foi aprovado um código, transformado em lei, em 1996, e revisado em 1999, 2004 e 2009, tornando-o, provavelmente, o mais completo e avançado sistema de proteção dos direitos dos pacientes na atualidade. Esse Comissariado tem por fim promover e proteger os direitos de todos os consumidores dos serviços de saúde. O Código de Direitos dos Consumidores de Serviços de Saúde e Deficiências[20] estabelece que os consumidores têm direitos. Do mesmo modo, os provedores (médicos, enfermeiros, cuidadores tradicionais ou de terapias alternativas, outros profissionais de saúde, instituições de saúde, hospitais, casas de repouso etc.) têm o dever de informá-los sobre esses direitos, capacitando-os a exercê-los. Os direitos neozelandeses são os seguintes:[21]

1. Ser tratado com respeito e competência. Todo consumidor tem o direito de ter sua privacidade respeitada e de ser assistido com serviços que levem em conta suas necessidades, valores e crenças, sejam elas culturais, religiosas, sociais, inclusive étnicas (maoris) com as necessidades e crenças próprias
2. Não ser discriminado, coagido, molestado ou explorado para qualquer fim, seja de natureza financeira, sexual ou outra
3. Direito à dignidade e à independência. Todo consumidor tem direito a receber os serviços de que necessita, respeitando-se sua dignidade e sua independência individual
4. Direito a serviços em padrão apropriado, ou seja, com razoável habilidade técnica e cuidado; os serviços devem cumprir padrões legais, profissionais, éticos e outros relevantes; a provisão dos serviços deve ser consistente com suas necessidades; esses serviços devem ser prestados de maneira a minimizar danos potenciais e otimizar a qualidade de vida; e, também, há o direito à cooperação entre consumidores, de modo a assegurar qualidade e continuidade dos serviços, e à informação completa e de acesso aos serviços de saúde sempre que necessitar
5. Direito à efetiva comunicação na forma, na linguagem e na maneira que o habilite a compreender a informação oferecida. Onde necessário e razoavelmente praticável, isso inclui o direito a ter um intérprete competente (em Nova Zelândia existe um grupo étnico chamado maori, que tem idioma próprio). Isso deve assegurar ambiente que possibilite a ambos, consumidor e provedor, uma comunicação aberta, honesta e efetiva
6. Direito à total informação – o que inclui: explanação completa sobre seu estado de saúde; explanação sobre as opções disponíveis, incluindo-se uma avaliação dos riscos possíveis, efeitos colaterais, benefícios e custos de cada opção; orientação sobre o tempo estimado para o tratamento na instituição; notificação sobre sua eventual participação em ensino ou pesquisa, inclusive se essa pesquisa requereu e obteve aprovação do ponto de vista ético sobre resultados de testes e procedimentos; enfim, qualquer outra informação requerida pelos padrões legais, profissionais ou éticos. Afirma-se, também, que todo consumidor tem direito a respostas honestas e acuradas às questões relacionadas com os serviços, inclusive questões sobre: (a) identidade e qualificação dos profissionais; (b) recomendações dos profissionais; (c) como obter uma opinião de outro profissional; e (d) resultados da pesquisa. Ademais, ele tem o direito de receber, se solicitar, um resumo escrito da informação oferecida
7. Direito a fazer uma escolha informada e dar consentimento informado. Os serviços podem ser oferecidos aos consumidores se estes tiverem feito a escolha após a devida informação e dado seu consentimento pós-informado. Presume-se que todo consumidor é competente para fazer escolhas e para dar seu consentimento pós-informado. Ainda que tenha competência reduzida, terá direito a fazer escolhas e dar consentimentos pós-informados, na extensão de seu nível de competência. Na falta de adequada competência do consumidor, e de pessoa responsável que possa consentir em seu lugar, o serviço deve prover no melhor interesse desse paciente, pois todo consumidor pode usar de diretivas antecipadas de acordo com as leis gerais
8. Direito de ter presente uma ou mais pessoas que apoiem suas escolhas, exceto se a segurança for comprometida ou o direito de outrem for prejudicado
9. Direitos relativos a ensino e pesquisa – os direitos do Código se estendem para ocasiões em que o consumidor participa ou é proposto que participe no ensino ou pesquisa
10. Direito de se queixar. Todo consumidor tem o direito de se queixar a respeito daquele que lhe presta cuidado. E todo provedor deve facilitar o alcance da resolução de forma simples, justa, rápida e satisfatória.

No Brasil, em 1995, o Conselho Estadual de Saúde, do Estado de São Paulo, emitiu a *Cartilha dos Direitos do Paciente*. Posteriormente, a Lei nº 10.241,[20] de 17 de março de 1999, dispôs sobre direitos dos usuários dos serviços e das ações de saúde no Estado de São Paulo, assinada pelo então governador Mário Covas. Fortes[22] menciona que esse documento foi elaborado por organizações não governamentais e associações voluntárias que atuavam na assistência e na defesa dos direitos dos cidadãos portadores de patologias crônicas. Assim, diferia de outros documentos nacionais ou internacionais que abordam o tema, mas que foram inteiramente produzidos e elaborados por organizações governamentais ou associações de profissionais da saúde. Além dos direitos enumerados na *Cartilha*, que se fundamentavam na ampliação do respeito à autonomia, esse autor relata que o paciente tem o direito de ser informado, de decidir sobre sua saúde, de reclamar, de manter sua privacidade e sua confidencialidade e de associar-se.

De fato, o direito à associação é fundamental para a garantia dos demais direitos do paciente. Fortes[22] afirma que:

"Os pacientes têm o direito moral e legal de se associar na defesa de seus interesses. Nos grandes centros urbanos, ao lado de inúmeras associações civis destinadas à defesa dos consumidores de serviços de saúde, há associações que atuam na assistência a doentes portadores de patologias crônicas, como é o caso dos portadores de moléstias renais crônicas, hemofílicos, diabéticos, ostomizados, deficientes mentais etc. Além de seu papel assistencial, essas organizações atuam conscientizando os pacientes e a comunidade sobre as necessidades e os direitos dos portadores de patologias crônicas e agem como mecanismo de pressão junto aos órgãos governamentais encarregados da administração do sistema de saúde, na defesa dos direitos dos pacientes."

No continente africano também existe um avançado código de direitos do paciente, na África do Sul.[23] Já na Constituição desse país é estabelecido que toda pessoa tem direito à dignidade, à igualdade e à liberdade humanas. Considerando que nesse país vigorou por tanto tempo um tipo especial e único de discriminação racial e social, mais conhecido como *apartheid*, é justificável que sua extinção tivesse esse tipo de reação. Importante destacar que o governo não se limitou a estabelecer os direitos dos pacientes, mas também suas responsabilidades ou seus deveres, assim como havia sido feito na Nova Zelândia.

Na Carta Nacional de Direitos dos Pacientes Sul-africanos,[23] podem ser enumerados os seguintes:

- Direito a um ambiente saudável e seguro
- Participação na tomada de decisões
- Acesso a serviços que incluam: assistência emergencial com a devida prontidão
- Tratamento e reabilitação
- Provisão para necessidades especiais
- Aconselhamento, cuidados paliativos
- Informação sobre saúde
- Conhecimento sobre seu seguro-saúde ou plano do tratamento médico
- Escolha do serviço de saúde
- Ser tratado por profissional devidamente identificado
- Confidencialidade e privacidade
- Consentimento informado
- Recusa de tratamento
- Ser referido para uma segunda opinião
- Continuidade de cuidados
- Queixar-se sobre os serviços de saúde.

Em conformidade ainda com a Declaração de Helsinque, essa Carta Nacional estabelece que em pesquisa médica o profissional deve proteger a saúde, a privacidade, a vida e a dignidade humana do paciente.

DEVERES E RESPONSABILIDADES DOS PACIENTES

A primeira organização que elaborou um elenco de deveres e obrigações dos pacientes foi a Organização de Enfermeiros da Nova Zelândia,[24] em 1988, seguida pela África do Sul, depois do *apartheid*. São consideradas responsabilidades do paciente:

- Informar o serviço de saúde se não puder comparecer à consulta marcada
- Conhecer e acatar regulamentos de serviço de saúde
- Ser franco e honesto sobre a sua saúde, medicação e tratamentos atuais, doenças e terapias anteriores e história familiar sobre a doença, quando perguntado pela equipe de saúde
- Solicitar explicação adicional sobre sua saúde que não tenha compreendido

- Cooperar honestamente com o tratamento concordado
- Respeitar a privacidade de outros pacientes e manter segredo de fatos que venha saber
- Respeitar práticas religiosas, culturais ou étnicas de outros pacientes
- Demonstrar consideração para com os outros (barulho, luzes, tabagismo etc.)
- Informar a autoridade competente em caso de alguma queixa.

Na África do Sul, são consideradas responsabilidades do paciente ou cliente:[23]

- Cuidar de sua saúde
- Cuidar e proteger o meio ambiente
- Respeitar o direito de outros pacientes e dos profissionais de saúde
- Utilizar criteriosamente o sistema de saúde, sem dele abusar
- Conhecer a localização dos serviços de saúde e o que eles oferecem
- Prover esses serviços de informação acurada e relevante para fins de diagnóstico, tratamento e reabilitação ou aconselhamento
- Informar esses serviços sobre seus desejos em caso de sua morte
- Cumprir os procedimentos prescritos para seu tratamento ou reabilitação
- Informar-se sobre os custos relativos a seu tratamento e/ou reabilitação e providenciar o devido acerto ou pagamento
- Cuidar dos documentos e registros sobre sua saúde que estejam em sua posse.

CONSIDERAÇÕES FINAIS

Todos os direitos e as responsabilidades dos pacientes enunciados pelas diversas organizações internacionais, profissionais e também instituições nacionais devem ser lembrados cotidianamente pelo setor de saúde; ou servir de modelo para que enfermeiros brasileiros também elaborem futuramente uma carta de direitos do paciente. E, mais importante, devem ser reivindicados pelos profissionais da área para que sejam reconhecidos e rigorosamente cumpridos não apenas pelos colegas, mas também pelas instituições de saúde.

É importante destacar alguns pontos reiterados em, praticamente, todas as normas ou cartas, seja por organizações internacionais como a OMS e a Associação Médica Mundial, seja por órgãos de âmbito nacional. São eles os direitos dos pacientes à dignidade, à confidencialidade, à informação completa em seu nível de entendimento, à tomada de decisões sobre sua vida e saúde, ao consentimento ou a recusa a fazer algum procedimento e, mais recentemente, a decidir sobre procedimentos a que desejam ser submetidos na chamada diretiva antecipada da vontade. Além dos direitos, estão cada vez mais disseminados também os deveres ou responsabilidades dos pacientes com relação à sua saúde e seu relacionamento com os serviços de saúde.

De todo modo, a cada direito sempre corresponde o respectivo dever ou a responsabilidade, seja para o profissional de saúde, seja para o paciente. Ultimamente têm-se enfatizado mais os direitos do que os deveres, mas ambos se complementam e cada um deve assumir as responsabilidades antes de exigir a satisfação dos direitos.

REFERÊNCIAS BIBLIOGRÁFICAS

1. Organização das Nações Unidas (ONU). Declaração Universal dos Direitos Humanos. Genebra: ONU; 1948.
2. Brasil. Constituição da República Federativa do Brasil. In: Gomes LF (org.).Código Penal, Código de Processo Penal, Constituição Federal. 5. ed. São Paulo: Revista dos Tribunais; 2003.
3. Bydlowski L. Opressão exposta: fanáticos islâmicos do Afeganistão prendem estrangeiros por filmar mulheres em hospital. Veja São Paulo. 8 de outubro de 1997.
4. Stodart K. Suffrage: a pioneer for nursing. Nursing New Zealand, Wellington, 1993; 1(6):28-29.
5. Atos dos Apóstolos. Capítulo 4, vers 35. Novo Testamento. In: Bíblia Sagrada. Trad. Padre Antônio Pereira de Figueiredo. Rio de Janeiro: Barsa; 1964. p. 104.
6. United Nations. International Covenant on Economic, Social and Cultural Rights. Resolution 2200A (XXI) adopted on 16 December 1966, entry into force on 03-01-1976. Disponível em http://www.ohchn.EN/professionalinterest/pages/CESCR.aspx. Acesso em 9 de agosto de 2016.

7. Germain C. Cultural issues in critical care nursing. In: Melander S, Bucher L (ed). Critical care nursing, Philadelphia: W. B. Saunders; 1999. p. 93-105.
8. Fagin CM. Nurses rights. Am J Nursing. 1975; 75(82):84.
9. Irish Nurses Organization. National Council of Nurses of Ireland – Bill of rights for nurses and midwives. Dublin; 1993.
10. Irish Nurses and Midwives Organization (INMO) – Code of professional conduct and ethics for registered nurses and registered midwives. December 2014. Disponível em http://www.nursingboard.ie.en/code/new.code.aspx. Acesso em 14 de fevereiro de 2016.
11. Brasil. Conselho Federal de Enfermagem (COFEN). Resolução nº 311, de 08-02-2007 aprova a reformulação do Código de ética dos Profissionais de Enfermagem. In: Principais legislações para o exercício da Enfermagem. São Paulo: COREN; 2007.
12. Conselho Federal de Enfermagem. Resolução nº 564, de 6 de novembro de 2017. Aprova o novo Código de Ética dos Profissionais de Enfermagem. Brasília: Diário Oficial da União, Brasília, nº 233, p. 157, 6 de dezembro de 2017. Disponível em www.cofen.gov.br/wp-content/uploads/2017/12/Resolu%C3%A7%C3%A3o-564-17.pdf. Acesso em 19 de dezembro de 2017.
13. World Health Organization. Basic Documents. 45th ed. Constitution of the World Health Organization. p. 1-18, Geneva, Switzerland, 2006. Disponível em http://www.who.int/governance/eb/who_constitution_en.pdf. Acesso em 15 de fevereiro de 2016.
14. World Health Organization. Patient's rights. Disponível em http://www.who.int/genomics/public/patientrights/en. Acesso em 10 de fevereiro de 2016.
15. The World Medical Association. Declaration on the Rights of the Patient. Revised at the 171st Council Session, Santiago, Chile, October 2005. Disponível em http://www.wma.net/e/policy/14.htm. Acesso em 11 de fevereiro de 2016.
16. American Hospital Association (AHA) – Patient's bill of rights. Approved by the AHA House of Delegates, February 6, 1973. Revised in October 1992. Disponível em http://www.joann980.tripod.com/myhomeontheweb/id2. Acesso em 10 de fevereiro de 2016.
17. Brasil. Conselho Federal de Medicina. Resolução CFM nº 1995, de 09 de agosto de 2012. Dispõe sobre as diretivas antecipadas de vontade dos pacientes informando a quais procedimentos querem ser submetidos no fim da vida. Disponível em: http://portal.cfm.org.br/index.php?option=com_content&view=article&id=23197. Acesso em 9 de agosto de 2016.
18. Nunes MI, Santos MJ, Miname FCBR. Diretivas antecipadas de vontade: implicações na prática profissional. In: Oguisso T, Zoboli E. Ética e bioética – desafios para a enfermagem e saúde. 2. ed. Barueri: Manole; 2016.
19. The Health & Disability Commissioner – Code of Health and Disability Services Consumers' rights. New Zealand. Disponível em http://www.hdc.org.nz/media/24833/leaflet%20 code%20°f%20rights.pdf. Acesso em 12 de fevereiro de 2016.
20. Estado de São Paulo. Lei nº 10.241, de 17-03-1999. Aprova a Cartilha dos Direitos do Paciente. Disponível em http://www.pge.sp.gov.br/centrodeestudos/bibliotecavirtual/dh/volume%20i/saudelei10241.htm. Acesso em 31 de maio de 2016.
21. Paterson R. The patients complaints system in New Zealand. Disponível em http://www.content.healthaffairs.org/content/21/3/70.full. Acesso em 12 de fevereiro de 2016.
22. Fortes PAC. Ética e saúde. Questões éticas, deontológicas e legais, tomada de decisões, autonomia e direitos do paciente, estudo de casos. São Paulo: EPU; 1998. p. 18-21.
23. South Africa – The Constitution and patient's rights. Disponível em http://www.medicallaw.co.za/ptp-patients-rights.html. Acesso em 12 de fevereiro de 2016.
24. New Zealand Nurses Organization Code of Health and Disability Services Consumer Rights (1996). Disponível em http://www.hdc.org.nz/the-act--code/the-code-of-rights. Acesso em fevereiro 2016.

6 Histórico dos Códigos de Ética de Enfermagem no Brasil

Taka Oguisso

INTRODUÇÃO

Depois que o Conselho Internacional de Enfermeiras[1] (CIE) aprovou o seu primeiro Código de Ética para Enfermeiras,* em 1953, as líderes da Enfermagem brasileira buscaram elaborar também um Código de Ética de Enfermagem para os profissionais por intermédio da Associação Brasileira de Enfermagem (ABEn). O impacto da aprovação do primeiro código internacional de ética pela organização de classe mais representativa e antiga no mundo teve maior repercussão no Brasil, porque ele havia sido discutido e aprovado pelo Conselho de Representantes Nacionais (CRN), órgão deliberativo máximo do CIE, no auditório da Escola de Enfermagem da Universidade de São Paulo (USP), em julho de 1953.

A importância desse evento e o papel das pioneiras na época podem ser imaginados, pois era a primeira vez que o CIE realizava uma reunião do CRN e um congresso internacional de Enfermagem no hemisfério sul, isto é, fora do circuito da Europa e da América do Norte e em um país latino-americano.

Haydée Guanaes Dourado,[2] em um editorial, afirmou que "uma assembleia de enfermeiras de 37 nações havia votado por unanimidade os 14 artigos estabelecendo o código de ética da classe" e saudou "o aparecimento desse código internacional de ética, regozijando-se ante este acordo que tardara a aparecer, mas cuja existência era desde muito desejada". A autora enfatizou ainda que "o fato de a natureza humana ser sempre a mesma em todos os povos tinha sido o ponto de partida para os ensinamentos dos grandes líderes de todas as épocas", e que "a universalidade da lei moral era a aspiração que norteou a muitos pensadores de encontrar-se uma base filosófica independente para o código moral, reconhecendo-se a necessidade de um método de ética que obtivesse aceitação universal de todas as correntes religiosas do mundo". Enquanto "não era vitorioso o ecumenismo teológico, a aceitação universal dos princípios de ética seria a vitória mais próxima daquela".

O CIE, por sua vez, já estava preparando um longo trabalho desde a década de 1940, com consultas às suas organizações-membros por meio de questionários, para saber: como enfermeiras de cada país entendiam o que era ética, qual era o significado de ser enfermeiro e ser estudante de Enfermagem, como esse tema sobre ética constava no currículo básico de Enfermagem, como era realizado o ensino dessa disciplina, quantas horas eram dedicadas a esse ensino, se o ensino era só teórico ou prático, ou ambos, e qual era considerado o melhor método para ensinar alunos de graduação e pós-graduação de Enfermagem, devendo também fornecer a bibliografia utilizada nesse ensino em cada país. A Comissão de Ética de Enfermagem do CIE foi coordenada por Hilliers, da Inglaterra, até 1948, quando faleceu e foi sucedida por Craven. Esta relatou que, em julho de 1949, entre outros fatos, o CIE havia recebido a cópia de uma resolução aprovada no Conselho Executivo da Organização Mundial da Saúde (OMS), sobre o estabelecimento de um código internacional de deontologia adotado pela Academia Nacional de Medicina da França. Esse código havia sido submetido a 40 associações médicas e seria apresentado na Assembleia Geral Anual da Associação Médica Mundial, em Londres, em outubro de 1949. No final dessa

---

*Embora esse código tenha sido sempre traduzido para o português como Código Internacional de Ética de Enfermagem, no original, em inglês, é Código de Ética para Enfermeiros do CIE, ou ICN, *Code of Ethics for Nurses*. A palavra "internacional" já consta no nome da instituição.

resolução da OMS, requisitava-se que o seu diretor geral acompanhasse de perto esse trabalho e levasse o assunto para conhecimento do CIE. Tal referência foi motivo de júbilo na década de 1940, pelo reconhecimento do vínculo entre enfermeiros e médicos no exercício das respectivas profissões. Em 12 de outubro de 1949, a Associação Médica Mundial adotou, de fato, o Código Internacional de Ética Médica. A Comissão sabia que para aprovar um código internacional de ética era necessário considerar as diferenças entre os países onde ele seria aplicado, tais como legislação, modos de vida, tradições, culturas, entre outras. De qualquer modo, sua aprovação criou nova perspectiva e encorajamento para obter consenso sobre alguns princípios éticos gerais que poderiam ser interpretados em cada país à luz de suas leis e costumes.

Ao final, a Comissão apresentou seu relatório sugerindo a aprovação de uma proposta de código internacional de ética de Enfermagem, contendo 15 artigos. Entre seus termos, afirmava que, inerente ao código, estava o conceito fundamental de que o enfermeiro acreditava nas liberdades essenciais do gênero humano e na preservação da vida humana. Assim, "a responsabilidade fundamental do enfermeiro era conservar a vida, aliviar o sofrimento e promover a saúde".[3]

O relatório da Comissão de Ética de Enfermagem, coordenada pela enfermeira inglesa Craven,[3] e a proposta do Código Internacional de Ética de Enfermagem foram apresentados na reunião da diretoria do CIE. Posteriormente, esse código foi discutido e aprovado no CRN de 10 de julho de 1953, na Escola de Enfermagem da USP, passando a servir de modelo e base para que enfermeiros de cada país elaborassem seu próprio Código de Ética de Enfermagem.

Esse primeiro código internacional de ética do CIE sofreu atualização em 1973, seguida de outros pequenos ajustes ou reafirmações feitos por especialistas renomados de diversos países. A última atualização ocorreu em 2012,[4] quando, entre outras modificações, foi incluído um preâmbulo, declarando-se que a necessidade de Enfermagem é universal, e que enfermeiras ou enfermeiros têm quatro responsabilidades fundamentais: promover a saúde, prevenir a doença, restaurar a saúde e aliviar o sofrimento.

Como já referido, esse código teria que atender necessidades de profissionais da Enfermagem nas diversas culturas, religiões, costumes e legislação dos diferentes continentes. Além disso, havia sido fundamentado em princípios e conceitos universais como respeito à vida, à dignidade e aos direitos humanos, sem discriminação de espécie alguma. Da mesma maneira, deveria atender questões sobre as responsabilidades fundamentais dos profissionais que abrangem o ser humano, a sociedade, o exercício profissional, a equipe de saúde e a própria profissão. Além desse Código de Ética, o CIE tem e mantém atualizadas inúmeras declarações de posições (*position statements*) sobre diversos assuntos específicos, a fim de orientar melhor as suas organizações-membros, os enfermeiros e os demais membros da equipe sobre temas complexos e, em geral, polêmicos, nos campos político, ético e profissional.

PRECOCIDADE DE UM CÓDIGO DE ÉTICA DE ENFERMAGEM BRASILEIRO

No Brasil, o primeiro Código de Ética de Enfermagem[5] foi publicado em 1958 e tinha 4 considerandos e 16 artigos. Em seu art. 1º, ele afirmava que "a responsabilidade fundamental do enfermeiro é servir a pessoa humana, zelando pela conservação da vida, aliviando o sofrimento e promovendo a saúde, em coordenação de esforços com os membros das profissões afins".

Entre os considerandos, destacava-se que: por adquirir cada vez maior amplitude técnica e científica, a Enfermagem impunha aos membros da profissão maiores encargos e mais sérias responsabilidades; mesmo sendo o principal colaborador do médico, o enfermeiro deveria conservar a responsabilidade de seus atos no exercício da profissão; a formação da consciência profissional era parte essencial da formação como enfermeiro; e, finalmente, que o Código de Ética, baseado em princípios de direito natural, deveria ser instrumento de orientação e apoio aos enfermeiros.

O profissional de Enfermagem comprometia-se a "respeitar a vida humana em todas as circunstâncias desde a concepção até a morte" (art. 2º). De modo geral, os padrões éticos eram os mesmos adotados na época por outras profissões; porém, na Enfermagem, havia ênfase em palavras como dedicação, discrição, lealdade, confiança, responsabilidade e fidelidade.

No final, havia algumas recomendações para a "observância do Código de Ética", entre as quais, o "dever de todo enfermeiro, membro da ABEn, conhecer, respeitar e praticar as normas desse Código". Isso poderia ser entendido de modo que, se não fosse membro associado da ABEn, não precisaria praticar tais normas, o que mostrava a fragilidade do código, sem força legal para impor o cumprimento.

Considerando a dificuldade de encontrar o original do Código de Ética de Enfermagem de 1958 em bibliotecas de escolas de Enfermagem em geral, ao final deste capítulo foi transcrito da Revista Brasileira de Enfermagem da época o texto na íntegra.

Esse código foi reformado, em 1975,[6] pela ABEn, que nomeou uma comissão especial composta de Amália Corrêa de Carvalho, Lucia Cristofolini, Maria José Schmidt, Taka Oguisso e Vilma de Carvalho, que após análise, manteve suas premissas básicas e aumentou de 16 para 18 artigos. Entretanto, nota-se claramente que era um texto de autorregulamentação, de caráter moral e, portanto, sem força legal para exigir ou obrigar seu cumprimento. Afirmava que, em caso de transgressão grave, o fato deveria ser levado ao conhecimento da ABEn, que, por sua vez, nada poderia fazer, pois carecia de competência legal para obrigar alguém a cumprir qualquer preceito ético, como referido anteriormente.

Com a promulgação da Lei nº 5.905, de 12 de julho de 1973, foram criados o Conselho Federal de Enfermagem (COFEN) e os Conselhos Regionais de Enfermagem (CORENs), além de competência ao órgão nacional (art. 8º, inciso III) para elaborar o Código de Deontologia da Enfermagem e alterá-lo quando necessário, ouvidos os conselhos regionais. Como essa Lei definia também que o COFEN e os CORENs eram "órgãos disciplinadores do exercício da profissão de enfermeiro e das demais profissões compreendidas nos serviços de enfermagem", e que cabia aos órgãos regionais "disciplinar e fiscalizar o exercício profissional" (art. 15, inciso II) e "conhecer e decidir os assuntos atinentes à ética, impondo as penalidades cabíveis", a ABEn retirou-se do cenário ético e deixou essa função ao COFEN.

Foi efetuado um levantamento bibliográfico de textos publicados em periódicos pela ABEn, pelo Conselho Internacional de Enfermeiras (CIE), pelo COFEN e pelo COREN de São Paulo. Os objetivos disso foram: descrever a trajetória histórica dos códigos de ética de Enfermagem no Brasil; analisar as principais alterações introduzidas no atual Código de Ética dos Profissionais de Enfermagem; e comparar esse código, aprovado pelo COFEN em 8 de fevereiro e com vigência a partir de 12 de maio de 2007, com o Código de Deontologia de Enfermagem de 1975 e suas reformulações, ocorridas em 1993 e 2000.

Considerando que o Código de Ética dos Profissionais de Enfermagem constitui o balizamento da prática profissional, e todos que exercem a Enfermagem no ensino, na assistência, na pesquisa ou na administração estão obrigados a conhecê-lo e cumpri-lo, é oportuno saber de sua importância e necessidade. Espera-se que o estudo da trajetória histórica da sua elaboração justifique essa necessidade e auxilie na compreensão dos fundamentos filosóficos, morais e éticos para aceitá-lo não como um cerceamento de liberdade, mas como uma forma de apoio, orientação e segurança no exercício profissional em benefício do ser humano e da sociedade.

Por último cabe citar que, em agosto de 1935, a Igreja Católica Romana acolheu a realização, em Roma, de um Congresso Internacional de Enfermeiras Católicas. Findo o evento, foi publicado, em 1936, um livreto intitulado "Normas práticas de Deontologia Católica – Diretório das Religiosas e Enfermeiras Católicas"[7] contendo diretrizes gerais sobre cooperação em determinados procedimentos médico-hospitalares. Saliente-se que nas décadas de 1930-60 havia uma proporção muito grande de enfermeiras religiosas das mais diferentes congregações e institutos, atuando em hospitais brasileiros.

CÓDIGO DE DEONTOLOGIA DE ENFERMAGEM (1975)

De acordo com o Relatório[8] da gestão de abril de 1975 a abril de 1976, o primeiro do COFEN como autarquia do Ministério do Trabalho (na ocasião presidido por Maria Rosa de Sousa Pinheiro, eleita pelos pares), já havia sido assumido que a esse órgão cabia zelar pelas atitudes implícitas no exercício profissional. Esse zelo deveria estar apoiado na competência legalmente estabelecida de fiscalizar os aspectos éticos desse exercício. A vice-presidente, Amália Corrêa de Carvalho, foi incumbida de elaborar um projeto de código, que foi revisto por Grupo de Trabalho constituído pelas mesmas enfermeiras da Comissão Especial da ABEn, ou seja, Lucia Cristofolini, Maria José Schmidt, Taka Oguisso e Vilma de Carvalho, conforme consta do Anexo 15 do antes mencionado Relatório de gestão.[7]

Dada a redação final, foi aprovado pelo COFEN como Código de Deontologia de Enfermagem (CDE) em 4 de outubro de 1975, mas publicado no Diário Oficial da União em 29 de março de 1976. Daí a razão de algumas citações referirem 1975 como ano de criação do primeiro código do COFEN, e outras, o ano de 1976. Esse Código foi chamado de Deontologia, termo justificado no preâmbulo porque "os deveres norteiam o Homem e sua trajetória existencial" e por considerar que, "quando o ser humano se apresenta sob as vestes de um profissional, os deveres são normas de conduta que orientam o exercício de suas atividades, nas relações dos profissionais entre si, com seus clientes e com a comunidade". Essa conscientização aguda para o senso do dever era a tônica de um código de ética, ou ciência dos deveres, daí a preferência pela palavra "deontologia", ou tratado dos deveres, na época.

O CDE era constituído basicamente de cinco capítulos: responsabilidades fundamentais; exercício profissional; o enfermeiro perante a classe; o enfermeiro perante os colegas e demais membros da equipe de saúde; e as disposições gerais. Em certo sentido, o art. 1º tenta definir "assistência de Enfermagem" como medidas relacionadas com promoção, proteção e recuperação da saúde, prevenção de doenças, reabilitação de incapacitados, alívio do sofrimento e promoção de ambiente terapêutico para o indivíduo, a família e a comunidade, levando em consideração os diagnósticos e os planos de tratamento médico e de Enfermagem.

O capítulo sobre o exercício profissional era o mais longo, com 11 artigos, abrangendo deveres, proibições e uma tomada de posição com afirmações declaratórias sobre o que se espera do profissional. Por se dirigir apenas ao enfermeiro, como se somente ele tivesse deveres, as demais categorias que atuavam nos serviços de Enfermagem não se sentiram abrangidas. Ao mesmo tempo, o enfermeiro tornava-se responsável por toda a assistência, quando esta era, de fato, prestada também por outras categorias, causando certo desconforto no trabalho cotidiano. O espírito do Código era de delegar ao enfermeiro a responsabilidade de compartilhar a assistência de Enfermagem com as demais categorias, fazendo supervisão do trabalho e também buscando ou promovendo o aperfeiçoamento técnico e cultural do pessoal sob sua orientação. Assim, ao afirmar que, dentro desse espírito, o enfermeiro deveria exercer sua atividade com zelo e probidade e obedecer aos preceitos da ética profissional, da moral, do civismo e das leis em vigor, preservando a honra, o prestígio e as tradições da profissão, não significava que as demais categorias estariam desobrigadas desse dever.

O art. 9º, sobre proibições, é o mais longo do código, com 18 incisos somente "aos enfermeiros" novamente. Obviamente, negar assistência de Enfermagem em caso de urgência seria a mais grave infração, como consta no primeiro inciso, assim como abandonar o cliente em meio a tratamento sem garantia de continuidade de assistência, salvo em caso de absoluta força maior. No art. 11, preceitua-se que "o enfermeiro reprova quem infringe postulado ético ou dispositivo legal e notifica o Serviço de Enfermagem da instituição e, em última instância, o COREN, de intervenção cirúrgica ilícita de que tome conhecimento". E o que seria uma intervenção cirúrgica ilícita? Provavelmente não deve ter havido esse tipo de notificação aos CORENs, pois seria necessário que fossem explicitados que casos seriam ilícitos e em que circunstâncias (aborto, laqueadura de trompa, eutanásia?).

O Código ajuda também o profissional a tomar determinadas posições com afirmações declaratórias, como o art. 12, que preceitua: "o enfermeiro protege o cliente contra danos decorrentes de imperícia, negligência, omissão ou imprudência por parte de qualquer membro da equipe de saúde, alertando o profissional faltoso e, em última instância, recorrendo à chefia imediata, a fim de que sejam tomadas medidas para salvaguardar a segurança e o conforto do cliente." Essa proteção ao cliente não é apenas relacionada com a equipe de Enfermagem, mas também com toda a equipe de saúde.

Entre essas afirmativas, inclui-se também um direito do enfermeiro, ao declarar no art. 17 que "o enfermeiro tem direito a justa remuneração por seu trabalho".

Os Capítulos II e III tratam do enfermeiro perante a classe e perante os colegas e demais membros da equipe de saúde. Preceituava-se que, por sua atuação nos órgãos de classe, o enfermeiro participaria "da determinação de condições justas de trabalho para a equipe de Enfermagem". É a primeira vez no Código que aparece a figura das outras categorias de Enfermagem, ao lembrar mais um direito, o das condições justas de trabalho. O dever de "pertencer, no mínimo, a uma entidade de classe" era um preceito que deveria valer sempre, pois as autoras da elaboração e da revisão desse Código já previam que muitos profissionais optariam por permanecer na entidade à qual estivessem obrigados, abandonando a que fosse de filiação voluntária, seja por comodidade ou economia.

Tratava-se, no caso, da ABEn, que, embora tivesse lutado tenazmente por 28 anos seguidos pela criação do COFEN, sabia que, tão logo fosse instalada, essa entidade superaria em tamanho e força a organização-mãe, pela compulsoriedade da filiação. Por isso, com esse Código buscava-se manter forte a união entre ABEn e COFEN, incluindo, no art. 20, não só o dever de pertencer a uma entidade de classe, mas também de apoiar iniciativas que visassem "ao aprimoramento cultural e à defesa dos legítimos interesses da classe". Isso, na verdade, pressupunha o direito de enfermeiros a esse aprimoramento e à defesa dos legítimos interesses.

Essa união e parceria realmente perduraram nas duas primeiras décadas, quando enfermeiras idealistas e desejosas de contribuir para a classe, sem outros interesses pessoais, aceitaram participar da diretoria ou da presidência do COFEN para desenvolver um trabalho, por um mandato legal de 3 anos, ainda que fosse admitida uma reeleição (Lei nº 5.905/73, art. 9º). Entre essas idealistas, estavam também algumas ilustres pioneiras da Enfermagem brasileira que haviam lutado pela criação do próprio COFEN, tais como: as três primeiras presidentes da entidade, Maria Rosa Pinheiro, Amália Correa de Carvalho e Maria Ivete Ribeiro de Oliveira; e membros das primeiras diretorias ou de comissões, como Clarice Ferrarini, Circe de Melo Ribeiro, Haydée Guanaes Dourado, Irmã Maria Tereza Notarnicola, Josephina de Mello. Além delas, havia outras representantes de diversos estados, que compuseram a primeira diretoria, em nível nacional, como membros efetivos: Edna Duarte Bispo (PE), Judith Feitosa de Carvalho (RJ), Maria Elena da Silva Nery (RS), Raimunda da Silva Becker (RJ), Therezinha Albertina Patrocínio do Valle (DF) e Vani Maria Chiká Faraon (RS).

Remontando à época em que esse Código foi discutido e aprovado, seria necessário lembrar que, na década de 1970, ainda era muito forte o aspecto vocacional e religioso, especialmente em hospitais, em que muitas pessoas, por espírito de caridade, aceitavam trabalhar longas horas sem nada receber ou em troca de moradia e comida.

Havia também um forte componente dos postulados do CIE, cujo Código de Ética para Enfermeiros preconizava esse espírito de união e solidariedade mútua entre colegas de profissão, pois pareceria estranho especificar um preceito ético de tratar "colegas e outros profissionais com respeito e cortesia". Em continuação, havia a proibição de "criticar, depreciativamente, colega ou outro membro da equipe de saúde, a entidade onde trabalha ou outra instituição de saúde", não fossem casos ocorridos. Para que pudesse haver esse respeito mútuo, cada enfermeiro necessitaria mesmo "desempenhar com exação sua parte no trabalho conjunto" (art. 22).

Finalmente, no último capítulo, art. 26, estipulava-se que as disposições contidas nesse Código se aplicariam também, no que coubesse, "ao pessoal das outras categorias compreendidas nos serviços de Enfermagem". Destaque-se também que, nessa época, havia heterogeneidade do pessoal compreendido nos serviços de Enfermagem e desatualização da lei do exercício profissional (Lei nº 2.604/55 e Decreto nº 50.387/61), o que dificultava ainda mais a ação do COFEN. Outro ponto a considerar era uma distinção que a Lei nº 6.229/72, do Sistema Nacional de Saúde, fazia entre profissão e ocupação, ao referir-se a "formação e habilitação de profissionais de nível universitário, assim como do pessoal técnico e auxiliar necessário ao setor saúde" (art. 2º, inciso III) e também sobre "as condições de exercício das profissões e ocupações técnicas e auxiliares" (art. 1º, inciso I, alínea 5). Nas línguas inglesa e francesa, as palavras "profissão" e "profissional" referem-se a pessoas com formação em nível superior, enquanto "ocupação" e "ocupacional", a atividades de nível médio e trabalhadores que exercem essas ocupações.

Contudo, pessoas pertencentes a essas ocupações ou atividades de nível médio dentro dos serviços de Enfermagem não estavam satisfeitas de serem consideradas como anexas aos enfermeiros e queriam também ter destaque como categoria profissional. Por essa ocasião, com

70 Parte 1 | Generalidades sobre o Exercício da Enfermagem

as discussões e a aprovação da nova Constituição Federal no Brasil e os clamores populares por uma democratização do país, tiveram lugar também os estudos para a reformulação do CDE. Assim, dentro da recém-instalada democracia brasileira, não haveria mais lugar para destaque sobre níveis de hierarquia.

O tempo mostrou que era realmente necessário reformular esse Código, reconhecendo-se os direitos já enunciados e dando-se aos demais exercentes da Enfermagem a visibilidade que reclamavam. Assim, em 1993, surgiu a nova versão do Código de Deontologia de Enfermagem, após amplos estudos e seminários realizados pelo COFEN, com o nome de Código de Ética dos Profissionais de Enfermagem (CEPE-1993), considerando todos como profissionais, independentemente do nível de estudo alcançado.

CÓDIGO DE ÉTICA DOS PROFISSIONAIS DE ENFERMAGEM | CEPE-1993

Foi aprovado pelo COFEN como Resolução nº 160, de 12 de maio de 1993, para aplicação na jurisdição de todos os conselhos de Enfermagem. A primeira grande modificação foi quanto ao título "profissional de Enfermagem", englobando todas as categorias sob o mesmo nome, independentemente do grau de escolaridade, pois todas podem exercer a Enfermagem, respeitados os respectivos graus de habilitação. Esses diferentes níveis profissionais já haviam sido definidos e classificados na Lei nº 7.498/86 e no Decreto nº 94.406/87, sobre a regulamentação do exercício da Enfermagem. O preâmbulo que constava no CDE foi excluído no novo Código, que tem início diretamente com os princípios fundamentais, declarando-se "uma profissão comprometida com a saúde do ser humano e da coletividade, que atua na promoção, proteção e recuperação da saúde e reabilitação das pessoas, respeitando os princípios éticos e legais" (art. 1º). A questão do alívio do sofrimento, que constava no CDE 1975 e nas duas versões do Código de Ética da ABEn, e sempre constou de modo explícito nos sucessivos códigos do CIE, até na versão de 2005, foi excluída do CEPE-1993, sem explicação ou justificativa.

Dentre os princípios fundamentais, foi também incluído o respeito à vida, à dignidade e aos direitos do ser humano (art. 3º) em todo o seu ciclo vital, sem discriminação de qualquer natureza. Observa-se certo espírito legalista na afirmação de que o profissional de Enfermagem exerce suas atividades com justiça, competência, responsabilidade e honestidade, princípio (art. 4º) reiterado como dever no art. 22. Afirmava também "exercer a profissão com autonomia, respeitando os preceitos legais da Enfermagem" (art. 6º).

O Capítulo II trata dos direitos do enfermeiro, dentre os quais se incluem nove artigos. O CDE afirmava timidamente que o enfermeiro teria direito a justa remuneração por seu trabalho; porém, o CEPE-1993 considerava como direito receber salários ou honorários pelo seu trabalho, que deveria corresponder, no mínimo, ao fixado por legislação específica, dando-lhe uma nova dimensão legal. Era um direito "atualizar seus conhecimentos técnicos, científicos e culturais" (art. 14), mas também uma responsabilidade "manter-se atualizado ampliando seus conhecimentos técnicos, científicos e culturais, em benefício da clientela, da coletividade e do desenvolvimento da profissão" (art. 18).

Enquanto o CDE prescrevia ser **um dever** do enfermeiro "pertencer, no mínimo, a uma entidade de classe", o CEPE considerava ser **um direito** o profissional de Enfermagem "associar-se, exercer cargos e participar das atividades de entidades de classe". Com essa alteração na concepção de **dever** e **direito**, o COFEN não incentivava a participação em outras entidades de classe, ao mesmo tempo que usava sua força da filiação compulsória, reforçando um monopólio como organização de classe. Ademais, a situação socioeconômica dos profissionais de Enfermagem que não dispunham de folga suficiente para pagar duas ou mais entidades de classe acabou obrigando-os a optar por pagar anuidade apenas à entidade de filiação compulsória. A falta de espírito de solidariedade entre entidades de classe, especialmente entre o COFEN e a ABEn, que o havia criado, acabou por causar incompatibilidades, chegando à cisão não apenas entre os líderes dessas entidades, mas também entre muitos profissionais que acompanhavam os acontecimentos.

O Capítulo III trata das responsabilidades, começando por "assegurar ao cliente uma assistência de Enfermagem livre de danos decorrentes de imperícia, negligência ou imprudência" (art. 16), o que é reiterado como dever no art. 24; no sentido de protegê-lo contra esses danos no art. 33, e ainda para alertar o profissional no art. 39, quando diante de falta cometida por esses motivos. O profissional de Enfermagem tem o direito de suspender suas atividades, individual ou coletivamente (art. 11), em determinadas situações, mas tem o dever de garantir a continuidade da assistência ao cliente sob sua responsabilidade (art. 11, parágrafo único, e art. 25). Além de manter-se atualizado, o profissional tem a responsabilidade de "promover e/ou facilitar o aperfeiçoamento técnico, científico e cultural do pessoal sob sua orientação e supervisão" (art. 19).

O Capítulo IV enumera uma lista de 21 deveres, a partir de um genérico dever de cumprir e fazer cumprir os preceitos éticos e legais da profissão. Vários deveres listados já estavam incluídos também como responsabilidades. Alguns merecem ser citados especificamente por serem atividades que muitas vezes escapam da rotina dos profissionais por demais habituados a elas, como, por exemplo, o dever de "respeitar o natural pudor, a privacidade e a intimidade do cliente" (art. 28), ou "respeitar e reconhecer o direito do cliente de decidir sobre sua pessoa, seu tratamento e bem-estar" (art. 27). Há também o dever de "manter segredo sobre fato sigiloso de que tenha conhecimento em razão de sua atividade profissional" (art. 29), ou do respeito ao "ser humano na situação de morte e pós-morte" (art. 32). A faina cotidiana pode tornar o profissional aparentemente menos sensível, mas a atitude de respeito e solidariedade para com o cliente/paciente e sua família constitui um dever profissional esperado por toda a sociedade. Apesar de longa, essa listagem omitiu um dever importante quanto a anotações ou registros de Enfermagem no prontuário do paciente. Poderia e deveria ter sido incluído para sanar a omissão na Lei nº 7.489/86 e no Decreto nº 94.406/87, sobre o exercício profissional.

O CEPE-1993 criou também um capítulo especial sobre deveres disciplinares, no Capítulo VI. São incluídas obrigações dos profissionais para atender convocações do COREN no prazo indicado; facilitar a fiscalização do exercício profissional; manter-se regularizado com as obrigações financeiras; apor o número de inscrição do COREN na assinatura quando em exercício profissional; facilitar a participação de profissionais no desempenho de atividades nos órgãos de classe; e viabilizar o desenvolvimento de atividades de ensino e pesquisa devidamente aprovadas.

O Capítulo V incluiu 30 artigos sobre proibições aos profissionais. Em relação ao cliente/paciente, seria proibido negar assistência de Enfermagem em caso de urgência ou emergência (art. 42); abandoná-lo em meio a tratamento sem garantia de continuidade da assistência (art. 43); participar de tratamento sem o consentimento do cliente ou seu representante legal, exceto em iminente risco à vida (art. 44); e provocar aborto ou cooperar em prática destinada a interromper a gestação (art. 45). Na questão do aborto, em se tratando dos casos previstos em lei, o profissional deve decidir de acordo com sua consciência. Assim, seriam igualmente proibidos: promover eutanásia; administrar medicamentos sem certificar-se da natureza deles; prescrever medicamentos ou praticar ato cirúrgico, exceto os previstos na legislação; executar assistência de Enfermagem sem consentimento do cliente; realizar prescrições terapêuticas quando contrárias à segurança do cliente; prestar serviços que, por sua natureza, incumbem a outro profissional; e provocar, cooperar ou ser conivente com maus-tratos (art. 52).

Com o incremento de pesquisas feitas por enfermeiros a partir da década de 1980, surgiu a necessidade de disciplinar o aspecto ético em relação ao ensino e à pesquisa. Desse modo, o profissional foi proibido de participar de pesquisa ou atividade de ensino em que o direito inalienável do homem fosse desrespeitado ou acarretasse perigo à vida ou dano à sua saúde (art. 53). Também foi proibido publicar trabalho sem a autorização do cliente, não apenas com elementos que o identificassem, mas também em seu nome próprio, além de trabalho científico do qual não tivesse participado ou omitisse, em publicações, nomes de colaboradores e/ou orientadores (arts. 54 e 55). Constituiria proibição utilizar, sem referência ao autor ou sem sua autorização, dados, informações e opiniões ainda não publicados (art. 56). Diversas outras proibições de caráter administrativo foram incluídas, bem como a de "ser conivente com crime, contravenção penal ou ato praticado por membro da equipe de trabalho que infringisse postulado ético profissional".

Os capítulos VII e VIII do CEPE-1993 referiam-se às infrações e penalidades e à aplicação de penalidades, que anteriormente constituíam um código à parte, aprovado pela Resolução nº 51 do COFEN, de 24 de maço de 1979, e revogado em 1993. O último capítulo tratava das disposições finais, para assegurar que os casos omissos seriam resolvidos pelo COFEN.

CÓDIGO DE ÉTICA DOS PROFISSIONAIS DE ENFERMAGEM | CEPE-2000

Uma pequena reformulação no CEPE foi feita sem nenhum motivo ou arrazoado que a justificasse, embora a Resolução nº 240, de 30 de agosto de 2000, que aprovou esse código, faça referência ao "resultado dos estudos originários de seminários realizados pelo COFEN com participação dos diversos segmentos da profissão". Curiosamente, tal arrazoado é idêntico ao da Resolução nº 160 do COFEN, de 12 de maio de 1993, que aprovou o CEPE-1993, 7 anos antes. A reformulação constou apenas de uma emenda supressiva, com a exclusão do art. 69, que estipulava ser proibido "fazer publicidade de medicamento ou outro produto farmacêutico, instrumental, equipamento hospitalar, valendo-se de sua profissão, exceto com caráter de esclarecimento e de educação da população" e a reenumeração de todos os artigos subsequentes. Assim, em 1993, o CEPE tinha 100 artigos e passou a ter 99 em 2000.

Outra pequena alteração foi de ordem técnica e jurídica, sem modificação de conteúdo, pois os artigos, que tinham vários parágrafos, passaram a utilizar o sinal gráfico específico § para sua designação. No CEPE-1993, os parágrafos eram designados com a palavra escrita por extenso, sem uso do sinal gráfico. Provavelmente, esquecidos dessa renumeração, a aplicação da pena de suspensão e de cassação do direito ao exercício profissional incluiu os artigos 70 e 79, quando deveriam ser os artigos 69 e 78, que se referiam a infrações maiores como "ser conivente com crime ou contravenção penal" e "apropriar-se de dinheiro, valor ou qualquer bem imóvel". O art. 79 do CEPE-2000 não tem relação com infração. Assim, comentários e análises já feitos ao CEPE-1993 podem ser aplicados inteiramente ao CEPE-2000.

CÓDIGO DE ÉTICA DOS PROFISSIONAIS DE ENFERMAGEM | CEPE-2007

A Resolução nº 311 do COFEN, de 08 de fevereiro de 2007, aprovou nova reformulação do Código de Ética dos Profissionais de Enfermagem (CEPE-2007). Entrou em vigor no dia 12 de maio do mesmo ano e revogou a Resolução nº 240/2000, que havia aprovado o CEPE-2000. De fato, dessa vez as alterações foram bem maiores, não apenas porque o código anterior tinha 99 artigos, e o novo, 132, o que já identificava uma diferença de 33 artigos (um acréscimo de mais de 30%). Algumas modificações encontram-se mais na forma do que no conteúdo, mas vários aspectos que não estavam contemplados em códigos anteriores foram introduzidos e outros foram detalhados e desmembrados, ou reformulados.

A primeira alteração notável foi a reinclusão de um preâmbulo, não apenas para apresentar a Enfermagem como profissão científica e técnica, que leva em consideração a necessidade e o direito de assistência em Enfermagem da população, mas também para justificar a reformulação face às transformações socioculturais, científicas e legais. Relaciona também os postulados nacionais e internacionais que serviram de base para essa elaboração.

São criticáveis alguns verbos utilizados. Por exemplo, a Declaração Universal dos Direitos Humanos[9] não foi "'promulgada' pela Assembleia Geral das Nações Unidas", pois o verbo "promulgar" indica hierarquia, que não existe em uma organização internacional em que todas as nações representadas são igualmente soberanas. O verbo correto seria "proclamada" ou "aclamada", mas não promulgada. Quanto à Convenção de Genebra da Cruz Vermelha, esclareça-se que houve quatro, sendo a primeira em 1863 e a última em 1949. Ela definiu normas para leis internacionais relativas aos direitos humanitários. No texto do preâmbulo, parece que a Declaração dos Direitos Humanos foi adotada pela Convenção da Cruz Vermelha, o que nunca aconteceu.

Deveria ser simplesmente indicado que o CEPE teve como referência um elenco de postulados, como os da Declaração Universal dos Direitos Humanos,[9] da Convenção de Genebra da Cruz Vermelha, do Código de Ética do CIE e da ABEn. Sobre a Declaração de Helsinque, adotada inicialmente em 1964 pela Associação Médica Mundial, foi revisada várias vezes, e a primeira revisão ocorreu em Tóquio em 1975. Deveria ter sido citada a revisão de outubro de 2000, na Escócia, pois a última ocorreu em Fortaleza, Brasil, em outubro de 2013. A última versão do Código do CIE, de 2012,[4] considera que o respeito aos direitos humanos inclui direitos culturais e o direito a ser tratado com respeito e dignidade, independentemente de idade, cor, credo, cultura, incapacidade ou doença, gênero, orientação sexual, nacionalidade, opinião política, raça ou condição social.

Foram incluídos também no preâmbulo os princípios fundamentais da Enfermagem, que, no CEPE-1993, constituíam um capítulo específico do corpo do Código. Assim, declara-se profissão comprometida com a saúde e a qualidade de vida da pessoa, família e coletividade, e que o profissional de Enfermagem atua em promoção, prevenção, recuperação e reabilitação da saúde, com autonomia e em consonância com os preceitos éticos e legais. Note-se um equívoco nesse princípio, pois, ao não especificar que o segundo nível de saúde é a prevenção de doenças, parece que o profissional atua na prevenção da saúde, o que seria um absurdo. Poderia ter especificado claramente tratar-se de prevenção de doenças ou substituir a palavra "prevenção" por "proteção", como constavam no CEPE-1993 e no CEPE-2000.

Houve, de fato, uma correção no sujeito, pois não é a Enfermagem que atua, mas o seu profissional; em contrapartida, houve esta falha: embora se afirme comprometida com a qualidade de vida, não fez constar uma responsabilidade fundamental, preconizada pelo CIE e por outros códigos anteriores, que é o alívio do sofrimento. Ao assumir seu compromisso com a qualidade de vida, estaria claro que isso inclui alívio do sofrimento?

Uma inovação nos princípios fundamentais é a afirmativa de que, como integrante da equipe de saúde, o profissional de Enfermagem participa das ações que visam satisfazer as necessidades de saúde da população e de defesa dos princípios das políticas públicas de saúde e ambientais, que garantam universalidade de acesso aos serviços de saúde, integralidade da assistência, resolutividade, preservação da autonomia das pessoas, participação da comunidade, e hierarquização e descentralização político-administrativa dos serviços de saúde.

O CEPE-2007 apresenta seis capítulos, a saber: das relações profissionais; do sigilo profissional; do ensino, pesquisa e produção técnico-científica; dos direitos; das infrações e penalidades; e da aplicação das penalidades. Em comparação com o CDE de 1975, que listava apenas dois direitos, e com o de 1993, que preconizava nove direitos, o CEPE-2007 traz um elenco de 27 direitos dos enfermeiros, cuja maioria não estava contemplada anteriormente. Note-se, entretanto, que o objeto ou conteúdo desses artigos foi ora tratado como um direito, ora como dever, ora como uma proibição. Por exemplo, a anotação de Enfermagem que estava totalmente omissa nos códigos anteriores, no CEPE-2007 é considerada não apenas um dever e uma responsabilidade, mas também um direito, em um total de seis artigos sobre o tema. O art. 68 estabelece que o profissional, em suas relações com as organizações empregadoras, tem o **direito** de "registrar no prontuário e em outros documentos próprios da Enfermagem informações referentes ao processo de cuidar da pessoa", e tem o **dever** de "registrar no prontuário do paciente as informações inerentes e indispensáveis ao processo de cuidar" (art. 25), além de "prestar informações, escritas e verbais, completas e fidedignas necessárias para assegurar a continuidade da assistência" (art. 41). Ainda lhe é **proibido** "registrar informações parciais e inverídicas sobre a assistência prestada" (art. 35). Finalmente, com relação ao empregador, preceitua-se que o profissional deve: "incentivar e criar condições para registrar as informações inerentes e indispensáveis ao processo de cuidar" (art. 71) e "registrar as informações inerentes e indispensáveis ao processo de cuidar de forma clara, objetiva e completa" (art. 72).

Outro aspecto pouco explorado no CEPE-1993 e no CEPE-2000 era acerca da pesquisa, pois o art. 36 apenas preconizava "a interrupção da pesquisa na presença de qualquer perigo à vida e à integridade da pessoa humana", e o art. 37 recomendava "ser honesto no relatório dos resultados da pesquisa". O CEPE-2007 criou um capítulo específico sobre ensino, pesquisa e produção técnico-científica, considerando-se que o profissional que atua em docência realiza também pesquisa e outras atividades de extensão universitária, por serem exigências da própria vida acadêmica. Destaque-se, porém, que essa exigência de produção técnico-científica deixou de ser característica acadêmica, pois começou a ser cobrada também dos profissionais que atuam na assistência e no gerenciamento de instituições de saúde; afinal, a pesquisa e a publicação de seus resultados indicam qualidade e capacidade profissional. Além disso, o COFEN e os CORENs começaram a voltar sua atenção para a área de ensino de Enfermagem.

De acordo com a Lei nº 5.905/73, o COFEN e os CORENs são "órgãos disciplinadores do exercício da profissão de enfermeiro e das demais profissões compreendidas nos serviços de Enfermagem". O mau entendimento desse artigo restringia a atividade apenas ao exercício da assistência de Enfermagem, excluindo-se a função de disciplinar o ensino, que seria da competência dos setores da educação. Por essa razão, o COFEN e os CORENs mantiveram-se sempre a

74 Parte 1 | Generalidades sobre o Exercício da Enfermagem

certa distância da área de ensino. No entanto, depois que órgãos similares das áreas de direito e medicina começaram a assumir funções de regulação, supervisão e avaliação de instituições de educação superior e cursos superiores de graduação no sistema federal de ensino, conforme prevê o Decreto nº 5.773, de 9 de maio de 2006,[10] criou-se a possibilidade de os respectivos conselhos federais atuarem efetivamente no reconhecimento de novos cursos de graduação.

O art. 36 desse Decreto estipula que "o reconhecimento de cursos de graduação em direito e em medicina, odontologia e psicologia deverá ser submetido, respectivamente, à manifestação do Conselho Federal da Ordem dos Advogados do Brasil ou do Conselho Nacional de Saúde". Vale lembrar que o reconhecimento de curso conforme definido no próprio texto legal é "condição necessária para a validade nacional dos respectivos diplomas" (art. 34). Portanto, o reconhecimento é um instrumento ao qual se atribui grande valor social, moral, técnico, profissional e até econômico, pois nenhuma instituição de ensino pode funcionar sem ele.

O art. 37 do Decreto nº 5.773/2006 determinou que, em "caso de curso correspondente à profissão regulamentada, a Secretaria abrirá prazo para que o respectivo órgão de regulamentação profissional, de âmbito nacional, querendo, ofereça subsídios à decisão do Ministério da Educação em sessenta dias". Assim, sendo a Enfermagem uma profissão regulamentada, seu órgão de regulamentação profissional de âmbito nacional (COFEN), se quiser, terá acesso ao processo de reconhecimento de novos cursos de graduação, podendo oferecer suas análises, avaliações e subsídios ao Ministério da Educação.

Parece claro que os órgãos disciplinadores do exercício da profissão do enfermeiro e das demais compreendidas nos serviços de Enfermagem têm competência legal para opinar sobre o reconhecimento de novos cursos de graduação. Com isso, o CEPE-2007 passou a disciplinar também a atividade de ensino, além da de pesquisa e de produção técnico-científica.

O art. 86 estipula que o profissional tem não somente o direito de realizar e participar das atividades de ensino e pesquisa, como também de ser informado sobre essas atividades, quando desenvolvidas com pessoas sob seus cuidados ou em seu local de trabalho (art. 87). Se o profissional participar na atividade de pesquisa e na elaboração de texto, obviamente terá direito a ser reconhecida sua autoria ou coautoria. Daquele total de dois artigos, o CEPE-2007 passou a contar com 18, entre direitos, deveres e proibições, demonstrando a amplitude alcançada pelas atividades de ensino e pesquisa no exercício da Enfermagem. O conteúdo do art. 36 do CEPE-2000 é repetido no art. 90 do CEPE-2007, que acrescenta como responsabilidades e deveres: "atender as normas vigentes para a pesquisa envolvendo seres humanos, segundo a especificidade da investigação" (art. 89); "respeitar os princípios da honestidade e fidedignidade, bem como os direitos autorais no processo de pesquisa, especialmente na divulgação dos seus resultados" (art. 91); "disponibilizar os resultados de pesquisa à comunidade científica e à sociedade em geral" (art. 92); e "promover a defesa e o respeito aos princípios éticos e legais da profissão no ensino, na pesquisa e nas produções técnico-científicas" (art. 93). Contudo, há também o dever de "estimular, facilitar e promover o desenvolvimento das atividades de ensino, pesquisa e extensão, devidamente aprovadas nas instâncias deliberativas da instituição" (art. 70).

Um preceito mantido no CEPE-2007, que já constava no CDE 1975, no CEPE-1993 e no CEPE-2000, é o dever de comunicar ao COREN de sua jurisdição fatos que infrinjam dispositivos legais e que possam prejudicar o exercício profissional, ou firam preceitos do presente código e da legislação do exercício da profissão, assim como fatos que envolvam recusa ou demissão de cargo, função ou emprego, motivados pela necessidade de preservar os postulados éticos e legais da profissão.

O preceito do CEPE-2000 sobre a proibição de "abandonar o cliente em meio a tratamento sem garantia de continuidade da assistência" (art. 43), também assegurado no CDE 1975 (art. 9º, II), foi detalhado no art. 16 do CEPE-2007, que estipula o dever de "garantir a continuidade da assistência de Enfermagem em condições que ofereçam segurança, mesmo em caso de suspensão das atividades profissionais decorrentes de movimentos reivindicatórios da categoria".

INFRAÇÕES E PENALIDADES ÉTICAS

Com relação às infrações e penalidades, em 1975 o CDE não previa nada no corpo do seu código, pois havia um específico chamado Código de Infrações e Penalidades, aprovado em março de 1979. Foi em 1993, quando o COFEN reformulou o CDE 1975 e o transformou em CEPE-1993, que houve a decisão de incorporar as infrações e penalidades dentro do corpo do código como um capítulo, caracterizando-se as infrações éticas e disciplinares e a aplicação das respectivas penalidades. O atual CEPE-2007 seguiu o mesmo princípio, destinando o Capítulo V para esse tema, com 12 artigos e seus respectivos parágrafos. O Capítulo VI refere-se à aplicação das penalidades, com seis artigos, modalidade que já existia desde o CEPE-1993, com o mesmo número de artigos.

Infração ética, segundo o art. 113, é ação, omissão ou conivência que implique desobediência e/ou inobservância às disposições do CEPE. Difere da infração disciplinar, que seria a inobservância de normas do COFEN ou dos CORENs. Deve responder pela infração quem a cometer ou concorrer para a sua prática, ou dela obtiver benefício, quando cometido por outrem (art. 115). Os danos causados e suas consequências caracterizam a gravidade da infração e devem ser apurados por meio de um processo ético a ser instaurado pelo COREN da jurisdição do fato.

Estudo elaborado por Mattozinho[11] sobre processos ético-disciplinares julgados pelo COREN-SP em 2012-2013 identificou 399 ocorrências éticas, agrupadas pela autora em oito categorias. Os tipos mais comuns encontrados no estudo foram: iatrogenia de omissão caracterizada como negligência (22,6%); iatrogenia medicamentosa, por erro na administração de medicamentos (22,1%); e os crimes ou contravenções penais, caracterizados por maus-tratos, apropriação indébita, estupro, falsificação de documento, falsidade ideológica, vilipêndio de cadáver, abandono de incapaz, racismo, assédio sexual, atos libidinosos, estelionato, tráfico de entorpecentes, peculato e furto (totalizaram 18%). Após a apuração dos fatos, o desfecho dos processos ético-disciplinares instaurados concluiu pela culpabilidade e aplicação de penalidades ético-disciplinares a 212 profissionais. Portanto, das 399 ocorrências, 53,1% foram consideradas infrações éticas.

A própria Lei nº 5.905/1973, ao criar o COFEN e os CORENs, já determinava a aplicação de penalidades aos infratores do CDE (art. 18). Para tanto, era necessário criar condições para recebimento de denúncias, sua apuração processual, com amplo direito de defesa e avaliação imparcial do ato ou omissão imputado ao profissional, desde a abertura do processo até o trânsito em julgado.

O COFEN,[12] pela Resolução nº 370, de 3 de novembro de 2010, aprovou o Código de Processo Ético-Disciplinar (PED) dos Conselhos de Enfermagem, com 162 artigos, estabelecendo normas procedimentais a serem aplicadas nos processos éticos em toda a jurisdição desses órgãos regionais. São, portanto, normas sistemáticas que regem a aplicação do CEPE.

De acordo com a gravidade da infração, as penalidades podem ser: advertência verbal, multa, censura, suspensão do exercício profissional e até cassação do direito ao exercício profissional. Cada uma delas é descrita no CEPE-2007 e pode ser aplicada pelos CORENs no âmbito de sua jurisdição, com exceção da cassação, que constitui competência do COFEN. Os processos instaurados em órgãos profissionais seguem as mesmas etapas e regras dos processos civis, em geral com amplo direito de defesa e a possibilidade de usar os bons antecedentes profissionais como circunstância atenuante. Infração com gravidade maior, possíveis danos causados e suas consequências podem vir a constituir uma circunstância agravante. O Capítulo VI do CEPE-2007 trata da aplicação das penalidades, listando as ações que seriam passíveis de receber uma das penalidades previstas. Finalmente, o Capítulo VII trata das disposições gerais, que, em regra, seguem ritualmente os mesmos preceitos invocados para eventuais casos omissos.

O CEPE-2007 foi revogado pela Resolução nº 564, de 6 de novembro de 2017,[13] publicada no Diário Oficial da União de 6 de dezembro de 2017, que ao mesmo tempo aprovou o novo Código de Ética dos Profissionais de Enfermagem, com prazo de 120 dias a partir dessa publicação para entrar em vigor, o que corresponde ao dia 6 de abril de 2018.

CÓDIGO DE ÉTICA DOS PROFISSIONAIS DE ENFERMAGEM | CEPE-2017

Dez anos depois do CEPE-2007, foi aprovado o CEPE-2017, que entrou em vigor em abril de 2018 com 119 artigos, além do preâmbulo e dos princípios fundamentais. Esses artigos estão distribuídos em 5 capítulos, a saber:

- Capítulo 1 | Dos direitos (com 23 artigos)
- Capítulo 2 | Dos deveres (com 37 artigos e 14 parágrafos)

- Capítulo 3 | Das proibições (com 41 artigos e 4 parágrafos)
- Capítulo 4 | Das infrações e penalidades (com 11 artigos e 12 parágrafos)
- Capítulo 5 | Da aplicação das penalidades (com 6 artigos).

Não consta capítulo sobre "Disposições gerais", que normalmente inclui artigos sobre resolução de casos omissos, ressalva sobre a possibilidade de alteração do Código e prazo para entrada em vigor. Tais artigos foram incluídos no texto da Resolução COFEN nº 564/2017,[13] que aprovou esse Código para ser observado e respeitado por todos os profissionais de Enfermagem, isto é, enfermeiros, técnicos de enfermagem, auxiliares de enfermagem, obstetrizes e parteiras, além de atendentes de enfermagem. O CEPE-2017, na íntegra, constitui o Anexo dessa Resolução do COFEN.

Houve simplificação na distribuição do conteúdo do Código, mantendo-se no geral as mesmas disposições anteriores. A referência a postulados internacionais, como a Declaração Universal dos Direitos Humanos, a Convenção de Genebra da Cruz Vermelha e o Código de Ética do Conselho Internacional de Enfermeiras (revisado em 2012), assim como as normas internacionais sobre pesquisa envolvendo seres humanos, que constavam no preâmbulo no CEPE-2007, passou a constar no texto da Resolução COFEN nº 564/2017, em si. Da mesma maneira, esse texto inseriu outros dispositivos legais, como o Estatuto da Criança e do Adolescente (Lei nº 8.069, de 13 de julho de 1990), o Estatuto do Idoso (Lei nº 10.741, de 1º de outubro de 2003), os direitos de pessoas portadoras de transtornos mentais (Lei nº 10.216, de 6 de abril de 2001) e dispositivos sobre as condições para promoção, proteção e recuperação da saúde, assim como a organização e funcionamento dos serviços correspondentes, inclusive com a criação do Sistema Único de Saúde (SUS) (Lei nº 8.080, de 19 de setembro de 1990).

Interessante observar a inclusão de conhecimentos históricos, entre outros técnico-científicos, ético-políticos e culturais, como parte dos direitos de profissionais (art. 6º), mas entre os deveres (art. 55) consta, além dos já citados, apenas o aprimoramento de conhecimentos socioeducativos; é de se lamentar que não inclua os aspectos históricos, que efetivamente constituem os fundamentos da identidade profissional de Enfermagem, ainda em construção.

Oportuna foi a inserção, entre os deveres profissionais, do respeito devido às diretivas antecipadas do indivíduo (art. 42, parágrafo único) quanto a "decisões sobre cuidados e tratamentos que deseja, ou não, receber no momento em que estiver incapacitado de expressar livre e autonomamente suas vontades". Segundo Nunes *et al.*,[14] o conceito das diretivas antecipadas da vontade (DAV) emergiu em resposta ao avanço tecnológico e ao tratamento médico agressivo, sendo empregado em situações ambíguas, como no caso de prognóstico ruim. As DAV foram instituídas para que a autonomia do paciente seja protegida, sob a crença de que, quando o paciente perder sua capacidade de decidir, será, por meio desse documento, mais respeitado em sua autonomia quanto ao tratamento desejado e/ou ao representante legal, que decidirá por ele em tal situação. Seria, pois, a declaração feita com antecedência pelo paciente, quando estivesse competente para decidir a respeito de seu cuidado, informando suas preferências ou autorizando outra pessoa a decidir por ele.[14]

No CEPE-2007 havia proibição genérica de provocar, cooperar, ser conivente ou omisso com qualquer forma de violência (art. 34). Já no atual CEPE-2017 está explicitada de forma clara a proibição de "praticar individual ou coletivamente, quando no exercício profissional, assédio moral, sexual ou de qualquer natureza contra pessoa, família, coletividade ou qualquer membro da equipe de saúde, seja por meio de atos ou expressões que tenham por consequência atingir a dignidade ou criar condições humilhantes ou constrangedoras" (art. 82).

Como referem Hagopian e Freitas,[15] o assédio moral ganhou notoriedade pelo aumento da frequência nas discussões trabalhistas, embora ainda seja um fenômeno considerado invisível. O assédio moral, conhecido como "*bullying, harassment ou mobbing*" em inglês, na definição da OMS é visto como comportamento irracional, repetido em relação a determinado empregado, ou grupo de empregados, que cria um risco para a saúde e para a segurança. Trata-se de um sistema ou prática de trabalho como meio para humilhar, debilitar ou ameaçar. O assédio costuma ser um mau uso ou abuso de autoridade, situação na qual as vítimas podem ter dificuldades para se defender. Em geral, a vítima de assédio sofre em silêncio com receio de perder o emprego; se recorrer à justiça, acaba sujeitando-se à degradação dos efeitos desse fenômeno, por ter de provar diante do assediador e de outras testemunhas os fatos ocorridos. Por isso, o assédio moral é considerado "uma espécie de violência perversa contra a dignidade ou integridade psíquica ou física de uma pessoa, ameaçando seu emprego".[15]

Com as facilidades oferecidas pela moderna tecnologia da informação, as telecomunicações e os telefones celulares, por exemplo, há um extenso campo para disponibilizar e acessar uma infinidade de informações. Considerando que a informação constitui um patrimônio valioso que dá sentido às atividades e pode agregar valores, pode-se entender as proibições do CEPE-2017 de "produzir, inserir ou divulgar informação inverídica ou de conteúdo duvidoso sobre assunto de sua área profissional" (art. 86). O seu parágrafo único especifica ainda ser proibido "fazer referência a casos, situações ou fatos, e inserir imagens que possam identificar pessoas ou instituições sem prévia autorização, em qualquer meio de comunicação". De igual teor é a proibição de "disponibilizar o acesso a informações e documentos a terceiros que não estão diretamente envolvidos na prestação da assistência de saúde ao paciente, exceto quando autorizado pelo paciente, representante legal ou responsável legal por determinação judicial" (art. 89). Assim, profissionais de Enfermagem devem estar atentos para não fotografar as modernas *selfies* com pacientes nem divulgar sua imagem, via WhatsApp, sem prévia autorização do paciente fotografado.

As infrações éticas ou disciplinares estão definidas no Capítulo IV como "ação, omissão ou conivência que implique em desobediência e/ou inobservância de disposições do CEPE, bem como inobservância das normas do Sistema COFEN/CORENS" (art. 104).

A gravidade da infração, quando praticada, é caracterizada pela análise do(s) fato(s), do(s) ato(s), da(s) omissão(ões), e suas consequências ou resultados, por meio da instauração do devido processo, conforme previsto no CEPE (arts. 106 e 107).

Para a graduação da penalidade são consideradas: a gravidade da infração, as circunstâncias agravantes ou atenuantes, o dano causado e os antecedentes do profissional infrator (art. 110).

O último capítulo do CEPE-2017 trata da aplicação das penalidades de advertência verbal, multa, censura, suspensão ou cassação do direito ao exercício profissional, conforme a gravidade da infração.

Em suma, além de "exercer a profissão com justiça, compromisso, equidade, resolutividade, dignidade, competência, responsabilidade, honestidade e lealdade" (art. 24) e fundamentar suas relações "no direito, na prudência, no respeito, na solidariedade e na diversidade de opinião e posição ideológica" (art. 25), é importante acreditar que, exercendo bem a profissão, com conhecimento, dedicação e eficiência, estaremos cumprindo o dever social e ético de consolidar o grande papel da Enfermagem na sociedade.

CONSIDERAÇÕES FINAIS

Conhecendo os motivos históricos que fundamentaram a elaboração de um código de ética, é possível entender e utilizar melhor seu conteúdo como apoio e balizamento para as ações de Enfermagem, não apenas no campo da assistência, mas também no ensino, na pesquisa e no gerenciamento. Com a ampliação do âmbito de ação da Enfermagem e o volume de atividades exercidas pelos profissionais de todas as categorias, as sugestões, as recomendações ou os aconselhamentos não têm o alcance necessário para disciplinar as atividades. O juramento feito pelo formando na solenidade de sua formatura também não tem força suficiente para levar o profissional a cumprir as obrigações inerentes ao exercício da Enfermagem. Espera-se que um código de ética com a força legal originária de um colegiado com competência técnica para definir infrações e aplicar penalidades possa realmente estimular os profissionais a exercerem a Enfermagem com liberdade, autonomia, justiça, compromisso, equidade, resolutividade, competência, responsabilidade, honestidade e lealdade, conforme previsto no CEPE-2017.

Entretanto, a simples criação de códigos também não torna as instituições mais éticas, pois eles mostram os valores que a cultura de determinada sociedade considera necessários para que seus membros possam interagir e trabalhar. Logo, eles necessitam ser ajustados continuamente às novas situações propiciadas pela evolução científica e tecnológica, como ocorre com a engenharia genética, a reprodução assistida, os transplantes de órgãos e a manutenção artificial de certas funções vitais. Sendo assim, a ética profissional está representada por um conjunto de normas que regulamentam o comportamento de um grupo particular de pessoas.[16,17]

Parte 1 | Generalidades sobre o Exercício da Enfermagem

O fato de a ética existir é muito significativo na história da cultura brasileira, configurando-se como um norte para a organização e a condução da vida social. Desse modo, o agir ético comporta muitas indagações, limites, possibilidades, valores e liberdade de escolha.[18] Assim, as questões éticas não podem ficar à margem dos contextos político, social, biológico, educacional, econômico, ecológico e outros inter-relacionados com o projeto de vida da humanidade. Novos desafios estarão sempre surgindo para serem enfrentados no campo da ética profissional de Enfermagem no processo de um novo *ethos* (hábitos e costumes), a fim de assegurar o respeito e a alteridade na perspectiva das múltiplas dimensões da existência do ser humano.[16]

Código de Ética da ABEn[19]

Considerando que a Enfermagem adquire cada vez maior amplitude técnica e científica e impõe aos membros da profissão maiores encargos e mais sérias responsabilidades;

Considerando que o enfermeiro é o principal colaborador do médico em todos os ramos da medicina, mas que conserva a responsabilidade de seus atos no exercício da profissão;

Considerando que a formação da consciência profissional é parte essencial da formação do enfermeiro;

Considerando que um Código de Ética baseado em princípios do direito natural será um valioso instrumento de orientação e apoio para os enfermeiros, a fim de que sua atividade profissional seja dirigida para o benefício real da pessoa humana e da sociedade;

A ABEn resolve aprovar o seguinte CÓDIGO:

Art. 1º – A responsabilidade fundamental do enfermeiro é servir a pessoa humana, zelando pela conservação da vida, aliviando o sofrimento e promovendo a saúde, em coordenação de esforços com os membros das profissões afins.

Art. 2º – O enfermeiro respeita a vida humana em todas as circunstâncias desde a concepção até a morte. Em caso algum coopera em atos nos quais voluntariamente se atente contra a vida, ou que visem destruir a integridade física ou psíquica do ser humano.

Art. 3º – O enfermeiro não deixa nunca um paciente a seu cargo sem que haja provisão de pessoa capaz de dar-lhe os cuidados que lhe são devidos.

Art. 4º – O enfermeiro cuida de todos os seus pacientes com a mesma dedicação e solicitude, sem distinção de raça, nacionalidade, partido político, classe social ou religião.

Art. 5º – O enfermeiro respeita as crenças religiosas e a liberdade de consciência de seus pacientes, e vela, com a necessária prudência, para que não lhe falte assistência espiritual.

Art. 6º – O enfermeiro respeita os direitos da pessoa humana e da família e acata as medidas legitimamente tomadas pelo Estado e pelas instituições internacionais em defesa desses direitos, abstendo-se de todo ato ou conselho contrário aos mesmos.

Art. 7º – O enfermeiro considera o sigilo profissional como um dever moral. Sejam quais forem as diversas aplicações desse dever, o enfermeiro será sempre discreto.

Art. 8º – O enfermeiro executa as prescrições médicas com inteligência e lealdade, mas deve recusar colaboração em atos que estejam em desacordo com a ética. Somente em situação de extrema urgência, aplica tratamentos médicos sem prescrição, relatando-os ao médico responsável o mais breve possível.

Art. 9º – O enfermeiro procura manter a confiança que o público deposita no médico e nos outros membros da equipe de saúde. A falta de ética ou imperícia profissional de um desses membros deve ser comunicada unicamente ao faltoso e, em recurso, à autoridade competente.

Art. 10 – O enfermeiro mantém relações cordiais com seus colegas e com os membros de outros grupos profissionais, prestando-lhes, se necessário, assistência moral e profissional.

Art. 11 – O enfermeiro tem direito à justa remuneração e aceita como retribuição de seus serviços profissionais somente as prestações que lhe forem devidas por contrato.

Art. 12 – O enfermeiro não permite que lhe seja atribuída uma responsabilidade profissional que de fato não esteja assumindo.

Art. 13 – O enfermeiro não permite que seu nome seja usado para fins de publicidade comercial.

Art. 14 – O enfermeiro, em sua conduta pessoal, obedece a um padrão elevado de ética que contribui para o bom conceito da profissão.

(Continua)

> ### Código de Ética da ABEn[19] (*continuação*)
>
> Art. 15 – O enfermeiro deve dedicar-se permanentemente ao aperfeiçoamento tanto de sua cultura geral como de seus conhecimentos e experiências profissionais.
>
> Art. 16 – O enfermeiro cumpre, com fidelidade, seus deveres cívicos e colabora com os demais cidadãos e profissionais nos programas que se destinem a atender as necessidades de saúde da população nacional e internacional.
>
> Observância do Código de Ética:
>
> A) É dever de todo enfermeiro, membro da ABEn, conhecer, respeitar e praticar as normas deste Código.
> B) Nas dúvidas a respeito da aplicação deste Código, bem como nos casos omissos, o enfermeiro deve procurar esclarecer-se.
> C) Qualquer transgressão grave a este Código deve ser levada ao conhecimento da ABEn.
> D) Qualquer alteração do presente Código só poderá ser feita em Assembleia Geral da ABEn.

Associação Brasileira de Enfermagem, 1958.

REFERÊNCIAS BIBLIOGRÁFICAS

1. Conselho Internacional de Enfermeiras. Código de Ética para Enfermeiros. Anais de Enferm. 1953; 6(4):268-9.
2. Dourado HG. Editorial. Anais de Enferm. 1953; 6(3):151-2.
3. International Council of Nurses. Report of the Ethics of Nursing Committee to the President and the members of the Board of Directors and Grand Council, Brazil, July 1953. M.E. Craven, chairman of the Committee. 14 p. (cópia do relatório mimeogr).
4. International Council of Nurses. The ICN Code of Ethics for Nurses. Geneva; 2012.
5. Associação Brasileira de Enfermagem. Comissão de Ética. Código de Ética da ABEn. Rev Bras Enferm. 1958; 6(4):412-4.
6. Associação Brasileira de Enfermagem. Comissão de Ética. Código de Ética da ABEn, 1975. Rev Bras Enferm. 1976; 29(2):102-3.
7. Província Eclesiástica de São Paulo – Normas práticas de deontologia católica: Diretório das Religiosas e Enfermeiras Católicas. Aprovado pelo Cardeal Fumasoni Biondi, da Sagrada Congregação da Propagação da Fé, em 11-02-1936. São Paulo: Of. Gráficas da Ave Maria.
8. Conselho Federal de Enfermagem. Enfermagem, criação e instalação de sua autarquia profissional. Relatório apresentado pelos membros designados na Portaria nº 3.059, de 05 de março de 1975, do Ministro do Trabalho, baixada de acordo com o disposto no art. 21 da Lei nº 5.095, de 12 de julho de 1973. Gestão 23 de abril de 1975 a 22 de abril de 1976. Anexo 15. p. 57.
9. Organização das Nações Unidas. Declaração Universal dos Direitos Humanos. 1948. 4. ed. São Paulo: Paulinas; 1978.
10. Decreto nº 5.773, de 9 de maio de 2006. Dispõe sobre o exercício das funções de regulação, supervisão e avaliação de instituições de educação superior e cursos superiores de graduação e sequenciais no sistema federal de ensino. Disponível em http://www.planalto.gov.br/ccivil_03/_Ato2004-2006/2006/Decreto/D5773.htm. Acesso em fevereiro de 2016.
11. Mattozinho FCB. Processos ético-disciplinares julgados pelo Conselho Regional de Enfermagem de São Paulo: 2012-2013. (Dissertação). São Paulo: Universidade de São Paulo, Escola de Enfermagem; 2015. 93 p.
12. Conselho Federal de Enfermagem. Resolução nº 370, de 3 de novembro de 2010. Aprova o Código de Processo Ético-Disciplinar dos conselhos regionais de enfermagem. Publicado no Diário Oficial de 04 de novembro de 2010. Disponível em www.legisweb.com. Acesso em 18 de janeiro de 2016.
13. Conselho Federal de Enfermagem. Resolução nº 564, de 6 de novembro de 2017. Aprova o novo Código de Ética dos Profissionais de Enfermagem. Brasília: Diário Oficial da União, Brasília, nº 233, p. 157, 6 de dezembro de 2017. Disponível em www.cofen.gov.br/wp-content/uploads/2017/12/Resolu%C3%A7%C3%A3o-564-17.pdf. Acesso em 19 de dezembro de 2017.
14. Nunes MI, Santos MJ, Miname FCBR. Diretivas antecipadas de vontade: implicações na prática profissional do enfermeiro. In: Oguisso T, Zoboli ELCP (orgs.) Ética e bioética: desafios para a enfermagem e a saúde. 2. ed. Barueri: Manole; 2017. p. 233.

15. Hagopian EM, Freitas GF. Assédio moral no exercício profissional. In: Oguisso T, Schmidt MJ. O exercício da enfermagem: uma abordagem ético-legal. 4. ed. Rio de Janeiro: Guanabara Koogan; 2017. pp. 110-8.
16. Organización Mundial de la Salud. Sensibilizando sobre el acoso psicológico en el trabajo. Serie Protección de la Salud de los Trabajadores. Ginebra: OMS; 2004, p. 4.
17. Cohen C, Segre M. Definição de valores, moral, eticidade e ética. In: Segre M, Cohen C (orgs.). São Paulo: EDUSP; 2002.
18. Pessini L, Barchifontaine CP. Problemas atuais de bioética. São Paulo: Loyola; 1994.
19. Fernandes MFP. Evolução filosófica da ética. In: Oguisso T, Zoboli E (orgs.). Ética e bioética: desafios para a enfermagem e a saúde. 2. ed. Barueri: Manole; 2016.
20. Associação Brasileira de Enfermagem. Comissão de Ética. Código de Ética da ANEn. Rev Bras Enferm. 1958; 11(4):412-4.

Cuidado de Enfermagem e Interface com a Linguagem Literária, Poética e Ética

Onã Silva

"Meu deleite é escrever: sobre a Enfermagem, o cuidar e o viver."

INTRODUÇÃO

Com poesia e poeticamente nos caminhos do cuidar. Poesia no olhar e no atuar. A introdução deste capítulo, em reminiscência, narrada em 1ª pessoa do singular, no estilo da linguagem utilizada pelos poetas, mostra os meus passos iniciais no exercício da Enfermagem. Incluir a poesia e a criatividade foi uma decisão inovadora junto com os conhecimentos técnicos que dominavam nessa área do saber.[1,2] Minha atuação profissional passou a "interfacear" com a poesia à luz do que refletia do conceito: a Enfermagem é arte!

Consegui perceber o cuidar sensível nos pensares de Aristóteles, Clive Bell e Alexander Baumgarten sobre arte e estética.* Nos versos de Cecília Meireles, Carlos Drummond e Cora Coralina, entre outros poetas, aproximei-me da liricidade e da natureza sensível cuidativa.** Encontrei a musicalidade, que sensivelmente sonoriza as ações de cuidado, nas sonatas e sinfonias de Beethoven.*** Nas pinturas de Miró e Picasso, vi retratadas algumas cenas do cuidar.**** As fotografias de Sebastião Salgado,***** em preto e branco, desvelaram aos meus olhos a realidade não saudável fotografada. Nas múltiplas expressividades dançantes enxerguei, com olhos poéticos, para além da anatomia do corpo que recebe cuidados e deparei-me com os sinais e as expressões do corpo-vida, para o qual a Enfermagem dedica cuidados.

A partir dessas interfaces multiculturais, fui idealizando algumas possibilidades de inovar e revitalizar o cuidado.[3] Assim, iniciaram-se as minhas aproximações nos fundamentos da arte em geral: poesia, música, pintura, fotografia e expressões. Esse conjunto artístico trouxe a linguagem poética como base para realizar a minha ação-reflexão-ação acerca do cuidado.

Neste capítulo, como objeto de reflexão, serão apresentados olhares sobre o cuidado de Enfermagem e a interface com a poesia, a linguagem poética e a ética. Um desafio, haja vista a ausência de estudos na temática, mas lançamo-nos à proposição com o objetivo de desenvolver uma reflexão sobre o cuidado de Enfermagem e a interface com a linguagem literária e poética, incluindo a reflexão ética sintonizada aos problemas sociais humanos que surgiram nos poemas.

---

*Aristóteles (384 a.C.-322 a.C.) nasceu em Estagira (Grécia). Notável filósofo grego, aluno de Platão e professor de Alexandre, o Grande. Famoso pela obra **A Poética**. Clive Bell (1881-1964) foi um crítico inglês conhecido por defender a teoria da emoção estética e forma significante. Alexander Gottlieb Baumgarten (1714-1762) foi um filósofo alemão nascido em Berlim, criador do vocábulo *aesthetica* (*estética*), derivado do grego *aisthesis*, que significa ação genérica de sentir.
**Cecília Benevides de Carvalho Meireles (1901-1964) foi poetisa, pintora, professora e jornalista brasileira, considerada uma das vozes líricas mais importantes da literatura de língua portuguesa. Carlos Drummond de Andrade (1902-1987) foi poeta, contista e cronista brasileiro, considerado por muitos o mais influente poeta brasileiro do século XX. Cora Coralina (1889-1985), pseudônimo de Anna Lins dos Guimarães Peixoto Bretas, foi uma poetisa e contista brasileira.
***Ludwig van Beethoven (1770-1827) foi compositor alemão e pilar da música ocidental, tanto da linguagem como do conteúdo musical, demonstrado nas suas obras. É um dos compositores mais respeitados e influentes de todos os tempos.
****Joan Miró I Ferrà (1893-1983) foi escultor, pintor, gravurista e ceramista. Nasceu em Barcelona (Espanha) e é considerado um dos maiores representantes do surrealismo. Pablo Ruiz Picasso (1881-1973) foi um importante pintor espanhol, escultor, ceramista, cenógrafo, poeta e dramaturgo.
*****Sebastião Salgado (1944) é um fotógrafo brasileiro que retrata as questões sociais e de vulnerabilidade por meio de fotografias.

POESIA E POEMAS NOS CAMINHOS DO CUIDAR

Voltei-me às minhas raízes históricas que estão sintonizadas à poesia antes mesmo dos passos iniciais na práxis poética como enfermeira. Na volta ao tempo, surgiu o lócus poético: a Grécia Antiga, o cenário da literatura e dos gêneros (lírico, dramático e épico), escritos em forma de poemas. Até a Idade Média, as poesias eram cantadas; posteriormente, o texto foi separado da música. Por isso, o ritmo e a sonoridade são características poéticas importantes. Com a influência do Modernismo – movimento cultural advindo da Europa, rompendo com o Classicismo –, diminuíram as exigências de versos metrificados.[4] Doravante, os poetas passaram a versejar livremente, despreocupados com a métrica. Logo surgiram novos modelos de poesia.

Nos caminhos do cuidar, conhecendo as raízes históricas, participando de grupos coletivos de poetas e transformando-me nas inquietações profissionais, passei a refletir acerca de três perguntas desafiadoras que diariamente me acompanhavam na Enfermagem: O que é poesia? O que é poema? Como se processa a interface entre o cuidado e a linguagem poética?

Nos caminhos poéticos do cuidar, venho seguindo tais perguntas norteadoras visando desenvolver o cuidar de maneira sensível, para além da técnica. É uma decisão estranha para alguns, mas deleite, realização profissional e também o meu segredo no exercício da Enfermagem: "Conto pra você qual é o segredo da energia: Poesia! Pois, é. Poesia... É." Poesia como fundamento e linguagem no exercício sensível do cuidar. É! Poesia como alimento enérgico para "interfacear" os saberes da Enfermagem aos saberes poéticos, incluindo os saberes éticos.

São 30 anos que sigo revitalizada pelo segredo poético nos caminhos do cuidar. A decisão inovadora advém da época estudantil, passando para atuações, experiências e observações diversas no meu agir profissional, também construindo reflexões e estudos, e buscando referenciais teóricos para fundamentar essa interface que envolve saúde e cultura. Desde essa ocasião, da sensibilidade vivenciada às inspirações para escrever poemas sobre o cuidar, estamos em produção contínua de obras poéticas, que segue um curso diferente, pois depende do elemento distintivo e singular da linguagem poética: a inspiração.

RESULTADOS POÉTICOS

Trata-se de um relato de experiência no campo da história de vida profissional utilizando a narrativa em 1ª pessoa do singular, que é uma escrita peculiar na linguagem literária. O recorte temporal da experiência, de 1980 até a presente data, soma mais de três décadas.

Para apresentar as produções relacionadas com o cuidado e a poesia, no material pesquisado – acervo pessoal – estão disponíveis projetos, artigos, reportagens, livros publicados e inéditos, vídeos e exposição artística. Trata-se de material produzido nos princípios da ética, pois à autora pertence o direito pelas criações artísticas relatadas na sua história profissional. Os poemas produzidos ao longo dos anos estão assim classificados:

- Versos metrificados: poemas cujos versos têm métricas, isto é, observam acentos, contagem silábica, ritmo e rimas (p. ex., poesia de cordel e sonetos)
- Versos livres: poemas que não seguem nenhuma métrica
- Haicai: forma poética de origem japonesa que valoriza a concisão e a objetividade
- Poetrix: forma poética composta de estrofe de três versos que valoriza o ritmo e a similaridade sonora das palavras
- Poesia concreta: arte poética extremamente visual que não utiliza versos tradicionais como unidade rítmico-formal.

Nessa linha de pensamento em que tenho concretizado de modo versejante a minha atuação, surgiu a seguinte epígrafe: "Meu deleite é escrever: sobre a Enfermagem, o cuidar e o viver."

Na linha do tempo dos caminhos do cuidar, apresentaremos alguns trechos de obras relacionadas com o cuidado, iniciando na década de 1980 (primórdios do fluir das poéticas) e destacando mais produções das linhas surrealista e filosófico-existencial.

...Mas a alegria vem pela manhã é o título da minha primeira obra poética, publicada em 1984, contendo 24 poemas em versos livres e três crônicas.[5] Na época, ainda graduanda em Enfermagem,

Capítulo 7 | Cuidado de Enfermagem e Interface com a Linguagem Literária, Poética e Ética **83**

senti os primeiros fluidos da poesia envolvidos no cuidado estudantil que eu oferecia. Então, surgiram inspirações relacionadas com o cuidado à saúde, em especial as questões sociais, transcritas em alguns trechos das estrofes dos seguintes poemas:*

- *Não adianta*: poema com três estrofes, em versos livres, que aborda a realidade do "ser no mundo" existencial:

    "Não adianta você construir uma casinha
    Naquela montanha sossegada
    Pintá-la de branco
    Ser amigo dos passarinhos
    Se não tiver paz com Deus
    E consigo mesmo."

- *A-feto*: contém quatro estrofes, em versos livres, cuja temática é problematizar o aborto como questão de saúde pública e de cuidados integrais:

    "Era uma vez um formato de vida
    Miudinho, grosseiramente miúdo
    Que salientava no ventre gasto
    Avesso ao mundo
    Louco para sair da entranha vazia."

- *Cenário de fome*: contém três estrofes, cuja temática é a pobreza e a mortalidade oriundas das vulnerabilidades que se expandem e alertam para mais atos cuidativos:

    "E debruçados na mesa, exaustos
    Cansados de esperar comida séria
    Aqueles que há muito não comem:
    Uma mulher e três corpinhos estreitos
    Que mostram nos estômagos coalhados
    A presença cruel da fome!"

No decorrer na graduação, surgiram casos e histórias ligados às situações de cuidados, que me inspiravam a continuar refletindo poeticamente sobre o agir da Enfermagem. Em 1987, uma nova obra foi lançada – **O Sol da justiça** –, com 23 poemas em versos livres, sobre cuidados à saúde.[6] Nessa ocasião, no papel de estudante, estava decidida a atuar nos caminhos poéticos do cuidar. A seguir estão algumas estrofes de poemas inspirados em histórias reais:

- *Olhos tristes*: contém três estrofes, cuja temática é o uso e abuso de drogas:

    "A droga, sorrateira, matava Marcos,
    E numa noite bruscamente
    Sem avisá-lo
    A morte o levou
    Dentro de uma dose 'muito louca'"

- *Mara*: contém cinco estrofes, e a temática é a mulher vítima de abuso sexual, assunto recorrente e na pauta de políticas públicas:

    "Às cinzas, Mara reduziu a sua infância
    Desde aquele dia em que seu pai
    Alcoólatra de velha data
    Completamente alucinado
    Tocou-a com afago diabólico
    Depois, sem clemência qualquer,
    Abandonou-a
    Semimorta e violentada."

---

*Estrofe é cada uma das seções que constituem um poema; agrupamento de versos separados por uma linha em branco.

No final de 1987, comecei a atuar profissionalmente, começando nova história e novo caminhar em Brasília. As inspirações tornaram-se mais reais diante do cuidado desenvolvido nas unidades de emergência, de pediatria, de centro cirúrgico e de obstetrícia. Sentia o fluido poético cada vez mais intenso no ato cuidativo que envolvia nascimento/morte, alegria/tristeza, saúde/doença, emergência/rotina e outras dualidades oriundas do cuidar diuturno. O elemento distintivo do agir poético – a inspiração – fluía em versos livres, rimados e poesias concretas. Expressando o diálogo entre o cuidado e a linguagem literária-poética, escrevi, no período, versos que foram publicados em **Outros Poemas: coletivo de poetas** – antologia de poetas brasilienses:[7]

- *Tragédia*: é um poema de estrofe única que versa sobre o cuidado necessário para a realidade social de um problema persistente, a desnutrição infantil:

  "Pequenos pálidos
  Todos têm cara de pidão
  Pedincham pão
  Pedincham pada
  – PACIENTES –
  Sem tetas, sem tetos,
  Sem pai, sem pão.
  Parecem esfomeados
  Parecem?
  Desaparecem
  PA – DE – CEN – DO
  Balofos de vento
  Rostos de ancião
  Pelo e osso
  Olhos encovados
  Olhando a cova
  Cova cavada
  (DESNUTRIÇÃO)"

- *Tum-Trá*: poema composto em três estrofes de versos livres. Expõe o descuidado por falta de recursos financeiros, retratando os problemas do sistema de saúde:

  "Coração, para de fazer tum-tá
  Para que fingir batidas rítmicas?
  Descompassado coração
  Descorada víscera verde-amarela
  Bomba que já não bombeia
  A vida nas veias da gente"

Em 1996, o poema *Tum-Trá*, em releitura teatral, foi encenado por alunos do curso de graduação em Enfermagem da Universidade de Brasília (UnB), em espaços públicos, como a Rodoviária e a Praça dos Três Poderes, em Brasília; no Encontro de Estudantes, realizado em Goiânia (Goiás); e no Congresso Brasileiro de Enfermagem, em São Paulo (SP).

Quando Brasília completou 36 anos, recebi convite dos meus pares da literatura para participar da obra poética **Brasília: vida em poesia**.[8] Na ocasião, a convivência com escritores brasilienses foi uma rica experiência, um contributo ao desenvolvimento da linguagem poética, tendo reflexos na produção de três poemas sobre a capital (*Brasália, Mulher alada* e *Casmurrice*), na temática social e nas suas interferências no cuidado à saúde.

- *Casmurrice*: poema social apresentado em três estrofes. Aborda o cuidado relacionado com a temática social, cujo início está nas seguintes linhas:

  "As casinholas de papel
  Casmurram-se entre as mansões – Bem Feito!
  morcegueando nas ladeiras
  nos barrancos
  na beira dos rios."

Em 2010, publiquei o romance **Miriã, Uma Enfermeira Bambambã**,[9] cuja história apresenta poemas, como *Esperança*, que aborda a situação em que a filha da protagonista nasce prematura. A composição poética da obra é de uma estrofe em versos livres, com oito linhas:

"Bebê, pedaço de mim
Cheirosa como a flor de alecrim
E delicada como o doce alfenim.
Saúde, esta é a minha bênção
Para você, minha filhinha.
Eu a amo, minha bonequinha
Nome que expressa bonança:
ESPERANÇA!"

O velho do casebre é um poema de 21 linhas escrito em versos livres, que se encontra no Capítulo VI do romance **Miriã, Uma Enfermeira Bambambã**, no contexto dos cuidados à saúde da pessoa acometida por doença de Chagas, sendo esta a introdução poética:

"Dentro do casebre de adobe
O velho emborca-se na andadura
Mais silenciosa que o silêncio
Ele só, marcha sofregamente,
Passeando sozinho na casucha."

Visando à construção de referencial, idealizei uma pesquisa inédita (relacionando cuidado e poesia) com temas da história da Enfermagem, utilizando a literatura de cordel, em versos rimados e sextilhas (estrofes de seis versos). Tal pesquisa demandou trabalho inovador e resultou na produção do livro **Histórias da Enfermagem no Universo de Cordel**,[10,11] publicado em 2012 e 2013, apresentado em quatro capítulos e 37 cordéis com ilustrações. Tal obra de cordel tem sido referência em cursos de graduação em Enfermagem e outras áreas do saber, sendo analisada em resenhas e artigos, e noticiada em textos de revistas e jornais:[12-16]

"Neste livro cordelado
Ôxe, não se espante não
Leia com muita alegria
De todo o seu coração
Para ver noutro olhar
A história da profissão."

Algumas premiações recebidas merecem ser ressaltadas, tais como: recorde homologado pelo *RankBrasil*, como primeiro livro sobre histórias da Enfermagem utilizando a literatura de cordel; menção honrosa no 1º Simpósio de História da Enfermagem do Museu Nacional de Enfermagem Anna Nery (MuNEAN), no 3º Colóquio da Academia Brasileira de História da Enfermagem (ABRADHENF) e no 7º Concurso Internacional Poetizar o Mundo com Poesias.[17-19]

A Figura 7.1 sintetiza os títulos e versos centrais dos Capítulos I, II, III e IV do livro **Histórias da Enfermagem no Universo de Cordel**:

Para expressar o meu amor e o cuidado ao meu filho, em 2013 foi publicado o livro **Anjinho Minho... Mãezinha Minha...**,[20] com sete poemas em versos livres, oito haicais e/ou poetrix. Na obra, deixo fluir o lado enfermeira-mãe-poetisa que cuida de modo especial. *Cachos de ouro, Pequetito* e *Dias felizes*, apresentados na Figura 7.2 na forma de poetrix, são escritos em três versos e revelam o cuidado singular dedicado ao meu filho.

Em 2014, a inspiração poética em versos rimados e ritmados emergiu em seis cordéis, escritos em sextilhas (seis versos), sobre uma personalidade da Enfermagem, com o título **Solange Caetano: Tem Coragem no Nome e Enfermagem no Sobrenome**:[21]

"Sua vida é uma bela história
Merece esta homenagem
Solange é mulher valente
Ela tem no nome coragem
Sua força não é segredo
É do sobrenome enfermagem."

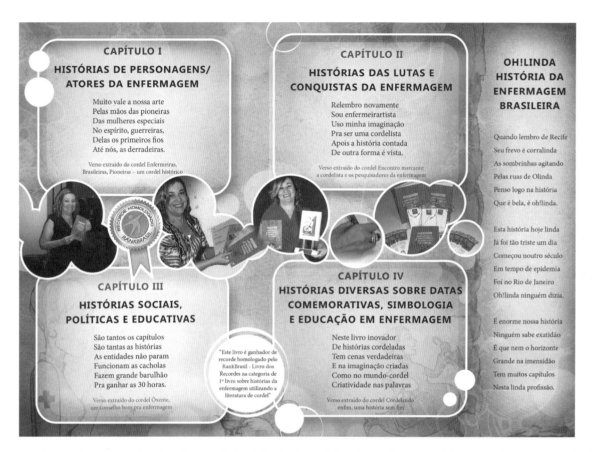

Figura 7.1 Versos de cordel extraídos dos Capítulos I, II, III e IV, publicados no livro **Histórias da Enfermagem no Universo de Cordel**. Fonte: Silva, 2012.

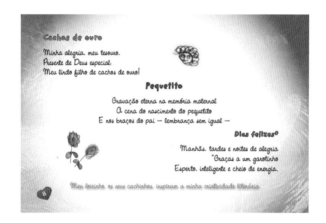

Figura 7.2 Poetrix *Cachos de ouro*, *Pequetito* e *Dias felizes*, do livro **Anjinho Minho... Mãezinha Minha...** Fonte: Silva, 2013.

Para abordar a temática da acessibilidade – realidades e consequências nos cuidados à saúde –, veio-me como inspiração, em 2014, o poema *Acesso negado*, que apresenta sete estrofes. Ele já foi transcrito em audiolivro e em braile e apresentado na 2ª Bienal do Livro e da Literatura, de Brasília, no Salão da Acessibilidade, no Senado Federal, no Centro de Ensinos Especiais para pessoas com deficiências e em outros momentos de discussão de políticas e cuidados à saúde para pessoas com deficiências físicas ou mobilidade reduzida. Eis seus versos:

"Quando meu nome estava na ciência
Tinha louros e toda eloquência
Mas quando você viu minha deficiência
Revelou toda indiferença
Não foi bom samaritano
Expurgaram-me do plano
Não fui revelação do ano
Disseram-me inverdade
Não havia lei na cidade
Nenhuma praticidade
Acessibilidade?
Acesso velado.
Acesso negado."

Em 2014, por ocasião do doutorado, idealizamos um projeto com o objetivo de estimular a produção de poesias relacionadas ao cuidado, por autores da Enfermagem. O projeto foi concretizado no livro **Enfermagem com Poesia: A Arte Sensível do Cuidar**.[22] Ele foi publicado em 2015, contendo 80 poesias escritas por 30 autores da Enfermagem, sendo 29 brasileiros e 1 espanhol. As poesias apresentam vários estilos, linguagens e temas sobre o cuidar.

Ofereci à referida obra 14 poemas multitemáticos, em português e espanhol, em versos livres, metrificados e concretos: *Ôxente, a poetisa do cuidar em cordel*; *Poesia-alimento*; *Gestação literária*; *Poesia-menina*; *Poesía Niña*; sobre a finitude da vida (*Morte: poesia triste na arte do cuidar*; *Morte em maio: o passeio-despedida*); sobre desnutrição (*Tragédia*); sobre uso e abuso de drogas (*Olhos tristes*); sobre violência sexual (*MARA: vítima de abuso sexual, MARA: víctima de abuso sexual*); cordéis (*A enfermeira Florence e o milagre da lamparina, La enfermera Florence y el milagro de la lamparilla*), sobre o cuidado (*En la arcilla poetica, mis reflexiones sobre la ciencia de los cuidados*).

Na Figura 7.3, o poema *Silhuetas poéticas & gestações literárias* é composto por quatro estrofes e aborda o gestar poético, inspirado em terminologias gestacionais específicas.

Nos caminhos do cuidar poético, expressando o amor aos meus genitores, dediquei-lhes, em versos livres, um total de 34 poemas (17 porções poéticas para cada um) sobre a história dos responsáveis pela minha formação de enfermeira e poetisa do cuidar. Os poemas estão publicados no livro **Poesia nas Lentes do Monóculo: Meus Pais**, edição de 2015.[23]

No poema *Morte: poesia triste na arte do cuidar*, como filha-enfermeira-poetisa, versifiquei em nove estrofes uma das cenas mais difíceis na cultura dos cuidados: a morte do meu próprio pai:

"Lágrimas inundam a cultura dos cuidados
Enfermeira em pranto, poesia sem encanto,
O céu entristeceu quando a morte chegou
Levou o meu papai. Ai, que triste pranto!"

O poema referente à minha mãe, *Morte em maio: o passeio-despedida*, tem nove estrofes e descreve o processo de morte da minha genitora antes de eu cursar a Enfermagem, mas em *flashback*, com cenas de descuidado hospitalar na inspiração e na escrita:

"Mamãe, em contenção,
Perfeita imobilização
Sem humanização.
Triste cena: descuidado
Tão distante: o cuidado.
Mamãe no leito,
Dor no peito,
Dor forte
Era maio.
Morte!"

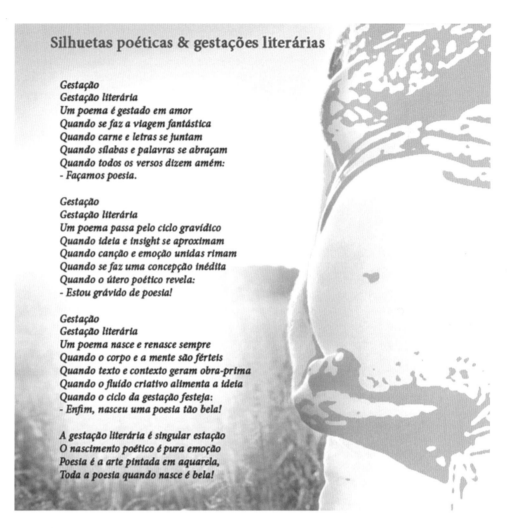

Figura 7.3 Poema *Silhuetas poéticas & gestações literárias*, publicado no livro **Enfermagem com Poesia: A Arte Sensível do Cuidar**. Fonte: Silva, 2015.

Vinte novas escritas poéticas foram publicadas em 2015 no livro **O Cordel do Trabalhador – do Labor ao Burnô**,[24] que se encontra nas versões de livro impresso, audiolivro e braile. São poemas de cordel para a abordagem de cuidados relacionados com as diversas áreas do trabalho – direitos, deveres, salários, carga horária, saúde ocupacional, aposentadoria, adoecimentos e outras –, reforçando a importância do conhecimento na temática, debates e demais movimentos de luta trabalhista, dentro dos princípios éticos da justiça, equidade, acessibilidade e afins.

Destaca-se uma estrofe do cordel *Seja esperto... seja chique... só arrisque no clique*, que contém 37 estrofes sobre a temática de prevenção de acidentes ocupacionais:

"– Meu Jesus, tem dó de mim,
Sou enfermeira cuidadosa
Estou precisando de ajuda
Nenhuma alma bondosa
Cadê meus companheiros?
Clamava a caída, chorosa."

O cordel *É direito, não é mimimi... o patrão tem que admitir*, com 28 estrofes, versa sobre direitos e deveres. A seguir, uma porção poética sobre o doente trabalhador:

"Existe falta de dignidade
Ao doente trabalhador
Que passou pelo médico
Que o mal diagnosticou
Mas o atestado na perícia
Muitas vezes não tem valor."

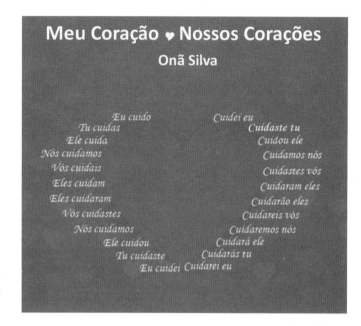

Figura 7.4 Poesia concreta *Meu coração ♥ nossos corações*, publicada no livro **Enfermagem com Poesia: A Arte Sensível do Cuidar**. Fonte: Silva, 2015.

No final de 2015, foi lançado o projeto inovador da Academia Internacional de Poetas e Escritores de Enfermagem (Academia IPÊ),[25] idealizado no doutorado, cuja autoria divido com o meu orientador, Dr. Elioenai Dornelles Alves (*in memoriam*), em prol de pesquisa, escrita, publicação e divulgação do saber literário da Enfermagem. O objetivo principal da Academia IPÊ é congregar profissionais de Enfermagem, autores de poesias e demais gêneros literários e formas expressivas do cuidar sensível, para produzir reflexões, saberes, práticas, tecnologias e bens materiais do conhecimento estético. O *slogan* da Academia IPÊ é "Ciência, Arte, Poesia e Cuidado". Nela exerço, atualmente, a presidência.

Há muito tempo tenho construído uma história em coletivo de poetas e nas instituições: Academia IPÊ; Academia de Letras e Artes do Nordeste Goiano (ALANEG); Academia Internacional de Cultura (AIC); Academia Taguatinguense de Letras (ATL); Academia Portuguesa de Ex-Libris (Ex-Libris); e Academia de Letras e Música do Brasil (ALMUB).

Hoje, os resultados poéticos da atuação como enfermeira-escritora de literatura sobre o cuidar são frutos do desafio outrora aceito. Eles promoveram transformações no meu agir e cuidar. Até o momento, sou autora com direitos garantidos em cerca de 1.000 poemas relacionando cuidado e saúde. Considerando a poesia como arte e ciência, as produções de nossa autoria podem construir um referencial de cuidado "interfaceado" com a linguagem literária, poética, bioética e ética, material envolvido dentro do conhecimento estético.*

O poema concreto *Meu coração ♥ nossos corações* retrata, imageticamente, que o verbo cuidar pode ser conjugado em vários tempos e pessoas, inclusive na mediação inovadora: a interface entre o cuidado e a linguagem poética (Figura 7.4).

CUIDADO DE ENFERMAGEM | INTERFACE COM A POESIA, A LINGUAGEM POÉTICA E AS BASES ÉTICAS

Na construção deste trabalho, o material em linguagem poética foi analisado "interfaceando" o cuidado de Enfermagem nos trechos dos poemas selecionados, iluminados por referenciais das múltiplas artes: música, literatura, pintura, fotografia e expressões e também pelos princípios éticos e da bioética da vida.

---

*No final da década de 1970, foram identificados quatro padrões do conhecimento de Enfermagem: empírico (ciência da Enfermagem); estético (arte da Enfermagem); moral (ética da Enfermagem); e pessoal (uso terapêutico de si mesmo). Fonte: Tomey e Alligood, 2004.[26]

Para a base filosófica de atuar na Enfermagem de modo poético, Aristóteles tem sido fonte de estudo, devido à sua histórica reflexão sobre o fenômeno poético, consagrada na sua obra **Arte Poética**[27] (tratado acerca da criação do objeto estético). Essa obra tem sido o referencial clássico para conduzir estudos, reflexões e inspirações sobre arte. Os gregos usavam o termo "poética" (*poiesis*) no sentido de criação, aplicado à poesia e a outras artes.

No estudo dos poemas, inspiramo-nos nos referenciais que se convergem: "teoria da emoção estética", de Clive Bell (estética como experiência pessoal de uma emoção peculiar) e estética de Baumgarten (*Aesthetica*; derivado do grego *aisthesis*, que significa ação de sentir e sentimentos).[4,28] Por isso, os trechos dos poemas selecionados mostram emoções distintas, próprias da existência humana, que surgem nas linhas, nos versos e nas estrofes, a saber: amor, morte, nascimento, fome, drogas, abuso sexual, choros, questões emergenciais, descuidados... Ou seja, um fluxo de emoções e sentimentos, todos reais na cultura dos cuidados. Portanto, quem cuida protagoniza a ação-reflexão-ação, que é uma experiência poético-estética, baseando-se na reflexão filosófica e sensível de Baumgarten.

Destarte, haverá sempre poemas produzidos nos caminhos do cuidar. Tal interface é um diferencial de abordagem das emoções cuidativas sensíveis. A multiplicidade de emoções, descritas em poemas, ao sintonizar com a arte musical, remete às sinfonias de Beethoven, nas quais existem sentimentos diversos.[29] Tal aproximação com a arte sonora está na própria raiz poética, originada da matriz musical e que dela nunca se dissociou, pois dentre os elementos da linguagem poética estão a sonoridade, o ritmo e a melodia, que, no conjunto, produz a emoção.

Quanto à arte literária, o conjunto poético selecionado neste capítulo também mostra similaridade com as poesias de linha filosófico-existencial compostas por Cecília Meireles e Carlos Drummond.[30,31] Desde a nossa decisão de escrever poesias sobre cuidado de Enfermagem – década de 1980 – que nos inspiramos nesses dois expoentes da literatura; ademais, recebemos influências também na versejante maneira singular de poetar de Cora Coralina.

Na linha filosófico-existencial, assim como Cecília Meireles, cultivamos nos caminhos do cuidar a poesia reflexiva para abordar o cuidado de Enfermagem, nas temáticas como transitoriedade da vida, tempo, amor e natureza. Inspiradas em Drummond e Cora Coralina, surgem as poesias de questionamento da existência humana, do sentimento de "estar-no-mundo" e sobre as inquietações sociais, filosóficas, amorosas, econômicas, da saúde, ambientais e outras.

Nossa arte poética também apresenta toda sorte de emoções advindas dos retratos reais da Enfermagem na cultura dos cuidados. Na construção de tais imagens, as pinturas surrealistas de Miró e Picasso,[32-34] representantes das artes plásticas que fizeram poesia plástica a partir de questões existenciais, nos inspiram.

Buscamos inspiração também na arte fotográfica de Sebastião Salgado, em cujos projetos e obras ele expõe o lado humano de assuntos da realidade, ou seja, aqueles relacionados à bioética do viver, que envolvem a fome, a morte, a destruição e outras vulnerabilidades existenciais.[35] Em nosso pensar, esses três artistas – Miró, Picasso e Salgado – compreenderam e representaram a relação entre a pintura e a poesia; por isso, apreciamos suas obras a cada vez que idealizamos uma produção, pela possibilidade de problematizar poeticamente o lado ético e bioético do cuidar.

Quanto às bases éticas para refletir a produção autoral relatada, devido às inúmeras situações inspiradoras às obras poéticas, fundamentou-se este estudo no referencial da bioética crítica – a Teoria de Inspiração Feminista –, visto que ele possibilita problematizar as situações que envolvem as pessoas vulneráveis no cuidar: crianças, mulheres, idosos, deficientes e outras.[36]

Na concepção criativa e neste estudo, a autora observou os princípios fundamentais que estão expressos no Código de Ética dos Profissionais de Enfermagem, a citar: "A Enfermagem é comprometida com a produção e gestão do cuidado prestado nos diferentes contextos socioambientais e culturais em resposta às necessidades da pessoa, família e coletividade."[37]

Nesta breve discussão, focalizamos que a arte da Enfermagem, em seus cuidados realizados, são expressões estéticas, pois são modeladas no universo da multiplicidade poética que aparece nos cuidados em suas inúmeras dimensões: emoções, sentidos, sensibilidade, conflitos éticos e bioéticos. Tais efeitos são provocados no observador, e seus significados só podem ser percebidos por meio da experiência estética, ou seja, o sentimento que suscita nos homens.[4]

CONSIDERAÇÕES NOS CAMINHOS POÉTICOS E ÉTICOS DO CUIDAR

Este estudo objetivou desenvolver uma reflexão sobre o cuidado de Enfermagem e a interface com a linguagem poética, apresentando, *a priori*, nosso relato vivencial. Confesso que, nos caminhos do cuidar, a poesia revitaliza as minhas ações e suscita experiências poético-estéticas, ricas em emoções. Por isso, meu codinome é "poetisa do cuidar".

Da reflexão aqui apresentada, buscando responder às inquietações, foram elaborados os seguintes conceitos referentes às três perguntas iniciais, os quais poderão ser adjuvantes na construção do conhecimento estético da Enfermagem:

- O que é poesia? Dos estudos e da experiência surgiu a nossa elaboração conceitual de que poesia é o fluido lírico-sonoro-plástico-estético-expressivo, rico em complexidade, capaz de tocar a sensibilidade para diversas reações – choro, alegria, revolta, dor, angústia, dentre outras. Nesse pensar, a emoção que flui da poesia prepara para o cuidar interfaceado à experiência poético-estética. Percebi que são necessárias gotas do fluido poético para revitalizar o profissional de Enfermagem frente às múltiplas ações realizadas
- O que é poema? Segundo a nossa definição, poema é a obra em verso que realça a poesia; é produto lírico no qual as palavras se deleitam existencialmente. O poema tem ritmo específico e mostra seu caráter versejante em paisagens, objetos e formas expressivas do divertimento e das ações de cuidado. O cuidado é inspirador para a escrita de poema, da estrofe, e pode ser expresso em versos rimados ou livres
- Como se processa a interface entre o cuidado e a linguagem poética? Dentro do próprio agir da Enfermagem, que é poético e contém o fluido da poesia. Nos caminhos do cuidar está a arte da Enfermagem, a *poiesis*, o fluido e a força criativa, criadora, revitalizadora, geradora do cuidado e do renascimento de outro ser com saúde promovida e recuperada.

Nos caminhos poéticos do cuidar ainda existem muitas situações que serão inspiradoras para novas poesias e reflexões, inclusive aquelas voltadas ao cuidar social e que envolvem a bioética da vida. Por isso, as considerações seguem no fluido lírico que jamais se esgotará na cultura dos cuidados, pois a poesia é eterna no fluxo cuidativo.

Nas linhas finais deste capítulo, nova inquietação sobreveio-me: por que e para que poesia nos caminhos do cuidar? No exercício de reflexão, quem cuida de algum modo percorre os caminhos da poesia, pois a profissão é rica em emoções diversas, que são os elementos do cuidar sensível. Quem recebe o fluido poético do cuidado se transforma ao promover ou recuperar a saúde. Quem está na ação de cuidado não é mármore frio, nem o profissional nem a pessoa cuidada: na dimensão do cuidado humano todos estão envolvidos pela bioética da vida. Profissionais e pessoas que realizam ou recebem o cuidado são corpos vivos, revitalizados pelo fluido poético que se origina da vida para a ação cuidativa.

REFERÊNCIAS BIBLIOGRÁFICAS

1. Silva O. As ondas revitalizadoras da criatividade no ensino superior de enfermagem – estudo comparativo e multifatorial do perfil criativo dos atores educacionais [Tese de Doutorado]. Programa de Pós-Graduação em Enfermagem da Universidade de Brasília, Brasil; 2015.
2. Silva O, Alves ED, Rodrigues MCS. Liricidad y toque de arte para la producción del conocimiento estético de enfermería – una reflexión poética inspirada en la Teoría de la Complejidad. Cultura de los Cuidados (Edición digital); 2014. p. 18-39.
3. Silva O. A enfermagem nas ondas da criatividade e ludicidade: relato de experiência. In: Sá AVM, Silva AJN, Braga MD et al. Ludicidade e suas interfaces. Brasília: Liber Livro; 2013. p. 17-38.
4. Bastos F. Panorama das idéias estéticas no Ocidente: de Platão a Kant. Brasília: Editora da Universidade de Brasília; 1987.
5. Silva O. ...Mas a alegria vem pela manhã. Goiás: Betel; 1984. 49 p.
6. Silva O. O Sol da justiça. Goiânia: Primavera; 1987.
7. Silva O, Pires E, Souza JH et al. Outros poemas: coletivo de poetas. Brasília: Cultura; 1992. 137 p.
8. Silva O, Dourado G, Nunes C et al. Brasília: vida em poesia. v. 1. Brasília: Valci; 1996. 173 p.
9. Silva O. Miriã, uma enfermeira bambambã. São Paulo: Scortecci; 2010.

10. Silva O. Histórias da enfermagem no universo de cordel. Brasília: Thesaurus; 2012. 134 p.
11. Silva O. Histórias da enfermagem no universo de cordel. 2. ed. Brasília: Thesaurus; 2013. 324 p.
12. Silva O. Ôxente, que pesquisa diferente! Histórias da enfermagem revitalizadas pela literatura de cordel. Revista de Pesquisa: Cuidado e Fundamental (Online). 2014; 6:830-40.
13. Siles González J. Histórias da enfermagem no universo de cordel. Brasília: Thesaurus. Cultura de los Cuidados (Edición digital). 2014; 18:38.
14. Silva O. As revistas de enfermagem visitam a casa do cordel. J. Res Fundam Care (online). 2013; 5(4).
15. Silva O, Maxi C. Cordel de saias. Jornal de Brasília – Clica Brasília, Brasília (DF); 2013. p. 1.
16. Porto F, Menezes ANS, Risi LR et al. Histórias da enfermagem no universo de cordel. Revista de Enfermagem UFPE (online). 2013; 7:6559-60.
17. Rank Brasil Recordes Brasileiros. Primeiro livro sobre histórias da enfermagem utilizando a literatura de cordel. Disponível em http://www.rankbrasil.com.br/Recordes/Materias/0WXJ/Primeiro_Livro_Sobre_Historias_Da_Enfermagem_Utilizando_A_Literatura_De_Cordel. Acesso em: 20/02/2016.
18. ABRADHENF. Menção honrosa. I Simpósio de História da Enfermagem do Museu Nacional de Enfermagem Anna Nery e 3º Colóquio da ABRADHENF. 2014.
19. 7º Concurso Internacional Poetizar o Mundo com livros. Menção honrosa recebida pelo livro Histórias da Enfermagem no universo de cordel. 2014.
20. Silva O. Anjinho Minho... Mãezinha Minha... São Paulo: Scortecci; 2013. 20 p.
21. Silva O. Solange Caetano: tem coragem no nome e enfermagem no sobrenome. Brasília: Thesaurus; 2014. 64 p.
22. Silva O, Alves ED (org.) et al. Enfermagem com poesia: a arte sensível do cuidar. Brasília: Thesaurus; 2015. 240 p.
23. Silva O. Poesia nas lentes do monóculo: meus pais. v. 1. Brasília: Thesaurus; 2015. 96 p.
24. Silva O. Cordel do trabalhador: do labor até o burnô. v. 1. Brasília: Thesaurus; 2015. 120 p.
25. Silva O, Alves ED. Academia IPÊ – História da criação da Academia Internacional de Poetas e Escritores de Enfermagem. Projeto registrado na Biblioteca Nacional; 2015.
26. Tomey AM, Alligood MR. Teóricas de enfermagem e sua obra: modelos e teorias de enfermagem. 5. ed. Portugal: Lusociências; 2004.
27. Aristóteles. Arte poética. Tradução, comentários e índices analítico e onomástico de Eudoro de Souza. São Paulo: Nova Cultural; 1991 (Os Pensadores, v. 2).
28. Clive B. The Aesthetic hypothesis. In: Harrison C, Wood P. Art in Theory, 1900-1990. Oxford: Blackwell; 2000. p. 113-5. Tradução de Aires Almeida.
29. Cereja WR. Português: linguagens – literatura, produção de texto e gramática. Volume único. São Paulo: Atual; 2013.
30. Bosi A. História concisa da literatura brasileira. São Paulo: Cultrix; 2003.
31. Meireles C. Obra poética. v. 4. Biblioteca luso-brasileira: série brasileira. Companhia J. Aguilar Editora; 1958.
32. Bradley F. Surrealismo – coleção movimentos da arte moderna. São Paulo: Cosac & Naify; 1999.
33. Miró J. Mestres da pintura – Miró. São Paulo: Abril Cultural; 1978.
34. Folha on-line. Coleção Folha Grandes Mestres da Pintura. Joan Miró e Pablo Picasso. Disponível em http://mestres.folha.com.br/pintores. Acesso em: 10 de março de 2016.
35. Salgado S, Buarque C. O berço da desigualdade. Unesco; 2006.
36. Diniz D, Guilhem D. Bioética feminista: o resgate político do conceito de vulnerabilidade. Bioética. 1999; 7(2):181-9.
37. Conselho Federal de Enfermagem. Resolução nº 564, de 6 de novembro de 2017. Aprova o novo Código de Ética dos Profissionais de Enfermagem. Brasília: Diário Oficial da União, Brasília, nº 233, p. 157, 6 de dezembro de 2017. Disponível em www.cofen.gov.br/wp-content/uploads/2017/12/Resolu%C3%A7%C3%A3o-564-17.pdf. Acesso em 19 de dezembro de 2017.

Parte 2

Dimensões Ético-Legais na Enfermagem

8 Responsabilidade Legal do Enfermeiro

Taka Oguisso e Maria José Schmidt

INTRODUÇÃO

A evolução científica e tecnológica atual, acelerada pelo processo de globalização da economia no mundo, trouxe para a Enfermagem, em geral, e para o enfermeiro, em particular, grandes modificações nas estruturas organizacionais e no papel do enfermeiro. Fuerst *et al.*[1] descreviam, já em 1974, que esse papel estava "passando de uma função dependente, da delegação de responsabilidade de outra equipe de profissionais de saúde, para a autodecisão e autodeterminação; de um papel de responsabilidade limitada para outro de considerável responsabilidade social."

Tal mudança, evidentemente, vem exigindo do enfermeiro e de outros profissionais de Enfermagem um conhecimento técnico cada vez mais aprimorado e, consequentemente, vem acarretando também o aumento proporcional de responsabilidade. Tingle[2] afirma que o enfermeiro hoje atua em um ambiente muito mais legalístico do que anteriormente e alerta que legisladores e juízes partem do princípio de um velho preceito de que a ignorância das leis do país não constitui defesa. Os fatores mencionados por esse autor com relação ao ambiente mais legalístico podem ser adaptados para a situação brasileira, atribuindo-se o seguinte:

- O espírito do paciente como **consumidor de serviços**
- O melhor conhecimento dos seus direitos pelo próprio paciente, que parece ver o profissional da saúde não mais como um ser superior, mas um profissional como outro qualquer
- A intensa publicidade nos casos de negligências ou erros de profissionais da saúde, acarretando indenizações, por vezes elevadas
- O aumento de casos contra profissionais de saúde com julgamento favorável ao paciente
- A crônica deficiência de pessoal de Enfermagem nos serviços.

O Código de Direitos do Consumidor de Serviços de Saúde e de Apoio a Incapacitados,* da Nova Zelândia, pormenoriza os direitos do consumidor. São eles:

- Direito a ser tratado com respeito
- Direito à liberdade contra coerção, discriminação, exploração e direito de não ser importunado
- Direito a dignidade e independência
- Direito a um padrão apropriado de serviços
- Direito à efetiva comunicação na forma, na linguagem, possibilitando-lhe compreender a informação fornecida
- Direito de receber informação completa, inclusive um resumo por escrito da informação prestada
- Direito de escolher ou consentir após receber toda a informação
- Direito de participar, ou não, em processo de ensino ou de pesquisa
- Direito de apresentar queixas.

O prestador dos serviços tem também o ônus de provar e justificar as circunstâncias das ações praticadas.

Code of Health and Disability Services Consumers' Rights. Disponível em http://www.hdc.org.nz/media/24833/leaflet%20 code%20°f%20rights.pdf. Acesso em 09 de fevereiro de 2016.

A Resolução nº 311, de 2007, do Conselho Federal de Enfermagem (COFEN) aprovou o Código de Ética dos Profissionais de Enfermagem (CEPE). Este reincluiu um preâmbulo, não apenas para apresentar a Enfermagem como profissão científica e técnica, que leva em consideração a necessidade e o direito de assistência em Enfermagem da população, mas também para justificar a reformulação ocorrida face às transformações socioculturais, científicas e legais. Relacionou os postulados nacionais e internacionais que serviram de base para essa elaboração, inclusive a Declaração Universal dos Direitos Humanos e a Convenção da Cruz Vermelha, de Genebra, assim como o Código de Ética do Conselho Internacional de Enfermeiras (CIE) e o da ABEn, de 1975, e os códigos do COFEN de 1975 e 1993. A última revisão do Código do CIE, data de 2012, quando foi incluído um preâmbulo com a declaração de que "as/os enfermeiras/os têm quatro responsabilidades fundamentais: promover a saúde, prevenir a doença, restaurar a saúde e aliviar o sofrimento" e que "a necessidade da Enfermagem é universal". Afirma também que o "respeito aos direitos humanos é inerente à Enfermagem incluindo direitos culturais e o direito a ser tratado com respeito e dignidade, independentemente de idade, cor, crença religiosa, cultura, incapacidade/deficiência ou doença, gênero, orientação sexual, nacionalidade, convicção política, raça ou condição social".

O preâmbulo do CEPE-2007 também inseriu Princípios Fundamentais, declarando-se "profissão comprometida com a saúde e qualidade de vida da pessoa, família e coletividade e que o profissional de Enfermagem atua na promoção, prevenção, recuperação e reabilitação da saúde, com autonomia e em consonância com os preceitos éticos e legais". Reitera-se aqui a análise feita no *Capítulo 6* sobre esse princípio dada a sua importância e como maneira de fixação dos seus pontos basilares pelo profissionais.

Note-se um equívoco nesse princípio, pois, ao não especificar que o segundo nível de saúde é a prevenção de doenças, parece que o profissional atua na prevenção da saúde, o que seria um absurdo. Poderia ter especificado claramente tratar-se de prevenção de doenças ou substituir prevenção por proteção da saúde, como constavam no CEPE-1993 e CEPE-2000. No CEPE-2007, houve, de fato, uma correção no sujeito, pois não é a Enfermagem que atua, mas seu profissional. Embora se afirme comprometida com a qualidade de vida, não fez constar uma responsabilidade fundamental, preconizada pelo CIE e por outros códigos anteriores, qual seja, o alívio do sofrimento. Ao assumir seu compromisso com a qualidade de vida, estaria claro que isso inclui alívio do sofrimento?

Uma inovação nos princípios fundamentais é a afirmativa de que, como integrante da equipe de saúde, o profissional de Enfermagem participa das ações que visem satisfazer as necessidades de saúde da população e da defesa dos princípios das políticas públicas de saúde e ambientais, que garantam a universalidade de acesso aos serviços de saúde, integralidade da assistência, resolutividade, preservação da autonomia das pessoas, participação da comunidade, hierarquização e descentralização político-administrativa dos serviços de saúde.

Os outros princípios referem-se ao profissional de Enfermagem, que deve: "respeitar a vida, a dignidade e os direitos humanos, em todas as suas dimensões". Além disso, o "profissional de Enfermagem exerce suas atividades com competência para a promoção do ser humano na sua integralidade, de acordo com os princípios da ética e da bioética".

Portanto, os princípios fundamentais constituem afirmações ou declarações para definir o credo da profissão, seus valores e finalidades.

Esse Código de 2007 foi substituído pela Resolução nº 564,[3] de 6 de novembro de 2017, publicada no Diário Oficial de 6 de dezembro de 2017, que aprovou o novo Código de Ética dos Profissionais de Enfermagem, com vigência a partir de abril de 2018.

O capítulo I do CEPE-2017 trata dos direitos dos enfermeiros com 23 artigos. Conforme já visto no *Capítulo 6*, sobre o histórico dos códigos de ética, o novo Código em vigor simplificou e organizou didaticamente os direitos, os deveres, as proibições e infrações e penalidades, cada um em capítulo específico, além de outro capítulo somente para a aplicação das penalidades.

A questão da obtenção de desagravo público por ofensa sofrida no exercício profissional ou que atinja a profissão era um direito inexistente até que foi consagrado no art. 4º do CEPE-2007 e foi novamente incluído como art. 8º do CEPE-2017, mas continua difícil de ser cumprido.

Na reformulação do CEPE-2017, o Conselho norteou-se por princípios fundamentais considerando que a Enfermagem como "ciência, arte e prática social, indispensável à organização e ao funcionamento dos serviços de saúde, tem como responsabilidades a promoção e a restauração da saúde, a prevenção de agravos e doenças e o alívio do sofrimento". Para tanto o profissional deve proporcionar cuidados seguros e livres de danos à pessoa, à família e à coletividade, especialmente os decorrentes de imperícia, negligência ou imprudência (CEPE-2017, art. 45).

Para exercer a "profissão com justiça, compromisso, equidade, resolutividade, dignidade, competência, responsabilidade, honestidade e lealdade", como preconiza o CEPE-2017 (art. 24), o exercente de Enfermagem deve avaliar criteriosamente sua competência e somente "aceitar encargos ou atribuições, quando se julgar técnica, científica e legalmente apto para o desempenho seguro para si e para outrem" (art. 59). Além disso, deve prestar assistência de Enfermagem sem discriminação de qualquer natureza (art. 41), respeitando o pudor, a privacidade e a intimidade do paciente (art. 43), respeitando também o exercício da autonomia da pessoa (ou seu representante legal) na tomada de decisão, livre e esclarecida (art. 42), e as diretivas antecipadas da vontade (art. 42, parágrafo único). O profissional tem o dever e a responsabilidade de "prestar assistência de Enfermagem em condições que ofereçam segurança, mesmo em caso de suspensão das atividades profissionais decorrentes de movimentos reivindicatórios da categoria" (art. 44). Nesse caso, mesmo respeitando o direito de greve, cuidados mínimos que garantam assistência segura devem ser prestados, de acordo com as necessidades e a complexidade do caso do paciente, como preconizado no art. 44, parágrafo único.

Em que consiste, pois, a responsabilidade? Eis aqui o objetivo deste capítulo: analisar o conteúdo do termo responsabilidade em seus aspectos jurídicos – civil e penal – e ético-profissional, bem como suas implicações legais no exercício da Enfermagem.

Com isso, espera-se que os enfermeiros e demais membros de equipe possam efetivamente compreender a dimensão do trabalho que executam e assumir consciente e responsavelmente a competência profissional que a formação universitária e técnica lhes outorga.

CONCEITUAÇÃO DE RESPONSABILIDADE

O Dicionário Aurélio[4] define responsabilidade como a qualidade ou a condição de responsável, ou seja, de responder pelos próprios atos ou de outrem. Na linguagem jurídica, existe a ideia de violação de direito, o que obriga ao dever de reparação. Houaiss[5] afirma ser um dever ou capacidade de responder pelos atos próprios ou de outros. Dentro dessa mesma linha, Michaelis[6] explica que responsabilidade é o "dever jurídico de responder pelos próprios atos ou de outrem, sempre que estes violem os direitos de terceiros protegidos por lei e de reparar os danos causados". Ou, ainda, o "dever de dar conta de alguma coisa que se fez ou mandou fazer, por ordem pública ou particular". A responsabilidade pode ser ainda uma "imposição legal ou moral de reparar ou satisfazer qualquer dano ou perda".

Kelsen,[7] respeitado jurista alemão, ensina que o conceito de responsabilidade está essencialmente ligado com o conceito de dever jurídico e classifica a responsabilidade em dois tipos: responsabilidade pela culpa e pelo resultado. Na hipótese de um evento previsto (p. ex., morte de uma pessoa) ou se esse evento ocorreu sem previsão ou intenção, diz-se que houve, respectivamente, responsabilidade pela culpa e pelo resultado. O conceito de responsabilidade pela culpa pode abranger a hipótese de negligência. Esta surgiria quando a produção, ou o não impedimento, de um evento (ou resultado) indesejável é proibida, mesmo que ele não tenha sido efetivamente previsto ou intencionalmente visado pelo indivíduo, ou não foi evitado. Kelsen[7] conclui que a ordem jurídica prescreve a previsão de certos eventos indesejáveis que poderiam ser normalmente previstos como consequência de uma conduta e, dessa maneira, determina que se omita sua produção ou se impeça seu aparecimento. A negligência consistiria, pois, na omissão deste dever de previsão e, neste sentido, o delito negligente seria um delito de omissão para a qual é estatuída a responsabilidade pelo resultado.

Nesse estudo, serão tratadas três modalidades de responsabilidade: a civil, a penal e a ético-profissional. Poderia ser incluída também a responsabilidade funcional, que é a contratual de trabalho ou função pública. A responsabilidade profissional é a que consta da regulamentação ou da legislação do exercício profissional e do código de ética da respectiva profissão. Plácido e Silva (2004)[8] já afirmava que "responsabilidade civil é aquela resultante da inexecução das obrigações que se tenham assumido contratual ou convencionalmente".

O Código Civil (CC), nos arts. 186 a 188, dispõe que:

"Aquele que por ação ou omissão voluntária, negligência ou imprudência, violar direito, ou causar dano a outrem, ainda que exclusivamente moral, comete ato ilícito. Também comete ato ilícito o titular de um direito que, ao exercê-lo, excede manifestamente os limites impostos pelo seu fim econômico ou social, pela boa-fé ou pelos bons costumes. E de que não constituem atos ilícitos: os praticados em legítima defesa ou no exercício regular de um direito reconhecido; a deterioração ou destruição da coisa alheia, ou a lesão a pessoa, a fim de remover perigo iminente."

Neste último caso de deterioração, o CC procura salvaguardar em parágrafo único que o "ato será legítimo somente quando as circunstâncias o tornarem absolutamente necessário, não excedendo os limites do indispensável para a remoção do perigo". No antigo CC, ao enunciar o dano ou prejuízo causado por alguém, já trazia de pronto o dispositivo sobre a obrigação de reparar o dano, que implicava indenização ou ressarcimento civil do dano físico ou moral causado à pessoa ou à coisa, ou seja, aos bens materiais ou patrimoniais. No CC atual, existe um capítulo sobre a responsabilidade civil, que trata da obrigação de indenizar, com vários artigos e parágrafos.

No sentido geral, a responsabilidade exprime a obrigação de responder por alguma coisa. Significa, pois, obrigação, encargo, compromisso ou dever de satisfazer ou executar alguma coisa que se tenha convencionado ou, ainda, suportar as sanções ou penalidades decorrentes daquela obrigação.

O indivíduo responde pelos atos de outrem, ou seja, assume a responsabilidade por haver mandado ou determinado que se fizesse alguma coisa, delegando uma tarefa ou função para outra pessoa. Portanto, quem delega uma função assume a responsabilidade pelo que mandou fazer e quem recebe a delegação deve prestar contas do que fez. Assim, também responde pelos atos e assume a parcela de responsabilidade correspondente – ambos tornam-se coautores.

Por apresentar repercussões em todas as atividades humanas, não há entendimento uniforme sobre responsabilidade, seja no campo da doutrina, seja no de decisões dos tribunais, quanto ao alcance e pressupostos destas. É, pois, um dos problemas jurídicos mais complexos e de mais difícil sistematização.

Observa-se que, em todas essas definições, prevalece a ideia de dever, de dano ou prejuízo e de reparação do dano, que deverá ser exercida por quem o causou. O Código de Deontologia de Enfermagem, de 1975, revogado em 1993, afirmava que "quando o ser humano se apresenta sob as vestes de um profissional, os deveres são normas de conduta que orientam o exercício de suas atividades, nas relações dos profissionais entre si, com seus clientes e com a comunidade".

Embora existam diversas espécies de responsabilidade, neste capítulo serão estudados apenas alguns dos seus aspectos jurídicos conceituais e as implicações legais no exercício profissional. Os aspectos éticos e penais encontram-se em capítulo específico e são tratados logo após este capítulo. Também não será abordado o aspecto da responsabilidade moral, pois tal campo é mais extenso do que o do direito. A responsabilidade moral tem origem na transgressão de norma moral, cujo terreno é a consciência individual. Não haverá responsabilidade jurídica se a violação de um dever não produzir dano, seja pessoal, material ou moral.

Não deve haver confusão entre responsabilidade moral e dano moral. Sempre que não houver prejuízo material a reparar, o dano reputa-se moral. Há autores que definem dano moral como as dores físicas ou morais que o homem experimenta em face de uma lesão. Deda[9] define-o como "dor resultante da violação de um bem juridicamente tutelado, sem repercussão patrimonial". Classifica a dor em: física ou dor-sensação, nascida de uma lesão material, e dor moral ou dor-sentimento, de causa material. De acordo com Diniz,[10] "dupla é a função da responsabilidade: garantir o direito do lesado à segurança e servir como sanção civil, de natureza compensatória, mediante a reparação do dano causado à vítima".

O estudo da evolução histórica da responsabilidade civil mostra que, nos primórdios da civilização humana, dominava a vingança coletiva. Posteriormente, o conceito de vingança evoluiu para uma reação individual, segundo a qual os homens faziam justiça com as próprias mãos, julgando, assim, reparar o mal pelo mal, como prescrevia a Lei de Talião,* do "olho por olho, dente por dente", ou de "quem com ferro fere com ferro será ferido".

Veio, a seguir, a época da reparação do dano, quando o ofendido renunciava a vingança e aceitava entrar em acordo com o ofensor, mediante o cumprimento, por este, de uma pena ou a entrega de algo de valor material. Assim, surgiu a forma pecuniária de indenização dos prejuízos.

Reparação civil é a denominação que se atribui à indenização ou ao ressarcimento do dano. A reparação civil, proveniente de qualquer espécie de dano, é entendida, segundo Plácido e Silva,[8] como "restabelecimento, restauração ou indenização do mal causado, conste este mal de ofensa à pessoa ou ofensa à coisa".

Para Deda,[9] "reparar o dano significa restaurar o direito violado, com a volta das coisas ao 'status quo', sempre que possível, e, quando não o for, estabelecer um novo estado, o que mais se aproxime do anterior à lesão". Esse autor classifica a reparação em natural ou específica e pecuniária ou por equivalência. A natural é aquela em que o direito é reintegrável; subdivide-se em material e econômica. A primeira ocorre quando o dono de uma coisa, que lhe fora ilicitamente subtraída, a obtém de volta, no mesmo estado. A reparação material econômica ocorreria se, em vez da própria coisa, que se deteriorou, o dono recebesse, em seu lugar, outra nova, da mesma espécie. Na impossibilidade de restituição da coisa, dá-se a reparação pecuniária, por meio da qual, segundo Deda,[9] se pretende um novo estado, o que mais se aproxime do anterior. Quando se avalia um dano moral em dinheiro, é porque este constitui intermediário de todas as trocas, mas, no fundo, não há senão equivalência entre a dor sofrida com o dano e a compensação que o dinheiro pode oferecer na aquisição de algo útil à vítima. Deda[9] conclui relatando que "a reparação pecuniária, em virtude de dano moral, não pede um preço para sua dor, mas apenas que se lhe outorgue um meio de atenuar, em parte, as consequências da lesão jurídica". Segundo Kfouri Neto,[11] é sempre possível compensar o dano moral ou a lesão que atingem a parte afetiva do patrimônio moral da pessoa, envolvendo sentimentos de dor, tristeza ou saudade.

RESPONSABILIDADE CIVIL DO ENFERMEIRO

O CC inclui como fatos jurídicos os atos lícitos e ilícitos, dispondo no seu art. 186 que, "aquele que, por ação ou omissão voluntária, negligência ou imprudência, violar direito e causar dano a outrem, ainda que exclusivamente moral, comete ato ilícito". O art. 187 completa o anterior, mencionando que "também comete ato ilícito o titular de um direito que, ao exercê-lo excede manifestamente os limites impostos pelo seu fim econômico ou social, pela boa-fé ou pelos bons costumes". O CC anterior já anunciava dentro do mesmo artigo a obrigação de reparar o dano. No atual Código, a indenização constitui uma responsabilidade civil e é capitulada como parte do direito das obrigações, dos arts. 944 a 954, em um total de onze artigos e respectivos parágrafos.

Entre os artigos que têm impacto sobre as ações de Enfermagem e seus executores ou mandantes, podemos destacar, em primeiro lugar, que a indenização é medida pela extensão do dano, ou seja, quanto maior o dano ou prejuízo, maior a indenização. Assim, se houver lesão física ou outra ofensa à saúde, o profissional terá de indenizar o paciente das despesas do tratamento e dos lucros cessantes até ao fim da convalescença, além de algum outro prejuízo que ele prove haver sofrido. Se da lesão resultar defeito pelo qual o ofendido não possa exercer seu ofício ou profissão, ou se lhe diminua a capacidade de trabalho, a indenização, além de despesas do tratamento e lucros cessantes até o fim da convalescença, incluirá pensão correspondente à importância do trabalho ao qual se inabilitou, ou da depreciação sofrida. Se houver morte, a indenização consiste, sem excluir outras reparações, em: pagamento de despesas com o tratamento da vítima, seu funeral e o luto da família; e prestação de pensão (alimentos) às pessoas a quem o falecido os devia, levando-se em conta a duração provável da vida da vítima.

---

*Êxodo, Capítulo 21, versículos 23 a 25. A Bíblia Sagrada.

Importante destacar que o CC estipula, no art. 951, que todas essas disposições indenizatórias são aplicáveis ao profissional que, no exercício de sua atividade, por negligência, imprudência ou imperícia, causar a morte do paciente, agravar-lhe o mal, causar-lhe lesão, ou inabilitá-lo para o trabalho.

Ou seja, o presente CC refere-se ao **exercício de atividade profissional**, sem distinção da categoria ou nível de qualificação. Isso significa que qualquer profissional (de nível superior ou médio) que causar dano a alguém no exercício de sua atividade fica obrigado a indenizar a vítima pelo prejuízo causado.

O princípio da indesculpabilidade, embora revogado no CC atual, ainda encontra paralelo no Código Penal (CP) vigente (art. 21), que estabelece que "o desconhecimento da lei é inescusável. O erro sobre a ilicitude do fato, se inevitável, isenta de pena; se evitável, poderá diminuí-la de um sexto a um terço". Supõe-se que, hoje, pelas facilidades dos meios de comunicação e difusão, as pessoas, assim como os enfermeiros, tomam conhecimento dos fatos mais rapidamente e assim têm condições de cumprir as normas legais.

No sentido geral, responsabilidade exprime a obrigação de responder por alguma coisa. Significa, pois, obrigação, encargo, compromisso ou dever de satisfazer ou executar alguma coisa que se tenha convencionado, ou, ainda, suportar as sanções ou penalidades decorrentes daquela obrigação.

O indivíduo responde pelos atos de outrem, ou seja, assume a responsabilidade por haver mandado ou determinado que se fizesse alguma coisa, delegando uma tarefa ou função para outra pessoa. Portanto, quem delega uma função assume a responsabilidade pelo que mandou fazer, e quem recebe a delegação deve prestar contas do que fez, isto é, também responde pelos atos e assume a parcela de responsabilidade correspondente. Assim, tornam-se coautores.

A questão do concurso de pessoas, ou **coautoria,** constitui um princípio geral importante que não deve ser esquecido quando ocorre a prática de atos ilícitos. O CP prevê (art. 29) que "quem, de qualquer modo, concorre para o crime incide nas penas a este cominadas, na medida de sua culpabilidade". Assim, o art. 29 do CP em seus parágrafos cita que "se a participação for de menor importância, a pena pode ser diminuída de um sexto a um terço". No entanto, "se algum dos concorrentes quis participar de crime menos grave, ser-lhe-á aplicada a pena deste; essa pena será aumentada até a metade, na hipótese de ter sido previsível o resultado mais grave".

Segundo Noronha,[12] existe coautoria ou codelinquência quando mais de uma pessoa, ciente e voluntariamente, participa da mesma infração penal. Há "convergência de vontades para um fim comum, aderindo uma pessoa à ação de outra, sem que seja necessário prévio ajuste entre elas. Nesse caso, se existir o ajuste, será uma coparticipação dolosa ou intencional; não existindo o objetivo do fim comum, mas sendo possível e previsível aos copartícipes, será um tipo de coautoria culposa".

No CC, art. 944, dispõe-se que se mede a indenização pela extensão do dano. E, se houver excessiva desproporção entre a gravidade da culpa e o dano, o juiz poderá reduzir, equitativamente, a indenização. Se a vítima tiver concorrido culposamente para o evento danoso, a sua indenização será fixada tendo-se em conta a gravidade de sua culpa em confronto com a do autor do dano (art. 945).

No caso de a obrigação ser indeterminada, e não houver na lei ou no contrato disposição fixando a indenização devida pelo inadimplente, o valor das perdas e dos danos será apurado na forma que a lei processual determinar (art. 946). E, se o devedor não puder cumprir a prestação na espécie ajustada, será substituído pelo seu valor, em moeda corrente (art. 947). Como se vê, em todas essas situações é sempre o juiz que aplica a lei, arbitrando os valores da indenização.

Havendo homicídio, a indenização consiste, sem excluir outras reparações, em pagamento das despesas com o tratamento da vítima, seu funeral e o luto da família; ou prestação de alimentos às pessoas a quem o morto devia, levando-se em conta a duração provável da vida da vítima (art. 948).

Se houver lesão ou outra ofensa à saúde, o ofensor deverá indenizar o ofendido das despesas do tratamento e dos lucros cessantes até ao fim da convalescença, além de algum outro prejuízo que o ofendido prove haver sofrido. É o que determina o art. 949. No entanto, se da ofensa resultar defeito pelo qual o ofendido não possa exercer seu ofício ou profissão, ou se lhe diminua a capacidade de trabalho, a indenização, além das despesas do tratamento e lucros cessantes até o fim da convalescença, incluirá pensão correspondente à importância do trabalho para que se inabilitou, ou da depreciação que ele sofreu (art. 950).

RESPONSABILIDADE CIVIL E PENAL NA LEGISLAÇÃO BRASILEIRA

De acordo com Rodrigues,[13] a responsabilidade civil caracteriza-se pelo comportamento doloso ou culposo do agente causador do dano. O comportamento é doloso quando o agente quis o resultado de seu ato ou sua omissão. É culposo quando o agente, por ação ou omissão, deu causa ao resultado por imprudência, negligência ou imperícia.

O CC, no art. 186, define o ato ilícito dispondo que "aquele que por ação ou omissão voluntária, negligência ou imprudência, violar direito e causar prejuízo a outrem, ainda que exclusivamente moral, comete ato ilícito". O artigo 935 do CC recorda-nos do princípio geral de que a responsabilidade civil independe da criminal. Além disso, segundo o art. 942, cada um é responsável e fica sujeito à reparação pelos danos causados ou pela ofensa ou violação do direito de outrem. São solidariamente responsáveis com os autores também os coautores.

O art. 927 estipula que "aquele que, por ato ilícito causar dano a outrem, é obrigado a repará-lo". Prescreve, ainda, que "haverá obrigação de reparar o dano, independentemente de culpa, nos casos especificados em lei, ou quando a atividade normalmente desenvolvida pelo autor do dano implicar, por sua natureza, risco para os direitos de outrem". Outros pontos importantes são: "o direito de exigir reparação e a obrigação de prestá-la transmitem-se com a herança", segundo art. 943, e que "a indenização se mede pela extensão do dano" (art. 944).

Cabe destacar que *culpa*, no sentido técnico jurídico, é a "voluntária omissão de diligência em calcular as consequências possíveis e previsíveis do próprio fato".[11] É o caso do condutor de veículo que dirige em alta velocidade e atropela um transeunte, matando-o. Essa morte constitui um crime culposo, porque o resultado não foi almejado, mas era uma consequência possível e previsível da ação do condutor.

O ato ilícito ou crime pode ser cometido, ainda, por ação positiva de fazer ou cometer o que não devia (crime de comissão) ou não fazer o que devia fazer (crime de omissão).

A negligência, de acordo com vários juristas, constitui inação, indolência, inércia, passividade, indiferença, ausência de precaução e omissão. A imprudência caracteriza-se pela conduta comissiva, atitude não justificada, açodada, precipitada ou realizada sem a devida cautela. A imperícia consiste na falta de conhecimento técnico da arte ou profissão.

Tanto o CC quanto o CP instituem normas de preceito geral, que contemplam todos os indivíduos dentro do território nacional; logo, alcançam todos os profissionais de Enfermagem.

Na ocorrência de dano por omissão voluntária, negligência ou imprudência (CC, art. 186), há a obrigação de repará-lo (CC, art. 927). Se não for cumprida essa obrigação, o causador do dano terá que responder por perdas e danos, mais juros e atualização monetária, segundo índices oficiais regularmente estabelecidos, e honorários de advogado, de acordo com o art. 389. Tal valor de indenização a ser pago pode ser transmitido com a herança (art. 943).

O COFEN, em 2017, ao revisar o CEPE, norteou-se por princípios fundamentais, e já nas primeiras linhas do Preâmbulo afirma que a Enfermagem tem como responsabilidade a promoção e a restauração da saúde, a prevenção de agravos e doenças e o alívio do sofrimento. Além disso, a Enfermagem proporciona cuidados à pessoa, à família e à coletividade, organizando suas ações e intervenções de modo autônomo, ou em colaboração com outros profissionais da área.

O CEPE-2017 define infração ética como a "ação, omissão ou conivência que implique em desobediência e/ou inobservância às disposições do Código de Ética dos Profissionais de Enfermagem, bem como a inobservância das normas do Sistema COFEN/Conselhos Regionais de Enfermagem" (art. 104) e estabelece que o profissional "responde pela infração ética e/ou disciplinar, que cometer ou contribuir para sua prática, e, quando cometida(s) por outrem, dela(s) obtiver benefício" (art. 105). Na verdade, a "responsabilidade civil consiste na obrigação de indenizar e só haverá indenização quando existir prejuízo a reparar".[13]

Apesar de ser um dos temas mais importantes dentro da teoria e prática da responsabilidade civil, pois cuida dos danos à saúde, da integridade física e da vida do indivíduo, esse direito não está ainda devidamente protegido pela doutrina e muito menos pela jurisprudência. Nela, os julgados, além de serem escassos, nem sempre dão como procedentes as ações que têm, como fundamento, prejuízos produzidos por culpa de profissional da saúde.

Antigamente, cabia ao prejudicado demonstrar com robustas provas a culpa do profissional. Provar essa culpa era dificílimo, pois, além do provável silêncio dos outros colegas que participaram do tratamento, a perícia judicial (realizada em geral por um médico) também favorecia mais ao profissional que ao paciente. Atualmente, com a inversão do ônus da prova, segundo o Código de Defesa do Consumidor, cabe ao profissional ou à instituição de saúde provar que o tratamento realizado era tecnicamente correto e que estaria indicado pelo diagnóstico, também adequadamente feito.

Entretanto, mesmo antes da vigência do Código de Defesa do Consumidor (1990), já existia em alguns casos a presunção de culpa do profissional, por exemplo, nas cirurgias plásticas, na transfusão de sangue e na execução de radiografias, entre outros. O mesmo acontece com a responsabilidade dos hospitais e clínicas onde há presunção de culpa da instituição pelos atos de seus prepostos, especialmente pessoal de Enfermagem, como bem estipula o CC art. 932 (de acordo com este, são responsáveis pela reparação civil o empregador por seus empregados e os prepostos, no exercício do trabalho que lhes competir ou em razão dele).

O CEPE-2017 preceitua que é dever do profissional de Enfermagem "prestar assistência de Enfermagem livre de danos decorrentes de imperícia, negligência ou imprudência" (art. 45), mas não menciona a questão da proteção da pessoa, família e coletividade contra esses danos por qualquer membro da equipe de saúde, como preceituava o CEPE-2007 no art. 21; também era proibido (art. 34) "provocar, cooperar, ser conivente ou omisso com qualquer forma de violência". O CEPE-2000 ia além, pois mencionava claramente "maus-tratos", um crime tipificado e previsto no Código Penal.

O CEPE-2017, art. 52, nos parágrafos 4º e 5º, menciona a obrigatoriedade de comunicação externa aos órgãos de responsabilização criminal, independentemente de autorização, dos casos de violência contra crianças, adolescentes, idosos ou pessoas incapacitadas, assim como violência doméstica e familiar contra mulher adulta e capaz, especialmente em caso de risco à comunidade ou à vítima.

Com a substituição de maus-tratos por "qualquer forma de violência", estará claro na mente dos profissionais que os maus-tratos constituem uma forma de violência, portanto proibida ao enfermeiro, nas relações com a pessoa, a família e a coletividade?

O CP, com o objetivo de proteger a incolumidade do indivíduo, capitula, entre os crimes de periclitação da vida, os maus-tratos no art. 136. Neste, relata que "expor a perigo a vida ou a saúde de pessoa sob sua autoridade, guarda ou vigilância, para fim de educação, ensino, tratamento ou custódia quer privando-a de alimentação ou cuidados indispensáveis constitui crime". Essa privação pode causar mal-estar, desconforto e, por vezes, infecção, sofrimento ou agravamento da moléstia. Havendo denúncia de familiares com relação a dor física, mal-estar ou desconforto desnecessário, como em um simples caso de assaduras, por exemplo, isso pode exigir reparação pecuniária do profissional que o causou.

RESPONSABILIDADE PROFISSIONAL

A Lei nº 7.498/86 e o Decreto nº 94.406/87 definem as competências legais do enfermeiro e das demais categorias de Enfermagem. Resoluções subsequentes têm estabelecido balizamentos para atividades específicas, como a consulta de Enfermagem sobre nutrição parenteral e enteral, definido atividades elementares de Enfermagem executadas por pessoal sem formação específica regulada em lei ou reconhecido terapias alternativas. Enfermeiros e membros da equipe de Enfermagem adquirem capacidade técnica para desempenhar essas atividades nas escolas e nos cursos de Enfermagem em diferentes níveis. Ao final do curso, uma vez aprovados nos exames, recebem a titulação correspondente, que precisa ser registrada no órgão competente (COREN) da região para adquirirem capacidade legal para o exercício profissional.

A posição da responsabilidade profissional, quanto à natureza jurídica, constitui ainda matéria controvertida. Há autores que a colocam no campo contratual e outros, no extracontratual. No primeiro caso, as obrigações decorrem de um contrato formal de prestação de serviço. A responsabilidade é extracontratual quando o profissional viola apenas o dever legal, sancionado pelas normas regulamentares de sua profissão, sem que haja descumprimento do contrato formal.

Aos profissionais liberais, assim como aos manuais, quer quando se obrigam à realização de uma coisa, como o arquiteto ou o pintor, quer quando se vinculam à prestação de seus serviços, como o advogado, o médico, o dentista, ou o enfermeiro, "aplicam-se as noções de obrigação de meio e de resultado, que partem de um contrato".[14] Logo, afirma-se que "não poderá deixar de ser contratual a responsabilidade decorrente de infração dessas obrigações".[14]

Portanto, no caso da Enfermagem, quando o profissional se vincula à obrigação de prestar algum serviço, são aplicados os princípios da obrigação de meio, ou seja, aquela em que o profissional se "obriga a usar de prudência e diligência normais na prestação de um serviço para alcançar um resultado, sem contudo, se vincular a obtê-lo".[13] Da mesma maneira, quem procura o médico busca a recuperação de sua saúde, mas esse resultado não é o objetivo, pois o paciente tem o direito de exigir que o profissional o trate com diligência, mas não pode exigir a cura. Assim, realizado o tratamento, mesmo que não sobrevenha a cura, o paciente está obrigado a pagar o que foi contratado.

A obrigação de resultado é aquela em que o cliente tem o direito de exigir do profissional a produção de um resultado, conforme ocorre no caso de construção de uma obra por empreitada. Quando um profissional de saúde atende um cliente ou paciente que o procurou ou solicitou, espontaneamente, estabelece-se de imediato uma obrigação contratual, expressa ou convencional e tácita inquestionável.

Toda pessoa, no exercício ou não de uma profissão, responde pelos danos que causar ou possa causar a outra pessoa.

Portanto, os arts. 933 e 935 do CC recordam o princípio geral de que cada um é responsável pelos danos que causar e de que a responsabilidade civil é independente da criminal. Ou seja, pode haver responsabilidade concomitante, civil e criminal. Assim, o profissional deve responder pelas duas, além da ético-profissional.

Na responsabilidade civil, não se discute a maior ou menor capacidade profissional, mas apenas a garantia contra a imprudência, a negligência e a ignorância das coisas que se deviam necessariamente saber e praticar em sua profissão. Para que um profissional possa ser declarado responsável por um ato de sua profissão, é preciso que exista uma falta em seus atos.

Panasco[15] relata que:

> "Nas questões deste gênero, não se trata de saber se tal tratamento foi indicado com oportunidade ou não, se devia ter efeitos salutares ou nocivos, se tal operação era ou não indispensável, se houve imprudência ou não em tentá-la, habilidade ou inabilidade no fato de executá-la. Essas são questões científicas e não podem constituir casos de responsabilidade civil."

Porém, a partir do momento em que há fatos praticados com "negligência, imprudência ou ignorância de coisas que se devem necessariamente saber, a responsabilidade do Direito comum existe e fica aberta a competência da Justiça".

CONSIDERAÇÕES FINAIS

Em suma, pode-se dizer que o enfermeiro, querendo ou não, terá de assumir sua parte na responsabilidade da assistência ao cliente/paciente. Denúncias pelos familiares e pelos próprios pacientes sobre a ocorrência de danos à saúde por ações culposas decorrentes de imperícia, negligência ou imprudência estão se tornando cada vez mais frequentes. Se a dor física ou um grande desconforto físico, provocados desnecessariamente, ou como efeito de uma ação culposa, derem origem à reparação pecuniária, é provável que surjam ações judiciais contra o pessoal de Enfermagem, até mesmo por coautoria.

Assim, além da atualização permanente de conhecimentos técnicos, o enfermeiro necessita também estudar os aspectos legais do seu próprio exercício profissional, a fim de não incorrer ou ser envolvido em problemas de responsabilidade civil ou criminal, que poderá exigir reparação pecuniária, impor uma suspensão ou a cassação do exercício profissional, bem como a pena de restrição da liberdade.

Cabe lembrar mais uma vez que a legislação brasileira acolheu o princípio da indesculpabilidade. O CP (art. 21) estabelece que "o desconhecimento da lei é inescusável. O erro sobre a ilicitude do fato, se inevitável, isenta de pena; se evitável, poderá diminuí-la de um sexto a um terço". Portanto, o enfermeiro não poderá alegar desconhecimento das normas como pretexto para seu descumprimento.

Parafraseando Afrânio Peixoto,[16] que em 1914, escrevia sobre o médico, pode-se dizer que "o respeito que a sociedade terá ao enfermeiro só se justificará se, além de o sentir capaz, o souber responsável".

REFERÊNCIAS BIBLIOGRÁFICAS

1. Fuerst EV *et al*. Fundamentos de enfermagem: o humanitarismo e as ciências de enfermagem. 5. ed. Rio de Janeiro: Interamericana; 1974.
2. Tingle JL. Legal issues relating to nursing. In: Cormack DFC. Developing your career in nursing. London: Chapman and Hall; 1990. p. 48-61.
3. Conselho Federal de Enfermagem. Resolução nº 564, de 6 de novembro de 2017. Aprova o novo Código de Ética dos Profissionais de Enfermagem. Brasília: Diário Oficial da União, Brasília, nº 233, p. 157, 6 de dezembro de 2017. Disponível em www.cofen.gov.br/wp-content/uploads/2017/12/Resolu%C3%A7%C3%A3o-564-17.pdf. Acesso em 19 de dezembro de 2017.
4. Ferreira ABH. Novo dicionário Aurélio de Língua Portuguesa. 3. ed. Curitiba: Positivo, 2004.
5. Houaiss A, Villar MS. Dicionário Houaiss da Língua Portuguesa. Instituto Antonio Houaiss de Lexicografia e Banco de Dados da Língua Portuguesa S/C Ltda. Rio de Janeiro: Objetiva; 2001.
6. Michaelis. Moderno dicionário da Língua Portuguesa. São Paulo: Melhoramentos; 1998.
7. Kelsen H. Teoria pura do direito. 5. ed. São Paulo: Martins Fontes; 1996. 427 p.
8. Plácido e Silva. Vocabulário jurídico. Rio de Janeiro: Forense, 2004.
9. Deda AOO. A controvérsia teórica sobre a reparabilidade dos danos morais. Rev Direito Civil. 1977; 1(1):15-27.
10. Diniz MH. Curso de Direito Civil Brasileiro. Responsabilidade Civil. vol. 7. 29. ed. São Paulo: Saraiva; 2015.
11. Kfouri Neto M. Responsabilidade civil do médico. São Paulo: Rev Tribunais; 2001.
12. Noronha EM. Direito Penal. 20. ed. v. 1-4. São Paulo: Saraiva; 1995.
13. Rodrigues S. Responsabilidade civil. In: Direito Civil. 6. ed. v. 4. São Paulo: Saraiva; 1962.
14. Diniz MH. Responsabilidade civil. Curso de Direito Civil Brasileiro. 15. ed. São Paulo: Saraiva, 2006.
15. Panasco WL. A responsabilidade civil, penal e ética dos médicos. Rio de Janeiro: Forense; 1979.
16. Peixoto A. Elementos de medicina legal. 3. ed. Rio de Janeiro: Francisco Alves; 1914.

9

Exercício da Enfermagem e Normas Penais e Éticas

Maria José Schmidt, Taka Oguisso e Antonio Carlos Vieira da Silva

INTRODUÇÃO

Acidentes cirúrgicos, anestésicos e de tratamentos têm-se repetido com alguma frequência e, quando descobertos pelos meios de comunicação, produzem intensa repercussão.

Nos distritos policiais e nos fóruns cíveis e criminais tem aumentado o número de denúncias e demandas judiciais contra profissionais da saúde e organizações hospitalares, principalmente sob a acusação de negligência, erros médicos e omissão de socorro. Possivelmente, não existem mais erros médicos hoje do que antigamente; a diferença é que a população está mais alerta, pois, além de não aceitar resignada e passivamente qualquer ocorrência que cause danos físicos ou pessoais, busca maiores esclarecimentos, e com isso os incidentes são mais divulgados.

Diante dessa realidade, é necessário que não só o médico, alvo principal das acusações, prepare-se para assumir a respectiva parcela de responsabilidade em uma eventual ocorrência, mas também todos os membros da equipe multiprofissional de saúde. Isso porque a complexidade atual da assistência à saúde requer o concurso de muitos profissionais de áreas diferentes para atuarem coletivamente em função do paciente.

Entre esses profissionais encontra-se também o enfermeiro, que, por trabalhar em equipe, nem sempre aparece citado com a mesma frequência que o médico, o dentista e o farmacêutico na legislação civil e penal. Mesmo com atualização e modificações no Código Penal (CP), não houve alterações de vulto nem inclusão de outros profissionais no elenco existente.

Hoje em dia, a assistência ao cliente/paciente é prestada cada vez mais por meio de uma equipe, de maneira coletiva, que inclui vários especialistas médicos e também outros diferentes profissionais. No entanto, mesmo que a assistência seja prestada coletivamente, o fator principal de referência em torno do qual se organiza a responsabilidade profissional continua sendo individual.

Dentro dessa perspectiva posiciona-se o Código de Ética dos Profissionais de Enfermagem (CEPE-2017),[1] do Conselho Federal de Enfermagem (COFEN), o qual preceitua ser dever do profissional "responsabilizar-se por falta cometida em suas atividades profissionais, independentemente de ter sido praticada (de forma) individual ou em equipe, por imperícia, imprudência ou negligência, desde que tenha participação e/ou conhecimento prévio do fato" (art. 51). O seu parágrafo único especifica que "quando a falta for praticada em equipe, a responsabilidade será atribuída na medida do(s) ato(s) praticado(s) individualmente".

Strenger[2] já enfatizava que "é preciso ter bem em conta que, mesmo em se tratando de prestação coletiva, não podem ser vinculados senão os membros da equipe cuja responsabilidade deverá ser claramente estabelecida".

O CEPE-2017 prescreve para os profissionais de Enfermagem que são seus deveres exercer a profissão com justiça, compromisso, equidade, resolutividade, dignidade, competência, responsabilidade, honestidade e lealdade (art. 24), e prestar assistência de Enfermagem livre de danos decorrentes de imperícia, negligência ou imprudência (art. 45). Esse princípio de proteção ao paciente é tão importante, que o CEPE-2017 reitera que o profissional deve denunciar aos órgãos competentes ações e procedimentos de membros da equipe de saúde quando houver risco de danos decorrentes de imperícia, negligência e imprudência ao paciente, visando à proteção da pessoa, família e coletividade (art. 47). Além disso, o profissional deve prestar assistência de Enfermagem, promovendo a qualidade de vida à pessoa e à família no processo do nascer, viver, morrer e luto (art. 48). Nos casos de doenças graves incuráveis e terminais com risco iminente de morte, em consonância com a equipe multiprofissional, oferecer todos os cuidados paliativos disponíveis para assegurar o conforto físico, psíquico, social e espiritual, respeitada a vontade da pessoa ou de seu representante legal (art. 48, parágrafo único).

A peculiaridade das atribuições do pessoal de saúde que lida com vidas humanas requer que sua atuação se coadune com os preceitos do Código Civil (CC) e do CP. A ocorrência de dano ou lesões acarreta responsabilidade penal, em que o agente causador é acionado pela máquina judiciária do Estado.

O exercício profissional da Enfermagem, como o de todas as outras profissões do setor saúde, tem implicações no CP e no Código das Contravenções Penais, que estabelecem os limites da licitude, além dos quais o ato passa a ser punível. Mais recentemente, o jurista alemão Claus Roxin desenvolveu a teoria do domínio do fato, criada originalmente por Hans Wetzel em 1939, e que teve sua aplicação no julgamento da Ação Penal 470, de 22 de abril de 2013, popularmente conhecido como "processo do mensalão". De acordo com Abdalla,[3] é previsto como parte do que é chamado de concurso de agentes ou pessoas, "seja pelo domínio da ação, pelo domínio da vontade ou pelo domínio funcional do fato", ou seja, constitui basicamente na "execução de fato delituoso utilizando-se de outrem como instrumento". Assim, a autoria estará presente de maneira mediata por meio do domínio da vontade, mesmo que não executada pessoalmente a conduta delituosa. Em escala bem menor, eventualmente, pode ser aplicada também na Enfermagem, quando alguém entrega determinado medicamento e ordena que se administre de imediato por via intravenosa a um paciente, causando-lhe a morte. Nesse caso, de quem é a culpa?

Assim como a teoria do domínio do fato, que é relativamente nova, foram buscados novos conceitos com base em jovens e competentes juristas como Cleber Masson, promotor de justiça em São Paulo, mestre e doutor em Direito Penal pela Pontifícia Universidade Católica de São Paulo (PUC-SP), cujos comentários ao CP foram extremamente valiosos para a atualização deste capítulo.

Cada uma das profissões do setor saúde conta com o respectivo código de ética; para o pessoal de Enfermagem existe um código, que inclui direitos, deveres e proibições pertinentes à conduta ética dos profissionais, que deve ser assumido por todos, inclusive exercentes de atividades elementares de Enfermagem. O CEPE-2017 declara, já no preâmbulo, que a "Enfermagem é comprometida com a produção e gestão do cuidado prestado nos diferentes contextos socioambientais e culturais em resposta às necessidades da pessoa, família e coletividade". E que:

> "O profissional de Enfermagem atua com autonomia e em consonância com os preceitos éticos e legais, técnico-científico e teórico-filosófico; exerce suas atividades com competência para promoção do ser humano na sua integralidade, de acordo com os Princípios da Ética e da Bioética, e participa como integrante da equipe de Enfermagem e de saúde na defesa das Políticas Públicas, com ênfase nas políticas de saúde que garantam a universalidade de acesso, integralidade da assistência, resolutividade, preservação da autonomia das pessoas, participação da comunidade, hierarquização e descentralização político-administrativa dos serviços de saúde."

O parâmetro estabelecido em todas as normas legais do País oferece proteção não só aos que exercem a atividade, mas também às pessoas a quem essa atividade é dirigida. Para corroborar tal assertiva, a Enfermagem reconhece o alto valor da saúde e da qualidade de vida da pessoa, família e coletividade, de tal forma que considera que o respeito aos direitos humanos é inerente ao exercício da profissão, o que inclui os direitos da pessoa à vida, à saúde, à liberdade, à igualdade, à segurança pessoal, à livre escolha, à dignidade e a ser tratada sem distinção de classe social, geração, etnia, cor, crença religiosa, cultura, incapacidade, deficiência, doença, identidade de gênero, orientação sexual, nacionalidade, convicção política, raça ou condição social, como consta no preâmbulo do CEPE-2017.

Por isso, os profissionais de Enfermagem têm, entre outros, o direito de "recusar-se a executar atividades que não sejam de sua competência técnica, científica, ética e legal ou que não ofereçam segurança ao profissional, à pessoa, à família e à coletividade" (art. 22). Tal direito é corroborado pelas proibições de "executar atividades que não sejam de sua competência técnica, científica, ética e legal ou que não ofereçam segurança ao profissional, à pessoa, à família e à coletividade" (art. 62), ou de "provocar, cooperar, ser conivente ou omisso diante de qualquer forma ou tipo de violência contra a pessoa, família e coletividade, quando no exercício da profissão" (art. 64). Pela vinculação mais direta existente entre as normas penais e as atividades executadas pelo pessoal de Enfermagem, a seguir serão expostas as matérias do CP que apresentam mais interesse para análise dentro da ordem sequencial desse Código, pela possível relação com a Enfermagem.

CRIMES CONTRA A VIDA

Um dos direitos fundamentais do ser humano, consagrado no art. 5º da Constituição Federal (CF), é a vida, desde a concepção até a morte. Não importa a viabilidade do ser nascente, basta o nascimento com vida. Entretanto, esse direito tem natureza relativa, pois pode sofrer limitações sustentadas por interesses maiores do Estado, como a pena de morte em tempo de guerra (CF, art. 5º, inciso XLVII), a legítima defesa (CP, art. 25) e o aborto em determinadas situações legalmente previstas (CP, art. 128).

HOMICÍDIO

O crime de morte (homicídio) tem como sujeito passivo qualquer pessoa a partir do nascimento, desde que esteja viva, e como sujeito ativo o autor do crime, também qualquer pessoa. Ele admite coautoria com culpa, quando não teve a intenção de matar; e com dolo, quando houve intenção de matar.

O CP de 1940, ainda vigente com algumas alterações, considera, em seus arts. 121 a 128, não apenas o homicídio, mas também a indução, a instigação ou o auxílio ao suicídio, ao infanticídio e ao aborto. São chamados crimes de dano.

O profissional de Enfermagem pode ser envolvido como coautor de crimes contra a vida?

Na modalidade de culpa, quando o sujeito não tiver desejado o resultado, mas tiver assumido a responsabilidade pelo risco; ou ainda com dolo, intencionalmente, apressando a morte mesmo que seja por compaixão. A eutanásia, por ações deliberadas ou não (desligamento de aparelhos e equipamentos, que prolongam a vida do paciente, omissão na prestação de assistência de Enfermagem ou erro na administração de medicamentos), constitui uma das hipóteses de homicídio doloso ou culposo para o autor ou o coautor do crime.

Durante a realização da assistência de Enfermagem, nos serviços de saúde ou até mesmo em domicílio, podem ocorrer inúmeras situações ou "acidentes", quer na administração de medicamentos (erro na escolha do fármaco, da dose, da via de administração ou do paciente), quer na inadequada restrição ou vigilância do paciente, causando quedas do leito, da maca, da mesa cirúrgica ou da cadeira de rodas. Também pode haver acidentes por defeitos ou uso incorreto de aparelhos, como do berço aquecido ou da incubadora.

Como já mencionado, o CEPE-2017 proíbe a execução de atividade que não seja de sua competência técnica ou legal (art. 62); assim como "executar procedimentos ou participar da assistência à saúde sem o consentimento formal da pessoa ou de seu representante ou responsável legal, exceto em iminente risco de morte" (art. 77); e proíbe ainda "praticar ato cirúrgico, exceto nas situações de emergência ou naquelas expressamente autorizadas na legislação, desde que possua competência técnico-científica necessária" (art. 75).

Com relação à medicação, proíbe "administrar medicamentos sem conhecer indicação, ação da droga, via de administração e potenciais riscos, respeitados os graus de formação do profissional" (art. 78); "prescrever medicamentos que não estejam estabelecidos em programas de saúde pública e/ou em rotina aprovada em instituição de saúde, exceto em situações de emergência" (art. 79); "executar prescrições e procedimentos de qualquer natureza que comprometam a segurança da pessoa" (art. 80).

Na assistência obstétrica ou no pré-parto, a falta da devida assistência, que inclui o controle do foco fetal e a evolução do trabalho de parto, pode comprometer a vida da parturiente e do feto. No puerpério, a falta de vigilância quanto à involução uterina pode ocasionar atonia uterina, com consequente hemorragia que pode levar à morte silenciosa da puérpera. A falta de vigilância contínua do recém-nascido, em especial nas 12 h após o nascimento, pode ocasionar a morte por aspiração de vômitos ou queimaduras (em função de defeito na incubadora ou no berço aquecido). Todas essas situações envolvem o pessoal de Enfermagem, que pode responder por crime como autor ou coautor.

O CP dispõe ainda que:

"No homicídio culposo, a pena é aumentada de um terço, se o crime resulta de inobservância de regra técnica de profissão, arte ou ofício, ou se o agente deixa de prestar imediato socorro à vítima, não procura diminuir as consequências do seu ato ou foge para evitar prisão em flagrante." (art. 121, § 4º)

A segurança do paciente é responsabilidade da instituição de saúde, pública ou privada, seja em hospitais, serviços de emergência, urgências, ambulatórios, laboratórios e outros. O pessoal de Enfermagem é responsável pela vigilância do paciente. De fato, o profissional tem o direito de exercer a Enfermagem com liberdade, segurança técnica, científica e ambiental, autonomia, e ser tratado sem discriminação de qualquer natureza, segundo os princípios e pressupostos legais, éticos e dos direitos humanos (art. 1º); em locais de trabalho livres de riscos e danos e violências física e psicológica à saúde do trabalhador, em respeito à dignidade humana e à proteção dos direitos dos profissionais de Enfermagem (art. 2º); e de apoiar/participar de movimentos de defesa da dignidade profissional, do exercício da cidadania e das reivindicações por melhores condições de assistência, trabalho e remuneração, observados os parâmetros e limites da legislação vigente (art. 3º); e também "somente aceitar encargos ou atribuições quando se julgar técnica, científica e legalmente apto para o desempenho seguro para si e para outrem" (art. 59).

Além disso, o profissional deve "prestar assistência de Enfermagem em condições que ofereçam segurança mesmo em caso de suspensão de atividades profissionais decorrentes de movimentos reivindicativos da categoria" (art. 44). Para que o direito de greve possa ser devidamente respeitado, em havendo movimentos reivindicatórios, cuidados mínimos que garantam continuidade de uma assistência segura ao paciente precisam ser prestados (art. 44, parágrafo único). Outrossim, destaque-se que a suspensão de atividades, individuais ou coletivas, quando o local de trabalho não oferecer condições seguras para o exercício profissional e/ou desrespeitar a legislação vigente, ressalvadas as situações de urgência e emergência, deve ser imediatamente comunicada por escrito e/ou por meio de correio eletrônico à instituição e ao Conselho Regional de Enfermagem (art. 13).

Portanto, o direito de paralisação para obtenção de reivindicações, de acordo com o CEPE-2017, não exime da obrigatoriedade de garantir a continuidade da assistência e a segurança do paciente, e da devida comunicação ao Conselho Regional de Enfermagem sobre a paralisação.

Assim, não é tão difícil ser envolvido em crime de homicídio culposo em pleno exercício da Enfermagem, por falta de diligência, atenção, atualização de conhecimentos e correta observância das regras técnicas da profissão.

SUICÍDIO

O suicídio não é crime, mesmo porque não há como penalizar o falecido. Entretanto, o induzimento ou a instigação ao suicídio estão capitulados como crime no CP, art. 122. Alves et al.[4] afirmam que o "direito de existir não emana de simples convenção, mas constitui princípio fundamental de direito natural. É prerrogativa de todo ser humano desde a concepção e é condição para o exercício de todos os outros direitos". Por exemplo, em hospitais psiquiátricos pode ocorrer tentativa de suicídio, quando, por negligência, não houver a necessária vigilância em relação a alterações no comportamento do paciente e ao devido registro no prontuário.

A criminalização do auxílio ao suicídio é tema polêmico, especialmente em duas situações: no caso de paciente em fase terminal, estando lúcido e desejando o fim de seus sofrimentos de modo indolor, com o auxílio do médico ou do pessoal de Enfermagem; e quando o paciente, adepto da crença de Testemunha de Jeová, maior e capaz, nega-se a receber transfusão de sangue, e o médico respeita a vontade do paciente, que vem a falecer em consequência disso. Pode ser considerado suicídio? Nesses casos, quando a morte não é consumada, a tentativa é crime condicionado; porém, só é punida quando resulta em lesão corporal de natureza grave.

INFANTICÍDIO

O infanticídio é outra modalidade de crime contra a vida, praticado pela mãe. Admite coautoria, em especial da equipe hospitalar, por ação ou omissão. É cometido contra o nascente ou recém-nascido e difere do crime de aborto, que é praticado contra o feto, o não nascido. O trabalho de parto começa com a dilatação, seguida da expulsão do feto e a expulsão da placenta. A morte da criança nascente ou recém-nascida provocada pela mãe em qualquer dessas fases caracteriza o crime de infanticídio.

Segundo o art. 123 do CP, o infanticídio consiste em "matar, sob a influência do estado puerperal, o próprio filho, durante o parto ou logo após". De acordo com Masson,[5] o estado puerperal pode ser entendido como "o conjunto de alterações físicas e psíquicas que acomete a mulher em decorrência das circunstâncias relacionadas ao parto e que afetam a sua saúde mental". A duração pode ser de horas ou dias. Carvalho e Segre[6] já reconheciam que a mulher no estado puerperal, embora parte de uma função biológica, poderia sofrer alterações que agiriam sobre todos os componentes da personalidade, especialmente se a gravidez fosse resultante de relações não sancionadas pelas normas sociais. Mello[7] define como estado (puerperal) todo particular da vida da mulher em que, pelo fato de haver dado à luz um filho, sofre influências da sua personalidade, que, em circunstâncias normais, caracteriza-se por defeituosa atenção, deficiente senso de percepção e mais tarde dificuldade de evocação. Costuma ser um transtorno mental transitório e incompleto, de pequena duração. Já o estado puerperal patológico, como uma psicose puerperal, pode apresentar-se sob a forma de semialienação mental, geralmente transitória.

Para não incorrer em coautoria, atitudes preventivas por parte do pessoal de Enfermagem, na admissão da parturiente e durante o controle do trabalho de parto, devem ser observadas: quanto ao grau de relacionamento entre a mãe e o filho que está por nascer, se ele está sendo muito desejado, bem aceito ou rejeitado. Se for percebido que há grande rejeição, deve-se registrar o fato no prontuário, para maior vigilância durante o trabalho de parto e no pós-parto, especialmente com relação à amamentação. Puérperas desse tipo não podem ser selecionadas para o sistema de alojamento conjunto. O infanticídio pode ocorrer por sufocamento, com utilização de travesseiro ou do próprio corpo, queda da cama, entre outros. Essas ocorrências terão aparência de acidentes, mas poderão ter sido provocadas pela mãe.

ABORTAMENTO OU ABORTO

O CP, em seus arts. 124 a 127, trata da polêmica prática do aborto ou abortamento, que "é a interrupção da gravidez, da qual resulte a morte do produto da concepção". É com a fecundação que se inicia a gravidez – a partir de então já existe uma nova vida em desenvolvimento, merecedora da tutela do Direito Penal. Havendo aborto, em qualquer que seja o momento da evolução fetal, ocorre a proteção penal, desde a constituição do ovo ou zigoto até a fase em que se inicia o processo de parto. A partir de então, o crime será de homicídio ou infanticídio. Segundo Masson,[5] o aborto pode ser:

- Natural (quando espontâneo)
- Acidental (quando provocado por um trauma)
- Criminoso (provocado pela mãe ou terceiros)
- Legal ou permitido (quando necessário por questões de saúde e gravidez resultante de estupro)
- Eugênico ou eugenésico (não permitido na legislação brasileira)
- Econômico ou social (não autorizado pela legislação brasileira)
- Antecipação terapêutica, em casos de anencefalia do feto (situação ainda controvertida).

A anencefalia é malformação congênita, caracterizada por malformação do tubo neural e ausência parcial do encéfalo e do crânio. A Resolução nº 1.989/2012 do Conselho Federal de Medicina (CFM),[8] com base na decisão do Supremo Tribunal Federal[9] (ADPF nº 54/DF) que disciplinou a atuação dos médicos no tocante à interrupção da gravidez em caso de feto anencéfalo, reconhece o direito de a gestante submeter-se à antecipação terapêutica.

Noronha[10] ensina que "não é necessário vitalidade, basta que o ser esteja vivo. Ainda que a morte seja certa dentro de momentos, a destruição da vida é homicídio. Diga-se o mesmo quando a vítima se achava agonizando ou teria de ser executada, dentro em segundos, sua morte antecipada é homicídio". Segundo esse autor, "ainda que seja uma vida humana em germe, em qualquer fase da vida biológica, intra ou extrauterina, a vida será sempre um bem jurídico".

O sujeito passivo do abortamento é "o ser vivo que ainda não nasceu". A destruição do feto, durante o parto ou após o parto, é homicídio.

O art. 125 do CP enuncia que "provocar aborto sem o consentimento da gestante" é crime passível de reclusão. A lei busca proteger a integridade física e psíquica da gestante e a vida do feto. Assim, quando provocado por terceiros, com consentimento obtido mediante grave ameaça, ou quando a gestante é menor de 14 anos, é alienada ou com retardo mental, a pena é aumentada. Quando ocorre o aborto e a morte da mãe, há duplo crime (aborto e homicídio), com dois sujeitos passivos, o feto e a gestante. Se não houver a morte da gestante, poderá haver crime de lesões corporais de natureza grave. Se a gravidez tiver sido de gêmeos ou trigêmeos, o crime será duplo ou triplo.

O art. 126 do CP considera o aborto como crime, mesmo com o consentimento da gestante, que responde pelo crime definido no art. 124. O terceiro provocador do aborto responde pelo crime definido no art. 126. O consentimento da gestante deve ser expresso ou tácito e deve permanecer até a consumação do aborto.

Observa-se também que há conflito entre o CC e o CP, no que se refere à proteção da vida do nascituro. O art. 2º do CC garante plenamente os direitos do nascituro, permitindo até a nomeação de curador (art. 1.779), e o CP autoriza a violação do direito de viver. Essa violação torna-se mais evidente quando não há o hipotético risco para a vida da mãe, como é o caso de gravidez resultante de estupro.

O CEPE-2017 (art. 73) proíbe ao profissional de Enfermagem "provocar aborto ou cooperar em práticas destinadas a interromper a gestação, exceto nos casos permitidos pela legislação vigente". Nesse artigo há um parágrafo único que faculta que "nos casos permitidos pela legislação o profissional deverá decidir de acordo com sua consciência sobre a sua participação, desde que seja garantida a continuidade da assistência".

Na fase hospitalar, a equipe de Enfermagem, prestando assistência durante o processo abortivo, clínico ou cirúrgico, como a microcesárea, pode ser criminalmente envolvida no crime capitulado no art. 124 do CP como coautora.

É igualmente proibido ao profissional de Enfermagem "promover ou participar de prática destinada a antecipar a morte da pessoa" (art. 74), prática conhecida como eutanásia; assim como "negar assistência de Enfermagem em situações de urgência, emergência, epidemia, desastre e catástrofe, desde que não ofereça risco à integridade física do profissional" (art. 76).

LESÕES CORPORAIS

O CP, art. 129, capitula o crime de lesões corporais como: "ofender a integridade corporal ou a saúde de outrem." Nos parágrafos 1º e 2º as lesões são consideradas de natureza grave se resultam em: incapacidade para as ocupações habituais por mais de 30 dias; perigo à vida; debilidade permanente de membro, sentido ou função; e aceleração de parto. Portanto, a lei prevê o dano à saúde, que não precisa ser propriamente um dano ao corpo.

Noronha[10] afirma que "basta a perturbação da função fisiológica, de modo que altere a saúde". Por via de consequência, tanto a saúde é lesada pelo contágio da pessoa com certa enfermidade, como a normalidade das funções fisiológicas é alterada, por exemplo, pela provocação de vômitos e pela perturbação do sono, desde que esses estados sejam prolongados.

Tanto o distúrbio das funções fisiológicas como o das funções psíquicas são lesões. Essas funções podem ser perturbadas, por exemplo, por um susto ou uma ameaça; assim, se uma pessoa, à custa de ameaça ou de susto, produzir choque nervoso em outra, estará praticando lesão corporal. A ação física da lesão corporal é ofender ou causar lesão em outrem, e o meio geralmente empregado é a violência física ou moral. Contudo, a lesão corporal pode também ser praticada por omissão.

São exemplos de lesões corporais de natureza leve aquelas provocadas por ação ou comissão, como: hematomas, vômitos, náuseas, escoriações, entre outros. São também as causadas por omissão, como: deixar de alimentar uma pessoa incapacitada de fazê-lo por si mesma; não proceder à troca de roupa molhada pelo paciente incontinente, o que pode provocar desconforto e aparecimento de escaras; deixar o paciente sofrer com frio ou calor excessivo; entre outras.

São lesões de natureza grave as que resultam em: incapacidade permanente para o trabalho; enfermidade incurável; perda ou inutilização de membro, sentido ou função; deformidade permanente e aborto. Alguns tipos de acidentes que podem ocorrer em hospitais, envolvendo pessoal de Enfermagem por falta de cuidados e/ou vigilância, são: queda do leito, da maca, da mesa cirúrgica, da cadeira de rodas e do berço. Eles podem ocasionar fraturas, luxações, escaras e até amputação de membro, por gangrena causada por restrições inadequadas e não vigiadas; infiltrações extravenosas, de soluções hipertônicas ou tóxicas de injeções intravenosas; queimaduras por bolsa de água quente ou incubadoras desreguladas; pé equino por colocação inadequada de apoio; ou ainda paresias ou paralisias, por lesão de nervo.

Lesões de natureza gravíssima são as que evoluem para a morte, como consequência de uma ofensa corporal ou por omissão de cuidados indispensáveis, em especial, em serviços de emergência, por quedas, com fraturas e outros danos. Em tais serviços, com quadro de pessoal reduzido e grande contingente de pacientes, esse cuidado poderá ser prestado por familiares do paciente, devidamente orientados.

Para serem corretamente classificadas em uma das categorias citadas, as lesões dependem de sua evolução ou de sequelas. Na administração de medicação trocada, ou mesmo de medicação correta, mas administrada de maneira errada em sua dosagem ou via, ou ainda na troca de paciente, as consequências podem ser nulas, ou, em uma escala crescente, variar de náuseas, vômitos e choque anafilático até a morte. De acordo com essa graduação, também haverá uma graduação na penalidade a ser imposta.

A violência familiar praticada contra ascendentes, descendentes, irmãos, cônjuge ou companheiro, e ainda contra pessoas com deficiência, tem aumento da pena e está contemplada na Lei nº 11.340/2006,[11] conhecida como Lei Maria da Penha.

O CEPE-2017 afirma no preâmbulo que "o profissional de Enfermagem atua com autonomia e em consonância com os preceitos éticos e legais, técnico-científico e teórico-filosófico; exerce suas atividades com competência para promoção do ser humano na sua integralidade, de acordo com os Princípios da Ética e da Bioética"; deve "esclarecer à pessoa, família e coletividade, a respeito dos direitos, riscos, benefícios e intercorrências acerca da assistência de Enfermagem" (art. 39); e orientar a pessoa e família sobre preparo, benefícios, riscos e consequências decorrentes de exames e de outros procedimentos, respeitando o direito de recusa da pessoa ou de seu representante legal (art. 40). De igual modo, se um paciente contrai no hospital uma moléstia de que não era portador antes de sua admissão, como é o caso das infecções hospitalares e cruzadas, a perícia técnica classificará a lesão corporal "a partir da avaliação das sequelas deixadas e das incapacidades" resultantes, isto é, se as sequelas foram transitórias ou permanentes, se tiveram duração de 30 dias ou não.

PERICLITAÇÃO DA VIDA E DA SAÚDE

Esse crime consiste em "expor a vida ou a saúde de outrem em perigo direto e iminente" (CP 132). Não é necessário que tenha causado dano. O CP, em seus arts. 130 a 136, trata dos crimes de perigo e os classifica em:

- Perigo de contágio venéreo
- Perigo de contágio de moléstia grave
- Perigo para a vida ou saúde de outrem
- Abandono de incapaz
- Exposição ou abandono de recém-nascido
- Omissão de socorro
- Condicionamento de atendimento médico-hospitalar emergencial
- Maus-tratos.

Segundo Masson,[5] os crimes de perigo ou probabilidade de dano podem ser subdivididos em:

- Crimes de perigo abstrato, presumido ou de simples desobediência: são os que se consumam, automaticamente, com a mera prática da conduta
- Crimes de perigo concreto: são aqueles que se consumam com a efetiva situação de perigo
- Crimes de perigo individual: são os que afetam determinada pessoa, ou um número determinado de pessoas

- Crimes de perigo comum ou coletivo: são os que alcançam um número indeterminado de pessoas
- Crimes de perigo atual: são aqueles em que o perigo está ocorrendo
- Crimes de perigo iminente: são aqueles em que o perigo está na iminência de acontecer
- Crimes de perigo futuro ou mediato: são os delitos em que a situação de perigo decorrente da conduta se projeta para o futuro.

São crimes que podem ser praticados com dolo (intenção de produzir o dano) ou na modalidade culposa (sem intenção de produzir o dano, mas assumindo o risco de produzi-lo), além de admitirem coautoria.

O sujeito ativo do crime de **perigo de contágio venéreo** é a pessoa que sabe, ou deveria saber, que está contaminada por moléstia venérea e pratica relação sexual ou qualquer ato libidinoso com pessoa de sexo diferente ou não, o que engloba, além da conjunção carnal, o sexo oral ou anal. O uso de preservativo poderá descaracterizar o crime. No âmbito do casamento, o crime poderá ser causa para separação ou divórcio não consensual. Não haverá crime se a vítima já tiver a doença venérea. Entretanto, haverá duplo delito se for praticado contra a liberdade sexual, que é o caso de estupro.

As consequências podem resultar em: lesão corporal de natureza leve ou de natureza grave ou gravíssima, ou ainda resultar em morte da vítima. A característica do crime é expor a perigo, mas a graduação da pena dependerá das consequências. De modo indireto, mas com consequências graves, o crime pode acontecer por contaminação em serviços de ginecologia, pela falta de higienização e esterilização de material ginecológico e pelo uso de luvas ou espéculos não esterilizados, que podem transmitir doenças venéreas e outras infecções de uma paciente para a outra.

O **perigo de contágio de moléstia grave**, de acordo com o art. 131 do CP, é "praticar, com o fim de transmitir a outrem moléstia grave de que está contaminado, ato capaz de produzir o contágio". O sujeito ativo é a pessoa contaminada que está apta a produzir o contágio; o sujeito passivo é qualquer pessoa, mesmo sendo portadora de moléstia grave, que poderá ter a condição agravada ou adquirir nova moléstia. É um crime de natureza dolosa, que pode admitir coautoria. Há controvérsia quanto à classificação da síndrome da imunodeficiência adquirida (AIDS) como doença venérea ou moléstia grave. Se, em consequência da exposição ao perigo, ocorrer a morte, o crime será de homicídio doloso.

As equipes médica e de Enfermagem que atendem pacientes com moléstias transmissíveis em hospitais, ambulatórios e serviços de emergências, em geral, costumam tomar precauções para salvaguardar sua própria segurança, mas nem sempre têm os mesmos cuidados em relação aos demais pacientes que serão atendidos no mesmo local ou utilizarão o mesmo material e equipamentos. Tudo isso constitui perigo de contágio de infecções, ou de ocasionar moléstia grave.

O **perigo para a vida ou saúde de outrem** constitui crime capitulado no CP, art. 132, que o define como "expor a vida ou a saúde de outrem a perigo direto e iminente". A finalidade é proteger a vida e a saúde do ser humano exposto a perigo. O paciente em instituições hospitalares está exposto a perigo à vida e à saúde, não apenas pela fragilidade de sua saúde causada pela doença, mas também por estar sujeito a manipulações da equipe da instituição. A não observância de regras técnicas de prevenção e de combate a infecções pode transformar médicos e pessoal de Enfermagem em veículos de contaminação. Por isso, alguns cuidados elementares devem ser tomados, como lavar as mãos com frequência e corretamente, e usar uniformes, aventais, máscaras, gorros e luvas, observando as técnicas recomendadas, principalmente em unidades de isolamento ou de pacientes com baixa resistência. Esses são fatores de grande importância na proteção à saúde ou até à vida dos pacientes.

O **abandono de incapaz** está capitulado como crime no CP, art. 133, como "abandonar pessoa que está sob seu cuidado, guarda, vigilância ou autoridade, e, por qualquer motivo incapaz de defender-se dos riscos resultantes do abandono".

Três circunstâncias aumentam a pena:

- Se o abandono ocorrer em lugar ermo
- Se o agente for ascendente ou descendente, cônjuge, irmão, tutor ou curador da vítima
- Se a vítima for maior de 60 anos (inserida pelo Estatuto do Idoso, Lei nº 10.741/2003).[12]

O objetivo é proteger a vida, a saúde e a segurança da pessoa que está incapaz de defender-se dos riscos resultantes do abandono. A incapacidade pode ser permanente ou transitória, como uma doença, um tratamento ou uma internação hospitalar.

O abandono pode ocorrer por ação ou omissão do sujeito ativo do crime, ou seja, de quem tem o dever de zelar pela vida, saúde ou segurança do incapaz. Abandono é deixar o sujeito passivo do crime, incapaz, sozinho, sem a devida assistência, até mesmo por um lapso de tempo.

O cuidado é a assistência eventual, como, por exemplo, o paciente durante tratamento, ambulatorial ou hospitalar. Habitualmente, a incapacidade é transitória em razão de situações excepcionais. Nessa fase, o incapaz está sujeito à vigilância para prevenir danos e é confiado à autoridade que tem o dever de protegê-lo.

O paciente debilitado ou acamado no hospital encontra-se sob os cuidados do pessoal de Enfermagem e a custódia da autoridade da instituição. Assim, ainda que esse paciente possa, de certa maneira, defender-se dos riscos do abandono, tocando a campainha ou reclamando, tal defesa só lhe será útil se houver pessoa para atendê-lo. Nos casos de pacientes inconscientes ou com algum transtorno psiquiátrico, o quadro se torna mais grave, porque não há possibilidade de autodefesa.

Assim, o abandono do plantão por ocasião da ceia ou do descanso noturno, ou saídas antecipadas, antes da chegada do substituto, podem ocasionar abandono de pacientes dependentes ou incapazes.

O CEPE-2017, art. 44, considera dever do profissional "prestar assistência de Enfermagem em condições que ofereçam segurança, mesmo em caso de suspensão das atividades profissionais decorrentes de movimentos reivindicatórios da categoria" e proíbe "negar assistência de Enfermagem em situações de urgência, emergência, epidemia, desastre e catástrofe, desde que não ofereça risco à integridade física do profissional" (art.76). A infração ética e disciplinar é definida como "a ação, omissão ou conivência que implique desobediência e/ou inobservância às disposições do CEPE bem como a inobservância das normas do Sistema COFEN/CORENs" (art. 104).

O Código Penal classifica as infrações em: leves, graves ou gravíssimas, conforme a natureza do ato e as circunstâncias de cada caso. Já o CEPE-2017 classifica em leves, moderadas, graves e gravíssimas, igualmente segundo a natureza do ato e a circunstância de cada caso (art. 111). A graduação da penalidade, em ambos os códigos, considera a maior ou menor gravidade da infração; as circunstâncias agravantes ou atenuantes; o dano causado e suas consequências; e os antecedentes do infrator. Infração moderada, segundo o COFEN, é aquela que "provoca debilidade temporária de membro, sentido ou função na pessoa ou ainda as que causem danos mentais, morais, patrimoniais ou financeiros" (art. 111, § 2º).

Constitui crime a **exposição ou abandono de recém-nascido**. Segundo Masson,[5] "expor equivale a transferir a vítima para lugar diverso daquele em que lhe é prestada a assistência. Abandonar significa desamparar a vítima no tocante aos cuidados necessários". O sujeito ativo do crime é a mãe ou o pai por diversas razões, em especial para ocultar desonra própria, o que atualmente não tem o mesmo valor que tinha em tempos passados. A honra, de que trata o CP de 1940, é de natureza sexual, boa fama ou reputação da autora ou autor do crime, é o atentado aos bons costumes. O pressuposto é que a gravidez e o nascimento do filho tenham sido sigilosos. A graduação da pena depende das consequências da exposição ou do abandono.

Embora seja crime especial, cometido pela mãe ou pelo pai, poderá ter a participação de pessoas, particularmente do pessoal de Enfermagem, a quem cabe o cuidado e a vigilância do recém-nascido. O abandono pode ocorrer até mesmo em um curto espaço de tempo, por descuido, ocasionando lesões na graduação de leve a gravíssima, ou até mesmo levando à morte.

A **omissão de socorro** trata da proteção imediata da vida e da saúde das pessoas, mas também tutela a solidariedade humana. O CP, art. 135, considera crime "deixar de prestar assistência, quando possível fazê-lo sem risco pessoal, à criança abandonada ou extraviada, ou à pessoa inválida ou ferida, ao desamparo ou em grave e iminente perigo, ou não pedir, nesses casos, o socorro da autoridade pública".

É um crime praticado por omissão e admite duas situações: (1) falta de assistência imediata, em que deixar de prestar assistência significa não socorrer quem se encontra em perigo; e (2) falta de assistência mediata por não pedir socorro da autoridade pública, ou seja, deixar de solicitar auxílio, seja para a polícia ou para o serviço de emergência.

Qualquer pessoa, ou várias pessoas, mesmo sem obrigação de prestar assistência, pode ser sujeito ativo do crime. O sujeito passivo é sempre quem está em perigo e pode ser: (a) criança menor de 12 anos (Lei nº 8.069/1990 – Estatuto da Criança e do Adolescente,[13] alterada pela Lei nº 13.257/2016,[14] sobre políticas públicas para a primeira infância, e pela Lei nº 13.438/2017),[15] abandonada ou extraviada; (b) pessoa inválida ou ferida e ao desamparo; (c) pessoa em grave e iminente perigo; (d) pessoa idosa, com idade igual ou superior a 60 anos (Lei nº 10.741/2003 – Estatuto do Idoso).[12] A Lei nº 13.438/2017[15] acrescentou ao art. 14 o § 5º:

> "É obrigatória a aplicação a todas as crianças, nos seus primeiros dezoito meses de vida, de protocolo ou outro instrumento construído com a finalidade de facilitar a detecção, em consulta pediátrica de acompanhamento da criança, de risco para o seu desenvolvimento psíquico."

Da mesma forma, a Lei nº 10.741/2003,[12] Estatuto do Idoso, foi alterada pela Lei nº 13.466/2017[16] nos arts. 3º, 15 e 71. O art. 3º passou a vigorar acrescido de um § 2º, renumerando-se o parágrafo único para § 1º, e o § 2º com a seguinte redação: "Dentre os idosos, é assegurada prioridade especial aos maiores de oitenta anos, atendendo-se suas necessidades sempre preferencialmente em relação aos demais idosos." O art. 15 também teve acréscimo de um parágrafo, o § 7º, que assim prescreve: "em todo atendimento de saúde, os maiores de oitenta anos terão preferência especial sobre os demais idosos, exceto em caso de emergência." Finalmente, o art. 71 passou a vigorar acrescido do § 5º: "Dentre os processos de idosos, dar-se-á prioridade especial aos maiores de oitenta anos."

Tantas reiterações sobre prioridade especial aos idosos maiores de oitenta anos demonstram que a população dessa faixa etária efetivamente tem aumentado no País, e que se trata na maioria dos casos de pessoas que foram altamente produtivas, e muitas delas continuam atuando nos diversos ramos de atividades, mesmo que oficialmente aposentadas, contribuindo de alguma forma para a sociedade.

Não haverá crime se a pessoa estiver claramente morta; entretanto, a graduação da pena dependerá das consequências da omissão (p. ex., lesão corporal grave ou se resultar em morte).

O Código de Trânsito Brasileiro (Lei nº 9.503/1997,[17] art. 304) estipula que o condutor de veículo, mesmo agindo sem culpa, quando se envolver em acidente, deve socorrer imediatamente a vítima.

Até mesmo dentro de estabelecimento hospitalar pode ocorrer omissão de socorro, quando o pessoal de Enfermagem deixar de prestar assistência imediata ao paciente em estado grave ou acometido por mal súbito.

O crime de omissão de socorro pressupõe a intenção de não socorrer e o conhecimento de que a pessoa está em grave e iminente perigo. O CEPE-2017 proíbe ao profissional de Enfermagem "negar assistência de Enfermagem em situações de urgência, emergência, epidemia, desastre e catástrofe, desde que não ofereça risco à integridade física do profissional" (art.76); ou "prestar serviços que, por sua natureza, competem a outro profissional, exceto em caso de emergência ou que estiverem expressamente autorizados na legislação vigente" (art. 81).

▶ **Condicionamento de atendimento médico-hospitalar emergencial.** O CP, art. 135, estabelece como crime "exigir cheque caução, nota promissória ou qualquer garantia, bem como o preenchimento prévio de formulários administrativos, como condição para o atendimento médico-hospitalar emergencial", com aumento de pena se da negativa resultar lesão corporal de natureza grave ou a morte (art. introduzido no CP pela Lei nº 12.653/2012).[18] Segundo Masson,[5] "é uma nova manifestação do direito penal de emergência, conferindo-lhe nítida função simbólica e desprovida de qualquer eficácia", pois já "existiam regras jurídicas sobre o assunto" [a] no plano administrativo, a Resolução Normativa ANS nº 44/2003,[19] art. 1º veda, em qualquer situação, a exigência de caução, depósito de qualquer natureza, nota promissória ou quaisquer outros títulos de crédito no ato anterior à prestação do serviço de atendimento de saúde; [b] no âmbito civil, o art. 171, inciso II, do CC determina a nulidade do negócio jurídico resultante de estado de perigo, incontestável na hipótese em que uma pessoa com deficiência de saúde depende de atendimento médico-hospitalar emergencial; [c] na esfera penal, as situações descritas no art. 135 do CP sempre caracterizaram o crime de omissão de socorro. Isso porque a pessoa a quem se condiciona o atendimento médico-hospitalar ao fornecimento de garantia ou ao preenchimento prévio de formulários administrativos encontra-se "ferida" ou em grave e iminente perigo, "e o sujeito ativo deixa de prestar-lhe assistência, quando possível fazê-lo sem risco pessoal".

Andrade e Andrade[20] afirmam que haverá crime de omissão de socorro se a pessoa ferida e sem recursos não for atendida por falta de depósito prévio, ou por falta de documentação que comprove vínculo com convênio ou com o Sistema Único de Saúde (SUS). Contudo, não haverá crime se houver recusa no atendimento por inexistência de tratamento especializado e equipamentos necessários à assistência indicada naquele hospital. Nesse caso, o paciente deverá receber a assistência imediata e ser encaminhado a outra entidade hospitalar.

O sujeito ativo do crime de omissão de socorro?

"Pode ser qualquer funcionário ou administrador de saúde que realize atendimento médico-hospitalar emergencial, e também o médico que recusa atender um paciente sem o fornecimento da garantia ou o preenchimento prévio de formulário administrativo."[5]

Nos hospitais particulares, a exigência poderá ser da garantia do custeio do tratamento e, do ponto de vista burocrático, também o preenchimento de formulário. Nas instituições públicas, a exigência poderá ser apenas burocrática.

Os planos de saúde e seguros privados de atendimento à saúde, conforme a Lei nº 9.656/1998[21] e a Lei nº 11.935/2009,[22] são obrigados a dar cobertura de atendimento nos casos de emergência e de urgência. Casos de emergência são os que implicam risco imediato à vida ou de lesões irreparáveis; e casos de urgência são aqueles resultantes de acidentes pessoais ou complicações no processo gestacional.[5]

O estabelecimento de saúde que realize atendimento médico-hospitalar emergencial está obrigado a fixar em local visível a informação de que constitui crime a exigência de qualquer garantia ou a exigência de preenchimento prévio de formulários como condição para o atendimento médico-hospitalar de emergência. Quando o atendente cumpre ordens dos administradores da instituição em relação a exigências indevidas, o responsável pelo estabelecimento responde pelo crime de omissão de socorro.

O crime de **maus-tratos** está capitulado no CP, art. 136, que o especifica como:

"Expor a perigo a vida ou a saúde de pessoa sob sua autoridade, guarda ou vigilância, para fim de educação, ensino, tratamento ou custódia; quer privando-a de alimentação ou cuidados indispensáveis; quer sujeitando-a a trabalho excessivo ou inadequado; quer abusando de meios de correção ou disciplina. [...] A pena será aumentada se o crime for praticado contra menor de 14 anos;* se a vítima for idosa, será aplicado o Estatuto do Idoso."[12]

Maus-tratos constituem uma forma de violência. Os sujeitos ativos do crime de maus-tratos são aqueles que têm o dever de proteger a vida e a saúde do sujeito passivo do crime. A vítima deverá estar subordinada ao autor do crime.

A criança e/ou adolescente estão sujeitos à autoridade e guarda dos pais, que respondem pela sua manutenção e educação, devendo prover suas necessidades, podendo castigá-los de modo moderado, sem submetê-los a trabalhos excessivos ou inadequados. Os maus-tratos, ou a tortura praticada pelos pais em seus filhos, são motivos para a Justiça retirá-los de sua companhia e destituí-los do poder familiar (antigamente denominado pátrio poder).

As instituições de ensino têm autoridade e são responsáveis pelos alunos em relação ao ensino e à educação, e devem vigiar para que não ocorram maus-tratos. Elas não devem abusar de meios de correção ou disciplina, ou de trabalho excessivo ou inadequado.

As instituições hospitalares, creches, abrigos, entre outros, têm autoridade e são responsáveis pela guarda ou vigilância de crianças, adolescentes, idosos e/ou pacientes, com o fim de custódia ou tratamento. Em creches ou abrigos, as crianças estão sujeitas aos cuidados de funcionários, que, por negligência ou incompetência, podem se tornar autores ou coautores de maus-tratos, quer privando-as de alimentação, quer abusando de meios de correção ou disciplina, ou ainda, obrigando-as a fazerem trabalhos inadequados à idade.

---

*Neste artigo, não houve alteração da idade limite de 14 para 12 anos em razão do Estatuto da Criança e do Adolescente. O CP não modificou a idade mínima.

Em abrigos ou clínicas de idosos, ou também nas denominadas casas de repouso, pode ocorrer crime de maus-tratos em diversas situações, como privação de alimentação e falta de cuidados indispensáveis em relação a higiene pessoal e eliminações, particularmente com clientes/pacientes com necessidades especiais. Na situação hospitalar, o pessoal de Enfermagem pode incorrer no crime de maus-tratos se não auxiliar a criança ou o paciente debilitado a se alimentar, ou não ministrar cuidados indispensáveis referentes a higiene, eliminações e tratamentos, acarretando, com isso, não apenas mal-estar e desconforto, mas, por vezes, infecções, sofrimento intenso ou agravamento da moléstia. O CEPE-2017, art. 64, proíbe "provocar, cooperar, ser conivente ou omisso diante de qualquer forma ou tipo de violência contra a pessoa, família e coletividade, quando no exercício da profissão". Conforme as circunstâncias, o crime pode ser caracterizado também como lesões corporais de natureza leve ou grave.

Noronha[10] afirmava que:

"O crime de maus-tratos constitui delito especial que pode ser praticado por pais, em seus filhos menores, por professores, em seus alunos, e também por enfermeiros em seus pacientes, privando a pessoa, seja de alimentos, seja dos cuidados indispensáveis à saúde, causando dano à sua incolumidade."

CRIMES CONTRA A LIBERDADE INDIVIDUAL

A CF, art. 5º, assegura a todos o direito à liberdade. Assim, qualquer espécie de violação à liberdade do ser humano encontra punição no CP, arts. 146 a 149. É direito de qualquer pessoa ir, vir e permanecer. Para zelar por esse direito, a CF garante o *habeas corpus* em caso de abuso de poder.

O crime de constrangimento ilegal consiste em "constranger alguém, mediante violência ou grave ameaça, ou depois de lhe haver reduzido, por qualquer outro meio, a capacidade de resistência, a não fazer o que a lei permite, ou a fazer o que ela não manda" (CP, art. 146). Somente a lei pode obrigar alguém a adotar determinado comportamento, ou então proibi-lo de agir conforme o seu livre-arbítrio. O autor desse crime pode ser qualquer pessoa; entretanto, se for funcionário público no exercício de suas funções, responderá por abuso de autoridade. Não será crime a intervenção médica ou cirúrgica, sem o consentimento do paciente ou de seu representante legal, se justificada por iminente perigo à vida.

A vítima pode ser qualquer pessoa dotada de capacidade de autodeterminação; contudo, o art. 107 da Lei nº 10.741/2003,[12] do Estatuto do Idoso, pune quem coage de qualquer modo o idoso a doar, contratar, testar ou outorgar procuração. Também haverá crime de privação de liberdade quando praticada "mediante internação da vítima em hospital" sem o seu consentimento (art. 148). O art. 22 do Código de Contravenções Penais inclui como contravenção "receber em estabelecimento psiquiátrico e nele internar sem as formalidades legais pessoa apresentada como doente mental". Funcionários de hospital psiquiátrico, particularmente o enfermeiro, devem estar atentos para não cometerem o crime de privação da liberdade individual como coautores, internando pessoas apresentadas como doentes psiquiátricos por interesse da família, para obter a interdição legal e administrar seus bens.

Outra modalidade de crime contra a liberdade individual é a revelação de segredo profissional, como está capitulado no art. 154 do CP: "revelar alguém, sem justa causa, segredo, de que tem ciência em razão de função, ministério, ofício ou profissão, e cuja revelação possa produzir dano a outrem." Trata-se de revelação de assunto transmitido ao profissional em caráter sigiloso; é violação do direito à intimidade e à privacidade da pessoa.

Panasco[23] considera o segredo profissional a "mais extraordinária reserva moral da medicina". Magalhães[24] acrescenta que "esse dever existe não só durante o tratamento, mas mesmo depois de extinto o vínculo contratual entre o médico e o cliente".

O CP, art. 154, trata das penas impostas a quem violar o segredo profissional. Por sua vez, o art. 186 do CC afirma que "aquele que, por ação ou omissão voluntária, negligência ou imprudência, violar direito e causar dano a outrem, ainda que exclusivamente moral, comete ato ilícito". O CEPE-2017, art. 52, consagra o dever de:

"[...] manter sigilo sobre fato de que tenha conhecimento em razão da atividade profissional, exceto nos casos previstos na legislação ou por determinação judicial, ou com o consentimento escrito da pessoa envolvida ou de seu representante ou responsável legal."

Tal dever permanece mesmo quando o fato seja de conhecimento público e em caso de falecimento da pessoa envolvida, conforme previsto no seu § 1º. Entretanto, o fato sigiloso deverá ser revelado em situações de ameaça à vida e à dignidade, na defesa própria ou em atividade multiprofissional, quando necessário à prestação da assistência (art. 52, § 2º). Se intimado como testemunha perante autoridade, o profissional deve comparecer e "declarar suas razões éticas para manutenção do sigilo" (art. 52, § 3º). Também constitui obrigação "a comunicação externa, para os órgãos de responsabilização criminal, independentemente de autorização, de casos de violência contra: crianças e adolescentes; idosos; e pessoas incapacitadas ou sem condições de firmar consentimento" (art. 52, §4º). Essa comunicação externa é cabível também nos casos de "violência doméstica contra mulher adulta e capaz em caso de risco à comunidade ou à vítima, a juízo do profissional e com conhecimento prévio da vítima ou do seu responsável" (art. 52, § 5º).

Por outro lado, é proibido ao profissional (art. 86) produzir, inserir ou divulgar informação inverídica ou de conteúdo duvidoso sobre assunto de sua área profissional; ou fazer referência a casos, situações ou fatos, e inserir imagens que possam identificar pessoas ou instituições sem prévia autorização, em qualquer meio de comunicação (art. 86, parágrafo único); assim como "disponibilizar o acesso a informações e documentos a terceiros que não estão diretamente envolvidos na prestação da assistência de saúde ao paciente, exceto quando autorizado pelo paciente, representante legal ou responsável legal, por determinação judicial" (art. 89). Cabe ao profissional de Enfermagem responder pela "infração ética e/ou disciplinar, que cometer ou contribuir para sua prática, e, quando cometida(s) por outrem, dela(s) obtiver benefício" (art. 105). Portanto, aquele que cometer qualquer uma dessas faltas pode ser chamado a responder penal e civilmente e, ainda, sofrer processo ético, no órgão disciplinador da profissão (art. 105).

Magalhães[24] afirma que "as ofensas a bens dessa ordem possibilitam o ressarcimento não só por danos materiais, mas também por danos morais, separada ou cumulativamente". De acordo com o CEPE-2017, art. 43, é dever profissional "respeitar o pudor, a privacidade e a intimidade da pessoa, em todo o seu ciclo vital e nas situações de morte e pós-morte".

Na avaliação da violação do sigilo profissional, deve-se levar em conta algumas hipóteses legais de isenção da obrigação, tais como justa causa, em caso de doenças de notificação compulsória, perícias judiciais, atestado de óbito e ainda o princípio estabelecido no CC (art. 229), de que "ninguém pode ser obrigado a depor de fatos a cujo respeito, por estado ou profissão, deve guardar segredo", além do contido no CEPE-2017, art. 39: é dever do profissional "esclarecer a pessoa, família e coletividade a respeito dos direitos, riscos, benefícios e intercorrências acerca da assistência de Enfermagem".

Por esses dispositivos sobre sigilo, somente a equipe de saúde, o paciente ou seu responsável têm o direito de conhecer os fatos sigilosos.

CRIMES CONTRA O ESTADO DE FILIAÇÃO

O vínculo que une uma pessoa à sua família, do qual se originam efeitos e consequências, constitui interesse social do Estado, que considera a família como base da sociedade e tem o dever de preservar a ordem jurídica familiar.

Dessa maneira, entre os crimes contra a família, estão incluídos aqueles contra o estado de filiação (CP art. 241), isto é, "promover no registro civil a inscrição de nascimento inexistente", que pode ter como objetivo receber benefícios previdenciários, como auxílio-natalidade e salário-família. O art. 242 protege o direito inerente ao estado de filiação do recém-nascido, considerando crime "dar parto alheio como próprio; registrar como seu o filho de outrem; ocultar recém-nascido ou substituí-lo, suprimindo ou alterando direito inerente ao estado civil".

O sujeito ativo do crime de dar parto alheio como próprio é a mulher que, simulando ter dado à luz em maternidade ou em domicílio, registra como seu o filho de outrem. A motivação pode ser o desejo e a impossibilidade de ter filhos, ou o altruísmo, acolhendo criança indesejada e, às vezes, em perigo. O registro de filho de outrem como próprio constitui o crime da chamada "adoção à brasileira", que pode ocorrer para não se submeter ao processo legal da adoção. Ocultar ou substituir recém-nascido é crime cometido pela mãe, que poderá ter a cooperação de terceiros como coautores, inclusive do pessoal de Enfermagem, em berçário de maternidade.

O crime de sonegação de estado de filiação (art. 243 do CP) pode ser cometido pela própria pessoa ou por outra, deixando "em asilo filho próprio ou alheio, ocultando-lhe a filiação ou atribuindo-lhe outra com o fim de prejudicar direito inerente ao estado civil". Entende-se como prejuízo ao estado civil não ser informado sobre a filiação (pai e mãe) ou origem familiar e nacionalidade.

A supressão ou alteração de direito de família do recém-nascido pode ser praticada em creche ou berçário, antes ou depois do registro civil. Diante dessas possibilidades, a equipe de Enfermagem deve estar atenta, tanto no centro obstétrico como no berçário, para que o recém-nascido seja corretamente identificado, a fim de não ser envolvida em atos criminosos, como a troca de crianças ou a doação dentro do hospital, às vezes pelas próprias mães, especialmente em função das facilidades oferecidas pelo sistema de alojamento conjunto.

Por desinformação dos aspectos legais e suas consequências, ou com a intenção de realizar suposta "obra de caridade", algumas pessoas podem favorecer doação de crianças, negando a elas o direito inerente ao estado civil da verdadeira filiação.

Nos demais aspectos dos crimes contra o estado de filiação, há uma generalizada complacência das pessoas em sua prática, acreditando haver um fim nobre e altruísta, e não atentando que existe um direito da criança, o de saber quem são seus verdadeiros pais.

Portanto, os arts. 241 a 243 do CP especificam os crimes contra a família, pois a violação do estado de filiação é um crime contra a família.

CRIMES CONTRA A SAÚDE PÚBLICA

Entre os crimes contra a saúde pública, são encontrados: a infração de medida sanitária preventiva, a omissão de notificação de doença, o exercício ilegal de algumas profissões, o curandeirismo, o charlatanismo e o uso indevido de substâncias entorpecentes.

"Infringir determinação do poder público, destinada a impedir a introdução ou propagação de doença contagiosa" constitui um dos crimes contra a saúde pública, denominado infração de medida sanitária preventiva (art. 268 do CP). Esse crime tem sua pena aumentada em um terço se o agente causador é funcionário da saúde pública ou exerce a profissão de médico, farmacêutico, dentista ou enfermeiro.

O bem protegido pelo direito é a incolumidade coletiva, porque infringindo determinação de autoridade, o agente estará pondo em risco a saúde pública. Na verdade, trata-se de crime de perigo abstrato, pois não é necessário que haja realmente a introdução ou propagação da doença; basta haver violação ou transgressão de norma pública destinada a combater epidemia ou a prevenir o contágio de certas moléstias.

Também pode ser praticado por comissão ou omissão. A omissão ocorre quando um indivíduo, por exemplo, acometido pela AIDS, sabendo-se doente e contagiante, esconde a doença, não se trata e não toma os cuidados recomendados em relação aos parceiros e familiares. Também é cometida a omissão quando o próprio doente, ou quem cuida dele, deixa de tomar cuidados para impedir a propagação, não desinfetando objetos ou fômites. Entretanto, se o agente exercer a profissão de enfermeiro, sofrerá pena aumentada de um terço. A razão desse aumento de pena "reside na dupla violação; da lei penal e do dever especial em virtude do cargo, ofício ou profissão".

No caso de omissão de notificação de doença, a lei penal é restritiva, porque esse crime, quando acontece, só pode ter sido cometido por um médico, que deixou de fazer a notificação.

A doutrina critica o caráter de delito especial dado a esse crime, argumentando, como fazem diversos autores, que essa notificação deveria ser feita tanto pela família ou parente mais próximo que reside com o doente, ou suspeito, como pelo enfermeiro ou por quem dirige o estabelecimento comercial ou industrial, bem como por colégio, escola, asilo, creche, casa de saúde ou hospital. Noronha[10] afirmava que "o crime só atinge o médico, ficando aquelas pessoas sujeitas somente às sanções de regulamentos administrativos dos códigos sanitários e de outros dispositivos legais que indicam as doenças de notificação compulsória".

Essa notificação é feita à autoridade sanitária local, a quem compete tomar medidas higiênicas ou profiláticas. Nesse caso, embora exista a quebra do sigilo profissional, há justa causa, pois a incolumidade coletiva ou a saúde pública constitui bem maior que a saúde individual.

Quanto ao exercício ilegal das profissões, o art. 282 do CP especifica apenas as de medicina, arte dentária ou farmacêutica.

A CF, art. 5º, inciso XIII, garante, como já foi visto, o livre "exercício de qualquer trabalho, ofício ou profissão, atendidas as qualificações profissionais que a lei estabelecer". Essa liberdade constitucional refere-se à liberdade de poder escolher a profissão que melhor aprouver ao cidadão, mas não pode atentar contra o interesse coletivo e social, daí estar limitada pela qualificação legal. A qualificação técnica é obtida pelo cidadão que frequenta uma escola reconhecida e, após cumprir todos os requisitos teóricos e práticos, recebe o competente diploma ou certificado, que deve ser registrado no órgão de fiscalização para adquirir a qualificação legal para o exercício profissional. As profissões que lidam diretamente com vidas humanas exigem uma intervenção enérgica da polícia como consequência de qualquer violação às regras do seu exercício, que pode ser considerada crime.

Nesse caso, como ensina Noronha,[10] não se trata de defesa da classe ou de concorrência ilegal, mas sim de zelar pela saúde da coletividade exposta a perigo por pessoas incompetentes e desprovidas de conhecimentos.

Esse crime pode ser cometido na modalidade de exercício sem autorização legal, por qualquer pessoa que não tenha título ou, possuindo-o, não esteja registrada. Outro aspecto a ser considerado é o do exercício profissional propriamente dito, que requer habitualidade ou prática de atos sucessivos para que seja crime.

O CEPE-2017 proíbe o profissional de Enfermagem de "colaborar ou acumpliciar-se com pessoas físicas ou jurídicas que desrespeitem a legislação e princípios que disciplinam o exercício profissional de Enfermagem" (art. 63); de "utilizar dos conhecimentos de Enfermagem para praticar atos tipificados como crime ou contravenção penal, tanto em ambientes onde exerça a profissão, quanto naqueles em que não a exerça, ou qualquer ato que infrinja os postulados éticos e legais" (art. 70); especifica também que "responde pela infração ética e/ou disciplinar que cometer ou contribuir para sua prática, e, quando cometida(s) por outrem dela(s) obtiver benefício" (art.105); e é proibido "praticar ou ser conivente com crime, contravenção penal ou qualquer outro ato, que infrinja postulados éticos e legais no exercício profissional" (art.72). Refere também que o profissional somente aceite "encargos ou atribuições quando se julgar técnica, científica e legalmente apto para o desempenho seguro para si e para outrem" (art. 59), sendo vedado ao profissional "executar atividades que não sejam de sua competência técnica, científica, ética e legal ou que não ofereçam segurança ao profissional, à pessoa, à família e à coletividade" (art. 62).

A Lei nº 7.498, de 25 de junho de 1986, e o Decreto nº 94.406, de 08 de junho de 1987, que regulamentam o exercício profissional de Enfermagem, descrevem as categorias profissionais existentes na área e definem as respectivas competências e atribuições.

Conforme já referido, o CEPE-2017, art. 81, proíbe o profissional de "prestar serviços que, por sua natureza, competem a outro profissional, exceto em caso de emergência, ou que estiverem expressamente autorizados na legislação vigente".

De acordo com o CP, art. 284, também constitui crime "exercer o curandeirismo: prescrevendo, ministrando ou aplicando, habitualmente, qualquer substância; ou usando gestos, palavras ou qualquer outro meio; ou ainda fazendo diagnóstico", com ou sem remuneração. O direito tutela a saúde coletiva contra o indivíduo inculto e místico que realiza práticas grosseiras para pseudotratamento de moléstias. A legislação penal não exige ocorrência ou prova de dano. Será crime mesmo que o método de cura tenha obtido bom resultado. É ainda Noronha[10] quem afirma que o curandeirismo "traz danos patentes tanto pela ministração, prescrição ou aplicação de substâncias nocivas ou inócuas, como pelo emprego de gestos ou palavras, ou formulação de diagnósticos, impedindo o tratamento adequado e, consequentemente, permitindo o agravamento do mal, quando não o provocando". Se não fosse definido como crime, seria pelo menos contravenção penal, como forma de exploração da credibilidade mediante sortilégios, predição do futuro ou magia negra.

A CF assegura a liberdade de consciência e de crença, bem como o livre exercício dos cultos religiosos. Portanto, "os atos inerentes aos rituais religiosos, a exemplo dos passes efetuados no espiritismo e das benzeduras dos padres católicos, são considerados autênticas manifestações de fé, e não se encaixam no tipo penal do curandeirismo, pois não oferecem perigo à saúde pública".[5]

O charlatanismo, previsto no CP, art. 283, consiste em "inculcar ou anunciar cura por meio secreto ou infalível". É um tipo de fraude, estelionato, que pode ser praticado inclusive por médico, ou quaisquer outros profissionais que exerçam ilegalmente a profissão. A natureza desse crime é revelada pela cura anunciada por meio secreto ou infalível.

O charlatão distingue-se do que exerce ilegalmente a medicina, porque este crê na terapêutica que aplica, e aquele sabe da inocuidade de seu tratamento, mas continua fraudando e mistificando. Constitui um crime abstrato, isto é, não é necessária sua demonstração com um fato concreto, basta anunciar ou inculcar que a cura será infalível. O profissional pode anunciar sua especialidade, mas não deve apregoar a sua infalibilidade, pois a cura não pode ser garantida, por maior que seja sua competência. Os códigos de ética de cada profissão, assim como normas institucionais, regulam a matéria, aplicando sanções éticas ou administrativas.

Favero[25] denomina charlatães inconscientes "os médicos estacionários que continuam a exercer a profissão, escudados apenas na própria experiência, sem acompanhar a evolução da medicina, sem estudar, aferrados aos conhecimentos antigos, firmes em ideias atrasadas".

Na verdade, assim como todas as ciências, a Medicina e a Enfermagem também evoluíram, e os profissionais que não acompanham essa evolução incorrem em grave erro de atender os pacientes com métodos ultrapassados, colocando em risco a vida e a saúde deles.

Do ponto de vista legal, essa atitude não chega a constituir crime de charlatanismo, pois este implica a ação de inculcar ou anunciar com a consciência da inverdade que proclama. Porém, pode provocar lesões no paciente, por ignorar o modo correto de operar novos aparelhos ou técnicas modernas.

Por essas razões, o CEPE-2017, art. 6º, confere ao profissional de Enfermagem o direito de "aprimorar seus conhecimentos técnico-científicos, ético-políticos, socioeducativos, históricos e culturais que dão sustentação à prática profissional". Ao mesmo tempo considera um dever "estimular e apoiar a qualificação e o aperfeiçoamento técnico-científico, ético-político, socioeducativo e cultural dos profissionais de Enfermagem sob sua supervisão e coordenação" (art. 54); e "aprimorar os conhecimentos técnico-científicos, ético-políticos, socioeducativos e culturais, em benefício da pessoa, família e coletividade e do desenvolvimento da profissão" (art. 55).

▶ **Uso de drogas ou substâncias entorpecentes.** De modo geral, todas as nações preocupam-se com o uso de substâncias entorpecentes (em especial com o comércio e o tráfico de drogas ilícitas e tóxicos), não apenas em relação à coletividade, mas também aos danos causados a quem as usa e ao prejuízo à procriação e à saúde dos descendentes.

A atual Lei nº 11.343, de 23 de agosto de 2006,[26] chamada Lei das Drogas, instituiu um sistema nacional de políticas públicas sobre drogas, prescreveu medidas para instituir a prevenção do uso indevido e a reinserção social de usuários e dependentes de drogas, estabeleceu normas para repressão ao tráfico ilícito de drogas e definiu os crimes. Anteriormente, a Lei nº 6.368, de 21 de outubro de 1976, já havia revogado o art. 281 do CP.

A toxicofilia e a toxicomania não constituem crime, tampouco o uso e o comércio de tóxico para fins anestésicos e terapêuticos. Entretanto, o art. 38 da Lei nº 11.343/2006[26] prevê punição a quem "prescrever ou ministrar, culposamente, drogas sem que delas necessite o paciente, ou fazê-lo em doses excessivas ou em desacordo com determinações legais ou regulamentares". Nesses casos, haverá comunicação ao Conselho Federal da categoria profissional a que pertença o agente do crime. A Lei nº 11.343/2006[26] enfoca o comércio da droga e o traficante, que explora o vício do toxicômano. Este precisa ser tratado, e não criminalizado.

Entretanto, a equipe de saúde, em especial nos hospitais, deve estar atenta aos atos de guarda, preparação, execução ou consumação das drogas que determinem dependência física ou psíquica. Do ponto de vista ético, a responsabilidade em relação às drogas está contida no CEPE-2017, art. 26, como dever de "conhecer, cumprir e fazer cumprir os preceitos éticos e legais da profissão contidos no próprio CEPE e demais atos normativos do Sistema COFEN/CORENs" e dentro do direito de "exercer a Enfermagem com liberdade, segurança técnica, científica e ambiental, autonomia, e ser tratado sem discriminação de qualquer natureza, segundo os princípios e pressupostos legais, éticos e dos direitos humanos" (art. 1º); e de "recusar-se a executar atividades que não sejam de sua competência técnica, científica, ética e legal ou que não ofereçam segurança ao profissional, à pessoa, à família e à coletividade" (art. 22).

Em estabelecimento de ensino, os alunos estão sob autoridade e guarda dos professores, que também devem estar atentos e vigiar a comercialização e o consumo de drogas entre os alunos.

CRIME DE FALSIDADE IDEOLÓGICA

Segundo o CP, art. 299, a falsidade ideológica consiste em "omitir, em documento público ou particular, declaração que dele devia constar, ou nele inserir, ou fazer inserir declaração falsa ou diversa da que devia ser escrita, com o fim de prejudicar direito, criar obrigação ou alterar a verdade sobre fato juridicamente relevante". A pena é aumentada "se o agente é funcionário público e comete o crime prevalecendo-se do cargo; ou se a falsificação ou alteração é de assentamento de registro civil".

A Lei nº 12.737, de 30 de novembro de 2012,[27] também conhecida como Lei Carolina Dieckmann, equiparou o cartão de crédito e de débito, nacional ou internacional, a documento particular, mesmo considerando que a instituição financeira constitui-se em pessoa jurídica.

O crime pode ser cometido por comissão, quando alguém altera a ideia de um documento ou seu conteúdo sem alterar a sua forma material, ou quando se insere ou se faz inserir uma declaração falsa ou diversa da que deveria ser escrita; ou por omissão, quando se omite uma declaração ou informação que deveria ser feita.

Constitui crime de falsidade ideológica, além de infração ética, "permitir que seu nome conste no quadro de pessoal de qualquer instituição ou estabelecimento congênere, quando, nestas, não exercer funções de Enfermagem estabelecidas na legislação" (CEPE-2017, art. 66). Ou ainda "registrar e assinar as ações de Enfermagem que não executou, bem como permitir que suas ações sejam assinadas por outro profissional" (CEPE-2017, art.88). O quadro de pessoal constitui o documento particular a que se refere o Código Penal e o CEPE-2017, e a não prestação de serviço representa a falsa ideia ou conteúdo que caracteriza o crime.

O prontuário constitui um tipo de documento particular, no qual o pessoal de Enfermagem deve registrar todas as ações realizadas e as condições do paciente. Se o enfermeiro registrar, determinar ou permitir que se anote no prontuário informação falsa ou diversa da que deveria constar, simplesmente alterando a verdade sobre algum fato ocorrido, já constitui crime de falsidade ideológica.

Convém ainda lembrar que determinados procedimentos, como partos, colocação de aparelho gessado, pequenas cirurgias e outros, em alguns hospitais e ambulatórios, são executados por profissionais não médicos, mas os médicos assinam nos livros de registro e em prontuários como se eles os tivessem realizado, forçados talvez por rotinas administrativas que facilitam a cobrança desses procedimentos das entidades mantenedoras de convênio. Tais registros sem dúvida constituem falsidade ideológica.

Outros exemplos de documento particular são os relatórios de consultoria, auditoria, resultado de pesquisa ou para emissão de parecer, além de prontuários de paciente ou papeleta clínica.

O CEPE-2017, art. 96, estipula ser proibido ao profissional "sobrepor o interesse da ciência ao interesse e segurança da pessoa, família coletividade", bem como o dever de "estimular e apoiar, colaborar e promover o desenvolvimento de atividades de ensino, pesquisa e extensão, devidamente aprovados nas instâncias deliberativas" (art. 56) e de "respeitar os princípios éticos e os direitos autorais no processo de pesquisa, em todas as etapas" (art. 58).

O Decreto nº 94.406/87, art. 14, que regulamenta o exercício profissional de Enfermagem, estabelece que "incumbe a todo o pessoal de Enfermagem, quando for o caso, anotar no prontuário do paciente as atividades da assistência de Enfermagem para fins estatísticos". Assim, se o profissional de Enfermagem registrar ou mandar que se registre no prontuário informação falsa ou diversa da que deveria constar, simplesmente alterando a verdade sobre fato relevante, já constituirá crime de falsidade ideológica. Por referir-se à condição do paciente ou à assistência de Enfermagem prestada, que são fatos relevantes, essa anotação pode, eventualmente, tornar-se

Parte 2 | Dimensões Ético-Legais na Enfermagem

fato jurídico por intercorrências, acidentes, denúncias etc. Um exemplo dessa situação pode acontecer em centro cirúrgico, quando a circulante de sala registra horário de início e/ou fim de anestesia ou cirurgia diferente do que ocorreu na verdade, criando prova documental para que o hospital, especialmente o de finalidade lucrativa, possa cobrar taxa de uso de sala cirúrgica em valor maior do que o devido.

Entretanto, torna-se questão discutível quando o paciente não é devidamente esclarecido sobre aquele tipo de trabalho que é feito em equipe e está confiante de que será atendido pessoalmente pelo cirurgião que escolheu, pagando-lhe honorários de acordo com o prestígio que ele desfruta na sociedade. Nesse caso, se a circulante de sala cirúrgica registrar no prontuário do paciente informação alterando a verdade sobre o nome do cirurgião, poderá criar e ratificar uma obrigação para o paciente, pois este, em geral, anestesiado, não pode se defender e se encontra à mercê da equipe. Essa obrigação está representada pelo custo mais elevado que o paciente terá de arcar pela cirurgia.

Mesmo que o tratamento seja gratuito, não criando para o paciente a obrigação pecuniária, a inserção de declaração ou anotação falsa, que altere a verdade sobre a ocorrência ou o fato relevante, constitui crime de falsidade ideológica.

Consciente ou inconscientemente do crime, toda a equipe estará enganando o paciente, e até mesmo a circulante que registra informação falsa estará incorrendo em crime de coautoria. Não seria de estranhar que, ao descobrir que foi enganado, o paciente perdesse a confiança na equipe médica e de Enfermagem e no hospital.

Strenger[2] considera que:

"a responsabilidade individual não pode mais prevalecer prioritária e preponderantemente pelo caráter das modernas e atuais relações médico-paciente, envolvendo quase sempre mecanismo de atendimento coletivo e dificultando a identificação de caráter individualista, especialmente no que tange às atividades anestésicas e cirúrgicas."

INVERSÃO DO ÔNUS DA PROVA

Para balizar as ações e os trabalhos profissionais, surgiu o Código de Proteção e Defesa do Consumidor (CDC) (Lei nº 8.078, de 11 de setembro de1990),[28] que veio dar eficácia ao comando da CF contido no art. 5º, inciso XXXII. A doutrina clássica da responsabilidade civil é fundamentada na demonstração da culpa (nela compreendida imprudência, negligência e imperícia) e do nexo causal; portanto, responsabilidade subjetiva. A inovação do CDC foi a introdução da responsabilidade objetiva, que prescinde da verificação de culpa por danos eventualmente causados ao consumidor pelo fornecedor de serviços, como se pode observar no art. 14:

"O fornecedor de serviços responde, independentemente da existência de culpa, pela reparação dos danos causados aos consumidores por defeitos relativos à prestação dos serviços, bem como por informações insuficientes ou inadequadas sobre sua fruição e riscos.

§ 1º – O serviço é defeituoso quando não fornece a segurança que o consumidor dele pode esperar, levando-se em consideração as circunstâncias relevantes, entre as quais: I – o modo de seu fornecimento; II – o resultado e os riscos que razoavelmente dele se esperam; III – a época em que foi fornecido.

§ 2º – O serviço não é considerado defeituoso pela adoção de novas técnicas.

§ 3º – O fornecedor de serviços só não será responsabilizado quando provar: I – que, tendo prestado o serviço, o defeito inexiste; II – a culpa exclusiva do consumidor ou de terceiro.

§ 4º – A responsabilidade pessoal dos profissionais liberais será apurada mediante a verificação de culpa."

O § 4º desse artigo dispõe que essa Lei não se aplica aos profissionais liberais, nos quais estariam incluídos os médicos, advogados, enfermeiros e outros profissionais. Portanto, para esses continuaria prevalecendo, em tese, a responsabilidade civil subjetiva, ou seja, deve ser provada a culpa do profissional para que lhe seja atribuída a responsabilidade pelo dano causado.[29] Há, portanto, uma exceção ao princípio da objetivação da responsabilidade civil por danos, por se tratar de fornecimento de serviço por profissionais liberais cuja responsabilidade pessoal seria apurada mediante verificação de culpa; afinal, tais profissionais foram contratados com base na confiança que inspiram aos respectivos clientes. Assim, somente será responsabilizado se ficar demonstrada a culpa subjetiva em qualquer de suas modalidades: negligência, imprudência ou imperícia. Entretanto, a exceção prevista é aplicável somente quando o prestador do serviço foi contratado pelo paciente como profissional liberal, que exerce autonomamente sua função. Se ele presta serviços dentro de uma instituição, cabe a esta a responsabilidade objetiva.

Na definição de fornecedor, o profissional de Enfermagem enquadra-se como pessoa física que desenvolve atividades de prestação de serviços mediante remuneração. Na definição de consumidor, enquadra-se o paciente, que se utiliza do serviço prestado como destinatário final.[28]

A grande e principal inovação do CDC foi, sem dúvida, a inversão do ônus da prova para facilitar a defesa dos direitos do paciente como consumidor, em razão da verossimilhança das alegações ou por hipossuficiência presumida pela lei, que resulta em exigir-se que a prova de que não agiu com culpa seja produzida pelo réu, no caso o profissional liberal. Reconhece-se a grande valia da inversão do ônus da prova, pois o paciente sozinho não pode ter a incumbência de sustentar técnica e cientificamente a culpa de um profissional como o médico, por exemplo.[29]

O CDC, art. 51, inciso VI, elenca algumas hipóteses de nulidade de cláusulas contratuais, entre elas, a impossibilidade de se estabelecer a "inversão do ônus da prova em prejuízo do consumidor". Isso possibilita que, em benefício do consumidor/paciente, tal inversão seja adotada como regra geral, e não somente quando o juiz a entende cabível, pois, na relação médico-paciente, o paciente teria enorme desvantagem e imensas dificuldades para produzir qualquer prova. Ao médico caberia provar o contrário, isto é, que o procedimento proposto ou realizado era o mais recomendável para aquele paciente, segundo as normas da especialidade.

CONSIDERAÇÕES FINAIS

Todas as ciências evoluíram; com elas, os conceitos, as técnicas, os equipamentos, os aparelhos e todo o arsenal instrumental apresentaram grande sofisticação, notadamente no campo das ciências da saúde. O desenvolvimento técnico-científico e da informática também facilitou todo o trabalho. Por isso, todas as profissões necessitam de atualização constante, contínua e cuidadosa.

A Enfermagem, assim como a Medicina e o Direito, são disciplinas-ciências a serviço do homem. Os problemas éticos e morais podem afetá-las e "somente através da conscientização do profissional de cada área é que poderá o mesmo refletir sobre as consequências de cada ato seu e sobre atos e fatos com ele acontecidos".[29]

Se continuar a escala crescente de queixas-crime, denúncias e demandas judiciais com pedido de ressarcimento de danos sofridos pelos pacientes, cada vez mais esclarecidos, os profissionais de saúde terão de constituir, como sugere Strenger,[2] "um fundo de garantia e adotar um sistema automático de indenizações por danos resultantes de acidentes corporais causados pela atividade profissional".

De qualquer maneira, os profissionais de Enfermagem devem analisar o conteúdo de sua ação profissional e permanecer atentos para não serem envolvidos em questões judiciais e, se o forem, assumir a parcela de responsabilidade que a escolaridade formal lhes conferiu.

O público certamente saberá reconhecer sempre e valorizar cada vez mais a Enfermagem se os seus integrantes assumirem efetivamente as responsabilidades profissionais que os respectivos títulos lhes outorgaram.

REFERÊNCIAS BIBLIOGRÁFICAS

1. Conselho Federal de Enfermagem. Resolução nº 564, de 6 de novembro de 2017. Aprova o novo Código de Ética dos Profissionais de Enfermagem. Brasília: Diário Oficial da União, Brasília, nº 233, p. 157, 6 de dezembro de 2017. Disponível em www.cofen.gov.br/wp-content/uploads/2017/12/Resolu%C3%A7%C3%A3o-564-17.pdf. Acesso em 19 de dezembro de 2017.

2. Strenger I. Erro médico e responsabilidade. Rev Paul Hosp São Paulo. 1983; 31(5/6):132-4.
3. Abdalla GM. A teoria do domínio do fato: evolução dogmática e principais características. Disponível em http://gabrielabdalla.jusbrasil.com.br/artigos/140774358/a-teoria-do-dominio-do-fato. Acesso em 08 de fevereiro de 2016.
4. Alves JES *et al.* O direito do nascituro à vida. Rio de Janeiro: Agir; 1982. 145 p.
5. Masson C. Código Penal comentado. 2. ed. São Paulo: Método; 2014. 1684 p.
6. Carvalho HV, Segre M. Compêndio de medicina legal. São Paulo: Saraiva; 1978.
7. Mello JA. Medicina legal. São Paulo: Fittipaldi; 1985.
8. Conselho Federal de Medicina. Resolução nº 1.989, de 2012. Dispõe sobre o diagnóstico de anencefalia para a antecipação terapêutica do parto e dá outras providências. Brasília, DOU, 14 de maio de 2012, Seção I, p. 308-9.
9. Supremo Tribunal Federal. Arguição de Descumprimento de Preceito Fundamental 54 Distrito Federal. Declarou a constitucionalidade da antecipação terapêutica do parto nos casos de gestante de feto anencéfalo, o que não caracteriza aborto tipificado nos artigos 124, 126, 128, incisos I e II, do Código Penal brasileiro. Disponível em http://www.stf.jus.br/arquivo/cms/noticiaNoticiaStf/anexo/ADPF54. pdf. Acesso em maio de 2016.
10. Noronha EM. Direito Penal. 20. ed. São Paulo: Saraiva; 1995.
11. Lei nº 11.340, de 7 de agosto de 2006. Cria mecanismos para coibir a violência doméstica e familiar contra a mulher, nos termos do § 8º do art. 226 da Constituição Federal, da Convenção sobre a Eliminação de Todas as Formas de Discriminação contra as Mulheres e da Convenção Interamericana para Prevenir, Punir e Erradicar a Violência contra a Mulher; dispõe sobre a criação dos Juizados de Violência Doméstica e Familiar contra a Mulher; altera o Código de Processo Penal, o Código Penal e a Lei de Execução Penal; e dá outras providências (Lei Maria da Penha). Disponível em https://www.planalto.gov.br/ccivil_03/_Ato2004-2006/2006/Lei/L11340.htm. Acesso em maio de 2016.
12. Lei nº 10.741, de 1º de outubro de 2003. Dispõe sobre o Estatuto do Idoso e dá outras providências. Disponível em https://www.planalto.gov.br/ccivil_03/Leis/2003/L10.741.htm. Acesso em maio de 2016.
13. Lei nº 8.069, de 13 de julho de 1990. Dispõe sobre o Estatuto da Criança e do Adolescente e dá outras providências. Disponível em https://www.planalto.gov.br/ccivil_03/leis/L8069.htm. Acesso em maio de 2016.
14. Lei nº 13.257, de 8 de março de 2016. Dispõe sobre as políticas públicas para a primeira infância e altera a Lei nº 8.069, de 13 de julho de 1990 (Estatuto da Criança e do Adolescente), o Decreto-Lei nº 3.689, de 3 de outubro de 1941 (Código de Processo Penal), a Consolidação das Leis do Trabalho (CLT), aprovada pelo Decreto-Lei nº 5.452, de 1º de maio de 1943, a Lei nº 11.770, de 9 de setembro de 2008, e a Lei nº 12.662, de 5 de junho de 2012. Disponível em http://www.planalto.gov.br/CCIVIL_03/_Ato2015-2018/2016/Lei/L13257.htm. Acesso em maio de 2016.
15. Lei nº 13.438, de 26 de abril de 2017. Altera a Lei nº 8.069, de 13 de julho de 1990, para tornar obrigatória a adoção pelo Sistema Único de Saúde (SUS) de protocolo que estabeleça padrões para a avaliação de riscos para o desenvolvimento psíquico das crianças. Diário Oficial da União de 27 de abril de 2017. Disponível em www.planalto.gov.br/ccivil_03/_ato2015-2018/2017/lei/L13438.htm.
16. Lei nº 13.466, de 12 de julho de 2017. Altera os arts. 3º, 15 e 71 da Lei nº 10.741, de 1º de outubro de 2003, que dispõe sobre o Estatuto do Idoso e dá outras providências. Diário Oficial da União de 13 de julho de 2017. Disponível em www.planalto.gov.br/ccivil_03/_ato2015-2018/2017/lei/L13438.htm.
17. Lei nº 9.503, de 23 de setembro de 1997. Institui o Código de Trânsito Brasileiro. Disponível em http://www.planalto.gov.br/ccivil_03/Leis/L9503.htm. Acesso em maio de 2016.
18. Lei nº 12.653, de 28 de maio de 2012. Acresce o art. 135-A ao Decreto-Lei nº 2.848, de 07 de dezembro de 1940 – Código Penal, para tipificar o crime de condicionar atendimento médico-hospitalar emergencial a qualquer garantia e dá outras providências. Disponível em http://www.planalto.gov.br/ccivil_03/_Ato2011-2014/2012/Lei/L12653.htm. Acesso em maio de 2016.
19. Agência Nacional de Saúde (ANS). Resolução normativa nº 44, de 24 de julho de 2003. Foi alterada pela Resolução Normativa DC/ANS nº 382, de 29 de junho de 2015, que dispõe sobre a proibição da exigência de caução por parte dos prestadores de serviços contratados, credenciados, cooperados ou referenciados das operadoras de planos de assistência à saúde, e dá outras providências. Disponível em http://www.informanet.com.br/Prodinfo/boletim/2015/legislacao/resolucao_normativa_dc_ans_382_27_2015.php. Acesso em maio de 2016.
20. Andrade AR, Andrade CRI. Omissão de socorro. Rev Paul Hosp São Paulo, 1983; 31(7/8):172-4.
21. Lei nº 9.656, de 3 de junho de 1998. Dispõe sobre os planos e seguros privados de assistência à saúde. Disponível em http://www.planalto.gov.br/ccivil_03/Leis/L9656.htm. Acesso em maio de 2016.
22. Lei nº 11.935, de 11 de maio de 2009. Altera o art. 36-C da Lei nº 9.656, de 3 de junho de 1998, que dispõe sobre os planos e seguros privados de assistência à saúde. Disponível em http://www.planalto.gov.br/ccivil_03/_Ato2007-2010/2009/Lei/L11935.htm. Acesso em maio de 2016.

23. Panasco WL. A responsabilidade civil, penal e ética dos médicos. Rio de Janeiro: Forense; 1979.
24. Magalhães TAL. Responsabilidade civil dos médicos. In: Cahali YS. Responsabilidade civil: doutrina jurisprudência. São Paulo: Saraiva; 1984. p. 154-309.
25. Favero F. Código Penal brasileiro comentado. v. 9. São Paulo: Saraiva; 1950.
26. Lei nº 11.343, de 23 de agosto de 2006. Institui o Sistema Nacional de Políticas Públicas sobre Drogas (Sisnad); prescreve medidas para instituir prevenção do uso indevido, atenção e reinserção social de usuários e dependentes de drogas; estabelece normas para repressão à produção não autorizada e ao tráfico ilícito de drogas; define crimes e dá outras providências. Disponível em http://www.planalto. gov.br/ccivil_03/_Ato2004-2006/2006/Lei/L11343.htm. Acesso em maio de 2016.
27. Lei nº 12.737, de 30 de novembro de 2012. Dispõe sobre a tipificação criminal de delitos informáticos; altera o Decreto-Lei nº 2.848, de 7 de dezembro de 1940 – Código Penal; e dá outras providências (Lei Carolina Dieckmann). Disponível em http://www.planalto.gov.br/ccivil_03/_Ato2011-2014/2012/ Lei/L12737.htm. Acesso em maio de 2016.
28. Lei nº 8.078, de 11 de setembro de 1990. Dispõe sobre a proteção do consumidor e dá outras providências. Disponível em https://www.planalto.gov.br/ccivil_03/LEIS/L8078.htm. Acesso em maio de 2016.
29. Romanello Neto J. Responsabilidade civil dos médicos. São Paulo: Jurídica Brasileira; 1998. p. 177.

10 Assédio Moral no Exercício Profissional

Ellen Maria Hagopian e Genival Fernandes de Freitas

INTRODUÇÃO

Ao refletir sobre o assédio moral, observa-se que se trata de assunto configurado como tema polêmico, que pode ser visto e analisado sob diversos olhares (político-organizacionais, sociais, legais, entre outros), considerando a amplitude da temática no mundo do trabalho, atualmente. O assédio moral no trabalho envolve o campo da saúde, da psicologia, da filosofia e da história do trabalho, incluindo os modos de produção neoliberais e do direito, considerado assim um tema interdisciplinar.[1]

O objeto especial da reflexão vigente neste espaço é entender por onde caminha a legislação que trata do assédio moral nacionalmente e como pode o trabalhador se posicionar a favor de um ambiente de trabalho sem essa prática, visto que a opressão, muitas vezes, não mostra claramente seu rosto. Esse tema ganhou notoriedade nos mais diversos setores de atividade pela preocupação ocasionada pelo aumento considerável de sua frequência nas discussões trabalhistas. Em contraponto, apesar da demanda crescente das discussões acerca do fenômeno "assédio moral no trabalho", este ainda é caracterizado pela sua invisibilidade, sendo um problema latente que repercute na coletividade, pois a vítima de assédio moral, frequentemente, teme recorrer à justiça, sujeitando-se à degradação dos efeitos desse fenômeno, com receio de perder o emprego.[2]

Torna-se plausível citar as consequências que podem desencadear o assédio moral, com maior ou menor efeito, podendo surgir para o trabalhador, dependendo de sua exposição e seu enfrentamento: perda de memória, dificuldade para se concentrar, depressão, apatia, irritabilidade, nervosismo, agressividade, sentimento de insegurança, pesadelos, dores de estômago, diarreia, vômito, náuseas, falta de apetite, isolamento, dores no peito, sudorese, boca seca, palpitação, sensação de sufoco, falta de ar, hipertensão arterial, dores nas costas e nuca, dores musculares, dificuldade para dormir, sono interrompido, fadiga crônica, cansaço nas pernas, debilidade, desmaios e tremores, que podem chegar a situações extremas e irremediáveis como o suicídio.[3]

Assim, é possível enfatizar a importância de se discutir e refletir sobre o assunto, a fim de contribuir para a análise legal da questão, além de dar suporte às vítimas submetidas ao assédio moral em suas relações de trabalho. Isso porque sua tipificação jurídica carece de mecanismos mais eficazes, tanto por parte das organizações sociais envolvidas com o trabalho/trabalhador como das autoridades legislativas; que devem propor ações ou normas legais que coíbam tais práticas. Nesse sentido, vale a pena discutir, inicialmente, o significado do fenômeno a ser estudado.

CONCEITUAÇÃO DE ASSÉDIO MORAL

Existem várias conceituações de assédio moral (em inglês, é conhecido como *bullying*, *harassment* ou *mobbing*) que confluem para o mesmo entendimento de sua caracterização. Na definição da Organização Mundial da Saúde (OMS),[4] o assédio moral no ambiente de trabalho é visto como:

> "Um comportamento irracional, repetido, em relação a um determinado empregado ou a um grupo de empregados, que cria um risco para a saúde e para a segurança. Pode-se entender por 'comportamento' as ações de um indivíduo ou de um grupo. No caso, trata-se do uso de um sistema ou prática de trabalho como meio para humilhar, debilitar ou ameaçar. O assédio costuma ser um mau uso ou abuso de autoridade, situação na qual as vítimas podem ter dificuldades para se defender."

De acordo com Barreto,[5] grande estudiosa do tema, o assédio moral define-se como:

"É a exposição de trabalhadores e trabalhadoras a situações humilhantes e constrangedoras, repetitivas e prolongadas durante a jornada de trabalho e no exercício de suas funções; sendo mais comum em relações hierárquicas autoritárias e assimétricas, em que predominam condutas negativas, relações desumanas e aéticas de longa duração, de um ou mais chefes, dirigida a um ou mais subordinados, desestabilizando a relação da vítima com o ambiente de trabalho e a organização, forçando-o a desistir do emprego."

Hirigoyen[6] vê no assédio moral "uma espécie de violência perversa que se caracteriza por repetição ou sistematização contra a dignidade ou integridade psíquica ou física de uma pessoa, ameaçando seu emprego ou degradando o clima de trabalho".

Para a autora, o assédio moral consiste em:

"Toda e qualquer conduta abusiva de forma repetitiva e sistemática, manifestando-se, sobretudo por comportamentos, palavras, atos, gestos, escritos que possam trazer dano à personalidade, à dignidade ou à integridade física ou psíquica de uma pessoa, pôr em perigo o seu emprego ou degradar o ambiente de trabalho."

Heinz Leymann[7] categorizou 45 situações de violência que ocorrem com maior frequência nas relações laborais, estruturando um inventário das condições de trabalho ordenado em cinco grupos que são:

- Ações de assédio para reduzir as possibilidades de a vítima se comunicar adequadamente com outros, inclusive com o próprio assediador
- Ações de assédio para evitar que a vítima tenha a possibilidade de manter contatos sociais
- Ações de assédio dirigidas de modo a desprestigiar ou impedir a pessoa assediada de manter sua reputação pessoal ou profissional
- Ações de assédio moral mediante o descrédito profissional
- Ações de assédio moral que afetam a saúde física e psíquica da vítima. Leymann,[7] então, define o assédio moral no trabalho como:

"A deliberada degradação das condições de trabalho através do estabelecimento de comunicações não éticas (abusivas), que se caracterizariam pela repetição por longo tempo de duração de um comportamento hostil que um superior ou colega desenvolve contra um indivíduo que apresenta, como reação, um quadro de miséria física, psicológica e social duradoura."

O fenômeno do assédio moral, embora esteja bem definido pelos estudiosos, na prática passa por dificuldades a serem trabalhadas, sobretudo no que tange à regulamentação legal do assunto, tanto em normas municipais ou estaduais quanto federais. Vale ressaltar que este tema tem aspectos culturais nas organizações sociais do trabalho, pois muitas destas se guiam, até os dias atuais, por modelos de gestão autoritários, centralizadores e cerceadores da liberdade de expressão dos seus subordinados. Ressalta-se que assédio moral só é possível de se efetuar na forma dolosa, pois o assediante ou assediador, quando molesta a vítima, o faz com o objetivo deliberado de atingir emocionalmente a vítima.

Outra questão refere-se à precarização dos vínculos trabalhistas, com uma forte conotação neoliberal, ou seja, há menos interferência do poder público nas formas de contratação, flexibilizando-as e fortalecendo o capital e a iniciativa privada. Nesse jogo, denota-se uma assimetria de forças políticas e econômicas entre os indivíduos que compõem a força de trabalho, de um lado, e a organização do capital, de outro. No entanto, entende-se que se faz necessário um equilíbrio dessas forças, por meio da participação ativa dos trabalhadores (representados por suas organizações) para a valorização de políticas públicas nos diferentes cenários da prática profissional, inclusive na área da saúde, quanto às relações de trabalho e à dignidade do ser humano.

Não diferente a tal cenário, inserem-se as categorias pertencentes a profissionais da área da saúde e, em especial, a Enfermagem, foco deste estudo. De acordo com Peres,[8] no Brasil, os estudos que relacionam assédio moral no trabalho e Enfermagem são incipientes. Entretanto, a estrutura hierárquica da profissão e a rigidez característica das rotinas e processos da área favoreceriam sua ocorrência.[9]

ASSÉDIO MORAL NO ÂMBITO DA ENFERMAGEM

Para compreender o processo de trabalho da Enfermagem na atualidade, torna-se imprescindível resgatar sua história. O movimento pela profissionalização da Enfermagem, no mundo, deu-se a partir do século XIX, considerando-se a influência de Florence Nightingale. Segundo o modelo nightingaleano de ensino e de prática da Enfermagem, esta profissão caracteriza-se pela feminização do trabalho e pela inculcação ideológica pautada na disciplina, na obediência e na hierarquia entre profissionais da área (enfermeiras e auxiliares). Naquele momento, a organização da profissão pautou-se em uma disciplina rígida, com a definição rigorosa de normas, regimes e registros burocráticos, o que legitimou uma hierarquia institucional marcante até os dias atuais.[9,10]

Corroborando essa ideia de divisão e fragmentação do saber e das práticas da Enfermagem, Pires[11] destaca que o trabalho de Enfermagem é constituído por atividades relativas ao cuidado e à administração do espaço assistencial, com destaque para o fato de que, desde sua organização, a profissão "é predominantemente subordinada e assalariada" e "organiza-se dentro do sistema capitalista de produção".

Ainda no contexto do assédio moral no ambiente de trabalho, em geral, Oliveira[12] e Fontes *et al.*[13] mencionam que, em função do assédio moral, muitas vítimas têm sua saúde debilitada a ponto de serem impedidas de exercer suas funções laborais, o que provoca seu afastamento e, nos casos mais graves, a aposentadoria precoce. No caso da Enfermagem, as consequências do assédio moral não se restringem apenas às vítimas e à equipe, pois, além de sobrecarregar o sistema previdenciário, trazem prejuízos econômicos também para as empresas, devido a absenteísmo, afastamentos, substituições e custos com processos.

Menezes[14] observa que, na rotina de trabalho da Enfermagem, o assediador demonstra preferência pela manifestação não verbal, para dificultar o desmonte de sua estratégia, bem como o revide pela vítima. Cita como exemplos: suspiros, sorrisos, trocadilhos, jogo de palavras de cunho sexista, indiferença, erguer de ombros, olhares de desprezo, silêncio forçado, ignorar a existência da vítima e tentar seduzi-la.

Souza *et al.*[15] recomendam que a atuação do enfermeiro, no caso de assédio moral, deve estar focada na identificação dos riscos e problemas já existentes, nos diagnósticos de Enfermagem, nas intervenções e na avaliação dos resultados. O profissional de saúde deve prezar sempre pela promoção de uma vida saudável, e isso inclui ambiente laboral agradável para todos os que nele desenvolvem suas atividades profissionais.

Após esse breve aporte teórico e histórico acerca da construção da Enfermagem como profissão em face das relações interpessoais, vale ressaltar alguns aspectos jurídicos ou legais afetos à discussão da temática do assédio no trabalho. É o que constataremos a seguir.

ASSÉDIO MORAL E LEGISLAÇÃO

No que tange à Constituição[16] da República Federativa do Brasil, de 1988, o assédio moral tem seu assento quando nos seus artigos dispostos a seguir já se fazia menção aos direitos constitucionais do cidadão que o protegem de modo implícito contra o assédio moral.[16]

"Art. 1º A República Federativa do Brasil, formada pela união indissolúvel dos Estados e Municípios e do Distrito Federal, constitui-se em Estado Democrático de Direito e tem como fundamentos: [...]

- Inciso III: a dignidade da pessoa humana
- Inciso IV: os valores sociais do trabalho e da livre iniciativa."

A *priori*, deve-se citar a noção de dignidade humana para compreensão de como o ato de assédio fere essa definição, a qual encontra-se listada no primeiro artigo da Declaração Universal dos Direitos Humanos como:[17]

"Artigo 1º – Todos os homens nascem livres e iguais em dignidade. São dotados de razão e consciência e devem agir em relação uns aos outros com espírito de fraternidade."

A noção de dignidade humana é a base dos textos fundamentais sobre direitos humanos. Pela referida Declaração Universal, "os direitos humanos são a expressão direta da dignidade da pessoa humana, a obrigação dos Estados de assegurarem o respeito que decorre do próprio reconhecimento dessa dignidade".[17]

O princípio da dignidade da pessoa humana consta no rol de direitos fundamentais da Constituição Brasileira como um valor moral e espiritual inerente à pessoa. Ou seja, todo ser humano é dotado desse preceito, constituindo o princípio máximo do Estado Democrático de Direito.

Segundo Pessini e Barchifontaine,[18] a caracterização atual da dignidade humana vem sendo estabelecida ao confrontar-se com situações de indignidade ou a ausência de respeito estabelecendo determinados comportamentos que exigem respeito. Nesse sentido, relacionando-se a dignidade com respeito, as desigualdades sociais e econômicas impedem que as sociedades modernas respeitem a si mesmas.

Entende-se, assim, que a prática do assédio moral nas relações laborais afronta a dignidade humana no tocante à degradação de valores humanos inerentes ao trabalho e aos trabalhadores, como seres humanos, logo com sua dignidade inerente. O desrespeito à dignidade humana impossibilita a pessoa a conduzir e manter-se estável no seu cotidiano, sobretudo do trabalho.

Outro aspecto jurídico que merece destaque refere-se, ainda, ao dispositivo constitucional, como se pode verificar a seguir.

"Art. 3º Constituem objetivos fundamentais da República Federativa do Brasil: [...]

- Inciso I: construir uma sociedade livre, justa e solidária
- Inciso IV: promover o bem de todos, sem preconceitos de origem, raça, sexo, cor, idade e quaisquer outras formas de discriminação.

Art. 5º Todos são iguais perante a lei, sem distinção de qualquer natureza, garantindo-se aos brasileiros e aos estrangeiros residentes no País a inviolabilidade do direito à vida, à liberdade, à igualdade, à segurança e à propriedade, nos termos seguintes:

- Inciso I: homens e mulheres são iguais em direitos e obrigações, nos termos desta Constituição
- Inciso II: ninguém será obrigado a fazer ou deixar de fazer alguma coisa senão em virtude de lei
- Inciso III: ninguém será submetido à tortura nem a tratamento desumano ou degradante
- Inciso V: é assegurado o direito de resposta, proporcional ao agravo, além da indenização por dano material, moral ou à imagem
- Inciso X: são invioláveis a intimidade, a vida privada, a honra e a imagem das pessoas, assegurado o direito à indenização pelo dano material ou moral decorrente de sua violação."

A questão da construção da imagem tem acentuada preocupação devido à expansão do desenvolvimento das tecnologias digitais da informação e comunicação, das redes sociais. Isso vem a influenciar questões comportamentais e éticas referentes aos trabalhadores e às organizações sociais do trabalho.

Quanto ao assédio, os profissionais de Enfermagem devem seguir o Código de Ética dos Profissionais de Enfermagem (CEPE) para assegurar proteção à sua imagem e reputação, atentando-se para o dever de:

"Exercer a profissão com justiça, compromisso, equidade, resolutividade, dignidade, competência, responsabilidade, honestidade e lealdade" (CEPE, art. 5º); bem como a proibição de "promover e ser conivente com a injúria, calúnia e difamação de membro da equipe de Enfermagem, equipe de saúde e de trabalhadores de outras áreas, de organizações da categoria ou instituições." (CEPE, art. 8º)

No que tange à imagem pessoal ou da organização em que se trabalha, o CEPE prevê a proibição de "inserir imagens ou informações que possam identificar pessoas e instituições sem sua prévia autorização" (art. 108).

Outro diploma legal que trata dos direitos e deveres dos empregados e empregadores é a Consolidação das Leis do Trabalho (CLT),[19] criada na década de 1940. No seu bojo, é previsto que:

"O empregado poderá rescindir o contrato e pleitear a justa indenização quando: (a) forem exigidos serviços superiores às suas forças, defesos por lei, contrários aos bons costumes ou alheios ao contrato; (b) for tratado por empregador ou por seus superiores hierárquicos com rigor excessivo; (c) correr perigo manifesto de mal considerável; (d) não cumprir o empregador as obrigações decorrentes do contrato; (e) praticar o empregador ou seus prepostos, contra ele ou pessoas de sua família, ato lesivo da honra e da boa fama; (f) empregador ou seus prepostos ofenderem-no fisicamente, salvo em caso de legítima defesa, própria ou de outrem; (g) O empregador reduzir o seu trabalho, sendo este por peça ou tarefa, de forma a alterar sensivelmente a importância dos salários." (art. 483, CLT)

O desrespeito a esses direitos do trabalhador, por parte do empregador, pode refletir a situação de vulnerabilidade do empregado. Isso leva à formação de um ambiente de trabalho propício à prática do assédio moral, criando situações constrangedoras ao indivíduo, propulsoras de grande sofrimento. Tal fato acomete a saúde do trabalhador e, consequentemente, os fluxos de trabalho, prejudicando a organização institucional.

Toda relação laboral prevê o respeito aos direitos humanos e à sua dignidade. Nessa perspectiva, o Código Civil brasileiro[20] prevê: "[...] comete ato ilícito o titular de um direito que, ao exercê-lo, excede manifestamente os limites impostos pelo seu fim econômico ou social, pela boa-fé ou pelos bons costumes" (art. 187).

Em havendo prejuízo ou dano a alguém, o referido Código estabelece o dever de indenização:[20]

"No caso de lesão ou outra ofensa à saúde, o ofensor indenizará o ofendido das despesas do tratamento e dos lucros cessantes até o fim da convalescença, além de algum outro prejuízo que o ofendido prove haver sofrido." (art. 949)

É possível prever danos, não só à saúde física como mental do profissional, mormente em se tratando de um trabalho cotidiano perpassado pelas relações de assédio moral. Em suma:

"Se da ofensa resultar defeito pelo qual o ofendido não possa exercer seu ofício ou profissão, ou se lhe diminua a capacidade de trabalho, a indenização, além das despesas do tratamento e lucros cessantes até o fim da convalescença, incluirá pensão correspondente à importância do trabalho para que se inabilitou, ou da depreciação que ele sofreu."[20] (art. 950)

Observa-se, assim, que a partir do Código Civil os dispositivos legais oriundos dele englobam a responsabilização e a reparação do assédio moral nas relações de trabalho, sendo o empregador responsável pelas atitudes de seus funcionários.

Além de conhecer e debater o tema do assédio moral no trabalho, faz-se mister que sejam aprovadas leis que explicitem ou tipifiquem as condutas caracterizadoras dessa prática nas organizações.[21] Não bastam programas educativos sobre direitos e deveres. Há imperiosa necessidade de responsabilização daqueles que, costumeiramente, praticam o assédio como parte de estratégias organizacionais do trabalho. Nessa direção, os dois quadros sinópticos seguintes elencam as leis e os projetos de leis que incluem a luta contra o assédio moral em âmbitos federal, estadual e municipal.

Com relação às leis municipais, a primeira legislação que protege o trabalhador contra o assédio moral é de 2001, a Lei nº 1.134, de Iracemápolis, estado de São Paulo, a qual regulamenta a lei do assédio moral. Além desta, mais 49 leis municipais tiveram aprovação e 11 projetos de leis que regulamentam o assédio moral continuam em tramitação.

O assédio moral, na maior parte das vezes, indica uma situação de abuso de poder de quem se encontra hierarquicamente em situação superior ao assediado e passa a infligir a dignidade humana dele. Nesse sentido, reconhecer tal abuso por meio das leis vigentes vem sendo um desafio, pois o fenômeno está embutido de subjetividade e imerso no silêncio da vítima por medo, e o sofrimento muitas vezes passa "despercebido".

Conforme observado nos Quadros 10.1 e 10.2, é recente a inserção de legislação que vise à proteção dos trabalhadores contra o assédio moral. Destacam-se nestes quadros a presença de leis e projetos de leis que tendem a proteger o trabalhador em âmbito público, o que não favorece todos os trabalhadores. Vale ressaltar que, em vista das funções do direito em sociedades democráticas, coibir padrões sociais injustos, os quais disseminam relações de poder assimétricas e discriminatórias sem critérios justificados, é um dever a ser iniciado dentro de cada organização social sob fiscalização específica ainda não vigente.[22]

Por se tratar de uma violência em que "pactos de silêncio" são negociados insidiosamente com a equipe por meio de articulações em favorecimento da estabilidade no emprego, desfavorecendo a vítima que fica desprovida de apoio, a formulação e a aprovação de leis são dificultadas. A penalização do assédio moral vincula-se, em grande parte das vezes, ao dano moral ocasionado, porém provas robustas e testemunhas são fortes aliados dessa defesa.

Capítulo 10 | Assédio Moral no Exercício Profissional **131**

Quadro 10.1 Conjunto de leis em âmbito federal sobre o assédio moral aprovadas e projetos de leis em andamento.

Lei aprovada	Parecer
11.948/2009	Art. 4º – fica vedada a concessão ou renovação de quaisquer empréstimos ou financiamentos pelo BNDES a empresas da iniciativa privada cujos dirigentes sejam condenados por *assédio moral* ou sexual, racismo, trabalho infantil, trabalho escravo ou crime contra o meio ambiente
Projetos de Leis	**Parecer**
4.326/2004	Sobre o Dia Nacional de Luta contra o Assédio Moral – 02 de maio
2.369/2003	Sobre assédio moral nas relações de trabalho
5.970/2001	Altera dispositivos do Decreto-Lei nº 5.452, de 1º de maio de 1943 – Consolidação das Leis do Trabalho (CLT) sobre coação moral
80/2009	Sobre coação moral no emprego
4.591/2001	Projeto da reforma da Lei nº 8.112, de 1990, sobre assédio moral
5.972/2001	Projeto da reforma da Lei nº 8.112, de 1990, sobre coação moral
6.161/2002	Projeto da reforma da Lei nº 8.666, de 1993, sobre coação moral
4.742/2001	Projeto da reforma do Código Penal sobre o assédio moral (Introduz artigo 146-A, no Código Penal Brasileiro – Decreto-Lei nº 2.848, de 7 de dezembro de 1940 – dispondo sobre o crime de assédio moral no trabalho)
5.971/2001	Projeto da reforma do Código Penal sobre coação moral (altera dispositivos do Decreto-Lei nº 2.848, de 7 de dezembro de 1940 – Código Penal)
7.202/2002	Projeto para alteração da Lei nº 8.213 contra o assédio moral
121/2009	Projeto que prevê a demissão para funcionário público que praticar assédio moral

Fonte: www.assediomoral.org.br.

Quadro 10.2 Conjunto de leis em âmbito estadual sobre o assédio moral aprovadas e projetos de leis em andamento.

Leis aprovadas	Parecer
3.921/2002, Rio de Janeiro	Lei contra o assédio moral do estado do Rio de Janeiro – veda o assédio moral no trabalho, no âmbito dos órgãos, repartições ou entidades da administração centralizada, autarquias, fundações, empresas públicas e sociedades de economia mista, do Poder legislativo, executivo ou judiciário do estado do Rio de Janeiro, inclusive concessionárias e permissionárias de serviços estaduais de utilidade ou interesse público, e dá outras providências
12.561/2006, Rio Grande do Sul	Lei Complementar – dispõe sobre assédio moral na administração estadual do Rio Grande do Sul
Lei Complementar 4/2009, Mato Grosso	Lei Complementar na Assembleia Legislativa do Mato Grosso – art. 1º. fica acrescido o inciso XIX ao art. 144, da Lei Complementar nº 04, de 15 de outubro de 1990, com a seguinte redação: "XIX – assediar sexualmente ou moralmente outro servidor público"
12.250/2006, São Paulo	Veda o assédio moral no âmbito da administração pública estadual direta, indireta e fundações públicas
13.036/2008, São Paulo	Artigo 1º – fica instituído o "Dia Estadual de Luta Contra o Assédio Moral nas Relações de Trabalho", a ser comemorado, anualmente, no dia 2 de maio
117/2011, Minas Gerais	Dispõe sobre a prevenção e a punição do assédio moral na administração pública estadual de Minas Gerais
Projetos de Leis	**Parecer**
12.819/2002, Bahia	Dispõe sobre o assédio moral no âmbito da administração pública estadual direta, indireta, fundacional e autárquica e dá outras providências
2003, Ceará	Dispõe sobre assédio moral no âmbito da administração pública do Ceará
128/2002, Espírito Santo	Veda o assédio moral no âmbito da administração pública estadual, direta, indireta e fundacional, e dá outras providências
Projeto de Lei de Pernambuco	Visa vedar a prática de assédio moral no âmbito da administração pública estadual
2001, Rio Grande do Sul	Dispõe sobre o assédio moral no âmbito da administração pública estadual e dá outras providências

Fonte: www.assediomoral.org.br.

JURISPRUDÊNCIA SOBRE ASSÉDIO MORAL

A jurisprudência é conformada por julgamentos dos tribunais, os quais se tornam fontes de direito, sobretudo quando não há norma jurídica específica, ou uma lei que trate desse tema específico. Nesse sentido, entende-se "a jurisprudência como sábia interpretação e aplicação das leis a todos os casos concretos que se submetem a julgamento da justiça. Ou seja, o hábito de interpretar e aplicar as leis aos fatos concretos para que assim se decidam as causas".[24]

No caso do assédio, a jurisprudência é fundamental para julgar os casos concretos de suposto assédio moral, com equidade, tendo em vista a gama de leis ou projetos de leis, que nem sempre contribuem para dirimir possíveis dúvidas sobre o que é, ou não, o assédio. Este tem várias faces e, por vezes, não se revela, mantendo-se invisível, porém gerando sofrimentos e desgastes da saúde do trabalhador. Daí a importância de a Justiça julgar os casos concretos, gerando novas jurisprudências.

A jurisprudência brasileira já consolidou o que se identifica como dano moral por assédio moral, e quase todos os Tribunais Regionais do Trabalho (TRT) (total de 24) já examinaram o assunto. Destacam-se frequentemente casos em que o empregador ou o superior hierárquico praticam assédio moral, como não repassando serviço ao subordinado ou humilhando-o verbalmente ou utilizando palavras de baixo calão, além de coações psicológicas com o intuito de forçá-lo a desligar-se "voluntariamente".[1]

É possível concluir que, pelas decisões do TRT, existe unanimidade quando se trata de trabalhador, vítima do assédio moral e, consequentemente, vítima do dano moral. Este é entendido como sendo "ofensa ou violação que não vem ferir os bens patrimoniais propriamente ditos de uma pessoa, mas os bens de ordem moral".[24]

Nessa esteira, vale destacar a decisão pioneira do TRT, da 17ª Região (Espírito Santo), que trata do assédio moral e do dano moral:

> "Contrato de inação. Indenização por dano moral. A **tortura psicológica**, destinada a **golpear a autoestima do empregado**, visando forçar sua demissão ou apressar a sua dispensa através de métodos que resultem em sobrecarregar o empregado de **tarefas inúteis**, **sonegar-lhe informações** e **fingir que não o vê**, resultam em assédio moral, cujo efeito é o direito à indenização por **dano moral**, porque ultrapassa o âmbito profissional, eis que **minam a saúde física e mental** da vítima e corrói a sua autoestima. No caso dos autos, o assédio foi além, porque a empresa transformou o contrato de atividade em contrato de inação, quebrando o caráter sinalagmático do contrato de trabalho, e por consequência, descumprindo a sua principal obrigação que é a de fornecer o trabalho, fonte de dignidade do empregado." (TRT, 17ª R., RO nº 1315.2000.00.17.00.1, Ac. nº 2.276/2001, Rel. Juíza Sônia das Dores Dionízio, DJ de 20.08.2002, publicado na Revista LTr 66 a 10/1237.)

O julgado destaca vários aspectos importantes, como: elementos caracterizadores da prática (do assédio moral no trabalho) e seus desdobramentos na saúde do trabalhador. Além disso, há clara percepção do julgador de apontar o dano moral como inerente ao assédio, já que este se reflete na saúde, bem inestimável da pessoa, e afeta todo o seu desempenho profissional, sua dignidade e a autoestima, entre outros aspectos.

Outra jurisprudência que pode ser citada é a do TRT da 4ª Região (Rio Grande do Sul), que trata do assédio moral e da dignidade humana:

> "O cerne da questão reside na aferição do **prejuízo à honra e à dignidade** da empregada nos procedimentos adotados pelo superior hierárquico. Nesse contexto, sabe-se que o **dano moral** constitui uma lesão a direito da personalidade, que no caso dos autos são a honra e a intimidade da autora da reclamação. A sua configuração se efetiva com o abalo à dignidade da pessoa em sua consideração pessoal ou social. O fato denuncia **excessivo abuso do poder diretivo do empregador**, expondo o empregado à **vexatória** perante funcionários da empresa, em comprometimento da dignidade e intimidade do indivíduo, motivo pelo qual reputo o procedimento

adotado **como lesivo à honra**, exigindo a reparação pretendida, em condições de afastar qualquer indício de afronta ao art. 159 do Código Civil. – Recurso não conhecido." (TST-RR-253/2003-003-03-00.7, 4ª T., Rel. Min. Barros Levenhagen, DJ 22.04.2005.)

Em suma, observa-se que, efetivamente, o assédio moral afeta a dignidade do ser humano, prejudicando sua estabilidade emocional no tocante à honra. Torna-se veículo propiciador do assédio o excessivo abuso de poder ao empregador concebido, lesando a intimidade do trabalhador, o que pontua a dissonância nas relações entre empregador e empregado.

Existem muitos outros julgados que envolvem a assimetria das relações no ambiente laboral, de maneira mais ampla no trabalho em geral, o que não obsta a aplicação desse direito aos casos concretos vivenciados na área da saúde, ou da Enfermagem, sobretudo porque a experiência acumulada, por meio da jurisprudência, pode e deve nortear as condutas de julgadores nas situações que envolvem trabalhadores, independentemente de sua categoria profissional.

CONSIDERAÇÕES FINAIS

Segundo Heloani,[21] a dificuldade em se formularem leis contra o assédio moral deve-se à subjetividade em se caracterizar o assédio e estabelecer o julgamento necessário a cada indivíduo exposto ao sofrimento diante das consequências ocasionadas pela exposição a assédio moral. O assédio moral irá se tornar fato aceito para causa em ações da Justiça ao ser caracterizado, além das impressões do assediado, por provas materiais e/ou testemunhais por parte da vítima.

Para esse mesmo autor, anteriormente à ação judicial deve ser reconhecida e coibida a prática do assédio moral no trabalho, por meio da gestão organizacional própria de cada empresa, utilizando-se um fluxo bem definido para tal ação, a fim de prevenir consequências agravantes. Com isso, busca-se primeiramente proteger a saúde física e psicológica da vítima, evitando transtornos para a própria empresa e a equipe de trabalho. Essa lógica parece mais inteligente, inclusive em termos econômicos para a organização, pois o trabalhador respeitado e valorizado terá melhor resultado no seu trabalho e, consequentemente, melhor desempenho.

Outro aspecto conclusivo refere-se à reparação do dano causado quando identificada a responsabilização do empregador, apontando-se a prática do assédio na empresa. É importante salientar que o assédio moral ocasiona dano à pessoa configurado como de natureza imaterial. Sua reparação deve buscar meios de amenizar prejuízos não patrimoniais condizentes ao exposto na Constituição, como a honra, a intimidade, a vida privada, a imagem, a saúde, a própria dignidade da pessoa humana e sua integridade física e moral.

Comprovar o assédio exige uma íntima relação de entendimento entre a consequência que por vezes pode atingir de forma irreparável a vítima e sua causa – ou seja, o agressor individual ou envolto por uma organização maior. Para a esfera criminal, é indispensável essa conexão dos fatos. Porém, costumeiramente, não é visível. Corroborando Heloani,[21] essa invisibilidade se dá "na medida em que tais humilhações são, mormente, perpetradas com luvas, ou seja, sem deixar as digitais do agressor".

Assim, o tema deve continuar sendo discutido a fim de se pronunciar cada vez mais na esfera jurídica e proteger efetivamente o trabalhador. Contudo, a formulação da legislação deve ser ampliada para o setor privado e não apenas para o setor público, abrangendo indistintamente toda a classe de trabalhadores contra a prática do assédio.

REFERÊNCIAS BIBLIOGRÁFICAS

1. Peduzzi MCI. Assédio moral. Revista TST. 2007; 73(2):25-45.
2. Alves JIS, Wrobel LFN. Prevenção do assédio moral no ambiente de trabalho. Contribuciones a las ciencias sociales. Espanha: Revista CCCSS; 2016. Disponível em http://www.eumed.net/rev/cccss/index. htm. Revista editada por Grupo Eumed.net (Servicios Académicos Intercontinentales S.L.). Acesso em 10 de junho 2016.
3. Piñuel y Zabala I. Mobbing: como sobreviver ao assédio psicológico no trabalho. São Paulo: Loyola; 2003.

4. Organización Mundial de la Salud (OMS). Sensibilizando sobre el acoso psicológico en el trabajo. Serie Protección de la Salud de los Trabajadores. Ginebra: OMS; 2004. p 4.
5. Barreto MMS. Violência, saúde e trabalho (uma jornada de humilhações). São Paulo: Educ; 2013.
6. Hirigoyen MF. Assédio moral: a violência perversa no cotidiano. 15. ed. Rio de Janeiro: Bertrand Brasil; 2014. p. 224.
7. Leymann H. The mobbing encyclopaedia. 1996. Disponível em www.leymann.se/English/frame.html. Acesso em 6 de março de/2013.
8. Peres RM. A visão do enfermeiro gestor sobre o assédio moral no trabalho: uma reflexão bioética [dissertação]. São Paulo: Centro Universitário São Camilo; 2009.
9. Gastaldo DM, Meyer DE. A formação da enfermeira: ênfase na conduta em detrimento do conhecimento. In: Rev Bras Enferm. 1989. p. 42.
10. Oguisso T. Trajetória histórica da enfermagem. Barueri: Manole; 2014.
11. Pires D. O processo de trabalho em saúde. In: Pires D. Reestruturação produtiva e trabalho em saúde no Brasil. São Paulo: Confederação Nacional dos Trabalhadores em Seguridade Social – CUT/Annablume, 1998.
12. Oliveira ES. Assédio moral: sujeitos, danos à saúde e legislação. Genes. 2004; 23(134):221-34.
13. Fontes KB, Pelloso SM, Carvalho MDB. Tendência dos estudos sobre assédio moral e trabalhadores de enfermagem. Rev Gaúcha Enferm. 2011; 32(4):815-22.
14. Menezes CAC. Assédio moral. Revista da Associação Nacional dos Magistrados do Trabalho (Anamatra). Brasília; 2003.
15. Souza CCC, Venâncio CX, Espíndula MB. Ações de enfermagem diante do assédio moral no ambiente de trabalho. Revista Eletrônica de Enfermagem do Centro de Estudos de Enfermagem e Nutrição. 2010; 1(1):1-15.
16. Brasil. Constituição da República Federativa do Brasil de 1988. Brasília; 1988.
17. United Nations Educational, Scientific and Cultural Organization (Unesco). Declaração Universal sobre o Genoma Humano e os Direitos Humanos. Conferência Geral da Unesco, Paris, sessão 29, 1997.
18. Pessini L, Barchifontaine CP. Problemas atuais de bioética. 5. ed. São Paulo: Centro Universitário São Camilo; 2000.
19. Consolidação das Leis do Trabalho e Constituição Federal. 5. ed. São Saulo: Saraiva; 2007.
20. Código Civil. Lei nº 10.406, de 10 de janeiro de 2002. Brasília, 2002.
21. Heloani R. Assédio moral: a dignidade violada. Aletheia. 2005; 22:101-8.
22. Rios RR. Assédio moral sexual: conceito jurídico e prova. In: Gediel JAP. Estado, poder e assédio na administração pública. Rev Farm Kairós. 2015; 73-92.
23. Santos ER. Responsabilidade objetiva e subjetiva do empregador em face do novo Código Civil. São Paulo: LTr; 2007.
24. Plácido e Silva. Vocabulário jurídico. 23. ed. Rio de Janeiro: Forense; 2003.

11 Ética e Bioética na Enfermagem | Teoria e Prática

Taka Oguisso, Maria José Schmidt e Genival Fernandes de Freitas

INTRODUÇÃO

Antigamente a Ética ocupava-se quase que exclusivamente da ação individual e era objeto de estudo de filósofos e teólogos. Hoje, por causa das transformações ocorridas na sociedade e dos avanços científicos e tecnológicos, a prioridade deixou de ser o indivíduo isolado e tornou-se o sujeito social, com o envolvimento de muitas pessoas em grupos comunitários, profissionais, associações de classe e outros. De acordo com Barchifontaine,[1] esses progressos, especialmente na área biológica, alteraram profundamente o ciclo de duração da vida humana. Assim, o nascer, o viver e o morrer submetem-se ao controle da ciência, derrubando tradições e convicções que eram atribuídas a forças divinas, além de muitas das manifestações do corpo, pois a ciência passou a controlá-las uma a uma com seu projeto de desvendar todo o código genético. Com isso, segundo esse autor, tais descobertas desafiam todos os códigos de ética, as argumentações filosóficas e as normas religiosas. Desse modo, questões como eutanásia, pena de morte, homossexualidade e outros temas polêmicos passaram a ser debatidos por cidadãos comuns.

Alguns marcos históricos delineiam a origem da Bioética, enquanto movimento social, com suas características e desdobramentos. O neologismo "bioética" foi cunhado, primeiramente, pelo médico americano Potter,[2] da Universidade de Wisconsin, na década de 1970, com o lançamento do livro de sua autoria intitulado *Bioethics: bridge to the future*. Potter utilizou o termo "bioética" para expressar a necessidade de equilibrar a orientação científica da biologia com os valores humanos. Ao juntar em um só campo os conhecimentos da biologia e da ética, objetivava ajudar a humanidade em direção a uma participação racional, mas cautelosa, no processo da evolução biológica e cultural.

A Bioética tem sua gênese a partir de um contexto pluralista e interdisciplinar, deparando-se com problemas advindos dos avanços tecnológicos e suas repercussões na área da saúde. De acordo com Pessini e Barchifontaine,[3] a criação, em 1962, de um comitê composto por profissionais de áreas diversas da medicina na cidade de Seattle, nos EUA, tinha o intento de indicar quais as pessoas que primeiramente iriam beneficiar-se com o uso de máquinas de hemodiálise, considerando-se a escassez desse recurso face à grande demanda de doentes renais. O fato que chamou a atenção nesse evento foi o interesse de pessoas de fora da área médica por questões dilemáticas em torno da ética, porém comprometidas com as implicações da tomada de decisão envolvendo um tratamento médico.

Zoboli[4] aponta outros eventos que propulsionaram as discussões em torno da Bioética, a saber:

- Em 1966, o professor Henry Beecher[5] publicou um artigo em que denunciava cerca de cinquenta investigações que infringiam as diretrizes éticas, pela não solicitação de consentimento dos sujeitos, pela predominância dos riscos sobre os benefícios, pela utilização de sujeitos vulneráveis e pelo emprego de grupo placebo em agravos que contavam com tratamento efetivo
- Entre as décadas de 1930 e 1970, o serviço de saúde pública dos EUA desenvolveu uma série de estudos com o objetivo de comparar a saúde e a longevidade de dois grupos de sujeitos, um com sífilis e outro sem. Quatrocentos jovens negros foram incluídos nesses estudos, mas o grupo de sujeitos com a doença foi impedido de utilizar a terapêutica efetiva e disponível

- Em 1960, foram utilizadas células cancerosas em 22 pacientes idosos, em um hospital de Nova York, com o objetivo de investigar se a diminuição na capacidade de rejeição às células cancerosas nas pessoas com câncer estava ligada à própria doença ou a outros fatores.

Como relatam Pessini e Barchifontaine,[3] outro fato propulsor da Bioética, na perspectiva de Jonsen, teólogo e professor de Ética Médica na Universidade de Washington, ocorreu em 1967, quando o professor Christian Barnard fez o primeiro transplante cardíaco da história. Os transplantes, em geral, suscitaram questões éticas e legais de fundo, como a necessidade de uma legislação que definisse claramente o que poderia ser considerado como estado de morte encefálica e outros aspectos pertinentes e igualmente relevantes (doação de órgãos ou parte deles em vida ou manifestação de vontade do potencial doador, direito de a família autorizar a doação após a morte do ente familiar etc.).

Os avanços da biotecnologia na área médica têm provocado discussões no âmbito da Ética e da Bioética. Assim, hodiernamente, depara-se também com os questionamentos éticos/morais e legais acerca das pesquisas com células-tronco embrionárias. Assim, além dos interesses econômicos e políticos para o desenvolvimento dessas pesquisas e tecnologias de ponta, faz-se necessário também avaliar os custos e benefícios a curto, médio e longo prazos, bem como as implicações de qualquer decisão no sentido de se investir nessa área, que parece tão promissora aos interesses de toda ordem, principalmente das grandes empresas particulares de capitais, bens e serviços entre diversas nações do mundo.

Há questões bioéticas que partem do início da vida humana até a sua finitude. Embora as regras de Direito Civil apontem os requisitos legais para a existência da personalidade jurídica da pessoa, a (in)capacidade legal da pessoa e suas implicações no mundo das leis, levantam-se questionamentos de fundo, tais como: "quando começa a vida humana para que tenhamos que respeitá-la?" "Em que consiste a dignidade da vida humana?" Além dos posicionamentos morais acerca do aborto, da fertilização artificial, da utilização de células-tronco embrionárias, dentre outros aspectos, têm sido debatidos assuntos que envolvem questões éticas e legais sobre a morte e o processo de morrer. Sendo assim, as discussões da Bioética não se fecham como "verdades" prontas e acabadas. Ao contrário, elas têm promovido (inclusive por meio da mídia) maior disseminação das ideias a respeito da autonomia da vontade do paciente e/ou da família na escolha do local da morte, das propostas terapêuticas que são apresentadas, bem como dos custos, riscos e possíveis benefícios. É necessário discutir melhor os significados dos termos "ética", "moral" e "bioética", em uma tentativa de aproximação dos seus princípios ou fundamentos à prática cotidiana do enfermeiro e de toda a equipe de saúde.

As temáticas discutidas pela Bioética envolvem também questões de ecologia, biotecnologias e autonomia de vontade do cliente (paciente) para consentir, recusar ou declinar de propostas ou condutas terapêuticas, diagnósticas, assistenciais ou que englobem a pesquisa. Outros temas têm sido alvo de preocupação para os bioeticistas, como as relações profissionais-clientes e os direitos dos pacientes.

Em um estudo sobre questões éticas no trabalho da equipe de saúde, Santos *et al.*[6] discutiram que os direitos dos pacientes (enquanto clientes dos serviços de saúde e das ações de Enfermagem) pareciam ser constantemente desrespeitados, constituindo um círculo vicioso, pois a equipe de saúde parecia, muitas vezes, demonstrar não conhecê-los e/ou não cumpri-los, e os pacientes, por desconhecimento, não os exigiam. Para essas autoras, os clientes comumente não têm sua autorização prévia solicitada na realização de procedimentos e recebem (ou podem receber de maneira não suficientemente esclarecedora) informações a respeito de diagnóstico, medicações, exames ou procedimentos que serão realizados. Em contrapartida, a obtenção do consentimento do cliente requer do profissional uma atitude de respeito ao paciente como um ser autônomo e capaz para discernir o que julgar melhor para sua vida, e também de participar do seu autocuidado com base nas informações apresentadas pelos profissionais de saúde. No entanto, o que parece acontecer é que os próprios clientes supervalorizam o saber dos profissionais de saúde, desconsiderando o seu. Com isso, as autoras enfatizam que os clientes desconhecem seus direitos quando internados em uma instituição de saúde, o que exige um esforço de mudança nas relações entre profissionais de saúde e clientes, a fim de que seja possibilitado o reconhecimento do cliente como sujeito capaz de participar do seu autocuidado.

CONCEITUAÇÃO DE ÉTICA E BIOÉTICA

Ética é um ramo da filosofia que estuda os juízos de apreciação que se referem à conduta humana, suscetível de qualificação do ponto de vista do bem e do mal. Vem de *ethos* (grego) e significa caráter, costume, hábito ou modo de ser. Compreende os comportamentos que caracterizam uma cultura ou um grupo profissional, utilizando valores e uma escala de valores. Moral, proveniente do latim *mos, moris* (costume), poderia ser simplesmente definida como a ciência que se preocupa com atos ou costumes humanos, deveres do homem individual, grupal e perante seu grupo profissional. A palavra "deontologia", do grego *deon* ou *deontos* (dever) e *logos* (estudo, tratado) pode, muitas vezes, substituir o termo "ética" e estuda os deveres em geral de um grupo profissional.

Para Boff,[7] a Ética considera concepções de fundo acerca da vida, do universo, do ser humano e de seu destino, estatuindo princípios e valores que orientam pessoas e sociedades. Assim, diz-se que uma pessoa é ética quando se orienta por tais princípios e convicções, tem caráter ou boa índole. Já a moral trata da prática real das pessoas que se expressam por costumes, hábitos e valores culturalmente estabelecidos. Uma pessoa é moral quando age em conformidade com os costumes e valores consagrados pela coletividade na qual se insere socialmente.

Ética é um instrumento social orientador do comportamento humano para determinar o que se deve fazer para conseguir a "boa vida", o "bem-estar" das pessoas vivendo em sociedade. As instituições de saúde, entre elas os hospitais, são formadas essencialmente por pessoas, que convivem profissionalmente e tomam decisões que afetam a própria instituição, as pessoas que dela dependem direta e indiretamente e a coletividade onde está inserida. Por isso, deve-se entender a existência de uma ética institucional como parte da cultura da organização. Ética nos lembra valores, princípios e normas que servem de base para o comportamento humano; indica-nos o que é certo, correto e justo, assim como a responsabilidade dos indivíduos por seus atos. Fortes[8] considera que os problemas e dilemas éticos enfrentados no cotidiano dos hospitais são, muitas vezes, altamente complexos, exigindo que se ressaltem questionamentos sobre a natureza ética das decisões tomadas e dos atos administrativos. Daí a importância dos princípios e valores como fundamentos a guiar as decisões dos profissionais da área de saúde, confrontando os interesses econômicos, financeiros e gerenciais com os direitos dos pacientes e o respeito à sua integridade e segurança.

A ética é individual e, nessa perspectiva, pode-se dizer que cada pessoa tem a sua ética, com base em princípios, valores e sentimentos que cada um traz dentro de si. Assim, a partir de sua própria escolha, é possível se aproximar ou se distanciar dos valores de outras pessoas. Isso significa que cada indivíduo apresenta um modo de agir único, determinando suas condutas de acordo com aquilo que acredita e adere como verdade. Já a moral vem de dentro da sociedade, com valores que estão selecionados e determinados como "verdades".[9]

Para Foucault,[10] a ética pode ser entendida como a prática reflexiva da liberdade, e o exercício da liberdade, o ato do cuidado de si. Assim, para exercer a liberdade, ser livre significa guiar a si próprio, exercer a autoridade sobre si frente a normas e costumes frequentemente instituídos e dos quais sequer se pode ter consciência. O cuidado de si denota administrar a própria vida, exercer a condição de cidadão, ser capaz de pensar e decidir sobre si mesmo a partir de determinados valores e princípios, tendo em vista a posição de sujeito socioindividual.

A moral é parte da vida concreta e trata da prática real das pessoas que se expressam por costumes, hábitos e valores culturalmente estabelecidos. Uma pessoa é moral quando age em conformidade com os costumes e valores consagrados, que podem, eventualmente, ser questionados pela ética. Isso porque uma pessoa pode ser moral (seguir os costumes por conveniência), mas não necessariamente ética, pois obedece a certas convicções.

Basicamente, a diferença entre esses termos é que a ética tem conotação filosófica na análise dos problemas, e a moral tem conotação sobrenatural; por isso, é frequentemente confundida com religião. A deontologia preocupa-se com os deveres de um grupo profissional em relação às suas atribuições e responsabilidades. Outro conceito importante a mencionar dentro desse campo seria o de liberdade, ou seja, a faculdade ou o poder de decidir ou agir segundo a própria determinação, respeitadas as regras legais instituídas. A liberdade deve abranger as faculdades de fazer ou não fazer o que se deseja; de pensar livremente; de ir e vir a qualquer parte, quando e como queira; de exceder qualquer profissão ou atividade, respeitadas as leis; de associar-se e de professar qualquer religião.

Ambos os termos, ética e deontologia, vêm sendo substituídos por **Bioética** (etimologicamente, ética da vida), que, segundo Johnstone,[11] seria um ramo ou subclasse da ética. Assim, a ética médica e a ética da Enfermagem seriam campos distintos de conhecimento, nascidos, respectivamente, da prática da medicina e da Enfermagem. A Bioética baseia-se mais na razão e no juízo moral do que em uma corrente filosófica ou religiosa. Mesmo utilizando princípios e valores tradicionais, buscam-se soluções novas para problemas emergentes, como clonagem de seres vivos, experiências para alterar genoma humano ou influir no código genético, além de outros trazidos pela engenharia genética.

Bankowski e Levine[12] afirmam que, ao contrário da ética médica, com seu modelo médico, a Bioética é interdisciplinar e reflete a realidade de que as decisões médicas não podem mais ser baseadas exclusivamente na ciência médica. Assim, ela incorpora uma dimensão social, relacionada com justiça e direitos humanos, respeito pela dignidade humana, autonomia individual e respeito pelas comunidades, como uma necessidade de proteger a vida humana diante das descobertas e inovações científicas e tecnológicas. Conforme cita Gelain,[13] a Bioética fundamenta suas reflexões sobre princípios como autonomia, beneficência, justiça e respeito à vida, que permeiam as considerações e as análises críticas das situações que os avanços das ciências biomédicas apresentam.

A descrição das origens da Bioética nos EUA por Jonsen[14] e na Europa por Solbakk[15] demonstra que houve certa simultaneidade e paralelismo, pois, em ambos os continentes, a Bioética como desmembramento da Ética surgiu no início da década de 1960. Sendo Bioética a ética da vida, supõe-se que tudo o que se opõe à vida transgride a Bioética, como a pobreza generalizada de certas camadas sociais, a poluição do meio ambiente, a escravidão, a violência urbana, a tortura, a pena de morte, entre muitos outros fatores citados por Solbakk.[15]

Vale a pena ressaltar que, à medida que a problemática sociopolítica evidencia parte de uma humanidade empobrecida e marginalizada, a ciência dá os seus saltos com verdadeiras revoluções no campo da biologia e da ecologia. As transformações vêm ocorrendo com reflexos em todos os campos do conhecimento, especialmente nas denominadas ciências da vida. Cada vez mais nenhuma ciência isolada é capaz de proceder a um diagnóstico adequado de determinadas situações e oferecer soluções para problemas novos e de complexidade evidente.[16]

Desse modo, parece mais clara a razão de a Bioética ter surgido a partir de um contexto pluralista e interdisciplinar, levando-se em consideração os problemas advindos dos avanços tecnológicos e suas repercussões na área da saúde. Nessa perspectiva, o termo "biotecnologia" é entendido como um conjunto de técnicas e processos biológicos que possibilitam a utilização de matéria viva para degradar, sintetizar e produzir outros materiais. Engloba a elaboração das próprias técnicas, processos e ferramentas, assim como o melhoramento e a transformação das espécies via seleção natural.[17]

PRINCÍPIOS ÉTICOS

Todas as teorias éticas contêm um ou mais princípios, que são guias para a tomada de decisões e ações morais e sustentam a formação de juízos morais na prática profissional. Os princípios éticos são universalmente importantes para todas as práticas de saúde, mas a maneira como eles são aplicados pode, em determinada situação, diferir de uma cultura para outra. Os princípios éticos aplicáveis na pesquisa em Enfermagem são essencialmente os mesmos que se aplicam na prática da Enfermagem; afinal, tanto na pesquisa como na prática, o paciente tem direitos, e o enfermeiro tem a responsabilidade de proteger e defender esses direitos.

Chao[18] afirma que Confúcio, que nasceu 550 anos antes de Cristo (um século antes de filósofos gregos como Sócrates, Aristóteles e Platão), ensinava virtudes básicas como o amor e a devoção à família, a lealdade e a confiança entre amigos, e a justiça para os homens, enfatizando, sobretudo, a honestidade, a mutualidade e a benevolência nas relações humanas. A prática de lealdade ou fidelidade era entendida como a prática da benevolência em relação aos outros, assim como ensina o preceito cristão ocidental de se fazer aos outros o que se deseja que lhe façam. Confúcio dizia também que tudo deveria ser feito pelo dever moral de fazer, e não por algum resultado externo. Assim, para alcançar a autoperfeição, era necessário conhecer-se e tentar obstinadamente fazer sem se preocupar com o resultado, e ao mesmo tempo saber que sempre existem limitações humanas. Vários desses princípios são válidos até hoje e utilizados pelos eticistas de maneira universal.

Entre os muitos princípios éticos que guiam a prática da Enfermagem, uma publicação do Conselho Internacional de Enfermeiras (CIE), preparada por Holzemer e Oguisso,[19] enumera seis, aos quais Fry[20] acrescenta o princípio da autonomia.

Portanto, os princípios éticos mais comuns na Enfermagem são:

- Beneficência ou benevolência: princípio ético de fazer o bem e evitar o mal para o sujeito ou para a sociedade. Agir com benevolência significa ajudar os outros a obter o que é benéfico para eles ou que promova o bem-estar deles, reduzindo os riscos maléficos ou que possam lhes causar danos físicos ou psicológicos
- Não maleficência: uma vez determinados os modos de praticar a beneficência, o enfermeiro precisaria preocupar-se com a maneira de distribuir esses benefícios ou recursos entre seus pacientes. Como dispor seu tempo e sua assistência entre os vários pacientes de acordo com as necessidades que apresentam. Seria o princípio de não causar mal ou dano aos pacientes
- Fidelidade: princípio de criar confiança entre o profissional e o paciente. Trata-se, de fato, de uma obrigação ou um compromisso de ser fiel no relacionamento com o paciente, em que o enfermeiro deve cumprir promessas e manter a confiabilidade. A expectativa do paciente é que os profissionais cumpram as palavras dadas. Somente em circunstâncias excepcionais, quando os benefícios da quebra da promessa são maiores que sua manutenção, é que se pode quebrá-la. A confiança é base para a confidência espontânea, e os fatos revelados em confidência fazem parte do segredo profissional do enfermeiro
- Justiça: princípio de ser equitativo ou justo, isto é, igualdade de trato entre iguais e tratamento diferenciado entre desiguais, de acordo com a necessidade individual. Isso significa que as pessoas com necessidades de saúde iguais devem receber igual quantidade de serviços e recursos, e as com necessidades maiores que outras devem receber mais serviços que outros, de acordo com a correspondente necessidade. O princípio da justiça está intimamente relacionado com os princípios da fidelidade e da veracidade
- Veracidade: princípio ético de dizer sempre a verdade, não mentir nem enganar pacientes. Em muitas culturas a veracidade tem sido considerada como base para o estabelecimento e a manutenção da confiança entre os indivíduos. Um exemplo de variação cultural seria sobre a quantidade de informação a ser prestada em ação ao diagnóstico e tratamento. Assim, pode ser difícil elaborar um formulário para obtenção do consentimento do paciente a quem não lhe tenha sido comunicado o seu diagnóstico. O profissional deve avaliar a importância que teria para o paciente conhecer o seu diagnóstico em relação ao tratamento ou cuidado pretendido
- Confidencialidade: princípio ético de salvaguardar a informação de caráter pessoal obtida durante o exercício de sua função como enfermeiro e manter o cunho de segredo profissional dessa informação, não comunicando a ninguém as confidências pessoais feitas pelos pacientes. Evidentemente, observações técnicas relacionadas com o diagnóstico ou a terapêutica devem ser registradas nos prontuários, pois são do interesse de toda a equipe de saúde. No caso de o paciente revelar, confidencialmente, uma informação que seria do interesse de algum membro dessa equipe, deve-se solicitar autorização ao paciente para revelá-la ao profissional específico, ou solicitar que ele mesmo o faça, pessoalmente. Os dicionários brasileiros Aurélio[21] e Houaiss[22] ainda não incluíram essa palavra, mas ela vem sendo amplamente usada nos escritos éticos e bioéticos como tradução do inglês *confidentiality*, derivado de confidencial
- Autonomia: princípio ético que preceitua a cada um a liberdade individual de determinar suas próprias ações de acordo com sua escolha. Respeitar as pessoas como indivíduos autônomos significa reconhecer suas decisões, tomadas de acordo com seus valores e suas convicções pessoais. Um dos problemas na aplicação do princípio da autonomia nos cuidados de Enfermagem é que o paciente pode apresentar diferentes níveis de capacidade de tomar uma decisão autônoma, dependendo de suas limitações internas (aptidão mental, nível de consciência, idade ou condição de saúde) ou externas (ambiente hospitalar, disponibilidade de recursos existentes, quantidade de informação prestada para a tomada de uma decisão fundamentada, entre outras).

ENFOQUES DA BIOÉTICA

Diversos enfoques podem ser utilizados na busca pela compreensão dos eventos relativos à saúde e à vida humana. Nessa ótica, tendo em vista a pluralidade da Bioética, é minimamente aceitável que existam modos diferentes de ver alguns problemas ou dilemas éticos. Zoboli,[4] pautando-se em Anjos,[23] Pessini e Barchifontaine,[3] destaca que, dentre os paradigmas mais utilizados na Bioética, podem ser elencados: o do **liberalismo**, que tem nos direitos humanos a justificativa para o valor central da autonomia do indivíduo sobre seu próprio corpo e as decisões relativas à sua saúde; o das **virtudes**, que coloca a tônica na boa formação do caráter e da personalidade das pessoas ou dos profissionais; o da **casuística**, que incentiva a análise sistêmica de casos a fim de reunir características paradigmáticas que servirão para analogias em situações com circunstâncias semelhantes; o da **narrativa**, que entende a intimidade e a identidade experimentadas pelas pessoas ao contarem ou seguirem histórias como um instrumental facilitador da análise ética; o do **cuidado**, que defende a importância das relações interpessoais e da solicitude; e o **principialista**, pautado nos princípios da beneficência, não maleficência, autonomia e justiça.

O enfoque principialista da bioética é o mais difundido. Esse referencial se pauta nos quatro princípios já citados anteriormente, os quais são compreendidos como normas gerais que dão abertura considerável para o juízo, não funcionando como um guia preciso de ação que informa exatamente como agir em cada circunstância.[4] Para Zoboli, os princípios constituem referenciais que alertam para a necessidade de não ser maleficente, de ser justo, de respeitar a autonomia das pessoas e de ser beneficente para com elas; porém, determinar como essas orientações se dão na realidade é tarefa para o discernimento e o equacionamento éticos.

O paradigma da ética das virtudes volta-se, em princípio, aos agentes, e não aos atos. Assim, além da correção das ações, importa se essas ações brotam do caráter firme e imutável do agente, que deve ter certas características, como saber o que está fazendo e escolher, por seu próprio bem, agir corretamente. Nesse sentido, o caráter indica a estabilidade necessária para que as virtudes sejam adquiridas de maneira duradoura.[4]

No enfoque do cuidado, enfatizam-se as relações interpessoais, destacando-se a proposta de Gilligan,[24] que aponta outro enfoque para a Bioética, pautado na valorização das relações. Assim, alguns elementos são essenciais para a compreensão da ética do cuidado: ter consciência da conexão entre as pessoas, reconhecendo a responsabilidade de uns pelos outros; entender a moralidade como resultante do reconhecimento dessa interconexão; e acreditar que a comunicação é o modo de solucionar conflitos.[4] Face aos diferentes enfoques da Bioética que vêm sendo discutidos na atualidade, algumas qualidades são necessárias para que haja um diálogo entre as diferenças, como tolerância e respeito a outras pessoas, grupos sociais ou comunidades, sobretudo respeitando e valorizando a vida humana na diversidade de sua expressão cultural e social. Nos dizeres de Zoboli,[4] na dialética entre o respeito ao pluralismo moral e o risco de incorrer no relativismo ético, a bioética não pode perder de vista sua finalidade precípua, que é a promoção da saúde humana, da sobrevivência da humanidade, da justiça social e da sabedoria que instruirá a humanidade quanto à sua responsabilidade moral para com todos os seres viventes, sendo, assim, uma ponte para o futuro.

TOMADA DE DECISÃO ÉTICA

De acordo com Fry,[20] a tomada de uma decisão ética depende de sensibilidade ética e de raciocínio moral (do latim *mos, moris*, que significa costume). A sensibilidade ética envolve a identificação dos aspectos éticos de uma dada situação que afetam o bem-estar do indivíduo, com base na interpretação de seus comportamentos verbais e não verbais, na identificação de seus desejos ou necessidades e em uma resposta ou ação apropriada. A sensibilidade ética do enfermeiro sofre influência de cultura, religião, educação e experiências pessoais.

O raciocínio moral é a habilidade de reconhecer e determinar o que deve ser feito ou não em uma situação particular. Trata-se de um processo cognitivo em que cada um determina a ação eticamente defensável para resolver um conflito de valores. O estudo dos códigos de ética e dos padrões práticos de conduta ética, assim como dos princípios éticos e da formação de valores, ajudarão o enfermeiro a desenvolver a sensibilidade ética e a capacidade para o raciocínio moral, e a integrar essas qualidades como habilidades para a resolução de problemas.

O valor constitui um caráter ou uma qualidade atribuídos a uma pessoa ou coisa. Segundo Fry,[20] os valores podem ser facilmente identificados na vida diária de cada pessoa, por meio de sua linguagem, sua atitude e seus padrões de comportamento. Basicamente, os valores podem ser pessoais, culturais e profissionais. Os pessoais são crenças e atitudes de um indivíduo, nas quais sua conduta em geral e sua visão dos fatos estão baseadas. Os culturais estão relacionados com a cultura nativa de seu grupo familiar ou social. Eles afetam as crenças pessoais relacionadas com a saúde, a doença e a conduta que seria moralmente requerida na prestação de um cuidado de saúde. Todas as culturas valorizam a saúde; no entanto, os meios de promovê-la ou alcançá-la variam de uma cultura para outra. Por exemplo, nas culturas orientais, a idade pode ser mais valorizada que a educação formal.

Muitas vezes, os valores culturais estão vinculados com as crenças religiosas do grupo. Os valores profissionais são atributos gerais relacionados com o grupo profissional. Esses valores, na Enfermagem, estão inseridos no código de ética e no exercício da profissão. São ensinados a partir das escolas de Enfermagem, e os profissionais vão incorporando-os gradualmente ao seu próprio sistema pessoal de crenças.

Eventualmente podem ocorrer conflitos entre os valores pessoais ou culturais do enfermeiro e os valores profissionais, ou entre os valores do cliente/paciente e os do profissional de Enfermagem, ou seja, entre os direitos do paciente e os deveres profissionais. Nesse caso, as diretrizes ético-profissionais, incluídas em um código de ética, devem ser suficientes para dirimir a questão, tendo sempre em mente que os valores pessoais, religiosos ou culturais do enfermeiro não podem ser colocados acima dos direitos do paciente. Cabe ainda enfatizar que o enfermeiro deve estar sempre preparado para defender e proteger os direitos do paciente, assumindo integralmente a responsabilidade legal e profissional para com ele, assim como cooperar, no sentido de participar ativamente com os demais membros da equipe de saúde e de Enfermagem, para a prestação de assistência com qualidade ao paciente.

PERCEPÇÕES A PARTIR DA VIVÊNCIA EM COMISSÃO DE ÉTICA DE ENFERMAGEM

No cotidiano do trabalho, é preciso que a atuação dos membros de uma Comissão de Ética de Enfermagem (CEE) propicie o processo reflexivo constante da prática profissional na legislação do exercício e nas normas éticas e morais vigentes, valorizando o agir responsável e o compromisso individual e institucional para uma educação permanente da equipe de Enfermagem, pautando-se nos princípios da ética profissional de justiça, equidade e honestidade e valorizando as relações pessoais e o respeito à vida humana na sua integridade.[25]

A CEE deve contribuir para a elucidação das ocorrências éticas por meio de um processo de sindicância imparcial e autônomo, zelando pelo cumprimento dos deveres e pelo respeito aos direitos dos profissionais de Enfermagem, e buscando a segurança e a qualidade da assistência. Essa contribuição da CEE se faz premente nos dias atuais, não só para identificar os casos de imperícia, negligência ou imprudência cometidos pelos profissionais envolvidos nessas ocorrências, mas, sobretudo, para orientá-los e capacitá-los quanto às mudanças necessárias na dinâmica do trabalho e nas relações interpessoais, fundamentais para prevenir novas ocorrências. Essa missão deve ser desenvolvida em parceria com outras instâncias internas da instituição, como a educação continuada e as gerências do serviço de Enfermagem.[25]

Compete às CEEs: divulgar e fiscalizar o exato cumprimento do Código de Ética dos Profissionais de Enfermagem e da Lei do Exercício Profissional de Enfermagem, bem como seu Decreto regulamentador; conferir as resoluções e decisões dos Conselhos Federal e Regional nas instituições; opinar, normatizar, orientar e fiscalizar sempre em relação ao desempenho ético da profissão; manter atualizado o cadastro de todos os profissionais de Enfermagem da instituição; realizar sindicância sobre fato notificado, quando julgar necessário, convocando os profissionais envolvidos e suas testemunhas, tomando a termo (*i. e.*, ouvindo e relatando por escrito) seus depoimentos e verificando o exercício ético da profissão, as condições oferecidas pela instituição para tal e a qualidade do atendimento prestado à clientela atendida, sugerindo mudanças na dinâmica de trabalho da equipe de Enfermagem conforme considere necessário para o desempenho seguro da assistência de Enfermagem aos clientes; encaminhar relatório de sindicância com parecer da CEE ao Conselho, no prazo de 30 dias, quando houver indícios de infração ética, arrolando-se os documentos comprobatórios.

A Resolução do Conselho Federal de Enfermagem (COFEN) e o Regimento do Conselho Regional de Enfermagem (COREN) são instrumentos legais importantes, mas insuficientes para a existência de uma CEE eficiente e que atenda às necessidades de assessoria, consultoria e orientação dos profissionais de Enfermagem nas instituições de saúde. Por isso, é necessário que o COREN e as instituições de saúde invistam na formação de profissionais que irão atuar na CEE, preparando-os adequadamente. Convém lembrar que a formação curricular na graduação não propicia esse preparo para enfermeiros, e a maioria deles nunca trabalhou em uma instância como esta. A falta de investimentos nessa formação poderá comprometer a intenção de fortalecer a atuação dos órgãos de fiscalização nas instituições de saúde. Cabe ao COREN assessorar, de modo permanente, os membros da CEE, envolvendo também as chefias de Enfermagem, em especial as de escalão mais elevado.

Estudos realizados evidenciam a necessidade de desmistificar o medo da punição como consequência da comunicação de uma ocorrência ética a quem de direito, ou seja, à CEE, a qual deve avaliar a necessidade de abertura de sindicância para ouvir o profissional envolvido na ocorrência e orientá-lo.[25-27]

Não se pode perder de vista a parceria dos enfermeiros com os estabelecimentos de saúde, pois, se a assistência de Enfermagem executada por profissionais legalmente habilitados e tecnicamente capacitados é um direito do cliente, por outro lado, é um dever dos profissionais e das instituições de saúde. Ainda nessa perspectiva, convém destacar que o envolvimento de todos os profissionais e das empresas de saúde é imperioso no que tange à obrigação de colaborar para que as condições de trabalho e de recursos humanos e materiais possam viabilizar o atendimento humanizado, seguro e eficiente das ações de saúde, de acordo com as necessidades da clientela assistida.

CONSIDERAÇÕES FINAIS

Na formação generalista do enfermeiro, tem-se enfatizado o contexto histórico-ético-legal da profissão e a evolução das bases históricas da legislação do exercício e do ensino da Enfermagem (leis, decretos, resoluções, pareceres etc.), incluindo projetos de lei que poderão interferir na delimitação dos espaços de atuação profissional do enfermeiro.

Diante de dilemas e conflitos éticos e legais, o profissional e o cidadão comum precisam avaliar a situação, refletir sobre a questão e decidir. Zoboli[4] considera que as pessoas envolvidas em um conflito ético não são vistas como adversárias em uma pendência de direitos, mas como partícipes interdependentes de uma rede de relacionamentos, de cuja continuidade depende a manutenção da vida de todos, de maneira que adquire centralidade a busca de uma solução não violenta para os conflitos. O juízo ético não pode ter por base apenas as regras, mas deve ser nutrido por uma vida desfrutada de maneira suficientemente intensa, para criar simpatia por tudo o que é humano. Nesse sentido, a atuação da CEE poderá ser de grande valia para prover uma assistência isenta de ocorrências éticas, na medida em que nessa atuação houver o respeito pela individualidade do profissional e do cliente. Ser membro de uma CEE requer a busca constante de novos conhecimentos na área da ética e da legislação do exercício profissional de Enfermagem, sendo também imprescindível que, diante de ocorrências envolvendo a ética profissional, busquem-se as posições mais consensuais, pautadas nos conhecimentos dos especialistas e na prática profissional.

Com isso, a Ética e a Bioética podem nos ajudar a refletir os dilemas éticos e legais emergentes na atualidade, respeitando as diferenças entre as pessoas, os grupos sociais e as diversidades culturais. Assim, a Bioética será um liame entre as ciências biológicas e humanas, em uma perspectiva de resguardar os valores humanos da dignidade da vida, protegendo-a independentemente de quaisquer tipos de ideologias, opiniões, crenças religiosas ou mesmo ideias ateístas ou tradições morais. Vislumbram-se, então, novos horizontes em relação à abrangência da Bioética, a qual tende a ocupar novos espaços nos currículos acadêmicos e no dia a dia das discussões dos cidadãos, considerando a diversidade cultural contemporânea.

REFERÊNCIAS BIBLIOGRÁFICAS

1. Barchifontaine CP. Princípios filosóficos, bioética e regulamentação em enfermagem. In: 45º Congresso Brasileiro de Enfermagem. Olinda-Recife, 1993. Anais. Recife: ABEn; 1994. p. 83-90.
2. Potter VR. Bioethics: bridge to the future. Wisconsin: Prentice Hall; 1971. 205 p.
3. Pessini L, Barchifontaine CP. Problemas atuais de Bioética. São Paulo: Loyola; 2002.
4. Zoboli ELCP. Bioética: gênese, conceituação e enfoques. In: Oguisso T, Zoboli E (org.). Ética e bioética: desafios para a enfermagem e a saúde. São Paulo: Manole; 2006.
5. Beecher HK. Ethics and clinical research. The New England Journal of Medicine, 1966; 274:1354-60.
6. Santos LR, Beneri RL, Lunardi VL. Questões éticas no trabalho da equipe de saúde: o (des)respeito aos direitos do cliente. Rev Gaúcha Enferm. Porto Alegre (RS), 2005; 26(3):403-13.
7. Boff L. Ética e moral: a busca dos fundamentos. Petrópolis (RJ): Vozes; 2003.
8. Fortes PAC. Ética e administração hospitalar (Apresentação). São Paulo: Loyola; 2002.
9. Fernandes MFP. Postura ética e a interação grupal. Rev Ética Nursing. 2001; 36:20-3.
10. Foucault M. Hermenêutica del sujeto. Madrid: La Piqueta; 1987.
11. Johnstone MJ. Bioethics – a nursing perspective. Marrickville-Australia: Saunders; 1989.
12. Bankowski Z, Levine RJ. A decade of the CIOMS programme health policy, ethics and human values – an international dialogue. In: Bankowski Z, Bryant JH (ed.). Poverty, vulnerability and the value of human life – global agenda for Bioethics. Council of International Organization for Medical Science (CIOMS). Geneva; 1994. p. 13-25.
13. Gelain I. Deontologia e Enfermagem. São Paulo: EPU; 1998.
14. Jonsen AR. The origins of Bioethics in the United States of America. In: Bankowski Z, Bryant JH (ed.). Poverty, vulnerability and the value of human life – global agenda for Bioethics. Geneva: Council of International Organizations for Medical Science (CIOMS). 1994. p. 93-8.
15. Solbakk JH. Euroethics – the emergence of bioethics in Europe. In: Bankowski Z, Bryant JH (ed.). Poverty, vulnerability and the value of human life – global agenda for Bioethics. Geneva: Council of International Organizations for Medical Science. 1994. p. 99-107.
16. Vieira TT, Santa Rosa DO. Dilemas emergentes no campo da ética. In: Oguisso T, Zoboli E (org.). Ética e bioética: desafios para a enfermagem e a saúde. São Paulo: Manole; 2006.
17. Pegoraro OA. Ética e bioética – da subsistência à existência. Petrópolis: Vozes; 2002.
18. Chao YM. Nursing's values from a Confucian perspective. Int Nurs Rev Geneva. 1995; 42(5):147-9.
19. Holzemer W, Oguisso T. Practical guide for nursing research. Geneva: International Council of Nurses. 1996.
20. Fry ST. Ethics in nursing research: a guide to ethical decision making. Geneva: International Council of Nurses. 1994.
21. Ferreira ABH. Novo Dicionário da Língua Portuguesa Aurélio. Rio de Janeiro: Nova Fronteira; 1975.
22. Houaiss A, Villar MS. Dicionário Houaiss da Língua Portuguesa. Instituto Antonio Houaiss de Lexicografia e Banco de Dados da Língua Portuguesa S/C Ltda. Rio de Janeiro: Objetiva; 2001.
23. Anjos MF. Bioética: abrangência e dinamismo. O Mundo da Saúde. 1997; 21(1):9-12.
24. Gilligan C. In a different voice: psychological theory and women's development. Massachussets: Harvard University Press; 1993.
25. Freitas GF, Oguisso T. Comissões de ética de enfermagem em instituições de saúde. In: Oguisso T, Schmidt MJ (orgs.). O exercício da enfermagem: uma abordagem ético-legal. Rio de Janeiro: Guanabara Koogan; 2010.
26. Carvalho VT, Cassiani SHB. Erros na medicação: análise das situações relatadas pelos profissionais de enfermagem. Medicina. 2000; 33(3):322-30.
27. Mayo AM, Duncan D. Nurse perceptions of medication errors: what we need to know for patient safety. Journal Nurs Care Qual. 2004; 19(3):2009-17.

12 Anotações de Enfermagem no Exercício Profissional

Taka Oguisso e Maria José Schmidt

INTRODUÇÃO

Em *Notas sobre Enfermagem*, Florence Nightingale[1] ensinava, em 1856, que era "essencial que os fatos observados pela enfermeira fossem relatados ao médico de forma precisa e correta". No Brasil, o Decreto nº 50.387/61, que regulamentava o exercício da Enfermagem, dispunha, no art. 14, item c, que era dever de todo o pessoal de Enfermagem "manter perfeita anotação nas papeletas clínicas de tudo quanto se relacionar com o doente e com a Enfermagem". Já a legislação atual (Decreto nº 94.406, de 08 de junho de 1987, no art. 14, inciso II), prescreve que incumbe a todo o pessoal de Enfermagem, "quando for o caso, anotar no prontuário do paciente as atividades da assistência de Enfermagem para fins estatísticos".

Como se vê, o registro em prontuários, pelo pessoal de Enfermagem, era considerado ora como uma maneira de prestar contas ao médico, ora como um dever de toda a equipe, ora como uma atividade meramente administrativa, a tal ponto que na regulamentação atual do exercício profissional de Enfermagem, a anotação no prontuário do paciente tornou-se uma incumbência "para fins **estatísticos**". Na legislação de 1961, dois termos se destacam: o adjetivo "perfeita", que significa cabal, completa, correta, qualificando a anotação; e o pronome "tudo", com sentido de totalidade ou conjunto de todas as coisas ou fatos "que se relacionam com o doente e com a Enfermagem". Diante disso, observa-se que a legislação atual empobreceu a atividade. Isso porque não especifica que a anotação é parte da ação de cuidar ou que deveria ser parte de um processo de sistematização da assistência de Enfermagem para registrar cronologicamente as observações sobre a evolução, as condições objetivas e subjetivas do estado de saúde do cliente/paciente e a respectiva assistência prestada. A incumbência é precedida, ainda, de uma expressão condicionante ("quando for o caso"), o que enseja a interpretação de que pode haver casos em que não há necessidade de anotar. Então, em que casos as anotações deveriam ser feitas?

Para Nóbrega,[2] a anotação de Enfermagem seria:

> "O registro das informações do cliente/paciente, das observações feitas sobre o seu estado de saúde, das prescrições de Enfermagem e sua implementação, da evolução de Enfermagem e de outros cuidados, entre eles, a execução das prescrições médicas."

Desde o início da sua formação, o enfermeiro é ensinado que o registro ou a anotação de Enfermagem representa a formalização indispensável dos cuidados prestados pela equipe de Enfermagem ou a "comunicação escrita dos fatos essenciais, de forma a manter uma história contínua dos acontecimentos ocorridos durante um período de tempo".[3] Esses acontecimentos seriam as queixas ou os problemas apresentados pelo cliente/paciente, as situações identificadas pelo profissional, as soluções oferecidas e a reação do paciente a essas soluções. Nesse contexto, a anotação serviria como meio de comunicação entre os profissionais da saúde, aí incluída a equipe de Enfermagem. Para tanto, a anotação precisa ser exata, completa, concisa e legível. Du Gas[3] afirma que "a omissão de um registro é tão grave quanto um registro incorreto".

Crossetti e Waldman[4] consideram os registros de Enfermagem como "verdadeiros espelhos que devem refletir a qualidade da assistência prestada ao paciente". E, se o registro/a anotação for bem feito(a), "fornece informações valiosas para toda a equipe, dispensa repetição de perguntas ao paciente, propicia segurança ao paciente, promove condições para a continuidade do tratamento e dos cuidados e ainda possibilita a avaliação da assistência prestada".[4]

Castilho e Campedelli[5] criticam a pobreza do conteúdo na atividade de anotação de Enfermagem. Ou seja, há um "vazio" na significação do conteúdo quanto ao complexo processo de cuidar. Na verdade, tal atividade deveria reproduzir o conhecimento específico da Enfermagem aplicado no trabalho cotidiano. Além disso, o registro no prontuário do paciente deveria "possibilitar não apenas a divulgação de informação sobre o estado de saúde do paciente, como também operar como fonte de sistematização do conhecimento".[6]

O'Driscoll[7] salienta que as anotações ou os registros no prontuário do paciente devem "ser feitos, não por temor de litígios, mas porque o maior beneficiário será o próprio paciente, cujo bem-estar físico e mental depende das habilidades da equipe de saúde e da qualidade da assistência prestada". Relata, ainda, que tais anotações, perante a Justiça, constituem a base da credibilidade profissional do enfermeiro. Para tanto, essa anotação deve ser feita sistematicamente, no ato ou logo após o evento, e repetida tantas vezes quantas forem as observações ou os cuidados realizados. Anotações resumidas no prontuário, ao final de um longo turno, como é o plantão noturno, não comprovam a multiplicidade dos atos nem das providências, em geral, tomadas.

Segundo Cosentino e Lunardi[8] o trabalho de Enfermagem:

> "Pela característica de ser um serviço, já é consumido no momento de sua realização. Assim, quando não há anotações/registros de Enfermagem, que contemplem os atos realizados, grande parte do trabalho e o esforço despendido mantêm-se invisíveis, como se nunca houvessem sido feitos ou existido. Desse modo, o trabalho não registrado não pode ser contabilizado e, consequentemente, não terá o justo reconhecimento nem será corretamente valorizado."

Os autores relatam que a oralidade permeia o planejamento e os registros dos cuidados de Enfermagem, e que a comunicação ocorre por meio da fala e os cuidados são supostamente prestados de acordo com uma pretensa rotina existente. Nessa circunstância, as anotações/registros de Enfermagem tornam-se mais produto de um ato mecanizado, não pensado nem refletido, com repetição e uso de termos vagos e sem conteúdo, como "sem queixas" e "continua em estado regular".

Wood[9] alerta que, cada vez mais, os pacientes/clientes querem saber se os cuidados que recebem são os a que realmente têm direito. Assim, o melhor instrumento de defesa do enfermeiro é o registro efetuado. Para tal, esse registro deve ser acurado, incluindo todo o tratamento, o planejamento e a prestação dos cuidados. Citando o Código de Conduta Profissional do Reino Unido,* o autor recomenda que esse registro seja feito imediatamente. A corte britânica, assim como as instâncias judiciais, em geral, adota o princípio de que o que não está registrado não aconteceu. Por isso, os enfermeiros têm o dever legal e profissional de manter os registros atualizados. Os litígios nessa área já são considerados como riscos ocupacionais para o pessoal médico. Estima-se que um em cada três profissionais de saúde será envolvido em algum tipo de procedimento legal durante o exercício de sua profissão. Esse Código de Conduta estabelece que o registro deve conter:

- Total prestação de contas do trabalho que o enfermeiro realizou quanto aos cuidados planejados e efetivados
- Informação relevante sobre as condições do paciente; medidas tomadas pelo enfermeiro em resposta às necessidades do paciente
- Evidência de que o enfermeiro compreendeu e honrou seu dever de cuidar e que tomou todos os passos necessários para isso e que nenhuma ação ou omissão possa vir a comprometer a segurança do paciente
- Anotação sobre qualquer providência tomada pelo enfermeiro para a continuidade do cuidado ao paciente.

Os enfermeiros enfrentam cada vez mais questões e problemas e precisam tomar muitas decisões. Cada decisão pode ser sujeita a revisões judiciais diante da conscientização das pessoas sobre seus direitos e as atuais facilidades de reclamação. Em meio ao estresse de um plantão

---

*United Kingdom Central Council for Nursing, Midwifery and Health Visiting. *The code of professional conduct*, London, UK, 2002.

estafante, é compreensível que alguém julgue uma anotação como tarefa de menor importância, mas "ela é parte integrante do cuidado".[9] Uma anotação malfeita, confusa, incompleta ou sem substância técnica pode extrapolar facilmente para o entendimento de que houve a mesma falta de profissionalismo nas atitudes ou na assistência prestada ao paciente. Enfim, os profissionais da área têm-se dedicado a estudar o tema dos registros/anotações de Enfermagem, buscando utilizá-los como instrumento de avaliação para identificar necessidade de educação continuada,[10] avaliação e realização dos cuidados com qualidade[11] ou parte do processo de Enfermagem[12] ou, ainda, com o fim de padronizá-los.[13]

Évora e Dalri[14] relatam que "são várias as evidências de que a informática vem revolucionando os processos de cuidado, de gerência e de ensino dentro da estrutura dos serviços". Como parte do processo de cuidar, inclui-se obrigatoriamente o sistema de anotações/registros de Enfermagem no prontuário do paciente. Diogo[15] menciona que:

> "Os sistemas de informação em Enfermagem têm o desafio de ser uma ferramenta de trabalho do enfermeiro que o auxilia desde a coleta de dados até a avaliação do cuidado prestado, incluindo toda a documentação gerada no período. E de que o desenvolvimento do prontuário eletrônico tem como motivações: proporcionar aos profissionais de saúde maior tempo ao lado do paciente na prestação da assistência, fornecer informações para gerenciar o custo direto e indireto por paciente; e, avaliar o agir profissional."

Na verdade, a chamada era computacional e a informatização dos sistemas trouxeram benefícios aos pacientes, e, sobretudo, aos enfermeiros. Estes se tornaram mais visíveis nas instituições de saúde, com suas ações e intervenções sendo registradas, documentadas e contabilizadas economica e estatisticamente, por representar uma força de trabalho essencial na assistência à saúde. Especialistas[14] no assunto asseguram que o tempo despendido pelo profissional para o registro da informação diretamente no computador é muito mais curto do que fazê-lo manuscrito. Para isso, os enfermeiros tiveram de buscar uma linguagem comum e padronizá-la, de modo a sintetizar o conhecimento específico e os conceitos implícitos, por meio de sistemas de classificação, como o de diagnósticos e o de intervenções de Enfermagem, entre outros. Inclua-se também a Classificação Internacional para a Prática de Enfermagem (CIPE), desenvolvida pelo Conselho Internacional de Enfermeiras[16] (CIE), desde o início da década de 1990.

É objetivo deste capítulo atualizar alguns conceitos sobre a importância dos registros/anotações de Enfermagem e suas dimensões ético-legais, face à legislação civil vigente no País, e discutir alguns problemas com que a própria evolução tecnológica e outros campos do exercício profissional têm desafiado aqueles que exercem a prática assistencial.

QUESTÕES ÉTICO-LEGAIS DAS ANOTAÇÕES DE ENFERMAGEM

A atual legislação do Exercício da Enfermagem não define anotação nem os critérios, as circunstâncias e a frequência com que ela deve ser feita. A partir da conceituação teórica geral e do ponto de vista legal e ético das anotações ou registros de Enfermagem, pode-se determinar sua importância e sua necessidade. O Conselho Federal de Enfermagem (COFEN) procurou atenuar essa omissão na Lei do Exercício Profissional, ao reformular o Código de Ética dos Profissionais de Enfermagem, em 2007 (CEPE-2007). Nessa reformulação, reincluiu um preâmbulo que já existia na primeira versão original de 1975, mas havia sido excluído nas revisões de 1993 e 2000. Como qualquer documento dessa natureza, um código de ética profissional não surge de maneira isolada nem pode ter uma existência por si, mas deve ser sempre baseado em postulados universais, internacionais e nacionais, como o Código de Ética de Enfermagem, da Associação Brasileira de Enfermagem (ABEn). Cabe relembrar que foram as pioneiras e as líderes de tal entidade que lutaram por mais de duas décadas para a criação do COFEN. Além disso, deram sólidas bases de sua organização, inclusive aprovando o primeiro Código de Deontologia da Enfermagem, em 1975.

O preâmbulo constitui uma justificativa para que a profissão tenha seu preceito ético formal, contemplando um conjunto de práticas sociais, éticas e políticas, por meio de ensino, pesquisa e assistência, com a finalidade de prestar serviços e cuidados à pessoa, à família e à comunidade com base em conhecimentos técnicos e científicos. Assim, o CEPE-2017 incluiu em seu preâmbulo os princípios fundamentais,[17] reafirmando que:

"O respeito aos direitos humanos é inerente ao exercício da profissão, o que inclui os direitos da pessoa à vida, à saúde, à liberdade, à igualdade, à segurança pessoal, à livre escolha, à dignidade e a ser tratada sem distinção de classe social, geração, etnia, cor, crença religiosa, cultura, incapacidade, deficiência, doença, identidade de gênero, orientação sexual, nacionalidade, convicção política, raça ou condição social."

Declara ainda que a "Enfermagem é comprometida com a produção e gestão do cuidado prestado nos diferentes contextos socioambientais e culturais em resposta às necessidades da pessoa, família e coletividade", e que:

"O profissional de Enfermagem atua com autonomia e em consonância com os preceitos éticos e legais, técnico-científico e teórico-filosófico; exerce suas atividades com competência para promoção do ser humano na sua integralidade, de acordo com os Princípios da Ética e da Bioética, e participa como integrante da equipe de Enfermagem e de saúde na defesa das Políticas Públicas, com ênfase nas políticas de saúde que garantam a universalidade de acesso, integralidade da assistência, resolutividade, preservação da autonomia das pessoas, participação da comunidade, hierarquização e descentralização político-administrativa dos serviços de saúde."

Assim, na tentativa de suprir a omissão da lei quanto à necessidade e à importância das anotações de Enfermagem, na versão de 2007 o CEPE já considerava a anotação não apenas um dever e uma responsabilidade, como também um direito. Na versão do CEPE-2017, o COFEN reitera que, mesmo no afã de "aplicar o processo de Enfermagem como instrumento metodológico para planejar, implementar, avaliar e documentar o cuidado à pessoa, família e coletividade", como refere o art. 14, é preciso "registrar no prontuário e em outros documentos as informações inerentes e indispensáveis ao processo de cuidar de forma clara, objetiva, cronológica, legível, completa e sem rasuras" (art. 36) e "documentar formalmente as etapas do processo de Enfermagem, em consonância com sua competência legal" (art. 37). Por isso, é proibido "registrar informações incompletas, imprecisas ou inverídicas sobre a assistência de Enfermagem prestada à pessoa, família ou coletividade" (art 87); ou "registrar e assinar as ações de Enfermagem que não executou, bem como permitir que suas ações sejam assinadas por outro profissional" (art. 88). Por outro lado, o profissional tem o direito de recusar-se a executar atividades que não sejam de sua competência científica, ética e legal, ou que não ofereçam segurança ao profissional, à pessoa, à família e à coletividade (art. 22).

Genericamente, o CEPE-2017 lembra que é dever do pessoal de Enfermagem "exercer a profissão com justiça, compromisso, equidade, resolutividade, dignidade, competência, responsabilidade, honestidade e lealdade" (art. 24). Por fim, é importante salientar que a "ética é algo que transcende a norma legal, pois existem situações que a lei não alcança, só a ética, e a ética requer um código, como em todas as corporações".[18]

A justiça é um dos princípios éticos mais importantes. Ela pressupõe igualdade de trato entre os iguais e diferença de trato entre os desiguais, conforme as necessidades de cada um. Isso significa que as pessoas com necessidades iguais devem receber a mesma quantidade de recursos e a mesma qualidade de assistência. Significa, também, que as pessoas com mais necessidades que outras devem receber mais recursos e assistência que as menos necessitadas. Com isso, busca-se assegurar que todos tenham o mesmo acesso aos recursos, de acordo com as respectivas necessidades. Essa seria uma distribuição equitativa e ética de justiça e de recursos entre os pacientes. Aplicando-se esses princípios à Enfermagem, para agir com justiça, o profissional precisa, pelo menos, prestar serviço com competência, defender e proteger a dignidade e os direitos do paciente e manter a confidencialidade dos dados.

Quando consideramos alguns pacientes como não cooperativos ou difíceis, não estaríamos negando seus direitos? É necessário refletir se, de fato, estamos alocando os recursos de acordo com as necessidades do paciente, ou se outros fatores estariam interferindo em nosso julgamento, como estereótipos relacionados com tipo de doença, grupo étnico, idade, orientação sexual, religião, grupo social, *status* etc. Quando enfocamos o problema do comportamento humano, do ponto de vista ético, atribui-se uma conotação mais filosófica na análise dos problemas, levando em conta aspectos mais diretamente relacionados com honestidade profissional, como justiça, lealdade e prudência. Portanto, justiça e honestidade são dois atributos que se complementam.

No processo de revisão do CEPE-2017, o COFEN norteou-se, entre outros:

"[...] por princípios fundamentais, que representam imperativos para a conduta profissional e consideraram que a Enfermagem é uma ciência, arte e uma prática social, indispensável à organização e ao funcionamento dos serviços de saúde; tem como responsabilidades a promoção e a restauração da saúde, a prevenção de agravos e doenças e o alívio do sofrimento; proporciona cuidados à pessoa, à família e à coletividade; organiza suas ações e intervenções de modo autônomo, ou em colaboração com outros profissionais da área."

Além do CEPE, o COFEN tem também duas Resoluções, COFEN nº 358/2009[19] e COFEN nº 429/2012,[20] que constituem importantes fontes para direcionar e orientar a anotação de Enfermagem. Qualquer anotação deve ser elaborada de acordo com a legislação vigente, o que inclui a Lei do Exercício da Enfermagem, os Códigos Civil (CC), Penal (CP) e o de Defesa do Consumidor. Assim, a anotação de Enfermagem torna-se um instrumento de prova que pode ser utilizado tanto como documento legal de defesa quanto de incriminação dos profissionais nas diversas esferas judiciais. Por isso, as anotações devem ser feitas em linguagem formal, com exatidão, concisão, objetividade, completude e legibilidade. Convém empregar terminologia técnica, escrita de modo compreensível, sem fazer juízo de valor e utilizar siglas padronizadas. As anotações devem ser registradas imediatamente após os cuidados de Enfermagem prestados ou fatos ocorridos. Todas elas devem ser identificadas com o nome completo, a categoria e o número de inscrição profissional no COREN.

Desse modo, a anotação de Enfermagem é uma responsabilidade legal dos profissionais da área e essa ação respalda tanto os trabalhadores na execução do cuidado quanto os pacientes, que têm o direito constitucional de saúde. Por meio da avaliação das anotações de Enfermagem, pode-se repensar as práticas, a fim de implementar ações para melhorar a assistência. Elas são necessárias para a valorização profissional e para a prestação de cuidados seguros e qualificados aos pacientes.[21]

RESPONSABILIDADE LEGAL E ÉTICO-PROFISSIONAL

Define-se responsabilidade como a qualidade ou a condição de responsável, ou seja, de responder pelos próprios atos ou de outrem. Na linguagem jurídica, existe a ideia de violação de direito, o que obriga ao dever de reparação.[22] Pode também ser definida como o "dever jurídico de responder pelos próprios atos ou de outrem, sempre que estes violem os direitos de terceiros protegidos por lei e de reparar os danos causados".[23] Ou ainda, como o "dever de dar conta de alguma coisa que se fez ou mandou fazer, por ordem pública ou particular".[23] A responsabilidade pode ser também uma "imposição legal ou moral de reparar ou satisfazer qualquer dano ou perda".[23]

Do ponto de vista legal, além do contido no Decreto nº 94.406/87, art. 14, inciso II, já comentado aqui, temos de considerar a legislação ordinária contida no CC e no CP.

O CC instituído pela Lei nº 10.406, de 10 de janeiro de 2002, inclui como fatos jurídicos os atos lícitos e ilícitos, dispondo no seu art. 186 que "aquele que, por ação ou omissão voluntária, negligência ou imprudência, violar direito e causar dano a outrem, ainda que exclusivamente moral, comete ato ilícito". O art. 187 completa o anterior, mencionando que "também comete ato ilícito o titular de um direito que, ao exercê-lo excede manifestamente os limites impostos pelo seu fim econômico ou social, pela boa-fé ou pelos bons costumes". O CC anterior já anunciava dentro do mesmo artigo a obrigação de reparar o dano. Reparação civil é a denominação que se atribui à indenização ou ao ressarcimento do dano.

Sobre a indenização, o CC dedica, dos artigos 944 a 954, um total de 11 artigos e seus respectivos parágrafos. Entre os artigos que têm impacto sobre as ações de Enfermagem e seus executores ou mandantes, destaca-se que a indenização é medida pela extensão do dano. Ou seja, quanto maior o dano ou prejuízo, maior a indenização. Assim, se houver lesão física ou outra ofensa à saúde, o profissional terá de indenizar o paciente das despesas do tratamento e outros prejuízos sofridos, como lucros cessantes. Sobrevindo a morte, a indenização é acrescida das despesas com funeral e depois pensão (alimentos) para quem o falecido a devia, conforme já referido no *Capítulo 8*.

O CC (art. 951) estipula que todas essas disposições indenizatórias são aplicáveis àquele que, "no exercício de sua atividade profissional, por negligência, imprudência ou imperícia, causar a morte do paciente, agravar-lhe o mal, causar-lhe lesão, ou inabilitá-lo para o trabalho". Portanto, o art. 951 refere-se ao **exercício de atividade profissional**, sem distinção da categoria ou nível de qualificação. Com isso, o legislador apontou claramente que qualquer pessoa, independentemente da profissão que exerça, se durante a execução de seu trabalho profissional, por negligência, imprudência ou imperícia, causar algum dano, fica obrigado a repará-lo.

Venosa[24] ensina que:

> "O direito é um contínuo acumular de experiências. Código algum pode surgir do nada, pois há necessidade de um conjunto de leis anteriores para traduzir as necessidades jurídicas de seu tempo. Toda lei em si já nasce, de certa forma, defasada no tempo. Isto porque o legislador tem como laboratório a história, o passado. Redige ele leis para os fatos sociais que o cercam, e é cada vez mais difícil prever condutas sociais futuras, em um mundo que se altera dia a dia velozmente. Todavia, a grandeza de uma codificação reside justamente no fato de poder se adaptar pelo trabalho dos juízes e doutrinadores aos fatos do porvir."

O princípio da indesculpabilidade encontra respaldo no CP (art. 21) que estabelece que "o desconhecimento da lei é inescusável. O erro sobre a ilicitude do fato, se inevitável, isenta de pena; se evitável, poderá diminuí-la de um sexto a um terço". Supõe-se que, hoje, pelas facilidades dos meios de comunicação e difusão, as pessoas, assim como os enfermeiros, tomam conhecimento dos fatos mais rapidamente e assim têm condições de cumprir as normas legais.

No sentido geral, responsabilidade exprime sempre a obrigação de responder por alguma coisa. Significa, pois, obrigação, encargo, compromisso ou dever de satisfazer ou executar alguma coisa que se tenha convencionado, ou, ainda, suportar as sanções ou penalidades decorrentes daquela obrigação.

Na Enfermagem o trabalho em equipe exige sincronia e mútua cooperação para ser concretizado. Um indivíduo pode responder pelos atos de outro, assumindo a responsabilidade por haver mandado que se fizesse alguma coisa, delegando uma tarefa ou função para outra pessoa. Assim, tanto quem delegou como aquele que assumiu uma tarefa delegada respondem em coautoria pela ação realizada.

A responsabilidade civil caracteriza-se pelo comportamento doloso ou culposo do agente causador do dano. O comportamento é doloso quando o agente quis o resultado de seu ato ou de sua omissão. É culposo quando o agente, por ação ou omissão, deu causa ao resultado por sua culpa, imprudência, negligência ou imperícia.

Conforme já citado no *Capítulo 8*, cabe destacar que **culpa**, no sentido técnico-jurídico, é a "voluntária omissão de diligência em calcular as consequências possíveis e previsíveis do próprio fato".[25] É o caso do motorista que, dirigindo um veículo em velocidade excessiva, atropela um transeunte, matando-o; essa morte constitui um crime culposo, porque o fato não foi desejado, mas era uma consequência possível e previsível. Se esse motorista tivesse a intenção de matar, poderíamos dizer que esse crime foi doloso, ou seja, intencional. O crime pode ser cometido, ainda, por ação positiva de fazer ou cometer o que não devia (crime de comissão) ou não fazer o que devia fazer (crime de omissão).

Por outro ângulo, Fragoso[26] enfatiza que a culpa está fundada na previsibilidade do resultado, tendo neste seu elemento fundamental. Não se almeja o resultado, porém o agente ou o profissional, ao agirem ou deixarem de agir, violam o cuidado objetivo configurado na imprudência, na negligência ou na imperícia.

A negligência, segundo França,[27] caracteriza-se por inação, indolência, inércia, passividade, indiferença, ausência de precaução e omissão. A imprudência caracteriza-se por conduta comissiva, atitudes não justificadas, açodadas, precipitadas, sem a devida cautela. A imperícia consiste na falta de conhecimento técnico da arte ou profissão.

Na Enfermagem, o CEPE-2017 preceitua que é seu dever "posicionar-se contra, e denunciar aos órgãos competentes, ações e procedimentos de membros da equipe de saúde, quando houver risco de danos decorrentes de imperícia, negligência e imprudência ao paciente, visando à proteção da pessoa, família e coletividade" (art. 47), assim como é proibido "provocar, cooperar, ser conivente ou omisso diante de qualquer forma ou tipo de violência contra a pessoa, família e coletividade, quando no exercício da profissão" (art. 64), o que inclui os maus-tratos.

Tanto o CC como o CP instituem normas de preceito geral, que atingem todos os indivíduos dentro do território nacional; logo, atingem todos os profissionais de Enfermagem.

Diniz[28] afirma que a "responsabilidade civil consiste na obrigação de indenizar e só haverá indenização quando existir prejuízo a reparar".

Antigamente, cabia ao prejudicado demonstrar com ótimas provas a culpa do profissional. Provar essa culpa, especialmente no campo médico-hospitalar, era dificílimo, pois, além do provável silêncio dos demais profissionais que participaram no tratamento, a perícia judicial também favorecia mais a estes que ao paciente. Atualmente, com a inversão do ônus da prova, segundo o Código de Proteção e Defesa do Consumidor (CDC), cabe ao profissional ou à instituição de saúde provar que o tratamento realizado era tecnicamente correto e que estaria indicado pelo diagnóstico também adequadamente feito.

Entretanto, mesmo antes da vigência do CDC, já existia em alguns casos a presunção de culpa do profissional, por exemplo, nas cirurgias plásticas, na transfusão de sangue e na execução de radiografias, entre outros. O mesmo acontecia com a responsabilidade dos hospitais e clínicas, em que há presunção de culpa da instituição pelos atos de seus prepostos, em especial a equipe de Enfermagem.[29]

Um princípio geral que não pode ser esquecido é a questão do concurso de pessoas, ou **coautoria**, para a prática de atos ilícitos. O CP prevê (art. 29) que "quem, de qualquer modo, concorre para o crime incide nas penas a este cominadas, na medida de sua culpabilidade".

Existe coautoria ou codelinquência quando mais de uma pessoa, ciente e voluntariamente, participa da mesma infração penal. Há "convergência de vontades para um fim comum, aderindo uma pessoa à ação de outra, sem que seja necessário prévio ajuste entre elas".[25] Nesse caso, se existir o ajuste, será uma coparticipação dolosa ou intencional. Assim, se não existir o objetivo do fim comum, mas, sendo possível e previsível aos copartícipes, será um tipo de coautoria culposa.

Atualmente, na prática da Enfermagem cotidiana, é comum alguns medicamentos (p. ex., nutrição parenteral) chegarem preparados da farmácia, cabendo aos profissionais a aplicação. As escolas de Enfermagem sempre ensinaram seus alunos, tanto enfermeiros quanto técnicos e auxiliares de enfermagem, que quem prepara o medicamento deve aplicar, para definir exatamente os limites da responsabilidade de cada um. Com essa nova prática de preparo de alguns medicamentos específicos em outros setores, havendo reação do paciente, de quem seria a responsabilidade? Do farmacêutico que o preparou ou do enfermeiro (ou equipe de Enfermagem) que aplicou? Ou seria do médico que o prescreveu? Poderia haver coautoria; ou realizando-se a competente análise dos motivos da reação do paciente, concluir-se pela responsabilidade do farmacêutico, se houve diluição errada ou adição de excipiente estranho. Ou a responsabilidade caberá à Enfermagem se a via foi incorreta ou o medicamento, mal administrado. A dificuldade será maior se houver reação que denuncie contaminação/infecção após a aplicação, pois, nesse caso, a contaminação tanto pode ter ocorrido no momento do preparo quanto no momento da aplicação. Mesmo que exames específicos conduzam ao responsável, é necessário que os profissionais envolvidos nesse procedimento se reúnam para encontrar a melhor solução em benefício dos pacientes. Há, inclusive, um exemplo da Corte Especial do Superior Tribunal de Justiça* (STJ) que "manteve decisão do presidente do tribunal, Ministro Edson Vidigal, que permitiu que enfermeiros preparassem drogas destinadas a tratamento de pessoas com câncer. O Conselho Federal de Farmácia é contra alegando que o ato constitui invasão de atribuições privativas dos farmacêuticos. Sustentou, ainda, que os enfermeiros não têm formação acadêmica nem profissional para a manipulação de drogas. O argumento foi rejeitado sob o entendimento de que não há provas de que a manipulação realizada por enfermeiros esteja causando danos aos pacientes".

Pelo CP, constitui crime de maus-tratos (art. 135) "expor a perigo a vida ou a saúde de pessoa sob sua autoridade, guarda ou vigilância, para fim de educação, ensino, tratamento ou custódia, quer privando-a de alimentos ou cuidados indispensáveis". Na situação hospitalar, conforme citado no *Capítulo 8*, o pessoal de Enfermagem pode incorrer nesse crime, se não auxiliar o paciente debilitado a se alimentar, ou não ministrar os cuidados indispensáveis referentes a higiene, eliminações e tratamentos, acarretando com isso não apenas mal-estar e desconforto, mas, por vezes, infecções, sofrimento intenso ou agravamento da moléstia.

---

*Tribuna do Direito. São Paulo. Seção Nos Tribunais 2, setembro de 2005, p. 19.

Conforme as circunstâncias, o crime pode ser caracterizado também como de lesões corporais leves ou graves. Noronha[25] afirma que o crime de maus-tratos constitui delito especial que pode ser praticado por pais, em seus filhos menores, por professores, em seus alunos, e também por enfermeiros e equipe de Enfermagem em seus pacientes. Tal fato ocorreria privando-se o indivíduo de alimentos e/ou cuidados indispensáveis à saúde, o que causaria dano à sua incolumidade.

FALSIDADE IDEOLÓGICA

Embora a falsidade ideológica seja também um tipo de infração penal, analisa-se esta modalidade em separado, pois se observa no cotidiano que poucos profissionais de Enfermagem se deram conta de isso poder incorrer em sua prática. Conforme estudado no *Capítulo 9*, ocorre crime de falsidade ideológica quando alguém altera uma ideia de um documento ou o seu conteúdo, sem alterar sua forma material. Pode ser praticado por omissão ou comissão. Por omissão, quando se omite uma declaração que devia ser feita. Por comissão, quando se insere ou se faz inserir uma declaração falsa ou diversa da que devia ser escrita.

O CP especifica, no art. 299, que constitui crime de falsidade ideológica "emitir, em documento público ou particular, declaração falsa ou diversa da que deveria ser escrita, com o fim de prejudicar direito, criar obrigação ou alterar a verdade sobre fato juridicamente relevante". A penalidade prescrita é a reclusão de 1 a 5 anos e multa, se o documento for público, e de 1 a 3 anos e multa, se o documento for particular.

Constitui também crime de falsidade ideológica, além de infração ética, "registrar informações incompletas, imprecisas ou inverídicas sobre a assistência de Enfermagem prestada à pessoa, família ou coletividade" (art. 87) ou "registrar e assinar as ações de Enfermagem que não executou, bem como permitir que suas ações sejam assinadas por outro profissional" (art. 88, CEPE-2017). O prontuário do paciente constitui um tipo de documento particular, no qual a equipe de Enfermagem deve registrar todas as ações realizadas.

Convém ainda lembrar a realização de determinados procedimentos, como partos, colocação de aparelho gessado, pequenas cirurgias e outros que, em alguns hospitais e ambulatórios, podem estar sendo executados por profissionais não médicos. No entanto, os médicos assinam nos livros de registro e em prontuários, como se eles os tivessem realizado, forçados, talvez, por rotinas e normas administrativas que facilitam a cobrança desses procedimentos das entidades mantenedoras de convênio.[29]

Outros exemplos de documentos particulares são os relatórios de consultoria, auditoria, resultado de pesquisa ou para emissão de parecer, além de prontuário do paciente ou papeleta clínica. O CEPE-2017 estipula que o profissional deve "exercer a profissão com justiça, compromisso, equidade, resolutividade, dignidade, competência, responsabilidade, honestidade e lealdade" (art. 24), assim como "conhecer, cumprir e fazer cumprir o CEPE e demais normativos do Sistema COFEN/CORENs" (art. 26). Ao mesmo tempo, assegura ao profissional o direito de "realizar e participar de atividades de ensino, pesquisa e extensão, respeitando a legislação vigente" (art. 17), e de "ter reconhecida sua autoria ou participação em pesquisa, extensão e produção técnico-científica" (art. 18). A versão 2007 acrescentava outros deveres, como o de "disponibilizar os resultados de pesquisa à comunidade científica e à sociedade em geral" (art 92) e de "promover a defesa e o respeito aos princípios éticos e legais da profissão no ensino, na pesquisa e produções técnico-científicas" (art. 93). Já a versão do CEPE-2017 omite tais deveres, citando apenas as obrigações de "aprimorar os conhecimentos técnico-científicos, ético-políticos, socioeducativos e culturais, em benefício da pessoa, família e coletividade e do desenvolvimento da profissão" (art. 55), e de "estimular, apoiar, colaborar e promover o desenvolvimento de atividades de ensino, pesquisa e extensão, devidamente aprovados nas instâncias deliberativas" (art. 56). Como já mencionado, o Decreto-Lei nº 94.406/87, que regulamenta o exercício profissional de Enfermagem, estipula que "incumbe a todo o pessoal de Enfermagem, quando for o caso, anotar no prontuário do paciente as atividades da assistência de Enfermagem, para fins estatísticos" (art. 14, inciso II).

Desse modo, se o profissional de Enfermagem registrar ou mandar que se registre no prontuário informação falsa ou diversa da que devia constar, simplesmente alterando a verdade sobre fato relevante, já constituiria crime de falsidade ideológica.[29] Por referir-se a condição ou estado do paciente ou a assistência de Enfermagem prestada, que são fatos relevantes, essa anotação pode, eventualmente, tornar-se fato jurídico por intercorrências, acidentes, denúncias e outros.

Exemplo dessa situação pode ocorrer em Centro Cirúrgico, conforme citado no *Capítulo 9*, quando a circulante de sala registra horário de início e fim de uma cirurgia/anestesia ou o nome do cirurgião diferentes do ocorrido. Com isso pode criar obrigações pecuniárias maiores para o paciente, especialmente em hospitais que têm finalidade lucrativa. Ainda que o procedimento tenha sido gratuito, a inserção de declaração ou anotação falsa constitui crime de falsidade ideológica.

ANOTAÇÕES DE ENFERMAGEM EM *HOME CARE*

Na modalidade de atendimento domiciliar ou *home care*, as anotações também precisam ser feitas, talvez com cuidado redobrado, uma vez que o prontuário deve permanecer no local onde se encontra o paciente, ou seja, no seu próprio domicílio. No estado de São Paulo, a Lei nº 10.241, de 17 de março de 1999, que dispõe sobre direitos dos usuários dos serviços e das ações de saúde, dá ao usuário o direito de acessar, a qualquer momento, seu prontuário médico. Portanto, é direito do paciente ler aquilo que se encontra anotado por todos os profissionais sobre diagnóstico, exames complementares de diagnóstico, evolução da doença e cuidados prestados. Enfim, é seu direito ler todas as observações subjetivas ou objetivas, embora nem todos os profissionais estejam acostumados com essa prática.

Com a moderna tecnologia e os equipamentos, enfermeiros responsáveis por serviços de *home care* conseguem acompanhar em tempo real o que ocorre nos domicílios onde seus profissionais exercem atividades, quando chegam e o que fazem, pelas anotações que devem fazer sobre os cuidados prestados e observações feitas e transmitidas *on-line* para a empresa. Assim, podem assegurar a continuidade dos serviços, sem depender de informação de familiares ou do próprio paciente. Nos casos em que um familiar, leigo, é orientado a prestar um cuidado direto, o profissional que ensina deve supervisionar, pelo menos uma vez, esse cuidado ser prestado pelo cuidador familiar. Desse modo, registra esse fato no prontuário e pede que esse familiar também assine, confirmando o treinamento recebido. Esse pequeno detalhe pode evitar um problema maior, na ocorrência de alguma eventualidade que envolva o profissional. O CEPE-2017 prevê, no art. 92 e em seu parágrafo único, a possibilidade de "delegar atribuições dos profissionais de Enfermagem, previstas na legislação, para acompanhantes e/ou responsáveis pelo paciente", o que é normalmente proibido, mas não aplicado em caso de atenção domiciliar ou *home care*. Wood[9] enfatiza que, ao anotar, o profissional deve fazê-lo com o envolvimento e a compreensão do paciente e do cuidador. Isso significa que jargões profissionais e termos técnicos complicados devem ser evitados. Onde for possível e sempre que for possível, a anotação deve ser feita por via eletrônica informatizada. Tal procedimento garante maior rapidez, eficácia, confiabilidade e controle dos serviços, pois a central de *home care* pode, em tempo real, saber qual profissional está na casa do paciente, quais as condições de saúde, que cuidados estão sendo prestados e que necessidades o paciente apresenta.

CONSIDERAÇÕES FINAIS

Conforme analisado, é importante que os registros/anotações de Enfermagem sejam feitos de maneira correta, completa e, sempre que possível, imediatamente após a tomada das providências ou a realização do cuidado. Considera-se que isso seja parte do cuidado prestado, quando as circunstâncias da ocorrência ainda se encontram vivas na memória do profissional. Como os direitos dos usuários dos serviços de saúde já se tornaram assunto de domínio público, a tendência para exigir o devido cumprimento pelos profissionais e pelas instituições é cada vez maior. Organizações, como a Associação das Vítimas de Erros Médicos, constituem um exemplo, e outras mais poderão surgir se medidas preventivas adequadas não forem tomadas. Muitos hospitais já contam com uma comissão de ética da Enfermagem, como órgão representativo do COREN. Tais comissões têm função basicamente educativa e fiscalizadora do exercício profissional de Enfermagem, ao zelar por uma conduta ética de todos os seus membros.

Manter a credibilidade profissional implica realizar registros/anotações de Enfermagem com clareza e acuidade, contemplando um conteúdo técnico, substancial, consistente e objetivo. Além disso, deve registrar data, hora, letra legível e assinatura profissional, ou seja, com o devido número de inscrição no COREN, conforme já mencionado. A eventual objeção do paciente a algum cuidado ou medicação deve ser anotada registrando-se o(s) motivo(s) alegado(s). Recomenda-se, ainda, que sejam transcritas as próprias palavras do paciente.

Será que, também no Brasil, os serviços de saúde ocupacional na área da Enfermagem terão de incluir, como risco ocupacional, eventuais litígios nessa área, como já ocorre no Reino Unido? Como já citado estima-se que mais de 30% dos profissionais de saúde, nesse país, serão envolvidos em algum tipo de procedimento legal em suas carreiras.

As gerências ou a coordenação/direção dos serviços de Enfermagem devem buscar e manter o mais elevado padrão de registros/anotações por parte do seu pessoal, tanto por escrito quanto por via eletrônica. Isso facilitará a realização de auditorias, atenderá a propósitos legais e servirá como importante fonte de pesquisa. Além disso, trará benefícios, não só por promover a boa comunicação e, até mesmo maior proteção da equipe, mas também para manter a continuidade e a eficiência dos serviços de assistência ao paciente, que reforçarão o profissionalismo no exercício da Enfermagem.

REFERÊNCIAS BIBLIOGRÁFICAS

1. Nightingale F. Notas sobre a Enfermagem. Trad. Amália Correa de Carvalho. São Paulo: Cortez; 1989.
2. Nóbrega MRS. A propósito das anotações de Enfermagem. Enferm Atual. 1980; 2(11):30-1.
3. Du Gas B. Enfermagem prática. 4. ed. São Paulo: Guanabara Koogan; 1988.
4. Crossetti MGO, Waldman BF. Estudo sobre a composição dos registros de enfermagem pelos acadêmicos de enfermagem em hospital de ensino. Rev Bras Enferm. 1992; 45(2/3):122-8.
5. Castilho V, Campedelli MC. Observação e registro – subsídios para o sistema de assistência de enfermagem. In: Campedelli MC (org) *et al*. Processo de enfermagem na prática. São Paulo: Ática; 1989. p. 57-65.
6. Almeida LB, Santos ES, Alves DB. Registro de enfermagem em prontuários e produção/reprodução de conhecimentos: representações escritas e orais. Rev Bras Enf. 1995; 48(2):172-9.
7. O'Driscoll A. Don't risk it, record it! World Ir Nurs. 1997; 5(1):18.
8. Cosentino SF, Lunardi Fo WD. Anotações/registros de enfermagem – uma prática educativa em busca de uma outra ação. Texto Contexto Enferm., 2000; 9(2),pt 1:147-57.
9. Wood C. The importance of good record-keeping for nurses. Nurs Times. 2003; 99(2):26-7.
10. Matos SS, Carvalho DV, Stefanelli MC. Necessidades humanas básicas – identificação da necessidade de educação continuada a partir da análise do conteúdo das anotações de enfermagem. Rev Esc Enferm. 1988; 22(3):299-307.
11. Aurichio AM, Assami SM, Gutierrez BAO. Reciclagem da anotação de enfermagem: indispensável para a realização da assistência de enfermagem com qualidade. Rev Med HU-USP. 1999; 9(2):37-48.
12. Fernandes RAQ. Processo de enfermagem: tomada de decisões e anotações de enfermagem. Rev Med HU-USP. 1993; 3(1/2):35-9.
13. Suarez GG, Albini L, Segui MLH, Paganini MC. Anotações de enfermagem: padronização no Hospital de Clínicas da UFPR. Cogitare Enferm. 2000; 5(n.esp):12-5.
14. Évora YDM, Dalri MCB. O uso do computador como ferramenta para a implantação do processo de enfermagem. Rev Bras Enferm. 2002; 55(6):709-13.
15. Diogo RCS. Prontuário eletrônico – prescrição de dados informatizada. São Paulo: COREN-SP; 2001.
16. Conselho Internacional de Enfermeiras. Classificação Internacional para a Prática de Enfermagem – CIPE. Tradução portuguesa. Genebra: CIE; 2000.
17. Conselho Federal de Enfermagem. Resolução nº 564, de 6 de novembro de 2017. Aprova o novo Código de Ética dos Profissionais de Enfermagem. Brasília: Diário Oficial da União, Brasília, nº 233, p. 157, 6 de dezembro de 2017. Disponível em www.cofen.gov.br/wp-content/uploads/2017/12/Resolu%C3%A7%C3%A3o-564-17.pdf. Acesso em 19 de dezembro de 2017.
18. Macedo F. Ministro do STJ pede código de ética para juízes. Entrevista com o ministro Edson Vidigal, vice-presidente do Superior Tribunal de Justiça. O Estado de S. Paulo, 31-05-2003. Caderno A, p. 10.

19. Conselho Federal de Enfermagem. Resolução COFEN nº 358/2009 de 15 de outubro de 2009. Dispõe sobre a Sistematização da Assistência de Enfermagem e a implementação do Processo de Enfermagem em ambientes, públicos e privados, em que ocorre o cuidado profissional de Enfermagem, e dá outras providências. Disponível em http://www.cofen.gov.br/resoluo-cofen-3582009_4384.html. Acesso em 11 de agosto de 2016.

20. Conselho Federal de Enfermagem. Resolução COFEN nº 429/2012 de 30 de maio de 2012. Dispõe sobre o registro das ações profissionais no prontuário do paciente, em outros documentos próprios da enfermagem, independente do meio de suporte – tradicional ou eletrônico. Disponível em http://www.cofen.gov.br/resoluo-cofen-n-4292012_9263.html. Acesso em 11 de agosto de 2016.

21. Conselho Federal de Enfermagem. Anotações de enfermagem – uma responsabilidade legal. Disponível em http://www.corengo.org.br/anotacoes-de-enfermagem-quem-deve-fazer-por-que-e-quando_5366.html. Acesso em 1º maio de 2016.

22. Ferreira ABH. Novo dicionário da língua portuguesa Aurélio. Rio de Janeiro: Nova Fronteira; 1975.

23. Michaelis. Moderno dicionário da língua portuguesa. São Paulo: Melhoramentos; 1998.

24. Venosa SS (org.). Novo Código Civil. São Paulo: Atlas; 2002.

25. Noronha EM. Direito penal. 20. ed. São Paulo: Saraiva; 1995. 4 vol.

26. Fragoso HC. Lições de direito penal. Rio de Janeiro: Forense, 1980.

27. França GV. Direito médico. São Paulo: Rev dos Tribunais; 1994.

28. Diniz MH. Responsabilidade Civil. In: Curso de direito civil brasileiro. 29. ed. São Paulo: Saraiva; 2015.

29. Oguisso T, Schmidt MJ O exercício da enfermagem: uma abordagem ético-legal. 4. ed. Rio de Janeiro: Guanabara Koogan; 2017.

13 Exercício da Enfermagem em Centro Cirúrgico

Taka Oguisso, Maria José Schmidt e Genival Fernandes de Freitas

PRELIMINARES

Atualmente, a unidade do Centro Cirúrgico, um dos mais importantes setores hospitalares, constitui um sistema de elementos com estruturas da mais alta tecnologia e complexidade. É onde os mais modernos aparelhos e equipamentos são localizados, além dos recursos humanos mais especializados para a realização de cirurgias destinadas ao tratamento de doenças, traumatismos e intervenções estéticas.

Na verdade, a prática de cirurgias remonta à Era Medieval, quando algumas intervenções eram realizadas rudimentarmente nos campos de batalha ou no convés de navios, mas também podiam ser feitas na casa do próprio cirurgião ou do paciente. Eram tentativas para livrar os pacientes do sofrimento que os afligia; basicamente constituídas de amputações de membros, drenagem de abscessos ou até extirpação de pequenos tumores superficiais. Os pacientes, no entanto, enfrentavam três grandes problemas: a dor, a hemorragia e a infecção por falta de medicamentos anestésicos, métodos para hemostasia e antibióticos. A cirurgia começou a evoluir a partir da descoberta de substâncias para narcose, inicialmente com éter e depois com ópio, cânfora e outras. Paralelamente, foi necessária também a evolução no instrumental e a instalação desse tipo de serviço em local mais apropriado. Foi "somente no século XX, com o desenvolvimento científico, que houve evolução das técnicas cirúrgicas e da ligadura vascular, criação de instrumentos próprios para melhor acesso às áreas operadas e a introdução da anestesia geral e das técnicas assépticas para a realização de intervenções cirúrgicas."[1] Já no século XXI, com o avanço da tecnologia, utiliza-se a robótica e programas de computadores de última geração nas cirurgias.

Como afirmam Carvalho e Moraes,[1] no transcorrer de toda essa história da cirurgia, a Enfermagem peroperatória esteve presente, o que é demonstrado no desenvolvimento do trabalho do enfermeiro de Centro Cirúrgico, que desde os primórdios era responsável pelo ambiente seguro, confortável e limpo; entretanto, hoje as atividades são focadas na previsão e provisão de recursos materiais e humanos, no relacionamento multi e interdisciplinar e na interação com o paciente e sua família.

A Unidade do Centro Cirúrgico é composta pelo Centro Cirúrgico ou Bloco Cirúrgico (ou ainda Bloco Operatório), pela Recuperação Anestésica ou Pós-anestésica e, com grande frequência, pelo Centro de Material e Esterilização (CME). Dentro da estrutura hospitalar, o CME caracteriza-se por ser um setor muito diferenciado, já que não conta com pacientes ou público externo, mas é uma unidade de apoio técnico a todos os serviços assistenciais e de diagnóstico da instituição. Conforme define o Ministério da Saúde,[2] é um "conjunto de elementos destinados a recepção e expurgo, preparo e esterilização, guarda e distribuição do material para as unidades de estabelecimento de saúde". É o setor responsável pelo processamento de todos os materiais utilizados na assistência à saúde, desde limpeza, inspeção e seleção quanto à integridade, à funcionalidade e ao acondicionamento em embalagens adequadas, até a distribuição desse material esterilizado às unidades consumidoras.[3]

A Agência Nacional de Vigilância Sanitária (Anvisa), em resolução de 2002,[4] considera o CME uma unidade de apoio técnico que tem por finalidade processar e fornecer produtos para a saúde a serem utilizados nos Estabelecimentos de Assistência à Saúde (EAS). Por essa Resolução, é determinado que o CME deve estar presente se nesses EAS existirem Centros Cirúrgico,

Obstétrico e/ou Ambulatorial de Hemodinâmica, de emergência de alta complexidade e urgência, podendo até mesmo se localizar fora desse estabelecimento. Porém, em outro ato normativo, de 2009,[5] a Anvisa definiu o CME como "unidade funcional localizada nos serviços de saúde destinada ao processamento de produtos para a saúde".

A diferenciação das atividades do CME e do Centro Cirúrgico, associada ao desenvolvimento tecnológico e ao avanço nos conhecimentos sobre infecção hospitalar, determinou a separação física e administrativa dessas duas unidades, tornando o CME uma unidade hospitalar independente e autônoma. Sua missão seria atender igualmente todas as unidades consumidoras da instituição de saúde, fornecendo produtos para saúde seguramente processados, e não apenas ao Centro Cirúrgico,[3] embora este seja indiscutivelmente o maior usuário dos produtos processados por aquele serviço.

Assim, na readequação e maior racionalidade do trabalho, alguns hospitais passaram a instalar esse setor em local distinto do Centro Cirúrgico, pois não é mais aceitável o mesmo enfermeiro ser responsável pelos dois serviços, como era antigamente. Além de serem serviços distintos, com necessidade de conhecimentos próprios e específicos, a Anvisa[5] ainda determina que o responsável pelo CME seja de nível superior, legalmente habilitado, cuja formação acadêmica contemple disciplinas relacionadas com o processamento de produtos para a saúde; e permaneça exclusivamente nessa unidade durante toda a sua jornada de trabalho.[3] Esse profissional seria idealmente o enfermeiro, pela sua formação teórica e prática e valiosa vivência no bloco operatório, interagindo com pacientes internados ou não, com cirurgias, equipes técnicas e materiais para essas cirurgias, desde o período em que era ainda estudante ou estagiário. Por isso, o Conselho Federal de Enfermagem (COFEN) reconheceu, pela Resolução nº 389, de 18 de outubro de 2011,[6] o CME como especialidade da Enfermagem. Detentores de títulos de pós-graduação de especialista (*lato ou stricto sensu*) conferidos por instituições de ensino superior credenciadas ou sociedades, associações ou colégios de especialistas poderão registrar esses títulos no Conselho Regional de Enfermagem (COREN) de sua jurisdição.

INTRODUÇÃO

Acidentes cirúrgicos ou anestésicos sempre provocam intensa movimentação dos meios de comunicação. Também nos órgãos policiais e judiciais tem aumentado o número de denúncias de erros médicos e contra instituições hospitalares sob acusação de negligências e omissões de socorro. Entretanto, autoridades médicas asseguram que, atualmente, a quantidade de erros médicos não aumentou, apenas passou a ser mais divulgada. Além dessa maior divulgação, a própria população já procura melhores esclarecimentos e não mais aceita resignadamente a ocorrência de determinados danos físicos ou pessoais causados por aqueles tipos de acidentes.

Diante dessa realidade, é necessário que não só o médico, alvo principal das acusações, prepare-se para assumir a respectiva parcela de responsabilidade em uma eventual ocorrência, mas também todos os membros da equipe multiprofissional de saúde; afinal, hoje a complexidade da assistência à saúde requer o concurso de muitos profissionais de diferentes áreas para atuarem coletivamente em função do paciente.

Desde a aprovação da Lei nº 7.498, de 25 de junho de 1986, dispondo sobre a regulamentação do exercício da Enfermagem, legalmente já não há mais dúvida quanto à responsabilidade profissional dessa atividade. Essa lei dispõe expressamente (art. 11, item II, inciso f) que cabe ao enfermeiro, como integrante da equipe de saúde, "a prevenção e controle sistemático de danos que possam ser causados à clientela durante a assistência de Enfermagem". Mesmo que a assistência ao cliente/paciente seja prestada coletivamente, por intermédio de uma equipe, o fator principal de referência, em torno do qual se organiza a responsabilidade profissional, ainda continua individual.

Entre os artigos do Código Civil (CC) vigente que têm impacto sobre as ações de Enfermagem em Centro Cirúrgico, pode ser destacada, em primeiro lugar, a questão da indenização, que é medida pela extensão do dano, isto é, quanto maior o dano ou prejuízo, maior a indenização. Assim, se houver lesão física (p. ex., queda da mesa cirúrgica) ou outra ofensa à saúde (pneumonia pelo ar ambiente da sala operatória e da recuperação anestésica muito refrigerada), os profissionais envolvidos terão de indenizar o paciente quanto às despesas do tratamento e aos lucros cessantes até o fim da convalescença, além de algum outro prejuízo que ele prove haver sofrido. Se da lesão resultar defeito pelo qual o ofendido não possa exercer seu ofício ou profissão, ou se lhe diminua a capacidade de trabalho, a indenização, além das despesas do tratamento e lucros cessantes até o fim da convalescença, incluirá pensão correspondente à importância do trabalho do qual se inabilitou, ou da depreciação que ele sofreu. Se houver morte, a indenização consistirá, sem excluir outras reparações, no pagamento das despesas com o tratamento da vítima, seu funeral e o luto da família, além da prestação de pensão (alimentos) às pessoas a quem o morto os devia, levando-se em conta a duração provável da vida da vítima.

É importante destacar que o CC estipula, no art. 951, que todas essas disposições indenizatórias são aplicáveis ao profissional que, no exercício de sua atividade, por negligência, imprudência ou imperícia, causar a morte do paciente, agravar-lhe o mal, causar-lhe lesão ou inabilitá-lo para o trabalho. Portanto, o presente CC refere-se ao **exercício de atividade profissional**, sem distinção da categoria ou do nível de qualificação. Isso significa que qualquer profissional (de nível superior ou médio) que causar dano a alguém no exercício de sua atividade fica obrigado a indenizar a vítima pelo prejuízo causado.

Outro ponto a salientar é que pode haver concomitantemente responsabilidade civil e criminal, devendo o responsável responder pelas duas, além da responsabilidade ético-profissional. Dentro dessa linha posiciona-se o Código de Ética dos Profissionais de Enfermagem (CEPE-2017),[7] que, no capítulo sobre os deveres, preceitua que o profissional de Enfermagem deve "responsabilizar-se por falta cometida em suas atividades profissionais, independentemente de ter sido praticada individualmente ou em equipe, por imperícia, imprudência ou negligência, desde que tenha participação e/ou conhecimento prévio do fato" (art. 51). Em seu parágrafo único, é estabelecido que "quando a falta for praticada em equipe, a responsabilidade será atribuída na medida do(s) ato(s) praticado(s) individualmente". Cabe ainda ao profissional prestar assistência de Enfermagem, "sem discriminação de qualquer natureza" (art. 41) e "livre de danos decorrentes de imperícia, negligência ou imprudência" (art. 45). Esse tema é repetido para maior ênfase no art. 47 do CEPE-2017, declarando ser dever do profissional "posicionar-se contra, e denunciar aos órgãos competentes ações e procedimentos de membros da equipe de saúde, quando houver risco de danos decorrentes de imperícia, negligência e imprudência ao paciente, visando à proteção da pessoa, família e coletividade". Além de "prestar assistência de Enfermagem promovendo a qualidade de vida" (art. 48), incumbe ainda ao profissional, "nos casos de doenças graves incuráveis e terminais com risco iminente de morte, em consonância com a equipe multiprofissional, oferecer todos os cuidados paliativos disponíveis para assegurar o conforto físico, psíquico, social e espiritual, respeitada a vontade da pessoa ou de seu representante legal" (art. 48, parágrafo único). Portanto, o profissional de Enfermagem, além de assegurar ao cliente/paciente uma assistência livre de danos, deve protegê-lo contra possíveis danos causados por outros membros da equipe e, finalmente, aceitar sua responsabilidade por falta cometida, independentemente de ter sido ela causada individualmente ou em equipe.

PRÁTICAS DA ENFERMAGEM EM CENTRO CIRÚRGICO

No Centro Cirúrgico, muitos membros de uma equipe profissional reúnem-se, interagem e são interdependentes, tais como cirurgiões, enfermeiros, pessoal de Enfermagem, instrumentadores cirúrgicos, técnicos das diversas áreas especializadas e estudantes, além de membros não profissionais representados por pacientes, familiares e pessoal operacional.

O parâmetro estabelecido em todas as normas legais do país oferece proteção não só aos que exercem a atividade, mas também às pessoas a quem essa atividade é dirigida. O exercício da Enfermagem em Centro Cirúrgico inclui atividades específicas de grande responsabilidade profissional, como o preparo de sala e a disponibilização de instrumental, aparelhos e equipamentos. Essas atividades são, em geral, invisíveis e muitas vezes esquecidas, especialmente quando a cirurgia é bem-sucedida. O próprio paciente, por não ter relacionamento direto com o pessoal de Enfermagem do Centro Cirúrgico, desconhece que o êxito do seu tratamento cirúrgico foi, em parte, resultado da eficiência da infraestrutura no preparo de material e de todo o apoio logístico oferecido à equipe cirúrgica e de anestesia.

158 Parte 2 | Dimensões Ético-Legais na Enfermagem

Mais do que qualquer outro setor hospitalar, é no Centro Cirúrgico que a característica do trabalho em equipe se torna mais necessária e indispensável. Isso porque os cirurgiões dependem de ambiente, material e equipamentos previamente preparados pela equipe de Enfermagem. É fácil imaginar a ocorrência de graves acidentes, até mesmo irreversíveis, em cirurgia ortopédica, renal ou pulmonar se, por exemplo, os exames radiológicos entregues no Centro Cirúrgico, quando necessários, forem os de outro paciente e a equipe de Enfermagem não perceber essa troca.

O Centro Cirúrgico é a unidade hospitalar que pode ser palco de muitas ocorrências graves. O CEPE-2017, atento a essas circunstâncias, entre outras, destaca as proibições de:

- Executar atividades que não sejam de sua competência técnica, científica, ética e legal ou que não ofereçam segurança ao profissional, à pessoa, à família e à coletividade (art. 62)
- Provocar, cooperar, ser conivente ou omisso diante de qualquer forma ou tipo de violência contra a pessoa, família e coletividade, quando no exercício da profissão (art. 64)
- Utilizar dos conhecimentos de Enfermagem para praticar atos tipificados como crime ou contravenção penal, tanto em ambientes onde exerça a profissão, quanto naqueles em que não a exerça, ou qualquer ato que infrinja os postulados éticos e legais (art. 70)
- Praticar ou ser conivente com crime, contravenção penal ou qualquer outro ato que infrinja postulados éticos e legais, no exercício profissional (art. 72)
- Provocar aborto, ou cooperar em prática destinada a interromper a gestação, exceto nos casos permitidos pela legislação vigente (art. 73), com seu parágrafo único, que capitula que, nos casos permitidos pela legislação, o profissional deverá decidir de acordo com a sua consciência sobre sua participação, desde que seja garantida a continuidade da assistência
- Promover ou participar de prática destinada a antecipar a morte da pessoa (art. 74)
- Praticar ato cirúrgico, exceto nas situações de emergência ou naquelas expressamente autorizadas na legislação, desde que possua competência técnica-científica necessária (art. 75)
- Negar assistência de Enfermagem em situações de urgência, emergência, epidemia, desastre e catástrofe, desde que não ofereça risco à integridade física do profissional (art. 76)
- Executar procedimentos ou participar da assistência à saúde sem o consentimento formal da pessoa ou de seu representante ou responsável legal, exceto em iminente risco de morte (art. 77)
- Administrar medicamentos sem conhecer indicação, ação da droga, via de administração e potenciais riscos, respeitados os graus de formação do profissional (art. 78)
- Prescrever medicamentos que não estejam estabelecidos em programas de saúde pública e/ou em rotina aprovada em instituição de saúde, exceto em situações de emergência (art. 79)
- Executar prescrições e procedimentos de qualquer natureza que comprometam a segurança da pessoa ou que causem prejuízo ao patrimônio das organizações da categoria (art. 80)
- Prestar serviços que, por sua natureza, competem a outro profissional, exceto em caso de emergência, ou que estiverem expressamente autorizados na legislação vigente (art. 81)
- Colaborar, direta ou indiretamente, com outros profissionais de saúde ou áreas vinculadas, no descumprimento da legislação referente aos transplantes de órgãos, tecidos, esterilização humana, reprodução assistida ou manipulação genética (art. 82)
- Registrar informações incompletas, imprecisas ou inverídicas sobre a assistência de Enfermagem prestada à pessoa, família ou coletividade (art. 87)
- Registrar e assinar as ações de Enfermagem que não executou, bem como permitir que suas ações sejam assinadas por outro profissional (art. 88).

Dentre as atribuições da equipe de Enfermagem no Centro Cirúrgico e na Recuperação Pós-anestésica, o transporte do paciente para a cirurgia (sob efeito pré-anestésico), da cirurgia para a área da Recuperação, desta para a unidade de origem ou da sala de cirurgia para a UTI ou outros serviços (p. ex., Centro de Diagnóstico por Imagem) requer planejamento e atuação do enfermeiro e de toda a equipe de Enfermagem. Nessa perspectiva, o transporte intra-hospitalar de pacientes críticos adultos é uma atividade complexa que deve assegurar a quem é transportado a manutenção de suas condições clínicas durante todo o percurso do transporte. Sendo assim, o transporte intra-hospitalar de pacientes críticos é uma ação frequente desenvolvida por profissionais de saúde, isto é, enfermeiros e equipe de Enfermagem, médicos e fisioterapeutas que compõem a equipe assistencial das unidades críticas e são responsáveis pela ação. No caso específico do transporte de paciente cirúrgico, é indiscutível o papel do enfermeiro na previsão e provisão de recursos materiais e humanos capacitados, para que o transporte ocorra com o mínimo de riscos dentro do Centro Cirúrgico para a Recuperação Pós-anestésica ou destas áreas do bloco operatório para outros setores. O enfermeiro deve realizar o transporte junto com médicos e outros profissionais, pois, quanto maior a complexidade e a gravidade do atendimento, mais prementes se fazem a presença e a atuação pronta e imediata do enfermeiro.[8]

Sobre a responsabilidade da equipe de Enfermagem face às ocorrências prejudiciais em Centro Cirúrgico, existem alguns fatores de risco na assistência de Enfermagem no período transoperatório, tais como: queda do paciente durante o transporte; troca de paciente ou de sala operatória; lesões cutaneomucosas devido ao posicionamento incorreto ou inadequado de placa de bisturi elétrico; e extravio de material ou de peças de anatomia patológica.[9]

Nessa perspectiva, Chianca[10] ressalta que as falhas cometidas por membros da equipe de Enfermagem durante a assistência a pacientes no período pós-operatório imediato podem ser agrupadas em quatro níveis: sensoriomotor, de procedimentos, de abstração e de controle/supervisão.

Indefinição de papéis, treinamento deficiente, falta de supervisão e inadequação de recursos humanos e materiais, associados a planta física inadequada do Centro Cirúrgico, falta de equipamentos e fatores psicossociais e organizacionais contribuem para a ocorrência de falhas na assistência de Enfermagem.

Mais do que simplesmente deixar de executar atos formalmente proibidos, o enfermeiro e toda a equipe de Enfermagem devem respeitar "a vida, a dignidade e os direitos humanos, em todas as suas dimensões", como já era afirmado no CEPE-2007. Na versão do CEPE-2017, declara-se que:

> "A Enfermagem é uma ciência, arte e uma prática social, indispensável à organização e ao funcionamento dos serviços de saúde; tem como responsabilidades a promoção e a restauração da saúde, a prevenção de agravos e doenças e o alívio do sofrimento; proporciona cuidados à pessoa, à família e à coletividade; organiza suas ações e intervenções de modo autônomo, ou em colaboração com outros profissionais da área."

Afirma ainda, nos princípios fundamentais, que:

> "O profissional de Enfermagem atua com autonomia e em consonância com os preceitos éticos e legais, técnico-científico e teórico-filosófico; exerce suas atividades com competência para promoção do ser humano na sua integralidade, de acordo com os Princípios da Ética e da Bioética, e participa como integrante da equipe de Enfermagem e de saúde na defesa das Políticas Públicas, com ênfase nas políticas de saúde que garantam a universalidade de acesso, integralidade da assistência, resolutividade, preservação da autonomia das pessoas, participação da comunidade, hierarquização e descentralização político-administrativa dos serviços de saúde."

O zelo do enfermeiro no Centro Cirúrgico deve ir além, até mesmo do que se tornou irrelevante pela repetição rotineira do dia a dia.

O CEPE-2017 lembra que o profissional de Enfermagem deve "respeitar o pudor, a privacidade e a intimidade da pessoa, em todo seu ciclo vital e nas situações de morte e pós-morte" (art. 43), especialmente no Centro Cirúrgico, onde o tipo de atividades e a condição ou estado do paciente podem facilitar tais situações. Esse Código inclui também a proibição do enfermeiro de "colaborar, direta ou indiretamente, com outros profissionais de saúde ou áreas vinculadas, no descumprimento da legislação referente aos transplantes de órgãos, tecidos, esterilização humana, reprodução assistida ou manipulação genética" (art. 82).

Diversos trabalhos acadêmicos têm apontado para a importância da humanização nas relações profissionais entre a equipe de Enfermagem e pacientes ou clientes. Medina e Backes[11] destacam que a humanização não ocorre de modo mágico, mas é uma "filosofia" que deve ser trabalhada e desenvolvida de acordo com os interesses de uma pessoa ou um grupo. Para se alcançar a humanização, não se dispõe de uma técnica predeterminada, pois humanizar não é tratar educadamente ou adocicar a voz para mal esconder uma preocupação ou a dor de quem sofre ou a ansiedade de quem está diante do desconhecido ou do incerto. Segundo Rattner e Trench:[12]

> "Humanizar é envolver-se com as pessoas para melhor entender seus medos, suas alegrias, suas ansiedades, suas expectativas, e poder, de algum modo, ajudar, solidarizar-se. Humanizar é entender que há momentos fáceis e alegres e outros difíceis e cruéis, que a vida reserva a todos e dos quais não escapamos. É difícil definir humanização, porque ela abrange uma série de diferentes aspectos referentes às ideias, aos valores e às práticas envolvendo as relações entre profissionais de saúde, pacientes, familiares e/ou acompanhantes; os

procedimentos técnicos adotados; as rotinas dos serviços; e o relacionamento entre os membros da equipe de profissionais, que decorre em parte do modo como se dá a atribuição de papéis e a distribuição de responsabilidades dentro dessa equipe."

O enfermeiro deve criar uma relação de empatia com o paciente cirúrgico, interagindo e procurando estabelecer um diálogo. Ele precisa dar oportunidade ao paciente para perguntas e dúvidas sobre o procedimento, a duração, para onde será levado depois da cirurgia, o que poderá acontecer e quando voltará para seu quarto, expondo pensamentos que lhe ocorram na véspera de uma cirurgia. O enfermeiro deve responder a todas as questões do paciente com simplicidade e calma, com o objetivo de prepará-lo para a recuperação de sua saúde, colaborando em todas as fases a fim de que tudo corra bem.[13]

Outro aspecto muito discutido é o auxílio cirúrgico por profissionais de Enfermagem em uma cirurgia, que continua a ser questionado, do ponto de vista ético-legal, pelas instituições de saúde e outros profissionais da área. Assim, se o auxílio consistir em ajudar o cirurgião em ato cirúrgico programado, como primeiro ou segundo assistente da cirurgia, tal fato poderá caracterizar exercício ilegal da medicina e, portanto, infração penal prevista no art. 282 do Código Penal (CP). No entanto, não se caracteriza tal delito se há estado de necessidade comprovado ou nos casos previstos na legislação vigente (art. 9º, III, Decreto nº 94.406/87) e em situações de emergência, desde que possua competência técnico-científica necessária (CEPE-2017, art. 75), havendo risco iminente de morte do cliente.

Em que consiste o estado de necessidade e o risco iminente de morte? Considera-se estado de necessidade quem pratica um ato para salvar de perigo atual, direito próprio ou alheio, que não provocou por sua vontade nem podia de outro modo evitar e cujo sacrifício não era razoável exigir-se.[14] Para haver estado de necessidade é indispensável que o bem jurídico (a vida) do sujeito esteja em perigo atual, caracterizado pela probabilidade de dano presente e imediato. Por exemplo, um paciente politraumatizado é recebido na sala de cirurgia e requer urgentemente a realização de determinado procedimento cirúrgico. Se houver um cirurgião naquele momento, o profissional de Enfermagem poderá auxiliá-lo na cirurgia? Com base no princípio da exigibilidade, defende-se que o profissional de Enfermagem, nesse caso, atue para enfrentar a situação de perigo ou risco iminente à vida do paciente. Assim, justifica-se o auxílio cirúrgico por um profissional de Enfermagem, mesmo sem o consentimento expresso ou tácito do paciente ou de seu representante legal, se justificado por iminente ou atual perigo à vida ou estado de necessidade.

O COFEN, pelas normas vigentes, especialmente a Resolução nº 280/2003, veda a qualquer profissional de Enfermagem a função de auxiliar em cirurgia. Entretanto, destaca que este artigo não se aplica às situações de urgência nas quais haja, efetivamente, iminente e grave risco à vida, não podendo tal exceção aplicar-se a situações rotineiras de cirurgias eletivas.

A instrumentação cirúrgica é matéria regularmente ministrada no currículo dos cursos de Enfermagem e é uma atividade da área, não sendo, entretanto, ato privativo da mesma. Desse modo, a Resolução COFEN nº 214/98 entende que o profissional de Enfermagem, atuando como instrumentador cirúrgico, por força de lei, subordina-se exclusivamente ao enfermeiro responsável técnico pela unidade do Bloco Operatório.

A instrumentação é um ato de auxílio cirúrgico que requer embasamento técnico-científico de esterilização e técnica de assepsia cirúrgica, pois o ato de instrumentar ou auxiliar uma cirurgia, assim como o ato de assistir ou realizar uma cirurgia, pode acarretar danos à saúde do cliente. No entanto, não se confunde o auxílio cirúrgico (ato médico privativo) com a instrumentação cirúrgica, pois esta última é uma atividade que pode ser desempenhada por profissionais ou estudantes de Enfermagem e de Medicina.

A Resolução COFEN nº 278/2003 veda a sutura realizada por profissional de Enfermagem, exceto quando se tratar dos casos previstos na Lei do Exercício Profissional de Enfermagem, como a episiorrafia, ou quando houver situações de urgência nas quais efetivamente haja iminente e grave risco de morte, não podendo tal exceção aplicar-se a situações de rotina.

É direito do profissional de Enfermagem assumir atribuições que lhe cabem legalmente e para as quais se encontra tecnicamente preparado; porém, ele não deve assumir incumbências para as quais não se sinta apto ou seguro, procurando prevenir a ocorrência de eventos adversos ao paciente, que podem resultar em acusações de má prática profissional ou exposição do cliente a situações de riscos ou erros evitáveis.

Tanto no Centro Cirúrgico como na Recuperação Pós-anestésica podem ser identificadas algumas situações de risco de lesões corporais graves aos pacientes, decorrentes de luxações, fraturas, ferimentos, contusões, quedas de maca ou mesa cirúrgica, queimaduras, hiperemia ou lesões de pele devido ao uso de produtos antissépticos e equipamentos, como aquecedores para controle da hipotermia. Outros danos podem ocorrer em caso de extravio de peças que deveriam ser encaminhadas para anatomia patológica ou de resultados de exames do paciente. Isso pode ocasionar riscos de amputações de membros errados, ou sem o devido consentimento prévio e expresso do paciente ou de seu responsável legal, quando incapaz.

A lesão corporal pode ser caracterizada como leve ou grave. Assim, quando o dano ao corpo ou à saúde não deixa sequelas nem incapacidades para as ocupações habituais por mais de 30 dias, diz-se que está caracterizada uma lesão leve. Se a lesão impossibilita que a vítima desempenhe suas atividades habituais por mais de 30 dias, se há perigo à vida ou debilidade permanente de alguma parte anatomofisiológica ou de sentido, diz-se que o dano é grave. No Bloco Operatório, as lesões poderão ser gravíssimas ao paciente, devido ao seu estado de maior vulnerabilidade e à exposição a situações de maior risco, conforme mencionado anteriormente.

Os profissionais de Enfermagem que atuam em Centro Cirúrgico vivenciam muitos dilemas e conflitos éticos que envolvem a assistência ao paciente. Nesse cenário, Melo[15] desenvolveu um estudo com o objetivo de conhecer o agir dos enfermeiros que atuavam em Centro Cirúrgico de hospitais macrorregionais do Rio Grande do Sul e descrever os argumentos que esses profissionais utilizavam para fundamentar seus atos. Os sujeitos dessa investigação eram enfermeiros do Bloco Operatório, que concederam uma entrevista e a validaram, retornando-a à pesquisadora. Analisadas em seu conteúdo, o resultado demonstrou que a práxis do enfermeiro de Centro Cirúrgico ocorre em um ambiente em que conflitos e dilemas são frequentes, devido à falta de infraestrutura adequada nas instituições hospitalares para atender à demanda, e onde seu agir é pautado por ações que visam ao êxito do procedimento cirúrgico e ao bem do paciente. Enfim, a fundamentação para o agir estratégico dos sujeitos participantes consistia no domínio técnico e na responsabilidade.

PROBLEMAS NO EXERCÍCIO DA ENFERMAGEM EM CENTRO CIRÚRGICO

Na amplitude da legislação penal, em que tipo de ocorrências o pessoal de Enfermagem do Centro Cirúrgico pode ser envolvido como autor ou coautor? Quando mais de uma pessoa participa, ciente e voluntariamente, na prática de ato ilícito, diz-se que houve coautoria ou codelinquência, sem que seja necessário prévio ajuste ou acordo entre elas. É por isso que o CEPE-2017 proíbe ao profissional de Enfermagem "praticar ou ser conivente com crime, contravenção penal ou qualquer outro ato que infrinja postulados éticos e legais, no exercício profissional" (art. 72).

Entre os inúmeros exemplos de ocorrências em Centro Cirúrgico, podem ser citados: quedas do paciente da maca ou da mesa cirúrgica; queimaduras por placa de bisturi elétrico; realização de exames ou cirurgias desnecessários (como ocorre ainda com as cesarianas no Brasil); procedimentos cirúrgicos proibidos por lei ou pela moral, ou ainda sem consentimento do cliente ou com consentimento obtido mediante informação incompleta; infecções pós-operatórias por contaminação de campo, do instrumental ou do material por causas acidentais ou por falta de técnica ou de cuidado ao lidar com material esterilizado; registro de dados incompletos ou inverídicos (em relação ao material efetivamente consumido, aos horários de início e fim da cirurgia, ao nome do cirurgião e seus respectivos assistentes) no prontuário do paciente e em outros formulários a serem encaminhados para a contabilidade ou estatística. O profissional de Enfermagem que registrar dados incompletos ou inverídicos estará incorrendo no crime de falsidade ideológica, além de infração ética com penalidade variável, desde a advertência verbal até a suspensão do exercício profissional.

A sala operatória deve conter apenas o material estritamente necessário para o ato a ser realizado no momento, e devem estar presentes somente os membros da equipe cirúrgica que entrarão em campo: o anestesista e a circulante de sala. A presença de outras pessoas, sejam profissionais ou leigos, pode facilitar a incidência de contaminação de campo, do instrumental, do material ou de todo o ambiente, o que fatalmente acarretará aumento do risco de infecção hospitalar para o paciente.

Além do aspecto ainda polêmico da eutanásia, caracterizada por ações deliberadas ou intencionais de desligamento de aparelhos e equipamentos, ou por omissões na prestação de assistência, surgem ainda inúmeras oportunidades das formas culposas de homicídio na Enfermagem, como autor ou coautor. Se, em pleno exercício da profissão, faltar diligência, atenção e correta observância das regras técnicas da profissão, não será difícil haver envolvimento em crime de homicídio culposo.

A legislação penal estabelece penalidades a quem "induzir ou instigar alguém a suicidar-se, ou prestar-lhe auxílio para que o faça" (CP, art. 122). Simples comentários inadvertidos sobre o diagnóstico ou prognóstico na sala cirúrgica, supondo que o paciente já se encontra inconsciente ou anestesiado, podem levá-lo à desesperança e à prática do suicídio. Evidentemente, não houve induzimento deliberado ou instigação consciente, mas imprudência e leviandade, o que pode levar o paciente a uma atitude mais drástica e desesperada.

Os arts. 124 a 127 do CP tratam do abortamento como um dos crimes contra a vida, estabelecendo penas diversas. Essa legislação deixa bastante claro que o bem jurídico tutelado é a vida, em contraposição à morte. Alves *et al.*[16] afirmam que o "direito de existir não emana de simples convenção, mas constitui princípio fundamental de direito natural, é prerrogativa de todo ser humano desde a concepção e é condição para o exercício de todos os direitos".

Noronha[17] atesta que:

"Não é necessário vitalidade; basta que o ser esteja vivo. Ainda que a morte seja certa dentro em momentos, a destruição da vida é homicídio. Diga-se o mesmo quando a vítima se achava agonizando ou teria que ser executada, dentro em segundos; sua morte antecipada é homicídio."

Segundo esse jurista, ainda que uma "vida em germe, em qualquer fase da vida biológica, intra ou extrauterina, a vida será sempre um bem jurídico". Ele considera como titulares da vida o indivíduo e o Estado, e define o indivíduo como o ser nascido de mulher ou que está nascendo. Assim, a destruição do feto ou do embrião constitui crime de abortamento, assim como é homicídio a destruição do feto durante ou após o parto.

A equipe de Enfermagem, incluída a do Centro Cirúrgico, pode ser criminalmente envolvida na prestação de assistência à gestante em processo de abortamento evitável ou inevitável. Quando o abortamento é evitável, os que participam do ato podem incorrer como coautores desse crime contra a vida. Além disso, administrando medicamentos abortivos ou preparando a paciente, o ambiente e o material, ou prestando assistência durante o procedimento abortivo, a equipe de Enfermagem estará violando o CP e o art. 73 do CEPE-2017.

Entretanto, para os abortamentos previstos em lei, o profissional de Enfermagem poderá decidir, de acordo com sua consciência, sobre sua participação ou não no ato abortivo.

Panasco[18] chama a atenção para a existência de uma "conspiração do silêncio" no meio médico. Voluntariamente ou não, o pessoal de Enfermagem poderá estar participando de maneira solidária, ativa ou passiva, dessa "conspiração".

Quedas de paciente de maca ou mesa cirúrgica, assim como queimaduras por placa de bisturi elétrico e infecções pós-operatórias, podem configurar um tipo de crime conhecido como lesão corporal. O objeto jurídico protegido é a incolumidade ou a integridade e segurança do indivíduo.

A proteção à pessoa não se faz apenas com a tutela da vida, mas deve abranger sua integridade física e psíquica. Lesão corporal não é apenas ofensa à integridade corpórea, mas também à saúde. A ação física geralmente empregada é a violência física ou moral, mas também pode ser praticada por omissão, como, por exemplo, deixando o paciente inconsciente ou anestesiado sozinho na sala cirúrgica, ou deixando de levantar a grade de proteção para impedir a queda do paciente da maca. A Exposição de Motivos do CP define que se trata de "todo e qualquer dano ocasionado à normalidade funcional do corpo humano, quer do ponto de vista anatômico, quer do ponto de vista fisiológico ou mental".

Novamente, Noronha[17] ensina: "basta a perturbação da função fisiológica, de modo que altere a saúde". Por via de consequência, a saúde é alterada pelo contágio da pessoa com certa enfermidade, e a normalidade das funções fisiológicas é modificada, por exemplo, pela provocação de vômitos ou pela perturbação do sono, desde que esses estados sejam prolongados ou duráveis. Trata-se de lesão o distúrbio tanto das funções fisiológicas como das funções psíquicas. Estas podem ser perturbadas por um susto, por uma ameaça etc. Se uma pessoa, à custa de ameaças ou de susto, produzir choque nervoso em outra, estará praticando lesão corporal.

As lesões corporais podem ser: leves, graves, gravíssimas e seguidas de morte.

Na lesão leve, o dano ao corpo ou à saúde não deixa sequela nem incapacidade para as ocupações habituais por mais de 30 dias. Alguns exemplos são: hematomas, provocação de náuseas e vômitos, não fazer a troca de roupa molhada pelo paciente, acarretando-lhe riscos de assaduras e outras irritações da pele, além do desconforto; ocasionar gripes ou resfriados por falta de ambiente terapêutico ou simplesmente por falta de cobertores.

Na sala cirúrgica, por causa do calor provocado pelas roupas e indumentárias que devem ser usadas pela equipe cirúrgica e os focos de luz para iluminação, que aquecem o ambiente, frequentemente há instalação de ar-condicionado para conforto dessa equipe, e o paciente despido perde a capacidade de se defender contra o frio por estar anestesiado, mas continua vulnerável a gripes e resfriados, quando não a pneumonias.

São consideradas graves as lesões que produzem incapacidade para as ocupações habituais por mais de 30 dias, provocam perigo à vida e debilidade permanente de membro, de algum sentido ou alguma função, ou ainda aceleração de parto.

No campo da Enfermagem, o seu pessoal pode ser envolvido por acontecimentos decorrentes de: luxações, fraturas, escaras ou feridas por falta de vigilância, enfraquecimento, redução ou diminuição de capacidade, ferimentos e contusões por quedas de maca, mesa cirúrgica, queimaduras, dentre outros.

Evidentemente, o profissional que maneja um dos muitos equipamentos ou aparelhos usados só poderá responder pela lesão ao paciente se ficar estabelecida sua culpa em função de sua atuação ou omissão. Se houve, por exemplo, defeito no aparelho, a consequência deve ser assumida por aquele que fornece os serviços de manutenção do mesmo ou pelo gestor do Centro Cirúrgico que ignorou a manutenção preventiva qualificada recomendada pelo fabricante do equipamento. Por isso, deve ficar bem definido a quem cabe, no Centro Cirúrgico, o controle e o funcionamento de aparelhos e equipamentos, para que haja revisão periódica e manutenção preventiva pelos setores competentes ou empresas especializadas.

São lesões gravíssimas as que provocam incapacidade permanente para o trabalho, enfermidade incurável, perda ou inutilização de membro, de sentido ou de função e deformidade permanente. Alguns exemplos são: amputação de membros por gangrena causada por restrição física malfeita e não vigiada ou por infiltração extravenosa de soluções hipertônicas ou tóxicas durante injeção intravenosa ou administração gota a gota; paresias ou paralisias por lesão de nervo etc.

Lesões corporais seguidas de morte são aquelas que evoluem para a morte como consequência de uma ofensa corporal (p. ex., fratura de base de crânio e morte por queda de maca ou mesa cirúrgica).

Para serem corretamente classificadas em uma das categorias citadas, algumas lesões dependem de sua evolução ou de uma sequela. Uma queimadura por bisturi elétrico, por exemplo, se tratada em tempo, pode ser curada em menos de 30 dias. Nesse caso, será uma lesão leve. Da mesma maneira, na administração de medicação trocada, ou mesmo correta, mas administrada de modo errado em sua dosagem ou via, ou ainda de paciente, as consequências podem ser nulas, e, em uma escala crescente, podem ocorrer náuseas, vômitos, choque anafilático e até morte. O tipo de consequência é que definirá se a lesão é leve, grave, gravíssima ou seguida de morte; de acordo com essa graduação, haverá uma penalidade a ser imposta.

O mesmo acontece se um paciente contrair uma moléstia no hospital de que não era portador antes de sua admissão, como no caso de infecções hospitalares. A perícia técnica classificará a lesão corporal a partir da avaliação das sequelas deixadas e das incapacidades resultantes, isto é, se as sequelas foram transitórias ou permanentes, se tiveram duração de 30 dias ou não, entre outros.

Denomina-se crime de falsidade ideológica a alteração de uma ideia de um documento ou seu conteúdo, sem alterar a forma material desse documento. Pode ser praticado por omissão ou comissão: por omissão, quando se omite uma declaração que deveria constar; por comissão, quando se insere ou se faz inserir uma declaração falsa ou diversa da que deveria ser escrita.

O CP especifica, no art. 299, que constitui crime de falsidade ideológica: "Omitir em documento público ou particular, declaração falsa ou diversa da que devia ser escrita, com o fim de prejudicar direito, criar obrigação ou alterar a verdade sobre fato juridicamente relevante."

A penalidade prescrita é a reclusão de 1 a 5 anos e multa, se o documento for particular.

O prontuário do paciente constitui um tipo de documento particular no qual o pessoal de Enfermagem deve registrar todas as ações realizadas. Se o enfermeiro registrar ou mandar que se registre no prontuário informação falsa ou diversa da que deveria constar, simplesmente alterando a verdade sobre fato relevante, já constituirá crime de falsidade ideológica.

O Código de Defesa do Consumidor (CDC) (Lei nº 8.078, de 11 de setembro de 1990) define entre os direitos básicos do consumidor a "proteção da vida, saúde e segurança contra riscos", assim como "a informação adequada e clara sobre os diferentes serviços, com especificação correta de quantidade, características, composição, qualidade e preço". Um exemplo dessa situação pode acontecer, às vezes, no Centro Cirúrgico, quando a circulante de sala registra horário de início e/ou fim de anestesia ou de cirurgia diferente do que ocorreu na verdade, criando, com isso, prova documental para que o hospital (de finalidade lucrativa) possa cobrar taxa de uso de sala cirúrgica em valor maior que o devido. O mesmo pode ocorrer se houver mudança em relação a nomes de cirurgiões e assistentes.

Nos grandes centros urbanos, há hospitais particulares com luxuoso padrão da parte hoteleira, assim como cirurgiões famosos ou detentores de títulos e honrarias, que naturalmente estipulam taxas e honorários compatíveis com esse padrão. Cirurgiões famosos trabalham geralmente com uma equipe numerosa de assistentes. Assim, se o paciente estiver consciente e concordar em ser operado por alguém da equipe, confiando na responsabilidade última que caberá ao cirurgião escolhido, não haverá problema de falsidade ideológica.

A equipe que trabalha dentro dessa linha de conduta também cuidará para que as informações sejam registradas de maneira correta e completa em todas as circunstâncias, pois sabe que tais fatos são relevantes na vida do paciente. Entretanto, a questão torna-se discutível quando o paciente não é devidamente esclarecido sobre aquele tipo de trabalho que é feito em equipe e está confiante que será atendido pessoalmente pelo cirurgião que escolheu, pagando-lhe honorários de acordo com o prestígio de que desfruta na sociedade. Nesse caso, se a(o) circulante de sala cirúrgica registrar no prontuário do paciente informação alterando a verdade sobre o nome do cirurgião, poderá criar e ratificar obrigação para o paciente, pois este, em geral anestesiado, não poderá defender-se e estará à mercê da equipe. Essa obrigação estará representada pela taxa mais elevada que o paciente precisará pagar.

Mesmo que o tratamento seja gratuito, não criando obrigações pecuniárias para o paciente, a inserção de declaração ou anotação falsa, que altere a verdade sobre a ocorrência ou o fato relevante, constituirá crime de falsidade ideológica. Na prática, esse problema merece ainda maior estudo e discussão, mas partindo-se sempre da premissa de que qualquer alteração da verdade, por omissão ou comissão, constitui crime de falsidade ideológica. Consciente ou inconscientemente do crime, toda a equipe estará enganando o paciente, e a(o) circulante que registrar informação falsa estará incorrendo em crime de coautoria.

CENTRO DE MATERIAL E ESTERILIZAÇÃO (CME)

Geralmente, o enfermeiro é o técnico responsável do CME e detém enormes responsabilidades, como: definir os produtos para a saúde a serem processados no CME ou que devem ser encaminhados a serviços terceirizados contratados; participar da especificação para a aquisição de produtos para a saúde, equipamentos e insumos a serem utilizados no processamento; participar da especificação para a aquisição de produtos para a saúde a serem processados pelo CME; estabelecer critérios de avaliação das empresas processadoras terceirizadas para a contratação desses serviços e proceder a sua avaliação sempre que julgar necessário; e analisar e aprovar os indicadores para o controle de qualidade do processamento dos produtos propostos pelo responsável pelo CME. Nesse seu papel gerencial, ele não pode negligenciar as questões que envolvem a limpeza, o preparo, a desinfecção e a esterilização dos produtos, além da data limite de uso dos materiais processado pelo CME, e a guarda, o acondicionamento e a distribuição dos mesmos para diferentes áreas do hospital. Sendo assim, o gerenciamento dos recursos materiais engloba a avaliação da qualidade dos produtos ofertados para o uso e os riscos previsíveis aos usuários.

Nesse gerenciamento, o enfermeiro precisa também racionalizar o trabalho, otimizar os recursos materiais e humanos, e favorecer o desenvolvimento de técnicas eficientes e seguras e de maior produtividade.[3] De fato, o exercício efetivo de todas essas atividades credencia o enfermeiro ao justo título de especialista em CME e registro no COREN de sua jurisdição.

O pessoal de Enfermagem do Centro Cirúrgico tem pouca visibilidade ante o público em geral e o paciente. Este, quando chega ao Bloco Operatório para uma intervenção cirúrgica, pode estar sob efeito do pré-anestésico ou sob tensão emocional e preocupação. Com isso, não vê com clareza quem o recebe e o atende. Assim, o trabalho realizado pela equipe de Enfermagem fica oculto ou invisível aos olhos do paciente.

O pessoal que prepara, processa e esteriliza todo o material a ser utilizado na sala cirúrgica permanece mais invisível ainda, a não ser quando ocorre uma infecção pós-operatória. Nesse caso, o primeiro setor a ser investigado certamente é o CME, escrutinando-se detalhadamente todo o sistema, quem, quando e como foi feito o preparo e a esterilização de todo o material utilizado na cirurgia, assim como onde e como foi estocado e transportado. Daí a importância do registro que possibilite o rastreamento do processo, anotando-se data, hora, tipo de material e da esterilização realizada, nome de quem efetuou as etapas do processo e local/condições de armazenagem. É imprescindível possibilitar a identificação da autoclave onde ocorreu a esterilização, se esta era qualificada termicamente, e os resultados dos monitores satisfatórios do ciclo processado (os resultados do teste Bowie-Dick* do dia e os do teste liberador da carga e do indicador biológico, além dos indicadores químicos dentro das caixas cirúrgicas cujos resultados atestem que as condições para esterilização satisfatória estiveram presentes no ciclo de esterilização). Para permitir e facilitar o rastreamento do processo, é exigida a dupla etiquetagem do material processado, permanecendo uma etiqueta no CME, para controle, e outra no prontuário do paciente, no qual, além das informações sobre a cirurgia/anestesia realizada e eventuais intercorrências do período transoperatório, deve também estar documentado o material utilizado no ato cirúrgico.

Outro tema que merece ainda muito estudo e discussão é o que trata de reúso de material comercializado como de uso único, descartável ou proibido reprocessar. Alguns especialistas da área[19] afirmam que realmente há polêmica quanto a essa questão. No entanto, foi o alto custo desses materiais e seu impacto nos serviços de saúde que levaram à prática da sua reutilização, contrariando as indicações do fabricante. A Anvisa, pela Resolução de Diretoria Colegiada (RDC) nº 15, de 15 de março de 2012,[20] dispôs "sobre requisitos de boas práticas para o processamento de produtos para saúde". Anteriormente, a Resolução RDC nº 2.605 da Anvisa,[21] de 11 de agosto de 2006, listou mais de 60 produtos enquadrados como de uso único e proibido de serem reprocessados, por meio de consultas públicas e audiência pública sem um critério técnico norteador com base em riscos. A Resolução RDC nº 2.606 da Anvisa,[22] da mesma data, dispunha sobre "diretrizes para elaboração, validação e implantação de protocolos de reprocessamento de produtos médicos".

Entretanto, alguns especialistas[23] discutiram tais resoluções da Anvisa e publicaram um trabalho em 2015 sobre reúso de lâminas de esternotomia, material considerado de uso único, concluindo que seu reúso é seguro e possível, sendo "improcedente esse material ser comercializado como de uso único."

O reúso de materiais é uma prática comum em muitas instituições de saúde em diferentes partes do mundo, inclusive no Brasil, o que tem suscitado questionamentos éticos e legais no que tange à responsabilização dos profissionais e das instituições face aos eventuais riscos ou possíveis danos decorrentes dessa prática. Estudo sobre a percepção dos enfermeiros acerca da reutilização de cateteres de hemodinâmica apontou que 69,3% dos entrevistados concordavam com o reúso desse tipo de material, baseando suas opiniões no aspecto econômico.[24] Destaca-se, no entanto, que não se pode negligenciar a responsabilidade do hospital frente à qualidade do item utilizado, defendendo o fato de que deve haver normas escritas sobre o possível reúso

---

*Teste Bowie-Dick: teste químico diagnóstico para esterilizador a vapor com vácuo pulsátil para avaliar a remoção completa do ar da câmara interna da autoclave e também as condições das guarnições da porta da autoclave, promovendo a vedação completa. Referências: (1) Association for the Advancement of Medical Instrumentation. Steam sterilization and sterility assurance in health care facilities. ANSI/AAMI ST46. Arlington, VA, 2002; (2) ANSI/AAMI ST46:2002. Association for the Advancement of Medical Instrumentation. Comprehensive guide to steam sterilization and sterility assurance in health care facilities, ANSI/AAMI ST79. 2006.

e controle de qualidade. É necessário acompanhar de perto essa questão, pois existem muitos riscos no reúso de material de uso único: infecção, presença de resíduos tóxicos, biocompatibilidade, insegurança funcional, alteração na integridade física e perda da barreira estéril. Tapp[25] fez pesquisa semelhante, chegando aos mesmos resultados.

O reúso de materiais tem suscitado alguns questionamentos éticos e legais acerca da responsabilidade dos profissionais e das instituições de saúde, tais como: "que critérios adotar para definir que paciente utilizaria o material no primeiro uso?"; "haveria obrigatoriedade do hospital de informar o paciente sobre a prática do reúso e suas implicações e riscos?"; "o paciente teria direito de optar entre material novo e de reúso?"; "a suposta economia conseguida pela prática do reúso de materiais seria repassada ao paciente em quem tivessem sido utilizados esses produtos?"; "seria suficiente informar o cliente sobre o reprocessamento e a reutilização de produto cuja recomendação técnica fosse não ser reprocessado nem reutilizado?" Esses dilemas são inevitáveis para muitos enfermeiros e para o pessoal de Enfermagem, conscientes do dever ético de proteger o cliente contra riscos ou danos decorrentes de negligência ou imperícia. Diante disso, o que fazer para proteger o cliente quando há riscos na reutilização de determinados materiais, sendo esses riscos previsíveis e, portanto, evitáveis?

Parece haver consenso entre especialistas que trabalham efetiva e diuturnamente no CME de que essas e muitas outras questões sobre reúso não precisam e nem devem ser discutidas com pacientes/familiares, pois trariam mais dúvidas e tensões em um momento em que já existem preocupação e carga emocional suficientes em função da perspectiva da própria cirurgia. Assim, se o material foi reprocessado e existem razões técnicas suficientes que asseguram a qualidade do material, por que criar esse tipo de dúvida para o paciente?

A legislação brasileira sobre defesa do consumidor relaciona uma série de direitos dos clientes (consumidores dos serviços e ações de saúde), destacando-se: a proteção da vida, da saúde e da segurança contra riscos provocados por práticas de fornecimento de produtos e serviços, considerados perigosos ou nocivos; a educação e a divulgação sobre o consumo adequado dos produtos e serviços, asseguradas a liberdade de escolha e a igualdade nas contratações; a informação apropriada e clara sobre os diferentes produtos e serviços, com especificação correta de quantidade, características, composição, qualidade e preço, bem como sobre os riscos que apresentam; a proteção contra publicidade enganosa e abusiva, métodos comerciais coercitivos ou desleais; o acesso aos órgãos judiciários e administrativos, com vistas a prevenção ou reparação de danos patrimoniais e morais, individuais, coletivos ou difusos; a facilitação da defesa de seus direitos, inclusive com a inversão do ônus da prova a seu favor no processo civil, quando verossímil a alegação.

No estado de São Paulo, a Lei nº 10.241/99 dispõe sobre os direitos dos usuários dos serviços e ações de saúde a serem informados sobre riscos, benefícios e inconvenientes das medidas diagnósticas e terapêuticas propostas, bem como sobre os procedimentos invasivos propostos, as partes do corpo afetadas, os efeitos colaterais e consequências indesejáveis, a duração esperada dos procedimentos, as alternativas diagnósticas e terapêuticas existentes no serviço de atendimento ou em outros serviços. Para que o paciente/cliente possa consentir ou recusar de maneira livre, voluntária e esclarecida, é preciso ser informado sobre os procedimentos a serem realizados, os riscos e os benefícios, possibilitando escolhas e respeitando a autonomia e a capacidade de decisão do paciente.

Portanto, a responsabilidade pelos materiais e pelos riscos do reúso de materiais de uso único é da instituição de saúde, mas não exime o profissional que os utiliza quando essa prática expõe comprovadamente a clientela a riscos ou danos. Cabe ressaltar o dever do enfermeiro de zelar pela prevenção e pelo controle sistemático de infecção hospitalar. Essa obrigação moral justifica-se também pelo fato de ele participar como membro das Comissões de Controle de Infecção Hospitalar (CCIHs) nas instituições de saúde e ser, por conseguinte, responsável ou corresponsável pela padronização de recursos materiais. Desse modo, sua incumbência deve incluir a orientação e a avaliação permanente de riscos de infecção devido ao reúso de materiais de uso único em procedimentos diagnósticos e cirúrgicos em diferentes setores da instituição, tais como Centro Cirúrgico, Centro de Diagnóstico por Imagem, entre outros. Além da CCIH, hospitais que realizam mais de 500 cirurgias/mês devem constituir um Comitê de Processamento de Produtos para Saúde, conforme previsto na Resolução RDC nº 15/2012,[20] art. 8º, e o responsável do CME deve ser nele incluído.

Gerenciar e avaliar criteriosamente os riscos que podem estar envolvendo as práticas de reúso de materiais de uso único deve ser uma obrigação de todos os profissionais de saúde e instituições atentos às normas de segurança para o reprocessamento de produtos, as quais são preconizadas pelos fabricantes e pelos órgãos de fiscalização pública, como as mencionadas da Anvisa, do Ministério da Saúde.

Do ponto de vista jurídico, o paciente tem direito de ser informado, se quiser, sobre quais produtos serão utilizados em procedimentos a que estará sendo submetido, além do uso de produtos já utilizados e reprocessados, os custos dos materiais reprocessados e os eventuais riscos. Essa informação deve ser fornecida imparcialmente, em linguagem acessível e compreensível, possibilitando a autonomia de aceitar ou não a utilização de determinados produtos. O paciente deve também ter acesso às características e especificações, ao local de fabricação e a outros dados que julgar necessários a fim de facilitar a tomada de decisão.

Outro ponto a mencionar é que o profissional não deve induzir o paciente a escolher determinado produto em detrimento de outro. Embora, no cotidiano da prática de saúde, nem sempre esses direitos sejam respeitados por todos, não se justificam atitudes de menosprezo.

Ocorrências de falhas humanas durante preparo, esterilização e/ou utilização de materiais e instrumentos durante procedimentos anestésico-cirúrgicos ou ações de Enfermagem, embora raras, são possíveis, podendo haver responsabilização dos profissionais de saúde que cometerem tais falhas. Em caso de pedido de indenização, a instituição de saúde poderá ser responsabilizada civilmente uma vez comprovado que a falha decorreu de falta de manutenção de um equipamento ou que o profissional faltoso era funcionário da instituição. Entretanto, se um profissional autônomo (sem vínculo empregatício com a instituição de saúde) cometer uma falha e, por causa disso, expuser a vida do paciente a risco devido a falta de atenção, falta de habilidade técnica ou outra atitude considerada culposa, ele responderá pelas consequências do seu agir.[26]

CONSIDERAÇÕES FINAIS

Se continuar essa escalada ascendente de queixas-crime, denúncias e demandas judiciais com pedido de ressarcimento de danos sofridos pelos pacientes cada vez mais esclarecidos, os profissionais de saúde precisarão precaver-se, adquirindo apólices de seguro para cobrir eventuais processos judiciais e pedidos de indenização por danos decorrentes de acidentes com lesões corporais ocasionados pela atividade profissional.[27]

De qualquer modo, os enfermeiros devem analisar sua ação profissional e permanecer atentos para não serem também envolvidos em questões judiciais e, se o forem, assumir a parcela de responsabilidade correspondente à formação escolar e à titulação.

Na polêmica reutilização de material de uso único ainda há muito a pesquisar e discutir, especialmente ante a problemática do custo econômico e do desperdício, assim como a questão ecológica de material não degradável descartado na natureza sem muito critério ou cuidado.

Strenger[28] considera que:

> "A responsabilidade individual não pode mais prevalecer prioritária e preponderantemente pelo caráter das modernas e atuais relações médico-paciente, envolvendo quase sempre mecanismos de atendimento coletivo e dificultando a identificação de caráter individualista, especialmente no que tange às atividades anestésicas e cirúrgicas."

O público certamente saberá reconhecer e valorizar cada vez mais a Enfermagem se os seus profissionais assumirem efetivamente as responsabilidades que a qualificação lhes confere.

REFERÊNCIAS BIBLIOGRÁFICAS

1. Carvalho R, Moraes MW. Inserção do centro cirúrgico no contexto hospitalar. In: Carvalho C, Bianchi ERF. Enfermagem em centro cirúrgico e recuperação. 2. ed. Barueri: Manole; 2016. p. 1-18.
2. Brasil. Ministério da Saúde, Secretaria Nacional de Organização e Desenvolvimento de Serviços de Saúde. Normas e padrões de construções e instalações de serviços de saúde. Série A: Normas e Manuais Técnicos, nº 4, 2. ed. Brasília; 1987.

3. Silva A. Organização do Centro de Material e Esterilização. In: Graziano KU, Silva A, Psaltikidis EM. Enfermagem em Centro de Material e Esterilização. Barueri: Manole; 2011. p. 1-21.

4. Ministério da Saúde. Agência Nacional de Vigilância Sanitária (Anvisa). Resolução (RDC) nº 307, de 13 de novembro de 2002. Dispõe sobre o regulamento técnico para planejamento, programação, elaboração e avaliação de projetos físicos de estabelecimentos assistenciais de saúde. Disponível em www4.anvisa.gov.br/base/visadoc/CP/CP%5B26720-1 a 0%5D.pdf. Acesso em abril de 2016.

5. Ministério da Saúde. Agência Nacional de Vigilância Sanitária (Anvisa). Consulta pública nº 34, de 3 de junho de 2009. Dispõe sobre o funcionamento de serviços que realizam o processamento de produtos para a saúde. Disponível em www4.anvisa.gov.br/base/visadoc/CP/CP%5B26720-1 a 0%5D.pdf. Acesso em abril de 2016.

6. Conselho Federal de Enfermagem (COFEN). Resolução nº 389, de 18 de outubro de 2011 – atualiza, no âmbito do COFEN/CORENs, os procedimentos para registro de título de pós-graduação lato e stricto sensu concedido a enfermeiros e lista as especialidades. Publicado no Diário Oficial da União, Brasília, nº 201, de 20 de outubro de 2011. p. 140.

7. Conselho Federal de Enfermagem. Resolução nº 564, de 6 de novembro de 2017. Aprova o novo Código de Ética dos Profissionais de Enfermagem. Brasília: Diário Oficial da União, Brasília, nº 233, p. 157, 6 de dezembro de 2017. Disponível em www.cofen.gov.br/wp-content/uploads/2017/12/Resolu%C3%A7%C3%A3o-564-17.pdf. Acesso em 19 de dezembro de 2017.

8. Nogueira VO, Marin HF, Cunha ICKO. Proposta de um protocolo de condutas para transporte intra-hospitalar de pacientes críticos adultos. Rev Paul Enferm. 2005; 23(4):214-20.

9. Freitas GF, Oguisso T. Negligência: fator de risco no cuidar em centro cirúrgico. Rev Téc-Cient Enferm. 2003; 1(3):224-7.

10. Chianca TCM. Análise sincrônica e diacrônica de falhas na assistência de enfermagem em pós-operatório imediato [tese]. São Paulo (SP): Escola de Enfermagem da USP de Ribeirão Preto; 1997.

11. Medina RF, Backes VMS. A humanização no cuidado com o cliente cirúrgico. Rev Bras Enferm, Brasília. 2002; 55(5):522-7.

12. Rattner D, Trench B (orgs.). Humanizando nascimentos e partos. São Paulo: Senac; 2005.

13. Riggenbach CVR. Assistência de enfermagem em centro cirúrgico: uma proposta de sistematização humanizada e ética. Dissertação de mestrado. Universidade Federal de Santa Catarina (UFSC); 2004.

14. Mirabete JF. Manual de Direito Penal. São Paulo: Atlas; 1997.

15. Melo LEND. A ação dos enfermeiros frente a conflitos e dilemas éticos vivenciados em centro cirúrgico. Dissertação de mestrado. Universidade Federal de Santa Catarina (UFSC); 2004.

16. Alves JES et al. O aborto: o direito do nascituro. Rio de Janeiro: Agir; 1982.

17. Noronha EM. Direito Penal. São Paulo: Saraiva; 2003.

18. Panasco WL. A responsabilidade civil, penal e ética dos médicos. Rio de Janeiro: Forense; 1979.

19. Graziano KU, Padoveze MC. A polêmica do reuso de materiais de uso único e a legislação atual. In: Graziano KU, Silva A, Psaltikidis EM. Enfermagem em Centro de Material e Esterilização. Barueri: Manole; 2011. p. 250-62.

20. Ministério da Saúde. Agência Nacional de Vigilância Sanitária (Anvisa). Resolução da Diretoria Colegiada (RDC) nº 15, de 15 de março de 2012. Dispõe sobre requisitos de boas práticas para o processamento de produtos para a saúde. Diário Oficial da União, Brasília, 15-03-2012, Seção I, p. 43-6.

21. Ministério da Saúde. Agência Nacional de Vigilância Sanitária (Anvisa). Resolução nº 2.605, de 11 de agosto de 2006. Apresenta a lista com os produtos que não podem ser reprocessados. Disponível em http://e-legis. anvisa.gov.br/leisref/public/showAct.php?id=23407&mode=print_version.pdf. Acesso em abril de 2016.

22. Ministério da Saúde. Agência Nacional de Vigilância Sanitária (Anvisa). Resolução nº 2.606, de 11 de agosto de 2006. Dispõe sobre as diretrizes para a elaboração, a validação e a implantação de protocolos para o reprocessamento dos produtos médicos. Diário Oficial da União, Brasília, 14-08-2006, Seção I, p. 28.

23. Bulgarelli VS, Bastos ENM, Graziano KU. Análise do rótulo de uso único de lâminas para esternotomia. Rev. SOBECC, São Paulo. 2015; 20(1):30-7.

24. Molina E. Reúso de materiais é prática questionável. Rev Nursing. 2003; 6(59):10-1.

25. Tapp A. Reuse of single use medical devices. Can Oper Room Nurs J England. 2003; 21(1):10-9.

26. Freitas GF. Ocorrências éticas com pessoal de enfermagem de um hospital do município de São Paulo [dissertação]. Escola de Enfermagem da USP; 2002.

27. Oguisso T. Implicações ético-legais no exercício da enfermagem em centro cirúrgico. Enfoque (São Paulo). 1987; 15(1):7-10.

28. Strenger I. Erro médico e responsabilidade. Rev Paul Hosp, São Paulo. 1983; 31(5/6):132-4.

14 Transplantes de Órgãos ou Tecidos

Taka Oguisso, Maria José Schmidt e João Luis Erbs Pessoa

INTRODUÇÃO

Na história da humanidade, inúmeras vezes encontramos figuras e estórias que remetem ao sonho do homem de alterar a estrutura e a função do seu corpo com partes provenientes de outros seres humanos, ou até com partes de animais. Segundo Fonseca e Carvalho,[1] a palavra transplante foi utilizada pela primeira vez em 1778, por um pesquisador, anatomista e cirurgião chamado John Hunter, ao pormenorizar sua experiência com órgãos reprodutores em animais. A partir de então, inúmeros ensaios foram realizados por inúmeros pesquisadores e várias tentativas de implantes, tanto de órgãos quanto de tecidos.

Os transplantes constituem hoje um sofisticado recurso terapêutico utilizado em pacientes com insuficiência de um ou mais órgãos. Tal procedimento tem trazido benefícios em termos de melhora da qualidade de vida e aumento da sobrevida para esses indivíduos.

No entanto, a condição imprescindível para a realização da retirada de certos órgãos e tecidos, como coração, córneas e ossos, para fins de transplante é, evidentemente, a morte do doador. Historicamente, o transplante adquiriu notoriedade na mídia, em 3 de dezembro de 1967, quando Christiaan Neethling Barnard realizou o primeiro transplante cardíaco, entre dois seres humanos, na Cidade do Cabo, África do Sul. No Brasil, o Dr. Euryclides de Jesus Zerbini, 6 meses depois, em maio de 1968, realizou a mesma cirurgia no Hospital das Clínicas, em São Paulo, em João Ferreira da Cunha que se celebrizou como "João Boiadeiro" e sobreviveu 27 dias.

O grande problema era a rejeição de órgãos, pois mais de 100 pacientes operados entre 1968 e 1969 estavam quase todos mortos em dezembro de 1969. Eram necessários critérios mais rígidos de seleção dos pacientes, melhorar as técnicas de cuidados pós-operatórios de maneira intensiva e, sobretudo, aprofundar os estudos sobre mecanismos de rejeição e desenvolver fármacos imunossupressores.

Com a introdução do medicamento imunossupressor, ciclosporina, no fim da década de 1970, recomeçaram os transplantes, e hoje, no Brasil como em diversas partes do mundo, existem milhares de pacientes em filas de transplante dos diversos órgãos sólidos, especialmente rins, coração, fígado, pâncreas e pulmão, e de tecidos como córnea, medula óssea e ossos. Parizi e Silva[2] referem que a "maior liberalidade na doação intervivos tem também suscitado polêmica, pois se acredita que a comercialização de órgãos tornar-se-á incontrolável". Portanto, é preciso cuidado para não comercializar o direito de vida e morte, embora a questão da compatibilidade restrinja a condição de doadores.

Contudo, essa carência de órgãos poderá ser superada em parte pela utilização de órgãos de origem animal como fígado, rim e coração de porco e de babuíno (caso Baby Fae)* e por causa de avanços no projeto Genoma Humano e das células-tronco. Além disso, há o emprego

---

*Stephanie Fae Beauclair, conhecida como Baby Fae, diagnosticada com grave problema cardíaco, ao nascer, foi submetida a uma cirurgia de xenotransplante, recebendo o coração de um babuíno jovem, na Califórnia, em outubro de 1984. Era a primeira vez que se transplantava o órgão de animal em ser humano, fato que suscitou questões éticas por ser um experimento não terapêutico, pois a paciente não teria real benefício com o transplante. De fato, faleceu em 15 de novembro de 1984, 20 dias após a cirurgia. Bailey LL, Nehlsen C, Sandra L, Concepcion W, Jolley WB. Baboon-to-human cardiac xenotransplantation in a neonate. JAMA. 1985; 254(23):3321-9.

Parte 2 | Dimensões Ético-Legais na Enfermagem

de dispositivos mecânicos tipo marca-passo, coração artificial, ou minúsculos hemodialisadores produzidos pela nanotecnologia,* que se encontram em experiência e processo de aperfeiçoamento.

Relatam Pessini e Barchifontaine[3] que, além do aspecto clinicobiológico relacionado com a compatibilidade entre doador e receptor de órgãos, podem existir ainda aspectos culturais e religiosos para a doação de órgãos, como no caso das testemunhas de Jeová. Os devotos deste grupo religioso não podem receber nem doar sangue, por exemplo.

Vale salientar que médicos e instituições hospitalares se especializaram em determinados tipos de procedimentos cirúrgicos, entre eles o transplante, os quais são realizados sem a necessidade da utilização de sangue e sem agregar riscos incalculados. Outro aspecto a considerar é o "transplante ser realizado com órgãos de doadores falecidos ou vivos, sendo nestes últimos limitados a órgãos duplos ou parte do corpo humano sem ameaça de dano à saúde do doador", Parizi e Silva[2] alegam que a retirada de órgão hígido de pessoa saudável não lhe traz benefício algum. Pelo contrário, "deixa-a em uma situação vulnerável de passar a dispor de apenas um órgão, que se lesado não mais terá seu par para suprir-lhe a função".

A doação intervivos exige informação clara, correta e completa ao doador sobre todos os riscos imediatos e tardios do processo de doação, a fim de que ele possa exercer sua autonomia de modo esclarecido e livre, conforme determinação do Decreto nº 9.175, de 18 de outubro de 2017.[4] Sem pressões e constrangimentos, o doador poderá realizar seu gesto de solidariedade de valor incalculável para um seu semelhante, que não dispõe de qualquer outra possibilidade ou alternativa para viver. Segundo Parizi e Silva,[2] essas são duas questões fundamentais com relação ao doador vivo – a autonomia e a motivação. Vale lembrar que a doação de órgãos é um ato irreversível, sem oportunidade para arrependimento ou revisão, pois nunca poderá pleitear a devolução de seu rim doado.

Tanto a Portaria do Ministério da Saúde (MS) nº 2.600/2009[5] quanto a Resolução da Secretaria de Saúde de São Paulo (SS) nº 114/2014[6] possibilitam atribuir uma pontuação extra aos pacientes que em vida doaram um dos seus rins e que infelizmente venham no futuro a necessitar de um transplante renal. O intuito é priorizar esses pacientes com relação aos demais.

A Lei nº 5.479/68[7] foi a primeira legislação a tratar sobre o transplante com doadores vivos, até então não regulamentada. Assim, mencionava que a retirada de órgãos de pessoas vivas só seria permitida quando se tratasse de órgãos duplos, e que o procedimento não poderia trazer prejuízos para o doador.

Quanto à autonomia, é necessário discutir a possibilidade da utilização de órgãos de determinados grupos populacionais com redução de sua autonomia, como menores, prisioneiros, incapazes e recém-natos portadores de malformações neurológicas incompatíveis com a sobrevida, como é o caso de anencefálicos.

Parizi e Silva[2] discutem que a utilização de órgãos de crianças, geralmente em benefício de irmãos ou parentes próximos – aceita sem muita controvérsia pela sociedade – é condicionada ao consentimento dos pais e, em vários países, à autorização judicial. No entanto, é justo os pais disporem de órgãos de um filho menor em benefício de outro?

Com relação aos prisioneiros de qualquer natureza, também não é considerado muito ético e moralmente justificável conceder benefícios de redução de pena ou abrandamento das condições carcerárias como recompensa pela doação de órgãos. No ano de 2004, o então deputado federal Irapuan Teixeira apresentou o projeto de Lei nº 3.857/2004, que obrigava condenados já sentenciados por 2 ou mais homicídios dolosos, e cuja pena tenha sido superior ou igual a 30 anos, a doar um de seus órgãos duplos. Porém, o projeto foi considerado inconstitucional e devolvido ao proponente.[8]

A utilização de órgãos de fetos inviáveis, como os anencefálicos, também é muito discutível. Os anencefálicos, conforme será visto no *Capítulo 22*, são bebês que nasceram com malformação congênita do sistema nervoso central, no qual não se desenvolveram os hemisférios cerebrais, mas seu tronco cerebral continua funcionando, mantendo com isso as funções vitais por dias ou até semanas. A Resolução CFM nº 1.752, de 13 de setembro de 2004,[9] concedeu autorização ética do uso

---

*"Nanotecnologia é um setor emergente que poderá beneficiar a genética e a medicina, com a miniaturização de máquinas e a criação de robôs minúsculos ou nanorrobôs capazes de destruir micróbios infecciosos, matar células tumorais uma a uma, patrulhar a corrente sanguínea, remover placas de colesterol das artérias, retirar substâncias tóxicas do ambiente, construir outras máquinas minúsculas e fazer reparos e consertos em células e órgãos, revertendo até o processo de envelhecimento." – Michio Kaku (Henriques MP. A revolução dos pequenos. Medicis. 2001; 2 (11):25-6.)

de órgãos e/ou tecidos de anencéfalos para transplante, mediante a autorização dos pais. Nessa Resolução, o CFM considerou anencéfalos como natimortos cerebrais, mas as contestações acerca desse assunto por vários setores, inclusive governamentais, que solicitaram revisão do assunto, levaram à revogação dela pela Resolução CFM nº 1.949, de 10 de junho de 2010.[10] Assim, não é permitida a utilização de órgãos de anencéfalos para transplantes.

A falta de órgãos para transplante pode gerar práticas não éticas para obtenção destes. Nesse sentido, em 2008, foi publicado o manifesto denominado Declaração de Istambul,[11] com o objetivo de definir tráfico, turismo e comércio de órgãos para transplantes. Desse modo, segundo a Declaração, são coibidas as práticas de: tráfico de órgãos, comercialismo dos transplantes e turismo para transplantes.

Quanto aos transplantes a partir de doadores falecidos, há de se discutir os critérios empregados na comprovação da morte e o tipo de consentimento para utilização dos órgãos: se mediante autorização prévia do próprio doador ou obtida dos familiares.

Hoje em dia, o conceito de morte encefálica é mundialmente aceito pela comunidade científica. Isso porque, nos casos em que, em vez da parada cardiorrespiratória que acarreta autólise dos órgãos, haja ocorrência de dano encefálico irreversível impossibilitando a manutenção das funções vitais, busca-se garantir a perfusão dos demais órgãos durante um determinado período para viabilizar sua utilização em transplante. Tais critérios, estabelecidos a partir da década de 1960, envolvem parâmetros clínicos e, em alguns países, inclusive o Brasil, a realização de exames complementares que demonstrem, durante certo intervalo de tempo, de maneira inequívoca, a parada da circulação sanguínea, metabólica ou da atividade bioelétrica encefálica. Ou seja, tais situações caracterizam a irreversibilidade do quadro.

Esse assunto é disciplinado pelo Conselho Federal de Medicina (Resolução CFM nº 2.173/2017)[12] e exige a participação de dois médicos não pertencentes às equipes de remoção e transplante, a fim de que não se exerça nenhuma forma de influência dos transplantadores sobre os que verificam a condição que propiciará a retirada dos órgãos. O Código de Ética Médica, publicado na Resolução CFM nº 1.931/2009,[13] também trata desse assunto em seu art. 43, determinando: "é vedado ao médico participar do processo de diagnóstico da morte ou da decisão de suspender meios artificiais para prolongar a vida do possível doador, quando pertencente à equipe de transplante."

A ocorrência de morte encefálica é de notificação compulsória e deve ser feita em caráter de urgência, a fim de possibilitar agilidade aos procedimentos, garantindo-se maior viabilidade dos órgãos a serem utilizados.

FUNDAMENTOS ÉTICO-LEGAIS DO TRANSPLANTE DE ÓRGÃOS/TECIDOS

A Constituição Federal, de 1988, no art. 199, parágrafo 4º, afirma que "a lei disporá sobre as condições e os requisitos que facilitem a remoção de órgãos, tecidos e substâncias humanas para fins de transplante, pesquisa e tratamento [...] sendo vedado todo tipo de comercialização". De acordo com a Organização Mundial da Saúde (1991),[14] **órgão humano** inclui órgãos e tecidos que não se relacionam com a reprodução humana e que não se estendem a tecidos reprodutivos como óvulos, esperma, ovário, testículos ou embriões, nem com sangue ou seus constituintes.

Em 1968, Dr. Zerbini, ao realizar o primeiro transplante cardíaco no Brasil, teve a preocupação de comprovar a morte no doador. Convém atentar que, naquela época, não havia critérios diagnósticos definidos pelo Conselho Federal de Medicina para morte encefálica. Contudo, antes de realizar a retirada do coração para realizar o transplante, a equipe do Dr. Zerbini realizou durante 3 h e 10 min o registro gráfico do eletroencefalograma que apontava para silêncio cerebral difuso e contínuo. A equipe também realizou o eletrocardiograma durante as 3 h e 10 min até a parada cardíaca, para então começar o procedimento de retirada do coração.

Como relata Dupas,[15] muitas vezes,

> "O avanço da tecnologia tem feito a ciência médica adquirir uma auréola mágica que inibe a crítica e a coloca acima da razão e da moral. Discursos laudatórios sobre o aumento da expectativa de vida média da humanidade, novas competências na cura de alguns cânceres e os maravilhosos transplantes de órgãos parecem desqualificar como absolutamente sem sentido qualquer restrição à maneira como avançam as tecnologias da saúde."

De fato, o impacto social causado e a notoriedade na imprensa mundial fizeram com que se aprovasse apressadamente a Lei nº 5.479, no dia 10 de agosto de 1968,[7] dispondo sobre a retirada e o transplante de tecidos, órgãos e partes de cadáver para finalidade terapêutica e científica. Assim, revogou-se a Lei nº 4.280, de 06 de novembro de 1963,[16] que dispunha sobre a extirpação de órgãos ou tecidos de pessoa falecida para fins de transplante.

A Lei nº 5.479/68,[7] já revogada, estipulava que a retirada e o transplante de tecidos, órgãos e partes de cadáver somente poderiam ser realizados por médico de capacidade técnica comprovada, em instituições públicas ou particulares, reconhecidamente idôneas. Foi essa lei que introduziu também a possibilidade de pessoa, maior e capaz, dispor de órgãos e partes do próprio corpo para fins humanitários e terapêuticos. Destacava que essa retirada seria possível quando se tratasse de órgãos duplos ou tecidos, vísceras ou partes, desde que não implicassem prejuízo ou mutilação grave para o disponente.

De fato, o conceito clássico da morte era a cessação da respiração e a parada cardíaca. Atualmente, o critério decisivo para se dizer que alguém está morto é o cérebro, que veio trazer uma série de problemas do ponto de vista técnico e ético.

A Declaração sobre a Morte, aprovada na 22ª Assembleia Médica Mundial, em Sydney, na Austrália, em 1968, e emendada em outubro de 1983, na 35ª Assembleia Médica Mundial,[17] de Veneza, na Itália, reconheceu que os modernos avanços na medicina tornaram necessário um estudo mais minucioso da questão relativa ao momento da morte. Isso poderia levar a meios artificiais para manter a circulação e o sangue oxigenado nos tecidos do corpo e o uso de órgãos para transplante. Uma complicação é que a morte é um processo gradual em nível celular e o momento da morte das células não é tão importante como a certeza de que o processo se tornou irreversível. O essencial é saber determinar a cessação de todas as funções do cérebro, com base em exames complementares de diagnóstico e no juízo do profissional médico. No caso de transplante de um órgão, o estado de morte deve ser determinado por dois ou mais médicos, não pertencentes à equipe de transplante. A realização dos transplantes, principalmente o cardíaco, visto que o diagnóstico da morte estava ligado à parada cardíaca, obrigou o próprio Conselho Federal de Medicina a rever seu Código de Ética e incluir um capítulo específico sobre doação e transplante de órgãos e tecidos. Prossegue essa Declaração que a determinação do estado de morte de uma pessoa possibilita, do ponto de vista ético, suspender as tentativas de reanimação e, em países cuja lei permita, extrair órgãos do falecido sempre que se tenham cumprido os requisitos legais de consentimento.

A Lei nº 8.501, de 30 de novembro de 1992,[18] dispõe sobre utilização de cadáver não reclamado para fins de estudos ou pesquisas científicas. O cadáver não reclamado junto às autoridades públicas, no prazo de 30 dias, poderá ser destinado às faculdades de medicina, para fins de ensino e de pesquisa de caráter científico. Como se vê, a retirada de órgãos do falecido sempre dependia e ainda depende de uma autorização.

O Código de Ética Médica, aprovado pelo Conselho Federal de Medicina pela Resolução CFM nº 1.931, de 24 de setembro de 2009,[13] que revogou o anterior de 1988, ao tratar da doação e do transplante de órgãos, afirma que é vedado ao médico:

- Participar do processo de diagnóstico da morte ou da decisão de suspensão dos meios artificiais de prolongamento da vida do possível doador, quando pertencente à equipe de transplante (art. 43)
- Deixar de esclarecer o doador, o receptor ou seus representantes legais sobre os riscos decorrentes de exames, intervenções cirúrgicas e outros procedimentos nos casos de transplantes de órgãos (art. 44)
- Retirar órgão de doador vivo quando este for juridicamente incapaz, mesmo se houver autorização de seu representante legal, exceto nos casos permitidos e regulamentados em lei (art. 45)
- Participar direta ou indiretamente da comercialização de órgãos e tecidos humanos (art. 46).

Conforme previsto pela Constituição, foi promulgada a Lei nº 9.434, de 4 de fevereiro de 1997,[19] dispondo sobre a remoção de órgãos, tecidos e partes do corpo humano para fins de transplante e tratamento. Essa Lei, que foi regulamentada pelo Decreto nº 2.268, de 30 de junho de 1997,[20] tornou-se conhecida como a "Lei dos Transplantes", e admitia a doação presumida de órgãos e tecidos (exceto o sangue, o esperma e o óvulo). Assim, "salvo manifestação de vontade em contrário, presumia-se autorizada a doação de tecidos, órgãos ou partes do corpo humano, para finalidade de transplante ou terapêutica *post mortem*" (art. 4º). A manifestação de vontade era feita na carteira de identidade civil ou na carteira nacional de habilitação, nas quais a autoridade competente deveria registrar a expressão "não doador de órgãos e tecidos", vontade essa que poderia ser reformulada a qualquer momento pelo cidadão. A retirada *post mortem* de tecidos, órgãos ou partes do corpo humano para fins de transplante ou tratamento deveria "ser precedida de diagnóstico de morte encefálica, constatada e registrada por dois médicos não participantes das equipes de remoção e transplante" (art. 3º).

Pessini e Barchifontaine[3] relatam que burocratas e tecnocratas no âmbito da saúde tentaram impor ao povo brasileiro a chamada doação presumida, ou seja, todos seriam considerados doadores, a não ser que existisse prova documental em contrário. Esse Decreto foi mal recebido tanto pela população, em geral, que não havia sido devidamente esclarecida, quanto por juristas, os quais não aceitaram a hipótese de doação presumida, com base na doutrina e pelo caráter de inconstitucionalidade dessa Lei. Por isso mesmo, a doação presumida teve vida curta e encontrou seu termo final na Medida Provisória nº 1.718, de 6 de outubro de 1998,[21] que estipulou que, "na ausência de manifestação da vontade do potencial doador, o pai, a mãe, o filho ou o cônjuge poderiam manifestar-se contrariamente à doação, o que seria obrigatoriamente acatado pelas equipes de transplantes e doação". Uma nova Medida Provisória de nº 1.959-27, de 24 de outubro de 2000,[22] modificou a anterior quanto à autonomia do doador falecido. Para a doação de órgãos, tornou-se necessário que a autorização de alguém da família fosse firmada em documento subscrito por duas testemunhas presentes à verificação da morte. Uma nova Medida Provisória, de nº 2.083-32, de 22 de fevereiro de 2001,[23] alterou os dispositivos da Lei nº 9.434, de 4 de fevereiro de 1997, e acabou sendo convertida na Lei nº 10.211, de 23 de março de 2001, que extinguiu definitivamente a doação presumida no Brasil e estabeleceu que, para ser doador após a morte, é necessária a autorização familiar. As manifestações de vontade, relacionadas com a retirada *post mortem* de tecidos, órgãos e partes, constantes da carteira de identidade civil ou registro geral (RG) e da carteira nacional de habilitação (CNH), perderam sua validade a partir de 22 de dezembro de 2000. Assim, para ser doador, não é necessário deixar nada por escrito, mas é recomendável comunicar à família.

A Lei nº 10.211, de 23 de março de 2001[24] veio alterar dispositivos da Lei nº 9.434/97, em especial o art. 4º e seus cinco parágrafos (justamente referentes à doação presumida) que foram inteiramente revogados (Figura 14.1).

A Lei nº 9.434/97 e seu Decreto regulamentador, com a doação presumida, haviam criado grande polêmica entre os juristas, pois a doutrina assegurava que toda pessoa, além dos direitos pessoais, patrimoniais, obrigacionais ou de crédito, é titular também dos direitos da personalidade. A Lei nº 10.406, de 10 de janeiro de 2002,[25] que instituiu o atual Código Civil (CC), incluiu na parte geral o capítulo sobre os direitos da personalidade com dois artigos referentes à doação ou à disposição do próprio corpo. O art. 13 estipula que: "Salvo por exigência médica, é defeso (ou proibido) o ato de disposição do próprio corpo quando importar diminuição permanente da integridade física, ou contrariar os bons costumes. No parágrafo único refere que o ato previsto neste artigo será admitido para fins de transplante, na forma estabelecida em lei especial."

No art. 14, dispõe que: "É válida, com objetivo científico, ou altruístico, a disposição gratuita do próprio corpo, no todo ou em parte, para depois da morte."

Entretanto, o mesmo artigo salvaguarda em seu parágrafo único que "o ato de disposição pode ser livremente revogado a qualquer tempo."

Vilaça Azevedo[26] ensina que "existe direito da personalidade ao corpo vivo e morto, só disponível com a manifestação expressa da vontade de seu titular". Já De Cupis[27] afirma que "não sendo a pessoa, enquanto viva, objeto de direitos patrimoniais, não pode sê-lo também o cadáver, o qual, apesar da mudança de substância e de função, conserva o cunho e o resíduo da pessoa viva". Considerando que o direito à integridade física é parte dos direitos da personalidade, acentua Bitar[28] que ela "acompanha o ente humano desde a concepção à morte, ultrapassando as barreiras fisiológicas e ambientais para alcançar tanto o nascituro, como o corpo sem vida

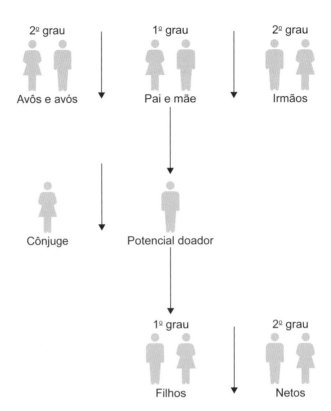

Figura 14.1 Relação de grau de parentesco de familiares que podem autorizar a doação de órgãos e tecidos.

(cadáver). Mas, ao contrário do direito à vida, é disponível, sob certos condicionamentos, ditados pelo interesse geral". Conclui Vilaça Azevedo[26] que "essa disponibilidade não será possível, sem o exercício efetivo, por parte do titular, desse direito da personalidade; nunca poderá a lei dispor desse direito, criando consentimento presumido do donatário de órgãos ou tecidos".

Ainda conforme Vilaça Azevedo,[26] "ato jurídico é a manifestação de vontade, em razão da qual a relação jurídica, que é um complexo de direitos e de deveres, nasce, modifica-se e se extingue". Essa manifestação de vontade pode ser expressa, pela palavra falada ou escrita, tácita (atos que demonstrem a intenção), pelo gesto (como em leilão), ou pelo silêncio, quando o interessado tem o dever de manifestar-se.

Não seria possível uma lei criar vontade presumida de doação de órgãos e tecidos. Nesse caso, a regra seria a manifestação expressa da vontade, por escrito, e nunca pelo silêncio. Todos os que não tivessem manifestado sua vontade, em sentido contrário, iriam se tornar doadores presumidos de seus órgãos e tecidos, após sua morte, "independentemente de consentimento expresso da família", conforme estipulava o art. 14 do Decreto nº 2.268/97. Apesar desta cláusula, dizia-se que os profissionais de saúde conscienciosos tinham consagrado o princípio de consulta às famílias, mas com a regulamentação não haveria mais essa obrigatoriedade. Felizmente, tal regulamentação foi revogada.

Os direitos da personalidade são garantidos pela Constituição Brasileira, que no art. 5º afirma "a inviolabilidade do direito à vida, à liberdade, à igualdade, à segurança e à propriedade". Assim, se o direito à integridade física deve acompanhar o ser humano desde a concepção até a morte, deve alcançar mesmo o corpo sem vida, ou seja, o cadáver, como referia Bitar.[28]

Realmente, a Lei dos Transplantes criou um novo conceito jurídico de morte – a morte encefálica – no qual se admite que, estando todos os órgãos ainda em pleno funcionamento, ainda que sob a ação de fármacos, esses mesmos órgãos podem ser retirados e transplantados em outro indivíduo. Segundo o CFM, define-se como morte encefálica a parada total e irreversível das funções encefálicas.

DIAGNÓSTICO DE COMPETÊNCIA MÉDICA

O diagnóstico da morte encefálica é composto de dois exames clínicos e um exame complementar. O intervalo entre os exames clínicos a ser respeitado é determinado pela faixa etária do paciente, conforme a seguir:

- 7 dias a 2 meses incompletos: 48 h
- 2 meses a 1 ano incompleto: 24 h
- 1 ano a 2 anos incompletos: 12 h
- Acima de 2 anos: 6 h.

O exame clínico deve constatar:

- Coma aperceptivo
- Pupilas fixas e arreativas
- Ausência de reflexo corneopalpebral
- Ausência de reflexo oculocefálico
- Ausência de resposta às provas calóricas
- Ausência de reflexo de tosse
- Apneia.

A atualização dos critérios diagnósticos de morte encefálica, publicados na Resolução CFM nº 2.173/2017,[12] trouxe mais segurança ao diagnóstico, ao determinar parâmetros hemodinâmicos e ventilatórios obrigatórios para a abertura do protocolo. Também tornou esse processo diagnóstico mais ágil, ao diminuir o intervalo de tempo entre o primeiro e o segundo exame clínico.

O exame complementar deve comprovar a ausência de atividade elétrica cerebral, ou ausência de atividade metabólica cerebral, ou ausência de perfusão sanguínea cerebral. Para iniciar o exame clínico estabelecido pelo protocolo em um paciente em Glasgow 3, o médico deve descartar possíveis causas de coma. São exemplos hipotermia e substâncias depressoras do sistema nervoso central.

Dixon[29] menciona que:

"Por causa do chamado dilema da morte cerebral, os britânicos têm decidido não proceder à remoção de órgãos para fins de transplante, mesmo que o paciente, doador em potencial, tenha manifestado esse desejo em vida, se o parente ou seu responsável legal objetar a utilização do corpo ou partes do corpo para esse fim, de acordo com uma regulamentação de 1961."

No Brasil, o CC vigente prevê no art. 6º que "a existência da pessoa natural termina com a morte; presume-se esta, quanto aos ausentes, nos casos em que a lei autoriza a abertura de sucessão definitiva". No art. 7º, o CC dispõe que:

"Pode ser declarada a morte presumida, sem decretação de ausência: I – se for extremamente provável a morte de quem estava em perigo de vida; e, II – se alguém, desaparecido em campanha ou feito prisioneiro, não for encontrado até 2 anos após o término da guerra."

De acordo com este parágrafo único, a declaração da morte presumida, nesses casos, somente poderá ser requerida depois de esgotadas as buscas e averiguações, devendo a sentença fixar a data provável do falecimento. Mais uma vez, o CC admite a morte natural e a presumida, pela ausência do indivíduo (arts. 6º e 7º), porém não conceitua o que seja morte natural.

Por esse motivo, o desligamento de máquinas que possibilitam os movimentos cardíacos e respiratórios em pacientes com diagnóstico de morte encefálica causou muitas discussões a respeito do assunto. Para terminar essa polêmica, em 6 de dezembro de 2007 foi publicada a Resolução CFM nº 1.826, que dispõe sobre a legalidade e o caráter ético da suspensão dos procedimentos de suportes terapêuticos quando da determinação de morte encefálica de indivíduo não doador.

O Decreto nº 9.175/2017 traz em seu artigo 19, parágrafo único, o seguinte texto:

"Nos casos em que a doação não for viável, por quaisquer motivos, o suporte terapêutico artificial ao funcionamento dos órgãos será descontinuado, hipótese em que o corpo será entregue aos familiares ou à instituição responsável pela necropsia, nos casos em que se aplique."

176 Parte 2 | Dimensões Ético-Legais na Enfermagem

Devemos nos atentar para não confundir um quadro de coma com um diagnóstico de morte encefálica. Puggina e Silva[30] salientam que, no coma, há perda total ou parcial da consciência, da motricidade voluntária e da sensibilidade, mas o paciente não está morto. Já a morte encefálica é igual à morte. Ou seja, há parada total e irreversível das funções encefálicas. Tal discernimento é necessário para não realizar interpretações errôneas de alguns casos que costumeiramente são publicados na mídia.

A literatura internacional está repleta de casos como o da norte-americana Karen Ann Quinlan, que permaneceu meses em estado de coma profundo, traqueostomizada e conectada com um respirador artificial. Exames neurológicos repetidos mostravam a irreversibilidade do processo, e a paciente estaria condenada a continuar em seu estado vegetativo. Seus pais pediram aos médicos que suspendessem os meios extraordinários de tratamento e que deixasse a natureza seguir seu curso. O neurologista Robert Morse não aceitou o pedido dos pais de Karen de desconectar o respirador, o que os levou a solicitar judicialmente o desligamento de máquinas que a mantinham viva. Entretanto, esse desligamento, ocorrido em março de 1976, não causou a morte, conforme esperado, e ela sobreviveu quase 10 anos sem auxílio de respiradores ou equipamentos, morrendo apenas no dia 11 de junho de 1985.

Mais recentemente, houve o caso de Terri Schiavo, uma americana de 41 anos, que se encontrava 15 anos em estado vegetativo, desde que teve uma parada cardíaca, provavelmente por falta de potássio (em fevereiro de 1990), e seu cérebro ficou cinco minutos sem oxigenação. Seu marido, Michael Schiavo, lutava havia vários anos pelo direito de permitir sua morte, mas enfrentava na Justiça a oposição dos pais de Terri, que queriam mantê-la viva. Esse caso gerou grande polêmica, em parte porque Terri não estava em coma, e dividiu a opinião pública no país, com manifestações que movimentaram a imprensa,[31] a Câmara de Representantes e o Senado norte-americanos e até o então presidente dos EUA, George W. Bush.[32] Para viver, ela era alimentada por sonda que foi desligada em 1998, a pedido do marido. No entanto, foi religada 1 semana depois por ordem judicial impetrada pelos pais da paciente, que acreditavam que seu estado poderia ser revertido com tratamentos mais evoluídos. Achavam que ela reagia abrindo os olhos e emitindo sons e expressões faciais, o que para eles era uma resposta emocional e cognitiva, enquanto para os neurologistas se tratava apenas de reflexos. Membros da Academia Norte-americana de Neurologia afirmavam que o estado vegetativo de Terri era permanente e irreversível. Até o Vaticano e os líderes de diversas religiões haviam se manifestado sobre o assunto, a maioria condenando a retirada da sonda. De 1998 a 2005, a sonda foi retirada e recolocada várias vezes, sempre por ordem judicial, ora do marido, ora dos pais de Terri. Ela veio a falecer em março de 2005.

Outro caso citado na imprensa é o de uma italiana, Eluana Englaro,* em coma por 17 anos, desde janeiro de 1992, quando sofreu um acidente de carro com 20 anos de idade. A legislação italiana não reconhece o direito à eutanásia, embora pacientes tenham o direito de se negar a receber alimento ou tratamento. O pai da paciente, alegando que a filha não desejaria ser mantida viva artificialmente, obteve liminar do Tribunal de Apelação de Milão autorizando desligar a sonda gástrica que a alimentava, hidratava e mantinha viva. Em janeiro de 2009, a paciente foi transferida para outro hospital, em Udine, que começou a reduzir a alimentação por sonda. A paciente faleceu em poucos dias (09 de fevereiro de 2009), mas esse caso levantou intensa controvérsia na sociedade italiana e mesmo no mundo, sobre os limites da medicalização. O caso de Eluana foi também considerado como eutanásia passiva. Esse adjetivo **passiva** indicaria que "não se provoca diretamente a morte, apenas se retiram medicamentos, alimentos ou hidratação. Há uma expectativa de que a morte simplesmente tenha seguido seu curso natural, afastando-se o excesso de tecnologia do corpo agonizante". De fato, a fronteira entre eutanásia passiva e ativa é tênue, mas a diferenciação oferece conforto aos teólogos, médicos e enfermeiros envolvidos na tomada de decisão sobre a morte. Diniz e Liongo[33] afirmam que é nessa redescrição moral que se entende a morte de Eluana como natural – foi dado a ela o direito de morrer. E, associado ao direito de morrer, existe também o direito ao luto da família, representado pela figura do pai de Eluana, o qual batalhou 12 anos para conseguir autorização judicial para desligar as máquinas que a mantinham viva, sem sinais de recuperação. As autoras afirmam que "a morte pode ser um ato de cuidado para quem sofre e para quem cuida".

---

*Eutanásia de italiana opõe Justiça a governo e Vaticano. Folha de São Paulo. 4 de fevereiro de 2009, caderno A. p. 10.

As famílias brasileiras, em geral, ainda não aceitam com facilidade procedimentos quase corriqueiros, como a prática de necropsia para determinação da *causa mortis* ou a retirada de órgãos de um familiar falecido, por entender que se trata de desrespeito ou violação do corpo da pessoa.

ENFERMAGEM E TRANSPLANTES

No Brasil, o primeiro transplante de órgãos ocorreu, em São Paulo, em 1965, com o transplante de rim. Até o momento, a evolução tecnológica possibilitou transplantes de órgãos e tecidos, como: coração, pâncreas, pulmão, fígado, rins, intestino, córneas, pele, vasos, ossos e tendões. No entanto, o transplante que causou maior impacto popular foi, evidentemente, o transplante de coração, pois este alterou inclusive o conceito de morte e criou toda a polêmica jurídica antes mencionada.

Antes da aprovação da Lei dos Transplantes, a busca por órgãos era feita de maneira individualizada pelos centros transplantadores até que, de maneira pioneira, foi criada em 1991, na Secretaria de Estado da Saúde de São Paulo, uma central de notificação de órgãos e tecidos, mais conhecida como Central de Transplantes, composta por enfermeiros inicialmente. Essa Central, segundo Püschel,[34] ao receber as notificações dos potenciais doadores de órgãos, era encarregada de fazer a manutenção desses doadores, além de realizar a entrevista familiar para solicitação da doação e distribuir os órgãos doados às equipes cadastradas. Assim, em muitas unidades de transplante, eram os enfermeiros que estavam incumbidos de explicar a situação e obter das famílias o consentimento formal para a doação. O profissional estava pressionado, de um lado, pela equipe de transplantes e pelo paciente receptor ou donatário (por vezes mais de um, que necessitava de um órgão), e de outro, pela família do doador que se encontrava em um momento muito dramático para tomar uma decisão tão crucial. Nessas circunstâncias, o profissional tinha de se acautelar para não "forçar" uma decisão precipitada ou indesejada da família.

Outro aspecto a considerar é o da religião, pois, segundo Pessini,[35] "dentro da perspectiva cristã católica, doar órgãos é um gesto de amor, de solidariedade que gera nova vida" e cita o Papa João Paulo II. Este, em um congresso sobre doação de sangue e órgãos, em agosto de 1984, teria dito que:

> "O gesto de doar é profundamente louvável, não pelo desejo de ganho terreno, mas pelo generoso impulso do coração, pela solidariedade humana e cristã – amar o próximo, que é a motivação fundamental da mensagem evangélica e que se constitui na verdade como o **novo mandamento**."

Wakefield *et al.*,[36] Dehghani *et al.*[37] e Ghorbani *et al.*[38] apontam em suas pesquisas que pessoas com fortes crenças religiosas têm atitudes menos favoráveis para doação, e os fatores religiosos interferem no processo de decisão. Por este motivo, orientar os líderes religiosos sobre o tema e estimulá-los a conversar sobre tal assunto com seus fiéis é importantíssimo.

Com a aprovação da Lei dos Transplantes (Lei nº 9.434/97) e do respectivo Decreto nº 2.268/97, coube ao Ministério da Saúde o detalhamento técnico, operacional e normativo do Sistema Nacional de Transplantes, por meio de sua Coordenação Nacional. Esse detalhamento foi estabelecido pela Portaria nº 3.407, de 6 de agosto de 1998, revogada pela Portaria nº 2.600, de 21 de outubro de 2009,[39] com a aprovação do Regulamento Técnico de Transplantes. Este definiu as atribuições das coordenações estaduais, inclusive o sistema de lista única e os critérios específicos para a distribuição de cada tipo de órgão ou tecido para os receptores, entre outras atribuições.

As equipes cirúrgicas necessitam do consentimento expresso da família, pois remoções sem consentimento podem acarretar sérios problemas legais, especialmente criminais. Os profissionais de Enfermagem conhecem de perto o problema. Além disso, é necessário estar atento para dúvidas e questionamentos de familiares que precisam ser esclarecidos em linguagem clara e acessível.

Contudo, para esclarecer os familiares, os profissionais da Enfermagem têm o direito a aprimorar seus conhecimentos técnicos, científicos e culturais que dão sustentação à sua prática profissional, conforme garantido pelo Código de Ética dos Profissionais de Enfermagem (CEPE; Resolução do Conselho Federal de Enfermagem [COFEN] nº 564/2017). No entanto, na prática não é o que observamos com frequência nas escolas de Enfermagem no que diz respeito à educação sobre o tema doação de órgãos e tecidos para transplante. Algumas instituições ainda nem abordam o tema na formação dos futuros profissionais.

Moraes *et al.*[40] e Mendes *et al.*[41] definem que o papel do enfermeiro na doação de órgãos como educador é ponto fundamental, sendo este cuidado baseado em evidências. Tais ações são essenciais para humanizar a assistência oferecida aos familiares do doador. Os enfermeiros são reconhecidos como interlocutores e articuladores do processo de doação e transplante.

Ainda, segundo Mendes *et al.*,[41] por enquanto não existe um sistema de certificação para os enfermeiros que atuam nessa área no Brasil. A implementação de um selo que regulamentasse as atividades desses profissionais implicaria a melhoria de sua qualificação, com vistas ao aumento no número de doadores e avanço ao cuidado dos receptores de órgãos.

A Resolução COFEN nº 292/2004[42] normatiza a atuação do enfermeiro na captação e no transplante de órgãos e tecidos, incumbindo o enfermeiro como responsável por planejar, executar, coordenar, supervisionar e avaliar os procedimentos de Enfermagem prestados aos doadores de órgãos e tecidos.

As principais atividades que esses profissionais devem desempenhar, segundo a Resolução nº 292/2004, são:

- Notificar à Central de Notificação, Captação e Distribuição de Órgãos (CNCDO) os potenciais doadores
- Entrevistar os responsáveis legais do potencial doador, solicitando a doação de órgãos e tecidos
- Garantir aos familiares do potencial doador a liberdade de discutir sobre a decisão de doar ou não os órgãos e tecidos de seu ente
- Durante a entrevista, fornecer todas as informações necessárias para a tomada de decisão
- Aplicar a Sistematização da Assistência de Enfermagem (SAE) em todo o processo de doação de órgãos e tecidos, bem como o de transplante
- Documentar todas as etapas do processo de doação ou de transplante, seja do doador ou do receptor, certificando-se de que estes documentos estejam arquivados devidamente
- Transcrever e enviar as informações sobre o processo de doação atualizado para a CNCDO
- Receber e coordenar as equipes de retirada de órgãos, zelando pelo cumprimento da legislação vigente
- Cumprir e fazer cumprir acordo firmado no termo da doação
- Executar e/ou supervisionar o acondicionamento do órgão até a cirurgia de implante, ou transporte para outra instituição
- Exigir documento de identificação da pessoa responsável pelo transporte do órgão/tecido, autorizado pela Central Nacional de Notificação, Captação e Distribuição de Órgãos (CNNCDO)
- Fazer cumprir a legislação que normatiza a atuação do enfermeiro e do técnico em sala operatória
- Considerar a mesa auxiliar para perfusão de órgãos como campo operatório
- Acompanhar e/ou supervisionar a entrega do corpo à família.

Cabe ainda ao enfermeiro realizar a enucleação do globo ocular, desde que habilitado pela Associação Pan-Americana de Banco de Olhos (APABO). Além disso, ele deve desenvolver ações educativas que visem ao melhor processo de captação e transplante, participando de pesquisas nesta área.

O COFEN publicou ainda a Resolução nº 511, de 29 de março de 2016,[43] que aprova a norma técnica sobre a atuação de enfermeiros e técnicos de enfermagem em hemoterapia.

Por vezes, dúvidas podem surgir até mesmo entre os enfermeiros. Será que o diagnóstico de morte encefálica foi correto? Será que tal estado é realmente irreversível e que ele não tem mais chance alguma de sobrevivência, por mais remota que seja? Será que pacientes oriundos das camadas sociais menos favorecidas não serão os doadores preferenciais das equipes de transplante? Será que enfermeiros e outros profissionais do Centro Cirúrgico e das unidades de captação de órgãos não são assaltados por essas dúvidas e outras, talvez mais específicas, como a eutanásia ou o "dilema da morte cerebral" mencionado por Dixon? Será que, para as famílias, a simples ideia de ajudar outra pessoa desconhecida a viver com um órgão que pertenceu a alguém de sua família é consolo suficiente? Estão as pessoas, de modo geral, de fato, preparadas a tal espírito de solidariedade? Parece que, gradualmente, a sociedade está respondendo positivamente a esses apelos de solidariedade e passando a ver uma nova forma de lidar com a morte, por meio da doação e dos transplantes de órgãos e tecidos.

CONSIDERAÇÕES FINAIS

Inúmeras vezes os profissionais que atuam na área da doação de órgãos e tecidos para transplantes param para se perguntar por que teriam aceitado trabalhar nessa área, tão cheia de dúvidas, aparentes incertezas e outros questionamentos éticos e morais. E as razões que levam a esses questionamentos são compreensíveis, uma vez que a grande motivação de qualquer iniciante na área da saúde é a promoção da saúde, a recuperação e o restabelecimento do doente e os bons prognósticos de pacientes sob seus cuidados. Certamente, no decurso de sua preparação profissional aquele iniciante vai se deparar com a morte em muitos momentos de sua carreira, embora contraposta, felizmente, na maioria dos casos, pela recuperação da saúde.

Para aqueles casos de resultado negativo e frustrante, para um doente ou acidentado e seus familiares, pode ser o início de uma nova vida para outro paciente, aquele já desesperançado pelos tratamentos convencionais, estando apenas na expectativa de um improvável doador compatível para seu órgão que deixou de funcionar a contento. A ciência conseguiu disponibilizar para tais pacientes uma possível solução, mas existe total dependência de encontrar o doador certo, no momento certo. Quando as esperanças de vida se esgotam para uns, ressurgem novas esperanças para outros. Além disso, a doação de órgãos entra na vida de ambos, trazendo solidariedade, nova vida e esperança. É nesse contexto de morte, espírito solidário de uns e nova vida para outros que trabalha o profissional – atuante na área de transplante de órgãos e tecidos.

De fato, trabalhar com doação de órgãos e tecidos para transplante constitui uma atividade que vivencia cotidianamente o sofrimento, a dor e o luto de uma família que perdeu um dos seus entes. Ao mesmo tempo, lida-se com a alegria e a esperança de alguém que estava na longa espera de um doador compatível. São necessários profundo respeito e solidariedade pela dor de uma família que perde um ente – embora seja dor um pouco atenuada pela doação que permitirá um órgão, ou uma parte, de seu parente sobreviver em outra pessoa. A verdadeira dimensão dessa doação só pode ser sentida por aquele que efetivamente recebe um órgão que lhe acrescentará mais alguns, ou muitos anos, de vida à frente.

É importante compreender e sentir o drama de inúmeros pacientes que aguardam por um transplante. Imagina-se o drama de um pai de família que necessita de um transplante de fígado e que gostaria de ver os filhos crescerem, vivenciar a chegada dos netos e poder desfrutar das alegrias reservadas pela vida.

O transplante devolve a esperança que já não existia e restitui qualidade de vida para quem antes só tinha uma tênue expectativa entre a vida e a morte a cada amanhecer. O transplante proporciona a pacientes e familiares a possibilidade de reviver e usufruir novamente de novas perspectivas na elaboração de planos e até de sonhar.

REFERÊNCIAS BIBLIOGRÁFICAS

1. Fonseca MADA, Carvalho AM. Fragmentos da vida: representações sociais de doação de órgãos para transplantes. Rev Interações. 2005; 10:85-108.
2. Parizi RR, Silva NM. Transplantes. In: Costa SIF, Oselka G, Garrafa V (eds). Iniciação à bioética. Brasília: Conselho Federal de Medicina; 1998.
3. Pessini L, Barchifontaine CP. Problemas atuais de bioética. São Paulo: Centro Universitário São Camilo/Loyola; 2005.
4. Decreto nº 9.175, de 18 de junho de 2017. Regulamenta a Lei nº 9.434, de 4 de fevereiro de 1997, para tratar da disposição de órgãos, tecidos, células e partes do corpo humano para fins de transplante e tratamento. Disponível em http://www.planalto.gov.br/ccivil_03/_ato2015-2018/2017/decreto/D9175.htm.
5. Ministério da Saúde. Portaria nº 2.600, de 21 de outubro de 2009. Aprova o Regulamento Técnico do Sistema Nacional de Transplante. Diário Oficial, nº 208; 30 de outubro de 2009; Seção 1. p. 77.
6. São Paulo. Resolução SS nº 114, de 29 de setembro de 2014. Dispõe sobre a estrutura organizacional e operacional do Sistema Estadual de Transplantes de São Paulo. Diário Oficial Estado de São Paulo nº 184; 30 de setembro de 2014; Poder Executivo, Seção 1. p. 34.
7. Lei nº 5.479, de 10 de agosto de 1968. Dispõe sobre a retirada e transplante de tecidos, órgãos e partes de cadáver para finalidade terapêutica e científica, e dá outras providências. Diário Oficial; 14 de agosto de 1968; Seção 1. p. 7177.

8. Projeto de Lei nº 3.857, de 2004. Ementa: Disciplina a pena física nos casos que especifica, instituindo a doação compulsória de órgãos. Disponível em http://www.camara.gov.br/proposicoesWeb/fichadetr amitacao?idProposicao=2591729.

9. Resolução CFM nº 1.752, de 13 de setembro de 2004. Autorização ética do uso de órgãos e/ou tecidos de anencéfalos para transplante, mediante autorização prévia dos pais. (Revogada pela Resolução CFM nº 1.949/2010) Disponível em http://www.portalmedico.org.br/resolucoes/cfm/2004/1752_2004.htm. Acesso em 10 de agosto de 2016.

10. Resolução CFM nº 1.949 de 10 de junho de 2010. Revoga a Resolução CFM nº 1.752/2004, que trata da autorização ética do uso de órgãos e/ou tecidos de anencéfalos para transplante, mediante autorização prévia dos pais. Disponível em http://www.normasbrasil.com.br/norma/?id=111844. Acesso em 10 de agosto de 2016.

11. World Health Organization (WHO). Cumbre Internacional sobre turismo de trasplante y tráfico de órganos convocada por la Sociedad de Trasplantes y la Sociedad Internacional de Nefrología en Istambul. Istambul: WHO; 2008.

12. Conselho Federal de Medicina. Resolução nº 2.173, de 23 de novembro de 2017. Define os critérios do diagnóstico de morte encefálica. Diário Oficial, nº 240; 15 de dezembro de 2017; Poder Executivo, seção I, p. 274.

13. Conselho Federal de Medicina. Resolução nº 1.931, de 17 de setembro de 2009. Aprova o Código de Ética Médica. Diário Oficial, nº 183; 24 de setembro de 2009, seção I, p. 90.

14. World Health Organization. Human organ transplantation: a report on developments under the auspices of WHO (1987-1991). (Geneva: WHO); e World Health Organization, Guiding principles on human organ transplantation. Geneva: WHO. Lancet. 1991; 337(8755):1470-1.

15. Dupas G. Tecnologia médica, vida e morte dignas. Espaço aberto. In: O Estado de São Paulo, 17 de junho de 2006. Caderno A, p. 2.

16. Lei nº 4.280, de 6 de novembro de 1963. Dispõe sobre a extirpação de órgão ou tecido de pessoa falecida. Diário Oficial, 11 de novembro de 1963, seção I, p. 9.482.

17. World Medical Association. 35th World Medical Assembly, Venice, Italy. October 1983. WMA International Code of Medical Ethics. Disponível em http://www.wma.net/en/30publications/10policies/c8/. Acesso em 10 de agosto de 2016.

18. Lei nº 8.501, de 30 de novembro de 1992. Dispõe sobre utilização de cadáver não reclamado, para fins de estudos ou pesquisas científicas. Disponível em http://www.portal.cfm.org.br/index. php?option=com_content&view=article&id=21727:lei-85011992-dispoe-sobrea-utilizacao-de-cadaver-nao-reclamado-parafins-de-estudos-ou-pesquisas-cientificas&catid=66:leis&Itemid=34. Acesso em 10 de agosto de 2016.

19. Lei nº 9.434, de 4 de fevereiro de 1997. Dispõe sobre a remoção de órgãos, tecidos e partes do corpo humano para fins de transplante e tratamento e dá outras providências. Disponível em https://www. legisweb.com.br/legislacao/?id=84917. Acesso em 10 de agosto de 2016.

20. Decreto nº 2.268, de 30 de junho de 1997. Regulamenta a Lei nº 9.434, de 4 de fevereiro de 1997, que dispõe sobre a remoção de órgãos, tecidos e partes do corpo humano para fins de transplante e tratamento, e dá outras providências. Disponível em https://www.legisweb.com.br/legislacao/?id=52833.

21. Medida Provisória nº 1.718, de 06 de outubro de 1998. Acresce parágrafo ao art. 4º da Lei nº 9.434, de 4 de fevereiro de 1997, que dispõe sobre a remoção de órgãos, tecidos e partes do corpo humano para fins de transplante e tratamento. Diário Oficial, nº 192, de 7 de outubro de 1998, Atos do poder executivo, seção I, p. 1.

22. Medida Provisória nº 1.959-27, de 24 de outubro de 2000. Altera dispositivos da Lei nº 9.434, de 4 de fevereiro de 1997, que dispõe sobre a remoção de órgãos, tecidos e partes do corpo humano para fins de transplante e tratamento. Diário Oficial; 25 de outubro de 2000, seção I, p. 3.

23. Medida Provisória nº 2.083-32, de 22 de fevereiro de 2001. Altera dispositivos da Lei nº 9.434, de 4 de fevereiro de 1997, que dispõe sobre a remoção de órgãos, tecidos e partes do corpo humano para fins de transplante e tratamento. Disponível em http://www2.camara.leg.br/legin/fed/medpro/2001/medidapro-visoria-2083-32.22fevereiro-2001-363178-publicacaooriginal-1-pe.html. Acesso em 10 de agosto de 2016.

24. Lei nº 10.211, de 23 de março de 2001. Altera os dispositivos da Lei nº 9.434, de 4 de fevereiro de 1997, que "dispõe sobre a remoção de órgãos, tecidos e partes do corpo humano para fins de transplante e tratamento". Diário Oficial, 24 de março de 2001. p. 6. Edição Extra.

25. Lei nº 10.406, de 10 de janeiro de 2002. Institui o Código Civil. Disponível em: http://www.planalto. gov.br/ccivil_03/leis/2002/l10406.htm.

26. Vilaça Azevedo A. A lei dos transplantes e doação presumida de órgãos e tecidos. J Adv OAB. 1998; 23(212):13.

27. De Cupis. Os direitos da personalidade. Lisboa: Livraria Morais; 1961.

28. Bitar CA. Os direitos da personalidade. São Paulo: Forense; 1989. p. 70.

29. Dixon E. The theatre nurse and the law. United Kingdom: Croom Helm, Beckenham, Kent; 1984. p. 101 e 128.
30. Puggina ACG, Silva MJP. Sinais vitais e expressão facial de pacientes em estado de coma. Rev Bras Enf. 2009; 62:435-41.
31. Leite PD. Corte adia decisão sobre remoção de tubo de paciente. Presidente Bush sanciona lei que federaliza caso; pais de Terri Schiavo entram com recurso para reinserir aparelho. In: Folha de São Paulo. 22 de março de 2005. Caderno A, p. 13.
32. Jornal Estado de S. Paulo. Bush assina lei de madrugada, mas juiz não encerra caso Terri. O Estado de S. Paulo. 22 de março de 2005. Caderno A, p. 17.
33. Diniz D, Liongo T. Jornal Estado de S. Paulo. Morte digna e luto: direitos a considerar. Pai quis assegurar a Eluana a concretização de um desejo calado havia 17 anos pelo silêncio do coma. O Estado de S. Paulo, São Paulo, edição de 15 de fevereiro de 2009, Caderno J, p. 13.
34. Puschel VAA. A atuação da enfermeira na central de transplantes da Secretaria da Saúde do Estado de São Paulo. 49º Congresso Brasileiro de Enfermagem. Belo Horizonte, dezembro de 1997.
35. Pessini L. Morrer com dignidade. São Paulo: Santuário; 1990.
36. Wakefield CE, Reid J, Homewood J. Religious and ethnic influences on willingness to donate organs and donor behavior: an Australian perspective. Prog Transplant. 2011; 21(2):161-8.
37. Dehghani SM, Gholami S, Bahador A, Nikeghbalian S, Eshraghian A, Salahi H *et al*. Causes of organ donation refusal in southern Iran. Transplant Proc. 2011; 43(2):410-1. PubMed PMID: 21736247. Epub 2011/07/09.
38. Ghorbani F, Khoddami-Vishteh HR, Ghobadi O, Shafaghi S, Louyeh AR, Najafizadeh K. Causes of family refusal for organ donation. Transplant Proc. 2011; 43(2):405-6. PubMed PMID: 21440719. Epub 2011/03/29.
39. Ministério da Saúde. Portaria nº 2.600, de 21 de outubro de 2009. Aprova o Regulamento Técnico do Sistema Nacional de Transplantes. DOU de 30/10/2009, nº 208, Seção 1, p. 77.
40. Moraes ELD, Santos MJ, Merighi MAB, Massarollo MCKB. Experience of nurses in the process of donation of organs and tissues for transplant. Revi Latinoamer Enf. 2014; 22:226-33.
41. Mendes KDS, Roza BDA, Barbosa SDFF, Schirmer J, Galvão CM. Transplante de órgãos e tecidos: responsabilidades do enfermeiro. Texto & Contexto – Enfermagem. 2012; 21:945-53.
42. Conselho Federal de Enfermagem. Resolução COFEN nº 292, de 07-06-2004. Normatiza a atuação do Enfermeiro na Captação e Transplante de Órgãos e Tecidos. Disponível em http://www.saude.ba.gov.br/transplantes/documentos_tx/cofen.pdf. Acesso em 10 de agosto de 2016.
43. Conselho Federal de Enfermagem. Resolução nº 511, de 29 de março de 2016. Aprova a Norma Técnica que dispõe sobre a atuação de Enfermeiros e Técnicos de Enfermagem em Hemoterapia. Disponível em http://www.poderesaude.com.br/novosite/images/04.04.16_I.pdf. Acesso em 10 de agosto de 2016.

15 Exercício da Enfermagem em Unidade de Terapia Intensiva

Taka Oguisso, Maria José Schmidt e Genival Fernandes de Freitas

INTRODUÇÃO

A evolução científica e tecnológica que o mundo atual experimenta proporcionou grandes modificações na assistência ao paciente, em especial àquele em estado crítico ou de alto risco. Tais modificações, envolvendo maior complexidade de equipamentos e necessidade de atenção permanente por parte de uma equipe multiprofissional de saúde, resultaram na criação de um conjunto de serviços especializados com uma concentração de recursos materiais e humanos, denominado unidade de terapia intensiva, ou simplesmente UTI.

As UTIs são unidades que, geralmente, ocupam uma área nobre da instituição hospitalar e que, à primeira vista para o leigo, assustam devido à quantidade de equipamentos, aparelhos, fios, focos de luz, monitores, bombas de infusão, fontes de oxigênio, de ar comprimido e a vácuo, aspiradores portáteis, nebulizadores, negatoscópios e suportes diversos. Toda essa moderna parafernália eletroeletrônica serve inclusive de cartão de visita para os hospitais, justificando o custo mais elevado de internação ou demonstrando que suas unidades estão preparadas para receber qualquer tipo de paciente grave ou em estado crítico.

Exatamente pela sofisticação e complexidade dos equipamentos, os profissionais que exercem atividades nessas unidades, além de qualificados para enfrentar e controlar situações de emergência com competência, eficácia e rapidez, usam roupas especiais, gorros e máscaras para proteção do paciente, o que constitui motivo adicional para provocar maior ansiedade, assustar e infundir mais medo aos pacientes. Familiares de pessoas que estiveram internadas em uma UTI testemunham que, nessa unidade, o corpo do paciente é espetado, perfurado, amarrado e desnudado; além disso, sua personalidade é destruída, e o ambiente é de dor, medo, angústias, gemidos, vozes estranhas, ruídos irritantes e contínuos e excesso de luz artificial fluorescente. É relatado ainda que os pacientes perdem a noção de dia e noite, e há um emaranhado de tubos de plástico e fios elétricos, agulhas na veia, choques elétricos, camas estreitas e cortinas brancas; enfim, um inferno na solidão desumana, em que nem os médicos ou enfermeiros são conhecidos, já que são todos especialistas desse corredor da dor e da morte, e tratam os pacientes por números.

Pastore[1] escreveu que "os que sobrevivem sabem que uma jornada na UTI só não é pior que a morte, e que em uma UTI todos os pudores da vida em sociedade se esvanecem, pois homens e mulheres expõem seus corpos, que são manuseados pelos enfermeiros".

Hoffman *et al.*,[2] em 1978, afirmavam que:

"A natureza estressante e agressiva da UTI é amplamente reconhecida, e que o simples emprego da sigla UTI é suficiente para lembrar uma situação muito tensa. O paciente circundado por fatores sobre os quais não pode exercer controle e dos quais depende a sua sobrevivência experimenta grande desconforto."

Em 2006, Dupas[3] constatou que novas técnicas de manutenção de vidas artificializadas foram desenvolvidas e até hoje agridem o senso comum. Assim, a morte digna cercada pelos familiares, aspiração atávica da humanidade, desapareceu quase por completo; afinal, atualmente, os doentes morrem mais sós e mais lentamente, sedados para suportar a agressão de tubos e agulhas.

Outro aspecto estressante e também agressivo para o paciente é o constrangimento de permanecer despido.[4] Tal conduta parece ser rotina nas UTIs e justifica-se pela maior dificuldade de manipular o paciente vestido em situação de emergência, assim como em virtude de eletrodos, drenos, sondas, tubos e soros instalados no seu corpo.

A utilização correta de roupas e trajes constitui um componente sociocultural marcante na sociedade brasileira; logo, a nudez pode provocar situação de constrangimento e humilhação do paciente frente aos médicos e ao pessoal de Enfermagem. Mesmo que para estes isso nada signifique, para o paciente é uma situação nova, insegura, estressante e agressiva, especialmente se estiver consciente.

Será que os especialistas já debateram esse problema? Será que, de fato, é sempre necessário manter o paciente totalmente despido, desconsiderando sua privacidade e seu pudor? Essa conduta representa apenas comodidade para o pessoal que trabalha, ou uma rotina sobre a qual os especialistas não pararam para pensar? Seria difícil demais constranger o paciente o menos possível e oferecer-lhe um pouco mais de conforto, vestindo-o tanto quanto possível e despindo-o somente quando e quanto for necessário para prestar o cuidado? Se é extremamente importante que o paciente fique despido por algum tempo, enquanto internado na UTI, é explicado a ele o porquê dessa necessidade?

A literatura relatada por Castro[5] demonstra a situação de pânico de uma paciente por imaginar que seu quadro se tornara irrecuperável e que já haviam desistido de tentar salvá-la, no instante em que um auxiliar desliga o monitor cardíaco, por defeito técnico, sem ao menos informar-lhe. Por que impor um sofrimento a mais ao paciente se o profissional especialista, eticamente, deveria proporcionar alívio?

É certo que a gravidade da condição de saúde do paciente obriga a utilização de sofisticados aparelhos e monitores vitais para sua sobrevivência, especialmente quando há necessidade de intervenções rápidas. Os pacientes ficam ligados a inúmeros fios, sondas, cateteres, tubos etc., o que os torna quase totalmente dependentes da equipe de especialistas. Na verdade, a organização da UTI e o cuidado intensivo estão dirigidos essencialmente, segundo Boff,[6] à manipulação e ao controle da tecnologia instalada, não contemplando a dimensão humana e os valores do paciente. Nesse contexto, o corpo do indivíduo é percebido como lócus para instalação de tecnologia avançada e apenas receptáculo dos cuidados médicos e de Enfermagem.

O episódio da hospitalização em UTI oferece a cada indivíduo uma experiência diferente, em que se incluem: medo do desconhecido, perda de independência e autonomia, sofrimento diante de procedimentos invasivos ou da perspectiva de enfrentá-los, angústia e desconforto pelos ruídos constantes dos aparelhos, luz intensa, gemidos de outros pacientes, movimentação agitada de profissionais, sensação de constrangimento por ver-se despido, perda da privacidade e outras.

Apesar dessa visão assustadora, as UTIs devem proporcionar um ambiente terapêutico que minimize o estresse, a tensão emocional, a insegurança e o medo do desconhecido por parte do paciente, facilitando a prestação de uma assistência especializada e competente que promova a mais pronta recuperação das funções vitais em um clima de conforto e segurança, e de acordo com as necessidades do paciente.

Não existe uma legislação brasileira específica para a UTI; entretanto, há vários princípios universais que servem de parâmetro para profissionais que atuam nessa área. A Lei nº 7.498/86, que dispõe sobre o exercício da Enfermagem, e o Decreto nº 94.406/87, que a regulamenta, estipulam que é função privativa do enfermeiro a prestação de cuidados diretos de Enfermagem a pacientes graves com risco de morte e cuidados de Enfermagem de maior complexidade técnica e que exijam conhecimentos científicos adequados e capacidade de tomar decisões imediatas. Embora não esteja explícito nos textos legais, supõe-se que pacientes graves e que exijam cuidados de maior complexidade técnica estejam internados em UTI. Assim, seria privativo do enfermeiro o cuidado direto, intensivo e complexo a pacientes graves.

O Conselho Regional de Medicina do Estado de São Paulo (CREMESP) criou a Resolução nº 71, de 08 de novembro de 1995, na qual define que a UTI é o local dentro do hospital destinado ao atendimento em sistema de vigilância contínua a pacientes graves ou de risco, potencialmente recuperáveis. Portanto, paciente grave é aquele que apresenta instabilidade de algum de seus sistemas orgânicos, devido a alterações agudas ou agudizadas; e paciente de risco é aquele que tem alguma condição potencialmente determinante de instabilidade. Pouco tempo depois, o Ministério da Saúde estabeleceu critérios de classificação para as UTIs. Conforme a Portaria nº 3.432. de 12 de agosto de 1998, as UTIs seriam:

> "[...] destinadas ao atendimento de pacientes graves ou de risco que dispusessem de assistência médica e de Enfermagem ininterruptas, com equipamentos específicos próprios, recursos humanos especializados e que tivessem acesso a outras tecnologias destinadas a diagnóstico e terapêutica."

Uma década depois, o CREMESP aprovou a Resolução nº 170, de 06 de novembro de 2007,[7] definindo e regulamentando as atividades das UTIs. Diante dessa regulamentação ministerial, aquela Resolução nº 71/95 afinal foi revogada pelo próprio CREMESP por meio da Resolução nº 254, de 22 de novembro de 2013. Finalmente, em 2016, o Conselho Federal de Medicina (CFM), como órgão de âmbito nacional, estabeleceu critérios de admissão e alta em UTI (Resolução nº 2.156, de 28 de outubro de 2016).[8]

O CREMESP estipula também que a UTI deve estar estruturada de modo a fornecer suporte (diagnóstico e tratamento) nos aspectos hemodinâmico, metabólico, nutricional, respiratório e de reabilitação, e que deve existir médico exclusivo presente na área durante 24 h, 7 dias por semana. Determina ainda que todos esses médicos tenham recebido treinamento específico em terapia intensiva, ou que tenham título de especialista. Como se vê, hoje em dia todos os profissionais trabalham em um ambiente muito mais legalístico do que antigamente.

EVENTOS ADVERSOS NA ENFERMAGEM | IATROGENIAS

Apesar dessa assistência direta especializada e da vigilância permanente da equipe, a própria condição clínica do paciente e a necessidade de atuar com rapidez e eficiência em determinadas situações podem facilitar a ocorrência de acidentes, talvez causados pela própria complexidade e elevada potência dos modernos aparelhos, que acabam por provocar efeitos colaterais indesejáveis.

Se acidentes podem acontecer em qualquer setor de uma entidade hospitalar, a UTI evidentemente é um dos locais em que eles encontram campo mais propício para tal.

Segundo Veiga,[9] às vezes:

"Um método terapêutico apropriado, aceito pela ciência e empregado corretamente pode ocasionar doença, razão pela qual toda a patologia terapêutica é enquadrada na expressão 'doença iatrogênica' ou 'doença iatrofarmacogênica'. Modernamente, os especialistas preferem a expressão 'eventos adversos'."

Segundo Lacaz et al.,[10] no contexto farmacológico:

"A terapêutica moderna é cheia de poderes, mas também de perigos, visto que as preparações galênicas foram substituídas pelos hormônios, antibióticos, drogas antiblásticas e outras que levam a manifestações clínicas das mais variadas."

A palavra **iatrogenia** ou **iatrogênese** deriva do grego (*iatros*, que significa médico, e *génesis*, origem). A inclusão do termo *pathos* (doença) daria origem a iatropatogênese, que seria a doença causada pelo médico. Apesar desse significado neutro, do ponto de vista morfológico, o *Dicionário Aurélio* define iatrogenia como alterações patológicas decorrentes de um tratamento ou procedimento terapêutico. Assim, iatrogenia, e não iatropatogenia, tem sido o termo mais comumente empregado para identificar uma ação nociva ou maléfica.

Padilha[11,12] e Toffoletto et al.[13] definem iatrogenia como a "ocorrência de uma alteração indesejável, de natureza prejudicial ou danosa ao paciente, desencadeada por omissão, ação inadvertida ou falha, voluntária ou involuntariamente praticada, por quem assiste o paciente".

Ferraz et al.[14] referem-se à participação dos enfermeiros na incidência de iatrogenia como decorrente da omissão de doses, administração de medicamento em concentração incorreta, aplicação em horários ou vias impróprios, administração de medicamentos não prescritos em pacientes trocados, assim como a aplicação de fármacos errados, decorrentes de substituições indevidas ou de dúvidas na transcrição ou na interpretação da prescrição médica.

Além dessas ocorrências, podem ser citadas outras, como queimaduras provocadas por bolsas de água quente, fraturas e outros traumatismos provocados por queda de leito, maca ou mesa de exame ou curativo, hemorragias por desconexão de sondas ou cateteres, asfixia por obstrução de cânula endotraqueal, administração de dieta de sonda em *intracath*, passagem ectópica de sonda nasogástrica etc.

Em caso de politraumatismo, Padilha[11] lembra que os pacientes apresentam "importantes lesões cutaneomucosas, bem como comprometimentos graves no nível da perfusão, da ventilação e da condição nutricional, levando a anormalidades nos mecanismos de defesa do indivíduo, tornando-o um paciente de alto risco. Assim, qualquer deslize em termos de assistência pode resultar em consequências drásticas". Essa autora enfatiza também o fato de que "as intervenções invasivas, tanto as de cunho diagnóstico quanto terapêuticas, vão se processar, muitas vezes, em tecidos previamente contaminados ou infectados, o que por si só traz inúmeros inconvenientes ao doente".

A gravidade da condição de saúde do paciente requer a utilização de sofisticados aparelhos e monitores que são vitais para sua sobrevivência. Por isso, ele fica ligado a inúmeros fios, sondas, cateteres, tubos etc., o que o torna quase totalmente dependente da Enfermagem.

Exemplos de ocorrências como as anteriormente citadas podem acontecer em qualquer unidade hospitalar, inclusive na de terapia intensiva. Isso porque, apesar de geralmente haver pessoal mais bem qualificado, o paciente, muitas vezes, necessita de intervenções rápidas e encontra-se em total dependência da Enfermagem. Qualquer inobservância ou descuido, ainda que por rápidos momentos, pode causar acidentes ou ocorrências indesejáveis.

Assim, enfermeiros e outros profissionais da saúde devem estar preparados para assumir sua parcela de responsabilidade na ocorrência de danos físicos ou pessoais que possam ser causados por ação ou omissão voluntária, imperícia, imprudência ou mesmo negligência.

ASPECTOS ÉTICO-LEGAIS

Como já se sabe, a Constituição Brasileira de 1988 assegura a todos o direito à saúde, sob responsabilidade do Estado (art. 196), mediante políticas sociais e econômicas que visem à redução do risco de doenças e de outros agravos, assim como ao acesso universal e igualitário aos serviços de promoção, proteção e recuperação da saúde.

A Lei do Exercício Profissional estabelece que, como integrante de equipe de saúde, o enfermeiro tem, no inciso II do art. 8º, um elenco de 17 atividades, dentre as quais cabe destacar a sua participação em elaboração, planejamento, execução e avaliação de assistência integral à saúde individual e de grupos específicos, particularmente daqueles prioritários e de alto risco.

O CEPE-2017 estabelece que é dever do profissional "exercer a profissão com justiça, compromisso, equidade, resolutividade, dignidade, competência, responsabilidade, honestidade e lealdade" (art. 24).[15] Dentro do caráter ético-profissional, é necessário lembrar que, na UTI, além da habilidade técnica no trato dos sofisticados equipamentos, é preciso ir ao encontro da pessoa em sofrimento, que muitas vezes perde sua identidade e passa a ser tratada como um caso ou um número. Sempre que possível, é necessário dialogar com o paciente, explicar cada ação, perguntar suas necessidades e seus valores, e mesmo seus desejos, quando uma decisão precisa ser tomada perante certos dilemas de fim de vida. Quem deve decidir por ele? Como preservar a privacidade e o pudor dos doentes nas UTIs? Como respeitar sua autonomia e liberdade? Como proporcionar dignidade humana ao paciente nesta hora? Pessini[16] lembra que as UTIs devem ter espaço físico para trabalhar a dor e o sofrimento da perda, sem que isso seja espetáculo para os outros nos corredores ou escadarias. O autor ainda cita as manipulações que podem ocorrer no fim da vida, seja justificando com propriedade técnica uma obstinação terapêutica, seja tratando assuntos eminentemente éticos como técnicos e prolongando um penoso processo de sofrimento, agonia e morte mais do que de vida propriamente dita.

Outro aspecto ético igualmente relevante e que deve ser considerado refere-se à escassez de recursos em saúde (físicos e humanos) para o atendimento à demanda. Nesse sentido, um estudo pioneiro sobre a questão da microalocação de recursos escassos em saúde destaca dilemas bioéticos referentes à seleção de quem deve viver.[17] Por outro lado, no que tange a critérios sociais na seleção de indivíduos em serviços de emergência, outro trabalho destacou que, em relação à idade, por exemplo, em um grupo de 89 estudantes de administração hospitalar de primeiro e quarto anos, a maioria (82,9% dos alunos do primeiro ano e 100% dos do quarto) privilegiou a criança no atendimento, ao decidir entre atender um ou outro.[18]

Do estudo da legislação civil, penal e profissional sobre o aspecto da responsabilidade dos enfermeiros e da equipe de Enfermagem, os seguintes pontos merecem uma rápida abordagem devido à possibilidade de ocorrência em UTI: atos lesivos contra a vida, lesões corporais, periclitação da vida e da saúde, atos lesivos contra a liberdade individual e falsidade ideológica. Esses temas foram analisados no capítulo sobre o exercício da Enfermagem sob o enfoque das normas penais e éticas.

É possível concorrer em crime de homicídio ou para a periclitação da vida em UTI por falta de vigilância constante do paciente com risco à vida ou deixando-o aos cuidados de pessoas pouco ou não qualificadas, pela omissão da assistência necessária em situações de emergência com pacientes graves, por cuidados prestados sem a devida atenção e observância das regras técnicas da profissão. Um exemplo concreto foi o caso de conhecido sociólogo brasileiro que havia recebido transplante de fígado e dez dias depois faleceu de embolia gasosa. Relatos da época e sindicâncias instauradas demonstraram que o paciente estava em hemodiálise, sob vigilância de uma enfermeira que se ausentou por alguns minutos para ir ao toalete e deixou em seu lugar uma auxiliar de enfermagem. Nesse instante entrou ar no aparelho e o paciente teve parada cardíaca. Foi atendido pelo médico que não conseguiu reverter o quadro. A enfermeira admitiu sua imprudência ao não trocar o frasco de soro antes de se afastar do paciente e também por ter deixado uma auxiliar despreparada em seu lugar. O CEPE-2017, art. 91, dispõe que é proibido delegar atividades privativas do enfermeiro a outro membro da equipe de Enfermagem, exceto nos casos de emergência. No parágrafo único, acrescenta que essa proibição se estende a outros membros da equipe de saúde. O médico e a enfermeira foram indiciados pela polícia.[19]

Por outro lado, familiares de pacientes desenganados ou os próprios pacientes em estado de sofrimento e desesperançado podem solicitar o desligamento de aparelhos e equipamentos que os mantêm vivos, envolvendo o profissional no crime da eutanásia, caracterizada por ações deliberadas ou intencionais que provocam a morte antecipada.

Da mesma maneira, expor a vida ou a saúde de alguém a perigo direto ou iminente constitui outra situação crítica, que pode ocorrer em UTI por problemas de esterilização de material, falhas na técnica asséptica ou situações ligadas a problema de desinfecção terminal de unidade após alta ou óbito de pacientes.

Membros da equipe médica e de Enfermagem podem se transformar em um veículo importante na transmissão de moléstias graves em função da não execução de cuidados elementares, tais como não lavar as mãos após manejo de um paciente e não utilizar corretamente as técnicas quanto ao uso de avental, máscara, gorro etc. para proteção do paciente grave, debilitado e politraumatizado, como os que se encontram na UTI, sujeitando-os aos riscos de infecção, maior sofrimento ou agravamento da doença.

O paciente grave ou de alto risco na UTI encontra-se sob o cuidado do pessoal de Enfermagem e a custódia da instituição. Portanto, ainda que esse paciente possa, em algumas circunstâncias, defender-se dos riscos de abandono, tocando a campainha, reclamando ou protestando, tal defesa só lhe será útil se houver pessoa ou autoridade para atendê-lo. Nos casos de recém-nascido ou criança pequena, bem como pacientes inconscientes ou com algum transtorno psiquiátrico, o quadro se torna mais grave, porque não há possibilidade sequer dessa relativa autodefesa. Havendo necessidade de afastar-se, por qualquer motivo, de paciente que se encontra sob vigilância permanente, a substituição deve ser feita por pessoa de igual qualificação.

O CEPE-2017 (art. 52) dispõe que é dever do profissional de Enfermagem "manter sigilo sobre fato de que tenha conhecimento em razão da atividade profissional, exceto nos casos previstos na legislação, ou por determinação judicial, ou com consentimento escrito da pessoa envolvida ou de seu representante ou responsável legal". O CEPE enfatiza ainda nesse mesmo artigo, parágrafo primeiro, que "permanece o dever mesmo quando o fato seja de conhecimento público e em caso de falecimento da pessoa envolvida". Ao mesmo tempo, o profissional tem o direito de "abster-se de revelar informações confidenciais de que tenha tomado conhecimento em razão de seu exercício profissional" (art. 12). Ainda com relação à pessoa, família e coletividade, o profissional deve "esclarecer a respeito dos direitos, riscos, benefícios e intercorrências acerca da assistência de Enfermagem" (art. 39).

O profissional pode ainda cometer crime de falsidade ideológica na UTI se registrar ações de Enfermagem que não executou ou deixar de registrar as que executou, uma vez que o paciente, em geral, não se encontra em situação para protestar. Por isso, na UTI, esse fato assume maior relevância devido à dependência e às condições do paciente. Assim, se o profissional de Enfermagem registrar ou determinar que se registre no prontuário informação falsa ou diversa da que deveria constar, simplesmente alterando a verdade sobre fato relevante, constituirá crime de falsidade ideológica. Por referir-se a condição ou estado do paciente ou a assistência de Enfermagem prestada, que são fatos relevantes, essa anotação pode, eventualmente, tornar-se fato jurídico por intercorrências, acidentes, denúncias e outros.

Um exemplo dessa situação em UTI pode ocorrer quando o profissional de Enfermagem registra procedimentos não realizados, criando prova documental para que certos hospitais menos escrupulosos, especialmente os de finalidade lucrativa, possam cobrar por serviços não prestados. Mesmo que o tratamento ou procedimento seja gratuito, não criando para o paciente obrigações pecuniárias, a inserção de declaração ou anotação falsa, que altere a verdade sobre a ocorrência ou o fato relevante, constitui crime de falsidade ideológica.

Dupas[3] lembra que a estada de um paciente em UTI pode tornar a família mais pobre, dado o elevado custo de uma internação nessa unidade. A reação da sociedade começa a ser sentida nas ações judiciais que tentam garantir o direito de o doente determinar de que maneira quer morrer; afinal, esse é o direito derradeiro do indivíduo, uma escolha que nem a equipe médica mais qualificada pode fazer.

CONSIDERAÇÕES FINAIS

Diante do quadro apresentado, pode-se concluir que muitas vezes as condições estruturais e funcionais das instituições de saúde propiciam um atendimento inadequado, cujas consequências podem ocasionar eventos adversos, seja na Medicina ou na Enfermagem. Por outro lado, a população está se tornando cada vez mais esclarecida e não tardará a fazer uso de seus direitos com base na legislação ético-profissional ou mesmo no Código de Proteção e Defesa do Consumidor, ajudando inclusive a melhorar a qualidade da assistência à saúde.

Portanto, é preciso que cada profissional analise o conteúdo de suas ações, procurando atualizar-se e zelando pelo fiel cumprimento da lei que regulamenta o exercício da sua profissão e das normas éticas que a regem, além de propugnar por melhoria das condições estruturais e funcionais dos serviços de saúde.

Felizmente alguns hospitais, juntamente com suas lideranças da Enfermagem, já estão incluindo na assistência ao paciente em UTI maior humanização e calor humano no atendimento e na prestação dos cuidados de Enfermagem; seja possibilitando maior proximidade das famílias dentro dessa Unidade, seja facilitando as visitas ou a mútua visibilidade dos pacientes internados e seus familiares.[20]

REFERÊNCIAS BIBLIOGRÁFICAS

1. Pastore K. Uma jornada no inferno. São Paulo: Veja. 1995. p. 72-9.
2. Hoffman M *et al*. The effects of nursing interventions on stress factors perceived by patients in a coronary care unit. Heart & Lung. 1978; 7(5):804-9.
3. Dupas G. Tecnologia médica, vida e morte dignas. O Estado de São Paulo, São Paulo. Espaço aberto. Edição de 17 de junho de 2006, Caderno A, p. 2.
4. Silveira MFA. Estar despido na unidade de terapia intensiva: duas percepções, um encontro. Rev Enferm UERJ. 1997; 5(2):449-59.
5. Castro DS. Experiência de pacientes internados em UTI – análise fenomenológica. Dissertação. Ribeirão Preto: Escola de Enfermagem da Universidade de São Paulo (USP); 1990.
6. Boff L. Saber cuidar: ética do humano – compaixão pela terra. Petrópolis: Vozes; 1999.
7. Conselho Regional de Medicina de São Paulo (CREMESP). Resolução nº 170, de 6 de novembro de 2007. Define e regulamenta as atividades das Unidades de Terapia Intensiva. Diário Oficial do Estado de São Paulo; Poder Executivo, 22 de novembro de 2007. Seção 1, p. 152.
8. Conselho Federal de Medicina. Resolução CFM nº 2.156, de 28 de outubro de 2016. Estabelece critérios de admissão e alta em unidade de terapia intensiva. D.O.U. de 17 de novembro de 2016. Brasília, DF, Seção I, p. 138-139.
9. Veiga KCG. Iatrogenias de enfermagem em unidade de emergência. Rev Baiana de Enf. 1995; 8(1/2): 68-101.
10. Lacaz CS *et al*. Doenças iatrogênicas. 2. ed. São Paulo: Savier; 1970.
11. Padilha KG. Iatrogenia em unidade de terapia intensiva: uma abordagem teórica. Rev Esc Enferm USP. 1992; 11(2):69-72.

12. Padilha KG. Considerações sobre as ocorrências iatrogênicas na assistência à saúde: dificuldades inerentes ao estudo do tema. Rev Esc Enferm USP. 2001; 35(3). Disponível em http://dx.doi.org/10.1590/S0080-62342001000300013. Acesso em abril de 2016.

13. Toffoletto MC, Silva SC, Padilha KG. Segurança do paciente e prevenção de eventos adversos na UTI. In: Padilha KG, Vattimo MFF, Silva SC, Kimura M (orgs.). Enfermagem em UTI: cuidando do paciente crítico. São Paulo: Manole; 2010.

14. Ferraz ER, Ishii S, Ciosak SI *et al*. Iatrogenia: implicações para a assistência de enfermagem. Rev Esc Enferm USP. 1982; 16(2):165-9.

15. Conselho Federal de Enfermagem. Resolução nº 564, de 6 de novembro de 2017. Aprova o novo Código de Ética dos Profissionais de Enfermagem. Brasília: Diário Oficial da União, Brasília, nº 233, p. 157, 6 de dezembro de 2017. Disponível em www.cofen.gov.br/wp-content/uploads/2017/12/Resolu%C3%A7%C3%A3o-564-17.pdf. Acesso em 19 de dezembro de 2017.

16. Pessini L. Morrer com dignidade. São Paulo: Santuário; 1990.

17. Fortes PAC. O dilema bioético de selecionar quem deve viver: um estudo de microalocação de recursos escassos em saúde. [Tese de Livre-Docência]. São Paulo: Faculdade de Saúde Pública da Universidade de São Paulo; 2000.

18. Fortes PAC, Zoboli ELCP, Spinetti SR. Critérios sociais na seleção de pacientes em serviços de emergência. Rev Saúde Pública. 2001; 35(5):451-5.

19. Nogueira E. As dores do erro. São Paulo: Veja. 1995. p. 84-87.

20. Santos AE. Calor humano: origem e perpetuação desse valor em uma instituição hospitalar modelo referência do município de São Paulo. Tese de doutorado. Universidade Federal de São Paulo. 2016.

16

Exercício da Enfermagem Obstétrica e Neonatal

Maria José Schmidt e Taka Oguisso

INTRODUÇÃO

A importância da enfermeira* obstetra na assistência maternoinfantil já vinha sendo enfatizada oficialmente pela própria Organização Mundial da Saúde (OMS),[1] desde a década de 1970, ao reconhecer nesta profissional as qualificações necessárias para uma adequada assistência à gestante, à parturiente, à puérpera e ao recém-nascido, além de orientar a família e a comunidade para a saúde.

Para a Organização Pan-Americana de Saúde (OPS),[2] órgão de administração regional da OMS para as Américas, a assistência maternoinfantil deve englobar a mulher nos períodos pré-concepcional, pré-natal, parto, puerpério e interconcepcional, além da criança, enquanto recém-nascida, lactente, pré-escolar e adolescente.

Normalmente, incluem-se no grupo maternoinfantil as mulheres em idade fértil entre os 15 a 49 anos e crianças de 0 a 14 anos. De acordo com dados populacionais projetados para o ano de 2050 pelo Instituto Brasileiro de Geografia e Estatística (IBGE),[3] o Brasil terá aproximadamente 226.834.687 de habitantes. Portanto, por essa projeção do IBGE, o crescimento é contínuo, chegando a 223.904.308 em 2030 para depois chegar àquele número em 2050. Ainda em 2050, a população de 0 a 14 anos terá 31.849.189 pessoas. Além disso, haverá 46.239.346 mulheres de 15 a 49 anos (20,3% da população). No total, haverá 115.899.884 de mulheres, o que representaria 51,2% do total da população.

Como já relataram Maranhão *et al.*,[4] além do aspecto quantitativo, esse grupo constitui o setor populacional mais vulnerável. Exige prioridade e maior número de ações no atendimento de suas necessidades de saúde. Infelizmente, o panorama da cobertura e o rendimento operacional dos programas de saúde maternoinfantil, descritos como insatisfatórios por essas autoras, por serem fundamentados em assistência curativa, com baixos níveis de eficiência e falta de racionalização de recursos, não sofreu mudanças significativas, salvo alguma rara exceção.

Entretanto, a assistência maternoinfantil eficaz é essencial, segundo Soares,[5] para a formação de homens capazes de contribuir para o desenvolvimento de uma nação ou país – e também mulheres capazes, em igualdade de condições. Vale acrescentar que tal igualdade é jurídica. Refere-se a direitos e obrigações, como o de votar, ter o mesmo salário na mesma função e os mesmos direitos e obrigações na sociedade conjugal, entre outros.

A realização da Conferência Internacional da Mulher, pela Organização das Nações Unidas (ONU), a cada cinco anos, desde a primeira em 1975, veio aperfeiçoando esses direitos e culminou com a Convenção Internacional sobre Eliminação de Todas as Formas de Discriminação Contra a Mulher,[6] aprovada pela Assembleia Geral da ONU em 1979. Essa Convenção foi ratificada pelo governo brasileiro em 1981, porém só em 2006 foi efetivamente transformada em lei, mais conhecida como Lei Maria da Penha, ou Lei nº 11.340/2006. Na 4ª Conferência,[7] realizada na China, em 1995, a Declaração de Pequim e a Plataforma para a Ação foram adotadas por unanimidade pelos 189 representantes dos países-membros. Contribuíram para o empoderamento da mulher e foram consideradas documento-chave de política global sobre igualdade de gêneros.

---

*Considerando a importância da participação masculina na Enfermagem, no conjunto deste livro, os seus profissionais foram identificados pelo gênero masculino. Entretanto, dadas as características culturais e a absoluta maioria dos que exercem a atividade nessa especialidade, optou-se pela utilização do gênero feminino. Legalmente, nada impede a existência e o exercício de enfermeiro obstetra ou de obstetriz, homem ou mulher.

A partir dessa 4ª Conferência, é realizada a cada cinco anos uma revisão. Assim, no ano 2000 foi realizada em Nova York,[8] com o título "Mulheres 2000: igualdade de gênero, desenvolvimento e paz para o século XXI". Já em 2005 e 2010, realizaram-se revisões pela Comissão Especial do Status da Mulher, da ONU, para avaliar progressos feitos.

Em 2015, a Comissão Econômico-Social da ONU requereu que essa Comissão Especial avaliasse a implementação da Plataforma para Ação para uma sessão programada para Pequim +20. A demora para que os países efetivem convenções internacionais em leis nacionais e destas para a prática cotidiana, como no caso do Brasil, com mais de 20 anos de tramitação, demonstra que as conquistas sociais são muito lentas e árduas. E a ONU também não realizou outras conferências internacionais, provavelmente na espera de que os países-membros cumpram antes convenções já aprovadas.

A OPS[2] definiu o papel dos profissionais nos programas de assistência ao grupo maternoinfantil, nos diversos países da América Latina. No exercício da função assistencial, no campo pré-concepcional foram definidas as atividades que enfermeiras obstetras deveriam exercer com a mulher, a família e a comunidade, e no campo concepcional junto aos serviços de pré-natal, trabalho de parto, parto, puerpério e recém-nascido, incluindo-se exame pós-parto e planejamento familiar. Outras atividades compreendiam ainda as funções administrativa, educativa e de pesquisa. Não é objetivo deste capítulo discutir tais atividades, facilmente encontradas nos documentos oficiais das organizações internacionais mencionadas e nos do Ministério da Saúde,[9] como o Caderno nº 5, da Série A, Normas e Manuais Técnicos – que trata dos Direitos Sexuais e Direitos Reprodutivos, assim como nos textos técnicos da especialidade. Neste capítulo, busca-se levantar e discutir problemas práticos que podem ocorrer durante o exercício da Enfermagem nessas áreas, assim como suas implicações ético-legais.

PERÍODOS PRÉ-CONCEPCIONAL E CONCEPCIONAL

Teoricamente, o homem, após a puberdade, e a mulher, após a menarca, tornam-se capazes de procriar. No período pré-concepcional, três questões devem ser abordadas: (1) o controle de natalidade; (2) o planejamento familiar; e (3) a prevenção de gravidez. O controle de natalidade é, na verdade, uma decisão política do país.

É o caso da China, por exemplo, que dado o crescimento vertiginoso e incontrolado de sua população, chegando a 20% do mundo, adotou medidas drásticas, limitando um filho por família,[10,11] de preferência homem, e adotando o aborto seletivo no caso de feto feminino. Com o envelhecimento da população e o controle populacional, em 28 de dezembro de 2013, o Congresso Nacional do Povo chinês aprovou uma Resolução permitindo dois filhos por casal, desde que um dos cônjuges fosse filho único.[12,13]

Já o planejamento familiar (ou planejamento reprodutivo) envolve uma decisão consciente do casal, mas o Estado tem o dever de promover a orientação e prover os recursos educacionais e de saúde. No Brasil, duas leis tratam da matéria: a Lei nº 9.263/96[14] sobre planejamento familiar e a Lei nº 11.340/06 (Lei Maria da Penha), que trata da proteção à mulher no ambiente doméstico e familiar.

Os métodos contraceptivos podem ser temporários ou definitivos. A escolha dos métodos depende do casal, em especial da mulher, e eles requerem conhecimento dos preservativos e/ou recursos financeiros. Os diversos métodos temporários são reversíveis, praticados para programar os nascimentos, desde o primeiro filho até o intervalo entre um filho e outro. Por outro lado, o planejamento reprodutivo definitivo, como a esterilização feminina ou masculina, é irreversível.

Na mulher, a laqueadura mantém a função endócrina das respectivas glândulas, mas impede a fecundação. No homem, a vasectomia impede o fluxo do espermatozoide. Hoje, com a possibilidade de divórcios e novos casamentos, ou uniões estáveis, é legítimo o desejo de ter novos filhos com outros parceiros. Assim, a indicação da esterilização feminina ou masculina é medida excepcional.

A prevenção temporária de gravidez ocorre em determinadas circunstâncias, como nos casos de cesariana recente da mulher ou algumas semanas após ela ter tomado vacina contra rubéola, e ainda ao se considerar a possibilidade de microcefalia por Zika vírus.

A Constituição Federal (CF), art. 226, parágrafo 7º, dá ao casal o direito de utilizar meios e métodos anticoncepcionais para o planejamento familiar, com base nos princípios da dignidade da pessoa humana e da paternidade responsável. Entretanto, ainda não há investimentos governamentais suficientes para possibilitar ao cidadão exercer esse direito.

A proteção à maternidade e à infância é um direito social garantido pela CF (art. 6º) e pela Consolidação das Leis do Trabalho (CLT);[15] a licença à gestante é de 120 dias, a partir da 36ª semana de gravidez, sem prejuízo do emprego e do salário (art. 7º, inciso XVIII da CF). O salário é pago pela Previdência Social (INSS), mas a licença-maternidade nem sempre representa um benefício para a mulher trabalhadora. Isso porque seu afastamento tão prolongado obriga a empresa a contratar uma substituta, que poderá ser mais eficiente ou mais simpática que a anterior. Além disso, seu trabalho pode ser distribuído entre outras pessoas, que também poderão dar conta. Ou ainda talvez não seja preciso substituí-la, e assim a empresa descobre que seu trabalho é dispensável. O risco é a demissão sem justa causa, ao término da licença-maternidade, principalmente porque agora há uma criança pequena que necessita de cuidados.

Como proteção à mulher no mercado de trabalho, a Lei nº 9.029/1995[16] "proíbe a exigência de atestados de gravidez e esterilização, e outras práticas discriminatórias, para efeitos admissionais ou de permanência da relação jurídica de trabalho". A gestante, desde a confirmação da gravidez, até 4 meses após o parto, não poderá ser dispensada sem justa causa. Entretanto, para a dispensa, sem justa causa, da mulher trabalhadora, a empresa poderá exigir atestado negativo de gravidez. O estado civil da mulher a ser contratada tem importância relativa, visto que casada, ou não, a mulher pode engravidar, até mesmo por meio do que se convencionou chamar de "produção independente".

A licença-paternidade de 5 dias, a partir do nascimento do filho, constitui um período para que o pai possa registrá-lo em cartório e também requerer e receber da Previdência Social o auxílio-natalidade, conforme está disposto na CF, art. 7º, inciso XIX. A Lei nº 13.257, de 08 de março de 2016, ao dispor sobre políticas públicas para a primeira infância (período de 0 a 6 anos de idade), alterou a legislação sobre licença-paternidade, adicionando mais 15 dias, e total máximo de 20 dias. Esse maior período destina-se a aumentar o convívio do pai com o filho recém-nascido e à adaptação do bebê à sua família, como parte de proteção a essa fase etária. Entretanto essa regra só vale para funcionários das empresas que fazem parte do programa "Empresa Cidadã", regulamentado pelo Governo Federal pela Lei nº 11.770, de 09 de setembro de 2008.

É importante também considerar o lado oposto da questão de evitar a gravidez. Ainda sobre o aspecto concepcional, existem casais que desejam ter sua própria prole, mas não conseguem engravidar. Se a hipótese de adoção de filhos não é aceita, porque desejam ter seus próprios filhos biológicos, existem diversas técnicas de interferência no processo natural, ou seja, aquele realizado por meio do ato sexual.

A reprodução assistida pode ser feita por inseminação artificial, fertilização *in vitro* e o chamado útero alternativo, ou mãe em substituição. Na inseminação homóloga, os gametas são do próprio casal. Podem ser fertilizados vários óvulos da mulher, com esperma do marido, fora do organismo da mulher, ou seja, *in vitro*, e fazer a implantação de um ou mais ovos.

Na inseminação heteróloga, o material genético é de outrem, que poderá ser do banco de sêmen ou de óvulos. Na inseminação heteróloga, seja do marido ou da esposa, quando houver o consentimento para essa realização, por presunção legal, o marido será considerado pai, ou a mulher considerada mãe.

Em geral, os bancos mantêm sigilo sobre os dados de identificação dos doadores ou doadoras, informando apenas caracteres genéticos, como cor dos cabelos, olhos, pele, estatura física e profissão, entre outros. O grande problema legal ou ético pode surgir com o banco de sêmen ou de óvulos, por deterem informações importantes sobre a origem desse espermatozoide ou óvulo. Existe, ainda, a questão do direito à identidade genética, ou seja, o direito de os filhos gerados por concepção assistida conhecerem os pais biológicos.

Os embriões excedentários, aqueles que foram concebidos por manipulação genética, em clínicas ou bancos de fertilização, e não foram implantados, podem estar aguardando outras tentativas de implantação, ou estarem indefinidamente congelados. Acredita-se que tais embriões criopreservados possam ficar no congelador sem sofrer alterações por cerca de 200 anos. Os casais, por ocasião da inseminação *in vitro*, assinam um documento em que optam pela doação dos embriões excedentes a outro casal infértil ou pela manutenção no congelamento por um prazo médio de 5 anos, pagando a manutenção. Não há a opção de uso para pesquisas científicas.

A Resolução do Conselho Federal de Medicina, nº 1.358/92,[17] que trata das técnicas de reprodução assistida, proíbe "a fecundação de oócitos, com qualquer outra finalidade que não seja a procriação humana". Os óvulos fertilizados com esperma do mesmo homem geram ovos biologicamente irmãos. São irmãos do ser nascido da inseminação artificial que deu certo. O que fazer? Destruí-los? Conservá-los indefinidamente? Discussões continuam nessa matéria, pois destruir óvulo fertilizado ou embrião, que é mais do que simples tecido, seria sinônimo de matar um ser vivo, futuro homem ou mulher.

Uma questão ética quanto ao sigilo da identificação dos gametas é a possibilidade de a mulher decidir pela produção independente de filhos, optando pela inseminação heteróloga e escolhendo, no banco de sêmen, espermatozoides de homens com algumas características especiais, físicas, psíquicas ou de inteligência, que poderiam ser transmitidas geneticamente. A evolução do feminismo, a independência econômica da mulher e o estágio cultural alcançados possibilitam pensar nessas formas de produção de filhos, provavelmente de pais biológicos diferentes e sem passar pelas etapas naturais do relacionamento afetivo e sexual entre o homem e a mulher, ainda privando a criança da influência paterna.

Talvez, em um futuro, não muito longe, haja casamentos ou relacionamentos entre irmãos unilaterais, que possam gerar filhos com problemas genéticos. Também podem surgir aberrações, como é o caso de uma mulher submetida à inseminação artificial heteróloga, que deu à luz gêmeos, sendo um da raça branca e outro da raça negra.[18] A justificativa do banco de sêmen foi de que houve "contaminação" do recipiente de coleta do sêmen. Um caso bastante divulgado ocorreu na Alemanha: um casal teve gêmeos de cor de pele diferente, um branco e outro negro, nascidos em Berlim. O pai é alemão e a mãe nascida em Gana, na África Ocidental. A maternidade declarou que exames confirmaram que as duas crianças são filhas do mesmo pai e que o caso seria possível quando a mulher tem dupla ovulação.[19] Outro caso, igualmente divulgado na imprensa, ocorreu à família Fasano, de cor branca, e à família Rogers, da raça negra. Em uma clínica de Nova York, por engano, foram implantados na senhora Fasano embriões com material de sua família e também da família Rogers. Nasceram dois meninos, um da raça branca e outro da raça negra. Os Rogers acionaram a clínica e conseguiram a paternidade biológica do menino da raça negra, e a senhora Fasano, que dera à luz gêmeos, ficou com uma só criança.[20]

Resta ainda o direito do filho de conhecer seus pais biológicos.[18-20]

A criopreservação, ou seja, a técnica de congelamento de óvulos ou tecidos, possibilita beneficiar homens ou mulheres que, em idade reprodutiva, desenvolvem câncer de próstata ou mama, por exemplo, e fazem recolher espermatozoides ou óvulos para serem conservados por essa técnica. Terminado o tratamento por radioterapia ou quimioterapia, ou na época apropriada, é feita a fertilização *in vitro* para ter o filho desejado.

Na ânsia de perpetuação da espécie, já houve homens que procuraram bancos de sêmen para deixar seu esperma guardado para ser inseminado em sua mulher após sua morte para poder **renascer, de novo, no filho**. Outros deixaram em testamento a determinação para que, após sua morte, a esposa fosse fertilizada com seu esperma guardado no banco de sêmen. A mulher, que não queria ter esse filho, teve de recorrer à Justiça para deixar de cumprir o testamento. A imprensa relata vários casos de fertilização *in vitro*; por exemplo, uma norte-americana, logo depois da morte súbita do marido, recorreu a um urologista, Cappy Rothman, para que extraísse o sêmen do esposo e o conservasse congelado. Em seguida, foi feita a fertilização de óvulos dela com esse sêmen do marido falecido e inseminado em seu útero com sucesso, gerando uma gravidez resultante de esperma coletado após a morte.[21] O problema ético é que, se no primeiro caso houve desejo e, portanto, consentimento do doador que fez recolher e guardar o sêmen para um determinado fim, no segundo não ocorreu esse consentimento. Nos dois casos, não houve o consentimento do casal, apenas de um dos cônjuges. Grandes personalidades da humanidade, como líderes políticos, premiados pelo prêmio Nobel, esportistas, artistas ou cientistas, podem pretender vender seus espermas para mulheres que pensam poder ser mães de futuras grandes personalidades. Imagine, se homens do passado, como Hitler, Einstein e Napoleão, entre outros, não gostariam de ter deixado seu sêmen guardado para gerar filhos e completarem o que pretendiam fazer?

Outra norte-americana,[22] da Califórnia, após tratamento de fertilidade, fez inseminação artificial de um óvulo fecundado *in vitro* pelo sêmen do marido e deu à luz um garoto. Sete anos depois, o casal foi informado pelo laboratório de que, por segurança, havia guardado no *freezer* um segundo embrião produzido durante o mesmo tratamento. Nessa ocasião, a mulher já estava com 44 anos de idade, mas decidiu implantar o segundo ovo e deu à luz outro menino, irmão gêmeo do primeiro, mas com 7 anos de diferença.

Um pesquisador tcheco,[23] Jan Tesarik, trabalhando em um laboratório francês, tornou pai de gêmeos um homem com azoospermia, isto é, incapaz de produzir espermatozoides. Esse cientista descobriu que células precursoras dos espermatozoides poderiam ser cultivadas em laboratório, em um caldo de hormônios, cálcio e soro fisiológico, tornando-as capazes de fecundar um óvulo. Fez, então, a fertilização *in vitro* e a inseminação, da qual nasceram os gêmeos. Ainda não se sabe se a técnica afeta o material genético das células reprodutivas, mas o sucesso da experiência prova que é possível a paternidade mesmo para o homem sem espermatozoides.

Além da homóloga e da heteróloga, a literatura menciona também a inseminação mista, que é a mistura de esperma do marido com o esperma de doadores, obviamente compatíveis geneticamente, ou a fertilização *in vitro* de vários óvulos – da mulher e de doadoras – que, após fertilizados, iriam se tornar embriões a serem implantados na mulher. O objetivo de tal prática, segundo Romanello,[24] é o de se evitarem objeções jurídicas sobre quem é o pai ou a mãe. O que, na verdade, poderia ser resolvido com o teste de DNA.

Outro ponto ético a questionar é o dispêndio econômico fantástico com pesquisas e experiências de altíssimo custo para beneficiar uma parcela mínima da população, cerca de 15% de casais inférteis. Assim, deixa-se a assistência à maternidade da outra parcela muito maior, de 85%, em condições precárias, sem recursos e ainda com estatísticas de mortalidade materna e infantil das mais elevadas, muitas delas de mortes evitáveis, em, praticamente, todos os países em desenvolvimento, em todos os continentes. Ao lado dessas experiências dispendiosas, é importante atender também às necessidades assistenciais básicas a todas as mulheres no ciclo gravídico-puerperal.

A questão do útero alternativo consiste no caso da mulher que, por qualquer motivo, psicológico ou físico, não consegue engravidar. Por exemplo, a imprensa internacional[25] divulgou o caso de uma italiana, de 35 anos, grávida de dois fetos provenientes de casais diferentes. Essa mulher havia se oferecido como voluntária para a experiência, mas como os estritos códigos de ética italiana não permitiam "barrigas de aluguel" o procedimento foi executado no país vizinho, Suíça, onde ela pretendia dar à luz. Após o nascimento, os dois bebês teriam seus verdadeiros pais identificados por meio dos exames apropriados de DNA. Seu médico, Dr. Pasquale Bilotta, havia implantado dois óvulos de duas mulheres diferentes, fertilizados por sêmen de seus respectivos maridos, no útero dessa mulher italiana. Eram, portanto, cinco pessoas envolvidas em uma gravidez. Houve muita discussão e polêmica sobre a situação, pois conceitos relativos a família, irmão ou irmã e mesmo gravidez gemelar foram todos abalados por uma experiência como essa. Outros afirmaram que o útero alternativo, como nesse caso, era uma grave ofensa contra a dignidade pessoal, que clamaria por uma concepção digna e por meios naturais realizados por casais, dentro de seu estado matrimonial.

No Brasil, a "barriga de aluguel", também denominada "maternidade em substituição", esbarra na Constituição Federal (art. 199, § 4º), que veda qualquer forma de comercialização de órgãos humanos. Na Índia, a chamada indústria da barriga de aluguel prospera desde 2002, quando essa prática foi legalizada no país. As mulheres que preenchem os requisitos (ter entre 21 e 45 anos e pelo menos um filho) e aceitam essa incumbência ficam alojadas em uma casa durante a gravidez, com alimentação adequada e assistência médica pré-natal e no parto.[26]

A clonagem de seres vivos, ou seja, uma produção assexuada de organismos geneticamente idênticos realizada em animais, favorece o avanço em pesquisas sobre etiologia, diagnóstico e tratamento de doenças que afetam os seres humanos. A clonagem de células humanas constitui procedimento rotineiro na produção de anticorpos monoclonais em pesquisa para diagnóstico de algumas doenças, como o câncer. A OMS,[27] em 1997, aprovou uma resolução afirmando que o uso de clonagem para replicação de seres humanos era eticamente inaceitável e contrário à integralidade e à moralidade humanas. Considerou-se que era responsabilidade da OMS proteger a dignidade humana e a segurança do material genético humano em qualquer circunstância, seja na realização da pesquisa, seja de qualquer trabalho relativo à saúde. Anteriormente, a OMS já havia aprovado, em 1992, um programa especial de pesquisa e desenvolvimento em reprodução humana quando reviu aspectos técnicos da reprodução assistida e questões éticas relacionadas. Desse modo, assegurava os direitos das pessoas de usufruírem os benefícios de progressos científicos e sua aplicação, além da necessidade de respeitar a liberdade indispensável para a pesquisa científica e a atividade criativa. A OMS enfatizou que há consenso universal sobre a necessidade de proibir formas extremas de experimentação, como a clonagem, a fertilização entre espécies e a alteração de genomas, entre outras. Semelhante posição adotou o Conselho Internacional de Enfermeiras (CIE), cujo Código de Ética[28] estabelece que é inerente à Enfermagem o respeito à vida, à dignidade e aos direitos humanos. Dessa maneira, qualquer resolução referente à clonagem na reprodução humana deve considerar a necessidade de proteger a dignidade humana e a salvaguarda dos direitos humanos.

A Lei de Biossegurança, nº 11.105/2005,[29] e seu regulamento, Decreto nº 5.591/2005,[30] e normas da Anvisa não autorizam, mas também não vedam, o descarte ou a destruição dos embriões excedentes. Entretanto, permitem a utilização de células-tronco obtidas de embriões humanos. A Lei de Biossegurança, em seu art. 5º, afirma que é "permitida para fins de pesquisa e terapia a utilização de células-tronco embrionárias obtidas de embriões humanos produzidos por fertilização *in vitro* e não utilizados no respectivo procedimento, atendidas as seguintes condições: (1) sejam embriões inviáveis; ou (2) sejam embriões congelados há 3 anos ou mais".[29]

A dificuldade em definir os direitos dos embriões criopreservados é estabelecer o início da vida. Não há consenso quanto a esse princípio. Pesquisadores e cientistas consideram que, a partir da concepção, já existe um novo ser, com todos os seus direitos, enquanto outros não reconhecem direitos ao embrião não implantado. Acreditam que, se a vida termina com a morte encefálica, a vida deve começar com o início da atividade cerebral, que começa a partir de 12 semanas. Este não é o entendimento da legislação brasileira, que protege o nascituro, desde a concepção, independentemente da atividade cerebral.

O Brasil ainda não discutiu os direitos que um embrião congelado possa ter com relação aos direitos hereditários. Seria justo herdeiros vivos esperarem indefinidamente um embrião "herdeiro em potencial" ser implantado e chegar a nascer com vida? Será que um embrião congelado, de material do falecido pai biológico, pode ser considerado herdeiro necessário? Por quanto tempo? Na sucessão testamentária (art. 1.799, CC) diz-se que: "ainda podem ser chamados a suceder: I – os filhos, ainda não concebidos, de pessoas indicadas pelo testador, desde que vivas estas ao abrir a sucessão." Destaca-se que o embrião congelado é vivo. Outra questão é se o embrião congelado pode ser propriedade. Até o momento nenhum cientista fez essa afirmação.

Entretanto, algumas clínicas de fertilização artificial e *in vitro* pedem aos casais que assinem acordos sobre o derradeiro destino dos embriões, em caso de separação e divórcio, de falecimento ou doença grave.[30]

Quem são os verdadeiros pais dos embriões?

O Projeto de Lei[31] nº 1.184/2003,* de autoria do senador Lúcio Alcântara (PSDB/CE), tenta garantir o anonimato do doador e os direitos dos casais que utilizam a inseminação artificial e *in vitro*, afirmando que os filhos nascidos por reprodução assistida têm os mesmos direitos dos filhos concebidos naturalmente.[31]

De fato, como relata Albano:[20]

> "Tanto no Brasil quanto nos Estados Unidos os tribunais decidem tendo em mente o melhor interesse da criança envolvida na disputa, mas nem nos Estados Unidos nem no Brasil há menção quanto ao melhor interesse do embrião. A era em que vivemos resolveu o problema da procriação de muitos casais, mas é importante mantermos em mente que, mesmo com toda a nova tecnologia, estamos criando vidas humanas, as quais merecem todo o respeito que a sociedade e a lei possam oferecer a elas, e isso não é nem um pouco diferente do que era nos tempos mais simples."

---

*Tal projeto sobre normas para realização de inseminação artificial e fertilização *in vitro* proíbe a gestação de substituição (barriga de aluguel) e experimentos de clonagem radical e continua em tramitação, em 2016. A última ação legislativa ocorreu em agosto de 2015, aprovando a inclusão de convidados para compor a mesa de audiência pública para debater esse projeto.

ABORTAMENTO

Aborto, ou abortamento, é a "interrupção da gravidez da qual resulta a morte do produto da concepção. É com a fecundação que se inicia a gravidez – a partir de então já existe uma nova vida em desenvolvimento, merecedora da tutela do direito penal. Há aborto qualquer que seja o momento da evolução fetal."[32] Não é considerado aborto no caso de gravidez molar nem mesmo na gravidez extrauterina, que representam uma situação patológica.

O autoaborto ocorre quando a gestante efetua contra si própria o procedimento de aborto. Há, ainda, o aborto praticado por terceiros com ou sem o consentimento da gestante.

O aborto pode ser:

- Natural ou espontâneo, quando ocorre por problema de saúde da gestante ou do feto
- Legal ou permitido, em duas situações:
  - Terapêutico quando ocorre risco à vida para a gestante
  - Sentimental ou humanitário, em caso de estupro
  - Seletivo (na China, é permitido o aborto de embrião feminino)
- Eugênico ou piedoso (o Direito brasileiro não autoriza o aborto nas hipóteses em que a criança nascerá com graves deformidades físicas ou psíquicas, com exceção da anencefalia). O Superior Tribunal Federal, na ação nº 54/DF, e a Resolução do CFM nº 1.989/2012[33] consideraram direito da gestante à chamada antecipação terapêutica
- Criminoso: todas as formas de aborto praticadas pela mãe e por terceiros.

O aborto é um tema extremamente polêmico. Há os que defendem como um direito e outros que condenam como crime. Existem os que defendem como direito sobre o próprio corpo e o direito de decidir.[34] No entanto, teria também o direito de decidir do próprio filho? E o direito sobre o próprio corpo é maior que o direito à vida? Tanto a mãe quanto o pai, além do embrião e do feto, têm igual direito à vida. E o feto está na condição de não poder se defender.

O direito à vida é personalíssimo, o que significa dizer que é privativo ou exclusivo ao indivíduo, não podendo ser transferido, cedido ou separado da própria pessoa. A destruição do feto ou do embrião seria crime de abortamento, assim como é homicídio a destruição do feto durante ou após o parto. Assim, o Código de Ética Médica faculta ao médico o direito de não fazer o procedimento abortivo mesmo nos casos em que a lei permite.

ASSISTÊNCIA PRÉ-NATAL

Segundo o Conselho Federal de Medicina:

> "Os direitos da mulher são inseparáveis e perfeitamente compatíveis com os direitos da criança. Isso implica a defesa dos 'direitos da maternidade' desde a assistência à saúde pública e gratuita de boa qualidade no ciclo gravídico-puerperal até a licença-maternidade, incluindo o direito à creche e à escola pública."[34]

Nos serviços de pré-natal, é necessário destacar alguns pontos, como o direito à assistência de boa qualidade e à presença de acompanhante, conforme escolha; e o direito de saber a quais procedimentos a mulher será submetida e por que, quais os resultados de seus exames e qual o hospital de referência para o parto ou intercorrências durante a gestação, entre outros. Em qualquer país, a assistência à maternidade e à infância constitui sempre uma prioridade absoluta, pois depende dela o futuro da nação e a geração de cidadãos saudáveis. Entretanto, nem sempre essa importância vem concretamente traduzida em cobertura assistencial eficiente, adequada e humanizada, garantindo uma maternidade segura.

Segundo o Ministério da Saúde,[9] a atenção obstétrica e neonatal, prestada pelos serviços de saúde, deve ter como características essenciais a qualidade e a humanização. É dever dos serviços e dos profissionais de saúde acolher com dignidade a mulher e o recém-nascido, enfocando-os como sujeitos de direitos.

> "A mulher grávida é um ser humano singular que vive um importante momento de transição que ocasiona uma série de transformações biológicas, emocionais e sociais, consequentes ao processo de gestação inerente à mudança de papel, ou seja, ser mãe. Estas transformações podem ter efeitos positivos ou negativos em sua saúde física ou mental."[35]

Segundo Bonadio e Tsunechiro,[36] "a gravidez afeta todos os aspectos da vida da mulher e, também de alguma forma, de cada membro da família e outras pessoas do âmbito social e/ou do trabalho." É importante ressaltar que a responsabilidade do pessoal de Enfermagem tem início no pré-natal, quando a cliente/usuária procura o serviço para fim de diagnóstico de gravidez. Durante a consulta de Enfermagem, a enfermeira obstetra precisa levar em conta o significado do diagnóstico positivo ou negativo da gravidez para aquela mulher. Interiormente, ela pode não querer um resultado positivo, pois teme pelo emprego e pela reação do marido ou porque frustra seus planos para o futuro. Ou, então, a mulher chega ansiosa na expectativa de um resultado positivo, pois o bebê faz parte de seus planos com o marido e não deseja frustrá-lo. Também, pode "precisar" estar grávida para comprometer o namorado, ou ainda para "segurar" o marido, quando a situação conjugal é instável.

Em ambas as hipóteses, a enfermeira obstetra precisa avaliar o que o resultado positivo ou negativo representa para aquela cliente/usuária em particular. Se trata-se de um diagnóstico positivo de gravidez para alguém que deseja estar grávida ou, ao contrário, obrigaria a uma mudança radical no rumo de vida da gestante e da família. Se tais mudanças forem totalmente indesejadas, e a mulher sentir-se abandonada ou oprimida pela situação do momento, ela, em desespero, poderá apelar para o abortamento como única medida para solução do problema. Nesse particular, a atitude da enfermeira obstetra poderá influir na manutenção da gravidez, se durante a consulta de Enfermagem e na comunicação do diagnóstico, ela souber ouvir os problemas, observar as reações, indicar os caminhos para a solução dos problemas apontados e oferecer apoio moral e técnico. Enfim, ajudar a reverter a situação de rejeição da gravidez, por aceitação da experiência de ser mãe. Ainda segundo Bonadio e Tsunechiro,[36] "para a mulher, 'visualizar o bebê' nos primórdios de seu desenvolvimento, no exame ultrassonográfico, permite sua vinculação afetiva ao feto e a conscientização de sua condição de grávida". A ausculta do coração fetal ao sonar também afeta a relação mãe e filho, o que poderá desencadear uma reação de alegria ou de choque. É importante respeitar a vontade da gestante, que muitas vezes tem medo de sua própria reação, ao ouvir os batimentos cardíacos de seu bebê.

As modificações na gravidez geram necessidades especiais, que dão à gestante o direito de atendimento prioritário nas repartições públicas e empresas concessionárias de serviços públicos. Concedem também o direito de reserva de assentos nos transportes coletivos e de, em situações especiais, no trabalho, como alternância de posição (sentada ou em pé) ou de alimentar-se em intervalos menores, ou de utilizar o sanitário com mais frequência.

É no pré-natal que surgem inúmeras questões delicadas envolvendo segredos pessoais da gestante e de seus familiares. Assim, a manutenção do sigilo de todos os segredos ou problemas ouvidos, no exercício de sua função, constitui um dever ético profissional importantíssimo para manter a harmonia familiar e a confiança da cliente/usuária. Os registros no prontuário devem ser técnicos, sem entrar em detalhes que possam quebrar esse compromisso, a não ser em caso de doenças transmissíveis e outras situações que exijam notificação compulsória. Nesse caso, a cliente deve ser comunicada ou ser solicitada a que informe, ela mesma, à pessoa competente.

ASSISTÊNCIA AO PARTO

A assistência ao parto tem início com a admissão da parturiente até o puerpério imediato. O atendimento humanizado à parturiente inclui que ela seja recebida com muita atenção e respeito, com todos os cuidados indispensáveis. O parto é um momento especial e único na vida de qualquer mulher e da família, possivelmente o mais feliz, pois, vai finalizar um processo de 9 meses de duração. Há alterações físicas, psíquicas e emocionais, acarretando ansiedades, angústias e expectativas com relação ao parto e à criança que vai nascer. Esta criança poderá ser muito desejada, ou rejeitada. De qualquer maneira, é o encontro entre mãe e filho, com todas as consequências de um novo ser dependente da mãe.

No exame de admissão, é importante observar o comportamento da parturiente, além de suas condições físicas, observando a existência de sinais ou marcas de violência no corpo. Ela pode ter sido agredida pelo marido, ou outra pessoa, e estar em trabalho de parto em decorrência dessa violência doméstica. É importante também a correta identificação da parturiente, verificando se é a própria que consta dos documentos apresentados, ou pretende dar à luz com identidade de outra pessoa, seja para usar o convênio médico, ou para que outra mulher "comprove" que deu à luz, dando parto alheio como próprio.

Em seguida, deve-se avaliar o estado geral da parturiente e a fase de trabalho de parto. As anotações no prontuário da paciente são de fundamental importância, não apenas para orientar a conduta na assistência do pré-parto, como também no parto, seja ele normal ou cirúrgico, em eventuais questões legais.

A parturiente deverá ser informada sobre o resultado de seus exames, principalmente quanto às condições do feto, e orientada quanto ao direito[37] de ter acompanhante durante a hospitalização. De modo geral, a parturiente chega emotiva, nervosa, tensa, com medo e com contrações uterinas, que são traduzidas por dores ou desconforto. Compete à equipe da recepção, em especial à enfermeira obstetra, aliviar o "sofrimento" da parturiente, oferecendo apoio, acolhimento e segurança na assistência.

Lamentavelmente, algumas maternidades, às vezes sem avaliar o trabalho de parto, alegando falta de vaga, ou que não atendem a convênios ou ao SUS, recusam a parturiente e a devolvem para casa, sem perguntar sobre onde ela mora, as distâncias e o problema do transporte. Nessas circunstâncias, o parto acaba ocorrendo na rua, em táxis ou em viaturas da polícia.

Passada a fase de admissão, a parturiente é encaminhada para o pré-parto. A assistência de Enfermagem que é prestada no período de pré-parto é fundamental para a vida e a saúde do feto. Além dos controles de sinais vitais da parturiente, a observação da dinâmica uterina, o controle da evolução do trabalho de parto e o controle do foco fetal, cabe identificar intercorrências, tomando as providências necessárias.

Nessa fase, duas ou mais situações podem ocorrer envolvendo o pessoal de Enfermagem, como autor ou coautor de crime por ação ou omissão. Em geral, o abandono de incapaz (pessoa que não pode defender-se por si mesma) ocorre por omissão, como: deixando a parturiente sem controle e sob intercorrências graves. O crime de maus-tratos pode ser cometido por ação, como: exames ginecológicos, realizados de forma brusca, ou com repetições exageradas e sem necessidade, sobretudo quando a unidade é campo de estágio de estudantes de Medicina ou de Enfermagem Obstétrica. Outra situação de maus-tratos é o desrespeito ao pudor e à intimidade e à privacidade da parturiente, despindo-a sem necessidade, ou deixando-a em posição ginecológica sem proteção (considerada vexatória), ou até mesmo de homicídio em relação ao feto, que, por falta de controle do foco fetal, ou providências em tempo hábil, entra em óbito e nasce morto (natimorto).

Para prevenir o crime de infanticídio, é importante que o pessoal de Enfermagem converse com a parturiente, não apenas para dar apoio, satisfazer suas necessidades fisiológicas (frio, calor, sede, fome, desejo de urinar, troca de roupa molhada, entre outras), mas também para avaliar o relacionamento da mãe com o filho que vai nascer. Nos casos de rejeição, há necessidade de atenção especial, para evitar que a mãe mate seu filho, no parto ou no puerpério. Ou ainda, contribuir para os crimes de falsidade ideológica (art. 299 do CP) ou de "dar parto alheio como próprio", do art. 242 do CP, da parturiente.

É sempre muito importante fazer as anotações corretas no prontuário da parturiente, para que as equipes médica e de Enfermagem possam definir as condutas a serem tomadas no parto e no pós-parto.

Qualquer que seja o tipo de parto, natural ou cirúrgico, a assistência a ser oferecida deve ser dentro dos modernos padrões técnicos recomendados, assegurando ambiente tranquilo, seguro e asséptico, livre de ruídos indesejáveis, com luminosidade adequada e temperatura agradável para a parturiente e para a equipe de trabalho. Tudo isso é parte das responsabilidades profissionais da enfermeira obstetra. Vale lembrar que, se o sistema de ar-refrigerado traz conforto para os profissionais paramentados, ele pode ser frio para a parturiente, a qual deve ser protegida com cobertor. O COFEN estendeu essa responsabilidade também ao enfermeiro generalista, conforme Resolução nº 516, de 27 de junho de 2016,[38] sobre atuação profissional nos serviços de obstetrícia.

Os profissionais na sala de parto devem demonstrar compreensão e respeito com a parturiente, evitando situações constrangedoras, principalmente com gestos e comentários ou piadas inconvenientes. Com relação ao atendimento do recém-nascido, é importante lembrar que durante 9 meses ele ficou protegido no útero materno, em ambiente seguro, escuro, mergulhado no líquido amniótico na temperatura ideal, podendo movimentar-se dentro das limitações da parede uterina, mas não imóvel. De repente, com o trabalho de parto, o feto, querendo ou não, necessita se empenhar bastante para nascer, seja no parto natural, quando o esforço é maior, seja no parto cirúrgico (fórcipe ou cesárea).

O nascimento representa para o feto, que passa a ser recém-nascido, uma grande mudança, tanto no ambiente quanto nas manobras para segurá-lo e nos cuidados pós-nascimento. Para minimizar o desconforto da transição do útero materno para a vida extrauterina, o "novo mundo", é fundamental que o médico ou a enfermeira obstetra estejam preparados para oferecer ao recém-nascido um ambiente tranquilo, sem barulho excessivo, com temperatura adequada, ou seja, de preferência mais quente do que frio. Além disso, são necessários cuidados com o cordão umbilical, limpeza e, se necessário, aspiração ou manobras de reanimação realizadas com delicadeza, envolvendo a criança em campos esterilizados. Após a identificação do recém-nascido, com pulseira (visível para a mãe), antes de levá-lo para o berçário, é importante apresentá-lo à mãe. Assim, mostram-se o sexo e a pulseira de identificação, para comprovar que aquele é o seu filho. Quando possível, deixar a mãe segurar o recém-nascido antes de levá-lo para o berçário.

ASSISTÊNCIA AO RECÉM-NASCIDO

O recém-nascido poderá receber os primeiros cuidados na sala de parto, ou ser encaminhado à sala especializada em cuidados do neonato. Em seguida, ele é levado para o berçário para ser devidamente examinado, cuidado e colocado no berço aquecido nas primeiras horas de nascimento, mantendo-se vigilância constante para observar sinais de hemorragia do cordão umbilical, hipoglicemia ou asfixia por regurgitamento e aspiração de líquidos. Igualmente, o ambiente da sala de cuidados ou do berçário deve ser em tudo favorável ao repouso. Para evitar a troca de recém-nascidos, a enfermeira deverá observar com rigor a identificação que deverá ser clara, segura, inconfundível e permanente, conforme referido.

A enfermeira deve supervisionar auxiliares e membros de sua equipe para que exerçam, de fato, essa vigilância sobre os recém-nascidos, sobretudo nas primeiras horas do nascimento. Deve testar periodicamente, ainda, os aparelhos em uso, como incubadoras e berços aquecidos, para evitar acidentes pelo mau funcionamento dos referidos equipamentos.

Também é importante respeitar o silêncio ambiental, evitando barulho desnecessário. Os recém-nascidos estão em um "mundo novo" para eles e não são capazes de protestar.

Se a maternidade adota o sistema de alojamento conjunto, passadas as primeiras horas de repouso e observação no berçário, o recém-nascido poderá ser levado para a mãe. Esta também deve ter tido a oportunidade de repousar em ambiente tranquilo antes de assumir seu filho junto de si, após o parto.

Por ocasião da alta hospitalar, é importante, além da orientação quanto às condições e aos cuidados com o recém-nascido, a verificação de quem o está retirando da maternidade, em especial quando não é a própria mãe, ou quando ela está acompanhada de pessoas estranhas. Não é algo incomum a maternidade ou o pessoal de Enfermagem serem envolvidos em crime de doação ou "venda" de recém-nascidos. Nos casos de alta a pedido, que poderão acontecer por problemas familiares, as informações quanto às condições do recém-nascido e as orientações com relação a seu cuidado devem ser reforçadas. Principalmente, deve haver a informação de que, se ocorrer qualquer anormalidade, a mãe deverá voltar ao hospital para o tratamento necessário. As anotações no prontuário do recém-nascido são de suma importância, em especial quanto às condições de alta e às orientações que foram dadas. Por fim, algumas maternidades mantêm convênio com Cartórios de Registro Civil de Pessoas Naturais, para registro de nascimento das crianças nascidas naquela unidade.

ASSISTÊNCIA À PUÉRPERA

No puerpério imediato, nas primeiras horas após o parto, há necessidade de uma observação mais efetiva, com relação à puérpera, controlando especialmente sinais de hemorragia e pressão arterial e mantendo-a confortavelmente limpa e seca para evitar infecções. Para repor as energias gastas no trabalho de parto, é importante oferecer para a puérpera alimentos compatíveis com suas condições físicas e emocionais. Além do direito a um acompanhante, que poderá ser o marido ou companheiro, ou outra pessoa da confiança da puérpera, ela deverá sempre ser chamada pelo nome.

A observação quanto ao comportamento da mãe com relação ao seu filho, conforme já mencionado, deverá começar na recepção. É de suma importância para evitar crimes contra o estado de filiação, ou de infanticídio. O que essa criança representa para a mãe e para sua família? Será um motivo de alegria? Ou será um problema? O que a mãe pretende fazer? A observação quanto ao comportamento da puérpera é importante também para detectar sinais de depressão pósparto, o que poderá acontecer logo após o parto, e assim ser tratada antes que haja consequências mais graves. Existem mães que logo pedem alta para ir para casa, pois estão preocupadas com os outros filhos que ficaram sozinhos, com o pai, o padrasto ou vizinhos. Nesse caso, ela deve ser orientada sobre os procedimentos de seu autocuidado, e com o recém-nascido, que poderá precisar retornar à maternidade, e sobre dúvidas e necessidades identificadas pela própria mãe.

MATERNIDADE ELETRÔNICA

O sistema eletrônico, por meio de uma série de aplicativos, pode ajudar as mães a esclarecerem dúvidas a respeito da gravidez, do parto e, em especial, do cuidado ao recém-nascido. Um exemplo é o aplicativo "Bebê a Bordo", desenvolvido pelo ginecologista e obstetra Flávio Garcia, que oferece informações sobre o desenvolvimento fetal durante toda a gravidez. Já o aplicativo "Minha Gravidez Hoje" oferece, além do acompanhamento do desenvolvimento do bebê durante a gestação, também a previsão da data do nascimento. Por fim, o aplicativo Contraction Master dá informações detalhadas sobre as contrações uterinas, o que pode ajudar na decisão de quando ir para a maternidade.[39]

ENGENHARIA GENÉTICA

A Lei nº 8.974, de 5 de janeiro de 1995, revogada pela Lei nº 11.105/2005,[29] que regulamentou o art. 225, incisos II e IV do parágrafo 1º, da Constituição Federal, estabelece normas para o uso de técnicas de engenharia genética e liberação no meio ambiente de organismos geneticamente modificados. Essa Lei veda, nas atividades relacionadas com a produção de organismos geneticamente modificados (OGM):

- A manipulação de organismos vivos ou o manejo *in vitro* de DNA/RNA natural ou recombinante, realizados em desacordo com as normas nela previstas
- A manipulação genética de células germinais humanas
- A intervenção, em material genético humano, *in vivo*, exceto para tratamento de defeitos genéticos, respeitando-se princípios éticos, como o princípio de autonomia e o de beneficência, e com a aprovação da CTNBio (Comissão Técnica Nacional de Biossegurança)
- A produção, o armazenamento ou a manipulação de embriões humanos destinados a servir como material disponível.

Refere, ainda, a Lei que toda entidade que utilizar técnicas e métodos de engenharia genética deverá ter um responsável para cada projeto científico e criar uma comissão interna de biossegurança.

SIGILO PROFISSIONAL

A enfermeira obstetra, no exercício de sua função, toma conhecimento de muitos segredos que, tanto a gestante, no pré-natal, quanto a parturiente, no período do trabalho de parto, podem revelar (p. ex., que o filho que está para nascer não é do marido ou com quem convive em união estável). Essas confidências, evidentemente, não poderão jamais ser reveladas a qualquer pessoa, pois podem causar grandes problemas familiares. Por essa razão, o Código Penal prescreve que atenta contra a liberdade individual revelar, "sem justa causa, segredo de que tem ciência em razão de função, ministério, ofício ou profissão, e cuja revelação possa produzir dano a outrem". Na verdade, tal dever persiste não só durante a gestação e o parto, mas mesmo depois de extinto o vínculo profissional entre a enfermeira obstetra e a cliente.

No campo penal, para que se caracterize o crime, há necessidade de que a revelação cause dano a alguém. Considerando que a matéria está inserida nos Códigos Civil e Penal e também no CEPE-2017, art. 89,[40] aquele que cometer essa falta pode ser chamado a responder penal e civilmente e, ainda, sofrer outras sanções disciplinares previstas no CEPE-2017 (art. 115).

Tal rigor no assunto é justificável porque a violação do segredo profissional constitui ofensa a um dos direitos do indivíduo, que é o direito à privacidade e à intimidade. O CEPE-2017 estipula o dever profissional de "respeitar o pudor, a privacidade e a intimidade da pessoa, em todo o seu ciclo vital [...]" (art. 43).

Entretanto, determinados segredos, como o diagnóstico de uma doença grave que possa afetar o cônjuge ou até mesmo o filho, como a positividade para o vírus HIV, devem merecer atenção especial. É importante convencer a cliente/paciente de que é preciso revelar o segredo, para segurança de seus familiares, e que o melhor é ela mesma fazer essa revelação, com a ajuda da enfermeira obstetra.

MUTILAÇÃO GENITAL FEMININA

Um último tema que merece ser incluído é o problema da mutilação genital feminina (MGF), felizmente ainda incomum no Brasil, pois é uma prática tradicional mais frequente no norte e no centro do continente africano (em cerca de 28 países) e em alguns países da Ásia. Embora alguns adeptos estejam vinculados à religião muçulmana, na verdade a prática de MGF tem mais raízes culturais como um rito de passagem da infância para a adolescência ou de tradição de sociedades patriarcais. Assim, objetiva preservar a virgindade, garantir um bom casamento, facilitar a higiene íntima pela eliminação de dobras na pele, conter os desejos sexuais das meninas e evitar a prostituição, entre as várias justificativas ou, simplesmente, para controlar a vida da mulher dentro dessa sociedade. Entretanto, devido a fluxos migratórios e como consequência mesmo do processo de globalização econômica, países como a França, o Reino Unido, a Austrália, o Canadá e os EUA já vêm enfrentando esse problema, ou as suas implicações e sequelas, como hemorragias, infecções e problemas urinários em meninas e no parto de mulheres que sofreram essa forma de mutilação.

A MGF, conhecida popularmente como circuncisão feminina, consiste na extirpação do clitóris, mas pode incluir em alguns países os pequenos lábios e até os grandes lábios (infibulação). Há uma estimativa de que cerca de 15% das meninas submetidas a MGF morrem durante essa prática ou logo após.

A OMS define MGF como quaisquer procedimentos que envolvam a remoção total ou parcial da genitália externa feminina e qualquer outro dano ou mal causado aos órgãos genitais femininos por motivos culturais ou não terapêuticos. A cada ano, é estimado que dois milhões de meninas, em torno de 2 a 12 anos de idade, sejam submetidas a essa mutilação, como parte de um ritual das sociedades patriarcais com o objetivo de controlar a vida de suas mulheres.

Em 1994, a OMS, em Assembleia Mundial da Saúde, posicionou-se contra essa prática, considerada como uma discriminação e uma violência contra os direitos humanos da mulher e da menina. Desse modo, solicitou a abolição da prática nos países onde ela persistia, alertando para as graves consequências à saúde física e psicossocial da mulher. A ONU realiza programas nos quais se propõe substituir a mutilação por uma celebração festiva que marque a passagem para a adolescência. Depois da festa, a menina seria "diplomada" como mulher.

CONSIDERAÇÕES FINAIS

Dada a diversidade dos tópicos e a complexidade do tema deste capítulo é difícil construir um corolário incluindo todos os aspectos abordados para encerrar o assunto. Contudo, é importante lembrar que os profissionais de Enfermagem da área de Obstetrícia e Neonatologia devem estar sempre atentos, vigilantes e cuidar para não serem envolvidos em práticas contra a vida de seres humanos, sejam embriões, fetos, recém-nascidos ou até da própria gestante, parturiente ou puérpera. Na atualidade existem muitos métodos e recursos farmacológicos para evitar a gravidez ou planejar os nascimentos de acordo com as possibilidades e os desejos do casal. Mas, para as mulheres que querem engravidar, sem sucesso, ou quando ocorrem falhas da alta e sofisticada tecnologia disponível para esse objetivo, resta ainda o recurso da "barriga de aluguel" ou maternidade em substituição. No Brasil só seria possível essa prática se não envolvesse dinheiro, porque a Constituição veda a aplicação de qualquer forma de comercialização de órgãos humanos. Mas, conforme já referido, na Índia, essa prática foi legalizada, transformando-se até em uma verdadeira indústria, que movimenta considerável soma de recursos por atrair muitos estrangeiros, devido à alta tecnologia existente e ao custo relativamente mais baixo que em outros países mais desenvolvidos. Assim, qualquer mulher indiana maior de 21 e menor de 45 anos, que já tenha pelo menos um filho, pode se candidatar a se tornar hospedeira de um bebê, por um valor em torno de 8 a 10 mil dólares. Fechado o "negócio", a mulher implanta o embrião (já fertilizado *in vitro*, dos verdadeiros pais). Havendo sucesso nessa implantação, ela deve permanecer em uma casa com outras mulheres igualmente grávidas, sob a responsabilidade da clínica especializada, onde é acompanhada durante toda a gestação, com alimentação balanceada, fazendo todos os controles clínicos do pré-natal e recebendo toda a assistência no parto. Nesse país, as mães de aluguel não têm direitos sobre a criança, que deve receber a nacionalidade dos pais biológicos que só comparecem à clínica novamente para receber o bebê nascido. Podem permanecer ainda alguns dias ou semanas para receber leite materno até o bebê adaptar-se ao aleitamento artificial.[41]

Em suma, pode-se dizer que Enfermagem Obstétrica e Neonatal é uma das especialidades mais apaixonantes e complexas que existem, devido à amplitude de seu campo de ação e às consequências imediatas e mediatas que podem advir das atitudes tomadas. Mas, constitui atividades capazes de preencher a vida profissional com satisfação de qualquer enfermeiro que se dedique a essa especialidade.

REFERÊNCIAS BIBLIOGRÁFICAS

1. Organización Mundial de la Salud. Comité de Expertos de la OPS/OMS en la enseñanza de enfermería materno-infantil en las escuelas de enfermería de América Latina – primer informe. Washington, DC; 1973. Publicación Científica. v. 260.
2. Organización Pan americana de la Salud. Papel de la enfermería-obstetricia en la atención materno-infantil: informe de un grupo de trabajo. Washington, DC; 1977.
3. Brasil. Instituto Brasileiro de Geografia e Estatística (IBGE). Diretoria de Pesquisas. Dinâmica demográfica. Projeção da população do Brasil por sexo e idade para o período 2000/2060. Brasília: IBGE; 2013.
4. Maranhão AMSA *et al*. Atividades da enfermeira obstetra no ciclo gravídico puerperal. São Paulo: EPU; 1990.
5. Soares FN. A enfermeira obstétrica: sua função na sala de parto [tese]. São Paulo: Escola de Enfermagem da Universidade de São Paulo; 1972.
6. Organização das Nações Unidas (ONU). Eliminação de todas as formas de discriminação contra a mulher. 1979. Disponível em http://www.dw.com/pt/1979-conven%C3%A7%C3%A3o-da-onu-contradiscrimina%C3%A7%C3%A3o-de-mulheres/a-5033580. Acesso em 11 de agosto de 2016.
7. Organização das Nações Unidas (ONU). Conferência Mundial sobre a Mulher (IV), Pequim, China, 1995. Disponível em http://www.unwomen.org/en/how-we-work/intergovernmental-support/world-conferences-on-women Acesso em 31 de maio de 2016.
8. New York. Women 2000: gender equality, development, and peace for the twenty-first century. Resulted in a political declaration and further actions and initiatives to implement the Beijing commitments. 2005. Disponível em http://www.unwomen.org/en/how-we-work/intergovernmental-support/world-conferences-on-women. Acesso em 11 de agosto de 2016.
9. Ministério da Saúde (MS). Pré-natal e puerpério – atenção qualificada e humanizada. Manual técnico. Série A. Normas e manuais técnicos. Série – Direitos sexuais e direitos reprodutivos. Caderno n. 5, Brasília; 2005.
10. China e a política de filho único. Disponível em http://www.infoescola.com/china/politica-do-filho-unico/. Acesso em 11 de agosto de 2016.
11. Patuzo I. Um coração brasileiro em Hong-Kong. Mundo e Missão. PIME, 2006; 13(99):42-3.
12. BBC Brasil. China oficializa mudança na política de filho único. Disponível em http://www.bbc.com/portuguese/noticias/2013/12/131228_china_politica_filho_unico_rw. Acesso em 11 de agosto de 2016.

13. Portal G1. China acaba com a política do filho único e permitirá 2 crianças por casal. Disponível em http://g1.globo.com/mundo/noticia/2015/10/china-acaba-com-politica-do-filho-unico-e-permitira-dois-filhos-por-casal.html. Acesso em 2 de junho de 2016.

14. Lei nº 9.263, de 12 de janeiro de 1996. Regula o § 7º do art. 226 da Constituição Federal, que trata do planejamento familiar, estabelece penalidades e dá outras providências. Disponível em http://presrepublica.jusbrasil.com.br/legislacao/127240/lei-9263-96. Acesso em 11 de agosto de 2016.

15. Decreto-Lei nº 5.452, de 1º de maio de 1943. Aprova a Consolidação das Leis do Trabalho. Disponível em http://www.planalto.gov.br/ccivil_03/Decreto-Lei/Del5452.htm. Acesso em 11 de agosto de 2016.

16. Lei nº 9.029, de 13 de abril de 1995. Proíbe a exigência de atestados de gravidez e esterilização, e outras práticas discriminatórias, para efeitos admissionais ou de permanência da relação jurídica de trabalho, e dá outras providências. Disponível em http://presrepublica.jusbrasil.com.br/legislacao/127425/lei-9029-95. Acesso em 11 de agosto de 2016.

17. Conselho Federal de Medicina. Resolução CFM nº 1.358, de 11 de novembro de 1992. Técnicas de reprodução assistida. Brasília: DOU. 19/11/1992.

18. Manchete. Gêmeos em branco e preto. Rio de Janeiro. Edição de 29/11/1997.

19. Casal tem gêmeos negro e branco na Alemanha. Zero Hora. Disponível em http://zh.clicrbs.com.br/rs/noticia/2008/07/casal-tem-gemeos-negro-e-branco-na-alemanha-2047513.html#. Acesso em 20 de agosto de 2016.

20. Albano SSM. Reprodução assistida: os direitos dos embriões congelados e daqueles que o geram. Rev Bras Direito Família. 2006; 7(34):72-98.

21. Vida após a morte. São Paulo: Veja. Ano 31, n. 29. Edição de 22/07/98. p. 81.

22. A vida no freezer. Americana dá à luz gêmeos de menino nascido há 7 anos. São Paulo: Veja. Ano 31. Edição de 25-02-98. p. 40.

23. Tesarik J, Bahceci M, Özcan C, Grco E, Mendoza C. Restoration of fertility by in vitro spermatogenesis. The Lancet. 1999; 353(9152):555-6.

24. Romanello Neto J. Responsabilidade civil dos médicos. São Paulo: Jurídica Brasileira; 1998.

25. One surrogate, two embryos apall Italy. The International Herald Tribune, London, 8-9 March 1987. p. 1; 7.

26. Weinberg M. Maternidade, século XXI. Veja. São Paulo: Editora Abril; 2016. edição 2484, 49(26):82-3.

27. World Health Assembly. (50) Draft resolution on cloning in human reproduction. 10 May 1997.

28. International Council of Nurses (ICN). Code for nurses. Ethical concepts applied to nursing. Approved in 1953, revised in 1975, and reconfirmed in 1989 and 2001. Last revision in 2012. Geneva, Switzerland, 2012.

29. Regulamenta dispositivos da Lei nº 11.105, de 24 de março de 2005, que regulamenta os incisos II IV e V do § 1º do art. 225 da Constituição, e dá outras providências. Disponível em https://www.planalto.gov.br/ccivil_03/_Ato2004-2006/2005/Decreto/D5591.htm. Acesso em 11 de agosto de 2016.

30. Brasil. Código Civil. Decreto nº 5.591, de 22 de novembro de 2005.

31. Brasil. Projeto de Lei nº 1.184/2003 sobre normas para realização de inseminação artificial e fertilização "in vitro", do deputado federal Lucio Alcântara, do PSDB/Ceará, que continua em tramitação na Câmara dos Deputados.

32. Masson C. Código Penal comentado. 2. ed. São Paulo: Método; 2014.

33. Conselho Federal de Medicina. Resolução CFM nº 1.989, de 10 de maio de 2012. Dispõe sobre o diagnóstico de anencefalia para a antecipação terapêutica do parto e dá outras providências. Brasília: DOU, de 14 de maio de 2012, Seção I, p. 308-9.

34. Humanização do parto e direitos reprodutivos. In: Rede Nacional Feminista de Saúde, Direitos Sexuais e Direitos Reprodutivos. São Paulo; 2002. p. 24.

35. Organización Panamericana de la Salud. Lineamentos y diretrices de enfermería para la mejoria de la calidad de la atención prenatal en embarazos de bajo riesgo en América Latina y el Caribe. Washington DC; 2004.

36. Bonadio IC, Tsunechiro MA. Diagnóstico da gravidez. In: Barros SMD (org) – Enfermagem no ciclo gravídico-puerperal. São Paulo: Manole; 2006.

37. Holinsky SN. O direito a acompanhante no parto. In: Humanização do parto e direitos reprodutivos. In: Rede Nacional Feminista de Saúde, Direitos Sexuais e Direitos Reprodutivos. São Paulo; 2002. p. 21.

38. Conselho Federal de Enfermagem Resolução. COFEN nº 516, de 24 de junho de 2016. DOU, Brasília 27-06-2016. Disponível em https://legisweb.com.br/legislacao?id=325268. Acesso em agosto de 2016.

39. Rodrol L. Maternidade eletrônica. In: Veja. São Paulo: Editora Abril; 2016. nº 49, n. 19, p. 22-6.

40. Conselho Federal de Enfermagem. Resolução nº 564, de 6 de novembro de 2017. Aprova o novo Código de Ética dos Profissionais de Enfermagem. Brasília: Diário Oficial da União, Brasília, nº 233, p. 157, 6 de dezembro de 2017. Disponível em www.cofen.gov.br/wp-content/uploads/2017/12/Resolu%C3%A7%C3%A3o-564-17.pdf. Acesso em 19 de dezembro de 2017.

41. Ribeiro T. Minhas duas meninas. São Paulo: Companhia das Letras; 2016. 184 p.

Exercício da Enfermagem em Saúde Mental e Psiquiátrica e Enfermagem Forense*

Taka Oguisso e Maria José Schmidt

DIMENSÃO MUNDIAL DA ASSISTÊNCIA EM SAÚDE MENTAL E PSIQUIÁTRICA

Considerando que pacientes portadores de transtornos mentais constituem, provavelmente, o grupo mais desprotegido dentre todos os tipos de doenças, a Organização das Nações Unidas (ONU), reunida em assembleia geral em 17 de dezembro de 1991, aprovou a Resolução nº 46/119,[1] constante na declaração da ONU. Essa Resolução, que completou 25 anos em 2016, contém princípios gerais sobre proteção de pessoas acometidas de transtorno mental e melhoria da assistência à saúde mental. Com efeito, foi um marco para a época, pois é a única resolução da mais alta assembleia da ONU que trata de um único grupo de doenças. Tal interesse talvez se justifique porque este seja o grupo que mais sofre e sofreu discriminações em todos os tempos e em todos os lugares. Um dos princípios dessa Resolução estabelece que "não haverá discriminação sob alegação de transtorno mental. Discriminação significa qualquer distinção, exclusão ou preferência que tenha o efeito de anular ou dificultar o desfrute igualitário de direitos". Esse mesmo princípio especifica o direito de exercer todos os direitos civis, políticos, econômicos, sociais e culturais reconhecidos nos principais textos legais internacionais, como a Declaração Universal dos Direitos Humanos, a Convenção Internacional de Direitos Econômicos, Sociais e Culturais, a Convenção de Direitos Civis e Políticos, a Declaração de Direitos da Pessoa Incapacitada, entre outros.

Antecipando-se à própria ONU, o Conselho Internacional de Enfermeiras (CIE) havia escolhido o tema "saúde mental" para a celebração do Dia Internacional do Enfermeiro, em 12 de maio de 1990.[2] Já naquela ocasião, ele havia identificado a forte tendência de deslocar a assistência ao doente mental dos hospitais e casas de custódia para os serviços comunitários, com enfoque na promoção da saúde mental, na prevenção de doenças mentais e na intervenção precoce, assim como no tratamento e na reabilitação no lar, junto da família, sempre que possível. Em agosto de 1991, o CIE promoveu um grupo de trabalho[3] de especialistas em saúde mental, procedentes de todos os continentes, para rever tendências na assistência psiquiátrica e identificar necessidades e prioridades para o desenvolvimento da Enfermagem em Saúde Mental e Psiquiátrica. Essas atividades precederam a referida Resolução nº 46/119, aprovada em 1991 pela ONU.

Para demonstrar a magnitude do problema, a Organização Mundial da Saúde (OMS)[4] revelava que havia, no mundo, 450 milhões de pessoas afetadas por problemas mentais, neurológicos ou comportamentais, e que cerca de 873.000 pessoas cometiam suicídio todos os anos.

---

*Muito do conteúdo deste capítulo sobre normas nacionais e internacionais em saúde mental está contido também em outras publicações sobre o tema, feitas pelos mesmos autores, individual ou coletivamente, entre as quais: (1) Interfaces entre saúde mental, psiquiatria, direito e enfermagem. In: Rigonatti SP, Andrade MLC. Psiquiatria forense e cultura. São Paulo: Vetor; 2009. (2) Normas nacionais e internacionais de saúde mental: enfermagem forense. In: Oguisso T, Freitas GF. Legislação de enfermagem e saúde: histórico e atualidades. Barueri: Manole; 2015. (3) Dimensões ético-legais na assistência de enfermagem em saúde mental, psiquiátrica e forense. In: Stefanelli MC, Fukuda IMK. Enfermagem psiquiátrica em suas dimensões assistenciais. 2. ed. Barueri: Manole; 2017.

As doenças mentais são comuns em todos os países e causam imenso sofrimento. Pessoas com esses transtornos ficam, muitas vezes, sujeitas ao isolamento social, a um baixo nível de qualidade de vida e a crescente mortalidade. Um em cada quatro pacientes que buscam serviços de saúde tem, ao menos, uma desordem mental, neurológica ou comportamental, que, na maioria das vezes, não seria nem diagnosticada e nem tratada.

As barreiras para um tratamento efetivo seriam a falta de reconhecimento sobre a seriedade da doença mental e a falta de compreensão sobre os alcances dos benefícios desses serviços. Há uma verdadeira discriminação entre problemas de natureza física e mental.[4]

Diante dessa situação, a própria OMS, referindo-se ao peso econômico e social, declara que os problemas de saúde mental são uma carga indefinida e escondida,[5] que ainda não foi bem avaliada, para as famílias, comunidades e seus respectivos países. É uma carga escondida porque está associada ao estigma e a violações dos direitos humanos e das liberdades fundamentais. Reconhece a OMS que essa carga também é difícil de ser quantificada, pois, em toda parte do mundo, muitos casos continuam ocultos e sem registros. As pessoas com transtornos mentais são socialmente mais vulneráveis e correm maior risco de serem discriminadas ou terem seus direitos humanos violados.[5]

Foi para ressaltar a importância da saúde mental que a OMS promoveu, no início da primeira década do século XXI, o tema "saúde mental" para o seu Dia Mundial da Saúde, no dia 7 de abril de 2001, reafirmando que ela é parte integrante da saúde geral e da qualidade de vida para a pessoa realizar suas plenas potencialidades e não ser excluída. Tal movimento teve grande repercussão e a imediata adesão de outras organizações de saúde, como o CIE.[6]

Por esse motivo, a OMS preconiza alguns princípios básicos[5] que poderiam fundamentar a legislação sobre saúde mental, a fim de proteger os direitos das pessoas acometidas com transtornos mentais. Entre esses princípios gerais, estão incluídos:

- O respeito pelos valores individuais, sociais, culturais, étnicos, religiosos e filosóficos. As necessidades individuais das pessoas afetadas por problemas mentais devem ser efetivamente levadas em consideração
- A assistência e o tratamento devem ser providos em ambientes com a menor restrição possível. Para isso, a internação hospitalar involuntária deve ser o recurso final e último a ser utilizado. Devem ser claramente definidos: as condições e circunstâncias em que ela pode ocorrer; os procedimentos a serem usados nesse caso; a obrigação de dar alta quando cessarem aquelas condições e circunstâncias; e uma revisão ou reavaliação, independente de decisões tomadas por ocasião da internação involuntária
- A assistência e o tratamento devem ser providos com o objetivo de promover a autodeterminação e a responsabilidade pessoal de cada indivíduo. Para tanto, as pessoas devem ter a oportunidade de poder escolher e tomar decisões sobre o tipo de assistência e tratamento que devem receber.* A legislação deve ter por fim assegurar que o tratamento somente será imposto em casos muito limitados e em circunstâncias claramente definidas. Se as pessoas estiverem inabilitadas a tomar uma decisão por si próprias, os passos subsequentes deverão ser tomados para atender seus possíveis desejos e sentimentos
- A provisão de cuidados e tratamentos será oferecida para que a pessoa possa alcançar seu mais alto nível de saúde e bem-estar possível. Além disso, em termos de qualidade e continuidade da assistência, esse princípio engloba a questão do direito ao tratamento, o que pressupõe um ambiente seguro em que as únicas restrições seriam para contatar amigos e parentes, exceto em raras situações bem definidas, e garantir a salvaguarda contra abusos, exploração e negligências.

Apesar das recomendações da OMS sobre a internação hospitalar, é necessário atentar para a realidade brasileira, que aponta outras circunstâncias, como a Lei nº 10.708/2003,[7] que instituiu o auxílio-reabilitação psicossocial para clientes acometidos de transtornos mentais egressos de

---

*É preciso lembrar que nem sempre o paciente, mesmo com doença física, pode escolher e tomar uma decisão correta sobre o tipo de assistência e tratamento sem o aconselhamento de um profissional de saúde; e a dificuldade para o paciente com transtorno mental é maior.

internações. Esse auxílio, parte integrante do Programa De Volta para Casa, de ressocialização de pacientes internados em hospitais ou unidades psiquiátricas, consiste em um pagamento mensal pecuniário no valor de um salário mínimo, feito diretamente ao beneficiário egresso de internação, com duração de 2 anos ou mais. Embora se afirme que aquele programa seria coordenado pelo Ministério da Saúde (MS), desde a aprovação da Lei, nada se tem divulgado sobre o acompanhamento dos pacientes, possíveis beneficiários desse auxílio e se, de fato, os familiares que retiram pacientes dos hospitais estão cumprindo o objetivo de "assistência, acompanhamento e integração social fora da unidade hospitalar", previsto na Lei. Que tipo de preparo a família recebe para retirar e acolher um paciente que permaneceu 2 anos ou mais internado? O valor do auxílio pecuniário é suficiente para aquisição dos medicamentos de que o paciente necessita? Existe alguém na família que possa administrar e controlar essa medicação? Como proceder para controlar o paciente em momento de alguma agitação? Espera-se apenas que esse benefício pecuniário não se torne mais uma ajuda econômica para famílias desprivilegiadas, sem a devida contrapartida, seja por falta de um sistema de seguimento e assistência, seja por falta de controle e supervisão eficaz do programa De Volta para Casa. Do contrário, os espaços e as vias públicas verão crescer o número de pessoas com evidentes distúrbios mentais em cenas deprimentes de abandono e desassistência.

Alguns psiquiatras[8] afirmam que "nenhum sistema de saúde mental pode funcionar sem a disponibilidade de leitos suficientes para acolher o paciente em crise". Eles destacam ainda que outro erro comum é associar a reforma a um interesse ou grupo político particular, o que pode fazer com que qualquer mudança de governo comprometa as ações tomadas por predecessores. Portanto, o planejamento deve ser acompanhado por sucessão racional de eventos, de modo a evitar o fechamento de um hospital psiquiátrico antes que o serviço comunitário de assistência esteja solidamente estabelecido na mesma área.

Na 66ª Assembleia Mundial da Saúde, realizada em Genebra, na Suíça, em maio de 2013, foi aprovada uma resolução referente ao Plano de Ação Integral sobre Saúde Mental 2013-2020.[9] A OMS instou os estados-membros a colocarem em prática as ações propostas, devidamente adaptadas às prioridades nacionais e às circunstâncias concretas dos países. Resoluções anteriores, como as de 2012 e 2010, já recomendavam estados-membros a aumentarem investimentos em saúde mental dentro dos países.

Igualmente, a ONU, em assembleia geral de 9 de dezembro de 2010, ao aprovar a Resolução nº 65/95[10] sobre saúde global e política exterior, reconheceu o movimento em prol do acesso universal à saúde como meio de proteger o direito de todo ser humano desfrutar o mais alto nível possível de saúde física e mental. Reconheceu ainda que os problemas de saúde mental têm uma grande importância em todas as sociedades, pois aumenta significativamente a carga que essas doenças e a perda da qualidade de vida acarretam em termos de custo econômico e social, conforme relatos da OMS sobre saúde mental em 2010.

O CIE, em seu papel de porta-voz de enfermeiros do mundo todo, reavaliou e atualizou sua posição[11] frente às questões de saúde mental, lamentando o fato de que estigmas, discriminação, falhas no tratamento, dificuldade de acesso aos serviços e falta de continuidade do tratamento ainda perdurassem globalmente. Por isso, conclama organizações nacionais de Enfermagem para que cerrem fileiras em torno de um problema tão dramático e crucial em termos de bem-estar, o qual permanece negligenciado, deficitário em recursos humanos e materiais e afligido por discriminações e preconceitos na maioria das sociedades. Tal preocupação estende-se às necessidades das famílias e comunidades das pessoas afetadas pela desordem mental e o estigma associado em relação a essas pessoas, inclusive por parte de profissionais da saúde. Acredita-se que serviços de saúde mental eficazes e eficientes só serão possíveis com uma coordenação intersetorial e com base na estratégia comunitária. As políticas e os programas governamentais devem ser implementados nas comunidades com foco em promoção da saúde mental, prevenção de doenças mentais e intervenção precoce, quando necessária, e com tratamento, cuidados e reabilitação em domicílio (dentro do sistema de *home care*), preferencialmente ao tratamento institucional e hospitalar, embora o CIE[11] reconheça a importância dessas instituições quando as condições e necessidades da pessoa com transtorno mental assim exigirem.

Considerando que problemas de saúde mental podem ocorrer em qualquer outro setor das unidades de Enfermagem, o CIE[11] recomenda a todos os enfermeiros que adquiram conhecimentos e habilidades mínimas para que possam assistir pacientes em suas necessidades psiquiátricas. Destaca também a importância da colaboração de enfermeiros da área de saúde mental/psiquiátrica oferecendo liderança na especialidade, para a formulação de adequadas políticas relacionadas com a saúde mental e que possam esclarecer a sociedade sobre os problemas, e que procurem aperfeiçoar-se e realizar ou participar de pesquisas. Finalmente, essa organização lembra que as necessidades do cuidador familiar também não devem ser esquecidas nesse contexto.

A OMS divulgou também que recursos para a saúde mental, em nível mundial, continuavam inadequados (daí as sucessivas recomendações em 2010 e 2012 para aumentarem esses investimentos) e que a promoção desse setor era tratada ainda como de baixa prioridade. Para marcar o Dia Mundial da Saúde, em 10 de outubro de 2005, foi publicada uma nova edição do Mental Health Atlas,[12] com a informação de que recursos para cuidar de pessoas com desordens mentais ou neurológicas eram totalmente insuficientes.

Assim, para mudar concretamente a vida diária de pessoas que sofrem de transtornos mentais, seriam necessárias ações conjugadas do poder público, em todos os níveis (federal, estadual e municipal), e dos serviços privados; afinal, problemas como depressão, esquizofrenia, epilepsia e uso abusivo de drogas e outras substâncias causam enorme sofrimento para as pessoas afetadas, aumentando a vulnerabilidade e conduzindo-as a mais pobreza. Apesar da existência de tratamentos de custo-benefício relativamente baixo, a maioria das pessoas continua sem acesso ao tratamento e sem apoio ou ajuda que as possa levar a uma vida produtiva. Além disso, essas pessoas sofrem estigmas e discriminações sociais, e lhes são negadas oportunidades a que outros cidadãos têm acesso.

Em 2007, a OMS publicou, em parceria com o CIE, outro atlas,[13] específico para enfermeiros. Em seu preâmbulo, reconhece-se que o cuidado em saúde mental é um componente essencial, porém esquecido na assistência à saúde. Por constituírem o principal provedor de cuidados à saúde mental, enfermeiros necessitariam ser habilitados para contribuírem efetivamente nesses serviços. Entretanto, no levantamento incluído nesse atlas, verificou-se que nos países de baixo ou médio desenvolvimento não existe número adequado de profissionais, e em sua formação não são incluídos os necessários conhecimentos e habilidades para a assistência em saúde mental e psiquiátrica.

O levantamento global de 171 países incluído no atlas apresenta o quantitativo de profissionais disponíveis, a educação, o treinamento e o papel de enfermeiros em saúde mental. O achado mais consistente nesse trabalho foi a grave insuficiência de enfermeiros de saúde mental nos países em desenvolvimento, de baixo nível ou médio, em termos de produto interno bruto (PIB). A falta de oportunidades adequadas para educação e aperfeiçoamento de enfermeiros em saúde mental, seja durante a formação profissional, seja na educação continuada, tornou-se óbvia a partir dos resultados. Além dos fatos e dados, comentários e opiniões dos entrevistados enfatizaram as barreiras enfrentadas por enfermeiros, que dificultaram sua participação mais efetiva na assistência em saúde mental.

Considerando a existência de estigmas em relação aos portadores de desordens mentais em todos os países, e que os serviços de saúde mental estão longe de ser satisfatórios, mesmo entre os países desenvolvidos, reafirma-se que enfermeiros poderão ter um papel extremamente relevante na assistência efetiva, apropriada e realizada de maneira precoce e no momento necessário, aos portadores de transtornos mentais, assim como na salvaguarda do direito desses clientes aos tratamentos nas instituições, e até dentro da sociedade em geral.

A publicação enfatiza também que os sistemas de saúde em todos os países precisam ser readequados para que tudo isso aconteça, envolvendo principalmente enfermeiros nessa empreitada. De fundamental importância é que o tema "saúde mental" seja incorporado na formação básica de todos os enfermeiros e demais profissionais da equipe de Enfermagem, além do aperfeiçoamento por meio de cursos de especialização e outras formas de pós-graduação.

No Atlas Nurses in Mental Health 2007 (Atlas Enfermeiros em Saúde Mental 2007), há basicamente três recomendações contidas para os países-membros da OMS: que reconheçam enfermeiros como recurso humano essencial para a assistência em saúde mental; que assegurem que um número adequado de enfermeiros capacitados seja disponibilizado para a provisão de cuidados em saúde mental; e que incorporem o componente sobre saúde mental nos programas de formação e de aperfeiçoamento para enfermeiros e todos os profissionais de Enfermagem, inclusive aqueles que atuarão em instituições de serviços gerais, e não apenas nas especializadas em saúde mental.

ANTECEDENTES HISTÓRICOS DA ASSISTÊNCIA E DA ENFERMAGEM PSIQUIÁTRICA

No passado, havia uma superposição entre o mundo da saúde mental e o jurídico-judicial, com exceção da área manicomial, isto é, de doentes mentais com comportamento criminoso. A área da Enfermagem em Saúde Mental e Psiquiátrica esteve, por muito tempo, dissociada da de Enfermagem geral, pois mesmo Florence Nightingale, quando instituiu a moderna Enfermagem, fundando a Escola de Enfermagem no Hospital St. Thomas (em Londres, em 1860), excluiu a área psiquiátrica do curso. Assim como o curso para formação de parteiras ou obstetrizes (*midwives*), a Enfermagem Psiquiátrica não fazia parte da Enfermagem geral; ambas constituíam profissões distintas da área. A obstetriz continua como profissão independente da Enfermagem até hoje, no Reino Unido e em países onde o sistema britânico exerceu influência.

Somente na década de 1990, o Reino Unido fez da Enfermagem Psiquiátrica um ramo ou especialidade da Enfermagem.[3] Isso talvez constitua uma das razões por que as enfermeiras norte-americanas, quando chegaram ao Brasil no início da década de 1920, tenham ignorado a Escola Profissional de Enfermeiros e Enfermeiras (atual Escola de Enfermagem Alfredo Pinto), fundada dentro de um hospital psiquiátrico.[14] É possível que o componente judicial da psiquiatria vinculado mais aos órgãos da justiça e do Poder Judiciário do que aos da saúde tenha sido um fator que deu a essa especialidade grande autonomia e independência de ação em relação às outras, possivelmente devido à natureza custodial da internação em manicômio. Por isso, a Escola Profissional de Enfermeiros e Enfermeiras esteve, no início, subordinada ao Ministério da Justiça, mesmo porque ainda não existia o Ministério da Educação e Saúde, criado décadas depois.[14]

Em 1920, foi criado o Departamento Nacional de Saúde Pública (DNSP), e Carlos Chagas foi nomeado como seu primeiro diretor. Nesse departamento, em 1923, foi criada a Escola de Enfermeiras do Departamento, atual Escola de Enfermagem Anna Nery (EEAN), da Universidade Federal do Rio de Janeiro (UFRJ).

É interessante observar que, mesmo na estrutura atual dos órgãos governamentais de saúde, as áreas de saúde mental e psiquiatria ainda permanecem diferenciadas e separadas das outras áreas, o que se encontra reproduzido também na esfera da OMS e da Organização Pan-Americana de Saúde (OPAS).

No primeiro programa de instrução do curso de Enfermagem no DNSP, contido no art. 429 do Decreto nº 16.300, de 31 de dezembro de 1923,[15] constava a "Arte de enfermeira: em doenças nervosas e mentais", que, no Decreto nº 27.426,[16] de 14 de novembro de 1949, passou a chamar-se "Enfermagem e clínica neurológica e psiquiátrica", para ser ministrada na 2ª série do curso. No art. 6º do Decreto de 1949, previa-se que o ensino seria "ministrado em aulas teóricas e práticas, mantendo-se a mais estreita correlação dos assuntos, ficando o candidato sujeito a estágios". Em seguida, foi estabelecido que a prática e os estágios se fariam "mediante rodízio dos alunos em serviços hospitalares, ambulatórios e unidades sanitárias" (art. 7º). Na lista desses serviços constavam claramente "neurologia e psiquiatria" como um dos estágios. Entretanto, na época, talvez por falta de domínio sobre o conteúdo em psiquiatria, as docentes enfatizavam a parte neurológica, e não a psiquiátrica.

Nesse aspecto, a enfermeira norte-americana Ella Hasenjaeger foi de importância fundamental para a implantação do ensino de Enfermagem Psiquiátrica no Brasil.[17] Ela havia sido contratada como assessora por Edith de Magalhães Fraenkel, primeira diretora da Escola de Enfermagem da Universidade de São Paulo (EEUSP), e permaneceu no Brasil de 1944 a 1951. Na ocasião, ela detinha o título de Mestre em Enfermagem, obtido no *Teachers College* da Universidade

Parte 2 | Dimensões Ético-Legais na Enfermagem

Columbia, Nova York, além de grande experiência no exercício e no ensino de Enfermagem em seu país de origem. Tinha também publicações de artigos e um livro sobre Enfermagem em doenças transmissíveis.

Como relata Carvalho,[17] ela "revelou-se uma incentivadora das inovações no currículo de Enfermagem da EEUSP" e auxiliou na implementação das modificações programadas, especialmente na "instituição dos estágios de Enfermagem Psiquiátrica, inexistentes ainda em qualquer outra escola de Enfermagem do país devido a dificuldades relativas à falta de campo de prática adequado e levado a efeito nessa Escola".

Assim, desde a primeira turma da EEUSP, formada em 1946, todas as alunas, sob a responsabilidade direta de Ella Hasenjaeger, aprenderam teoria e fizeram estágio prático de Enfermagem Psiquiátrica em um dos pavilhões do Hospital Central do Juqueri, iniciando uma prática estendida mais tarde a alunas de outras escolas. Carvalho[17] descreve que as viagens diárias ao município de Franco da Rocha, onde se localizava esse Hospital, ou ao Instituto Pinel no velho ônibus da Escola não assustavam essa norte-americana dinâmica e idealista, que definitivamente se propôs a oferecer à Escola e à Enfermagem brasileira o melhor do seu conhecimento e de suas habilidades.

Ao descrever a repercussão dessa iniciativa, Carvalho[17] destaca que Izaura Barbosa Lima, chefe da seção de Enfermagem do Departamento de Organização Sanitária do Ministério da Educação e Saúde, após uma visita à EE, escreveu uma carta a Edith de Magalhães Fraenkel, em 1946. Nessa carta, ela informava: "relatei à diretora da Escola Anna Nery as maravilhas do que observei relativamente à organização da EEUSP mais a do Hospital das Clínicas e do trabalho das alunas no Hospital do Juqueri." A carta terminava com o desejo da diretora daquela Escola de mandar suas alunas a São Paulo para estagiarem no Juqueri, sob a orientação de Miss Hasenjaeger. Esse conteúdo comprova a inexistência, na época, desse ensino na EEAN, do Rio de Janeiro. Posteriormente, em 1952, foi inaugurado o Instituto de Psiquiatria Antonio Carlos Pacheco e Silva, mais conhecido pela sigla IPq,[18] dentro do complexo do Hospital das Clínicas da Universidade de São Paulo.

Os currículos de graduação em Enfermagem sucessivamente aprovados desde 1962 garantiram à Enfermagem Psiquiátrica espaço para seu ensino teórico e prático, iniciando-se a sua expansão como especialidade e estimulando a participação cada vez mais efetiva do enfermeiro nos programas de Enfermagem em Saúde Mental e Psiquiátrica.

Posteriormente, foi sentida a necessidade de uma reestruturação dessa assistência para torná-la mais ligada ao atendimento primário da saúde e à promoção de modelos alternativos, centrados na comunidade e dentro de suas redes sociais. Isso fez com que organizações, profissionais de saúde e demais indivíduos interessados buscassem desenvolver uma série de atividades, dando início à promoção do processo de uma verdadeira Reforma Psiquiátrica.

LEGISLAÇÃO ATUAL DA ASSISTÊNCIA PSIQUIÁTRICA NO BRASIL

A Lei nº 10.216, de 6 de abril de 2001,[19] resultou do movimento internacional e nacional de combate à discriminação, aos preconceitos e aos tabus existentes em relação à doença mental, satisfazendo os anseios dos profissionais de saúde mental.

Além da criação de leitos psiquiátricos em hospitais gerais, também foram implantados centros ou núcleos de assistência psicossocial e psiquiátrica, a fim de tentar garantir os direitos, promover a cidadania e favorecer a inclusão social e familiar. O MS também baixou vários atos normativos para viabilizar a Reforma Psiquiátrica, acelerar as mudanças e regulamentar os serviços de assistência psiquiátrica de caráter ambulatorial em substituição ao atendimento hospitalar, em muitas instituições que funcionavam precariamente. Diferentes modelos de serviços, como leitos psiquiátricos em hospitais gerais e centros ou núcleos de assistência psicossocial e psiquiátrica e serviços de atenção diária, também foram implantados; porém, ainda não é possível oferecer o serviço para toda a população. É necessário, portanto, especial atenção para que essa parte da população não continue sem assistência.

A Lei nº 10.216/2001[19] relaciona os seguintes direitos da pessoa com transtorno mental:

- Ter acesso ao melhor tratamento do sistema de saúde, consentâneo às suas necessidades
- Ser tratada com humanidade e respeito e no interesse exclusivo de beneficiar sua saúde, visando alcançar sua recuperação pela inserção na família, no trabalho e na comunidade

- Ser protegida contra qualquer tipo de abuso e exploração
- Ter garantia de sigilo nas informações prestadas
- Ter direito à presença médica, em qualquer tempo, para esclarecer a necessidade ou não de sua hospitalização involuntária
- Ter livre acesso aos meios de comunicação disponíveis
- Receber o maior número de informações a respeito de sua doença e de seu tratamento
- Ser tratada em ambiente terapêutico pelos meios menos invasivos possíveis
- Ser tratada, preferencialmente, em serviços comunitários de saúde mental.

O art. 6º prevê três tipos de internação psiquiátrica: a voluntária, a involuntária (ligadas ao consentimento, ou não, do usuário) e a compulsória, determinada pela justiça. A literatura tem mostrado que, mesmo no caso de internação voluntária, há críticas, afirmando-se que elas não foram totalmente voluntárias, pois teriam sido resultado de coerção, ameaça, ardil ou ignorância da parte do paciente quanto a seus reais direitos. Por outro lado, pacientes voluntariamente admitidos frequentemente não têm liberdade de deixar a instituição e só podem sair depois de esperar vários dias ou semanas, ou com alta a pedido.

A típica internação involuntária de pacientes com transtornos mentais é aquela que ocorre quando a pessoa apresenta sinais ou características de periculosidade para ela mesma e para outras pessoas, ou necessita de ajuda e tratamento. Quando o indivíduo se torna perigoso ou agressivo com outros, o Estado tem a justificativa de que é necessário proteger a sociedade contra essa ameaça.

Os direitos dos doentes mentais incluem direito à assistência e respeito aos seus direitos humanos. Se a pessoa necessita de ajuda ou tratamento, o Estado pode interná-la para que receba a assistência requerida, considerando-se, em última instância, que é ele, o Estado, o guardião de órfãos e portadores de idiotia ou debilidade mental abandonados.

Destaca-se a importância da distinção a ser feita entre internação involuntária e tratamento involuntário,[20] alertando que nenhum tratamento, mesmo involuntário, poderá ser imposto a paciente de internação voluntária; e um tratamento involuntário só poderá ser imposto ao cliente quando atender ao maior interesse de suas necessidades de saúde. É comum, na prática psiquiátrica habitual, a prevalência da internação sobre o tratamento. Entretanto, com as resoluções da ONU,[1,10] espera-se a inversão de ordem dessas práticas, colocando-se o interesse do tratamento acima do valor social da internação.

Mesmo estigmatizadas, rejeitadas ou marginalizadas pelas sociedades, as pessoas acometidas de transtornos mentais estão começando a ter espaço para discutir sobre os processos decisórios que a elas se referem. Elas também passaram a ser mais ouvidas em associações de usuários de serviços de saúde mental (clientes, ex-clientes e seus familiares) junto a profissionais da área, em uma tentativa de identificar esses problemas, discuti-los e buscar soluções mais apropriadas.

Nessa legislação, pela primeira vez, criou-se um terceiro tipo de internação, além da voluntária e da involuntária, que é a compulsória, ou seja, aquela determinada por um juiz de direito competente, que deve levar em consideração "as condições de segurança do estabelecimento, quanto à salvaguarda do paciente, dos demais internados e funcionários" (Lei nº 10.216/2001, art. 9º).

Considerando tratar-se de um grupo extremamente vulnerável, a legislação tratou também de determinar que "as pesquisas científicas para fins diagnósticos ou terapêuticos não poderão ser realizadas sem o consentimento expresso do cliente ou de seu representante legal, e sem a devida comunicação aos conselhos profissionais competentes e ao Conselho Nacional de Saúde" (Lei nº 10.216/2001, art. 11).

A questão do consentimento esclarecido já tem sido amplamente discutida com base na Resolução nº 466/2012,[21] do Conselho Nacional de Saúde, que disciplina as pesquisas que envolvem seres humanos. Para ser válido, antes de dar o consentimento para um tratamento ou uma internação, o cliente precisa ser devidamente esclarecido em seu nível de compreensão e entendimento. A confidencialidade sobre o diagnóstico é outro ponto muito importante para a preservação da dignidade humana do cliente e a prevenção de reações preconceituosas. Vale relembrar que o cliente com transtorno mental tem muitos momentos de lucidez e clareza, não permanecendo o tempo todo completamente perturbado. Por isso, deve ser informado sobre todos os benefícios e consequências ou riscos pertinentes a qualquer tratamento, medicamentoso ou biológico, tendo o direito de escolha sempre que possível.

Ainda no campo legal, existem outros desafios e dilemas referentes à tomada de decisões que a Enfermagem precisa enfrentar, como, por exemplo, o registro de informações ou observações no prontuário. Clientes com transtornos mentais podem ser vítimas dos mais variados abusos por parte dos próprios familiares ou de outros interessados, e até de membros da equipe de saúde. Por isso, há necessidade de supervisão e adequado treinamento de todo o pessoal que entra em contato com pessoas com transtornos mentais, para que não ocorram tais abusos e outros tipos de violência, coações, restrições e até estupros.

A falsidade ideológica constitui uma modalidade de infração penal que se observa até cotidianamente, e poucos profissionais de Enfermagem atentaram para o fato de que podem incorrer em sua prática.

O Código Penal (CP)[22] especifica, no art. 299, que constitui crime de falsidade ideológica "emitir, em documento público ou particular, declaração falsa ou diversa da que deveria ser escrita, com o fim de prejudicar direito, criar obrigação ou alterar a verdade sobre fato juridicamente relevante". A penalidade prescrita é a reclusão de 1 a 5 anos e multa se o documento for público, e de 1 a 3 anos e multa se o documento for particular.

O prontuário do cliente constitui um tipo de documento particular, no qual o pessoal de Enfermagem deve registrar todas as ações realizadas e as observações feitas. Na assistência psiquiátrica, o registro das observações sobre o cliente, bem como de suas manifestações de comportamento e atitudes, torna-se particularmente importante para o diagnóstico, a evolução clínica e o tratamento para toda a equipe de saúde responsável. A omissão de qualquer registro ou informação pode ser considerada matéria grave.

ENFERMAGEM FORENSE

Conforme publicações existentes,[23-25] nas quais esta parte do capítulo se fundamenta, a Enfermagem Psiquiátrica Forense constitui especialidade emergente no Brasil, ainda em fase de sedimentação, e trata da aplicação dos conhecimentos da ciência forense à prática da Enfermagem na assistência ao cliente. Muitas vezes, o enfermeiro é o primeiro profissional a atender a vítima ou o agressor que chega aos serviços de emergência ou de saúde mental, o que exige conhecimentos específicos associados aos das ciências do campo forense, para enfrentar os desafios que surgem. Por isso, trata-se de um novo domínio da prática de Enfermagem que vem evoluindo, em decorrência do aumento da criminalidade e da violência urbana, que trazem à tona dois dos mais importantes sistemas que têm impacto na vida das pessoas – a saúde e a justiça.[26]

Portanto, as atividades do enfermeiro forense englobam diferentes situações, como assistência à vítima de agressão física, abuso sexual e tentativa de suicídio, e muitas vezes relação com o próprio agressor. Associam-se a essas atividades a investigação clínica, a coleta e a preservação de provas, e a consultoria às autoridades legais. A essência da Enfermagem Forense, contudo, é sua competência terapêutica; afinal, o profissional tem sua atividade focada na necessidade do dia a dia do cliente, e não no seu comportamento e no pensamento do passado.[23]

Pode-se considerar que Florence Nightingale, em decorrência de sua atuação na Guerra da Crimeia, foi a precursora da Enfermagem Forense, ao cuidar de vítimas e agressores.[27]

Preconiza-se que, ao assumir alguma função no campo forense, o enfermeiro deve autoanalisar seus valores, padrões culturais, crenças, sentimentos; enfim, sua atitude em relação às pessoas de quem cuidará no seu dia a dia, consciente de que se trata de alguém com transtorno mental que foi vítima de violência ou cometeu um crime. A importância dessa análise se explica porque o enfermeiro, como profissional da saúde, será envolvido tanto no cuidado de vítimas de agressões como no de pessoas que cometeram ou tentaram cometer atos criminosos, em casos de abuso de crianças, estupro, assassinato, roubo, violências em geral (até mesmo doméstica), atropelamentos, diferentes acidentes traumáticos, suicídio, infanticídio, entre outros.

Essa análise compreende dois aspectos: como o enfermeiro se vê em relação à pessoa que tem transtorno mental e qual é sua atitude frente ao ato criminoso em si, pois, como profissional de saúde, não pode prejulgar a pessoa que se encontra sob seus cuidados, tampouco é sua função. Após análise sincera consigo próprio, ele poderá fazer sua opção. Isso reforça mais uma vez a importância de incluir o conhecimento sobre relacionamento terapêutico entre enfermeiro e paciente nos cursos de graduação em Enfermagem, para que possa desenvolver a terapia do cotidiano em Enfermagem de saúde mental. O enfermeiro psiquiátrico forense precisa desenvolver competência específica para atuar nessa área; para tal, deveria ser criado um curso de especialização em Enfermagem com foco no cuidado desse domínio especial, tanto para desempenhar seu papel no cuidado direto da pessoa – vítima ou agressor – como no de seus familiares, e para atender às exigências legais que se fizerem necessárias.

Em termos conceituais, pode-se afirmar que a Enfermagem Forense engloba conhecimentos científicos da ciência da Enfermagem e sua aplicação a procedimentos legais, da ciência forense e da justiça criminal. Como especialidade, a Enfermagem Forense tem seu campo de prática determinado pelo relacionamento terapêutico entre enfermeiro e cliente e pelo desempenho de funções que compõem o seu papel nesse local.[27] Esse campo de prática pode ser o hospital, o presídio, a casa institucional ou de detenção e as diferentes instâncias da justiça, sempre que seu cliente seja convocado para depor em juízo.

A maioria da produção nas áreas de Enfermagem Forense e psiquiátrica forense é ainda de origem norte-americana, canadense e inglesa, segundo bases de dados mais consultadas, seguida por alguns países europeus, como Portugal e, de modo escasso, Brasil, com as autoras Rita de Cássia Silva e Karen Beatriz Silva,[28] além de especialistas da Argentina (Telles).[29] Essa especialidade já chegou a outros países, como Suécia, Itália, Austrália, Japão, Coreia, Índia e Peru.

A Enfermagem Forense foi reconhecida como especialidade no Brasil pelo Conselho Federal de Enfermagem (COFEN),[30] em 2011, com a publicação da Resolução nº 389, de 18 de outubro de 2011, que habilita a atuação do enfermeiro especialista nessa área.

No entanto, profissionais de Enfermagem Forense, em função de ser especialidade nova, têm encontrado resistência dentro e fora do âmbito da Enfermagem. Na verdade, eles já vinham atuando na área há bastante tempo, considerando aqueles que trabalharam ou trabalham em manicômios judiciários, presídios ou casas correcionais, abrigos de crianças, vítimas de maus-tratos, entre outros.

Assim como o núcleo ou a essência da profissão de Enfermagem é o cuidado, como tem sido definido pelo próprio COFEN, em diferentes oportunidades é necessário ressaltar que a essência da Enfermagem Forense é a competência terapêutica, com a atividade focada na necessidade do dia a dia do cliente, conforme já mencionado. Rose[31] afirma que o respeito à autonomia do cliente em Enfermagem Forense constitui ainda um desafio a ser enfrentado, pois muitas vezes torna-se um dilema ético.

Considerando a existência da Sociedade de Especialistas em Enfermagem de Saúde Mental e Psiquiátrica, seria mutuamente benéfica a discussão interpares e a elaboração de padrões de assistência de Enfermagem nessa especialidade.

Cabe ressaltar a existência da Associação Internacional de Enfermeiros Forenses, em inglês International Association of Forensic Nurses (IAFN),[27] fundada em 1992 pela enfermeira forense Virginia Lynch, primeira presidente, a partir do esforço de 74 enfermeiros que tinham a função de examinar pessoas acusadas de agressão sexual. A IAFN, que hoje conta com mais de 3 mil associados, tem por objetivo regulamentar a prática da Enfermagem Forense, incentivando a pesquisa, o treinamento e o desenvolvimento dessa especialidade em países onde as taxas de violência são altas.

Ressalte-se que enfermeiros de Sergipe abriram, em Aracaju, um curso intensivo de Enfermagem Forense com 50 h de carga horária em junho de 2015, com a participação da própria Virginia Lynch e de Albino Gomes, português identificado como enfermeiro forense, doutorando em ciências forenses e coordenador de cursos de pós-graduação em Enfermagem Forense.[32] Ele é autor/organizador de *Enfermagem Forense*, que tem dois volumes com mais de 300 páginas cada um. Certificados oferecidos receberam a chancela da IAFN.

Cita-se ainda a criação da Associação Brasileira de Enfermagem Forense (ABEForense), com Zenaide Cavalcanti de Medeiros, primeira presidente que abriu esse curso, em parceria com a Associação Portuguesa de Enfermagem Forense (APEForense), uma iniciativa pioneira no Brasil e mesmo na América Latina, convidando especialistas da área. Segundo essa organização brasileira, a Enfermagem Forense constitui uma área que relaciona os aspectos forenses com o cuidado de Enfermagem, um campo de atuação que possibilita aliar o conhecimento teórico ao cuidado de pessoas que sofreram algum tipo de violência.[32] O Instituto Paulista de Estudos Bioéticos e Jurídicos (IPEBJ), de Ribeirão Preto, São Paulo, tem programado cursos de ciências forenses e investigação criminal para graduados de diferentes áreas, inclusive Enfermagem, com duração de 24 meses e aulas em um fim de semana por mês (com carga horária de 15 h mensais e total de 360 h).

Conforme dados da IAFN, essa especialidade requer o exercício do cuidado à saúde, aliado ao aspecto forense e à formação biopsicossocial do enfermeiro, visando investigar cientificamente o óbito e os tratamentos de traumas sofridos por vítimas e agressores envolvidos em acidentes traumáticos, abuso físico, sexual e emocional.[32] Na prática, pretende-se que a Enfermagem Forense facilite a aproximação entre vítimas e equipe de saúde, estabelecendo também relações de confiança e cooperação com a justiça. Portanto, cabe ao enfermeiro forense o relevante papel de examinar, reconhecer, coletar e preservar as evidências que caracterizam um crime.[31]

Evidentemente, há ainda necessidade de maiores avanços para o efetivo reconhecimento dessa especialidade, que, de fato, conta com boas perspectivas no Brasil, dado o caráter epidemiológico da violência existente. Essa especialidade já foi reconhecida pelo COFEN (Resolução nº 389, de 18 de outubro de 2011),[30] mas ainda é necessária a inclusão desses conhecimentos na formação básica do profissional, bem como maior divulgação do tema em eventos de Enfermagem e outros espaços acadêmicos.[32] Em Ribeirão Preto, está prevista a organização de um evento sobre Enfermagem Forense em 2018.

Existem ainda subespecialidades da Enfermagem Forense, entre as quais: Enfermagem Correcional, que presta assistência a indivíduos sob custódia judicial, seja nos tribunais, nas prisões ou nas casas de detenção; Enfermagem Clínica Forense, que pode atuar em serviços de emergência em que podem ser realizados exames periciais em casos de vítimas de crimes sexuais, tráfico de órgãos, violência doméstica, negligência, abuso ou crime; Enfermagem de Gerontologia Forense, em que o especialista ajuda na investigação de casos que envolvam abuso, negligência ou exploração de idosos; e Enfermagem Psiquiátrica Forense, em que esses especialistas avaliam pacientes para tratamento, inclusive de inimputáveis, providenciando os cuidados de reabilitação.

RESPONSABILIDADE LEGAL DO PROFISSIONAL DE ENFERMAGEM

No sentido geral, responsabilidade exprime obrigação, encargo, compromisso ou dever de responder por alguma coisa que se tenha feito ou responder pelos atos de outrem. Isso significa assumir a responsabilidade por alguém haver mandado ou determinado que se fizesse algo, delegando uma tarefa ou função a outra pessoa, a qual se torna coautora. Portanto, quem delega uma função assume a responsabilidade pelo que mandou fazer, e quem recebe a delegação deve prestar contas do que fez, isto é, também responde pelos atos e assume a parcela de responsabilidade correspondente. Assim, tornam-se ambos coautores.

A responsabilidade civil caracteriza-se pelo comportamento doloso ou culposo do indivíduo causador do dano. O comportamento é doloso quando o indivíduo quis o resultado de seu ato ou omissão; e é culposo quando ele, por ação ou omissão, deu causa ao resultado por sua culpa, imprudência, negligência ou imperícia.

Culpa, no sentido técnico jurídico, é a voluntária omissão de cautela em calcular as consequências possíveis e previsíveis de algum fato. É o caso do profissional que, ao preparar com muita pressa um medicamento para ser aplicado no cliente, não lê o rótulo com atenção e confunde glicose com cloreto de potássio. Muitas vezes, as indústrias farmacêuticas embalam medicamentos bem diferentes em ampolas ou embalagens similares, o que pode dificultar a identificação correta e rápida e ocasionar acidentes, por vezes irreversíveis ou fatais para os clientes. Nesse caso, se o cliente falecer por ter recebido medicamento errado, essa morte constituirá um crime culposo, porque o fato não foi desejado, mas era uma consequência possível e previsível. Se esse profissional tivesse a intenção de matar, esse crime seria doloso, ou seja, intencional.

O estudo da evolução histórica da responsabilidade civil mostra que, nos primórdios da civilização humana, dominava a vingança coletiva. Posteriormente, o conceito de vingança evoluiu para uma reação individual, segundo a qual os homens faziam justiça com as próprias mãos. A seguir, veio a época da reparação do dano, quando o ofendido renunciava à vingança e aceitava entrar em acordo com o ofensor, mediante o cumprimento de uma pena por ele, ou a entrega de algo de valor material. Assim, surgiu o modo pecuniário de indenização dos prejuízos.

Reparação civil é a denominação que se atribui à indenização ou ao ressarcimento do dano. Proveniente de qualquer espécie de dano, é entendida, segundo Rodrigues,[33] como restabelecimento, restauração ou indenização do mal causado, conste este mal de ofensa à pessoa ou ofensa à coisa.

Entre os artigos do Código Civil (CC)[34] em vigor que têm impacto nas ações de Enfermagem[35] e em seus executores ou mandantes, pode-se destacar, em primeiro lugar, que a indenização é medida pela extensão do dano, isto é, quanto maior o dano ou prejuízo, maior a indenização. Assim, se houver lesão física ou outra ofensa à saúde, o profissional terá de indenizar o paciente das despesas do tratamento e dos lucros cessantes, isto é, valores que deixou de receber por estar impossibilitado ou impedido de trabalhar ou exercer sua profissão, até o fim da convalescença, além de algum outro prejuízo que ele prove haver sofrido. Se da lesão resultar defeito pelo qual o ofendido não possa exercer seu ofício ou profissão, ou que diminua sua capacidade de trabalho, além das despesas do tratamento e dos lucros cessantes até o fim da convalescença, a indenização incluirá pensão correspondente à importância do trabalho para o qual se inabilitou, ou à depreciação que ele sofreu. Se houver morte, a indenização consistirá, sem excluir outras reparações, em: pagamento das despesas com o tratamento da vítima, seu funeral e o luto da família; e pensão (alimentos) às pessoas a quem o morto devia, levando-se em conta a duração provável da vida da vítima.

É importante salientar que o CC[34] estipula, no art. 951, que todas essas disposições indenizatórias são aplicáveis ao profissional que, no exercício de sua atividade, por negligência, imprudência ou imperícia, causar a morte do paciente, agravar-lhe o mal, causar-lhe lesão ou inabilitá-lo para o trabalho. Portanto, refere-se ao **exercício de atividade profissional**, sem distinção da categoria ou do nível de qualificação. Isso significa que qualquer profissional (de nível superior ou médio) que causar dano a alguém no exercício de sua atividade fica obrigado a indenizar a vítima pelo prejuízo causado.

No campo do Direito Penal, a questão do concurso de pessoas, ou **coautoria**, constitui um princípio geral importante que não deve ser esquecido quando houver a prática de atos ilícitos. O CP[22] prevê que "quem, de qualquer modo, concorre para o crime incide nas penas a este cominadas, na medida de sua culpabilidade" (art. 29). Assim, "se a participação for de menor importância, a pena pode ser diminuída de um sexto a um terço".

Segundo Noronha,[36] existe coautoria ou codelinquência quando mais de uma pessoa, ciente e voluntariamente, participa da mesma infração penal. Há "convergência de vontades para um fim comum, aderindo uma pessoa à ação de outra, sem que seja necessário prévio ajuste entre elas. Nesse caso, se existir o ajuste, será uma coparticipação dolosa ou intencional; não existindo o objetivo do fim comum, mas sendo possível e previsível aos copartícipes, será um tipo de coautoria culposa".

Constitui restrição à liberdade individual, e especialmente à liberdade pessoal, "constranger alguém mediante violência ou grave ameaça ou depois de lhe haver reduzido, por qualquer outro meio, a capacidade de resistência, a não fazer o que a lei permite, ou a fazer o que ela manda" (CP, art. 146). A legislação prevê aumento de penalidade em caso de privação de liberdade, quando praticada "mediante internação da vítima em hospital" (CP, art. 148). A não ser em "caso de risco iminente de morte", nem mesmo o médico pode desrespeitar o direito de o paciente decidir livremente sobre a execução de práticas diagnósticas ou terapêuticas, inclusive internação, ou efetuar qualquer procedimento médico sem o devido esclarecimento e o consentimento prévios do paciente ou de seu representante legal. O perigo deve ser efetivamente iminente, e não apenas próximo ou provável (arts. 22 e 31 do Código de Ética Médica).[37]

O Código de Contravenções Penais,[38] art. 22, inclui como contravenção (infração menor que o crime) "receber em estabelecimento psiquiátrico, e nele internar sem as formalidades legais, pessoa apresentada como doente mental". Nesse caso, a pena é de multa, podendo ser aplicada também a quem deixar de comunicar à autoridade competente, no prazo legal, internação que tenha ocorrido, por motivo de urgência, sem as formalidades legais. O Código estipula também que incorre na pena de prisão simples, de 15 dias a 3 meses, ou multa aquele que, sem observar as prescrições legais, deixa de retirar ou despede de estabelecimento psiquiátrico pessoa nele internada. No art. 23, é estabelecido que a pessoa que receber e tiver sob custódia doente mental fora do caso previsto no artigo anterior, sem autorização de quem de direito, fica sujeita à pena de prisão simples, de 15 dias a 3 meses, ou multa. Infelizmente, no Brasil, essas contravenções não têm encontrado muita utilidade prática, seja por parte das instituições, seja por parte dos familiares.[23] Com a aprovação da Lei nº 10.216/2001,[19] o Código de Contravenções Penais,[38] aprovado na década de 1940, necessita de revisão e atualização para se ajustar às normas da Reforma Psiquiátrica. Já o CP, aprovado na mesma década como Decreto-Lei nº 2.848, de 7 de dezembro de 1940, teve sua redação atualizada na parte geral pela Lei nº 7.209, de 11 de julho de 1984.[39]

Outro problema que merece ser mencionado é a ocorrência de tentativa de suicídio em hospitais psiquiátricos. O pessoal de Enfermagem precisa observar muito atentamente toda e qualquer alteração no comportamento do paciente, comunicando e registrando essas observações. A falta de registro ou comunicação no prontuário pode ser considerada ato de negligência profissional.

O enfermeiro psiquiátrico precisa estar alerta para não incorrer nesses crimes ou nessas contravenções, pois pode ser que, nas providências da internação de alguém, esteja colaborando com a família ou com outras pessoas interessadas em restringir a liberdade pessoal de uma pessoa que, inclusive, pode não estar doente.

Em um caso citado pela imprensa há alguns anos, um delegado de polícia,[40] fingindo-se de assistente de um psiquiatra, acompanhou a consulta e ouviu a confissão de um psicopata que havia assassinado um médico gastroenterologista no seu próprio consultório, no Rio de Janeiro. Na própria reportagem, questionou-se se o psiquiatra teria o direito de trair a confiança do paciente, permitindo que a polícia acompanhasse a conversa. Poderia ele ter rompido o segredo de uma consulta, que é proibido pelo art. 73 do Código de Ética Médica?[37] Na verdade, o Conselho Federal de Medicina havia autorizado após ter sido consultado pelo psiquiatra, por considerar que havia uma causa justificada, já que o paciente era um risco para a sociedade e para ele mesmo.

A Exposição de Motivos ao Código Penal[39] menciona medidas de segurança que, teoricamente, não teriam caráter *repressivo*. São consideradas medidas de prevenção e assistência social relacionadas com o "estado perigoso" daqueles que, sejam ou não penalmente responsáveis, praticaram ações previstas na lei como crime. A medida de segurança inclui internação em hospital de custódia e tratamento psiquiátrico, e é aplicada quando existe periculosidade do paciente. Por isso, é imposta por *tempo indeterminado*, isto é, até que cesse o "estado perigoso" do indivíduo a ela submetido. Com a Lei nº 10.216/2001, a medida de segurança prevista no CP também precisa ser revisada dentro dos moldes dessa lei.

Pelo CP, constitui crime de maus-tratos "expor a perigo a vida ou a saúde de pessoa sob sua autoridade, guarda ou vigilância, para fim de educação, ensino, tratamento ou custódia, quer privando-a de alimentos ou cuidados indispensáveis, quer sujeitando-a a trabalho excessivo ou inadequado, quer abusando de meios de correção ou disciplina" (art. 136). Na situação hospitalar, o pessoal de Enfermagem pode incorrer nesse crime se não auxiliar a criança ou o paciente debilitado a se alimentar, ou não ministrar os cuidados indispensáveis referentes a higiene, eliminações e tratamentos, acarretando, com isso, não apenas mal-estar e desconforto, mas por vezes infecções, sofrimento intenso, angústia ou agravamento da moléstia.

Conforme as circunstâncias, o crime pode ser caracterizado também como de lesões corporais leves ou graves. Noronha[36] afirma que o crime de maus-tratos constitui delito especial que pode ser praticado por pais em seus filhos menores, por professores em seus alunos, e também por enfermeiros e pessoal de Enfermagem em seus pacientes internados ou sob custódia, privando a pessoa de alimentos, dos cuidados indispensáveis à saúde ou do relacionamento terapêutico necessário, causando dano à sua incolumidade.

O CP especifica, no art. 299, que constitui crime de falsidade ideológica "emitir, em documento público ou particular, declaração falsa ou diversa da que deveria ser escrita, com o fim de prejudicar direito, criar obrigação ou alterar a verdade sobre fato juridicamente relevante". A penalidade prescrita é a reclusão de 1 a 5 anos e multa se o documento for público, e de 1 a 3 anos e multa se o documento for particular.

O prontuário do paciente constitui um tipo de documento particular, no qual o pessoal de Enfermagem deve registrar todas as ações realizadas e observações feitas. Na assistência psiquiátrica, o registro dessas observações sobre o paciente, com suas reações, seus comportamentos e atitudes torna-se particularmente importante para o diagnóstico, a evolução clínica e o tratamento, para toda a equipe de saúde responsável. A omissão de qualquer registro ou informação pode ser considerada matéria grave.

Atualmente, o Brasil vive um momento histórico, especialmente pelas mudanças decorrentes da Reforma Psiquiátrica, da promulgação de leis em defesa das pessoas com transtorno mental e das mudanças no modelo assistencial, com enfoque na desinstitucionalização, na diminuição dos leitos nos hospitais psiquiátricos e nos avanços na clínica psiquiátrica no que se refere aos meios diagnósticos e terapêuticos. [41]

RESPONSABILIDADE ÉTICO-PROFISSIONAL

A responsabilidade profissional, obviamente, advém da legislação profissional, norteada pela Constituição Federal, que assegura entre os direitos e deveres individuais (art. 5º, inciso XIII) e estabelece que "é livre o exercício de qualquer trabalho, ofício ou profissão, atendidas as qualificações profissionais que a lei estabelecer". Entretanto, essa liberdade de exercer a profissão ou atividade é limitada pelas condições de qualificação profissional estabelecidas em lei própria.

O Código de Contravenções Penais,[38] art. 47, prevê que "exercer profissão ou atividade econômica, ou anunciar que a exerce, sem preencher as condições a que por lei está subordinado o seu exercício" constitui uma contravenção penal sujeita à pena de prisão simples ou multa.

Entretanto, que qualificações ou condições seriam essas? Não se trata evidentemente de capacidade ou aptidão física ou mental e nem mesmo técnica, mas de capacidade legal, conferida ao enfermeiro e pessoal de Enfermagem que estejam registrados no Conselho Regional de Enfermagem de seu respectivo estado, conforme previsto na Lei nº 5.905, de 12 de julho de 1973, art. 15. Obviamente, capacidade legal supõe capacidade técnica e profissional, mas só esta é insuficiente para o exercício legal da profissão. É o que ocorre com as pessoas formadas em outros países, que, para trabalharem no Brasil, necessitam revalidar ou registrar seus títulos. Pode ocorrer também com qualquer pessoa que, estando formada, não registra seu título em órgão disciplinador do exercício.

No caso da Enfermagem, a liberdade de exercer a profissão ou atividade, assegurada pela Constituição, estará limitada pelas condições de qualificação técnica que a lei estabelecer. Trata-se da legislação do exercício profissional de Enfermagem, especificamente a Lei nº 7.498, de 25 de junho de 1986, e o Decreto nº 94.406, de 8 de junho de 1987, que inclui atribuições privativas e gerais por categoria do quadro de pessoal de Enfermagem.

A responsabilidade ética decorre da infração ética, ou seja, do descumprimento de normas, valores ou princípios éticos. Como um princípio ético geral, proclama-se já nos Princípios Fundamentais do Código de Ética dos Profissionais de Enfermagem[42] (CEPE-2017) que "a Enfermagem é comprometida com a produção e gestão do cuidado prestado nos diferentes contextos socioambientais e culturais em resposta às necessidades da pessoa, família e coletividade". Além disso:

> "O profissional de Enfermagem atua com autonomia e em consonância com os preceitos éticos e legais, técnico-científico e teórico-filosófico; exerce suas atividades com competência para promoção do ser humano na sua integralidade, de acordo com os Princípios da Ética e da Bioética, e participa como integrante da equipe de Enfermagem e de saúde na defesa das Políticas Públicas, com ênfase nas políticas de saúde que garantam a universalidade de acesso, integralidade da assistência, resolutividade, preservação da autonomia das pessoas, participação da comunidade, hierarquização e descentralização político-administrativa dos serviços de saúde."

O profissional de Enfermagem também tem o dever de "exercer a profissão com justiça, compromisso, equidade, resolutividade, dignidade, competência, responsabilidade, honestidade e lealdade" (art. 24).

No CEPE-2017, art. 41, é afirmado que também constitui dever profissional "prestar assistência de Enfermagem sem discriminação de qualquer natureza", bem como "prestar assistência de Enfermagem livre de danos decorrentes de imperícia, negligência ou imprudência" (art. 45). Corrobora essa afirmativa ao determinar que é dever profissional "posicionar-se contra, e denunciar aos órgãos competentes, ações e procedimentos de membros da equipe de saúde, quando houver risco de danos decorrentes de imperícia, negligência e imprudência ao paciente, visando à proteção da pessoa, família e coletividade" (art. 47). Tanta insistência nessas três modalidades de culpa revela sua importância para os profissionais de Enfermagem, devido à possibilidade legal de ocorrer uma acusação de cumplicidade ou coautoria em prática de delito (crime ou contravenção) praticado por outros profissionais de áreas afins.

Dentro dessa linha de raciocínio, o profissional de Enfermagem tem o direito de "recusar-se a executar atividades que não sejam de sua competência técnica, científica, ética e legal, ou que não ofereçam segurança ao profissional, à pessoa, à família e à coletividade" (art. 22). Por isso, ele somente deve "aceitar encargos ou atribuições quando se julgar técnica, científica e legalmente apto para o desempenho seguro para si e para outrem" (art. 59). Ademais, não só quem delega responde, mas também quem assume uma delegação para realizar uma conduta ou ação de Enfermagem sem avaliar, previamente, se é capaz de desempenho seguro para o cliente.

Constitui crime de falsidade ideológica, além de infração ética, "permitir que seu nome conste no quadro de pessoal de qualquer instituição ou estabelecimento congênere, quando nestas não exercer funções de Enfermagem estabelecidas na legislação" (art. 66). O quadro de pessoal constitui o documento particular a que se referem o CP e o CEPE-2017, e a não prestação de serviço representa a falsa ideia ou conteúdo que caracteriza o crime. Outros exemplos de documento particular são os relatórios de consultoria e auditoria, resultado de pesquisa ou para emissão de parecer, além de prontuário do paciente ou papeleta clínica. Em todos esses documentos, o CEPE-2017 (art. 24) estipula que o profissional deve agir com "justiça, compromisso, equidade, resolutividade, dignidade, competência, responsabilidade, honestidade e lealdade". Como já referido, o Decreto-Lei nº 94.406/87, que regulamenta o exercício profissional de Enfermagem, estipula que "incumbe a todo o pessoal de Enfermagem, quando for o caso, anotar no prontuário do paciente as atividades da assistência de Enfermagem" (art. 14).* O Decreto nº 50.387, de 28 de março de 1961, que já foi revogado, trazia essa norma de maneira lapidar e meridiana, ao prescrever como "deveres de todo o pessoal de Enfermagem: manter perfeita anotação nas papeletas clínicas de tudo quanto se relacionar com o doente e com a Enfermagem" (art. 14, item c). Não seria para fins estatísticos nem existiam casos em que isso não fosse necessário. Simples e objetivamente, a anotação deveria ser de tudo quanto se relacionasse com o cliente/paciente ou com a Enfermagem em si, sem outros adjetivos ou circunstâncias.

É igualmente proibido ao profissional de Enfermagem "receber vantagens de instituição, empresa, pessoa, família e coletividade, além do que lhe é devido, como forma de garantir assistência de Enfermagem diferenciada ou benefícios de qualquer natureza para si ou para outrem" (art. 67). Também é proibido "registrar e assinar as ações de Enfermagem que não executou, bem como permitir que suas ações sejam assinadas por outro profissional" (art. 88). Por isso, ele tem o dever de "documentar formalmente as etapas do processo de Enfermagem em consonância com sua competência legal" (art. 37), bem como "registrar no prontuário e em outros documentos as informações inerentes e indispensáveis ao processo de cuidar de forma

---

*O texto do art. 14, item 2, determina explicitamente que "incumbe a todo o pessoal de Enfermagem, quando for o caso, anotar no prontuário do paciente as atividades da assistência de Enfermagem, para fins estatísticos". Na verdade, constitui responsabilidade e dever do profissional de Enfermagem "registrar no prontuário e em outros documentos as informações inerentes e indispensáveis ao processo de cuidar de forma clara, objetiva, cronológica, legível, completa e sem rasuras" (art. 36 do CEPE-2017).

clara, objetiva, cronológica, legível, completa e sem rasuras" (art. 36), além de prestar informações escritas e/ou verbais, completas e fidedignas, necessárias à continuidade da assistência e segurança do paciente" (art. 38).

Assim, se o profissional de Enfermagem registrar ou mandar que se registre no prontuário informação falsa ou diversa da que deveria constar, simplesmente alterando a verdade sobre fato relevante, já constituirá crime de falsidade ideológica. Por referir-se a condição ou estado do paciente ou a assistência de Enfermagem prestada, que são fatos relevantes, essa anotação pode, eventualmente, tornar-se fato jurídico por intercorrências, acidentes, denúncias e outros.

Quanto aos direitos de pacientes psiquiátricos, a Resolução nº 46/119,[1] de 1991, aprovada pela Assembleia Geral da ONU, oferece os princípios básicos para que cada país elabore a sua própria Carta de Direitos desses pacientes. Porém, muitas nações não chegaram a fazê-la, mas, de qualquer modo, os países-membros implicitamente a têm adotado e tentado segui-la.

No Brasil, a própria Lei nº 10.216/01 incluiu um artigo específico para enumerar esses direitos. Porém, ainda na década de 1970, Ennis e Emory[43] afirmavam que a crença de que o transtorno mental era essencialmente um problema médico para ser tratado pelos psiquiatras facilitava o descaso com as questões legais, éticas e sociais originadas de uma hospitalização involuntária e tratamento, o que também legitimava práticas que poderiam ser muito mais controvertidas se fossem descritas em linguagem acessível ao leigo.

Autores modernos de Enfermagem Psiquiátrica, como Townsend,[44] Stuart e Laraia,[45] descrevem minuciosamente o conteúdo desses direitos, comentando-os e interpretando-os, o que dispensa maiores digressões.

Porém, um tema sugestivo e que seria muito útil para enfermeiros que trabalham com pessoas acometidas de transtornos mentais seria a Sociedade de Especialistas em Enfermagem de Saúde Mental e Psiquiátrica elaborar textos sobre padrões profissionais de assistência de Enfermagem nessa especialidade, ou um código específico de conduta, em linguagem simples, direta e concisa, com interpretação e casuística, se necessário.

Na verdade, todos os profissionais de Enfermagem devem estar atentos não apenas para os casos de pacientes com tendências suicidas, observando o comportamento deles e as alterações nesse comportamento. Esse problema pode existir também nas próprias famílias e entre colegas de trabalho. A Associação Brasileira de Psiquiatria (ABP) informa que há, pelo menos, um caso de suicídio por hora, no Brasil, e que é preciso sensibilizar não apenas médicos, mas a equipe de saúde, para perceber os sinais emitidos pelo paciente. Segundo a ABP, cerca de 70% das pessoas avisam de alguma forma que vão se matar, por exemplo, procurando ajuda médica alegando dores de cabeça, do estômago ou na coluna. Nesses casos, não basta oferecer medicação sintomática, mas dialogar com o paciente sobre o seu lado emocional e ouvi-lo, ou encaminhá-lo a alguém que possa dar a devida atenção.[46]

CONSIDERAÇÕES FINAIS

Em nível internacional, pode-se afirmar que foram enfermeiros que iniciaram o grande movimento em favor da saúde mental, adotando esse tema, em 1990, para comemorar o Dia Internacional do Enfermeiro. Eles denunciaram problemas graves e subjacentes que enfrentavam as pessoas com transtornos mentais e destacaram a necessidade e a importância de uma ação em escala mundial dos enfermeiros para tentar reverter a situação. É certo que a OMS buscava salientar essa importância, mas não havia enfermeiros na equipe, dominada primordialmente por médicos e psicólogos.

Pode-se dizer que o enfermeiro, querendo ou não, terá de assumir sua parte na responsabilidade da assistência ao portador de transtorno mental.

Denúncias pelos familiares e pelos próprios pacientes sobre a ocorrência de danos à saúde por ações culposas decorrentes de imperícia, negligência ou imprudência estão se tornando cada vez mais frequentes. Se a dor física ou grande desconforto, angústia, insegurança ou mal-estar, provocados desnecessariamente ou como efeito de uma ação culposa, derem origem à reparação pecuniária, é provável que surjam ações judiciais movidas por familiares contra os profissionais de Enfermagem e envolvendo até mesmo a equipe de saúde, por coautoria.

218 Parte 2 | Dimensões Ético-Legais na Enfermagem

Assim, além da atualização permanente de conhecimentos técnicos, o enfermeiro necessita também estudar os aspectos legais do seu próprio exercício profissional, a fim de não incorrer ou ser envolvido em problemas de responsabilidade civil ou criminal, que poderão exigir reparação pecuniária, impor uma suspensão ou até a cassação do exercício profissional, assim como a pena de restrição da liberdade.

Conforme já mencionado em publicações anteriores,[23,25] é necessário ampliar o campo da Enfermagem Forense e Psiquiátrica Forense, com cursos de especialização ou interdisciplinares, como os existentes em alguns países. Enfermeiros que atuam em saúde mental ou psiquiatria, ou que pretendam nelas ingressar, devem unir-se a entidades de classe e escolas de Enfermagem com esse objetivo.

REFERÊNCIAS BIBLIOGRÁFICAS

1. Organização das Nações Unidas (ONU). Declaração da ONU, 17 de dezembro de 1991 – Resolução nº 46/119. A proteção de pessoas acometidas de transtorno mental e a melhoria da assistência à saúde mental. Original em inglês. Versão em português de 16 de novembro de 92, por Dr. Messias Liguori Padrão.
2. Consejo Internacional de Enfermeras. Salud Mental, carpeta para celebración del Dia Internacional de la Enfermera. Ginebra, Suiza; 1990.
3. International Council of Nurses. Report of the ICN Task Force on Mental Health/Psychiatric Nursing. Geneva, ICN, Switzerland; 1991.
4. World Health Organization. Mental health – the bare facts. Disponível em www.who.int/mental health/en/. Acesso em novembro de 2015.
5. World Health Organization. Mental health problems: the undefinied and hidden burden. Fact sheet nº 218/revised November 2001.
6. International Council of Nurses. Tackling the challenge on mental health. World Health day – 7 April 2001 – Mental Health: Stop exclusion – Dare to care. Disponível em www.icn.ch/matters-mental health.htm. Acesso em novembro de 2015.
7. Brasil. Lei nº 10.708, de 31 de julho de 2003. Institui o auxílio-reabilitação psicossocial para pacientes acometidos de transtornos mentais egressos de internações. Programa De Volta para Casa. Disponível em www.senado.gov.br/sicon/ExecutaPesquisaBasica.action. Acesso em 2008.
8. Mari J, Thornicroft G. A luta antimanicomial e a psiquiatria. Folha de São Paulo, Coluna Tendência e debates, Caderno A, p. 3, São Paulo, edição de 18 de maio de 2010.
9. World Health Organization. Comprehensive Mental Health Action Plan: 2013-2020. Adopted by the 66th World Health Assembly, as WHA Resolution 66/8, may 2013. Disponível em www.who.int/ mental_health/action_plan_2013/en. Acesso em 23 de novembro de 2015.
10. United Nations. Resolution 65/95, approved by the General Assembly on 9 December 2010. Global Health and Foreign Policy. Disponível em www.un.org/en/ga/search/view_doc.asp?symbol=A/ RES/65/95. Acesso em 23 de novembro de 2015.
11. International Council of Nurses. Position Statement on Mental Health. Adopted in 1995. Revised in 2002. Disponível em www.icn.ch/psmental.htm. Acesso em novembro de 2015.
12. World Health Organization. Mental Health Atlas, 2005. Geneva, Switzerland; 2005.
13. World Health Organization. Atlas Nurses in Mental Health, 2007. Geneva, Switzerland; 2007.
14. Moreira A, Oguisso T. Profissionalização da enfermagem brasileira. Rio de Janeiro: Guanabara Koogan; 2005.
15. Brasil. Decreto nº 16.300, de 31 de dezembro de 1923. Aprova o regulamento do Departamento Nacional de Saúde Pública. In: Ministério da Saúde. Fundação Serviços de Saúde Pública. Enfermagem, legislação e assuntos correlatos. 3. ed. v. I. Rio de Janeiro; 1974. p. 57-66.
16. Brasil. Decreto nº 27.426, de 14 de novembro de 1949. Aprova o regulamento básico para os cursos de enfermagem e de auxiliar de enfermagem. In: Ministério da Saúde. Fundação Serviços de Saúde Pública. Enfermagem, legislação e assuntos correlatos. 3. ed. v. I. Rio de Janeiro; 1974. p. 161-72.
17. Carvalho AC. Escola de Enfermagem da USP. Resumo histórico 1942-1980. Revista da Escola de Enfermagem da USP. 1980; 14(Supl.):272.
18. Instituto de Psiquiatria Antonio Carlos Pacheco e Silva. Instituto da Psiquiatria, do Hospital das Clínicas, da Faculdade de Medicina, da Universidade de São Paulo – IPq/HCFMUSP é uma das sete unidades hospitalares que integram e, juntas, formam o complexo Hospital das Clínicas da FMUSP.
19. Brasil. Lei nº 10.216, de 6 de abril de 2001. Dispõe sobre a proteção e os direitos das pessoas portadoras de transtornos mentais e redireciona o modelo assistencial em saúde mental. In: Legislação em saúde mental, 1990-2002. 3. ed. revista e atualizada. Brasília: Ministério da Saúde, 2002. p. 15/18.

20. Bertolote JM. Legislação relativa à saúde mental: revisão de algumas experiências internacionais. Rev Saúde Pública, São Paulo. 1995; 29(2):152-6.
21. Brasil. Ministério da Saúde, Conselho Nacional de Saúde. Resolução nº 466, de 12 de dezembro de 2012, trata de pesquisas em seres humanos e atualiza a Resolução nº 196/96. Publicada no Diário Oficial de 13 de junho de 2013, Brasilia, DF. Substitui a anterior, Resolução nº 196/96. Disponível em http//www.conselho.saude.gov.br/resolucoes;2012/Reso466.pdf. Acesso em novembro de 2015.
22. Masson C. Código Penal comentado. 2. ed. Rio de Janeiro: Método e Forense; 2014.
23. Fukuda IMK, Stefanelli MC, Oguisso T. Normas nacionais e internacionais de saúde mental – enfermagem forense. In: Oguisso T, Freitas GF (org.). Legislação de enfermagem e saúde: histórico e atualidades. Série Enfermagem. Barueri: Manole; 2015. p. 280-312.
24. Oguisso T. Dimensões ético-legais na assistência de enfermagem em saúde mental e psiquiátrica. In: Stefanelli MC, Fukuda IMK, Arantes EC (org.). Enfermagem Psiquiátrica em suas dimensões assistenciais. Série Enfermagem. 2. ed. Barueri: Manole; 2016.
25. Oguisso T, Stefanelli MC, Freitas GF. Interfaces entre saúde mental, psiquiatria, direito e enfermagem. In: Rigonatti SP, Andrade MLC (org.). Psiquiatria forense e cultura. São Paulo: Vetor; 2009. Capítulo 11, p. 179-214.
26. Clement P, Sekula LK. Toward advancement and evolution of forensic nursing: the interfaces and interplay of research, theories and practice. Journal of Forensic Nursing. 2005; 1(1):35-6.
27. Coram JW. Psychiatric forensic nursing. In: Vaccarolis EM, Carson VB, Shoemaker NC. Foundations of psychiatric mental health nursing: a clinical approach. St Louis: Saunders Elsevier; 2006. p. 623-31.
28. Silva KB, Silva RC. Enfermagem forense: uma especialidade a conhecer. Cogitare Enferm. 2009; 14(3):564-8.
29. Telles LEB. Características sociodemográficas, patológicas y delictivas de reos sometidos a examen de responsabilidad penal, em El Instituto Psiquiátrico Forense. [Dissertação Mestrado]. Universidad Nacional de La Plata, Argentina; 2004.
30. Conselho Federal de Enfermagem (COFEN). Resolução nº 389, de 18 de outubro de 2011, reconhece a enfermagem forense como especialidade da enfermagem. Disponível em http//www.portaldocofen. com.br/content/uploads/2012/03/resolucao_389_2011.pdf. Acesso em 30 de novembro de 2015.
31. Rose DN. Respect for patient autonomy in forensic psychiatric nursing. J Forensic Nurs. 2005; 1(1):23-7.
32. Conselho Regional de Enfermagem de Sergipe. Abertura do curso de enfermagem forense. Disponível em http//www.portalcofen.gov.br/abertura-do-curso-de-enfermagem-forense-contou-com-presenca-do-coren.5763.html. Acesso em 30 de novembro de 2015.
33. Rodrigues S. Direito Civil 4: responsabilidade Civil. 20. ed. São Paulo: Saraiva; 2007.
34. Brasil. Lei nº 10.406, de 10 de janeiro de 2002. Institui o Código Civil. São Paulo: Saraiva; 2002.
35. Oguisso T. Novo Código Civil: seu impacto nas ações de enfermagem. Rev de Pesquisa: Cuidado é Fundamental. 2003; 7(1/2):61-76.
36. Noronha EM. Direito Penal, Parte geral. 39. ed. São Paulo: Saraiva; 2004.
37. Conselho Federal de Medicina (CFM). Resolução CFM nº 1.931, de 17 de setembro de 2009. Código de Ética Médica. Brasília, CFM, 2010.
38. Brasil. Lei das Contravenções Penais. Decreto nº 3.688, de 3 de outubro de 1941. Novo Código Penal. 23. ed. São Paulo: Saraiva; 1985.
39. Brasil. Código Penal, 1940. Decreto-lei nº 2.848, de 07 de dezembro de 1940, atualizado pela Lei nº 7.209, de 11 de julho de 1984. In: Gomes LF. Código penal, Código de Processo Penal, Constituição Federal. 5. ed. São Paulo: Rev dos Tribunais; 2003.
40. Paixão R. Foi ele. Fingindo-se de assistente de psiquiatra, delegado ouve confissão de assassino. Revista Veja, São Paulo. 1999; edição de janeiro. p. 91.
41. Dickinson T, Wright KM. Stress and burnout in forensic mental health nursing. BR Journal Nursing. 2008; 17(2):82-7.
42. Conselho Federal de Enfermagem. Resolução nº 564, de 6 de novembro de 2017. Aprova o novo Código de Ética dos Profissionais de Enfermagem. Brasília: Diário Oficial da União, Brasília, nº 233, p. 157, 6 de dezembro de 2017. Disponível em www.cofen.gov.br/wp-content/uploads/2017/12/Resolu%C3%A7%C3%A3o-564-17.pdf. Acesso em 19 de dezembro de 2017.
43. Ennis BJ, Emory RD. The rights of mental health patients. New York: Avon; 1978. p. 22.
44. Townsend MC. Enfermagem psiquiátrica – conceitos de cuidados. Rio de Janeiro: Guanabara Koogan; 2002.
45. Stuart GW, Laraia MT. Enfermagem psiquiátrica. 4. ed. Rio de Janeiro: Reichmann & Affonso; 2002.
46. Thomé C. Há pelo menos um caso por hora no país. O Estado de São Paulo, São Paulo, Caderno A, Metrópole, p. 20, edição de 10-09-2016. Reportagem especial – A morte pelas próprias mãos.

18 Exercício da Enfermagem e Paciente Terminal

Maria José Schmidt e Taka Oguisso

INTRODUÇÃO

São considerados pacientes terminais aqueles que sofrem de uma enfermidade incurável e com prognóstico fechado, assim como os que estão em processo irreversível de morte. A morte é uma certeza indeterminada, pessoal e intransferível que tem uma dimensão biológica, psicológica, filosófica, espiritual e religiosa, além de social e econômica. Em suma, a morte faz parte do ciclo vital.

Se o nascer traz luz, alegria e esperança, a morte traz insegurança, medo, angústia, sensação de fim e trevas.

Para o moribundo, é um acontecimento místico, cheio de sentimentos de fim e de adeus. Nesse momento, não importa o acúmulo de bens materiais. Só importam o apoio e o consolo de seus familiares e amigos. É importante também a fé no sobrenatural. Para a família, pode ser uma grande perda, um sofrimento, não importa a idade. Às vezes, pode trazer alívio porque termina o sofrimento do paciente, ou porque não haverá mais despesas com um tratamento considerado inútil. Outras vezes também pode trazer alegria pela perspectiva de uma herança, pois a morte abre as portas da sucessão.

Por outro lado, para os profissionais da saúde, a morte provoca frustrações, sensação de derrota e de impotência ou até mesmo medo da própria morte. No entanto, pode também significar uma nova esperança para outros pacientes que esperam por um transplante de órgãos ou necessitam do equipamento que estava sendo usado pelo paciente que faleceu.

Segundo Vasconcelos Sobrinho:[1]

> "O moribundo é imerso em uma atmosfera de tristeza à qual se acrescentam, muitas vezes, vagos sentimentos de repulsa, como uma ânsia inconfessada dos familiares por livrarem-se o mais cedo possível da presença do cadáver e fugirem das circunstâncias deprimentes ocasionadas pelo fenômeno da morte."

Antigamente, a morte era esperada no leito pelo paciente que, sabendo de seu fim próximo, reunia a família e expressava seus últimos desejos e se despedia de todos os entes queridos. Não se morria sem saber que se ia morrer. Às vezes, era apenas uma convicção íntima; outras vezes era a revelação de uma doença incurável, com prognóstico de morte. Era algo simples e havia um convívio natural com a morte, que era aceita como parte do ciclo de vida.

Hoje, a morte é vista sob outro ângulo. Já não se morre em casa, cercado de familiares, mas muitas vezes inconsciente em uma unidade de terapia intensiva (UTI) do hospital. Em algumas culturas orientais, a verdade sobre o estado de saúde e a proximidade da morte são ocultadas do paciente terminal, no sentido de poupá-lo do que consideram mais um problema. Preferem deixá-lo na ignorância de sua própria morte. Talvez o paciente tenha intuição ou convicção de que vai morrer e, quem sabe, gostaria de falar sobre o assunto com alguém, mas, na maioria das vezes, nessas culturas, tentam enganá-lo, dando-lhe falsas esperanças.

A tendência atual é oferecer ao paciente terminal uma morte digna. Isso pode significar morrer sem dor e sofrimento, recebendo conforto e toda a assistência de cuidados paliativos, e não morrer por falta de recursos. Ou ainda, morrer com dignidade pode significar ser o dono da própria morte. Pode ser também poder tomar as últimas decisões, resolver questões pendentes, como casar-se – casamento nuncupativo – e estar em seu ambiente familiar, com seus entes queridos e talvez ao som de sua música preferida. A assistência domiciliar (*home care*) implementada pelos convênios de saúde e pelo Sistema Único de Saúde (SUS) pode oferecer ao paciente terminal a oportunidade de morrer com dignidade.

Gilles Lapouge[2] relata o caso de Hannah Jones, uma garota inglesa de 13 anos com leucemia, que começou quando ela estava com 4 anos de idade. As primeiras lembranças dela são da doença. Foi sempre muito bem tratada, mas a quimioterapia devastou seu coração, acrescentando à leucemia uma miocardiopatia. O único meio de salvá-la seria um transplante de coração, pois ela morreria em 6 meses sem a cirurgia. A equipe do hospital estava preparada, mas ela disse "não". Então, os serviços de saúde deram início a um procedimento legal para obrigá-la a aceitar a operação. Os pais, que amavam a filha, desesperadamente, pediram aos serviços de saúde para falar com Hannah. Ela explicou por que recusou a operação. Em primeiro lugar, o sucesso não era garantido. Em segundo lugar, a operação poderia prejudicar seu estado em vez de melhorá-lo. E depois Hannah disse: "Fiquei tempo demais no hospital." Segundo Lapouge:[2]

> "Seu corpo ficou tempo demais no hospital. Os médicos o abriram e fecharam. Tiraram pedaços. Prescreveram tratamentos. Foi alimentado com o sangue de outras pessoas. Foi entupido de produtos químicos. Foi queimada com raios. Instalaram coisas em seu peito. Três operações implantaram marca-passos. Depois de todo esse calvário, que para ela foi eterno porque nunca conheceu outra coisa e jamais conheceria outra, seu coração funcionava com apenas 10% da capacidade, pois a miocardiopatia foi causada pelos medicamentos que teve de tomar e que acabaram destruindo seu coração."

O martírio de Hannah despertou a angústia que percorre o mundo inteiro em torno dessa questão inevitável, insolúvel, terrível: a eutanásia. Especialistas de todos os campos deram sua opinião: os religiosos e os filósofos, os médicos e os pais, os deputados e os que "não são nada". A maior parte dos legisladores avalia que, em tão tenra idade, uma criança não tem discernimento para saber se quer viver ou se quer morrer. Lapouge pergunta: será que a idade continua tenra em uma criança que sempre dormiu e acordou em meio ao desespero? No caso de Hannah, os pais diziam compreender seu desejo. Em alguns países, a aprovação dos pais basta para desarmar a Justiça. Porém não na Inglaterra, que é mais rígida. O tribunal, portanto, se preparava para seguir em frente e até mesmo para tirar Hannah da guarda dos pais. Mas Hannah argumentou com tantas razões que as autoridades sanitárias aceitaram sua decisão. A menina disse que queria morrer calmamente, feliz, serena, ao lado dos pais, do irmão e duas irmãs, que a amavam, que a abraçavam, na sua casa, perto de Londres.

Cuidado paliativo, na definição da Organização Mundial da Saúde (OMS)[3] em 1990, era o cuidado ativo total de pacientes cuja doença não respondia mais ao tratamento curativo. O controle da dor e de outros sintomas e problemas de ordem psicológica, social e espiritual era algo prioritário. O objetivo era proporcionar a melhor qualidade de vida para os pacientes e seus familiares. Já em 2010,[4] a OMS menciona que constitui uma abordagem para melhorar a qualidade de vida do paciente e da família que estão enfrentando problemas associados a doenças que ameaçam a vida, por meio da prevenção e do alívio de sofrimento mediante identificação precoce, avaliação e tratamento da dor e outros problemas físicos, psicossociais e espirituais. Assim, o cuidado paliativo deve:

- Oferecer alívio para a dor e outros sintomas estressantes
- Reafirmar a vida, mas ver a morte como parte de um processo normal; não pretender apressar nem retardar demais a morte
- Integrar aspectos psicológicos e espirituais no cuidado do paciente
- Oferecer um sistema de apoio que ajude o paciente a viver o mais ativamente possível até a morte
- Oferecer aos familiares o apoio necessário durante o período da doença do paciente e depois do luto
- Melhorar a qualidade de vida tanto quanto possível, o que pode inclusive influenciar o curso da doença.

Pires *et al.*[5] relatam que os cuidados paliativos tiveram início no movimento de *hospice*, fundamentado no cuidar do ser humano que está morrendo, bem como de sua família, com compaixão e empatia. Segundo essas autoras, os princípios dos cuidados paliativos seriam:

> "Afirmar a vida e encarar o morrer como um processo normal, sem adiá-lo ou apressá-lo; procurar aliviar a dor e outros sintomas angustiantes; integrar os aspectos psicossociais e espirituais nos cuidados do paciente; e oferecer um sistema de apoio para auxiliar o paciente a viver tão ativamente quanto possível até a sua morte, e a família do paciente na vivência do processo de luto."

Outro aspecto a considerar é o que pode ocorrer com relação a um familiar que fica chocado quando se "depara com possibilidades não imagináveis anteriormente, ou com a falta de possibilidades apenas imagináveis, mas nunca antes enfrentadas."[5] Seria o momento em que ele constata sua própria "fragilidade, em que seus receios se tornam realidade, não tendo mais como negar o fato de que seu familiar, em breve, não estará mais presente no núcleo familiar. Em suma é chegado o momento da morte."[5] Portanto, cuidado paliativo é um cuidado ativo e integral de pacientes cuja doença não responde mais aos tratamentos curativos. Desse modo, o controle da dor e de outros sintomas e problemas psicológicos, sociais e espirituais, conforme já mencionado, torna-se prioritário.

Segundo a OMS,[4] o cuidado paliativo é interdisciplinar em sua abordagem e abarca o paciente, a família e o âmbito da comunidade. Ou seja, é o cuidado mais básico e fundamental para atender às necessidades do paciente, onde quer que ele esteja, no hospital ou em seu domicílio.

A Aliança Mundial dos Cuidados Paliativos,[6] citada por Souza et al.,[7] refere que os cuidados paliativos visam oferecer qualidade de vida e manutenção da dignidade humana no decorrer da doença, no término da vida, na morte e no período de luto, considerando a história e as vivências e experiências do paciente e sua família, garantindo o direito à informação e a autonomia plena para as decisões a respeito de seu tratamento. Desse modo, o objetivo não é a cura, mas manter a melhor qualidade de vida possível, tratando sintomas, efeitos colaterais e problemas emocionais experimentados pelo paciente.

Outro problema recorrente nos hospitais gerais é a necessidade de leitos para outros pacientes, e os que se encontram em fase terminal deixam de ter prioridade, para ceder lugar aos que têm possibilidade de cura. Surge, então, a **desospitalização**, que "permite aos grandes hospitais focarem somente no atendimento de casos agudos, cirúrgicos ou de alta complexidade; e que os pacientes permaneçam internados no período em que eles realmente necessitem de toda tecnologia, facilidades e recursos humanos oferecidos pelas estruturas hospitalares."[8] Outros consideram que a desospitalização seria uma "forma de humanizar a recuperação, e não simplesmente dar alta precoce ao doente", crendo haver suporte para o tratamento ser continuado em casa por meio da assistência domiciliária ou *home care*."[9] Assim, a família é chamada para transferir o paciente para casa, justificando-se que ele correria menor risco de contrair infecções cruzadas no hospital, ficaria em seu próprio ambiente familiar, receberia cuidados mais personalizados e desoneraria a família de permanecer como acompanhante hospitalar. Entretanto, nem sempre a família conta com pessoas com um mínimo de preparo ou conhecimento para cuidar do paciente, ainda mais em fase terminal, nem tem recursos para contratar pessoal especializado e material hospitalar para prestar esse cuidado no domicílio. Nesse caso, a alternativa geralmente é a transferência para outro hospital, chamado de 2ª linha, especializado em pacientes terminais, que nem sempre têm condições de oferecer todos os cuidados paliativos requeridos.

FINAL DE VIDA

O final da vida constitui um tema extremamente complexo, controverso e polêmico, pois envolve grandes segmentos da sociedade como parte interessada, ante a possibilidade de todos, mais cedo ou mais tarde, terem de enfrentar seu próprio momento de morrer, que caracteriza o fim de vida.

A história relata e reproduz esse momento de diversas formas: alguns reunindo os membros da família ou amigos mais chegados para transmitir seus últimos desejos. Foi-se a época em que o moribundo morria em casa, cercado de todos os familiares e pessoas de sua confiança. Hoje, a maioria morre em hospitais, em especial nos serviços de terapia intensiva ou de emergência, cercado por desconhecidos, sejam técnicos ou profissionais, e em meio a sofrimentos físicos impostos pelos tratamentos ou procedimentos de diagnóstico que lhe causam incômodo, dor ou mal-estar, além de sofrimentos espirituais ou mentais pela sensação de isolamento, abandono, angústia e solidão. Se fosse possível escolher, sem dúvida, todos nós escolheríamos, como relata Toledo,[10] "morte sem doença longa e dor, sem UTI, respiração artificial, soro, quando não a tenebrosa morte-em-vida do desmemoriamento ou a morte-sem-papel-passado da vida reduzida à sua expressão vegetativa". Morte assim seria "um prêmio contra a suprema injustiça de, além de se ter de morrer, fazê-lo sofrendo, moído de dor, ou reduzido a um abantesma a que falta até consciência de si próprio, ou humilhado pela perda do controle dos esfíncteres". Restariam alguns problemas: para os que ficam, embora poupados das longas semanas, ou meses, ou anos, de sobressaltos, de preocupações, de vigílias em hospitais e de plantões à beira da cama, sem falar do preço astronômico do gasto com hospitais, remédios e cuidados com as doenças, especialmente as terminais, serão fulminados pelo choque do inesperado.

Diniz[11] alerta bioeticistas para que tenham como paradigma a dignidade da pessoa, fundamento do Estado democrático de direito, como valor que deve prevalecer sobre qualquer tipo de avanço científico e tecnológico, pois constitui o cerne de todo ordenamento jurídico. Já Fabriz[12] afirma que, se às ciências da vida cabe o livre exercício de especular em torno das várias possibilidades dos elementos que integram a vida, convém ao Direito proceder ao enquadramento legal, no sentido de se preservar a integridade da vida da pessoa humana.

O direito à vida, ou a qualquer outro direito que seja fundamental e humano, exige a tutela do Estado, isto é, obriga os poderes públicos a protegê-lo. A integridade física, psíquica e moral do ser humano encontra-se intimamente ligada ao direito à vida, a uma vida digna. Com os avanços biotecnológicos, o direito à vida tem sido objeto de várias indagações interdisciplinares, procurando destacar as relações das várias possibilidades de sua manipulação e as questões de ordem moral, social e jurídica. No quadro dessa abordagem, surge a Bioética, que tem propiciado a interdisciplinaridade, o pluralismo e a harmonização internacional.

O princípio da dignidade da pessoa humana é um instrumento abalizador dos demais princípios e direitos. Por ser um princípio absoluto que submete os demais, pressupõe a autonomia vital da pessoa e a autodeterminação com relação ao Estado e às demais pessoas. Em suma, a dignidade constitui um valor espiritual e moral inerente à pessoa, que se manifesta na autodeterminação consciente e responsável da própria vida, exigindo respeito por parte dos demais. Assim, a dignidade não pode ser afetada, seja qual for a situação em que a pessoa se encontre. Além disso, constitui o núcleo de onde irradia o *minimum* de qualidade de vida.

PROFISSIONAIS DE ENFERMAGEM E MORTE

Todos os conhecimentos técnicos e científicos são destinados a preservar a vida e recuperar a saúde. A tecnologia atual opera verdadeiros milagres de recuperação de pacientes em estado crítico ou até mesmo em estado terminal. No entanto, pacientes terminais sempre confrontarão a presença inoportuna do sofrimento, que a todos amedronta. Segundo Pessini e Barchifontaine,[13] é uma surpresa que foge a todo e qualquer planejamento. Tem sabor amargo para alguns, que se revoltam, é momento de resignação para outros, ou, ainda, consiste em um reencontro para aqueles que o assumem como uma oportunidade educativa e um desafio de crescimento. Pessini e Barchifontaine escrevem que o sofrimento provoca compaixão e suscita respeito, além de intimidar e transformar o sofredor em radar de alta sensibilidade. Contudo, não consegue avaliar ou eliminar o sofrimento, seja físico, mental ou social. O sofrimento infunde medo; reflete a fragilidade, a vulnerabilidade, a mortalidade e a limitação do ser humano.

O profissional que lida com o paciente terminal também enfrenta o medo e o faz lembrar a própria morte. Isso pode levá-lo a evitar o paciente, a fazer "visitas mais rápidas" e não permitir uma conversação que possa favorecer perguntas embaraçosas (como "eu vou morrer?") ou afirmações do tipo "eu tenho medo de morrer; fique comigo!".

Cita-se o caso de uma criança de 8 anos, com diagnóstico de leucemia, internada em uma clínica pediátrica de um hospital em São Paulo. Em uma tarde, essa criança disse "tia, não vai embora; fique comigo, porque eu vou morrer". E, de fato, a criança morreu naquela noite, com a presença da enfermeira que permaneceu junto ao seu leito.

A dificuldade sentida pelos profissionais é: o que dizer, como dizer e quando dizer. Muitos não consideram que conversar com o paciente possa ser muito importante, limitando-se a administrar o tratamento prescrito – até mesmo para minimizar a dor física. No entanto, o paciente terminal morre só, desamparado, solitário.

224 Parte 2 | Dimensões Ético-Legais na Enfermagem

A responsabilidade dos profissionais de Enfermagem é mitigar o sofrimento, aliviar a dor e fazer com que o paciente se sinta o melhor possível, ajudando-o a morrer em paz, e dar apoio à família. As expressões fisionômicas, os gestos ou as atitudes do pessoal de Enfermagem, ou do médico, podem levar o paciente a ter consciência de seu estado, da gravidade de sua doença. Contudo, ele pode não querer enfrentar a confirmação de sua sobrevida, ou de sua morte. É um direito dele, saber ou não saber, sobre a realidade de sua doença e de sua possível morte. Pode até saber que vai morrer, mas prefere ignorar o fato ou esconder da família. Pode não querer compaixão.

O profissional de Enfermagem, segundo o CEPE-2017,[14] deve "respeitar o pudor, a privacidade e a intimidade da pessoa em todo o seu ciclo vital e nas situações de morte e pós-morte" (art. 43), assim como "prestar assistência de Enfermagem promovendo a qualidade de vida à pessoa e família no processo do nascer, viver, morrer e luto" (art. 48).

COMO AJUDAR A MORRER?

Afirma Vasconcelos Sobrinho:

> "Ajudar a morrer é uma arte, e todos nós deveríamos conhecê-la, pois morreremos um dia e também nossos parentes e amigos, e muito apreciaremos sermos ajudados. No entanto, tememos a morte, e evitamos nos aproximar do moribundo. E assim o moribundo é o ser mais sozinho e abandonado, o mais desajudado."[1]

Ainda segundo esse autor, o paciente terminal pode ser ajudado, pois é plenamente receptivo às sugestões e orientações. Sua mente, à medida que se liberta das limitações corpóreas, alcança cada vez maior capacidade de percepção, podendo perceber cada palavra e mesmo pensamento e cada emoção dos que o cercam. Assim, é preciso controlar os sentimentos e as emoções. É importante manter uma atitude mental de confiança e amor.

É importante "tocar", segurar a mão do paciente, transmitindo não medo, mas amor e confiança. Deve-se conversar, mas não desfiar mentiras como "você vai sair dessa". O que adianta são palavras de conforto, respeitando sempre as crenças religiosas do paciente, e dando a ele a oportunidade de resolver suas "culpas" ou de reconciliar-se com alguém, ou ainda dispor de seus bens como lhe aprouver.

No processo de morrer, mesmo com conhecimento prévio, preparo e apoio, os sentimentos de medo, dor e solidão estarão presentes em maior ou menor intensidade. A crença em uma divindade e em uma vida futura pode amenizar esses sentimentos.

É preciso saber viver para poder saber morrer com tranquilidade, embora se perceba que a morte esteja muito banalizada, em especial pelos noticiários sensacionalistas. Para esses, viver ou morrer não tem grandes significados.

Gilberto Dupas[15] (1943-2009) faz interessantes reflexões sobre morte digna, indagando "em que medida é desejável o prolongamento da vida usando recursos extremos? Quem se beneficia desses procedimentos?" O autor reconhece a obviedade da importância da tecnologia, mas onde estariam o interesse do paciente que sofre e a proteção de sua dignidade humana? Imagina-se o dilema cruel do filho diante da mãe idosa com doença grave. Embora o olhar da mãe implore o descanso final, médicos jovens armados com os novos recursos da medicina dizem: "vai deixar morrer? E se um novo medicamento for inventado?" Imensos recursos são investidos em equipamentos, que se tornam "indispensáveis" e, em seguida, necessitam ser amortizados. O custo dos tratamentos aumenta pesadamente. E o sofrimento também.

> "As novas técnicas de manutenção de vidas artificializadas agridem o senso comum. Elas exigem um corpo de doente infinitamente disponível, ligado a tubos e fios, pronto para intervenções sem cessar, numa verdadeira expropriação desse corpo que não pertence mais ao sujeito. O novo reinado das UTIs, tornadas rotina hospitalar, onde a vida se mantém totalmente dependente de máquinas e químicas. A morte digna cercada de parentes e amigos, aspiração atávica da humanidade, desapareceu quase por completo. Os doentes atuais morrem mais sós e mais lentamente, sedados para suportar a agressão de tubos e agulhas."[14]

Aos pacientes que vivem presos a tubos e aparelhos, seria importante perguntar se ainda lhes interessa viver, se a qualidade de vida que levam vale a pena. Essa é uma escolha que ninguém está autorizado a fazer por eles. É necessário aprender a assumir a finitude da vida e o enigma do fim. E enfrentar a morte com dignidade e o menor sofrimento possível, estabelecendo seu próprio limite à dor. Morrer é parte integrante do viver, pois as células começam a envelhecer assim que nascemos.

COMO AJUDAR FAMILIARES E AMIGOS DO PACIENTE TERMINAL?

Para os familiares, é difícil o processo de ajustamento frente à morte iminente de um ente querido, até chegar à aceitação. A atitude mais comum é de descrença, de negação, de choque seguido de desespero, até mesmo com sentimento de culpa. Ou de fuga da situação.

É tentar enganar-se e enganar os demais, até mesmo o próprio paciente. É tentar retardar o momento da separação definitiva, mesmo com o paciente apenas com vida vegetativa. "Mesmo constatando a morte como inevitável, existe uma negação em todos os níveis, até mesmo na forma de expressão."[1]

Com certa frieza profissional, Santos relata, citado por Takeda,[16] "que o paciente não morre, ele vai a óbito ou tem parada cardíaca". Se o paciente está para morrer, torna-se um "paciente fora de possibilidades terapêuticas". Nesse contexto, o preparo do corpo, em termos de Enfermagem, acabou sendo "fazer o pacote".

É importante observar as reações dos familiares junto ao paciente terminal. O enfermeiro deve estar atento para oferecer uma palavra de apoio, mostrando os recursos tecnológicos possíveis que estão sendo utilizados a fim de aliviar o sofrimento do paciente. Quando se sente que é necessária uma entrevista com o médico responsável, para uma explicação mais minuciosa sobre a evolução da doença, a situação clínica do paciente, o tratamento com possíveis resultados positivos, os riscos e a sobrevida provável, ou visita de um ministro religioso, deve-se buscá-los. O importante é mostrar-se disponível para esclarecer dúvidas e manter atitude de compreensão ante a angústia ou a negação da realidade. O enfermeiro deverá ajudar a estabelecer um plano de permanência e de atenção afetiva dos familiares junto ao paciente, evitando que ele fique só e orientando os familiares quanto ao que fazer para ajudar o paciente terminal.

Ocorrendo o óbito, o enfermeiro, além dos procedimentos com o corpo, deverá oferecer apoio emocional aos familiares e orientá-los quanto às providências que deverão tomar para o sepultamento. O importante é respeitar a individualidade do paciente e de seus familiares, a manifestação de dor, e proporcionar-lhes um ambiente onde possam dar vazão aos seus sentimentos com discrição.

CONSIDERAÇÕES FINAIS

O paciente terminal tem direito a um tratamento condigno, a ser respeitado como pessoa humana, e sobretudo tem direito de saber, ou de não querer saber, sobre sua possível morte iminente. Os familiares também têm o direito, respeitando-se os direitos do paciente, de tomar conhecimento sobre a realidade ou ignorá-la, mantendo-se na esperança, talvez, de um milagre. No entanto, têm a obrigação de prestar assistência afetiva ao paciente.

Os profissionais de Enfermagem, em particular o enfermeiro, têm a obrigação de prestar assistência, minimizando o sofrimento do paciente, seja ele físico ou mental, de ajudá-lo a morrer tranquilamente e com dignidade, e apoiar os familiares durante a evolução do processo de morrer e após a morte. "É preciso aprender a aceitar e acolher a condição humana em que cada um se encontra e deixar que cada pessoa seja ela mesma. Em suma, deve-se deixá-la partilhar o que traz, com o intuito de ajudá-la a aliviar o sofrimento, estando o profissional de Enfermagem munido de uma atitude de respeito e confiança, mostrando que realmente se importa e se preocupa com ela e que a sua experiência é importante por ser única, mas pode vir a ser algum dia de qualquer pessoa."[17,18]

Um exemplo final citado por Pessini e Barchifontaine,[13] sobre uma estudante de Enfermagem, paciente terminal, dirigindo-se ao pessoal de Enfermagem:

"Vocês entram e saem do meu quarto, dão-me medicação, checam minha pressão. Será porque sou uma estudante de Enfermagem? Ou simplesmente um ser humano que percebo seu medo? E o medo de vocês aumenta o meu. Não fujam… Esperem. Tudo o que eu gostaria é de ter a certeza de que haverá alguém para segurar minha mão quando eu precisar. Estou com medo! A morte pode ser rotina para vocês, mas é novidade para mim. Vocês podem não me ver como única. Mas, eu nunca morri antes. Se ao menos pudéssemos ser honestos, aceitar nossos temores. Tocar-nos. Se vocês realmente se importassem, perderiam muito de seu profissionalismo se chorassem comigo? Como pessoa? Então, talvez não fosse tão difícil morrer... em um hospital... com amigos por perto."

Enfim, como refere Dupas,[15] temos de nos preparar para esse fato inexorável e procurar viver da melhor maneira até lá. A morte, embora sempre trágica para os que ficam, encarada com respeito é uma fonte de sabedoria sem igual, estimula a ação e dá sentido à vida. A vida é tudo o que temos. E morte digna é um direito humano.

REFERÊNCIAS BIBLIOGRÁFICAS

1. Vasconcelos Sobrinho J. A arte de morrer. 1. ed. Rio de Janeiro: Vozes; 1984. 102p.
2. Lapouge G. Eutanásia, a questão insolúvel. O Estado de São Paulo, São Paulo, 18 de novembro de 2008, caderno A, p. 22.
3. World Health Organization. WHO Expert Committee on Cancer Pain Relief and Active Supportive Care. Cancer pain relief and palliative care: Report of a WHO Expert Committee. Geneva: World Health Organization; 1990. 75 p. (Technical Report Series (WHO), 804).
4. World Health Organization (WHO). Definition of palliative care, 2010. Disponível em www.who.int/cancer/palliative care/definition/en/. Acesso em 9 de março de 2016.
5. Pires LCB, Vargas MAO, Vieira RW, Ramos FRS, Ferrazzo S, Bitencourt JLOV. Relação entre equipe de enfermagem e família de pessoas em cuidados paliativos. Enferm Foco. 2013; 4(1):54-7.
6. The Worldwide Palliative Care Alliance. Global atlas of palliative care at the end of life. 2014. Disponível em http://www.thewhpca.org/resources/global-atlas-on-end-of-life-care. Acesso em 10 de agosto de 2016.
7. Souza SR, Sória DAC, Barbosa G, Pacheco PQC, Freitas TF (no prelo). Enfermagem em cuidados paliativos. In: Oguisso T, Zóboli EP. Ética e bioética: desafios para a saúde e a enfermagem. 2. ed. Barueri.
8. Hospital Albet Einstein – Internações abreviadas, desospitalização. Disponível em http:/www.premiumcare.com.br/desospitalização. Acesso em 9 de março de 2016.
9. Ministério da Saúde. Melhor em casa com os hospitais: viabilizando a desospitalização. Disponível em http://189.28.128.100/dab/docs/portaldab/documentos/ad_desospitalizacao.pdf. Acesso em 9 de março de 2016.
10. Toledo RP. Primeira e dama. Veja São Paulo, ano 41, nº 26, p. 142, edição 2067, de 02 de julho de 2008.
11. Diniz MH. O estado atual do biodireito. 2. ed. São Paulo: Saraiva; 2002.
12. Fabriz DC. Bioética e direitos fundamentais – a bioconstituição como paradigma do biodireito. Belo Horizonte: Mandamentos; 2003.
13. Pessini L, Barchifontaine CP. Problemas atuais de bioética. 7. ed. Centro Universitário São Camilo: Loyola; 2005.
14. Conselho Federal de Enfermagem. Resolução nº 564, de 6 de novembro de 2017. Aprova o novo Código de Ética dos Profissionais de Enfermagem. Brasília: Diário Oficial da União, Brasília, nº 233, p. 157, 6 de dezembro de 2017. Disponível em www.cofen.gov.br/wp-content/uploads/2017/12/Resolu%C3%A7%C3%A3o-564-17.pdf. Acesso em 19 de dezembro de 2017.
15. Dupas G. Morte digna. O Estado de São Paulo, São Paulo, edição de 16 de fevereiro de 2008; Caderno A, p. A2, Espaço Aberto.
16. Takeda LR. Solidão e morte em hospitais. Enfermagem Moderna. 1985; 3(4):12-5.
17. Fernandes MFP, Freitas GF. Processo de morrer. In: Oguisso T, Zoboli E (org.). Ética e bioética – um desafio para a enfermagem e a saúde. 2. ed. Barueri: Manole; 2016.
18. Lolas F. Bioética: o que é, como se faz. São Paulo: Loyola; 2001.

19 Exercício da Enfermagem na Assistência ao Idoso

Taka Oguisso e Maria José Schmidt

"A cultura do envelhecimento é uma cultura de solidariedade, entre ricos e pobres e entre jovens e idosos."[1]

INTRODUÇÃO

O processo de envelhecimento é inexorável e afeta todos em cada dia de vida. Cada um começa a acrescentar tempo à sua existência, ou a envelhecer antes de nascer e assim continua por toda a vida. Envelhecer é um processo natural e deveria ser bem acolhido, porque a alternativa seria a morte prematura. Depois das fases da infância/adolescência e da vida adulta, tem início uma nova etapa conhecida popularmente como terceira idade. As questões relacionadas com essa fase vêm merecendo destaque cada vez maior em todos os segmentos da sociedade, em função de a longevidade da população ser um fenômeno mundial, com importantes repercussões sociais e econômicas. Desse modo, políticas sociais públicas e privadas precisam ser implementadas para promover um envelhecimento saudável e ativo.

Diz-se idosa a pessoa que tem muita idade, mas velha é aquela que perdeu a jovialidade. A idade causa degeneração das células; a velhice causa degeneração do espírito. Por isso, conclui Ricardo,[2] nem todo idoso é velho, e há velho que nem chegou a ser idoso. Esse autor afirma que o mesmo ocorre com as coisas: algumas são idosas (antigas), e outras são velhas. Um vaso da dinastia Ming (1368-1644) pode ser uma antiguidade, uma relíquia que não tem preço; porém, outro de apenas 50 anos ou menos pode ser um vaso velho a ser descartado. Um indivíduo é idoso quando pergunta se vale a pena, mas é velho quando, sem pensar, responde que não; é idoso quando sonha e velho quando apenas dorme. É idoso quando pratica esportes, ou de algum modo se exercita; porém, é velho quando apenas descansa.[2]

Portanto, idosa é a pessoa que tem sentido a felicidade de viver uma longa vida produtiva e adquirido uma grande experiência; ela é uma porta entre o passado e o futuro, e é no presente que os dois se encontram. O velho é aquele que tem carregado o peso dos anos e que, em vez de transmitir experiência às gerações vindouras, transmite pessimismo e desilusão. Por isso, o idoso tem planos, o velho tem saudades. O idoso se moderniza, dialoga com a juventude, procura compreender os novos tempos; o velho se emperra no seu tempo, se fecha em sua ostra e recusa a modernidade. Afirma Ricardo[2] que o idoso e o velho são duas pessoas que podem ter até a mesma idade cronológica, mas têm idades diferentes no coração.

A Organização Mundial da Saúde (OMS)[3] indica que, na verdade, é difícil ter uma definição única de ancião que possa ser aplicada em todos os casos, e define que, **biologicamente**, o processo de envelhecimento começa já na puberdade e continua por toda a vida. **Socialmente**, as características dos membros da sociedade considerados velhos variam de uma cultura a outra e de geração para geração. **Economicamente**, para determinar a velhice tem-se em conta o momento em que a pessoa se retira da força laboral; embora a sociedade estabeleça uma idade para essa saída, muitas pessoas cessam sua atividade econômica por motivos que não têm nenhuma relação com envelhecimento e seguem contribuindo indiretamente para a economia da sociedade em que estão inseridas, apoiando os membros da família que continuam trabalhando. **Cronologicamente**, há muito tempo a idade é considerada o indicador do tempo que resta viver, embora recentes variações nas taxas de mortalidade tenham modificado o significado de idade cronológica a respeito de predições do futuro, redefinindo os objetivos da assistência à saúde ante o aumento da expectativa de vida livre de incapacidades.

Portanto, o viver humano é um processo dinâmico, multifacetado e complexo que se constrói historicamente, de maneira individual e coletiva, em âmbito local e global, de acordo com Mazo et al.[4] Esses autores acrescentam outras dimensões às já referidas, entre as quais se inclui a **psicológica**, que pauta o estudo na visão sobre o que é ser velho e sobre a velhice no mundo, e não apenas nas perdas, procurando valorizar o potencial durante todo o seu ciclo vital; e a **espiritual**, entendida como sua força vital, a essência que anima todas as coisas, coexistindo com as demais dimensões humanas. A dimensão espiritual e/ou religiosa depende da adesão a uma filosofia religiosa, e isso terá influência nas atitudes e nos comportamentos do ser humano nos diversos domínios (família, educação, economia, política etc.), como também em vários assuntos, como o bem e o mal, o certo e o errado etc. A religião ou a manifestação exterior de crenças espirituais é distinta da espiritualidade, um conceito muito mais amplo e abrangente que nem sempre inclui uma dimensão religiosa. A dimensão **cultural** é composta por valores, crenças e hábitos adquiridos e desenvolvidos, os quais, de certa maneira, influenciarão o envelhecer do ser humano, pois o envelhecimento está embebido na cultura do seu meio e com ela se relaciona intimamente.

Em 1980, a Organização das Nações Unidas (ONU) fixou em 60 anos a idade de transição das pessoas para a velhice[3] nos países em desenvolvimento, mas a partir de 65 anos nos países industrializados. A Bíblia está povoada de anciãos e, segundo Dom Lucas Moreira Neves (1925-2002), em "Oração para saber envelhecer", parece que a vida longa ou o dom da longevidade era sinal de predileção de Deus,[5] assim como se afirma que "a duração total da vida é de 70 anos e, para os mais robustos, 80; além desse limite, tribulação e enfermidade".[6]*

Diante de outros dados sobre saúde nos países desenvolvidos, é também conveniente definir o grupo dos "mais idosos", que a OMS[7,8] considera ser de 80 anos em diante. A expectativa de vida tem aumentado sensivelmente e se espera que continue a aumentar em todas as populações do mundo. O número de pessoas que alcançam as diferentes fases da vida adulta madura cresce continuamente. Afirma a OMS[7] que, no ano 2000, havia 600 milhões de pessoas com 60 anos ou mais no mundo e haverá 1 bilhão e 200 milhões até 2025 e 2 bilhões em 2050, o que representa um acréscimo de 75% comparado com os 50% para a população mundial toda. Cerca de dois terços de todos os idosos vivem em países em desenvolvimento, mas, em 2025, este grupo será de 75%.

Já nos países desenvolvidos, os de muita idade (acima de 80 anos) constituem o grupo que mais cresce na população. Como as mulheres sobrevivem aos homens em praticamente todas as sociedades, esse grupo mulher/homem tem a proporção de 2:1. O crescimento da população idosa afeta diretamente a questão da dependência, pois, segundo pesquisas de demógrafos, em alguns países, poderá haver um momento em que praticamente a metade da população estará sustentando a outra metade. Por exemplo, estima-se que, em 2020, cada grupo de 100 pessoas em idade de trabalhar será responsável por 11 idosos e 34 menores de 15 anos. No Brasil, segundo o Instituto Brasileiro de Geografia e Estatística (IBGE),[9] a população de 60 anos e mais projetada para 2020 para ambos os sexos representará 12,9% do total, e, em 2030, será 17%.

O envelhecimento da população global é um dos grandes desafios que o mundo deve enfrentar neste século.[10] Potencialmente, é também uma grande oportunidade, pois as pessoas mais idosas têm muito a contribuir. Muitas vezes, os idosos são vistos como um grupo homogêneo oriundo de países industrializados, que não contribuem mais para suas famílias e sociedades e que podem se constituir mesmo em um peso morto. Nada mais equivocado. A maioria deles tem provado esse equívoco, o que inspirou a OMS a enfocar vigorosamente na terceira idade. Contudo, para que os idosos possam desempenhar um papel relevante na sociedade, é necessário que seja um **envelhecimento ativo**, pois esta é a chave que faz a diferença, uma vez que envolve todas as dimensões da vida – física, mental, social e espiritual.

O indivíduo pode fazer muito para permanecer ativo e saudável na fase madura. Seu estilo de vida, seu envolvimento na família e na sociedade, e o apoio da comunidade podem preservar o bem-estar do idoso; além disso, políticas que reduzam desigualdades sociais e a pobreza são

---

*Citado pelo Cardeal Dom Lucas Moreira Neves, em "Oração para saber envelhecer".

essenciais para complementar esforços individuais que levem ao envelhecimento ativo. Manter a saúde e a qualidade de vida em toda a trajetória do viver será muito importante para o idoso sentir plenitude e realização pessoal dentro de uma comunidade harmoniosa e de economia dinâmica.[10]

O envelhecimento é um privilégio e uma conquista social, mas também um desafio que não pode ser tratado pelo setor público ou privado de maneira isolada, pois requer abordagens e estratégias comuns. Somente prolongar a vida, sem a devida qualidade e sem carências, é de validade discutível; é necessário também prevenir ou adiar a perda de desempenho funcional e a redução de capacidade. As sociedades têm consagrado o uso dos termos "idoso" ou "de idade" em substituição a velho ou velhice, ancião, senil, senectude ou senilidade, sexagenário ou septuagenário, considerados pejorativos pela associação com a ideia de algo inútil ou imprestável e na tentativa de arredar do mais velho a idade avançada.[3] A própria legislação previdenciária tratou de substituir, em 1991, aposentadoria por velhice por aposentadoria por idade; e a literatura parece indicar que meia-idade ou maturidade seria o período anterior à terceira idade. Entretanto, Martinez[11] lembra que "ancião" sempre foi um vocábulo salutar associado a homem bom, sábio ou experiente.

Na história da humanidade, a sociedade deu tradicionalmente uma atenção especial ao idoso. Por exemplo, nos vilarejos, o mais idoso era o repositório da sabedoria e dos costumes locais, e a sábia e velha anciã era quem iniciava as jovens nas funções de esposa e mãe. Ao mesmo tempo, os próprios anciãos sabiam que não deveriam se tornar uma carga para sua comunidade, e muitos deles saíam para caminhar e morrer longe. Isso ocorria entre os antigos esquimós, com a tradição de saírem para serem devorados por ursos, que depois seriam caçados pelos filhos para servirem de comida à família. Em outras comunidades primitivas era comum existir o conselho de anciãos com a função de aconselhar ou decidir situações complexas de pessoas ou grupos da comunidade. Felizmente os tempos mudaram, e os idosos, atualmente, podem continuar seu trabalho, como fizeram Michelângelo, concluindo sua obra na Capela Sistina com mais de 75 anos; Giuseppe Verdi, compondo com mais de 80; Winston Churchill, estadista com 70 anos; e Pablo Picasso, pintando com 90 anos.[12] Mesmo hoje, para representar figuras bíblicas como Moisés ou Abraão, o Papai Noel e o próprio Deus, adota-se sempre a imagem de pessoa idosa do sexo masculino com enormes barbas brancas. Portanto, simplesmente descartar o idoso nunca será uma boa política.

A maioria dos americanos tem expressado o desejo de morrer na tranquilidade de sua casa, cercada por familiares e amigos. Porém, esses idosos acabam morrendo em hospitais ou casas de repouso, cuidados por pessoas estranhas na fase final, em meio a dores que poderiam ser mitigadas. Muitos doentes sentem mais medo de perder sua dignidade humana ou se tornar um peso para as famílias do que da própria morte. Por isso, o americano Jim Towey fundou, em 1996, uma organização chamada Envelhecendo com Dignidade,[13] para dar informações práticas, orientação, aconselhamento e instrumentos legais a fim de assegurar que os desejos do idoso sejam respeitados e também para ajudar a melhorar a qualidade de vida com a qualidade do cuidado. Essa organização procura salvaguardar os direitos da pessoa doente ou da que está envelhecendo ou morrendo, a fim de proteger sua dignidade humana.

Os grandes progressos da humanidade com relação ao envelhecimento em todo o mundo têm influenciado muito a assistência ao idoso, pois muitas das enfermidades e incapacidades consideradas inevitáveis tornaram-se remediáveis. É importante destacar que o envelhecimento é uma fase da vida, distinguindo tal processo natural da doença e da incapacidade laboral. Como já mencionado, o envelhecimento é o contrário da morte prematura. Por outro lado, enfatiza-se a assistência domiciliária (*home care*) como alternativa para a institucional, não apenas por ser mais econômica, mas também mais confortável e segura para o idoso doente, que não deixa seu ambiente familiar, necessitando, nesse caso, de uma adaptação da casa e do quarto para facilitar a prestação dos cuidados a longo prazo.

Aquela ideia equivocada de que os idosos seriam um grupo que não contribuiria mais para suas famílias e sociedades, e que se constituiriam mesmo em um peso morto, encontra uma situação interessante no Brasil, pois, a cada vez que ocorre um reajuste salarial, os benefícios da aposentadoria previdenciária são reajustados na mesma proporção, o que serviria para aumentar o déficit no caixa da Previdência Social; por consequência, os idosos aposentados seriam os vilões das finanças nacionais. Um levantamento feito pela Associação Nacional dos Fiscais de Contribuições Previdenciárias (ANFIP)[14] indicou que, em metade dos 5.017 municípios brasileiros, a economia é impulsionada basicamente pelos benefícios do Instituto Nacional de Seguro Social (INSS). Nas cidades com mais de 30.000 habitantes das regiões Norte e Nordeste, desprovidas de produção agrícola ou industrial, em que as prefeituras sobrevivem apenas com os recursos repassados pelos governos estadual e federal, essa situação fica bem evidente. Sem renda própria, tais cidades sobrevivem por causa do dinheiro dos aposentados e, mais recentemente, também com recursos da chamada bolsa-família. Em Pernambuco, um município estava há 3 anos sem safra agrícola por causa da seca, e era o dinheiro dos aposentados que irrigava a economia local. Pelos cálculos da ANFIP, as aposentadorias somavam o triplo da arrecadação total do município e movimentavam o comércio da cidade na primeira quinzena do mês, quando os aposentados recebiam seu benefício e eram disputados pelos comerciantes e outros vendedores. Ainda no Nordeste, no final da década de 1970, uma enfermeira, Maria Ivete Ribeiro de Oliveira,[15] como secretária do Trabalho e Bem-Estar Social do Estado da Bahia, desenvolveu intenso trabalho de promoção social, incentivando e apoiando o cooperativismo artesanal, investindo na produção local dos trabalhadores, homens e mulheres, jovens e idosos, para saírem da pobreza. Depois, como presidente do Banco da Mulher (Bahia), continuou investindo/financiando o trabalho com microcréditos para aquisição de pequenas máquinas (de costura e outras) para facilitar o trabalho de artesanato. O Banco da Mulher reduziu atividades quando o assistencialismo, tipo bolsas e cestas, desencorajou qualquer atividade mais rentável para sustento das famílias.

Apesar desse impacto positivo dos idosos nessas comunidades, existe também o reverso da situação, com aqueles considerados como um grupo vulnerável de cidadãos. A vulnerabilidade no envelhecimento tem algumas características específicas, relacionadas com as mudanças biológicas, psíquicas e espirituais. Assim, "para o idoso, a busca de sentido para sua existência torna-se um desafio diante das manifestações de vulnerabilidade e de finitude".[16] Maia e Duarte consideram que vulnerabilidade é mais que o impacto de danos físicos, emocionais e mentais; é também o resultado da construção e do contexto histórico vivenciado pela pessoa idosa.

Dentro desse contexto de vulnerabilidade, acrescente-se outro grupo vulnerável, pois em dezembro de 2015, entrou em vigor no Brasil o Estatuto da Pessoa com Deficiência. Uma pequena análise sobre essa legislação é acrescentada no final deste capítulo.

CARACTERÍSTICAS DA PESSOA IDOSA

Segundo a OMS,[3] o envelhecimento em sentido de senilidade constitui um processo de redução ou perda progressiva da capacidade de adaptação, que ocorre com o passar do tempo e resulta em alterações na estrutura e no funcionamento do ser humano. Isso seria consequência da interação de fatores intrínsecos (genéticos) e influências extrínsecas (ambientais). A variedade de padrões de envelhecimento refletida pelas causas extrínsecas pode ser encontrada em grupos de pessoas que vivem em diferentes ambientes.

Não é possível, a curto prazo, aumentar a duração da vida da espécie humana e nem eliminar incapacidades da terceira idade devidas a fatores intrínsecos, mas é possível reduzir as causas extrínsecas do envelhecimento, com o propósito de incrementar a quantidade de pessoas que realizam seu potencial genético de longevidade, livre de incapacidades.

É muito importante também identificar componentes tratáveis de um problema funcional que sofre o idoso e proporcionar o tratamento necessário, como também considerar a possibilidade de utilizar próteses para as condições não tratáveis.

As enfermidades que acometem pessoas da terceira idade, dadas suas características especiais, afetam os serviços sociais e de saúde. Algumas dessas características, que se originam na própria natureza do processo de envelhecimento – como a perda da adaptabilidade – e na exposição acumulada a fatores extrínsecos e intrínsecos, são:

- Multiplicidade das condições patológicas
- Apresentação não específica das enfermidades
- Piora acelerada na ausência de tratamento
- Incidência elevada de complicações da enfermidade e do tratamento
- Necessidade de reabilitação.

Os serviços sociais e de saúde devem considerar essas características, a fim de integrar processos de diagnóstico e avaliação da doença com os sistemas de tratamento e reabilitação. Sem essa integração, a consequência será um sofrimento desnecessário e uma prolongada dependência das pessoas de idade.[3]

Os países em desenvolvimento ainda sentem os efeitos da rápida urbanização, da industrialização e da modernização, como também os relacionados com as mudanças socioeconômicas e os valores sociais tradicionais. Torna-se cada vez mais difícil a vida para famílias multigeracionais, devido à falta de disponibilidade de moradias ou seu custo insuportável, à migração e ao crescente aumento de mulheres na força de trabalho, que não podem mais se dedicar a serviços domésticos ou cuidados de idosos.

Além disso, no Brasil, a maioria dos idosos tem baixo nível educacional e vive em áreas urbanas com baixa renda mensal familiar. Como nos demais países, o número de mulheres é maior em relação aos homens, com prevalência de viúvas morando nas casas dos filhos ou filhas, chefiando famílias ou vivendo sozinhas. Já a maior parte dos homens vive ao lado da esposa do primeiro casamento ou de casamentos posteriores, geralmente mulheres mais jovens. Com isso, houve uma modificação do perfil da população idosa em relação às condições de saúde e de cuidados formais e informais.[4]

Ainda que a biologia do envelhecimento tenha alcançado progressos notáveis, ainda há muito a avançar nas pesquisas; afinal, o processo de envelhecimento obedece a muitos fatores. A longevidade depende do cumprimento do programa de vida e do desenvolvimento do indivíduo, o qual está determinado geneticamente. As condições de vida adversas e, em maior grau, o estilo de vida insalubre aceleram processos que determinam a relação das manifestações patológicas com o envelhecimento. Além disso, a maioria das doenças crônicas tem início na meia-idade e se complica na terceira idade. Portanto, uma estratégia inteligente de proteger o idoso seria detectar os primeiros sinais de uma doença crônica, como aterosclerose (responsável por infarto, acidente vascular cerebral, obstrução de artérias etc.), diabetes e hipertensão arterial, e iniciar seu controle para prevenir seu aparecimento ou minimizar seus efeitos, adotando alimentação adequada e hábitos saudáveis, como deixar de fumar e praticar exercícios físicos.

Teorias gerontológicas[3] sobre a existência de mecanismos adaptativo-regulatórios afirmam que diversos sistemas biológicos sofrem delimitação progressiva, especialmente depois do período ativo da reprodução. Há estudos que vinculam o envelhecimento a mudanças na síntese proteínica e na ativação enzimática, as quais levariam ao desenvolvimento de moléculas alteradas. Avanços nas pesquisas de biologia molecular e componentes imunológicos do envelhecimento, assim como na identificação de marcadores biológicos para estimar o tempo de vida restante (a hipertensão arterial, por exemplo, pode ser útil para essa análise), poderão fornecer resultados que irão influir na gerontologia.

Existem várias enfermidades associadas, ou não, à terceira idade, mas que se manifestam com maior intensidade nessa fase e necessitam de muita pesquisa, como a doença de Alzheimer, a própria aterosclerose, a osteoporose e o câncer, além de outras talvez menos graves, mas que perturbam e dificultam muito a vida do idoso. Alguns exemplos são a incontinência urinária, a redução progressiva da visão (até chegar a catarata ou cegueira), da audição (surdez em maior ou menor grau e males como o *tinnitus*, um tipo de ruído ou zumbido persistente) e outras, como a perda dos dentes, da memória (esquecimento) e da saúde mental, sendo comum a depressão.[3]

Embora nem sempre ligadas à osteoporose, as pessoas de idade estão mais sujeitas a quedas, que aumentam depois dos 65 anos e são mais comuns entre mulheres do que entre os homens. As quedas têm como consequências os traumatismos diretos em forma de contusões, lacerações, fraturas e lesões, que, quando afetam a cabeça, podem causar sequelas. Outra consequência da queda é o medo de cair novamente, que se manifesta não apenas na vítima, mas também nos familiares e cuidadores. Esse temor pode inibir a mobilidade, o que aumenta o risco de novas quedas devido ao declínio das funções neuromusculares e da aptidão física. Além disso, os cuidadores podem rodear o idoso com mais cuidados, reduzindo ainda mais as atividades físicas dele e talvez promovendo até sua internação em clínicas de repouso, onde a família poderá presumir que ele ficará mais cuidado e vigiado. Porém, essa pode ser uma reclusão desnecessária e prematura.[3]

A avaliação da capacidade funcional da pessoa idosa é fundamental para a prestação de serviços de saúde, pois identifica os problemas com relação às atividades exigidas pelo ambiente e que o idoso não consegue realizar, considerando o que ele quer e o que pode fazer. É necessário também averiguar os mecanismos causadores do problema para poder estabelecer as terapias ou instalar as próteses adequadas, dentre os quais podem ser incluídas as enfermidades.

Portanto, para uma avaliação funcional correta, é necessário um diagnóstico gerontológico/geriátrico, identificando não apenas as atividades da vida diária (AVD), mas também o estado mental e físico da pessoa e as condições socioeconômicas e ambientais, que são fatores limitantes das opções de intervenção. Autonomia e mobilidade devem ser sempre incentivadas na terceira idade. Isso porque, no relacionamento do cuidador, familiar ou profissional com o idoso, é comum uma atitude de benevolência que, nessa circunstância, pode não ser recomendável, pois cria dependência (o cuidador faz tudo pelo idoso, e este aceita como sendo o melhor). A família tem um papel muito importante na observação da capacidade funcional da pessoa idosa. É a capacidade funcional que mantém o idoso saudável e ativo. Ele pode até ter dependências, mas estas podem ser administradas pelo próprio idoso ou por ele com a ajuda da família.

Apesar de todas as dificuldades, Weil[17] afirma que é possível "maximizar saúde e felicidade, não importando quão avançada esteja a idade, pois é evidente que o passar dos anos traz grandes mudanças, e o melhor a fazer é aceitar a inevitabilidade do envelhecimento, em vez de negá-lo ou lutar contra esse fato". Para garantir um envelhecer natural e digno, adaptando-se às mudanças trazidas pelo tempo, e desfrutar as benesses da idade com o mínimo de déficits e desconfortos, o autor sugere alimentação equilibrada e sadia, reduzindo carboidratos, gorduras e até proteína animal (exceto peixe), e aumentando o consumo de fibras, vegetais frescos e água, além de exercícios físicos entremeados com períodos de repouso, sono ou relaxamento para alívio de tensões e do estresse cotidiano.

Dan Buettner[18] identificou algumas regiões do mundo onde as pessoas têm uma sobrevida maior que a média: Ilha de Okinawa, no Japão; Sardenha, na Itália; e Loma Linda, na Califórnia (EUA), produzem os maiores grupos de centenários do planeta. O autor afirma que o fator genético é importante, mas depende de bons hábitos, como não fumar; estilo de vida com exercícios físicos regulares; boa alimentação, que inclui grãos integrais, frutas e verduras frescas e peixe em refeições pequenas, com muita água nos intervalos; e apoio social, seja familiar ou de amigos. Na Europa, é citada a cidade de Abecásia, na província de Geórgia, sul da Rússia; na América do Sul, existe um povoado chamado Vilcabamba, no interior do Equador, ao sul da capital, Quito. Trata-se de uma cidade com péssimas condições sanitárias, sem água encanada ou esgoto, cujos habitantes fumam, bebem álcool, comem muito sal, tomam muito café e usam drogas locais extraídas de uma planta chamada chamico. É um dos povos com maior proporção de pessoas centenárias no mundo – cerca de 10 vezes mais do que a média. Centenários e saudáveis. O médico e escritor argentino Ricardo Coler, que esteve na localidade em busca de uma explicação, escreveu *Eterna juventud – vivir 120 años*, sobre o mistério. Várias teorias tentam explicá-lo, como a composição da água, o clima, o ar, a alimentação saudável (pouca carne), a vida tranquila; porém, nenhuma explicação está comprovada, relata Kuchler.[19] O que haveria de comum entre essas localidades é a grande distância dos centros urbanos e o fato de seus idosos não se aposentarem e a comida ser escassa. No Brasil, estima-se que existam cerca de 25 mil centenários registrados, um número subestimado, porque muitos não usam o serviço público ou não têm documentos que comprovem sua idade, segundo Naira Lemos, presidente do Departamento de Gerontologia da Sociedade Brasileira de Geriatria.

LEGISLAÇÃO SOBRE O IDOSO

Embora sem grande ênfase, a Declaração Universal dos Direitos Humanos[20] incluiu no enunciado do art. XXV, item I, uma palavra para provar que esse segmento da sociedade não ficou de todo esquecido, incluindo essa fase da vida como aquela situação fora de controle e na qual a pessoa perdeu seus meios de subsistência. O texto determina que:

"Todo homem tem direito a um padrão de vida capaz de assegurar a si e a sua família saúde e bem-estar, inclusive alimentação, vestuário, habitação, cuidados médicos e os serviços sociais indispensáveis, e direito à segurança em caso de desemprego, doença, invalidez, viuvez, **velhice** ou outros casos de perda dos meios de subsistência em circunstâncias fora de seu controle."

No Brasil, o interesse em estudar mais o idoso e protegê-lo surgiu a partir da implantação da renda mensal vitalícia, uma prestação social assistenciária aos maiores de 70 anos ou inválidos, criada pela Lei nº 6.179/74, quando a técnica de proteção social brasileira deixou de ser seguro social puro e caminhou para a seguridade social. Martinez[11] afirma que esse benefício foi criado em meio ao incidental superávit orçamentário de 1973 e o chamado "milagre econômico" da época. Mesmo as constituições brasileiras anteriores pouco ou nada dispuseram sobre esse segmento da sociedade. Atualmente, a legislação assegura aos idosos (a partir dos 65 anos de idade) e aos que não tenham meios para prover sua subsistência nem de tê-la provida por sua família o benefício mensal de um salário mínimo.

A Constituição de 1988, em vigor, indica um preceito declaratório enfático no art. 1º, ao afirmar ter como fundamento a dignidade da pessoa humana; mais adiante, no art. 3º, a Lei Maior especifica seu objetivo IV – promover o bem de todos, sem preconceitos de origem, raça, sexo, cor, idade e quaisquer outras formas de discriminação. No art. 230, a Constituição prescreve que:

"A família, a sociedade e o Estado têm o dever de amparar as pessoas idosas, assegurando sua participação na comunidade, defendendo sua dignidade e bem-estar e garantindo-lhes o direito à vida. §1º – Os programas de amparo aos idosos serão executados preferencialmente em seus lares. §2º – Aos maiores de sessenta e cinco anos é garantida a gratuidade dos transportes coletivos urbanos."

Seguindo preceito constitucional, foi promulgada a Lei nº 8.842, de 04 de janeiro de 1994, dispondo sobre a Política Nacional do Idoso e criando o Conselho Nacional do Idoso. Com isso, as ações foram direcionadas para as áreas de saúde, educação, trabalho e previdência social, habitação, urbanismo, justiça, cultura, esporte e lazer. A Lei nº 10.048, de 08 de novembro de 2000, dava prioridade de atendimento aos portadores de deficiência, aos idosos com 60 anos ou mais, e a gestantes e lactantes, especificando reserva de assentos em veículos de transporte coletivo. A Lei nº 10.741, de 01 outubro de 2003, implantou aquela política nacional, instituindo o Estatuto do Idoso e regulando os direitos assegurados às pessoas com idade igual ou superior a 60 anos. De acordo com o art. 2º desse Estatuto, "o idoso goza de todos os direitos fundamentais inerentes à pessoa humana, assegurando-se-lhe todas as oportunidade e facilidades para preservação de sua saúde física e mental e seu aperfeiçoamento moral, intelectual, espiritual e social, em condições de liberdade e dignidade".

Também "é obrigação da família, da comunidade, da sociedade e do poder público assegurar ao idoso, com absoluta prioridade, a efetivação do direito à vida, à saúde, à alimentação, à educação, à cultura, ao esporte, ao lazer, ao trabalho, à cidadania, à liberdade, à dignidade, ao respeito e à convivência familiar e comunitária".

Cada vez mais os idosos constituirão um grupo forte, com capacidade política e certa coesão de interesses, sobretudo quando acumularem a condição de aposentados ou pensionistas, podendo tornar-se fortes núcleos de pressão. O direito do idoso não lhe enseja longevidade ou saúde nem felicidade, que dependem do próprio indivíduo, mas a lei e o Estado devem garantir prioridade no atendimento preferencial imediato e individualizado junto aos órgãos públicos e privados prestadores de serviços à população, assim como projetar facilidades arquitetônicas e urbanísticas, viabilizar maneiras alternativas de participação, ocupação e convívio do idoso com as demais gerações e prover recursos humanos nas áreas de geriatria e gerontologia e na prestação de serviços aos idosos, entre outras.

É importante destacar também o papel da educação, incentivando e incutindo nas crianças e nos jovens a importância da pessoa madura ou idosa e o devido respeito por ela, pois o envelhecimento faz parte do direito à vida, "é um direito personalíssimo, e a sua proteção, um direito social" (art. 8º do Estatuto do Idoso). Personalíssimo,[21] na linguagem jurídica, exprime o que é privativo ou exclusivo à pessoa, não podendo ser transferido, cedido ou separado dela. Portanto, um direito personalíssimo compete exclusivamente ao titular desse direito, que não poderá ser exercido ou utilizado por outrem. De igual modo, uma obrigação personalíssima é inerente à pessoa do devedor e somente pode ser cumprida por ele. Também faz parte do direito do idoso a obrigação do Estado de garantir proteção à sua vida e saúde, efetivando políticas sociais públicas que possibilitem um envelhecimento saudável e em condições de dignidade.

O Estatuto do Idoso prevê não apenas o direito à educação e à cultura para os idosos, mas também que sejam inseridos, nos currículos mínimos dos diversos níveis de ensino formal, "conteúdos voltados ao processo de envelhecimento, ao respeito e à valorização do idoso, de forma a eliminar o preconceito e a produzir conhecimentos sobre a matéria".

A Consolidação das Leis do Trabalho (CLT) é omissa quanto à idade máxima para a pessoa física continuar empregada e não especifica disposições particulares relativas ao trabalho do idoso, embora disponha em abundância de normas para o trabalho do menor e da mulher. Quando, por exemplo, a CLT estabelece o peso máximo (60 kg) que um empregado pode remover individualmente (art. 198), no capítulo sobre prevenção da fadiga, ela se refere a essas duas categorias, e não ao idoso. De qualquer maneira, a Lei nº 10.741/03 garante ao idoso o direito ao exercício profissional, respeitadas suas condições físicas, intelectuais e psíquicas e proibindo-se a discriminação ou a fixação de limite máximo de idade, inclusive para concursos.

Os funcionários públicos contam com legislação específica de 2015 (LC 152/2015) sobre aposentadoria compulsória por idade, aos 75 anos de idade.[22] Pela regra antiga, essa aposentadoria se dava aos 70 anos de idade. Tais funcionários ou servidores públicos são os titulares de cargos efetivos da União, dos Estados, do Distrito Federal e dos Municípios, e correspondem aos membros do Judiciário, do Ministério Público, das Defensorias Públicas, e dos Tribunais e Conselhos de Contas. Mesmo o servidor público celetista, isto é, regido pela CLT, quando aposentado de forma compulsória, não tem direito a qualquer indenização, como a multa de 40% do FGTS e aviso prévio, porque estas são verbas rescisórias pagas a quem é dispensado sem justa causa.[23]

Na legislação sobre o sufrágio universal e o voto direto e secreto, estabelece a facultatividade para os maiores de 70 anos, assegurada pela Constituição Federal, art. 14, § 1º, II, b, embora muitos idosos optem voluntariamente por votar.

Prevendo despesas mais volumosas para manutenção da saúde, a Receita Federal assegura um desconto maior para pessoas com 65 anos de idade ou mais, que também terão prioridade em caso de restituição de imposto recolhido a maior. Além da gratuidade do transporte público urbano para o idoso, procura-se garantir assento nesses veículos e preferência em filas de bancos e outros atendimentos e pagamentos. Um último aspecto a considerar dentro do espírito de proteção ao idoso quanto ao seu direito a vida, cidadania, liberdade e dignidade, refere-se à prevenção, sempre que possível, de ocorrências de abandono, negligência, maus-tratos, exploração, abuso, crueldade e opressão. Tais situações podem ocorrer até dentro dos abrigos e das casas de idosos, daí a importância do controle e da fiscalização pelos poderes públicos das entidades governamentais ou não governamentais de assistência ao idoso.

O Ministério da Previdência e Assistência Social, desde a regulamentação da Política Nacional do Idoso, em 1994, vem desenvolvendo diretrizes básicas e normas para operacionalizar essa Política, fazendo parcerias e convênios com organizações não governamentais e outras instituições interessadas, para poder assegurar à população idosa um envelhecimento com qualidade de vida. Entre os vários modelos de projetos de atenção à pessoa idosa, destacam-se nove modalidades:

- O programa de **residência temporária** é um serviço em regime de internação temporária, público ou privado, de atendimento ao idoso dependente que requeira cuidados biopsicossociais sistematizados no período máximo de 60 dias
- A modalidade **família natural** é entendida como o atendimento prestado ao idoso independente, pela sua própria família, com vistas à manutenção da autonomia, com permanência no próprio domicílio, preservando o vínculo familiar e de vizinhança. Nesse documento, o termo "família" não é entendido como aquela composta apenas por pessoas unidas por laços de sangue, mas pode ser a adotada ou formada por aliança costumeira ou legal, desde que assim seja socialmente reconhecido

- A modalidade **família acolhedora** é oferecida para o idoso sem família (ou abandonado) ou impossibilitado de conviver com a mesma. O idoso recebe abrigo, atenção e cuidados de uma família cadastrada e capacitada para oferecer esse atendimento. Cada família dessa modalidade só pode receber um idoso, e é feita supervisão desse atendimento pelos órgãos gestores
- A modalidade **república de idosos** é uma alternativa de residência para idosos independentes, organizada em grupos, conforme o número de usuários, e cofinanciada com recursos da aposentadoria, benefício de prestação continuada, renda mensal vitalícia etc.
- A modalidade de atendimento em **centro de convivência** consiste no fortalecimento de atividades associativas, produtivas e promocionais, contribuindo para a autonomia, o envelhecimento ativo e saudável, a prevenção do isolamento social e o aumento da renda própria. É o espaço destinado à frequência dos idosos e de seus familiares, onde são desenvolvidas, planejadas e sistematizadas ações de atenção ao idoso, de modo a elevar a qualidade de vida e promover a participação, a convivência social, a cidadania e a integração intergeracional
- O atendimento em **centro-dia** é um programa de atenção integral às pessoas idosas que, por suas carências familiares e funcionais, não podem ser atendidas em seus próprios domicílios ou por serviços comunitários. Proporciona o atendimento das necessidades básicas, mantém o idoso junto à família, reforça o aspecto de segurança, autonomia, bem-estar e a própria socialização. Caracteriza-se por ser um espaço para atender idosos com limitações para a realização das AVD, que convivem com suas famílias, mas não dispõem de atendimento de tempo integral no domicílio. Pode funcionar em espaço especificamente construído para esse fim, em espaço adaptado ou como um programa de um centro de convivência, desde que disponha de pessoal qualificado para o atendimento adequado
- A modalidade **casa-lar** é uma alternativa de atendimento que proporciona melhor convivência do idoso com a comunidade, contribuindo para sua maior participação, interação e autonomia. A casa-lar é uma residência participativa destinada a idosos que estão sós ou afastados do convívio familiar e com renda insuficiente para sua sobrevivência. Trata-se de uma modalidade de atendimento que rompe com as práticas tutelares e assistencialistas, visando ao fortalecimento da participação, organização e autonomia dos idosos, utilizando, sempre que possível, a rede de serviço local
- A modalidade de **assistência domiciliária** ou **atendimento domiciliário** é aquela prestada à pessoa idosa com algum nível de dependência, com vistas a promoção da autonomia, permanência no próprio domicílio, reforço dos vínculos familiares e de vizinhança. Caracteriza-se por ser um serviço de atendimento público ou privado a domicílio às pessoas idosas por meio de um programa individualizado, de caráter preventivo e reabilitador, no qual se articula uma rede de serviços e técnicas de intervenção profissional focada em atenção à saúde, pessoal, doméstica, de apoio psicossocial e familiar, e de interação com a comunidade. Pode ser de natureza permanente ou provisória, diurno e/ou noturno, para atendimento de idosos dependentes ou semidependentes, com ou sem recursos e mantendo ou não vínculo familiar. O governo tenta implementar, por intermédio do Sistema Único de Saúde (SUS), um programa nacional para atendimento ao idoso, incluindo a internação domiciliar, com vistas a evitar infecção hospitalar e manter o idoso em seu próprio ambiente, o que se presume lhe trará atendimento mais humanizado. Entretanto, o problema é muito complexo e depende das condições de moradia do idoso (p. ex., se estiver no meio de uma favela ou em periferia, onde as estruturas de apoio são precárias, distantes ou em áreas de violência). Críticos do sistema alegam que essa medida poderia provocar mais desassistência ou reduzir a demanda por leitos hospitalares e, com isso, diminuir custos[24]
- **Atendimento integral institucional** é aquele prestado em uma instituição asilar, prioritariamente aos idosos sem famílias em situação de vulnerabilidade, oferecendo-lhes serviços nas áreas social, psicológica, médica, de fisioterapia, de terapia ocupacional, de enfermagem, de odontologia e outras específicas para esse segmento social. Trata-se de estabelecimento com denominações diversas que correspondem aos locais físicos. São equipados para atender pessoas com 60 anos ou mais, sob regime de internato, mediante pagamento ou não, durante

um período indeterminado. Dispõem de um quadro de recursos humanos para atender às necessidades de cuidados com assistência, saúde, alimentação, higiene, repouso e lazer dos usuários, e desenvolver outras atividades que garantam qualidade de vida. São exemplos de denominações: abrigo, asilo, lar, casa de repouso, clínica geriátrica e ancianato. Esses estabelecimentos poderão ser classificados segundo as modalidades, observando a especialização do atendimento.

Cada uma dessas modalidades tem seus requisitos específicos para as áreas físicas, que possam atender às necessidades físico-espaciais mínimas dos idosos, como mobiliário, equipamentos, sanitários adequados e em quantidade suficiente, corrimões nos corredores e rampas, além de recursos humanos, incluindo pessoal técnico e de apoio, e normas próprias para funcionamento. Quanto mais complexo o serviço a ser oferecido para a população-alvo e maior a clientela, maiores são também as exigências arquitetônicas, de material, equipamento e recursos humanos. Na modalidade de atendimento integral institucional, para idosos dependentes, tanto a estrutura físico-espacial como o funcionamento são muito semelhantes à assistência hospitalar.

O importante também é lembrar que os poderes públicos não devem disciplinar demais com minúcias de centímetros e metros quadrados e cúbicos, mas deixar liberdade para iniciativas comunitárias inovadoras e solidárias, que podem desenvolver (muitas já desenvolvem) atividades pioneiras de atendimento a pessoas de idade, acolhendo-as com desprendimento e grande espírito de solidariedade humana.

O presidente americano John Kennedy,[11] em uma mensagem ao Congresso Nacional em fevereiro de 1963, afirmou:

"Uma nação orgulhosa e rica não pode mais impor aos seus idosos para viverem em constante medo de uma doença séria para a qual recursos adequados estejam indisponíveis. Nós lhes devemos o direito à dignidade na doença assim como na saúde."

Na mesma linha e décadas depois, José Serra,[25] no Manual dos Direitos do Idoso, assim se expressou:

"O tratamento especial que os idosos devem receber é uma questão de justiça e não um favor. Eles trabalharam arduamente durante muitos anos, acumularam experiências e saber, guardam a memória viva da comunidade. Se forem impedidos de contribuir, afastados do convício social e relegados a uma posição subalterna, perdem os idosos, mas perde também a sociedade que os marginaliza e desampara."

QUESTÕES ÉTICAS SOBRE O IDOSO

A beneficência, a autonomia e a justiça, consideradas como trindade bioética, constituem a base para que profissionais de Enfermagem possam refletir e discutir as necessidades de idosos e a essência dos cuidados a lhes serem prestados, em especial aqueles mais carentes e penalizados por limitações físicas e cognitivas e outras condições socioeconômicas desfavoráveis.[26]

Tanto o cuidador familiar, informal* ou formal como o pessoal de Enfermagem necessitam de muita paciência, respeito, senso de responsabilidade, disponibilidade e acolhimento, para, respaldados pelo princípio da beneficência, ajudarem a pessoa idosa, em situação de limitação física e de dificuldade no seu cotidiano, esteja ela institucionalizada ou não.

Não é agradável para uma pessoa independente tornar-se subitamente dependente de outras. É necessário dar-lhe um tempo para adaptação e, por isso, certas reações negativas podem ser consideradas normais. É preciso também ter consciência de que houve mudanças na imagem corporal, provocadas pelo envelhecimento e também pela dependência, além de outros problemas comuns como esquecimento (perda de memória), perda de entusiasmo, dificuldade visual e auditiva, perda dos dentes, que pode trazer também dificuldade de comunicação, lentidão de

---

*O cuidador informal pode ser membro da família ou amigo próximo que auxilia o idoso em suas dificuldades.

movimento e ações, cansaço, solidão, insônia, silêncio, depressão, repetição de histórias, pudor que impeça a exposição do corpo, perda de controle de esfíncteres, odor, desconforto ou dor pela posição prolongada e medo do desconhecido e da morte.

O cuidado ao idoso era anteriormente reservado à mulher, tradicional provedora de cuidados a pessoas da família, crianças, doentes ou idosos. Porém, a estrutura familiar das sociedades vem mudando, e a mulher teve de entrar para o mercado de trabalho a fim de ajudar no aumento da renda. Assim, o cuidado diário e permanente do idoso com dependência precisou ser delegado a outras pessoas, como amigo próximo ou vizinho, quando possível, constituindo o cuidador informal.

Já o cuidador formal é uma pessoa externa ao meio familiar, muitas vezes sem nenhuma formação específica, contratada para cuidar do idoso. São como acompanhantes com alguma prática de Enfermagem, como eles mesmos se autointitulam.[26] Existem controvérsias sobre essas pessoas treinadas para prestarem cuidados, que, embora aceitas normalmente em muitos países, seriam leigas, sem formação alguma na Enfermagem, em qualquer nível que seja, e que poderiam colocar em risco a saúde, a qualidade de vida ou a segurança do idoso. A questão do cuidador é discutida no *Capítulo 20*.

Menezes *et al.*,[27] ao analisarem o princípio da autonomia e correlacioná-lo ao direito do idoso em exercê-lo, afirmam ter-se surpreendido por uma série de restrições impostas a muitos idosos no seu direito de autogovernar-se, escolher, decidir e avaliar. Esses autores descrevem situações até muito frequentes de idosos rotulados como pessoas que não sabem o que querem, o que pensam e o que fazem, e, por isso, destituídos do poder de decisão e privados de ocupar um espaço físico próprio, do direito de escolha, da liberdade de expressão, do direito à saúde, do direito de envelhecer saudavelmente e com dignidade de cidadão; enfim, desrespeitados em um momento em que se encontram mais fragilizados e vulneráveis do ponto de vista físico e emocional dentro do processo natural de involução biológica. Esses autores afirmam também que, em respeito ao princípio da autonomia, o idoso sob os cuidados da Enfermagem deve ter seu espaço respeitado, para que, se em gozo de suas faculdades mentais, tenha o direito de receber orientações, emitir opiniões, escolher e decidir, consentir e recusar, pedir ajuda, ter privacidade e participar.

Quanto à aplicação do princípio da justiça na assistência de Enfermagem ao idoso, os autores lembram que o propósito dessa aplicação é que toda a atenção, todo o cuidado e o próprio sistema de saúde sejam justos, para garantir a distribuição equitativa e universal dos benefícios dos serviços de saúde. De fato, as palavras seriam bonitas se retratassem a realidade. É a própria Constituição Federal que proclama que saúde é direito de todos e dever do Estado; porém, isso é difícil de ser cumprido na prática para toda a população, e não apenas para o idoso, embora esse segmento seja o que mais sente por estar veladamente discriminado. Isso porque as pessoas tendem sempre a priorizar crianças e jovens diante de recursos escassos, como em um transplante, em um leito de unidade de terapia intensiva (UTI), em uma ambulância para transporte, em um equipamento vital como o respirador e outros. A pessoa idosa precisa ser respeitada em sua singularidade, ser chamada pelo nome e não de tio ou avô, ser atendida sem distinção de raça, cor, idade, religião, grau de instrução, posição social ou econômica e ocupação.

Gelain *et al.*[28] discutem alguns dilemas éticos que preocupam profissionais de Enfermagem que lidam com pessoas idosas: qual o sentido em investir em idosos doentes, principalmente em fase terminal? Como lidar com a família que desrespeita e marginaliza o idoso? Como tratar o idoso que se recusa a ser tratado e os familiares que o coagem ao tratamento? Para tratar de questões como essas, os autores trataram de incluí-las em um quadro, ou lema, reconhecendo que é um aspecto ético "a luta pelo bem-estar das pessoas, da sociedade e da população em geral, incluída a população idosa".[28] Assim, a cidadania do idoso, entendida como o acesso a todos os níveis de existência, como família, sociedade e estado, bem como ao direito à vida e ao atendimento das necessidades básicas, também é uma questão ética. Desse modo, a luta pela conquista da cidadania do idoso pode ser considerada como uma responsabilidade ética dos profissionais de Enfermagem, junto com a família, a sociedade e o próprio Estado. Embora algumas famílias possam proteger e até superproteger o idoso, em certas circunstâncias o Estado até o marginaliza, por exemplo, restringindo o acesso ao trabalho.

INCLUSÃO DA PESSOA COM DEFICIÊNCIA

Assim como ocorreu com o Estatuto do Idoso, foi criada uma legislação em 2015 para proteção de outro grupo vulnerável específico da sociedade – a pessoa com deficiência.

Em 7 de julho de 2015, foi publicada a Lei Brasileira de Inclusão da Pessoa com Deficiência, Lei nº 13.146 de 6 de julho de 2015,[29] que entrou em vigor em 12 de dezembro de 2015, também chamada de Estatuto da Pessoa com Deficiência. Seu objetivo é assegurar e promover, em condições de igualdade, o exercício dos direitos e das liberdades fundamentais por pessoas com deficiência, visando à sua inclusão social e à cidadania.

O art. 2º do Estatuto preconiza que:

"Considera-se pessoa com deficiência aquela que tem impedimento de longo prazo de natureza física, mental, intelectual ou sensorial, o qual, em interação com uma ou mais barreiras, pode obstruir sua participação plena e efetiva na sociedade em igualdade de condições com as demais pessoas."

A avaliação será sempre "biopsicossocial, realizada por equipe multiprofissional e interdisciplinar" (§ 1º). "A deficiência não afeta a plena capacidade civil da pessoa" (art. 6º).

O art. 8º determina que:

"Cabe ao Estado, à sociedade e à família assegurar à pessoa com deficiência, com prioridade, a efetivação dos seus direitos referentes à vida, à saúde, à sexualidade, à paternidade e à maternidade, à habitação, à educação, à profissionalização, ao trabalho, à previdência social, à habilitação e à reabilitação, ao transporte, à acessibilidade, à cultura, ao desporto, ao turismo, ao lazer, à informação, à comunicação, aos avanços científicos e tecnológicos, à dignidade, ao respeito, à liberdade, à convivência familiar e comunitária, entre outros decorrentes da Constituição Federal, da Convenção sobre os Direitos das Pessoas com Deficiência e seu protocolo facultativo e das leis e outras normas que garantam seu bem-estar pessoal, social e econômico."

Em relação ao direito à vida, a pessoa com deficiência não poderá ser obrigada a se submeter a intervenção clínica ou cirúrgica, e a tratamento ou institucionalização forçada (art. 11).

A saúde tem também determinações especiais, não apenas quanto ao atendimento integral pelo SUS, inclusive com assistência domiciliar, psicológica e sexual, como também os profissionais que prestam assistência têm direito à capacitação inicial e continuada (art. 18).

A interdição da Pessoa com Deficiência é medida protetora e extraordinária, proporcional às necessidades e às circunstâncias de cada caso, avaliadas na perícia biopsicossocial, devendo durar o menor tempo possível. O curador é responsável pela administração patrimonial e negocial, e deve prestar contas anualmente ao juiz do processo de interdição.

Seria prematuro avaliar as consequências dessa nova lei no campo da saúde; porém, face às dificuldades que já enfrenta no atendimento de toda a população em geral, e não apenas de idosos ou pessoas com deficiência, é preocupante presumir o aumento de carga para todo o pessoal de saúde sem o devido planejamento e a correspondente ampliação de recursos humanos e materiais para viabilizar a devida e efetiva prestação da assistência requerida.

Em caso de violência contra o idoso e/ou pessoas com deficiência ou incapacitadas, o profissional de Enfermagem tem obrigação de fazer "comunicação externa para os órgãos de responsabilização criminal" (CEPE-2017, art. 52, § 4º).[30]

CONSIDERAÇÕES FINAIS

Dom Lucas Moreira Neves, sacerdote dominicano católico, arcebispo de Salvador e depois cardeal e primaz do Brasil, membro da Academia Brasileira de Letras (1996), em uma de suas inúmeras crônicas, como "Oração para saber envelhecer",[31] indica alguns sinais desse processo. Quando as energias físicas e mentais começam a deteriorar, impondo sérias limitações, o coração não resiste a um esforço maior, o cérebro se cansa depressa demais, a memória rateia, a luz dos olhos se cobre de bruma, os ouvidos se tornam a cada dia mais moucos, e o andar fica trôpego. Contudo, o verdadeiro e fundamental problema do envelhecimento, segundo esse cardeal acadêmico, é a impressão de que a vida – o tempo e os acontecimentos – seguiu seu curso atropelando, machucando e deixando os idosos para trás; é o idoso não se sentir participante daquilo que acontece; é a sensação de não contar mais. Enfim, sentir-se inútil ou ter o desconforto de ser pesado aos demais, o terror de estar atrapalhando e poder ser rejeitado. O verdadeiro problema é ainda a solidão ou o medo da solidão. No grupo dos amigos e companheiros de jornada, ver abrirem-se claros cada dia mais evidentes e mais doloridos e o número dos que se foram ficar maior do que o dos presentes. O medo da solidão provoca insegurança do que poderá acontecer, certo invencível pessimismo, além da convicção dominadora de que tudo está pior e só poderá ficar sempre pior, e, como consequência, uma instintiva agressividade. Por fim, Dom Lucas vislumbra um antídoto contra tudo isso, que seria ver no envelhecimento não um drama, um problema opressivo e sufocante, mas sim um fenômeno natural da condição humana, acolhido com serenidade ou como um coroamento normal da existência.

De fato, crescer em idade é inevitável e inexorável, mas crescer na estima do grupo social a que pertence é opcional, e cada um precisa colocar-se como membro útil na medida das possibilidades, lembrando que o ser idoso foi privilegiado por não ter morrido prematuramente.

Weil[17] e Buettner[18] também testemunham que é possível envelhecer naturalmente e com saúde assumindo bons hábitos e estilo de vida saudável, com boa alimentação, exercícios físicos e o apoio social da família e/ou amigos.

A prova de que muitos idosos não constituem um peso para a sociedade é o levantamento[14] que demonstrou que, em mais da metade dos municípios brasileiros, a economia é impulsionada basicamente pelos benefícios recebidos do INSS pelos aposentados, que movimentam o comércio local e são considerados clientes preferenciais, com fama de bons pagadores com renda certa.

Felizmente, a Política Nacional do Idoso e o Estatuto do Idoso vieram assegurar direitos aos brasileiros, os quais já estão plenamente reconhecidos na maioria dos países mais desenvolvidos. Há muitos exemplos de idosos que confirmam poderem continuar a ser cidadãos úteis, válidos e até preferenciais, pela experiência adquirida e pelo comedimento e tranquilidade em oposição à velocidade e à afoiteza que muitas vezes acomete os mais jovens. Portanto, aos que já se encontram nessa fase da vida cabe usufruir as justas vantagens da idade, hoje transformadas em lei e que se tornaram exigíveis, como uma retribuição pelo trabalho anteriormente desenvolvido.

A Lei Brasileira de Inclusão da Pessoa com Deficiência também abriu legalmente o campo para essas pessoas poderem participar ativamente como cidadãos válidos e capazes de contribuir para a sociedade.

REFERÊNCIAS BIBLIOGRÁFICAS

1. Etienne C. América Latina y Caribe por un envejecimiento saludable y activo. Conferencia de la Casa Blanca. Washington, DC: Organización Panamericana de Salud; 2005.
2. Ricardo J. Ser idoso ou ser um velho. Espaço Aberto. Universidade de São Paulo (USP); 1999. p. 7. Vencedor do 1º Concurso Literário para a terceira idade, patrocinado pela Universidade Estadual de Santa Catarina.
3. Organización Mundial de la Salud (OMS). La salud de las personas de edad. Informe del Comité de Expertos de la OMS. Serie de Informes Técnicos 779. Ginebra: Organización Mundial de la Salud; 1989.
4. Mazo GZ, Benedetti TB, Vasconcelos EMR *et al*. O processo de viver envelhecendo no novo milênio. Texto Contexto Enferm. 2003; 1293:361-9.
5. Bíblia Sagrada. Tradução do Pe. Antonio Pereira de Figueiredo. Livro dos Provérbios, Capítulo 4, versículo 10. Edição Barsa; 1964.
6. Bíblia Sagrada. Tradução do Pe. Antonio Pereira de Figueiredo. Livro dos Salmos, Capítulo 90, versículo 10. Edição Barsa; 1964.
7. World Economic Forum. Global agenda council on ageing society global – population ageing: peril or promise? Foreword – Margaret Chan. Disponível em http://www3.weforum.org/docs/WEF_GAC_GlobalPopulationAgeing_Report_2012.pdf. Acesso em 31 de maio de 2016.
8. Organização Mundial da Saúde (OMS). The world is fast ageing – have we noticed? Geneva, Switzerland. Disponível em http://www.who.int/ageing/en. Acesso em maio de 2016.
9. Brasil. Instituto Brasileiro de Geografia e Estatística (IBGE). Diretoria de Pesquisas. Coordenação da População e Indicadores Sociais. Análises da dinâmica demográfica. Projeção da população do Brasil por sexo e idade para o período de 1980-2050. Revisão em 2013. Disponível em www.ibge.gov.br/home/estatistica/populacao/projecao_da_populacao/metodologia.pdf. 31.05.2016. Acesso em maio de 2016.

10. Cordeiro T. Um mundo mais velho. O brasileiro que coordena o programa de envelhecimento da OMS diz que a sociedade deve se preparar para ter igual número de idosos e jovens. Entrevista concedida por Alexandre Kalache. Páginas Amarelas. Rev Veja, edição de 13 de julho de 2005.

11. Martinez WN. Direito dos idosos. São Paulo: LTr; 1997.

12. World Health Organization (WHO). An aging planet. Brochure published with the support of the Government of Italy's Ministry of Foreign Affairs. Division of Public Information and Public Relations. Geneva, Switzerland; 2001.

13. World Health Organization (WHO). Aging with dignity. Muriel R. Gillick. Harvard Medical School. Disponível em http://www.who.int/global_health_histories/seminars/presentation42a.pdf. Acesso em 13 de maio de 2016.

14. Valle C. Velha economia – pesquisa mostra que metade das cidades brasileiras depende do dinheiro do INSS. Rev. Veja, edição 1.642, de 29 de março de 2000, p. 142.

15. Santos RF, Oguisso T, Rigaud HMG, Tahara ATS. Ivete Oliveira – ícone da Enfermagem Brasileira. Salvador, UFBA, São Paulo; 2012. 213 p.

16. Maia FOM, Duarte YAO. Vulnerabilidade e envelhecimento. In: Barros S, Souza Campos PF, Fernandes JJS. Atenção à saúde de populações vulneráveis. São Paulo: Manole; 2014. p. 364-87.

17. Weil A. Aging naturally. Time, The Netherlands, edição de 24 de outubro de 2005. p. 48-56.

18. Buettner D. The secrets of long life. National Geographic. edição de novembro de 2005. p. 2-27.

19. Kuchler A. Qual é o segredo da longevidade? In: Equilíbrio (Suplemento). Folha de São Paulo, edição de 13 de novembro de 2008. p. 8-11.

20. Organização das Nações Unidas (ONU). Declaração Universal dos Direitos Humanos, ONU; 1948.

21. Plácido e Silva. Vocabulário Jurídico. 23. ed. Rio de Janeiro: Forense; 2003.

22. Lei Complementar nº 152, de 3 de dezembro de 2015. Dispõe sobre a aposentadoria compulsória por idade, com proventos proporcionais, nos termos do inciso II, do § 1º do art. 40 da Constituição Federal. Disponível em: http://www.migalhas.com.br/Quentes/17,MI231014,61044-Promulgada+lei+que+ es tabelece+aposentadoria+compulsória+aos+75+anos. Acesso em maio de 2018.

23. Tribunal Superior do Trabalho. Aposentadoria compulsória de servidor celetista extingue vínculo. RR – 986/2006-008-15-40.5. 2009. Disponível em: https://tst.jusbrasil.com.br/noticias/2021485/ aposentadoria-compulsoria-de-servidor-celetista-extngue-vinculo. Acesso em maio de 2018.

24. Formenti L. Novo programa para idosos sai antes da eleição. O Estado de São Paulo. Edição de 05 de março de 2006, p. A11.

25. Serra J. Manual dos Direitos do Idoso. In: Martinez WN. Direito dos idosos. São Paulo: LTr; 1997. p. 30.

26. Duarte YAO. Cuidadores de idosos: uma questão a ser analisada. Mundo Saúde. 1997; 21(4):226-30.

27. Menezes MR, Rosa DOS, Rodrigues RAP. Bioética do cotidiano e o cuidado do idoso. Texto e Contexto Enferm. 1997; 6(2):312-21.

28. Gelain I, Alvarez AM, Silva RDM. A enfermagem e o envelhecimento humano: aspectos éticos. Texto e Contexto Enferm. 1997; 6(2):221-32.

29. Brasil. Lei nº 13.146, de 6 de julho de 2015. Institui a Lei Brasileira de Inclusão da Pessoa com deficiência (Estatuto da Pessoa com deficiência). Disponível em http://www.planalto.gov.br/CCIVIL_03/_ Ato2015-2018/2015/Lei/L13146.htm. Acesso em maio de 2016.

30. Conselho Federal de Enfermagem. Resolução nº 564, de 6 de novembro de 2017. Aprova o novo Código de Ética dos Profissionais de Enfermagem. Brasília: Diário Oficial da União, Brasília, nº 233, p. 157, 6 de dezembro de 2017. Disponível em www.cofen.gov.br/wp-content/uploads/2017/12/ Resolu%C3%A7%C3%A3o-564-17.pdf. Acesso em 19 de dezembro de 2017.

31. Neves LM. Oração para saber envelhecer. Disponível em www.memorialdomlucas.com.br. Acesso em maio de 2016.

20 Exercício da Enfermagem Domiciliária | *Home Care*

Taka Oguisso e Maria José Schmidt

INTRODUÇÃO

A Enfermagem encontrava-se socialmente decadente no início do século XIX e ressurgiu pelas mãos de Florence Nightingale com uma nova imagem de humanidade, tecnicidade, modernidade, intelectualidade, cientificidade e até mesmo aristocracia, nobreza, idealismo e arte. Mesmo no Brasil, a atividade não gozava de grande prestígio social até meados do século passado, pois era desempenhada por pessoas com pouco ou nenhum preparo técnico. Além disso, na falta de recursos tecnológicos, hoje comuns, como antibióticos, anestésicos, analgésicos e equipamentos de toda natureza, as mulheres preferiam dar à luz em casa, assim como as pessoas, em caso de doença, recolhiam-se em seus próprios aposentos. Sempre havia alguém que cuidasse delas, e, quando necessário, os profissionais eram chamados para assisti-las em casa.

Com a evolução das ciências e o progresso da tecnologia, a assistência à saúde começou a ser transferida para as instituições hospitalares, consideradas o ambiente mais seguro e apropriado para a prestação desses serviços aos que deles necessitassem. Com a alocação de recursos cada vez maiores e mais sofisticados, a assistência hospitalar foi-se tornando cada vez mais dispendiosa e menos acessível à população, especialmente a rural e a carente, que continuava desassistida, já que os hospitais, especialmente as chamadas Santas Casas, eram destinados a pessoas que não contavam com alguém para dar os cuidados ou que, estando desenganadas, eram levadas para lá morrerem. Daí a ligação que existia entre as diversas congregações religiosas e os hospitais, onde as pessoas vocacionadas prestavam os cuidados possíveis em um gesto de caridade cristã. Parecia, assim, que a assistência de Enfermagem hospitalar estava resolvida.

É interessante observar que a semente da primeira escola de Enfermagem do sistema Nightingale,[1] tipicamente inglesa, foi fundada na cidade de São Paulo, no Hospital Samaritano, em 1894, com a vinda de Maggie K. Grosart, contratada para a administração do Hospital e o controle e treinamento de enfermeiras. Em 1896, foi contratada outra enfermeira, Lillian Lees, formada pela Escola de Enfermagem do Kings College Hospital, de Londres, que chegou com outras duas enfermeiras. No contrato delas constava que "além do serviço noturno no hospital, elas deveriam fazer Enfermagem domiciliar, dando início a um serviço de Enfermagem particular que veio beneficiar as famílias de São Paulo, uma vez que existia, ainda, na época uma grande resistência contra a hospitalização, principalmente na camada social economicamente mais favorecida".[1] Essa iniciativa, porém, não teve grande repercussão, pois se tratava de um grupo restrito e dirigido quase exclusivamente às pessoas de religião presbiteriana, e as alunas eram recrutadas entre famílias inglesas, americanas e alemãs. Além disso, o curso era privado e estava situado fora do Rio de Janeiro, a capital do país. Essa Escola funcionou ininterruptamente até 1950, mas, em 1936, o antigo curso foi transformado em curso de auxiliar de enfermagem, e as profissionais, para legalizar a situação, prestaram exame de habilitação para Enfermeiro Prático Licenciado ou Prático de Enfermagem.

Esse serviço de Enfermagem domiciliar, iniciado no Brasil de maneira tão despretensiosa e modesta ainda no século XIX, hoje se transformou em uma grande realidade mundial, impulsionando a assistência à saúde e a própria Enfermagem a novos rumos e desafios, e abrindo caminhos para profissionais empreendedores. A assistência de Enfermagem domiciliar ou aquela prestada fora do ambiente institucional, hospitalar ou no domicílio é também conhecida como *home care*.

Essa assistência é definida, pela Organização Mundial da Saúde (OMS), como aquele cuidado à saúde proporcionado às pessoas no seu domicílio. Esse cuidado deve ser apropriado, de alta qualidade e com a relação custo-benefício compatível para os indivíduos, que devem manter sua independência e a melhor qualidade de vida possível. Estudos da OMS demonstram que o *home care* está virtualmente associado a melhor qualidade de vida, e que a relação custo-benefício é mais frequentemente favorável nos casos que substituíram longas internações.[2]

São objetivos do *home care*:

- Substituir hospitalização repentina por necessidade aguda de cuidado
- Substituir uma longa internação institucional
- Prevenir a necessidade de internação institucional
- Manter os indivíduos em seu próprio domicílio e comunidade.

Embora os cuidados de *home care* possam ser prestados diretamente por profissionais da saúde com escolaridade superior, como médicos e enfermeiros, a literatura tem apontado mais os cuidadores formais, de escolaridade média, ou informais treinados, especialmente nos países que pretendem reduzir custos, dar conforto ao paciente e prevenir possíveis infecções hospitalares.

De qualquer maneira, a tendência mundial é a de que o *home care* como cuidado requerido pelo usuário no domicílio continuará a crescer, como de fato tem crescido, assim como o nível, o volume, a intensidade e até a complexidade desse cuidado. Isso porque é possível transferir paciente de uma unidade de terapia intensiva para seu domicílio ou atender demanda de paciente crônico, inclusive reduzindo "a exposição ao risco de infecção hospitalar, evitando a perda do convívio familiar e internações hospitalares, além de diminuição de custo".[3]

De fato, na discussão sobre a saúde no mundo, é necessário considerar algumas questões básicas, como a irreversibilidade da globalização econômica e as mudanças demográficas e epidemiológicas nos próximos 20 anos (p. ex., no Brasil, haverá um aumento de mais de 200% da população idosa). O paradoxo é que o mundo desenvolvido, o chamado Primeiro Mundo, tornou-se rico antes de se tornar idoso, ao passo que, nos países em desenvolvimento, as pessoas tornaram-se idosas antes de se tornarem ricas. Outra questão a considerar diz respeito à dependência do paciente e o trabalho de prestação de cuidados, levando sempre em conta as atividades da vida diária (AVDs) e o emprego de alta tecnologia.

Aparentemente, é muito simples satisfazer necessidades como alimentação, eliminações, hidratação, higiene, respiração etc. No entanto, o cuidador não imagina quantas tarefas envolvem as AVDs, pois um simples banho pode envolver muitos cuidados a cada dia, nos 7 dias da semana e nos 365 dias do ano. Muito do sucesso desse cuidado está apenas em estar próximo ou ao lado do paciente, para alcançar aquilo de que ele necessita. A hidratação, por exemplo, pode ser necessária tanto de dia como de noite, e assim por diante.[4]

Ao desenvolver uma AVD, nem sempre se percebe quão árdua pode ser a tarefa de dar um banho, vestir, ajudar a ir ao banheiro e usar o sanitário, ou fazer uma higiene íntima no próprio pai ou mãe. Para alguns povos e culturas, pode ser uma situação extremamente embaraçosa e constrangedora, tanto para os pais como para os filhos, que não foram treinados nem acostumados a prestar esse tipo de cuidado para genitores. Enfim, a situação prática pode envolver muitos problemas de difícil solução, dependendo da cultura, dos costumes e dos valores sociais.

Além dessas atividades pessoais, há outras necessidades, como compras em supermercado, uso de transporte público, administração das próprias contas e finanças e controle dos vários medicamentos, que precisam ser aplicados em suas dosagens, vias e horários corretos. Em um hospital, esse é um procedimento simples; porém, em *home care*, pode ser complicado e confuso para o cuidador ou para o próprio paciente. Ademais, o paciente necessita de comunicação e apoio emocional; observação de seu comportamento para que não se machuque; administração dos cuidados quanto a sintomas, dieta, exercícios físicos, repouso, medicamentos, cuidados com a pele etc.; assim como a administração de eventuais crises agudas no processo de sua enfermidade. Se no hospital é fácil, para um cuidador, lidar com situações como dor aguda, desmaios e tosse prolongada, em casa é muito difícil.

Atualmente, devido à alta tecnologia em *home care*, quase tudo que é feito em uma unidade de terapia intensiva (UTI) pode ser realizado no domicílio, como nutrição artificial, hidratação, ventilação mecânica, aspiração contínua de secreções, infusões intravenosas e diálises, que transformam as residências em verdadeiras enfermarias de hospital.

No desenvolvimento da assistência em *home care* há alguns aspectos importantes a levar em conta:[4]

- A natureza do programa, considerando a população-alvo e o tipo de assistência de 24 h e em todos os dias da semana
- Os critérios para a elegibilidade dos pacientes devem incluir a idade, o tipo de doença, o grau de dependência, o relacionamento com o cuidador, o nível de apoio familiar e as condições econômicas para assumir financeiramente o custo
- A avaliação dos critérios de elegibilidade deve ser em relação ao nível e ao tipo de cuidado necessário
- Os benefícios que o paciente e seus familiares podem obter com a opção de *home care*, seja com a prestação de cuidados de Enfermagem nas diversas modalidades de cuidado-dia, seja com outros específicos, como orientação, aconselhamento, provisão de material e/ou medicamentos prescritos, entre outros
- A operacionalização do programa de *home care* pode ser em nível governamental ou administrado em conjunto com outras organizações, inclusive do setor privado, contemplando o planejamento da assistência a ser prestada, a educação ou treinamento dos funcionários ou trabalhadores e o controle da garantia de qualidade
- O financiamento dos serviços de *home care* pode ser obtido por meio de impostos ou um sistema de seguro ou previdência social. Excetuando-se essas possibilidades, o usuário terá de arcar com os custos de seu próprio bolso
- A cobertura dos serviços inclui a necessidade de estimar a parcela da população que precisará de *home care*, a localização desses serviços, abrangendo tanto a área urbana como a rural, as categorias de doenças, a idade da população-alvo e os níveis de dependência ou incapacidade dos possíveis pacientes
- O cálculo do custo implica o custo total, o custo-hora, a proporção de trabalhadores pagos ou voluntários, o custo da educação, dos medicamentos, do material e do transporte.

HOME CARE EM OUTROS PAÍSES

Em países da Europa, como Reino Unido, Irlanda, Alemanha e Suíça, assim como nos EUA e no Canadá, as altas hospitalares são cada vez mais precoces, e o seguimento é feito por enfermeiros. Nos países escandinavos, por terem já uma longa tradição de assistência domiciliar, o aspecto econômico é considerado secundário, colocando-se o fator ético, a preferência e o conforto do paciente de ficar em sua própria casa como argumentos principais e mais importantes para desenvolver programas de assistência residencial. Já nos países da Europa Central, como a Hungria ou a República Tcheca, e do Leste Europeu, como a Eslovênia, o ímpeto para abraçar o atendimento residencial é essencialmente econômico.[4]

Nos países com produto interno bruto (PIB) em nível médio, como a Coreia do Sul, os serviços não têm cobertura universal, e há uma mistura entre serviços públicos e privados. Já nos países de PIB mais baixo, podem existir serviços de cobertura universal, como ocorre em Cuba, e iniciativas de *home care* com base nas comunidades locais, como na África do Sul, em Uganda, na Zâmbia, no Quênia, no Camboja, na Tailândia e na China.[4]

A atual tendência é a criação ou expansão de serviços residenciais para a assistência não apenas a clientes com doenças crônicas, mas também agudas, desde o preparo pré-operatório ao pós-operatório, perinatal, cuidados paliativos e até mesmo eventos episódicos. Poderia ser oferecido, também, cuidado-dia ou cuidado-noite para idosos ou pacientes crônicos, cuidado-alívio para os pacientes terminais, cuidado-criança doente, cuidado-dia cirúrgico, aconselhamento sobre cuidados de todos os tipos e até mesmo serviços de saúde ocupacional e saúde escolar para empresas. Outra tendência que começa a ser praticada é o programa de treinamento específico de leigos, denominados cuidadores, para atuarem em sua própria casa, cuidando dos familiares idosos, doentes crônicos ou crianças com alguma enfermidade prolongada.

Mais recentemente foi criado um serviço de *comfort keepers*,[5] com pessoas para dar, assegurar ou manter conforto, uma espécie de **confortadoras profissionais**. O serviço foi criado em 1997, nos EUA, pela enfermeira Kris Clum, que trabalhava em *home care*. Inicialmente, era um cuidado simples e diário, como aquecer o leite ou oferecer uma prosa amigável; porém, tornou-se uma solução para dar conforto e ajudar as pessoas, especialmente idosas, a continuarem em suas próprias moradias com o mais alto nível possível de independência e autonomia. A assistência do **confortador** prové companhia, preparo de refeições, ajuda para caminhadas diárias ou para deslocamentos, como a ida a consultas médicas ou exames laboratoriais, agência bancária, igreja, pequenas compras e arrumações, ordem ou limpeza na moradia. Pode também auxiliar na higiene, no banho e em situações de **incontinência**. **Confortadores** podem substituir cuidadores familiares que cuidam regularmente dessas pessoas, dando-lhes a possibilidade de descansar ou folgar vez por outra para cuidar de seus próprios interesses, ou para dar algum conforto que o familiar prefira não fazer (p. ex., quando um filho cuida da mãe idosa, esta pode ficar constrangida em receber ajuda dele na sua higiene pessoal).

Na Alemanha, na Dinamarca e em Israel já foram aprovados regulamentos e critérios para a prestação de atendimento residencial, de acordo com determinados padrões da prática médica e de Enfermagem, metodologias profissionais apropriadas, documentação do tratamento realizado e controle externo de qualidade. Segundo Ehrenfeld,[6] são necessárias, basicamente, quatro condições para a seleção de pacientes que desejam receber assistência domiciliária:

- Diagnóstico conclusivo do paciente que possibilite elaborar plano de assistência de Enfermagem
- Condição estável do paciente, que não requeira supervisão constante
- Existência de um lugar com quarto, cama, banheiro e outras facilidades mínimas
- Existência de uma pessoa que queira assumir a responsabilidade pelo paciente, ou seja, um cuidador.

Na Suíça,[7] o *home care* começou em 1920, quando a Cruz Vermelha instalou um dispensário de higiene social e criou um grupo de enfermeiras visitadoras. Na época, o trabalho que elas desenvolviam era mais ligado a problemas de alcoolismo, tuberculose e doenças venéreas, e elas prestavam cuidados a recém-nascidos, faziam a educação das mães e distribuíam alimentos e carvão, por causa dos invernos rigorosos e da falta de aquecimento suficiente nas casas. Atualmente, o serviço de *home care* é definido como aquele prestado às pessoas cujo estado de saúde física ou mental exige cuidados, controles específicos ou ajuda temporária ou prolongada. Trata-se de um serviço basicamente prestado por enfermeiras experientes no campo hospitalar e que levam ao domicílio a assistência maternoinfantil, além de cuidados de higiene e tratamentos sob prescrição médica, tais como curativos, administração de medicamentos, soro, transfusão de sangue, alimentação parenteral, quimioterapia, controle de glicemia e cuidados paliativos. Os pacientes atendidos por esses serviços podem receber, também, auxílio em certos trabalhos domésticos, como preparo de refeições, acompanhamento em atividades externas (consulta médica, compras etc.) ou serviço de telealarme (a pessoa usa uma pulseira especial que pode acionar um sistema de atendimento emergencial), entrega de refeições prontas ou internação domiciliária, quando as condições do paciente permitem. Há também casas apropriadas para essas pessoas, com estrutura para uma vida semi-independente ou totalmente dependente. O sistema inclui ainda o SOS Farmacêuticos, que atende chamados de enfermeiras para suprir necessidade de medicamentos.

Madden[8] afirma que, na Irlanda, o *home care* é representado por um amplo espectro de serviços prestados por enfermeiros graduados em nível universitário. Também constituem requisitos para poder trabalhar em *home care* experiência mínima de 3 anos de exercício profissional em hospital, formação em saúde pública e especialização em Enfermagem obstétrica. Essas exigências são justificadas porque se presume que o enfermeiro em trabalho no domicílio deva ser capaz e competente para tomar decisões relativas a promoção, proteção da saúde e, principalmente, prestação dos cuidados necessários à assistência do paciente.

Hirschfeld e Oguisso[4] afirmam que o *home care* implica que "no dia a dia é preciso tomar decisões e resolver problemas com o paciente, ou em seu nome, em relação a intervenções médicas, internação hospitalar, rotinas diárias e controle da dor e outros sintomas, além de decidir sobre o local onde a pessoa deve viver e até morrer". Nessa circunstância, é necessário "analisar os riscos e garantias; as despesas decorrentes; proteção contra eventuais descuidos ou maus-tratos; procurando equilibrar os recursos existentes, as preferências e capacidades tanto do paciente como do cuidador".

Davoy[9] relata que, na Noruega, o *home care* foi implantado em 1972, e, desde 1984, foi aprovada uma legislação em que todas as municipalidades são obrigadas a prover aos pacientes de qualquer idade assistência às necessidades de saúde, físicas ou mentais, o que inclui tratamento e cuidados de Enfermagem em suas próprias casas. Para encorajar a maior participação possível dos próprios pacientes e familiares nas atividades assistenciais, os enfermeiros oferecem-lhes todo tipo de informação, apoio e orientação sobre os cuidados necessários. Os custos crescentes da assistência hospitalar fizeram com que os pacientes recebessem alta cada vez mais precoce, aumentando significativamente suas necessidades em relação a acompanhamento clínico, tratamento, reabilitação e cuidados especializados de Enfermagem. Uma regulamentação governamental de 1993 estipulou que, para a manutenção da qualidade de assistência domiciliária, a liderança deveria ser exercida por um enfermeiro devidamente habilitado. É necessário lembrar as condições geográficas e climáticas da Noruega para entender que, muitas vezes, o isolamento do profissional em áreas inóspitas por longos meses exige dele conhecimento, habilidades e capacidade para tomada de decisões em situações extremamente difíceis. Daí a exigência de que o enfermeiro em *home care* seja um experiente profissional na prática da Enfermagem.

Constitui um conjunto único o período total de internação institucional, o seguimento ambulatorial, quando necessário, e os cuidados a serem prestados no domicílio. Assim, as atividades de Enfermagem comunitária e domiciliária são realizadas em estreita colaboração com todos os serviços de saúde, sejam hospitais, casas de repouso ou ambulatórios. Muitos desses serviços já se tornaram ininterruptos, funcionando 24 h por dia, com atendimento de chamadas por telefone. A intenção é substituir, onde possível, as clínicas de repouso por *home care*. Enfermeiros de saúde comunitária e domiciliária estão começando também a trabalhar estreitamente com organizações de voluntários, que, para isso, recebem subsídios governamentais e cooperam nos cuidados, especialmente de idosos ou pessoas com deficiência física.[9]

Segundo Mucha,[10] na Hungria, a busca por alternativas na prestação de assistência à saúde encontrou no *home care* a solução; então, desde logo os enfermeiros começaram a envolver-se com os estudos para implantação, o que ocorreu em 1994. Entretanto, estava claro que enfermeiros precisavam preparar-se adequadamente para assumir novas responsabilidades. Assim, cursos de 40 h foram criados, mas considerados insuficientes. Para sanar essa dificuldade, foi desenvolvido um programa de mentores em saúde da família, a fim de socorrer enfermeiros que fossem atuar em *home care*. Inicialmente, a maioria dos mentores eram médicos, mas, hoje, existem também enfermeiros. Enfermeiros húngaros, cientes da necessidade de melhor preparo, apresentaram um projeto de criação de um curso em nível universitário para formação de enfermeiros em saúde pública ou saúde comunitária, com intuito de desenvolver melhor o tipo de serviço a ser prestado aos pacientes em domicílio, enfatizando a assistência primária de saúde como base para a prestação da assistência domiciliária como parte da própria reforma do sistema de saúde húngaro.

Nos EUA, o movimento para discutir aspectos profissionais e educacionais na prática da assistência domiciliária como especialidade de Enfermagem começou de maneira incipiente em 1993, e em 1997, foi criada a Associação de Enfermeiros de Cuidado Domiciliar (Home Healthcare Nurses Association).[11]

Posteriormente, em julho de 2012, um pequeno grupo de 12 enfermeiros reuniu-se na Escola de Enfermagem da Universidade de Case Western para planejar a realização de uma conferência internacional, que ocorreu em junho de 2013, quando também foi criada a Organização Internacional de Enfermeiros de Cuidado Domiciliar (IHCNO, do inglês International Home Care

Nurses Organization)[12] na mesma Escola de Enfermagem. Houve participação de enfermeiros de 13 países: Chile, Coreia do Sul, Costa Rica, Índia, Jordânia, Nepal, Qatar, Singapura, Suriname, Tailândia, Uganda, Zimbábue e EUA. Tal diversidade de representação comprovava quão importante e oportuna era essa conferência para discutir que o "futuro da assistência à saúde está no domicílio", tema central do evento.

A ênfase nos cuidados primários de saúde, também uma tendência nos países europeus, não significa abandono das especializações e da tecnologia; porém, os governos devem definir critérios e prioridades e criar os serviços necessários com o devido equilíbrio. É necessário lembrar que a hospitalização é apenas um episódio transitório na vida das pessoas, mas os enfermeiros devem concentrar esforços e estar preparados para os vários níveis de promoção e proteção da saúde, assim como de prevenção de enfermidades, e não apenas para tratar e cuidar de pacientes institucionalizados.

LEGISLAÇÃO DE *HOME CARE* NO BRASIL

Existem muitas empresas brasileiras especializadas em atendimento de saúde domiciliar, a maioria no estado de São Paulo, que atendem 30 mil pacientes por mês.[13] A maioria dos pacientes (73%) é constituída por clientes de planos de saúde, e apenas 20% pertencem à rede pública do Sistema Único de Saúde (SUS). Inicialmente, foi apenas o serviço público que se interessou por essa modalidade de serviço, ainda na década de 1960; depois, o setor privado começou também, no final da década de 1980. O Hospital do Servidor Público Estadual Francisco Morato de Oliveira (HSPE-FMO), de São Paulo, foi pioneiro nesse tipo de assistência, ainda em 1967.[14] O atendimento domiciliar passou, então, a ser incentivado pelos próprios planos de saúde, não apenas em função de qualidade e conforto para o paciente, mas principalmente pelo custo muito menor (cerca de 30% em média) do que uma internação hospitalar.[13]

A Agência Nacional de Vigilância Sanitária (Anvisa), do Ministério da Saúde, baixou a Resolução da Diretoria Colegiada (RDC) nº 11, de 26 de janeiro de 2006,[15] dispondo sobre o regulamento técnico de funcionamento de serviços, públicos ou privados, que prestam atenção domiciliar. No anexo, há algumas definições legais como admissão e alta de atenção domiciliar, entendida como termo genérico que envolve ações de promoção à saúde, prevenção, tratamento de doenças e reabilitação desenvolvidas em domicílio. Já a assistência domiciliar é entendida por esta Resolução como o conjunto de atividades de caráter ambulatorial, programadas e continuadas, desenvolvidas em domicílio, enquanto a internação domiciliar constitui um conjunto de atividades prestadas no domicílio, caracterizadas pela atenção em tempo integral ao paciente com quadro clínico mais complexo e com necessidade de tecnologia especializada. Esse regulamento reconhece o cuidador como a pessoa com ou sem vínculo familiar capacitada para auxiliar o paciente em suas necessidades e atividades da vida cotidiana.

O paciente admitido para receber atenção domiciliar, seja na modalidade de assistência ou de internação, deve contar com um plano de atenção domiciliar (PAD), que consiste em um documento contendo as medidas que orientam a atuação de todos os profissionais envolvidos na assistência, da admissão até a alta. Esses profissionais constituem a equipe multiprofissional de atenção domiciliar (EMAD), cuja função é prestar assistência clinicoterapêutica e psicossocial ao paciente em seu domicílio. Finalmente, a empresa ou instituição, pública ou privada, responsável pelo gerenciamento e pela operacionalização da assistência ou internação domiciliar recebeu da Anvisa a sigla "SAD", que significa serviço de atenção domiciliar.

O SAD, além de atender aos dispositivos técnicos e legais próprios para funcionamento e contar com uma equipe de profissionais, deve também ter diretrizes consubstanciadas em regimento próprio, manual e normas de procedimento para a assistência domiciliar, além de documentação com o PAD em que conste relatório detalhado sobre as condições de saúde e a doença do paciente, com histórico, prescrições, exames e intercorrências, bem como condições de infraestrutura do domicílio e requisitos sobre a retaguarda e logística de atendimento.

Essa Resolução destaca também a questão do registro no prontuário domiciliar, especificando a prescrição da assistência clinicoterapêutica e psicossocial para o paciente, com previsão para a periodicidade de relatórios de evolução e acompanhamento e a necessária revisão do PAD pelo profissional de saúde que acompanha o paciente e pelo responsável técnico do SAD. O prontuário domiciliar deve conter o registro de todas as atividades realizadas na atenção direta ao paciente, assim como prescrição e evolução multiprofissional, resultados de exames, descrição do fluxo de atendimento de urgência e emergência, telefones de contato do SAD e orientações para chamados. Comparada com a legislação do exercício profissional de Enfermagem, a Resolução da Anvisa representa um grande avanço na parte relativa às anotações de Enfermagem, pois o Decreto nº 94.406/87 estabelece, no art. 14, "quando for o caso, anotar no prontuário do paciente as atividades de assistência de Enfermagem, para fins estatísticos". Críticas e comentários a esse dispositivo legal já foram feitas no *Capítulo 12* deste livro.

Outro ponto a destacar nessa Resolução é o fato de haver retirado da palavra "prescrição" a aura de ser ou parecer um termo privativo da prática médica.[3] Com isso, admite-se que outros profissionais de saúde prescrevam, tais como psicólogos, enfermeiros e fisioterapeutas; afinal, houve uma evolução na aceitação do termo para outros profissionais que não apenas o médico. Dal Ben[3] afirma que, no início de seu empreendimento em *home care*, em 1991:

> "Administradores e diretores de empresas de planos de saúde, representadas, em geral, por profissionais médicos, não entendiam e repudiavam os termos 'consulta' e 'prescrição' de Enfermagem, afirmando que eram palavras privativas da prática médica."

Por essa razão, para poder desenvolver seu trabalho nesse novo campo de atuação, o enfermeiro teve de substituir os termos "consulta de Enfermagem" e "prescrição de Enfermagem" por "avaliação de Enfermagem" e "cuidados de Enfermagem", respectivamente.

Segundo essa autora, o papel do enfermeiro no *home care* é baseado na consulta de Enfermagem, que envolve a avaliação do estado clínico e psicossocial do paciente inserido em sua realidade domiciliária, da qual emerge o planejamento da assistência. Para realizar a internação domiciliária, é preciso conhecer a estrutura do ambiente que receberá o paciente, a dinâmica familiar envolvida, a previsão e provisão de material e os medicamentos e equipamentos necessários para cuidar. Além disso, deve-se adequar o perfil dos profissionais que trabalharão no espaço do domicílio do paciente. O ambiente hospitalar é, por assim dizer, a casa ou o espaço de trabalho dos profissionais de saúde, enquanto os pacientes seriam os hóspedes temporários. São eles que tocam a campainha para chamar o profissional. Já no domicílio do paciente, que está em sua própria casa, são os profissionais que precisam tocar a campainha para serem admitidos naquele local, onde serão temporários.

Nos países europeus onde esse sistema de assistência domiciliária foi implantado há muito mais tempo, os enfermeiros atuam com grande autonomia e independência, desenvolvendo suas atividades na assistência direta, na realização de procedimentos de Enfermagem e mesmo na educação à saúde como uma extensão da assistência hospitalar. Na Suíça,[7] a enfermeira de ligação (*infirmière de liaison*), que coordena o planejamento dos cuidados domiciliares, faz o elo ou cria a continuidade entre o hospital e o domicílio. Por isso, esse planejamento começa antes da alta hospitalar do paciente, identificando suas necessidades e as de sua família e promovendo encontros e reuniões dos profissionais da equipe, para que os objetivos da atenção e as demandas do paciente sejam atendidos da maneira mais racional possível.

Basicamente a qualidade da assistência domiciliar deve ser um reflexo do nível de satisfação do cliente (paciente e família) e dos membros da equipe, pois a maioria das queixas de insatisfação sempre envolve deficiência na atenção da Enfermagem. Por isso, o papel do enfermeiro é fundamental, uma vez que esse papel é baseado na consulta de Enfermagem, que implica a avaliação do estado clínico e psicossocial do paciente inserido em sua realidade domiciliária, da qual emerge o planejamento da assistência. Dal Ben[3] afirma que, em caso de internação domiciliária, é necessário conhecer a estrutura do ambiente onde o paciente será acolhido e a dinâmica familiar envolvida, para assim adequar o perfil dos profissionais a serem selecionados para atender o paciente.

No ambiente hospitalar, em situação de morte, o médico constata o óbito e assina o atestado; o último cuidado prestado pela Enfermagem é com o corpo, fazendo a higienização indicada e os tamponamentos para prevenir refluxo de secreções. Em circunstâncias normais, a rotina hospitalar determina que o corpo seja encaminhado ao necrotério para ser depois entregue à família. Na assistência domiciliária, ou *home care*, o profissional, por estar no domicílio da ocorrência, precisa chamar o médico (o que, na situação domiciliar, algumas vezes, pode ser mais complicado, com demora na vinda), se já não houver um no local para atestar o óbito. Além disso, deve dar apoio à família e igualmente cuidar do corpo, vesti-lo e dar orientação quanto à obtenção de certidão de óbito e aos preparativos para o funeral e o traslado do corpo para o local do velório até o sepultamento. Ao mesmo tempo, é necessário providenciar a retirada de material técnico e equipamentos pertencentes à empresa, avisando da ocorrência outras empresas que tenham, por exemplo, alugado cama hospitalar, colchão, cadeira de rodas, andador e outros equipamentos especializados, além de separar objetos pessoais do falecido para entregar à família. Essa fase imediata após a morte costuma ser de grande tensão e emoções fortes, e o profissional de *home care* precisa manter equilíbrio e atitude de respeito, orientando quanto às providências a tomar. Ao mesmo tempo, ele deve prestar assistência nessa fase do luto familiar, respeitando a cultura e os valores da família. Há famílias que requerem a retirada de tudo em 24 horas, mas outras não permitem que se removam os objetos que estavam sendo utilizados pelo paciente por um prazo determinado, que pode chegar a 90 dias, alegando que o espírito do falecido se desprende aos poucos e é necessário respeitar esses valores.[3] Há empresas de *home care* que permitem ao profissional que acompanha o paciente na fase final assistir a família inclusive no velório. O Código de Ética dos Profissionais de Enfermagem (CEPE-2017)[16] lembra o dever de respeitar o pudor, a privacidade e a intimidade da pessoa, em todo seu ciclo vital e nas situações de morte e pós-morte (art. 43), o que vale tanto para o ambiente hospitalar como domiciliar.

Entre os fatores que justificam o crescimento da assistência domiciliária no Brasil, Duarte e Diogo[17] enumeram:

- As mudanças demográficas, com o crescente envelhecimento populacional
- Os altos custos do sistema hospitalar
- O avanço do aparato tecnológico, que possibilita evolução e prolongamento do tratamento de pacientes que sobrevivem a múltiplos traumas
- A simplificação dos equipamentos, que possibilita ao paciente ter continuidade da assistência em seu domicílio
- O interesse e a aceitação de profissionais, instituições e da indústria farmacêutica
- O aumento da demanda por parte de pacientes e familiares.

A modalidade de atendimento domiciliário vem também sendo utilizada pelo serviço público, especialmente no Programa de Saúde da Família (PSF), desde 1991, e foi regulamentada pelo Ministério da Saúde, com a Portaria nº 1.892, de 18 de dezembro de 1997. Posteriormente, a Portaria nº 2.416, de 23 de março de 1998,[18] considerou que essa modalidade proporcionaria humanização no atendimento, além do acompanhamento de pacientes cronicamente dependentes do hospital. Finalmente, a Lei nº 10.424, de 15 de abril de 2002,[19] acrescentou um capítulo à Lei nº 8.080, de 19 de setembro de 1990, e incluiu a assistência domiciliar no SUS, criando "no âmbito do Sistema Único de Saúde, o atendimento domiciliar e a internação domiciliar. Na modalidade de assistência de atendimento e internação domiciliares incluem-se, principalmente, os procedimentos médicos, de Enfermagem, fisioterapêuticos, psicológicos e de assistência social, entre outros necessários ao cuidado integral dos pacientes em seu domicílio. O atendimento e a internação domiciliar serão realizados por equipes multiprofissionais que atuarão em níveis da medicina preventiva, terapêutica e reabilitadora. O atendimento e a internação domiciliares só poderão ser realizados por indicação médica, com expressa concordância do paciente e de sua família".

Na verdade, a ideia de visita domiciliária não é nova, pois existiam cursos para visitadoras no início do século XX, no Rio de Janeiro, coordenados por médicos sanitaristas, que posteriormente passaram para as mãos de enfermeiras de saúde pública. Somente na década de 1960 é que começaram a surgir hospitais públicos interessados na assistência domiciliária, mas ainda não a internação domiciliar, a não ser para alguns casos com o objetivo de ensino, de hospital-escola. Com a aprovação do Estatuto do Idoso, a tendência é o governo incrementar programas de internação domiciliar para os idosos, que teoricamente evitaria infecção hospitalar e manteria o idoso em seu próprio ambiente familiar, o que proporcionaria melhor e mais humanizado atendimento. Entretanto, o problema é muito mais complexo na prática, se, por exemplo, a moradia do idoso estiver localizada no meio de uma favela ou onde as estruturas de apoio sejam precárias, inexistentes ou muito distantes. Além disso, a questão do cuidador formal ou informal pode se tornar outro problema de difícil solução. Espera-se que a implantação de um programa como esse não vise apenas reduzir custos com leitos hospitalares e transferir para a família e a comunidade um "dever do Estado" sem a necessária alocação de recursos e apoio técnico.[20]

Muitas vezes, a função de cuidador é reservada à mulher, tradicional provedora de cuidados básicos aos idosos, ou outro membro da família ou amigo próximo. Esse seria o cuidador informal. Porém, alterações na estrutura familiar brasileira têm levado a mulher para o mercado de trabalho, e o cuidado diário e permanente ao idoso dependente passou a exigir alternativas, como a contratação de uma pessoa para dar essa assistência em domicílio, uma espécie de *geri sitter*, em analogia a *baby sitter*, alguém que cuida de crianças na ausência dos pais. Esse seria o cuidador formal, que, na maioria das vezes, não tem o devido preparo para a função, podendo colocar em risco a saúde ou o bem-estar do idoso.[21]

Considerando-se a internação domiciliária como um modelo de assistência com base no suporte de cuidados ao paciente, transferido do serviço de internação hospitalar para continuar a ser tratado em casa, exige-se um acompanhamento contínuo (diário) e, às vezes, ininterrupto.[17,22,23]

É evidente que nesses casos de transferência de paciente do hospital para casa, há grande complexidade não apenas na utilização de recursos materiais e equipamentos, mas também no aspecto humano; assim, o domicílio do paciente torna-se um verdadeiro hospital virtual. Diante disso, a modalidade de internação domiciliária ainda é realizada apenas pela rede privada, segundo dados da Associação Brasileira de Empresas de Medicina de Internação Domiciliar (ABEMID) e do Núcleo Nacional de Empresas de Assistência Domiciliar (NEAD). Ambos são organizações de natureza empresarial.

Em 2013, o Ministério da Saúde publicou a Portaria nº 963,[24] de 27 de maio de 2013, revogada pela Portaria nº 825,[25] de 25 de abril de 2016, que redefine a atenção domiciliar no âmbito do SUS, contemplando a assistência domiciliar de alta complexidade clínica, e atualiza as equipes habilitadas. Revogou também diversas portarias, como a 1.208/2013, que dispunha sobre o programa "Melhor em casa". Contudo, a Portaria nº 963/2013 teve, de fato, "uma ação indutora importante para abertura e/ou ampliação dos cuidados domiciliários para que fossem organizados em resposta à demanda existente."[24]

Dal Ben e Oguisso[14] destacam que "no SUS, a desospitalização é uma alternativa para pacientes cujos quadros clínicos já não são de alta complexidade, e sim de alta dependência". Outro ponto destacado por essas autoras é que iniciativas de extensão do tratamento hospitalar, na modalidade de internação domiciliar para quadros requerentes de estrutura semelhante à do hospital e da central de atendimento 24 horas, com a permanência de auxiliar e/ou técnico de enfermagem por períodos de 6 a 24 horas/dia, além de médicos e outros profissionais e recursos materiais e de equipamentos, constituem modelos que ainda prevalecem apenas no setor privado.[14]

No campo da Enfermagem, o Conselho Federal de Enfermagem (COFEN) baixou a Resolução nº 464,[26] de 20 de outubro de 2014, para definir as atividades de Enfermagem em *home care*, como a prestação de serviços de saúde ao cliente, à família e aos grupos sociais. A Resolução nº 270,[27] de 18 de abril de 2002, foi aprovada para regulamentar as empresas prestadoras de serviços de Enfermagem domiciliar, estipulando a necessidade de ter um enfermeiro como responsável técnico para coordenação das atividades e outro responsável por turno.

Não há de se negar que o enfermeiro em atendimento domiciliar exerce efetivamente uma atividade autônoma e independente, ressaltando-se o caráter liberal da profissão.

A Resolução 293/2004[28] foi revogada pelo COFEN, que a substituiu pela Resolução 543, de 18 de abril de 2017,[29] que entrou em vigor em 16 de maio de 2017 e "atualizou e estabeleceu parâmetros para o dimensionamento do quadro de profissionais de Enfermagem nos serviços/ locais em que são realizadas atividades de Enfermagem". Trata-se de parâmetros mínimos para dimensionar o quantitativo de profissionais das diferentes categorias de Enfermagem, que devem se basear em características relativas ao serviço de saúde; ao serviço de Enfermagem; e ao grau de dependência do paciente em relação à realidade sociocultural e à equipe de Enfermagem, de acordo com o sistema de classificação de paciente ou SCP (art. 2º). Nessa Resolução foram considerados os diferentes serviços ou locais onde são realizadas atividades de Enfermagem, incluindo não apenas unidades de internação, mas também serviços que prestam cuidado mínimo e intermediário, de alta dependência, semi-intensivo e intensivo. Pacientes de saúde mental foram considerados em categoria específica (art. 4º) para fins de dimensionamento de pessoal de Enfermagem, assim como o Centro de Diagnóstico por Imagem (CDI) e o Centro Cirúrgico (CC). Inclui também cálculos para as unidades de hemodiálise (art. 8º) e de atenção básica (art. 9º). Essa Resolução revogou as resoluções 293/2004 e a 527/2016. De qualquer forma, a questão do dimensionamento de pessoal de Enfermagem em qualquer setor, seja de cuidados mínimos ou intensivos, seja em ambiente institucionalizado ou domiciliar, sempre exigirá bom senso e tino administrativo dos responsáveis.

Destaca-se também que, no tocante aos aspectos ético-profissionais, o enfermeiro conta com o CEPE-2017 para balizar todas as ações que serão executadas no domicílio do paciente. Por estar solitário ao tomar decisões, o profissional deve "somente aceitar encargos ou atribuições quando se julgar técnica, científica e legalmente apto para o desempenho seguro para si e para outrem" (CEPE-2017, art. 59).

A supervisão dos cuidadores, auxiliares e técnicos de enfermagem por enfermeiros é extremamente importante, acompanhando o desempenho dos cuidados diretos e observando o rigor técnico na execução das atividades de Enfermagem, pois é de sua responsabilidade profissional (Lei nº 7.498/86, art. 15, e respectivo Decreto regulamentador, art. 13). Quanto menos treinado o cuidador, ou menos experiente o profissional, maior deve ser o tempo a ser dedicado na supervisão direta pelo enfermeiro, certificando-se desde a técnica utilizada até a devida anotação no prontuário domiciliar.

Por outro lado, o Conselho Federal de Medicina (CFM), com a Resolução nº 1.668, de 07 de maio de 2003,[30] estabeleceu as normas técnicas necessárias à assistência domiciliária de pacientes, definindo as responsabilidades do médico, do hospital, das empresas públicas e privadas e das equipes terceirizadas, determinando que o médico seja o coordenador das equipes terceirizadas e responsável maior para eleger pacientes que poderão receber assistência em regime de internação domiciliária. Estipula ainda que a relação máxima de pacientes em *home care* para cada médico seja de 15.

A Lei nº 12.842, de 10 de julho de 2013,[31] ao dispor sobre o exercício da medicina, define 11 atividades privativas do médico e encerra mais de 10 anos de discussões em torno do Projeto de Lei do Senado nº 25, de 2002, sobre ato médico, já convertido nessa Lei. Havia o temor de que enfermeiros empreendedores que, aceitando desafios e tomando iniciativas para criar serviços de *home care*, tivessem suas atividades limitadas, sua capacidade técnica cerceada e seus ideais profissionais frustrados. Essa legislação estabeleceu que "o médico integrante da equipe de saúde que assiste o indivíduo ou a coletividade atuará em mútua colaboração com os demais profissionais de saúde que a compõem" (art. 3º).

De todo modo, para o desenvolvimento e melhor reconhecimento profissional das ações autônomas de Enfermagem em *home care*, além de prevenção de possíveis situações de cerceamento, enfermeiros especialistas dessa área uniram-se para se fortalecerem e criaram, em 2002, a Sociedade Brasileira de Enfermagem em Home Care (SOBEHC), que busca desenvolver profissionais na prestação de serviços domiciliares.

CONSIDERAÇÕES FINAIS

De fato, tudo parece indicar que o **futuro da assistência à saúde está no domicílio**. Esse foi o tema central da Primeira Conferência Internacional de *Home Care* realizada nos EUA, em 2013. Com efeito, a prática da assistência domiciliar constitui uma atividade em grande ascensão, e os profissionais de saúde devem estar preparados para esse atendimento em ambiente extra-hospitalar, seja de pacientes neonatos, lactentes, crianças, adolescentes, adultos ou idosos.[20]

A expansão dos serviços de *home care* em todos os países, inclusive no Brasil, comprova que esse modelo de atendimento, que era apenas uma tendência mundial, já é uma realidade. Ele necessitou de uma regulamentação nacional própria, ocorrida em janeiro de 2006, definindo os serviços, as condições e os requisitos para funcionamento, além de profissionais que podem prestar essa modalidade de assistência e cuidadores formais ou informais.

Para enfermeiros, observa-se que os países europeus estipulam certas exigências específicas para desenvolver seu trabalho em *home care*, como experiência profissional prévia em atividade hospitalar e formação especializada em saúde pública e/ou Enfermagem obstétrica. Isso é compreensível, considerando as responsabilidades técnicas e legais que o profissional assumirá e o fato de que estará solitário no domicílio do paciente, não tendo com quem discutir a melhor decisão a tomar.

Trata-se de um desafio a enfrentar, mas existe uma resolução que avança no campo das anotações de Enfermagem, em comparação com a legislação do exercício profissional. É necessário manter o alerta para que não ocorram limitações de capacidade legal ou cerceamento nas atividades técnicas que já vêm sendo exercidas, cultivando o trabalho solidário com outros profissionais de saúde; afinal, juntos estarão prestando a melhor assistência possível em ambiente fora da tradicional instituição hospitalar ou de saúde.

REFERÊNCIAS BIBLIOGRÁFICAS

1. Carvalho AC. Histórico da Escola de Enfermagem Lauriston Job Lane. Rev Bras Enferm. 1965; 18(2-3): 151-6.
2. World Health Organization (WHO). Home-based and long-term care. Home care issues at the approach of the 21th Century from a World Health Organization perspective. A literature review. WHO/HSC/LTH/99.1, Geneva; 1999.
3. Dal Ben LW. Dimensionamento do pessoal de enfermagem em assistência domiciliária: percepção de gerentes e enfermeiras. [Tese doutorado]. Escola de Enfermagem. Universidade de São Paulo (USP); 2005. 169 p.
4. Hirschfeld MJ, Oguisso T. Visão panorâmica da saúde no mundo e a inserção do home care. Rev Bras Enferm. 2002; 55(4):452-9.
5. Clum K. Comfort keepers. Disponível em www.comfortkeepers.com/home/about-us/history. Acesso em 31 de maio de 2016.
6. Ehrenfeld M. Nursing and home care in Europe. International Seminar on Home Care, Budapest. 1997. p. 52-7.
7. Fondations des Services d'Aide et de Soins à Domicile. Manuel: aide et soins à domicile – de vous à nous. Genève, service d'information-communication. Suisse. 2004.
8. Madden PJ. Home nursing: caring and sharing. International Seminar on Home Care, Budapest. 1997. p. 58-60.
9. Davoy L. Structure and services of home care in Norway. International Seminar on Home Care, Budapest. 1997. p. 65-8.
10. Mucha K. Home care and training of home care nurses in Hungary. International Seminar on Home Care, Budapest. 1997. p. 69-72.
11. Home Healthcare Nurses Association. Disponível em http//www.hhna.org. Acesso em 7 de março de 2016.
12. International Home Care Nurses Organization. Disponível em http://www.ichno.org. Acesso em 7 de março de 2016.
13. Lopes AD. Empresas já atendem 30 mil pacientes em casa por mês. Jornal O Estado de São Paulo, edição de 14 de fevereiro de 2006, p. 14, Caderno A.
14. Dal Ben LW, Oguisso T. História do cuidado domiciliar no Brasil. In: Oguisso T, Freitas GF, Siles González J. Enfermagem: história, cultura dos cuidados e métodos. Rio de Janeiro: Águia Dourada; 2016. p. 247-69.
15. Ministério da Saúde. Resolução da Diretoria Colegiada da Agência Nacional de Vigilância Sanitária – Anvisa RDC nº 11, de 26 de janeiro de 2006. Dispõe sobre o regulamento técnico de funcionamento de serviços que prestam atenção domiciliar. Disponível em www.e-legis.anvisa.gov.br. Acesso em 16 de fevereiro de 2006.
16. Conselho Federal de Enfermagem. Resolução nº 564, de 6 de novembro de 2017. Aprova o novo Código de Ética dos Profissionais de Enfermagem. Brasília: Diário Oficial da União, Brasília, nº 233, p. 157, 6 de dezembro de 2017. Disponível em www.cofen.gov.br/wp-content/uploads/2017/12/Resolu%C3%A7%C3%A3o-564-17.pdf. Acesso em 19 de dezembro de 2017.

17. Duarte YAO, Diogo MJD. Atendimento domiciliário: um enfoque gerontológico. São Paulo: Atheneu; 2000.
18. Ministério da Saúde GM. Portaria nº 2.416, de 23 de março de 1998. Estabelece requisitos para credenciamento de hospitais e critérios para realização de internação domiciliar no SUS. Disponível em http://www.saude.ba.gov.br/dae/Port2416.pdf. Acesso em 21 de agosto de 2016.
19. Lei nº 10.424, de 15 de abril de 2002. Acrescenta capítulo e artigo à Lei nº 8.080, de 19 de setembro de 1990, que dispõe sobre as condições para a promoção, proteção e recuperação da saúde, a organização e o funcionamento de serviços correspondentes e dá outras providências, regulamentando a assistência domiciliar no Sistema Único de Saúde. Disponível em https://www.legisweb.com.br/legislacao/?id=85965. Acesso em 21 de agosto de 2016.
20. Formenti L. Novo programa para idosos sai antes da eleição. O Estado de São Paulo, Edição de 05 de março de 2006, p. A11.
21. Kawasaki K, Diogo MJDE. Assistência domiciliária ao idoso: perfil do cuidador formal – parte I. Rev Esc Enferm USP. 2001; 35(3):257-64.
22. Cruz LP. Assistência domiciliar: um estudo sobre a formação de profissionais e a prestação de serviços no estado de São Paulo. [Dissertação]. São Paulo: Fundação Getúlio Vargas; 1994.
23. Dal Ben LW, Oguisso T, Moritsugu MU. Ética na prática da assistência domiciliária (home care). In: Oguisso T, Zoboli ELP. Ética e bioética: desafios para a enfermagem e a saúde. 2. ed. Barueri: Manole; 2016. p. 253-80.
24. Ministério da Saúde. Portaria nº 963, de 27 de maio de 2013. Redefine a atenção domiciliar no âmbito do Sistema Único de Saúde (SUS). Revogada pela Portaria nº 825, de 25 de abril de 2016. Disponível em http://bvsms.saude.gov.br/bvs/saudelegis/gm/2013/prt0963_27_05_2013.html. Acesso em 21 de agosto de 2016.
25. Ministério da Saúde. Portaria nº 825, de 25 de abril de 2016. Redefine a atenção domiciliar no âmbito do Sistema Único de Saúde (SUS) e atualiza as equipes habilitadas. Revoga as seguintes Portarias MS nᵒˢ 963/2013, 1.208/2013, 1.505/2013 e 2.290/2014. Disponível em http://www.cosemsrn.org.br/wp.content/upçoads/2016/04/portaria.825-1.pdf. Acesso em 21 de agosto de 2016.
26. Conselho Federal de Enfermagem (COFEN). Resolução nº 464, de 20 de outubro de 2014. Normatiza a atuação da equipe de enfermagem na atenção domiciliar. Disponível em https://www.legisweb.com.br/legislacao/?id=276411. Acesso em 21 de agosto de 2016.
27. Conselho Federal de Enfermagem (COFEN). Resolução nº 270, de 18 de abril de 2002. Aprova a regulamentação das empresas que prestam serviços de enfermagem domiciliar – *home care*. Disponível em http://www.cofen.gov.br/resoluo-cofen-2702002_4307.html. Acesso em 21 de agosto de 2016.
28. Conselho Federal de Enfermagem (COFEN). Resolução nº 293, de 21 de setembro de 2004. Fixa e estabelece parâmetros para o dimensionamento do quadro de profissionais de enfermagem nas unidades assistenciais das instituições de saúde e assemelhados. [Revogada pela Resolução COFEN nº 543/2017.] Disponível em http://www.cofen.gov.br/resoluo-cofen-2932004_4329.html. Acesso em 21 de agosto de 2016.
29. Conselho Federal de Enfermagem (COFEN). Resolução nº 543, de 18 de abril de 2017. Atualiza e estabelece parâmetros para o dimensionamento do quadro de profissionais de enfermagem nos serviços/locais em que são realizadas atividades de enfermagem. Brasília: DOU, nº 86, seção 1, p. 120, 8 de maio 2017.
30. Conselho Federal de Medicina (CFM). Resolução nº 1.668, de 7 de maio de 2003. Dispõe sobre normas técnicas necessárias à assistência domiciliar de paciente, definindo as responsabilidades do médico, do hospital, das empresas públicas e privadas; e a interface multiprofissional neste tipo de assistência. DOU: 3 Junho 2003, Seção I, p. 84.
31. Lei nº 12.842, de 10 de julho de 2013. Dispõe sobre o exercício da Medicina. Disponível em http://www.planalto.gov.br/ccivil_03/_Ato2011-2014/2013/Lei/L12842.htm. Acesso em 27 de março de 2016.

21 Questões Ético-Legais na Pesquisa em Enfermagem

Taka Oguisso, Maria José Schmidt e Genival Fernandes de Freitas

INTRODUÇÃO

Não há dúvida de que foi a pesquisa que, ao mesmo tempo em que produziu conhecimentos, desencadeou os grandes progressos na Enfermagem e possibilitou aos enfermeiros galgarem todos os degraus acadêmicos da vida universitária. Sem ela não teriam ocorrido as conquistas sociais, científicas, intelectuais, técnicas e profissionais da Enfermagem. Se promover a pesquisa para ampliar e aprofundar conhecimentos específicos constitui responsabilidade moral de qualquer profissão, com mais razão isso deveria ser cobrado dos enfermeiros, que lidam com vidas humanas e têm o dever de utilizar a pesquisa para buscar novos meios científicos e métodos mais racionais para melhorar a prática assistencial da Enfermagem e a qualidade de vida do homem. Embora enfermeiros docentes, em geral, estivessem convencidos há mais tempo dessa realidade, outros enfermeiros, sobretudo os do campo clínico e da prática profissional, demoraram a reconhecer essa necessidade e importância.

Há uma obrigação moral de quem faz pesquisa no sentido de não fazê-la sem o consentimento voluntário e dado de maneira livre e esclarecida pela pessoa. Para tanto, é essencial que as informações possibilitem tomar decisões esclarecidas. Para que o paciente possa concordar e colaborar com dada investigação científica, requer-se que sejam levados ao seu conhecimento a natureza da pesquisa, os objetivos, a duração, a metodologia a ser empregada, os riscos, os benefícios e os possíveis inconvenientes esperados. Também é preciso que ele saiba que poderá declinar da sua participação sem qualquer ônus, mesmo tendo já iniciado sua participação.

Da mesma maneira que determinada ação de Enfermagem de natureza técnica é informada ao paciente antes de ser executada, na pesquisa também existe a obrigação de informar ao colaborador, para que os esclarecimentos sobre a investigação não o induzam à aceitação devido ao receio de descontinuidade da assistência ou do tratamento. A informação, quando fornecida de maneira clara e em linguagem compreensível ao sujeito da pesquisa, deve auxiliá-lo nessa tomada de decisão. Deve-se levar em conta que cada sujeito pode ter maior ou menor dificuldade para entender os interesses do pesquisador e os meios propostos para alcançar a finalidade da pesquisa.

Disso deriva a importância da atuação da Comissão de Ética de Pesquisa, por congregar pessoas com formação multidisciplinar, as quais devem opinar sobre os aspectos éticos da investigação, verificando a pertinência e a adequabilidade do termo de consentimento em relação ao sujeito a quem ele se destina, e possibilitando um processo reflexivo e dialogado com o próprio pesquisador acerca do objeto de pesquisa e dos instrumentos que pretende utilizar para alcançar seus objetivos e obter resultados.

ÉTICA E PESQUISA EM ENFERMAGEM

Dois documentos básicos têm orientado o desenvolvimento das normas e dos códigos de ética na investigação biomédica e em saúde: o Código de Nuremberg, de 1947, e a Declaração de Helsinque, atualizada em 2013. O Código de Nuremberg teve sua origem em devastadoras pesquisas realizadas sem nenhum conceito de participação ou consentimento voluntário, durante a Segunda Guerra Mundial. Nesse Código destacam-se dez princípios éticos básicos envolvendo a experimentação em seres humanos. É emblemática a afirmação inicial de que o consentimento voluntário é absolutamente essencial, contrapondo as barbaridades perpetradas durante aquela guerra. Além da relevância da permissão da pessoa, outros aspectos mereceram destaque, tais como: a produção de resultados vantajosos do experimento para a sociedade, que não poderiam ser buscados por outros métodos de estudo; o grau de risco aceitável e limitado pela importância do problema que o pesquisador se propõe a resolver; a proteção do sujeito do experimento, com cuidados especiais para prevenir qualquer possibilidade de dano, invalidez ou morte, mesmo que remota; a liberdade para o sujeito desistir do experimento a qualquer momento; e a imediata interrupção dos procedimentos experimentais em qualquer estágio se houver motivos razoáveis para acreditar que a sua continuação poderia causar algum dano ao sujeito participante. Mesmo após o surgimento do Código de Nuremberg, nas dramáticas circunstâncias citadas, infrações éticas continuaram a ser praticadas em pesquisas médicas, o que levou a Associação Médica Mundial, em sua 18ª Assembleia Geral, a rever e complementar aquele Código, resultando em um protocolo e uma declaração publicada pela primeira vez, em 1964, em Helsinque, na Finlândia. Ambos documentos constam reproduzidos, na íntegra, no Apêndice deste livro.

Assim a Declaração de Helsinque desenvolveu uma compreensão crescente das diferenças entre a investigação terapêutica e a não terapêutica e ampliou a compreensão sobre os tipos de informação que devem receber os sujeitos potenciais da investigação. Essa Declaração propôs princípios éticos norteadores da pesquisa clínica envolvendo seres humanos, sofreu várias alterações em assembleias gerais subsequentes, e a última versão foi adotada em outubro de 2013, em Fortaleza (Brasil). Trata dos princípios éticos que devem nortear a pesquisa clínica, destacando-se:

- Todo projeto de pesquisa clínica envolvendo seres humanos deve ser precedido pela avaliação cuidadosa dos possíveis riscos e encargos para o paciente e outros, o que não impede a participação de voluntários saudáveis. O desenho de todos os estudos deve estar publicamente disponível
- A pesquisa clínica é justificada apenas se houver probabilidade razoável de as populações nas quais a pesquisa é realizada beneficiarem-se de seus resultados
- Os sujeitos devem ser voluntários e participantes informados do projeto de pesquisa.

As Diretrizes internacionais propostas para pesquisas biomédicas com seres humanos, do Conselho de Organizações Internacionais de Ciências Médicas (CIOMS)[1] e da Organização Mundial da Saúde (OMS), ofereceram subsídios para a elaboração de códigos de ética das profissões de saúde e outras normas relacionadas com pesquisa envolvendo seres humanos, como a Resolução nº 466, de 12 de dezembro de 2012, do Conselho Nacional de Saúde (CNS), do Ministério da Saúde.

PRINCÍPIOS ÉTICOS

De acordo com Plácido e Silva,[2] a etimologia da palavra "princípios", notadamente plural, aponta para as normas elementares ou os requisitos primordiais instituídos como base ou alicerce de algo. Assim, os princípios revelam o conjunto de regras ou preceitos que se fixam para servir de norma a toda espécie de ação jurídica, traçando, desse modo, a conduta a ser adotada em qualquer operação jurídica. Os princípios exprimem sentido mais relevante que o da própria norma ou regra jurídica, mostrando-se a própria razão fundamental de ser das coisas jurídicas, convertendo-as em perfeitos axiomas.

Todas as teorias éticas contêm um ou mais princípios, que são guias para a tomada de decisões e as ações morais, sustentando a formação de juízos morais na prática profissional. Os princípios éticos são universalmente importantes para todas as práticas de saúde, mas a maneira como eles são aplicados pode, em determinadas situações, diferir de uma cultura para outra.

Os princípios éticos aplicáveis na pesquisa em Enfermagem são essencialmente os mesmos que se aplicam na prática da profissão; afinal, tanto na pesquisa como na prática o paciente tem direitos, e o enfermeiro tem a responsabilidade de proteger e defender esses direitos. Entre os muitos princípios éticos que guiam a pesquisa e o desenvolvimento de códigos de ética para a pesquisa, uma publicação do Conselho Internacional de Enfermeiras (CIE), preparada por Holzemer e Oguisso,[3] enumera seis, aos quais Fry[4] acrescenta o princípio da autonomia. Esses princípios, analisados anteriormente no *Capítulo 11*, relacionam-se com o exercício da profissão da Enfermagem; no entanto, neste capítulo eles são vistos sob o ângulo da pesquisa. Aos princípios desses autores foram acrescidos os resultados de estudos de outros autores brasileiros mais recentes.

Os princípios éticos mais comuns são descritos a seguir.

BENEFICÊNCIA

Princípio ético de fazer o bem e evitar o mal para o sujeito ou participante na pesquisa e para a sociedade. Esse princípio inclui proveitos ou vantagens de participar de estudo, tais como o acesso a cuidados de saúde com regularidade em uma experiência clínica em curso ou o acesso a terapias experimentais. O pesquisador deve ter em mente os possíveis benefícios que os participantes no referido estudo receberão.

NÃO MALEFICÊNCIA

Princípio de não causar mal ou dano aos participantes da pesquisa. O pesquisador deve analisar os eventuais danos ou consequências que podem resultar para quem aceita participar do estudo. Os riscos potenciais devem ser muito bem analisados, descritos e debatidos com os possíveis sujeitos participantes.[5]

Para Segre e Cohen,[5] as propostas de diferenciação entre beneficência e não maleficência são acadêmicas e pouco úteis, pois se referem à distinção entre fazer o bem e não fazer o mal. Assim, entendem os referidos autores que, até determinado limite de atuação (ou omissão), o indivíduo não será punido, porque lhe cabia apenas não fazer o mal, sem a obrigação de fazer o bem. Em outro momento, porém, a obrigação é de fazer o bem; portanto, a exigência é maior.

Ao se referir ao significado e à abrangência da beneficência, Castilho e Kalil[6] afirmam que não é necessário apenas tratar o indivíduo como autônomo, mas também contribuir para seu bem-estar. Para esses autores, "além de compaixão, bondade, caridade, altruísmo, amor e humanidade, o princípio da beneficência, em pesquisa, deve ser visto de modo que inclua todas as formas de ação que tenham o propósito de beneficiar outras pessoas. Deve-se proceder a uma ponderação entre riscos e benefícios, tanto atuais como potenciais, individuais ou coletivos, buscando o máximo de benefícios e o mínimo de danos ou riscos".

Ainda nessa ótica, espera-se que os benefícios alcançados com o desenvolvimento de determinada pesquisa possam ajudar os sujeitos participantes. Para Palácios,[7] em um inquérito epidemiológico, por exemplo, em que se pretenda relacionar a prevalência de hepatite com a qualidade da água consumida, os resultados dos exames realizados a cada sujeito participante da pesquisa e o encaminhamento a tratamento especializado são benefícios diretos que devem ser previstos no protocolo de pesquisa. Para essa mesma autora, outro exemplo de beneficência seria o caso de um novo medicamento, cujos estudos pré-clínicos em animais sugerissem fortemente maior eficácia do que os disponíveis no momento para uma doença específica. Nesse caso, é compreensível que, para os portadores dessa doença específica, participar da pesquisa possa representar um provável benefício específico direto.

A não maleficência está intrinsecamente voltada para a questão dos riscos que envolvem a pesquisa. Desse modo, ao lidar com incertezas e riscos (inclusive nem sempre previstos), o pesquisador assume um compromisso de esforçar-se ao máximo para identificar os riscos previsíveis e apresentar medidas de proteção em relação a cada um deles. Ademais, não se pode esquecer que, além dos riscos físicos, os morais também podem se concretizar em uma pesquisa. Assim, refletir sobre os possíveis riscos significa levar em conta os aspectos da saúde humana e do ambiente, no decorrer e como consequência da pesquisa, para os sujeitos envolvidos diretamente, as populações-alvo e as gerações futuras.[7]

Em 1974, uma comissão nacional americana recebeu a missão de elaborar um documento para identificar os princípios éticos básicos que deveriam nortear a pesquisa envolvendo sujeitos humanos e desenvolver diretrizes para assegurar que ela fosse conduzida dentro de tais princípios. Em 1978, essa comissão divulgou um documento que se tornou conhecido como Relatório Belmont,[8] por ter sido apresentado em um centro de convenções com esse nome, em Maryland, nos EUA. Sobre esse relatório, Drane e Pessini[9] mencionam que o termo "beneficência" é entendido como uma obrigação. Nesse sentido, apontam que duas regras foram formuladas como expressões que complementam os atos de beneficência: (1) não causar dano e (2) maximizar os possíveis benefícios e diminuir os possíveis danos. Para esses autores, a aplicação de tais imperativos na prática não é fácil, pois o problema é decidir quando é justificável buscar determinados benefícios apesar dos riscos envolvidos, e quando os benefícios devem ser abandonados por causa dos riscos.

FIDELIDADE

Princípio de criar confiança entre o pesquisador e o participante no estudo ou sujeito da pesquisa. É definida também como a obrigação de cumprir com os compromissos ou promessas. Os pesquisadores devem avaliar a maneira como criarão confiança entre si e os sujeitos durante o período da pesquisa. A confiança é a base para a confidência espontânea, e os fatos revelados em confidência fazem parte do segredo profissional do pesquisador.

JUSTIÇA

Princípio de ser equitativo ou justo, isto é, igualdade de trato entre iguais e tratamento diferenciado entre desiguais, de acordo com a necessidade individual. Isso significa que as pessoas com necessidades de saúde iguais devem receber igual quantidade de serviços e recursos, e as pessoas com necessidades maiores que outras devem receber mais serviços que outros, de acordo com a correspondente necessidade, para com os participantes da pesquisa, prestando o mesmo apoio para diferentes grupos. A justiça está intimamente relacionada com a fidelidade e a veracidade.

Para diversos autores, como Beauchamp e Childress,[10] Emanuel *et al.*,[11] Hossne[12] e outros, a justiça envolve a equidade e engloba um direito, uma prerrogativa. Esse princípio implica, portanto, um tratamento justo, equitativo e apropriado, tendo em vista ou como parâmetro a perspectiva do direito alheio, aquilo que é devido às pessoas. Assim, uma pesquisa deve ter relevância social e resultar em vantagens significativas para os sujeitos que dela participam. Por outro lado, o pesquisador deve prever a minimização do ônus para todos os sujeitos envolvidos, mormente aqueles mais vulneráveis, assegurando a igual consideração dos interesses e não perdendo o sentido de sua destinação sócio-humanitária.

Palácios[7] considera necessário identificar as diversas populações e indivíduos, cada qual com seus interesses próprios, nem sempre congruentes e algumas vezes contraditórios, quando se pretende desenvolver um processo investigativo envolvendo esses indivíduos. Para a referida autora, a questão da justiça está na avaliação da beneficência e não maleficência para cada grupo envolvido. Assim, injusto é atribuir a maleficência a uns e a beneficência a outros. Por outro ângulo, entende-se que a justiça pode se impor como defesa de populações vulneráveis e traduzir a garantia da equidade.

Para a avaliação de uma proposta de pesquisa, faz-se premente refletir sobre os riscos, custos, benefícios e malefícios, bem como os interesses envolvidos em cada investigação científica, ponderando todos esses princípios bioéticos e os valores morais. Segundo essa autora, "a reflexão ética extrapola os limites da ciência, e os cidadãos são chamados a se pronunciar; na pesquisa científica são diversos os atores, assim como diversos também são seus interesses e valores morais". Por isso, é necessária a submissão de cada projeto de pesquisa envolvendo seres humanos a um Comitê de Ética em Pesquisa (CEP), para que ele possa ser avaliado por pessoas não envolvidas diretamente na pesquisa, possibilitando também que haja uma avaliação dos interesses interpostos na investigação, zelando pelo respeito aos direitos dos sujeitos que serão pesquisados.

Para Drane e Pessini,[9] ocorre injustiça quando se nega a uma pessoa um benefício ao qual ela tem direito sem nenhum motivo razoável, ou quando se impõe indevidamente um peso. Outra maneira de conceber o princípio de justiça é afirmar que os iguais devem ser tratados igualmente. No entanto, é questionável esse modelo de justiça distributiva ao se indagar quem é igual e quem é desigual. Assim, esses mesmos autores entendem que é necessário explicar em que condições as pessoas devem ser tratadas igualmente, propondo que, para tal, sejam levadas em consideração algumas formulações em relação à justiça distributiva, à onerosidade e aos benefícios: (1) a cada pessoa uma parte igual; (2) a cada pessoa segundo a sua necessidade individual; (3) a cada pessoa segundo o seu próprio esforço; (4) a cada pessoa segundo a sua contribuição à sociedade; (5) a cada pessoa segundo o seu mérito.

A Resolução nº 466, de 12 de dezembro de 2012, do CNS, do Ministério da Saúde, trata de pesquisa envolvendo seres humanos e atualiza a anterior Resolução nº 196/96. Pessoas interessadas em fazer pesquisa devem ler o inteiro teor dessa Resolução, cujo conteúdo auxiliará o pesquisador a seguir os ditames éticos em vigor.

O CEP, de acordo com as diretrizes da Resolução nº 466/2012 do CNS, deve ser composto por profissionais de diferentes áreas do conhecimento e contar também com representante dos usuários da instituição. Dentre os objetivos do CEP, destacam-se: assegurar os direitos dos voluntários participantes nos projetos de investigação, emitindo pareceres fundamentados acerca dos aspectos éticos norteadores da pesquisa envolvendo seres humanos; e fomentar um processo reflexivo acerca dos aspectos éticos e legais da pesquisa. Cabe destacar ainda as atribuições de ordem educativa e consultiva dos CEPs, devendo acolher e averiguar as denúncias de abusos ou de ocorrências de prejuízos aos sujeitos participantes, avaliando, inclusive, a necessidade de interrupção do curso de uma investigação.

VERACIDADE

Princípio ético de dizer sempre a verdade, não mentir nem enganar participantes no estudo. Em muitas culturas a veracidade tem sido considerada como base para o estabelecimento e a manutenção da confiança entre os indivíduos. Trata-se de uma responsabilidade ética do pesquisador ser honesto com os sujeitos de sua pesquisa e respeitá-los em seus valores socioculturais, religiosos e morais, informando-lhes todos os riscos potenciais, desconfortos e incômodos, assim como os benefícios. Um exemplo de variação cultural seria a quantidade de informação a ser prestada em relação a diagnóstico e tratamento. Assim, pode ser difícil elaborar um formulário para obtenção do consentimento de um paciente a quem não tenha sido comunicado o diagnóstico. Diante disso, o pesquisador deve avaliar a importância que teria para o participante conhecer o seu diagnóstico em relação ao estudo pretendido.

No formulário de consentimento a ser assinado pelo paciente, talvez seja suficiente algo como "solicitamos sua participação em nossa pesquisa porque você está doente", em oposição a "solicitamos sua participação em nossa pesquisa porque você está com câncer". Cada pesquisador tem a responsabilidade de situar o princípio da veracidade no contexto de sua própria cultura ou da cultura do paciente.

CONFIDENCIALIDADE

Princípio ético de salvaguardar a informação de caráter pessoal coletada durante o estudo e manter a confidencialidade dos participantes, não comunicando a ninguém os dados individuais. Manter confidencialidade não é o mesmo que manter o anonimato. Se o pesquisador realiza entrevistas frente a frente com os clientes, o processo de coleta de dados não é anônimo, pois o investigador não pode evitar de ver o participante. Da mesma maneira, não serão anônimas as análises feitas no prontuário do paciente. Ainda assim, é de suma importância a confidencialidade de toda informação coletada durante este processo.

AUTONOMIA

Princípio ético que preceitua a liberdade individual de determinar as próprias ações de acordo com a própria escolha. Respeitar as pessoas como indivíduos autônomos significa reconhecer suas decisões, tomadas de acordo com seus valores e convicções pessoais. Um dos problemas na aplicação do princípio da autonomia nos cuidados de Enfermagem é que o paciente pode apresentar diferentes níveis de capacidade de tomar uma decisão autônoma, dependendo de suas limitações internas (aptidão mental, nível de consciência, idade ou condição de saúde) ou externas (ambiente hospitalar, disponibilidade de recursos, quantidade de informação prestada para a tomada de uma decisão fundamentada, entre outras).

A ideia de autonomia teve sua etimologia na Grécia e se referia ao autogoverno ou à autogestão das cidades independentes gregas. Posteriormente, o conceito também se ampliou para os indivíduos. Assim, o respeito à autonomia abrange os direitos de liberdade, privacidade, escolha individual, liberdade da vontade, ser o motor do próprio comportamento e pertencer a si mesmo. Nessa perspectiva, Castilho e Kalil[6] destacam que a autonomia engloba algumas situações: dizer a verdade; respeitar a privacidade dos outros; proteger informações confidenciais; obter consentimento para intervenções nos pacientes; e ajudar os outros a tomar decisões importantes quando solicitado. Para esses autores, a pesquisa envolvendo seres humanos implica tratá-los em sua dignidade, respeitá-los em sua autonomia e defendê-los em sua vulnerabilidade.

Segundo Segre e Cohen,[5] a ideia de autonomia diz respeito à individualidade, ao reconhecimento de o outro poder pensar e sentir à sua maneira, e de ser respeitado sob esse aspecto.

Palácios[7] afirma que, quando a autonomia dos sujeitos não é plena, ou seja, quando não há capacidade de entender as situações que se apresentam ao sujeito e de se definir segundo esse entendimento, a autonomia está, de algum modo, limitada, sendo necessário tomar um cuidado especial. Por exemplo, as populações indígenas podem ter capacidade de compreender as situações de pesquisa diminuída, uma vez que procedem de sociedades culturalmente diversas. Deve-se lembrar também das crianças e dos adolescentes, que são legalmente considerados não autônomos; e dos soldados, cuja capacidade de se definir é reduzida devido à disciplina militar. Esses são apenas alguns exemplos de populações que necessitam de maior proteção por serem pessoas em condição de vulnerabilidade.

Quando os sujeitos do estudo forem pessoas com autonomia plena, para que essa autonomia possa ser exercida, é mister que haja o entendimento e a autodecisão de participar ou não da pesquisa proposta. Nesse sentido, Palácios[7] defende que o momento do entendimento se refere ao fato de que informações passadas sejam suficientes para que o sujeito entenda o todo do que se pretende investigar. Ao compreender o que se busca com a investigação, os meios que se pretendem utilizar para alcançar o escopo da pesquisa e os riscos e benefícios, o indivíduo poderá julgar, de acordo com os seus valores pessoais, se aceita ou não participar. Nesse sentido, a autora destaca dois aspectos fundamentais nesse julgamento: a relevância da pesquisa e as consequências para si e para outros. Ela destaca também que o Termo de Consentimento Livre e Esclarecido (TCLE) deve ser elaborado em linguagem clara, acessível e compreensiva para o candidato à pesquisa, garantindo o seu entendimento e a total liberdade para decidir.

Para Drane e Pessini,[9] o respeito pelas pessoas exige reconhecimento da autonomia e proteção das que têm sua autonomia diminuída. Nessa perspectiva, a autonomia de uma pessoa consiste na sua capacidade de deliberar sobre seus objetivos pessoais e de agir a partir desta deliberação. Respeitar a autonomia significa valorizar as opiniões e opções das pessoas autônomas e, por conseguinte, abster-se de obstaculizar suas ações, a não ser que elas sejam claramente prejudiciais aos demais. Para esses mesmos autores, o desrespeito à autonomia da vontade de uma pessoa consiste em repudiar os julgamentos dela, negar-lhe a liberdade de agir de acordo com tais julgamentos e/ou privar-lhe de informação necessária para efetuar esse julgamento, quando não existem motivos para assim proceder.

Ao se reportar aos princípios éticos que devem nortear a pesquisa envolvendo seres humanos, Palácios[7] defende que a pesquisa só se justifica se houver algum benefício esperado, se os riscos para cada participante ou grupo de sujeitos não excederem os benefícios potenciais, e se o ônus e o bônus forem repartidos de maneira equânime.

BIOÉTICA E PESQUISA

Os princípios da bioética, constituindo o que se denomina principialismo, são atribuídos a Beauchamp e Childress,[10] e também receberam influência do Relatório Belmont,[8] editado nos EUA na década de 1960. Este é considerado um documento fundamental da pesquisa por ter respondido à necessidade de uma declaração que regulamentasse a investigação científica e assegurasse a sua eticidade.[9]

Convém ressaltar a estreita relação entre os princípios da bioética e a realização da pesquisa para o desenvolvimento científico, pois, em decorrência dessa relação, advém a questão dos direitos dos participantes da pesquisa e outros aspectos igualmente relevantes, como a voluntariedade dos sujeitos participantes, a possível vulnerabilidade desses sujeitos e a questão da informação no que tange ao dever do pesquisador de dizer-lhes a verdade sobre os riscos e benefícios, respeitando a alteridade e a autonomia dos participantes. Dentro da teoria principialista, é importante ressaltar alguns princípios norteadores da pesquisa envolvendo os seres humanos e refletir sobre a interface da sua aplicabilidade à prática da investigação em Enfermagem.

Nessa perspectiva, cabe destacar que o Código de Ética dos Profissionais de Enfermagem (CEPE), de 2017,[13] aborda em três artigos o direito do profissional de fazer pesquisa, a saber: "realizar e participar de atividades de ensino, pesquisa e extensão, respeitando a legislação vigente" (art. 17); "ter reconhecida sua autoria ou participação em pesquisa, extensão e produção técnico-científica" (art. 18); assim como "conhecer as atividades de ensino, pesquisa e extensão que envolvam pessoas e/ou local de trabalho sob sua responsabilidade profissional" (art. 16). Sob o ângulo dos deveres do profissional, o CEPE-2017 considera "estimular, apoiar, colaborar e promover o desenvolvimento de atividades de ensino, pesquisa e extensão, devidamente aprovados nas instâncias superiores" (art. 56), assim como "cumprir a legislação vigente para a pesquisa envolvendo seres humanos" (art. 57); e "respeitar os princípios éticos e os direitos autorais no processo de pesquisa em todas as etapas" (art. 58). Para que o profissional possa de fato "exercer a profissão com justiça, compromisso, equidade, resolutividade, dignidade, competência, responsabilidade, honestidade e lealdade" (art. 24) no campo da realização de pesquisa científica, é de importância fundamental a obtenção do consentimento autônomo do sujeito participante de uma investigação. A obtenção desse consentimento livre e esclarecido do cliente, ou de seu representante legal (por escrito), deve ser mediante informação completa dos objetivos, riscos e benefícios, da garantia do anonimato e sigilo, do respeito à privacidade, à intimidade e à liberdade (autonomia) de participar ou de declinar de sua participação no momento em que desejar (arts. 38, 39, 40, 42, 50).

O art. 35 do CEPE-2000 era bem mais claro e explícito sobre a questão do consentimento e da liberdade de declinar de sua participação do que o art. 89 do CEPE-2007, que menciona apenas o dever de "atender as normas vigentes para a pesquisa envolvendo seres humanos".

Já o CEPE-2017 proíbe "realizar ou participar de atividades de ensino, pesquisa e extensão, em que os direitos inalienáveis da pessoa, família e coletividade sejam desrespeitados ou ofereçam quaisquer tipos de risco ou danos previsíveis aos envolvidos" (art. 95).

Interessante destacar que o CEPE-2007 enfatizava o dever do pesquisador de "interromper a pesquisa na presença de qualquer risco à vida e/ou à integridade da pessoa humana" (art. 90), dever esse nem sequer mencionado no CEPE-2017; porém, como se observa anteriormente, no art. 95, há somente uma proibição genérica de realizar ou participar de pesquisa que ofereça risco ou danos previsíveis aos sujeitos participantes de uma investigação; ou de "sobrepor o interesse da ciência ao interesse e segurança da pessoa, família e coletividade" (art. 96). Alem desses artigos, o CEPE-2017 acrescenta outras seis proibições relacionadas com pesquisa ou publicação de seus resultados, como as de "falsificar ou manipular resultados de pesquisa, bem como usá-los para fins diferentes dos objetivos previamente estabelecidos" (art. 97); "publicar resultados de pesquisa que identifiquem o participante do estudo e/ou instituição envolvida, sem a autorização prévia" (art. 98); "divulgar ou publicar, em seu nome, produção técnico-científica ou instrumento de organização formal do qual não tenha participado ou omitir nomes de coautores e colaboradores" (art. 99); "utilizar dados, informações ou opiniões ainda não publicadas, sem referência do autor ou sem sua autorização" (art. 100); "apropriar-se ou utilizar produções técnico-científicas, das quais tenha ou não participado como autor, sem concordância ou concessão dos demais partícipes" (art. 101); "aproveitar-se de posição hierárquica para fazer constar seu nome como autor ou coautor em obra técnico-científica" (art. 102).

A quantidade de proibições relacionadas com pesquisa, pesquisadores e publicações demonstra o grande impulso que a pesquisa tomou na Enfermagem, como consequência da valorização dessa atividade por parte dos órgãos de fomento e de educação para ascensão na carreira acadêmica em docência de Enfermagem e mesmo na administração/gestão dos serviços assistenciais. Tal valorização pode ter criado situações e problemas que devem ter motivado o órgão disciplinador (COFEN) a inserir tantos detalhes proibitivos no novo CEPE-2017.

É sabido que a realização de pesquisas e sua publicação em órgãos de divulgação acabam repercutindo não apenas financeiramente, mas também na credibilidade profissional e na ascensão funcional. Não há dúvidas de que sem pesquisa não há e nem haverá progresso para a ciência da Enfermagem.

Desse modo, encontra-se explícito o compromisso do pesquisador perante o sujeito da investigação, podendo ser responsabilizado por situações de exposição a riscos ou danos. Ao mesmo tempo que se delineia a responsabilidade do investigador, também se descrevem os benefícios com os resultados de suas investigações, o que contribui para a melhoria contínua do processo de cuidar. Sendo assim, a pesquisa em Enfermagem é um importante instrumento para o melhor cuidar. Por outro lado, não se pode negligenciar os direitos dos participantes da investigação.

DIREITOS DOS SUJEITOS

Na referida publicação do CIE,[4] os princípios éticos foram sintetizados em quatro direitos básicos dos sujeitos que aceitam participar de uma investigação. São eles:

- Direito de não ser prejudicado: os sujeitos potenciais de uma pesquisa têm o direito de não sofrerem danos por sua participação no estudo científico. É possível ocorrerem efeitos secundários negativos como resultado de uma intervenção biomédica, como, por exemplo, em uma pesquisa sobre efeitos de um medicamento, mas se o risco for muito elevado, provavelmente trata-se de um estudo desnecessário. A norma ética brasileira estipula que o pesquisador é obrigado a suspender a pesquisa imediatamente ao perceber algum risco ou dano à saúde do sujeito participante, consequente à mesma, não previsto no termo do consentimento; se constatada a superioridade de um método sobre outro, o projeto deve ser suspenso, oferecendo-se a todos os sujeitos os benefícios do melhor regime
- Direito de receber informação completa: os sujeitos potenciais da pesquisa têm direito a receber toda a informação disponível sobre os possíveis riscos, assim como os benefícios resultantes da pesquisa. Seria antiético privar o participante potencial de qualquer informação que poderia influir de algum modo em sua decisão de participar ou não na pesquisa. Em caso de um estudo clínico experimental, o participante deve ser informado de que ele pode ser sorteado para um tratamento X ou Y, mesmo que possa ter preferência por um em relação ao outro. Uma revelação completa nem sempre é possível, especialmente quando o risco ou o benefício não tenham sido ainda percebidos ou conhecidos pelos pesquisadores
- Direito de autodeterminação: uma vez de posse de todos os conhecimentos sobre riscos e benefícios possíveis, os sujeitos potenciais da pesquisa têm o direito de decidir por si mesmos se participam ou não da investigação. O direito de autodeterminação supõe que não haja coação para participar. Algumas vezes pode ocorrer coação para a participação quando se oferece alguma remuneração financeira significativa para pessoas de poucos recursos, ou quando se aproveita de grupos vulneráveis como crianças, estudantes, empregados, prisioneiros e pacientes hospitalizados. Pesquisadores devem assegurar não só o direito de os sujeitos recusarem livremente sua participação na pesquisa, mas também que tal decisão não venha a influir na assistência ou nos procedimentos normais que ele deve continuar a receber
- Direito a privacidade, anonimato e confidencialidade: se o sujeito, após haver consentido em participar da pesquisa, percebe que há questões de caráter muito íntimo e pessoal nos formulários ou entrevistas, com base em seu direito à privacidade, ele pode recusar-se a responder às perguntas. Os participantes têm também direito a absoluta confidencialidade sobre toda informação compartilhada com o pesquisador e o direito ao anonimato, isto é, ter sua identidade dissociada dos dados.

Esses princípios éticos, assim como os direitos, pressupõem que a pessoa que está pensando em participar de uma pesquisa tenha capacidade mental suficiente para tomar decisões independentes. Entretanto, certos grupos vulneráveis necessitam de uma proteção adicional.

VULNERABILIDADE E GRUPOS VULNERÁVEIS

A vulnerabilidade refere-se especificamente a um tipo de relação de poder em que um grupo corre o risco de algo porque tem uma posição social menos privilegiada, com menor poder aquisitivo ou menor nível de educação, ou tem alguma característica distinta de outro grupo. Considera-se que determinados pacientes são vulneráveis quando não podem tomar decisões voluntariamente acerca de sua participação em um estudo, como, por exemplo, pacientes inconscientes ou em coma, ou recém-nascidos.

Outro grupo vulnerável é o de crianças em idade escolar, a quem seu professor pode convencer facilmente a participar de um estudo, e de prisioneiros, que muitas vezes não se sentem livres para desistir de sua participação diante da autoridade local que apoia a realização do estudo. Comissões de pesquisa, ao analisarem o consentimento de um grupo vulnerável para participar de um estudo, devem ter em conta as suas necessidades especiais e como esses sujeitos foram protegidos de algum tipo de coação por parte do pesquisador.

Um caso divulgado na imprensa brasileira no início de 2006,[14] sobre o uso de cobaias humanas, chamou a atenção de autoridades brasileiras e do mundo inteiro. O fato aconteceu no Amapá, em comunidades ribeirinhas de São Raimundo do Pirativa e São João do Matapim. Cerca de 40 homens dessas comunidades estavam sendo usados desde 2003 como cobaias em pesquisas sobre malária, recebendo, em troca, de R$ 12 a 20 (cerca de US$ 6 a 10) por dia. Diariamente, eles eram submetidos a picadas de cem mosquitos transmissores da malária. Cada um tinha de reunir 25 insetos por vez dentro de um copo e, então, colocar o copo na perna para que os mosquitos sugassem seu sangue.

"Isso acontecia durante uma, duas, três horas, o tempo que fosse necessário para que os insetos ficassem tão saciados de sangue que caíssem", contou o senador Cristóvam Buarque, que esteve visitando o local. Em uma das comunidades, cerca de 50% das pessoas contraíram malária. "Não podemos garantir que eles pegaram a doença desses mosquitos, mas eles disseram que há meses não havia casos de malária na comunidade", disse Buarque.

Tratava-se de um projeto de pesquisa financiado pelo Instituto Nacional de Saúde dos EUA, ao custo de US$ 1 milhão, coordenado pela Universidade da Flórida em parceria com a Fundação Oswaldo Cruz (Fiocruz), a Universidade de São Paulo (USP) e a Fundação Nacional de Saúde (Funasa), do Ministério da Saúde.

O projeto teve início em maio de 2003 e estava programado para acabar em abril de 2006, mas foi interrompido em dezembro de 2005 por determinação do CNS. Antes disso, a Comissão Nacional de Ética em Pesquisa (CONEP), a USP e a Fiocruz haviam aprovado a realização da pesquisa.

Em uma entrevista em 8 de janeiro de 2006, o senador Cristóvam Buarque – presidente da Comissão de Direitos Humanos do Senado – afirmou não existir na legislação brasileira um crime específico para enquadrar os responsáveis pelo uso de cobaias humanas. Ele sugeriu a criação de uma audiência pública com os ministros da saúde e da ciência e tecnologia, a fim de discutir o caso.

Outro fato que chamou a atenção nesse caso foi a existência de "erros de tradução", pois, em dezembro de 2005, a Fiocruz divulgou que a tradução do texto dessa pesquisa estava incompleta, possibilitando o uso de cobaias humanas. A tradução submetida ao Comitê de Ética da Fiocruz e à CONEP excluiu uma frase importante, exatamente a que citava que os mosquitos capturados no campo seriam alimentados com sangue de voluntários que tivessem tomado as medidas preventivas recomendadas pelo Ministério da Saúde para a região. No entanto, o tradutor do texto, que também elaborou o termo de consentimento assinado pelos moradores daquela comunidade, apenas traduziu: "Você será solicitado como voluntário para alimentar 100 mosquitos no seu braço ou perna para estudos de marcação-recaptura. Isso ocorrerá duas vezes ao ano." Ao analisar o caso, uma pesquisadora da Fiocruz afirmou que "os órgãos dos comitês de ética leem apenas a versão em português, e a versão em inglês só foi submetida à universidade norte-americana".

Para subsidiar a reflexão a respeito da questão da vulnerabilidade do sujeito da pesquisa, algumas indagações são propostas:

- No caso apresentado, em que consiste a responsabilidade ética e legal dos pesquisadores e das organizações financiadoras da pesquisa, uma vez comprovada a lesão aos direitos dos sujeitos participantes?
- Quem é responsável pelo ressarcimento de eventuais danos físicos ou morais acarretados aos sujeitos?
- Ainda nesse caso, quem são os sujeitos vulneráveis da pesquisa e por que o são?
- De acordo com a Resolução nº 466/2012, a respeito da pesquisa envolvendo seres humanos, exige-se sempre a avaliação dos riscos e dos custos envolvendo a pesquisa. No caso descrito, quais são as entidades responsáveis pela avaliação e pela liberação para a consecução de um projeto de investigação de porte internacional, em que há exposição dos sujeitos participantes a riscos consideráveis de adoecimento ou de morte?
- Os órgãos ou comitês de ética em pesquisa do Brasil deveriam avaliar as versões originais, em inglês, e a traduzida para português concomitantemente, para detectar possíveis falhas ou erros e coibir qualquer tipo de abuso ou exposição dos sujeitos participantes do estudo, com o intuito de prevenir a exposição desses sujeitos a situações como a vista no caso apresentado. O que pensar sobre isso e sobre a responsabilidade desses órgãos ou comitês de ética em situações de perigo de contágio ou lesão grave aos sujeitos vulneráveis?
- O TCLE prevê todas as situações de riscos a que estarão expostos os sujeitos participantes da investigação e aponta os tipos de apoio ou solução dos problemas advindos do andamento da pesquisa, bem como os modos de ressarcimento dos sujeitos quando houver danos, explicitando também que os sujeitos participantes poderão declinar da sua participação a qualquer momento sem nenhum tipo de pressão por parte dos pesquisadores ou das organizações financiadoras da pesquisa. O que pensar sobre isso? Na sua prática profissional e de pesquisa, como você percebe o (des)cumprimento desse processo?

A questão da experimentação com seres humanos tornou-se aguda quando se tomou conhecimento dos abusos cometidos nos campos de concentração durante o período da Segunda Guerra Mundial, em que houve assassinatos, torturas e uma série de atrocidades nos procedimentos científicos. A esse respeito, Hossne[12] destaca que deve ser assegurada, por meio da experimentação, a aplicabilidade dos novos conhecimentos para o bem da humanidade; no entanto, devem-se criar mecanismos de salvaguarda para evitar os abusos da experimentação e a "cobaização" do ser humano.

Como citado, embora os abusos já ocorressem bem antes, somente em 1946 foi criado um Código de Ética (Código de Nuremberg) para julgar os responsáveis pelas atrocidades cometidas durante a Segunda Guerra Mundial. Após essa codificação, muitos abusos envolvendo experimentação com seres humanos continuaram existindo devido, em parte, ao aumento do número de trabalhos científicos.

Graças aos grandes avanços científicos e tecnológicos, a partir das décadas de 1970 e 1980, o CIOMS e a OMS aprovaram um documento intitulado Diretrizes Internacionais Propostas para a Pesquisa Biomédica em Seres Humanos. Esse documento serviu de base para a confecção de uma normatização brasileira, do CNS, em 1988, a qual destaca a importância dos princípios da beneficência, não maleficência, justiça e equidade, autonomia e segredo, em relação à pesquisa com seres humanos, levando-se em consideração os deveres dos pesquisadores, a responsabilidade das organizações financiadoras e dos órgãos de apreciação das pesquisas, bem como os direitos dos sujeitos participantes.

Outros fatos envolvendo pesquisas com seres humanos ocorreram no século XX e tiveram grande repercussão mundial, porque houve flagrante desrespeito aos princípios éticos, como à dignidade da vida humana.[14] Um fato dessa natureza ocorreu em 1963, quando o diretor clínico de um hospital para pessoas com doenças crônicas em Nova York aprovou a injeção de células cancerosas vivas em 22 daqueles doentes sem aviso prévio nem consentimento deles sobre a experimentação e os propósitos dos autores do estudo. Os pesquisadores pretendiam verificar a capacidade do organismo desses doentes de rejeitar tais células. Um segundo fato que mobilizou a opinião pública em grande parte do mundo aconteceu no período de 1940 a 1972, quando aproximadamente 400 pessoas, na maioria negras e analfabetas, acometidas por sífilis, não receberam o tratamento com penicilina, que já existia desde 1945. Nessa situação, o intuito dos estudiosos era entender melhor a evolução natural dessa doença quando não tratada. Esse fato aconteceu no Alabama, no Tuskegee Study. Outro acontecimento relevante envolvendo a experimentação com seres humanos ocorreu também em Nova York, no período de 1950 a 1970, quando o vírus de um tipo de hepatite foi injetado em crianças mentalmente deficientes com o intuito de estudar a evolução da doença e o poder infectante do vírus inoculado nelas.

Ao estudar a questão da vulnerabilidade dos usuários dos serviços e das ações de saúde, Bellato[15] aponta que:

"O perfil socioeconômico desprivilegiado dos sujeitos os coloca em situação de fragilidade por vários fatores. Dentre esses fatores, é muito significativa a carência de um capital simbólico e linguístico que possibilite ao usuário adentrar a lógica da organização dos serviços e das práticas de saúde, de maneira que possa defender seus direitos quando em situação de internação em serviços públicos de saúde. Podemos, então, afirmar que há, qualitativamente falando, uma estreita correlação entre a precarização das condições, tanto em relação a espaço físico, material e equipamentos disponíveis para a prestação da assistência, o que precariza o trabalho em saúde e enfermagem e acaba ampliando os níveis de vulnerabilidade do usuário do mesmo serviço."

Essa autora destaca ainda que há novas noções a serem incorporadas para que a Enfermagem pense sua práxis tendo o usuário como aliado na reivindicação por melhores condições de trabalho. A Enfermagem representa a categoria que abriga em si maiores possibilidades de ampliação da sensibilidade no que se refere à noção de vulnerabilidade do usuário sob seus cuidados, tendo em vista que muitos dos seus componentes também são usuários de serviços públicos de saúde e, portanto, sofrem os mesmos constrangimentos que a grande massa de usuários. Ela também agrega esforços entre usuários e trabalhadores, o que torna possível criar um contexto mais favorável para o desenvolvimento de melhores condições de trabalho nos serviços públicos de saúde.[15]

Spinetti[16] realizou um estudo com o objetivo de analisar artigos científicos na área de saúde pública que envolviam direta e indiretamente seres humanos, divulgados anteriormente à Resolução nº 196/96, publicados na *Revista de Saúde Pública* e em *Cadernos de Saúde Pública* de 1990 a 1996. A autora baseou sua análise em categorias retiradas da Resolução nº 196/96, a saber: consentimento do sujeito da pesquisa, sujeitos com autonomia reduzida, proteção de sujeitos e grupos vulneráveis e legalmente incapazes, confidencialidade, privacidade, proteção da imagem, estigmatização e benefícios do retorno da pesquisa. De um total de 568 artigos levantados (384 [67,6%] da *Revista da Saúde Pública* e 184 [32,4%] dos *Cadernos de Saúde Pública*), foram encontrados 296 (52,1%) que envolviam, direta ou indiretamente, sujeitos humanos que foram objeto dessa análise.

A referida autora percebeu ainda que, nos artigos analisados no período de 1990 a 1996, a aplicação do consentimento esclarecido na abordagem dos sujeitos de pesquisa não era uma prática comum, mas com a aplicabilidade da Resolução nº 196/96 essa cultura foi sendo gradualmente mudada. Essa percepção da autora está em consonância com o aumento dos CEPs em muitas instituições de ensino e de assistência, em diferentes partes do Brasil. Esses comitês, de acordo com a própria Resolução nº 466, de 12 de dezembro de 2012, têm como algumas incumbências a avaliação dos projetos de pesquisa envolvendo seres humanos, no seu todo e particularmente no aspecto que tange à análise dos sujeitos de pesquisa; e o respeito aos princípios éticos norteadores da pesquisa com seres humanos, sendo o conteúdo do TCLE um importante instrumento nesse processo de avaliação.

Para Zoboli,[17] compreender a vulnerabilidade dos sujeitos da pesquisa em sua complexidade exige a incorporação de uma perspectiva que ultrapasse as fronteiras da relação pesquisador/sujeito e do consentimento. Isso porque, para respeitar a autonomia das pessoas, é preciso situá-las na trama social que conforma as relações interpessoais, institucionais e político-sociais. Assim, é essencial considerar as opções socioestruturais intervenientes na produção da vida e saúde e que repercutem e/ou determinam as dimensões mais circunscritas das relações.

Segundo essa autora, a vulnerabilidade dos sujeitos da pesquisa passa a ser considerada em três planos interdependentes: individual, social e programático. No primeiro, o foco está no acesso do sujeito às informações relativas ao protocolo, incluindo o modo como são transmitidas e sua competência para consentir. No programático, incluem-se as questões relacionadas com a existência e a implementação das normas e diretrizes de ética em pesquisa envolvendo seres humanos e aos comitês de ética. No plano social, estão aspectos estruturais da sociedade, como o acesso a saúde e educação, o respeito às diferenças culturais e religiosas, as relações de gênero, a pobreza e as desigualdades sociais. Desse modo, ainda que a compreensão multidimensional da vulnerabilidade fortaleça a percepção dos determinantes e condicionantes sociais da autonomia das pessoas, o mais importante é possibilitar a intervenção em busca de caminhos para aumentar a simetria das relações e/ou corrigir situações de exploração, sem cair no paternalismo da proteção desmedida de grupos rotulados como vulneráveis.

CONSENTIMENTO LIVRE E ESCLARECIDO

É um processo no qual pesquisadores asseguram que sujeitos de pesquisas sejam informados sobre os riscos potenciais, desconfortos e incômodos, assim como os benefícios de participarem de um estudo e o direito de não participarem ou declinarem de sua decisão a qualquer momento. A participação deve ser inteiramente livre e sem qualquer tipo de coação. A obtenção de consentimento livre e esclarecido dos participantes potenciais em qualquer pesquisa é guiada por três tipos de princípios: éticos, legais ou jurídicos e científicos. Os princípios éticos já foram estudados.

Os princípios legais variam de país para país e, às vezes, de uma região para outra dentro do mesmo país. Constitui responsabilidade do pesquisador conhecer as normas legais para obter o consentimento livre e esclarecido. Caso não exista legislação específica sobre pesquisa envolvendo seres humanos no país, o investigador deve seguir os princípios éticos e as normas internacionais pertinentes.

O CNS do Ministério da Saúde, no Brasil, aprovou a Resolução nº 466/2012, contendo diretrizes e normas regulamentadoras detalhadas para pesquisas que envolvem seres humanos. Trata-se de um documento baseado em códigos e normas internacionais, assim como na legislação nacional. Nele é exigido que toda pesquisa siga o devido ritual, após consentimento livre e esclarecido dos sujeitos, indivíduos ou grupos que por si e/ou por seus representantes legais manifestem sua anuência à participação. Essa resolução criou também um colegiado chamado CONEP, vinculado ao CNS, no qual todos os CEPs das instituições devem estar registrados.

O terceiro princípio que guia a obtenção do consentimento esclarecido é a natureza do próprio conhecimento científico. O cientista deve ser um especialista na matéria, para entender os benefícios e riscos possíveis para os sujeitos. Porém, pode haver necessidade de chamar outros especialistas clínicos ou técnicos para avaliar mais profundamente os riscos possíveis decorrentes de alguma intervenção nova a ser experimentada na pesquisa. Apenas o conhecimento da metodologia pode não ser suficiente para compreender todos os riscos envolvidos. Assim, o potencial participante deve decidir sobre seu consentimento após os esclarecimentos prestados pelo segundo especialista clínico ou técnico mencionado.

Além dos conhecimentos específicos, o pesquisador clínico deve ter também uma excelente compreensão do contexto em que os cuidados são prestados, para identificar zonas de possível coação, como, por exemplo, oferta de recompensas financeiras para participar de um estudo. Dessa maneira, horário marcado ou preferência no atendimento são considerados compensações positivas em agradecimento aos participantes pelo tempo concedido para a pesquisa. No caso de pacientes psiquiátricos, inconscientes ou menores, o consentimento deve ser obtido dos pais, tutores ou outros responsáveis legais (curadores).

A obtenção do consentimento pode envolver duas fases distintas: a primeira trata-se da apresentação de um protocolo de pesquisa – um documento contendo a descrição da pesquisa, os objetivos, a metodologia, a duração prevista, o modelo do instrumento a ser utilizado e informações relativas aos sujeitos da pesquisa. Esse protocolo deve conter também o formulário ou termo de consentimento, além dos recursos financeiros não só para realizar a pesquisa, mas também para ressarcimento dos sujeitos pelas despesas decorrentes da participação. A qualificação do pesquisador, com todas as instâncias responsáveis, e os procedimentos para monitoramento da coleta de dados devem ser submetidos à aprovação do CEP da instituição ou de instituições em que o pesquisador pretende realizar o estudo. Basicamente o Comitê irá rever se o projeto seguiu os princípios éticos requeridos e se os benefícios potenciais são superiores aos riscos no estudo proposto. Após a aprovação, o pesquisador pode começar a procurar os sujeitos potenciais a fim de obter o consentimento para participar do estudo.

A segunda fase envolve o convite aos participantes para conhecer o estudo e se há interesse em participar. Se a decisão for favorável, o sujeito deverá assinar o formulário para consentimento em duas vias, uma para si e outra para o pesquisador. Esse formulário deve conter informação sobre onde e como localizar o pesquisador, para o caso de alguma dúvida ou desejo de interromper sua participação.

Não é suficiente que o TCLE seja elaborado de modo que os sujeitos possam compreender a pesquisa, é preciso também atentar às circunstâncias que envolvem a sua assinatura. Por exemplo: se o pesquisador for um enfermeiro ou um docente de Enfermagem, que também é responsável pela assistência ao grupo de pessoas que pretende investigar, poderá haver certo constrangimento quando o pesquisador convidá-las a participar do estudo. Por isso, é recomendável que cada sujeito leve o TCLE para sua casa, possibilitando que discuta com outras pessoas e somente depois manifeste seu interesse ou não, devolvendo o termo a outra pessoa da equipe de pesquisa. Por outro lado, é inadmissível que haja qualquer tipo de condição que vincule a continuidade da assistência à participação ou não na pesquisa proposta.

DOCÊNCIA, REALIZAÇÃO E COMUNICAÇÃO DA PESQUISA

No Brasil, é dentro da carreira docente, especialmente nas universidades, que os pesquisadores enfermeiros encontram condições e maiores facilidades, além de disponibilidade de tempo e até mesmo obrigação de desenvolver estudos e pesquisas e de comunicar seus resultados. Por isso, além dos direitos dos sujeitos potenciais da pesquisa, há aspectos éticos a se considerar para quem ensina e publica suas pesquisas.

Pesquisadores que são também docentes precisam associar a busca do conhecimento científico com atividades de ensino e orientação de estudantes na pós-graduação, seguindo padrões éticos apropriados. Enfermeiros assistenciais em hospitais ou em serviços de saúde que queiram fazer pesquisa podem se encontrar em conflito entre suas responsabilidades como enfermeiro e pesquisador. Um conflito de interesses pode surgir em termos de distribuição do seu tempo, ou se um paciente revelar uma informação durante a entrevista da pesquisa ou em um questionário, e o profissional perceber que tal dado será muito importante para o processo de tratamento clínico desse paciente. Se essa informação foi obtida confidencialmente pelo profissional, como pesquisador e não como enfermeiro, pode surgir o conflito sobre se a informação pode ser passada adiante ou não. Uma maneira simples de resolver o problema seria pedir ao próprio paciente que a comunicasse ao seu médico, ou solicitar sua permissão para revelá-la a quem de direito, explicando os motivos. Se o paciente entender que é para seu próprio benefício, é quase certo que concordará.

A ética na educação inclui avaliações justas que possibilitem aos estudantes a construção de uma visão clara de seu desenvolvimento pessoal e desempenho escolar, possibilitando, com isso, compreensão e análise reflexiva e contextualizada da realidade sociopolítica que os circunda. Os professores têm responsabilidade ética para ensinar, orientar e servir de modelo profissional para os alunos; afinal, as palavras comovem e sensibilizam, mas são os exemplos que arrastam. Para tanto, o professor que pratica seus próprios ensinamentos antes de ministrá-los aos alunos será mais convincente e terá maior credibilidade. A orientação constitui a essência do ensino de pós-graduação, mas pode haver riscos de conflito. Por exemplo, a proximidade cotidiana de trabalho entre dois pesquisadores pode tornar indistinta a verdadeira autoria de ideias originais sobre os achados ou sobre a interpretação de dados, provocando conflitos de autoria. Por vezes pode ocorrer também esse tipo de conflito entre orientador e orientando em um trabalho de pesquisa.

Embora a responsabilidade principal do enfermeiro-pesquisador seja com os sujeitos da pesquisa, existem também responsabilidades para com os colegas, oferecendo-lhes um *feedback* sobre os resultados alcançados, para com os órgãos patrocinadores por meio de um relatório final, e para com a profissão, com a publicação dos achados. Mesmo que a pesquisa não tenha alcançado os objetivos ou seus resultados tenham sido inconclusivos ou negativos, o pesquisador tem o dever moral de divulgá-los.

O CEPE-2017 especifica nos princípios fundamentais que o cuidado de Enfermagem está baseado "no conhecimento próprio da profissão e nas ciências humanas, sociais e aplicadas e é executado pelos profissionais na prática social e cotidiana de assistir, gerenciar, ensinar, educar e pesquisar"; e que o profissional deve "respeitar os princípios éticos e os direitos autorais no processo de pesquisa, em todas as etapas" (art. 58), assim como "cumprir a legislação vigente para a pesquisa envolvendo seres humanos" (art. 57). Além disso, deve "estimular, apoiar, colaborar e promover o desenvolvimento de atividades de ensino, pesquisa e extensão, devidamente aprovados em instâncias deliberativas" (art. 56).

Como já referido anteriormente, além desses preceitos, o CEPE-2017 incluiu artigos que proíbem o profissional de "produzir, inserir ou divulgar informação inverídica ou de conteúdo duvidoso sobre assunto de sua área profissional" (art. 86); bem como "realizar ou participar de atividades de ensino, pesquisa e extensão, em que os direitos inalienáveis da pessoa, família e coletividade sejam desrespeitados ou ofereçam quaisquer tipos de riscos ou danos previsíveis aos envolvidos" (art. 95); "sobrepor o interesse da ciência ao interesse e segurança da pessoa, família e coletividade" (art. 96); e ainda "falsificar ou manipular resultados de pesquisa, bem como usá-los para fins diferentes dos objetivos previamente estabelecidos" (art. 97). Além dessas proibições, o COFEN acrescentou outros cinco artigos restritivos em que proíbe o profissional de "publicar resultados de pesquisas que identifiquem o participante do estudo e/ou instituição envolvida, sem a autorização prévia" (art. 98); "divulgar ou publicar, em seu nome, produção técnico-científica ou instrumento de organização formal do qual não tenha participado ou omitir nomes de coautores e colaboradores" (art. 99); "utilizar dados, informações, ou opiniões ainda não publicadas, sem referência do autor ou sem a sua autorização" (art. 100); "apropriar-se ou utilizar produções técnico-científicas, das quais tenha ou não participado como autor, sem concordância ou concessão dos demais partícipes" (art. 101). Finalmente, é proibido também "aproveitar-se de posição hierárquica para fazer constar seu nome como autor ou coautor em obra técnico-científica" (art. 102).

No momento de fazer solicitação de consentimento do cliente ou do seu representante legal, para realizar ou participar de pesquisa, é necessário oferecer informações completas acerca dos objetivos, riscos e benefícios, bem como da garantia de anonimato, do sigilo, do respeito à privacidade, da intimidade e de sua liberdade de participar ou declinar de sua participação no momento que desejar. O profissional tem o dever de interromper a pesquisa na presença de qualquer perigo à saúde ou à vida e/ou à integridade da pessoa, ou mesmo diante de qualquer desrespeito ao direito humano inalienável. O CEPE-2007 tinha preceitos proibitivos claramente definidos nos artigos 90 e 94, o que já não ocorre no atual CEPE-2017.

Uma última palavra a ser acrescentada seria no tocante à utilização dos resultados da pesquisa na prática da Enfermagem, pois a realização de um estudo investigativo sem sua aplicação à realidade cotidiana da profissão tornaria a pesquisa pouco relevante e aumentaria o abismo que separa o enfermeiro de campo do docente acadêmico de Enfermagem. Por que enfermeiros não utilizam os resultados da pesquisa no seu trabalho cotidiano? Hunt[18] afirma que há uma combinação de vários fatores, tais como a falta de conhecimento ou de interesse na literatura sobre pesquisa. Holzemer e Oguisso[3] defendem que pode ser também porque as chefias imediatas não oferecem incentivo ou estímulo aos enfermeiros para tentar aplicar os resultados de pesquisas na prática. Mesmo em países onde a pesquisa de Enfermagem já está bem estabelecida, há necessidade de melhorar o nível de apoio para uma ativa utilização da pesquisa na prática, afirmam Closs e Cheather.[19]

É verdade que nem todos os projetos de pesquisa produzem resultados adequados para transferência imediata à prática da Enfermagem, pois são de cunho exploratório; ou, às vezes, ainda há necessidade de replicar e testar em campo a experiência para avaliar a robustez da evidência encontrada e verificar sua aplicabilidade em ambientes ou situações diferentes do local e das condições onde a pesquisa foi originalmente realizada. Muitas vezes, a dificuldade é criada pelo linguajar rebuscado e a retórica sofisticada ou excessivamente técnica do pesquisador, que dificultam o acesso do enfermeiro de campo ao texto dos relatórios. Holzemer e Oguisso[3] sugerem que se faça uma avaliação crítica e ética dos achados de uma pesquisa ou de suas recomendações, assim como de sua relevância, qualidade e validade dos dados para o local onde se pretende aplicá-los, antes de iniciar sua utilização. Mesmo porque o processo de utilização de uma pesquisa é, essencialmente, um processo de mudança organizacional, mais do que de um esforço individual.

O grande desafio para o enfermeiro pesquisador é, portanto, levar aos colegas em exercício no campo da prática profissional os achados da pesquisa em linguagem simples e acessível, e os enfermeiros do campo são desafiados a desenvolver uma prática com base nas evidências comprovadas pela pesquisa. Em outras palavras, deve-se prestar uma assistência de Enfermagem técnico-científica fundamentada em resultados de pesquisa.

É claro que deve haver equilíbrio entre o rigor técnico e metodológico que o pesquisador deve manter em todas as fases da pesquisa, pois, do contrário, pode pôr em risco a credibilidade dos resultados. Em contrapartida, é necessário também desmistificar a pesquisa dessa aura de mistério inexplicável, inexpugnável, enigmático e metafórico, se o pesquisador quiser que seu trabalho investigativo encontre plena utilidade prática e seja amplamente usado no exercício profissional da Enfermagem.

No Reino Unido, a organização nacional de Enfermagem criou, em 1997, uma publicação com o nome de "Enfermagem baseada em evidências",[20] com a intenção de vincular a pesquisa à pratica profissional e ajudar enfermeiros em geral a identificar, avaliar e utilizar pesquisas metodologicamente bem feitas. Assim, pesquisadores experimentados selecionariam, com base em determinados critérios e dentro dos principais periódicos especializados, as pesquisas de Enfermagem mais relevantes ou relacionadas com o papel do enfermeiro na promoção e na recuperação da saúde. As pesquisas assim selecionadas seriam resumidas e publicadas, enfatizando-se as maneiras de aplicabilidade prática.

A forma escrita é indispensável para publicação dos resultados das investigações, pois facilita o acesso à informação dos resultados da pesquisa em todos os veículos possíveis (boletins informativos, revistas, jornais, quadro de avisos em bibliotecas, departamentos e escolas de Enfermagem, hospitais e outros serviços de saúde), por meio de nota prévia, resumo ou artigo, na íntegra, em periódicos nacionais, estrangeiros ou internacionais, ou em anais de eventos. Contudo, o impacto da apresentação oral sobre os resultados da pesquisa tem também uma influência muito importante no momento dessa apresentação, tornando tais resultados aplicáveis, sempre que possível, na prática assistencial e gerencial de Enfermagem. Certamente, para que isso seja possível, os pesquisadores enfermeiros devem buscar oportunidades para falar sobre os achados em sua pesquisa, disseminando-os por meio de apresentação em reuniões, seminários, congressos e outros eventos científicos.

CONSIDERAÇÕES FINAIS

Até esse ponto, buscou-se refletir sobre alguns aspectos da ética em pesquisa envolvendo seres humanos. Percebe-se quão fértil é o terreno de aplicação desses princípios éticos e bioéticos no que tange à prática do pesquisador em diferentes áreas da Enfermagem. Assim, a aplicação desses princípios requer uma atenção redobrada no momento em que se propõe um projeto de pesquisa ou que se avaliam projetos de outros pesquisadores.

Destaca-se também a importância do consentimento informado. Ele deve ser elaborado de tal maneira que possibilite o respeito aos direitos à informação de modo compreensível e à voluntariedade dos sujeitos convidados a integrarem dada investigação. O consentimento precisa, ainda, levar em conta a natureza e o alcance dos riscos, os benefícios da pesquisa, a avaliação de danos, e os tipos de indenização ao sujeito que venha a sofrer quaisquer modalidades de prejuízos (físicos ou morais), garantindo que ele poderá declinar da sua participação e jamais será abandonado à mercê da própria sorte.

Cabe também ressaltar a importância dos enfermeiros nos CEPs, por ser um colegiado multidisciplinar com a incumbência de avaliar os projetos de pesquisa e discutir e orientar os próprios pesquisadores nas questões pertinentes à ética e à condução desses projetos. Freitas[21] destaca a mudança do perfil dos comitês, antes de caráter mais profissional, uma vez que derivados dos Comitês de Ética Médica, para um colegiado mais diversificado, resultando em uma pluralidade de enfoques a serem considerados na prática das análises dos projetos. Com isso, convém reforçar a importância da participação do enfermeiro nesses comitês, devendo fazer parte da avaliação dos projetos de pesquisa em diferentes áreas do conhecimento da Enfermagem e da saúde, podendo inclusive liderar esse colegiado com a sua experiência em pesquisa e prática clínica. Desse modo, a contribuição da pesquisa em Enfermagem poderá ser mais sentida e apreciada por todas as instituições sociais e de saúde, à medida que seus resultados possibilitarem melhorias contínuas dos processos de cuidar, desde a promoção da saúde até a recuperação, envolvendo a dimensão ética do respeito ao ser humano em todo o ciclo vital e na sua integralidade.

Também merece destaque o fato de que a pesquisa é um projeto social de construção do conhecimento e requer a participação efetiva da sociedade, por meio de mecanismos controladores das atividades dos pesquisadores. Assim, ela deve refletir criticamente e avaliar com os critérios e as luzes da ética e da bioética, mas apoiando o avanço científico em prol da coletividade, em uma responsabilidade que não é só do pesquisador, mas de todos, por exigir alocações de recursos, intervir no ambiente e possibilitar melhorias contínuas da vida e da saúde das pessoas.

Os pesquisadores em Enfermagem têm compromisso com a coletividade e com os profissionais da área da saúde e, particularmente, da Enfermagem. Logo, cabe-lhes prover novos conhecimentos técnico-científicos que melhorem a atuação profissional. Os pesquisadores devem também aplicar as descobertas técnico-científicas à administração dos recursos humanos e materiais em Enfermagem, com foco no atendimento ao paciente/cliente, possibilitando que ele seja beneficiário dos resultados das investigações e tecnologias na assistência de Enfermagem. É mister o apoio socioeconômico e cultural à produção de novos conhecimentos na área da Enfermagem e à difusão desses conhecimentos em prol de uma coletividade cada vez maior. Nessa ótica, o acesso às informações relativas aos resultados de pesquisas em Enfermagem deve ser cada vez mais facilitado, por meio do incentivo a novos pesquisadores e consumidores dessas pesquisas. Oxalá a distância entre pesquisadores e enfermeiros de campo seja cada vez mais encurtada à medida que os resultados das investigações científicas se tornarem mais acessíveis e exequíveis nas ações de Enfermagem, contribuindo para uma assistência fundamentada cientificamente e respaldada do ponto de vista ético-legal, mas, sobretudo, assegurando um cuidado beneficente ao paciente/cliente.

Parafraseando Martin,[22] é defensável a ideia de que o bem do paciente deve ter precedência sobre os interesses da ciência, pois, se houver risco de prejudicar o paciente, não se pode abandonar a assistência (ou a terapêutica) tradicional e consagrada, mesmo que isso acabe por invalidar a experiência em andamento. Segundo o autor, o bem do ser humano tem precedência sobre os interesses científicos, e a compaixão pelo doente, sobre a sede de novos conhecimentos. Sendo assim, o pesquisador em qualquer área do conhecimento, particularmente na área da saúde, não poderá sobrepor seus próprios interesses, em nome do avanço da ciência, aos interesses dos sujeitos envolvidos na pesquisa científica. É imprescindível submeter os interesses científicos aos princípios éticos que norteiam o agir responsável e comprometido com os direitos humanos e com a alteridade.

REFERÊNCIAS BIBLIOGRÁFICAS

1. Council for International Organizations of Medical Sciences (CIOMS). International Guidelines for biomedical research involving human subjects. Geneva, 2002.
2. Plácido e Silva. Vocabulário jurídico. Rio de Janeiro: Forense; 2003.
3. Holzemer W, Oguisso T. Practical guide for nursing research. Geneva: International Council of Nurses; 1998.
4. Fry ST. Ethics in Nursing research – a guide to ethical decision making. Geneva: International Council of Nurses; 1994.
5. Segre M, Cohen C. Bioética. São Paulo: EDUSP; 2002.
6. Castilho EA, Kalil J. Ética e pesquisa médica: princípios, diretrizes e regulamentações. Revista da Sociedade Brasileira de Medicina Tropical. 2005; 38(4):344-7.
7. Palácios M. Ética em pesquisa em seres humanos. In: Palácios M, Martins A, Pegoraro AO (org.). Ética, ciência e saúde: desafios da bioética. Petrópolis: Vozes; 2001.

8. Pessini L, Barchiofontaine CP. Relatório Belmont. Problemas atuais de bioética. São Paulo: Loyola; 2005.
9. Drane J, Pessini L. Bioética, medicina e tecnologia. Desafios éticos na fronteira do conhecimento humano. São Paulo: Loyola; 2005.
10. Beauchamp TL, Childress JF. Princípios de ética biomédica. São Paulo: Loyola; 2002.
11. Emanuel EJ, Crouch RA, Arras JD et al. Ethical and regulatory aspects of clinical research. Baltimore: The Johns Hopkins University Press; 2004.
12. Hossne WS. A regulamentação de pesquisa com seres humanos como instrumento de controle social. In: Fortes PAC, Zoboli ELCP. Bioética e saúde pública. São Paulo: Loyola; 2003.
13. Conselho Federal de Enfermagem. Resolução nº 564, de 6 de novembro de 2017. Aprova o novo Código de Ética dos Profissionais de Enfermagem. Brasília: Diário Oficial da União, Brasília, nº 233, p. 157, 6 de dezembro de 2017. Disponível em www.cofen.gov.br/wp-content/uploads/2017/12/Resolu%C3%A7%C3%A3o-564-17.pdf. Acesso em 19 de dezembro de 2017.
14. Folha On-line. Uso de cobaias humanas no Amapá causa horror, diz senador. Acesso em 08 de janeiro de 2006. Disponível em http://www1.folha.uol.com.br/folha/ciencia/ult306u14130.shtml. Acesso em 08 de março de 2006.
15. Bellato R. Direitos e vulnerabilidade: noções a serem exploradas para uma nova abordagem ética na enfermagem. Texto Contexto Enferm. 2005; 14(1):17-24.
16. Spinetti SR. Análise ética em artigos científicos que envolvam seres humanos. [Dissertação]. Faculdade de Saúde Pública da USP; 2001.
17. Zoboli ELCP. Buscando um novo referencial para compreensão da vulnerabilidade dos sujeitos de pesquisa. In: Anais Foz do Iguaçu: Sociedade Brasileira de Bioética; 2005.
18. Hunt J. Why don't use these findings? Nurs Mir. 1984; 158(8):29ss.
19. Closs S, Cheather FM. Utilization of nursing research: culture interest and support. J Adv Nurs. 1994; 19:762-73.
20. Cullum N. Evidence-based Nursing (editorial). London: RCN Publishing Co.; 1997.
21. Freitas CBD. Os comitês de ética em pesquisa: evolução e regulamentação. Bioética. 1998; 10(2):189-95.
22. Martin LM. Os direitos humanos nos códigos brasileiros de ética médica: ciência, lucro e compaixão em conflito. São Paulo: Loyola; 2002.

Parte 3

Desafios e Perspectivas na Enfermagem

22 Desafios Ético-Legais e Profissionais Contemporâneos na Enfermagem

Taka Oguisso e Maria José Schmidt

INTRODUÇÃO

Novos desafios surgem todos os dias no campo da ética, caracterizados por problemas e situações dilemáticas que exigem análise criteriosa e tomada de decisão. Isso quase sempre é muito difícil diante da complexidade dos fatos, das tradições e dos valores morais, religiosos e culturais que envolvem o ser humano.

Como indagam Vieira e Rosa,[1] para onde está caminhando a humanidade? Na realidade, parece que a caminhada se inicia sem clareza quanto à sua direção a trilhar e, não raro, sem se saber ou poder identificar seus avanços ou seus empecilhos. No entanto, é preciso seguir em frente e acreditar que o caminho escolhido poderá nos conduzir a um bom lugar para se viver. Como utilizar o bem existente? Como considerar os princípios éticos que implicam responsabilidade, solidariedade e viver em paz?

Constata-se que há, realmente, uma indiscutível crise ética e moral em todas as dimensões do viver humano e que faz as pessoas se sentirem confusas e até mesmo perdidas. O que fazer? Como atender ao indivíduo inserido em um ecossistema ameaçado e em uma sociedade na qual milhões de seres humanos estão a exigir compaixão pelos seus males? Como viver quando imperam as informações e a publicidade sem um sentido crítico da realidade? Como cuidar do ser humano, levando em conta a ética?[1]

Cada indivíduo carrega consigo singularidades culturais, tradições, formas de pensar a política e o modo de produção, religiões e seus princípios éticos. Como ser histórico, que continuamente se transforma, o ser humano tem consciência dos desenvolvimentos técnico, científico e cultural como reflexo desse processo nos choques de civilizações.[1]

Tais autoras[1] continuam seus questionamentos sobre como lidar com a quebra das relações do indivíduo consigo mesmo, com os outros, com a natureza e com o sentido transcendente da vida. Como viver os sentidos éticos, que implicam conviver com responsabilidade, em solidariedade, em paz?

Realmente, é necessário parar e analisar os fundamentos que poderão dirigir e iluminar o nosso pensar e agir frente aos desafios e dilemas éticos, pois, aprofundando as reflexões sobre esse tema tão complexo novos caminhos, ideias e luzes poderão surgir para discussão com outros especialistas e pensadores. Segundo essas autoras,[1] "em tempo de globalização, pensar a identidade cultural e nacional é imprescindível, atentando-se para sua constante construção, feita de diversidade e pluralidade". Em publicação da terceira edição deste livro, em 2006, ambas já enunciavam tais conceitos de ética e bioética e consolidavam estudos no campo da biotecnociência e da biotecnologia em saúde.

DESAFIOS ÉTICOS E BIOÉTICOS

Com as intensas lutas pelo poder em todos os setores da sociedade, desde as comunidades periféricas às academias e universidades, das fábricas da indústria pesada aos sofisticados laboratórios de pesquisa, passando pelos campos da política em que os embates são mais intensos, o jogo do poder é uma realidade. Por outro lado, é imprescindível debater problemas que emergem com o avanço da ciência e com o crescimento da consciência dos indivíduos sobre o impacto das escolhas éticas, dia a dia. Diferenças entre pobres e ricos são enormes em todo o mundo, conforme demonstram estatísticas e a literatura confirma, pois as injustiças crescem na medida em que o ser humano, como sujeito moral, não é considerado.

Berlinguer[2] denomina **bioética de fronteira** a ética interessada em atitudes morais dirigidas às situações que emergem do desenvolvimento e do progresso da ciência contemporânea, como na reprodução medicamente assistida, em transplantes de órgãos, em mutações genéticas, fonte e uso de células-tronco, entre outros. Na **bioética do cotidiano**, a ética estaria ligada às condições de caráter persistentes dos seres humanos em todo o mundo, como as suas reflexões morais sobre o nascimento, as relações de gênero, a doença e seus tratamentos, a morte, o meio ambiente e a fome.[2]

Garrafa e Porto[3] discutem a necessidade de se avançar no debate dos problemas de natureza ética/bioética, considerando a especificidade da problemática na América Latina e Caribe. Nessa perspectiva, o enfoque teórico proposto prevê a inclusão de uma "reanálise de diferentes dilemas, entre os quais: autonomia *versus* justiça/equidade; benefícios individuais *versus* benefícios coletivos; individualismo *versus* solidariedade; omissão *versus* participação; mudanças superficiais e temporais *versus* transformações concretas e permanentes".

Segundo esses autores,[3] a **bioética de situações persistentes** relaciona-se com a historicidade das condições que teimosamente persistem entre a sociedade humana desde a Antiguidade, como a exclusão social, a discriminação das mulheres, o racismo, a iniquidade na alocação e distribuição de recursos de saúde, o abandono de crianças e idosos, o aborto e a eutanásia. Já a **bioética das situações emergentes** diz respeito às questões decorrentes do grande desenvolvimento tecnológico e científico dos últimos 50 anos. Entre as inovações, estão as técnicas de reprodução (como a clonagem reprodutiva e a terapêutica), os avanços na engenharia genética, o Projeto Genoma Humano e os transplantes de órgãos e tecidos humanos.[3] Vale lembrar ainda da nanotecnologia. Este setor emergente poderá beneficiar a Genética e a Medicina, com a miniaturização de máquinas e criação de robôs minúsculos ou nanorrobôs capazes de destruir micróbios infecciosos, matar células tumorais, controlar a corrente sanguínea, remover placas de colesterol das artérias, retirar substâncias tóxicas do ambiente, construir outras máquinas minúsculas, e fazer reparos e consertos em células e órgãos, revertendo até o processo de envelhecimento.[4]

Considerando esse enfoque teórico, os desafios e dilemas éticos podem emergir tanto do cenário das situações persistentes da ética e bioética quanto no cenário das situações emergentes.[1] Por exemplo, no caso **da distribuição de recursos para a saúde**,[1] geralmente escassos e altamente disputados. Como decidir sobre o quanto conceder para uma determinada unidade de saúde em detrimento de outra? Em que critérios fundamentar essa tomada de decisão? Seriam critérios éticos ou administrativos? Critérios políticos também devem ser considerados? Que orientação ética ou bioética servirá de base para essa decisão?

Para o encaminhamento de uma decisão prática, o profissional deverá ponderar sobre o referencial teórico da ética/bioética e outras considerações para compreender a dimensão do problema. Convém levar em conta também o próprio desenvolvimento da ciência e da tecnologia, representado pelos fundamentos que embasam a biotecnologia e a biossegurança em saúde.

BIOTECNOLOGIA E BIOÉTICA EM SAÚDE

Recentes avanços científicos e tecnológicos vêm se constituindo em uma força transformadora que atua sobre a natureza e, especialmente, a vida humana. Ao mesmo tempo, surgem ambiguidades morais relativas ao seu desenvolvimento, exigindo que o processo seja acompanhado por estudos que visem à melhor interpretação sobre o que está ocorrendo.[1]

Considerações de autores[5] lembram o perigo que uma despolitização dos conflitos morais causa. Ou seja, há uma neutralidade diante deles. Assim, as pessoas tornam-se incapazes de reagir, de indignar-se com os problemas que atingem o ser humano, como se tudo fosse relativo. Nesse sentido, o controle ético torna-se imprescindível para enfrentar os dilemas que se nos apresentam nas tomadas de decisão.

À medida que as problemáticas sociais e políticas colocam em evidência parte de uma humanidade empobrecida e marginalizada, a ciência dá os seus saltos com verdadeiras revoluções no campo da biologia e da ecologia. As transformações vêm se dando com reflexos em todos os campos do conhecimento, com especificidade nas denominadas ciências da vida. Cada vez mais, nenhuma ciência isolada é capaz de proceder a um diagnóstico adequado de determinadas situações e de oferecer soluções para problemas novos e de complexidade evidente.[1]

Dadas a relevância e a rapidez das descobertas da ciência, o modo mais contundente de apresentar as grandes revoluções de cunho científico, político, econômico e social seria pelo uso do termo **biotecnologia**. Ela exprime grandes expectativas humanas voltadas para a qualidade de vida. Biotecnologia "é entendida como um conjunto de técnica e processos biológicos que possibilitam a utilização da matéria viva para degradar, sintetizar e produzir outros materiais. Engloba a elaboração das próprias técnicas, processos e ferramentas, assim como o melhoramento e a transformação das espécies, via seleção natural."[6]

Vieira e Rosa,[1] com base em Moser,[7] fazem distinções entre as biotecnologias "antiga", "moderna" e "de ponta".[7] Desse modo, buscam descobrir a verdadeira revolução ocorrida nas ciências e encontrar os tipos de evolução tecnológica, quanto às ações humanas correspondentes, às características das tecnologias e aos resultados observados nos contextos assinalados.

Em torno da biotecnologia de ponta, emergem termos como genoma, genética, biogenética, biodiversidade, biossegurança, engenharia genética, bioinformática, clonagem e reprodução assistida. Eles despertam pensamentos e sentimentos sobre o imaginário social e, algumas vezes, de euforia, receio e, mesmo, de medo.[7]

O impacto das novas descobertas e seus desdobramentos e perspectivas é objeto não só de pesquisadores, mas de populares. Além disso, constantemente, a mídia dele se ocupa de modo não reflexivo.[1]

A biotecnologia continua em evolução e, entre suas novas descobertas, encontram-se as células-tronco, que são objetos de intensas pesquisas e vêm gerando grandes polêmicas dentro do campo da bioética.

As células-tronco, especialmente as embrionárias, têm a capacidade de se transformar em qualquer tipo de tecido e representam uma das maiores esperanças médicas dos últimos tempos. Essas células existem em vários tecidos humanos, como "sangue, medula e outros tecidos em quantidade pequena; no cordão umbilical e na placenta, em quantidades bem maiores; e em embriões nas fases iniciais da divisão celular, ou seja, na fase de blastócitos."[8]

Essa vantagem quantitativa de células-tronco no cordão umbilical tem incentivado a criação de bancos privados de sangue do cordão, embora muitos pesquisadores ainda critiquem e condenem essa prática. Eles argumentam que a possibilidade de uso terapêutico desse sangue pela própria pessoa é extremamente pequena. Outros acreditam que as células-tronco presentes nesse sangue ainda poderão ser muito úteis no futuro.

O propósito desse congelamento do sangue do cordão seria para usar as células-tronco para regeneração da medula óssea, em caso de leucemia e outras doenças futuras. Pesquisadores contrários ao assunto alegam que as chances de aplicabilidade em transplante autólogo (para o próprio paciente) são praticamente nulas, pois esse tipo de transplante não é recomendado em casos de leucemia na infância (os resultados seriam melhores com o uso de células de doador). Já para pacientes adultos, o sangue já estará congelado por tantos anos que não haveria como garantir que ele ainda teria viabilidade terapêutica – seja pela qualidade, seja pelo número insuficiente de células. No entanto, tais amostras de sangue poderiam ser doadas para bancos públicos e ficar à disposição de quem necessitasse.

As pesquisas em andamento no Brasil são focadas nas células-tronco adultas, retiradas principalmente da medula óssea e do sangue de cordão umbilical. Parece que os problemas éticos, que para muitas pessoas tornam impensável a obtenção de células-tronco a partir de embriões humanos, estão começando a receber uma resposta científica.[9]

Revelações de eventuais fraudes na pesquisa não invalidam estudos sérios nem significam que a clonagem terapêutica, com produção de células-tronco embrionárias geneticamente idênticas ao paciente, nunca acontecerá. Por mais que os cientistas digam que os resultados somente virão a longo prazo, cria-se uma expectativa generalizada de que essas células terão um efeito quase milagroso de curar doenças e fazer paraplégicos andarem da noite para o dia. Alguns pesquisadores mais afoitos chegam a afirmar que seria mais rápido e barato experimentar no paciente do que em animais. A pressão pelo sucesso pode impulsionar as pessoas a romper a linha entre o adequado e o inadequado, e esse não é um fato isolado na ciência, conforme salientou a geneticista Nance Nardi, em entrevista a Herton Escobar.[10] A prudência recomenda que se façam mais estudos pré-clínicos em modelos animais, antes da aplicação em seres humanos. De fato, embora a expectativa seja de que haja a cura de muitas doenças, a cientista afirma ser possível as respostas com células-tronco representarem uma alternativa mais eficiente que as terapias disponíveis, especialmente em doenças neurodegenerativas.

Um estudo feito com camundongos conseguiu obter essas células por meio de técnicas diferentes e uma delas não causaria dano ao embrião recém-formado. Evidentemente, ainda existe uma distância enorme até sua aplicação em seres humanos. Contudo, pode ser um dos passos iniciais para resolver o dilema que divide cientistas e religiosos no mundo todo. O lado religioso argumenta que destruir um embrião equivale a matar um ser humano. Os cientistas, por sua vez, ressaltam a promessa que as células-tronco representam para a medicina, por serem capazes de se transformar em qualquer tecido do corpo humano. Tal impasse ainda divide muita gente no Brasil.

Em outro estudo, Alexander Meissner, do Instituto de Tecnologia de Massachussetts, e Rudolph Jaenisch, especialista em clonagem, testaram a viabilidade de uma proposta do bioeticista cristão William Hurlbut, da Universidade de Stanford, que propôs criar um pseudoembrião que pudesse servir de fonte das células. Essa entidade seria criada por clonagem e seu material genético seria alterado de tal maneira, antes da transferência do núcleo da célula iniciadora do processo de clonagem, que ele jamais seria capaz de se transformar em um embrião. Essa ação garante que o potencial de desenvolvimento que caracteriza um embrião humano nunca estaria presente e, portanto, não se destruiria um embrião quando se obtivessem as células-tronco. Meissner e Jaenisch, entrevistados pelo jornalista Lopes,[9] disseram ter modificado geneticamente embriões clonados de camundongos, desativando um determinado gene, responsável pela ligação entre o embrião e o útero da mãe. Segundo esses pesquisadores, com o gene desativado, o resultado da clonagem tinha formação aberrante e era incapaz de iniciar uma gravidez, mas, ainda assim, conseguiria produzir as esperadas linhagens de células-tronco. Tal estudo poderia dar base científica para um diálogo construtivo e eliminar o impasse entre religião e ciência.

As células-tronco, no corpo humano, têm a função de ajudar a reparar uma lesão. A terapia com essas células visa tratar doenças e lesões por meio da substituição de tecidos doentes por células saudáveis. No momento, o transplante da medula óssea para tratar pacientes com leucemia é um método de terapia celular eficiente. Futuramente, essa terapia poderá favorecer portadores de doenças degenerativas.[8]

A terapia celular é, muitas vezes, confundida com a clonagem terapêutica.[1] Nesta, verifica-se a transferência de núcleos de uma célula para um óvulo sem núcleo. Em tal processo, o óvulo ao se dividir gera, em laboratório, células potencialmente capazes de produzir qualquer tecido.

Como se distingue a clonagem terapêutica da reprodutiva? Na transferência de núcleos para fins terapêuticos, as células são multiplicadas em laboratórios para formarem tecidos. Já a clonagem reprodutiva humana requer a inserção do óvulo com um novo núcleo celular em útero humano.[8]

Outra situação que merece reflexão do ponto de vista ético é a problemática da interrupção de gestação de feto anencefálico, tanto do ponto de vista legal da mãe quanto do feto.

O feto portador de anencefalia é aquele que apresenta diagnóstico de anomalias genéticas e alterações das estruturas fetais. A anencefalia caracteriza-se pela ausência de uma grande parte do crânio, partes vitais do encéfalo, hemisférios cerebrais e cerebelo (que coordena movimentos comandados pelo cérebro); ausência da pele que teria de cobrir o crânio na zona do cérebro anterior; e exposição ao exterior de tecido nervoso hemorrágico e fibrótico. Mesmo assim, o anencéfalo nasce com o tronco encefálico, que é a parte responsável por funções como o ritmo dos batimentos cardíacos, os reflexos e a respiração.[11]

Muitos anencéfalos nascem vivos e morrem dentro das primeiras 24 horas. Alguns sobrevivem alguns dias e outros, excepcionalmente, 1 semana ou mais. Com o passar do tempo, os órgãos vão se degradando por hipoxemia e falta de estímulos nervosos para o funcionamento do organismo. Entre 13 e 39% nascem com outros defeitos orgânicos no coração ou nos rins.[11]

Do ponto de vista ético/moral, dois aspectos podem ser destacados: permissão legal ao aborto, caso a mãe solicite, e o uso dos órgãos do feto anencefálico para transplantes. Portanto, são dois aspectos de alta responsabilidade para uma tomada de decisão, que exigem discussão profunda e ampla.[1]

Quanto à viabilidade fetal para a vida extrauterina, mesmo com baixa expectativa de vida, o feto anencefálico detém o tronco encefálico, respira após o nascimento, esboça movimentos e constitui um ser vivente. Diante dessa condição, ninguém teria o direito de praticar homicídio. Nesse particular, a Resolução nº 1.480/97, do Conselho Federal de Medicina (CFM), estabelecia que o critério de morte encefálica, em portador de lesão irreversível de tronco encefálico, somente poderia ser considerado após o sétimo dia de vida, sem qualquer ressalva, o que tornaria inviável se processar a retirada de órgão para fins de doação. Posteriormente, a Resolução CFM nº 1.752, de 8 de setembro de 2004, concedeu autorização ética para uso de órgãos e/ou tecidos de anencéfalos para transplante, mediante a autorização dos pais, logo ao nascer. Essa Resolução de 2004 criou nova polêmica, pois passou a considerar o anencéfalo como natimorto cerebral, quando ele ainda respirava e tinha alguns movimentos, ferindo, assim, princípios éticos e legais. Os critérios de morte encefálica não seriam aplicáveis em anencéfalos pela ausência de cérebro. No entanto, outros critérios deveriam ser criados, principalmente para o caso de doação de órgãos ou tecidos logo após o nascimento.

A questão do anencéfalo continua em debate, não apenas do ponto de vista ético, como também legal. Isso porque envolve não apenas o problema do aborto, como também o transplante de órgãos originários de fetos anencefálicos.

BIOTECNOLOGIA E BIOSSEGURANÇA

O desenvolvimento biotecnológico, com sofisticados aparelhos e equipamentos de última geração,[12] causa grande impacto e impressão, na área da saúde, mas traz dúvidas quanto à sua efetiva segurança na utilização de todo o aparato. Qual a razão de usá-lo? Em que circunstâncias usá-lo?[13]

Por outro lado, doenças infecciosas emergentes, como a gripe aviária e a ebola, causadas por alguns dos vírus considerados mais letais do mundo, e a própria tuberculose que ressurgiu com nova força e capacidade destrutiva, demandam mais pesquisas.

A Comissão de Biossegurança da Fundação Oswaldo Cruz (Fiocruz), de acordo com a Lei nº 8.974, de 5 de janeiro de 1995, conceitua biossegurança como: "o conjunto de ações voltadas para a prevenção, minimização ou eliminação de riscos inerentes às atividades de pesquisa, produção, ensino, desenvolvimento tecnológico e prestação de serviços, riscos que podem comprometer a saúde do homem, dos animais, do meio ambiente ou a qualidade dos trabalhos desenvolvidos."[14]

Conforme mencionado, a nanociência e a nanotecnologia (*nano* vem do grego e significa "infinitamente pequeno"), com a manipulação da matéria em nível molecular, poderão vir a beneficiar a Genética e a Medicina, com miniaturização de máquinas e criação de nanorrobôs capazes de destruir micróbios infecciosos, matar células cancerosas, patrulhar a corrente sanguínea, remover placas de colesterol das artérias, retirar substâncias tóxicas do ambiente, construir outras máquinas minúsculas, fazer reparos e consertos em células e órgãos, revertendo até o processo de envelhecimento, como já mencionado.[4] Podem ser consideradas vantagens trazidas por essa regulamentação: estimular a inovação e a capacitação tecnológica nacional; ganhar a credibilidade da comunidade internacional e garantir o cumprimento das normas previstas por meio de processos apropriados à fiscalização e normas de punição plausíveis; favorecer o desencadeamento de ações de informação do público; e preparar recursos para os debates éticos, provavelmente polêmicos e inevitáveis.[15]

DESAFIOS LEGAIS*

Um dos desafios para a Enfermagem, e outras profissões do setor saúde, no campo legal, era o Projeto de Lei nº 25/2002, conhecido como Projeto do Ato Médico, o qual foi convertido na Lei nº 12.842, de 10 de julho de 2013,[16] dispondo sobre o exercício da Medicina no Brasil.

---

*Este item do capítulo contou com a inestimável colaboração do Prof. Dr. Genival Fernandes de Freitas na parte referente à Lei nº 12.842/2013.

Anteriormente, a Lei nº 3.268, de 30 de setembro de 1957, dispunha apenas sobre os Conselhos de Medicina, pois não existia nessa Lei dispositivo algum que especificasse as atribuições privativas do médico. Essa matéria era tratada apenas em resoluções do CFM (nº 1.627 de 23 de outubro de 2001). Carecia, pois, a profissão de uma legislação sobre o exercício profissional, definindo suas atividades específicas ou privativas. Daí o empenho para aprovar esse Projeto, agora transformado em Lei, que trazia alguns graves empecilhos ao exercício de outras profissões da área da saúde, as quais já se encontravam legalmente regulamentadas, como é o caso da Enfermagem, pela Lei nº 7.498, de 25 de junho 1986. Por exemplo, a Lei nº 12.842/2013 assegura que apenas os médicos podem diagnosticar sinais e sintomas (art. 4º, § 1º, inciso II). Ora, esse é um desafio a outros profissionais de saúde. Isso porque "as causas das doenças, em sua maioria, são multifatoriais, cabendo a cada profissional, dentro de sua formação técnica, identificar um conjunto de sinais e sintomas (diagnóstico nosológico) para minimização da patologia do paciente,"[17] segundo declarava Marcia Cristina Krempel, presidente do Conselho Federal de Enfermagem na época, em entrevista concedida ao jornal Folha de São Paulo.

Estendendo essa problemática social, Krempel[17] argumentava, ainda, que o referido diploma legal representava grave prejuízo à sociedade: quem estaria responsável pelos cuidados de feridas, de pacientes com afecções como doenças transmissíveis e tuberculose, entre outras? Indubitavelmente, na prática cotidiana, médicos não atendem a todas as demandas a esse respeito. Daí a importância dos protocolos assistenciais do Ministério da Saúde (MS), outorgando aos enfermeiros a assistência nessas condições, inclusive para o diagnóstico de sinais e sintomas, indicação terapêutica de algumas doenças, voltadas à atenção básica. Entretanto, a própria Lei excetua do rol de atividades privativas do médico o "atendimento a pessoa sob risco de morte iminente", pois esta seria uma circunstância emergencial em que qualquer profissional com um mínimo de preparo técnico deve atender. O rol de atividades privativas, constante do art 4º, com seus 14 itens, 7 parágrafos e respectivos incisos, enumera tais atividades. Contudo, admite resguardar as competências próprias de diversas profissões, entre as quais a do enfermeiro, conforme previsto no § 7º. Da mesma maneira, essa Lei reconhece que "a direção administrativa de serviços de saúde não constitui função privativa de médico" (art. 5º, parágrafo único).

Na época, antes da aprovação dessa Lei, a Associação Brasileira de Enfermagem (ABEn), junto a entidades representativas de diversas outras áreas de saúde (Odontologia, Fonoaudiologia, Serviço Social, Psicologia, Biologia, Fisioterapia e Terapia Ocupacional, Farmácia, Nutrição, Medicina Veterinária e Educação Física), manifestou-se contrária, desde o início ao Projeto de Lei nº 25/2002. ABEn alegou que ele seria um retrocesso, por restringir ao médico muitas atividades inerentes às várias profissões da área da saúde. Isso poderia implicar prejuízo ao princípio da integralidade das ações de saúde, segundo os preceitos do Sistema Único da Saúde (SUS) (de multidisciplinaridade, interdisciplinaridade e direito de livre escolha), e, ainda, problemas corporativos, por imputar ao médico a exclusividade dos serviços de saúde, restringindo a ação dos demais trabalhadores da área.

No que se refere ao diagnóstico, ocorreria reducionismo sobre outras possibilidades diagnósticas, pois o cliente ficaria reduzido à sua condição de morbidade sem considerar outras ações e intervenções possíveis, como as terapias complementares ou alternativas (p. ex., acupuntura, reiki, florais, fitoterapia e antroposofia, entre outras). Tais métodos naturais para tratar ou prevenir problemas de saúde, para fugir de efeitos colaterais, possíveis riscos e o alto custo da terapêutica convencional, são muito buscados pelos usuários dos serviços de saúde, sem necessidade de indicação médica específica.

Sobre a acupuntura, terapia milenar oriental, que trabalha com estimulação de pontos da superfície da pele com o objetivo de curar e ou prevenir doenças, o MS baixou a Portaria nº 971, de 6 de maio de 2006, permitindo a profissionais não médicos exercerem essa atividade nos serviços do SUS. Desse modo, seguiu o que a própria Organização Mundial da Saúde (OMS) preconiza para essa prática por acupunturistas não médicos. É necessário fugir do imperativo da medicalização que, como refere Dupas,[18] subordina a técnica e a concepção de saúde ao lucro e ao retorno de investimento, criando até medicamentos preventivos para "atenuar riscos" de ficar doente. Ou seja, existe uma lógica de que não há indivíduos sãos; apenas suas doenças ainda não foram diagnosticadas.

Durante a tramitação do Projeto de Lei do "Ato Médico", outras manifestações contrárias argumentavam que a OMS, ao definir saúde como "estado de bem-estar físico, mental e social, e não apenas ausência de doenças ou enfermidades" entendia que o ser humano precisava ser atendido em várias áreas ou esferas da vida para ser considerado saudável e pudesse viver com dignidade. Essas esferas envolvem qualidade dos alimentos; relação do indivíduo consigo mesmo e com os demais (família e comunidade); qualidade de vida; segurança do trabalho; segurança pública; e meio ambiente saudável, entre outros inumeráveis aspectos que regem nossa vida. Cada um desses aspectos e esferas é alvo do trabalho de uma ou mais profissões e cada profissão com sua especificidade de conhecimentos, habilidades e competências irá cuidar de sua parcela. Daí a necessidade de existirem ambientalistas, advogados, agrônomos, administradores, dentistas, enfermeiros, ecologistas, médicos, engenheiros, farmacêuticos, psicólogos, nutricionistas e tantos outros profissionais.

Não existe hierarquia ou subordinação entre esses profissionais, pois são todos necessários, cada um na sua esfera própria de trabalho. Profissionais afins necessitam trabalhar em estreita cooperação, para alcançar o objetivo comum. Assim se passa no campo da saúde, em que vários especialistas concorrem para levar saúde ao usuário necessitado, cada profissional no seu espaço, no seu tempo e com sua especificidade. Não há um especialista superior ou mais importante que o outro, mas a necessidade do paciente indicará qual ação profissional precisa ser desencadeada em cada momento. Um profissional poderá desencadear a ação de vários outros profissionais.

Aparentemente, esse Projeto parecia apenas pretender regulamentar as funções médicas, o que nada teria de anormal, pois a legislação do exercício da Medicina data de 1932, quando foi aprovado o Decreto nº 20.931, de 11 de janeiro de 1932, para regular e fiscalizar o exercício da Medicina, da Odontologia, da Medicina Veterinária e das profissões de farmacêutico, parteira e enfermeira. Como a Lei nº 3.268, de 30 de setembro de 1957, dispunha sobre os Conselhos de Medicina, e o Decreto nº 44.045, de 19 de julho de 1958, regulamentou essa Lei, sobre o CFM, parecia que os médicos deixaram a cargo desse órgão a regulamentação do exercício profissional por meio de resoluções colegiadas e não com a força de uma lei aprovada pelo Congresso Nacional.

Portanto, esse Projeto de Lei não pretendia apenas regulamentar o exercício profissional da Medicina. Queria definir como seu campo praticamente todas as atividades desde a promoção primária às prevenções secundária e terciária da saúde, que no atual estágio de desenvolvimento científico e tecnológico já se encontram distribuídas em mãos de muitos outros profissionais. Em sendo aprovado como proposto inicialmente, ocorreria o fim da interdisciplinaridade no cuidado e na assistência à saúde e o fim da autonomia de diversas profissões constituídas e regulamentadas. Isso porque seria necessário que um médico determinasse, ou prescrevesse, o que outro profissional deveria ou poderia fazer. Ou, pelo menos, geraria um grande conflito jurídico na prática diária, pois muitas dessas profissões já estão regulamentadas por leis aprovadas no Congresso Nacional e sancionadas pelo Presidente da República há mais de 20 anos. Dessa maneira, todas as outras profissões regulamentadas ficariam à mercê da ordem e da disposição de uma única categoria para autorizar que fossem realizadas atividades que já vinham fazendo sem necessidade de comando algum. Além do mais, a experiência de inúmeros órgãos e serviços de saúde, em todos os níveis de responsabilidade, demonstrava que várias outras categorias profissionais de saúde estavam aptas e eram competentes para coordenar, dirigir, chefiar, auditar e supervisionar uma unidade de saúde. Em boa hora, a Lei nº 12.842/2013 especificou que a direção administrativa de serviços de saúde pode ser exercida por qualquer categoria profissional, pois não constitui função privativa de médico.

Como componente do setor saúde, a Medicina está alocada junto a inúmeros outros profissionais, que devem trabalhar de modo interdisciplinar. Isso porque todos os profissionais e especialistas dependem uns dos outros, para desempenharem bem suas respectivas funções.

Também é verdade que é preciso discutir e delimitar atribuições que costumam ser compartilhadas por diversos profissionais de saúde. O próprio MS reconheceu essa necessidade de regulamentação e instalou, em junho de 2004, por meio do Departamento de Gestão e da Regulação do Trabalho em Saúde (Degerts),* a Câmara de Regulação do Trabalho em Saúde (CRTS). A finalidade foi a de propor ações de regulação para profissões e ocupações da área da saúde, bem como sugerir alterações de leis e estimular iniciativas para regulamentar o exercício de novas atividades. Ela pode ser considerada como mais uma atividade política da Enfermagem e tanto a ABEn quanto o Conselho Federal de Enfermagem (COFEN) podem lutar por mais espaços de autonomia e representatividade nas diversas instâncias decisórias.

Normalmente, os órgãos de classe desenvolvem atividades para a mobilização de enfermeiros e de outras categorias, sempre que surgem projetos de lei ou movimentos os quais possam prejudicar a profissão ou seus profissionais. No entanto, é importante que, individualmente, enfermeiros se engajem nas lutas da classe, acompanhando a evolução dos fatos e analisando o impacto destes, que poderão advir para si próprios e para toda a categoria, articulando-se com outros colegas e unindo-se aos objetivos da classe. A união de forças dará a força necessária contra medidas injustas ou inconvenientes para a categoria.

Outro desafio para enfermeiros, em geral, é o Decreto nº 5.773, de 9 de maio de 2006, que dispõe sobre o exercício das funções de regulação, supervisão e avaliação de instituições de educação superior e cursos superiores de graduação e sequenciais no sistema federal de ensino. A imprensa escrita chamou a atenção para esse texto legal, alertando que os conselhos profissionais iriam participar do reconhecimento de cursos universitários. Contudo, instituições privadas de ensino questionam tal participação, alegando a possibilidade de protecionismo para reduzir a entrada de novos profissionais no mercado de trabalho. Sobre o reconhecimento, o art. 36 estipula que "o reconhecimento de cursos de graduação em Direito e em Medicina, Odontologia e Psicologia, deverá ser submetido, respectivamente, à manifestação do Conselho Federal da Ordem dos Advogados do Brasil ou do Conselho Nacional de Saúde". O prazo para manifestação previsto é de 60 dias, prorrogável por igual período a requerimento do Conselho interessado.

No art. 37, afirma-se que:

> "No caso de curso correspondente à profissão regulamentada, a Secretaria abrirá prazo para que o respectivo órgão de regulamentação profissional, de âmbito nacional, querendo, ofereça subsídios à decisão do Ministério da Educação em sessenta dias."

Considerando que a Enfermagem é profissão regulamentada, o órgão de regulamentação profissional de âmbito nacional, ou seja, o Conselho Federal de Enfermagem terá, se quiser, acesso ao processo de reconhecimento de novos cursos de graduação. Assim, pode oferecer análises, avaliações e subsídios ao Ministério da Educação.

Constitui, pois, mais um nível de competência que se soma aos já existentes na Lei nº 5.905, de 12 de julho de 1973, que criou os Conselhos Federal e Regionais de Enfermagem no Brasil. No campo do Direito e da Medicina, os respectivos conselhos já lutavam há décadas por esse direito para evitar a proliferação de escolas e cursos sem corpo docente adequado, em qualidade e quantidade, sem campos para estágio prático e, na maioria das vezes também sem biblioteca nem outros recursos didáticos. Com a promulgação do Decreto nº 5.773/06, foi concedida a esses conselhos de maneira clara e explícita essa função, para a qual já contam em seus quadros de diretoria com profissionais e especialistas altamente qualificados para poderem traçar as diretrizes recomendadas. Embora para o Conselho de Enfermagem ainda seja opcional, é muito importante preparar-se para exercer mais essa função. Isso porque a sociedade e o mercado estão sempre em busca de meios e métodos nem sempre os mais recomendados para a profissão. Um exemplo é o ensino a distância que, se aplicado no ensino da prática assistencial de Enfermagem, tem potencial de causar graves erros técnicos no cuidado ao paciente, de consequências incalculáveis, como morte, agravamento da enfermidade ou lesões permanentes. Os líderes da Enfermagem brasileira já têm se manifestado contra essa modalidade de ensino, ante o risco de provocar prejuízos insanáveis aos pacientes, famílias e comunidades. O ensino da prática de Enfermagem

---

*Departamento de Gestão e da Regulação do Trabalho em Saúde (Degerts) é responsável, fundamentalmente, pela proposição, pelo incentivo, pelo acompanhamento e pela elaboração das políticas de gestão, planejamento e regulação do trabalho em saúde em âmbito nacional. In: Ministério da Saúde, Secretaria de Gestão do Trabalho e da Educação na Saúde. Brasília: Ministério da Saúde; 2005.

não envolve apenas o conhecimento teórico e a mera execução da atividade técnica, mas inclui também a atitude profissional e a ética – componentes indissociáveis no ato de cuidar, essência da Enfermagem e sua maior característica da identidade profissional.

Outro ponto que merece reflexão é o art. 69 do Decreto nº 5.773/2006, o qual reza que "o exercício da atividade docente na educação superior não se sujeita à inscrição do professor em órgãos de regulamentação profissional". O significado desse artigo é de que o enfermeiro que exerce exclusivamente a função de professor não estaria obrigado a se inscrever no COREN de sua jurisdição. Se o profissional apenas ensina, seja em sala de aula seja em campo de estágio, sem exercer a função assistencial que é regulada pelo Conselho, estaria beneficiado por esse Decreto. Entretanto, o ensino em campo de estágio, muitas vezes, necessita de demonstração, o que implica prestar um cuidado ao paciente para mostrar ao aluno como fazer. Haveria classificação distinta para o "cuidar" quando estiver ensinando e o "cuidar" quando estiver atuando como profissional assistencial? Com novos cursos específicos de licenciatura de Enfermagem, em que se formarão professores para o nível técnico profissionalizante, como será considerado o ensino prático? Ou o ensino das práticas de Enfermagem será somente com uso de manequins e modelos anatômicos, sem estágios em serviços de saúde? Como desenvolver habilidades manuais e o relacionamento interpessoal com pacientes sem atuar diretamente com pacientes de verdade? O bom senso parece indicar que, nesses cursos diretos de licenciatura em Enfermagem, o formando receba também o título de bacharel em Enfermagem. Isso lhe dará condições de atuar em serviços de saúde, se necessário, ensinar e demonstrar técnicas e habilidades de Enfermagem com o paciente.

A Ordem dos Advogados do Brasil (OAB) criou, no início da década de 1970, a obrigatoriedade de uma prova, conhecida como "Exame da Ordem" para que o bacharel em Direito pudesse exercer a advocacia. Tal medida foi seguida depois por alguns Conselhos Regionais de Medicina, no fim da década de 1980, mas ainda sem caráter obrigatório. Existe em tramitação no Senado Federal o PLS 217, de 2004,[19] que pretende criar o Exame Nacional de Proficiência em Medicina. O Conselho Regional de Medicina, de São Paulo (Cremesp), e a Associação Paulista de Medicina (APM) lançaram o exame de qualificação profissional e de autoavaliação para médicos de São Paulo, em 1990. Assim, os exames tiveram início em 2005, mas continuam sem caráter obrigatório para fins de registro profissional.

Igualmente, no campo de Enfermagem, o Projeto de Lei nº 4.930, de 6 de abril de 2016,[20] apresentado pelo Deputado Lúcio Vieira Lima (PMDB-BA) com apoio do Conselho Federal de Enfermagem, pretende criar um exame de proficiência profissional. Busca-se melhorar a qualidade da assistência de Enfermagem prestada à população e combater o ensino de má qualidade. A aprovação em exame de suficiência constituiria requisito obrigatório para o exercício profissional da Enfermagem, o que, certamente, poderá "contribuir para a melhoria da assistência e a valorização da profissão, evitando erros causados por deficiências de formação. A proliferação desordenada de cursos de qualidade duvidosa na área da Enfermagem também contribui para a saturação do mercado de trabalho, com desemprego aberto e rebaixamento salarial."[20]

DESAFIO PROFISSIONAL | PRESCRIÇÃO DE MEDICAMENTOS POR ENFERMEIROS — UMA REFLEXÃO

As últimas duas décadas têm testemunhado mudanças significativas no papel e nas funções de enfermeiros em muitos países. O trabalho de Enfermagem tornou-se mais técnico e mais especializado, e o enfermeiro passou a ter maior destaque como membro da equipe multiprofissional, com seu próprio corpo de conhecimentos para a prestação de cuidados ao paciente. Tais fatos vêm ocorrendo em uma época de contenção de custos para a saúde e, ao mesmo tempo, aumento da demanda para novos e dispendiosos tratamentos. Isso tem feito governos e profissionais de saúde olharem com atenção redobrada para a manutenção da eficácia na administração de recursos.

Enfermeiros vêm desenvolvendo seu papel de maneira inovadora, expandindo suas funções. Além disso, a prescrição de medicamentos pode ser vista como uma dessas inovações da profissão de Enfermagem, que vem sendo desenvolvida em muitos países desde o início da década de 1990, conforme indica a literatura existente. Mais criterioso e prudente, dado seu impacto em nível mundial, o International Council of Nurses (ICN) publicou seu primeiro documento sobre o assunto em 1999 e estabeleceu uma rede de comunicação para que profissionais que já vinham se dedicando a atividades de práticas avançadas pudessem discutir situações e problemas comuns. Procurou também definir o nível de qualificação que deveria ter o profissional para assumir tal prática.[21]

Assim, um enfermeiro, para exercer essa prática avançada da Enfermagem, inclusive prescrição de medicamentos, deveria ter como mínimo de formação o grau de mestre em Enfermagem, mestrado profissionalizante ou alguma forma de pós-graduação em práticas avançadas ou especializadas de Enfermagem. Seria, pois, um profissional com conhecimento especializado e habilidade para decisões complexas, além de competência clínica para a prática de atividades expandidas, cujas características estariam conformadas pelo contexto institucional onde estivesse habilitado a exercer a atividade profissional (definição adaptada do ICN).[21]

A prática avançada de Enfermagem implica também um estudo sobre o âmbito dessa prática e de padrões relacionados com a atividade. Um aspecto fundamental do âmbito dessa prática é a competência para prescrever, o que lhe daria apoio à autonomia profissional e ao exercício independente. O interesse pela prescrição de medicamentos por enfermeiros vem crescendo, em muitos países, para atender a:

- Necessidade de melhor provisão de cuidados a pacientes, em especial os que se encontram em comunidades afastadas ou em zona rural
- Uso mais eficaz de tempo e recursos
- Necessidade de enfermeiros melhor usarem sua capacidade ou legitimar um trabalho que já estão executando
- Melhor relacionamento entre profissionais de saúde
- Redistribuição de trabalho entre profissionais capacitados e melhor utilização do tempo de trabalho do médico.

Alguns estudos sugerem que os pacientes também se sentem beneficiados com enfermeiros prescrevendo, pela maior dinâmica no atendimento, o que reduz o tempo de espera e proporciona maior tempo de contato e interação com o profissional de saúde. Foram identificados quatro modelos de enfermeiros "prescritores" de medicamentos: o independente, autônomo ou substitutivo; o dependente, colaborador, semiautônomo, complementar ou suplementar; o grupo protocolo; e a prescrição alterando horário e dosagem.

O profissional de saúde responsável pela prescrição assume toda a avaliação do cliente/paciente, em geral fazendo um diagnóstico diferencial dentro de uma série de possibilidades sugeridas pelos sinais e sintomas, estabelece a medicação adequada e o tratamento e faz a prescrição. Essa categoria de prescritor, na maioria dos países, é limitada a médicos, dentistas e veterinários, mas em muitos países os enfermeiros têm esse direito. Tais enfermeiros, em geral, prescrevem em formulários específicos (e, nesse caso, um número limitado e definido de medicamentos) ou em formulários comuns, como ocorre em muitos estados dos EUA.

O "prescritor" dependente é aquele que pode prescrever em colaboração com o prescritor independente, geralmente médico, mas sem necessidade de supervisão direta. O prescritor dependente pode prescrever em formulário comum ou especial, consultando ou não o médico. O prescritor dependente não assume a responsabilidade pelo diagnóstico ou pelo exame de avaliação do cliente. Esse tipo de prescrição é muito útil nas consultas subsequentes do cliente, após ele já ter passado com um médico na primeira consulta. No entanto, o enfermeiro não deve se limitar a repetir a medicação, pois deve ter competência para alterar alguns aspectos da prescrição, como dose ou frequência. Nesse tipo de prescrição, o médico continua responsável, em última instância.

O grupo protocolo é aquele que segue uma instrução escrita específica para a administração de determinados medicamentos em uma determinada situação clínica. Essa instrução pode ser elaborada dentro de qualquer instituição, pública ou privada, e aprovada pelo dirigente local. É aplicado para grupos de pacientes ou usuários previamente identificados. Esse modelo é amplamente usado no Reino Unido, na Austrália e na Nova Zelândia, além do Brasil. O grupo protocolo não deve ser visto como prescrição independente. Isso porque apenas possibilita que o enfermeiro prescreva medicamentos dentro dos termos de um determinado protocolo. O uso de grupo protocolo pode ser o caminho para que enfermeiros possam futuramente prescrever mais de maneira independente. No Reino Unido, os grupos protocolos têm sido usados para que outros profissionais, como fisioterapeutas, psicólogos, optometristas e farmacêuticos, além dos enfermeiros, também prescrevam em situações de necessidade ou emergência, embora exista ainda a preocupação com aspectos legais em caso de erros ou falhas.

O quarto modelo é o da alteração de horário e dosagem da prescrição do paciente. O protocolo é por paciente e não por grupo e admite que enfermeiros alterem o horário e a dose de medicamentos específicos. É um modelo comumente usado por enfermeiros atuando com pacientes psiquiátricos, diabéticos e de cuidados paliativos. Nota-se que esse tipo também não é caso de prescrição independente, mas administração de medicação sob a autoridade e responsabilidade do médico.

EXPERIÊNCIA DA PRESCRIÇÃO DE MEDICAMENTOS POR ENFERMEIROS

Alguns países já vêm largamente utilizando enfermeiros para prescrever medicamentos, conforme levantamento realizado pelo ICN.[21] Entre esses países, foram identificados a Suécia, a Austrália, o Canadá, os EUA, o Reino Unido e a Nova Zelândia como os primeiros a implantarem essa experiência, seguidos da África do Sul, de Botsuana, da Irlanda e do Quênia.

Os primeiros países que implantaram a prescrição de medicamentos por enfermeiros tinham em comum uma forte liderança nacional e uma organização de Enfermagem em nível nacional bem articulada e com experientes e ativos lobistas. Eles obtiveram a aprovação de leis que favoreceram seus projetos e propostas, além de um sistema educacional na Enfermagem que deu a capacitação, a confiança e a competência para assumir o direito de prescrever. Em todos esses países, havia um sistema de saúde e de Enfermagem comunitária bem estabelecida, com práticas e funções avançadas. Nesse caso, a prescrição de medicamentos por enfermeiros constituía uma atraente opção para promover a assistência à saúde com recursos existentes e contenção de custos.

No Quadro 22.1 é apresentado um resumo das atividades de prescrição de medicamentos nos seis países antes mencionados, especialmente quanto à capacitação específica requerida e a quem o medicamento é prescrito. Ou seja, são apresentados tipos de pacientes ou usuários, que medicamentos podem ser prescritos, os benefícios auferidos pelos pacientes e/ou serviços, resultados de avaliação feita, implicações ou problemas enfrentados, além da legislação pertinente, de acordo com Buchan e Calman.[22]

DILEMAS ÉTICO-LEGAIS NA ENFERMAGEM

O desenvolvimento científico na biotecnologia, na biossegurança e na saúde pode trazer novos dilemas ético-legais que talvez surjam no exercício da Enfermagem durante o processo de cuidar do paciente. Os trabalhadores da saúde, ao acompanhar os avanços tecnológicos, têm sentido de perto os reflexos sobre seu pensar e agir, levando-os a buscar alternativas para um atendimento, cuja meta é a qualidade de vida, a cidadania e o viver em plenitude, que implica a dimensão transcendental da vida. Nesse sentido, devem ser considerados os valores e princípios morais que envolvem o processo de trabalho em saúde.[1]

Por outro lado, conforme a Enfermagem mantém contato com o desenvolvimento tecnológico e científico, diversificam-se os espaços do cuidar e do cuidado. Nesse contexto, emergem dilemas no campo do exercício profissional, em que seus agentes necessitam lançar mão de instrumentos éticos, legais e de juízo moral para não se envolverem em situações talvez irreversíveis para a vida do usuário, sob sua responsabilidade e até para si mesmos.[1]

O processo do cuidar em Enfermagem inclui agentes de várias categorias em constante interação e desenvolve ações de caráter interdisciplinar, pois atua com diferentes profissionais da saúde, além de estabelecer relações com familiares e pacientes. Tal interdisciplinaridade enriquece e qualifica o fazer, mas também traz conflitos de natureza variada, inclusive ética.

Quadro 22.1 Resumo das atividades de prescrição de medicamentos.

Nome do país	Capacitação específica	A quem prescreve	O que prescreve	Benefícios	Avaliação	Implicações	Legislação
Suécia	10 semanas para especialista e 20 para não especialista	Idosos e em cuidados primários	230 medicamentos; alguns não podem ser prescrição inicial ou para crianças	Para pacientes. Redução da carga de trabalho	Melhorou nível de assistência, comunicação e acesso a pacientes	Queixas de médicos de que diagnósticos simplistas poderiam prejudicar pacientes	Órgãos do governo fizeram avaliação
Austrália – cada estado é autônomo em matéria de saúde e educação	Depende do estado. Alguns desde a 1ª prescrição. Mestrado e curso especial de terapia com drogas e medicamentos	Existem protocolos específicos. Lista é muito restrita ainda. Área rural	Em formulários especiais. Lista é muito restrita e depende de cada estado	Melhora do serviço para clientes	Tem havido oposição de grupos, mas outros pretendem aumentar âmbito de ação	Alguns médicos têm se queixado e se oposto frontalmente	Enfermeiro precisa ser registrado em cada estado
Reino Unido – desde 1986, Relatório de Cumberlege	Curso específico para enfermeiros de saúde pública; 28 dias intensivos mais estágio e período sob supervisão	Pacientes crônicos com asma, diabetes, problemas cardíacos e mentais	Lista extensa: inclui antibióticos e muitos outros de uso tópico ou oral	Tempo de médicos especialistas, enfermeiros e pacientes. Acesso mais fácil	Melhorou a satisfação dos pacientes	Formulário para prescrição de enfermagem, e o público pode hoje comprar muitos medicamentos que antes não podia	Departamento de Saúde publicou em 2002. Enfermeiros prescrevendo medicamentos de forma independente e estendida
EUA – existem enfermeiras de práticas avançadas. Cada estado é autônomo	Curso de treinamento especial com estudo sobre diagnóstico ou grau de mestre. Enfermeiras anestesistas, obstetrizes e enfermeiras clínicas especialistas	Setores de nível primário ou secundário de atenção à saúde	Nível de autonomia variável, mas todas as enfermeiras de práticas avançadas podem prescrever tudo, exceto medicamentos controlados	Pacientes alegaram melhora de atendimento por enfermeiras	Enfermeiras prescrevem menos medicamentos e com menor frequência que os médicos	Grupos de médicos e outros especialistas se opõem (p. ex., farmacêuticos)	Cada estado tem sua legislação própria
África do Sul	Só enfermeira de saúde pública, autorizada pelo Conselho de Enfermagem após curso especial e licença do Conselho de Farmácia	Qualquer usuário dos serviços de saúde, de nível primário ou secundário	Vários esquemas, desde epinefrina, anticoagulantes, insulina, corticoides, anti-histamínicos, antibióticos	Não documentado	Houve melhora do serviço especial/para área rural	Grupos médicos alertaram subida de custo por causa de diagnósticos malfeitos pelos médicos	O Conselho Nacional autoriza os que podem prescrever
Nova Zelândia	Só enfermeiras de geriatria e pediatria. Aumentou para cuidados paliativos, respiratórios, diabetes, saúde mental, ocupacional e da reprodução	Pacientes idosos, terminais, crônicos das especialidades listadas	Vários programas com lista de medicamentos e com autorização para prescrição, autonomia ou não	Obstetrizes têm autonomia para prescrever medicamentos dentro de sua área	O Governo estuda aumentar âmbito da prescrição para enfermeiros	O Conselho de Medicina já admitiu outros profissionais para prescrever, além de dentistas, obstetrizes	O Conselho precisa autorizar a atividade

Nos múltiplos espaços onde atuam os trabalhadores em saúde, pode ser observado que, a depender deles e do tipo de usuários atendidos, são desenvolvidas tecnologias de complexidade variada, em que podem ser identificadas características das biotecnologias antigas, modernas e de ponta. Assim, da biotecnologia antiga podem-se identificar hábitos familiares decorrentes da cultura popular, como o uso de chás, banhos e remédios caseiros, entre outros; da moderna, como a utilização de vacinas, antibióticos e técnicas especiais na área do pré-natal; e da de ponta ou atual, são exemplos a manipulação e o controle de material e equipamento hospitalar de alta complexidade.[1]

É esperado que, para o uso desta biotecnologia, os valores éticos e princípios morais sejam respeitados na tomada de decisões, com vistas à promoção e à preservação da vida no planeta, de indivíduos e/ou das coletividades. O uso da biotecnologia atual acarreta maior complexidade no processo de cuidar em saúde, que tem como perspectiva o respeito à autonomia, o sentimento de justiça, a responsabilidade, a integralidade e a equidade sem perder de vista o sentido da prudência. A alteridade (capacidade de se colocar no lugar do outro) deve ser uma constante, visando à tolerância como um dos valores mais importantes do mundo atual. Como habitaremos este planeta sem respeitar os diferentes?

Não se pode esquecer que os usuários vêm cada vez mais se conscientizando dos seus direitos e deveres, saindo da condição de objeto para a de sujeito do seu próprio cuidado, questionando a atenção recebida. Ao considerar a repercussão das novas tecnologias, na saúde, na perspectiva ética, é importante pensar sobre as novas técnicas envolvidas no processo de cuidar do usuário em serviços de saúde. É preciso compreender que esses são procedimentos que, na dimensão ética, devem ser fundamentados no respeito pela vida humana.

O Decreto nº 94.406/87, que regulamenta o exercício da profissão, em seu art. 8º, inciso II, alíneas o e q, estipula como incumbências do enfermeiro, como integrante da equipe de saúde, a "participação nos programas de higiene e segurança do trabalho e de prevenção de acidentes e de doenças profissionais e do trabalho"; e a "participação no desenvolvimento de tecnologia apropriada à assistência de saúde".

Este respaldo seria suficiente para o exercício profissional frente aos dilemas ético-legais emergentes das novas tecnologias?

Nesse sentido, não se pode perder de vista as técnicas de reprodução assistida, os procedimentos para doação e recepção de órgãos e tecidos no caso dos transplantes e as situações que levam a reanimação de indivíduos em parada cardiorrespiratória, entre outros.

No caso da clonagem humana, a questão não é defender uma atitude conservadora baseada no medo, ou de negar o seu valor. O problema está em repudiar o exagero daqueles que se excedem ultrapassando os limites éticos em suas pesquisas, as quais devem ser avaliadas não só pelo exercício da pesquisa em si, mas também pelas consequências sociais delas decorrentes.[23]

No campo da genética, é importante, ainda, que não se percam de vista as técnicas de reprodução assistida. Os profissionais de saúde que trabalham nesses serviços precisam enfrentar essa alternativa com cautela, levando em conta: os critérios éticos adotados pelo serviço frente ao uso da inseminação artificial, conforme se trate da inseminação homóloga ou heteróloga; os objetivos que se quer alcançar nesse processo de intervenção na vida e na relação do casal, na perspectiva ética/moral, frente aos problemas que emergem dessa situação; e, por fim, a garantia da qualidade dos referidos serviços do ponto de vista técnico-científico e ético/moral.

Outro grande avanço é o de transplantes de órgãos. Os dilemas deles decorrentes situam-se, principalmente, na sua captação e na sua doação. Uma das maneiras de controle dessa atividade foi a criação de Centrais de Captação e Doação de Órgãos. O enfermeiro, como um dos profissionais que trabalha nessas centrais, tem, entre suas funções, atuar junto ao familiar do doador, entrevistando-o e dando todas as informações de maneira honesta, correta, clara e compreensível ao entendimento do familiar, antes de obter seu consentimento formal de doação. Entre os dilemas que surgem está aquele relacionado com a necessidade de obter o órgão, de maneira a considerar a liberdade e a consciência do familiar doador e o respeito à dor da perda do ente querido naquele instante em que necessita tomar a decisão.

Com respeito aos dilemas legais, é necessário lembrar que não basta as organizações de Enfermagem lutarem contra projetos ou propostas que possam vir a prejudicar a qualidade da assistência à saúde da coletividade ou dificultar/impedir avanços da ciência da Enfermagem.

A mobilização de enfermeiros e de outras categorias profissionais, diante de qualquer projeto de lei prejudicial ao bom desempenho profissional, é importante. No entanto, igualmente importante é também demonstrar, individualmente, à sociedade que todos os enfermeiros estão engajados, acompanhando a evolução dos fatos, analisando o impacto pessoal e profissional para todas as categorias atingidas. O profissional precisa articular-se com colegas de profissões paralelas e unir-se aos objetivos comuns da classe. Entidades de classe da Enfermagem precisam manter vigilância permanente nas duas Casas do Poder Legislativo (Câmara dos Deputados e Senado Federal) sobre projetos de lei em andamento que possam vir a afetar o exercício da atividade de Enfermagem, como ocorreu anteriormente, na década de 1980, com o Projeto Salvador Julianelli, apresentado por este parlamentar, na Câmara dos Deputados. Felizmente, a mobilização geral e a pronta e contundente ação de enfermeiros e outros profissionais que seriam afetados fez com que tal parlamentar retirasse o projeto de sua autoria. Reitere-se que os órgãos de classe têm realmente essa missão de promover ações e desencadear movimentos para a defesa e proteção da classe. Porém, a união de todos os profissionais constituirá o apoio e o reforço necessários contra medidas consideradas injustas e inconvenientes para a categoria que representam.

Com relação ao desafio profissional no campo assistencial especializado, observa-se que os enfermeiros em muitos países estão sendo levados a assumir funções cada vez mais complexas, dentro da equipe de saúde. Ao mesmo tempo que os custos para a saúde sobem assustadoramente, ocorrem também aumento de demanda e tentativas governamentais de contenção desses custos. Em vários países, os enfermeiros vêm desenvolvendo práticas avançadas de Enfermagem, ou seja, atividades inovadoras, ora expandindo, ora estendendo suas funções, o que levou à prescrição de determinados medicamentos. Esses países trataram de definir o nível de qualificação necessário para o desempenho dessas práticas avançadas de Enfermagem. A literatura indica que essa ampliação de funções, com a prescrição de medicamentos por enfermeiros, teve início na década de 1990.

No Brasil, a Lei nº 7.498/86 e o Decreto nº 94.406/87 foram também inovadores nesse aspecto, pois já previam antes da década de 1990 "a prescrição de medicamentos estabelecidos em programas de saúde pública e em rotina aprovada pela instituição de saúde" (Lei nº 7.498/86, art. 11, inciso II, alínea c, reforçada pelo Decreto nº 94.406/87, art. 8º, inciso II, alínea c). Na prática, esses programas referem-se a trabalhos específicos que já vêm sendo realizados há muitas décadas nas áreas de tuberculose, hanseníase, oncologia e, mais recentemente, com pacientes portadores de AIDS e outras doenças sexualmente transmissíveis. Nas zonas rurais e mais remotas, muitos enfermeiros foram capacitados pelos órgãos governamentais, não apenas a prescrever como a requisitar exames laboratoriais, fazer o diagnóstico e iniciar o programa de tratamento e controle com medicamentos específicos.

Não há dúvida de que os enfermeiros foram imprescindíveis nas diversas etapas desses programas para sua implementação e desenvolvimento. No entanto, é importante também refletir sobre a continuidade dessas ações. Se a atividade foi desempenhada por enfermeiros, por falta de outro pessoal qualificado, quando essa deficiência for suprida, deveria o enfermeiro continuar a desempenhar essa tarefa, disputando espaço com outro profissional, talvez até melhor preparado? Ou ele deveria deixar essa atividade e dedicar-se ao exercício da Enfermagem propriamente dita, desenvolvendo programas de educação para a saúde e outras citadas na mesma Lei?

CONSIDERAÇÕES FINAIS

São múltiplos os desafios que a profissão de Enfermagem como um todo tem pela frente. Há muitos questionamentos e muitas dúvidas sobre os quais os profissionais terão de se debruçar, refletir e buscar as melhores respostas que possam satisfazer, não apenas aos enfermeiros e a toda a equipe de Enfermagem, mas principalmente à sociedade.

Destaquem-se os desafios legais e profissionais, dentre outros, para demonstrar possíveis pontos críticos que necessitariam de maior atenção para que a Enfermagem possa continuar seu avanço e reconhecimento social. Superada a problemática do Projeto de Lei nº 25/2002, que pretendia reconhecer a direção administrativa de serviços de saúde como função privativa de apenas uma categoria profissional, dentre as muitas existentes na equipe de saúde, resta para a Enfermagem consolidar seu papel ante o Decreto nº 5.773, de 9 de maio de 2006. Esse Decreto prevê que, para a abertura e o reconhecimento de novos cursos de graduação em Direito, Medicina e outros, deve haver manifestação do Conselho Federal, da Ordem dos Advogados ou do Conselho Nacional de Saúde. A Enfermagem, por intermédio do COFEN, pode manifestar-se, atuando em regulação, supervisão e avaliação de instituições e cursos de Enfermagem, inclusive sobre o uso da metodologia de ensino a distância. Pode ainda oferecer subsídios ao Ministério da Educação, inclusive ter acesso aos processos de reconhecimento de novos cursos ou escolas de graduação em Enfermagem; verificar planos e estratégias de ensino, metodologias, corpo docente, campos para prática profissional, biblioteca e outros recursos existentes ou disponíveis.

No campo profissional, sem dúvida é a prescrição de medicamentos o grande desafio para os enfermeiros, individualmente, que precisarão preparar-se com aprofundamento nos estudos na área da farmacologia que os capacite nessa competência para assumir o direito de prescrever. A prática dessa atividade em muitos países, inclusive Brasil, tem demonstrado que se trata de modalidade plenamente aceita não apenas pelos pacientes, como pelos demais membros da equipe multiprofissional de saúde, com benefícios para os serviços de saúde em geral.

Por isso, os profissionais de Enfermagem precisam preparar-se cada vez mais e atuar em sintonia, mútua cooperação e respeito dentro dessa equipe para prestar a assistência de qualidade requerida pelo cliente/paciente.

Essa é a resposta que a sociedade espera de todos os enfermeiros.

REFERÊNCIAS BIBLIOGRÁFICAS

1. Vieira TT, Rosa DS. Dilemas emergentes no campo da ética. In: Ética e bioética: desafios para a enfermagem e a saúde. 2. ed. Barueri: Manole; 2016.
2. Berlinguer G. Bioethics, power and injustice. In: Garrafa V, Pessini L. (org.). Bioética: poder e injustiça. 1 ed. brasileira. São Paulo: CUSC/Loyola, Sociedade Brasileira de Bioética (BR); 2003. p. 45-58.
3. Garrafa V, Porto D. Bioética, poder e injustiça: por uma ética de intervenção. In: Bioética: poder e injustiça, 1 ed. Brasileira. São Paulo: CUSC, Loyola, Sociedade Brasileira de Bioética; 2003. p. 35-44.
4. Henriques MP. A revolução dos "pequenos". Medicis. 2001; 2(11):25-6.
5. Garrafa V, Pessini L (Orgs). Bioética: poder e injustiça. 1. ed. Brasileira. São Paulo: CUSC/Loyola, Sociedade Brasileira de Bioética (BR). 2003. p. 11-16.
6. Pessini L, Barchifontaine CDP. Problemas atuais de Bioética. 6. ed. São Paulo: Loyola; 2002. p. 203-23.
7. Moser A. Biotecnologia: a grande virada histórica. In: Biotecnologia e bioética: para onde vamos? 1. ed. Petrópolis: Vozes; 2004. p. 17-58.
8. Zatz M. O Estado de S. Paulo. [on-line] 16-03-2005. Disponível em http://www. estadao.com.br. Acesso em abril de 2016.
9. Lopes RJ. Equipe deriva células sem matar embrião. Folha de São Paulo. Caderno Folha Ciência, 17-10-2005, p. A 18.
10. Escobar H. Fraude não acaba com esperança. Entrevista com Nance Nardi, bióloga e geneticista da Universidade Federal do Rio Grande do Sul. O Estado de S. Paulo, São Paulo. 15-01-2006, Caderno A, p. 24.
11. Sebastiani M. Análisis bajo el concepto del feto como paciente en los casos de anencefalia. Doctrina Lexis Nexis: Jurisprudencia Argentina. Buenos Aires, 23 de julio 2003, JA. 2003; 4:78-82. Número especial: Bioética.
12. Brasil. Regras de biossegurança. Consultor Jurídico. Conheça a integra da lei sancionada pelo Presidente Lula. [on-line] [06-04-2005 Disponível em http://conjur. uol.com.br/static/textos/2533413,1.shtml. Acesso em abril de 2016.
13. Pegoraro OA. Ética e bioética – da subsistência à existência 1. ed. Petrópolis: Vozes; 2002.
14. Teixeira P, Valle S (org.). Biossegurança: uma abordagem multidisciplinar. 3. reimpressão. Rio de Janeiro: Fiocruz; 2002. 362 p.
15. Santana A. Biossegurança no Brasil: a necessidade de uma política consistente. In: Teixeira AP, Valle S (org). Biossegurança: uma abordagem multidisciplinar. 3. reimpressão. Rio de Janeiro: Fiocruz; 2002. p. 27-40.
16. Brasil. Lei 12.842, de 10 de julho de 2013. Dispõe sobre o exercício da Medicina. Disponível em http://www.planalto.gov.br/ccivil_03/_Ato2011-2014/2013/Lei/L12842.htm. Acesso em abril de 2016.

17. Krempel MC. O Congresso deve aprovar o Ato Médico? NÃO – Um prejuízo social. In: Folha de São Paulo – 05-01-2013, Opinião. Disponível em www1.folha.uol.com.br/1210253-o-congresso-deve-aprovar-o-ato-medico.shtml. Acesso em abril de 2016.

18. Dupas G. Tecnologia médica, vida e morte dignas. O Estado de S. Paulo. 17-06-2006. Espaço aberto. Caderno A, p. 2.

19. Conselho Regional de Medicina de São Paulo (CREMESP). Exame Nacional de Proficiência em Medicina. PLS 217/2004. Renato Azevedo Júnior, presidente. Disponível em http://www.senado.leg.br/comissoes/CE/AP/AP20121107_Renato_Azevedo.pdf. Acesso em abril de 2016.

20. Conselho Federal de Enfermagem (COFEN). Projeto de Lei cria exame de suficiência para Enfermagem. In: Newsletter Cofen 11. Edição – Abril 2016.

21. Schober M, Affara F. Advanced nursing practice. International Council of Nurses. Geneva: Blackwell Publishing; 2006.

22. Buchan J, Calman L. Implementing nurse prescribing – an updated review of current practice internationally. Geneva: ICN; 2004.

23. Costa SIF, Costa MR. A ética profissional e a rapidez dos avanços tecnológicos. In: Garrafa V, Pessini L. Bioética, poder e injustiça. brasileira. 1. ed. São Paulo: Sociedade Brasileira de Bioética (BR)/CUSC/Loyola,). 2003. p. 469-79.

23 Perspectivas sobre os Rumos da Enfermagem

Taka Oguisso e Maria José Schmidt

INTRODUÇÃO

É muito difícil predizer com certeza qual será o futuro da sociedade em termos de assistência à saúde. Alguns eventos sociais e históricos, como a queda do Muro de Berlim e a transformação da antiga União Soviética, são fatos ocorridos há pouco mais de duas décadas e ninguém conseguiu prever com grande antecipação.

Sabemos com alguma segurança qual será a população do Brasil nos próximos decênios, assim como quantos estarão na terceira idade. Grandes descobertas nas ciências e nas tecnologias podem ser previstas ou antecipadas na área da genética, nas clonagens ou na biologia molecular, tendo em vista os estudos e experiências em curso; contudo, sua aplicação em seres humanos irá tomar muito mais tempo e é difícil predizer.

Mudanças nos valores da sociedade, políticas públicas e comportamentos individuais são ainda mais incertos, embora mais importantes. Como lidaremos com a pobreza? Que doenças prevalecerão nas próximas décadas? Alzheimer? Gripe H1N1? Microcefalia por Zika vírus? Depressão? Traumatismos causados por agressões violentas ou acidentes de trânsito? Ou surgirão outras mais avassaladoras? Será que o interesse ou a necessidade de serviços de saúde por parte do consumidor continuarão em tendência crescente? Embora muitas dessas questões constituam parte das metas do milênio para o desenvolvimento sustentável da própria ONU,[1] como alcançá-las no Brasil? Inicialmente, pretendiam-se alcançar as oito Metas do Milênio até 2015, que tiveram de ser atualizadas como "objetivos de desenvolvimento sustentável" (ODS, pós-2015) a serem alcançados até 2030.

Em 12 de maio de 2013, Dia Internacional do Enfermeiro, o Conselho Internacional de Enfermeiras (CIE)[2] enfatizou o papel dos profissionais de Enfermagem para alcançar essas Metas de Desenvolvimento do Milênio, ajudando a conformar e alcançar as metas e resultados sustentáveis além de 2015, reforçando que enfermeiros poderiam e deveriam fazer muito mais. Foi salientado também que, embora os recursos financeiros tenham aumentado, ainda seriam insuficientes para melhorar o acesso aos serviços de saúde, sobretudo para alcançar os objetivos propostos nessas Metas. O CIE reafirmou, ainda, que o essencial era ter enfermeiros qualificados, em número adequado, para atender aos serviços de saúde. Considerando que o pessoal de Enfermagem constitui o maior grupo de trabalhadores no setor saúde em qualquer país do mundo, não haveria dúvidas de que os profissionais de Enfermagem seriam a chave para alcançar as Metas de Desenvolvimento do Milênio. Apesar disso, o CIE declara que, em muitas longínquas localidades, os enfermeiros continuam sendo os únicos profissionais de saúde acessíveis para essa população que busca os serviços de saúde. Em tais localidades, os enfermeiros são estratégicos para alcançarem de maneira criativa e inovadora as comunidades, por terem sido preparados para compreender a complexidade das ações, manter a saúde e o bem-estar, e lidar com o impacto dos fatores psicossociais e socioeconômicos como a pobreza, o desemprego e a etnicidade. Por tudo isso, o CIE alerta sobre a necessidade de enfermeiros se engajarem mais em atividades de defesa e *lobby*, buscando influenciar decisões de órgãos legislativos e executivos de sua região ou país em prol da melhoria dos serviços de saúde. Em 12 de maio de 2018, o tema do Dia Internacional de Enfermeiros, lançado pela presidente Annette Kennedy, foi "Enfermeiros: uma voz para liderar – saúde é um direito humano".[3] Em muitas localidades longínquas, de qualquer país, enfermeiros são frequentemente os únicos profissionais de saúde que chegam para prestar cuidados preventivos e curativos a pessoas vulneráveis e necessitadas, ajudando-as a acessar os serviços de saúde. Para sermos verdadeiramente os "peritos em humanidade", como mencionou o Papa Francisco em março de 2018,[4] não basta dedicação e disposição para o trabalho; é preciso se embasar fortemente em estudos e aperfeiçoamento em ciências e tecnologias para o cuidado efetivo.

O grande desafio para a Enfermagem é realmente construir o futuro e não meramente antecipá-lo. Precisamos ter isso sempre em mente se quisermos avançar e progredir, escolhendo e construindo o futuro desejado.

Conhecendo o tipo de trabalho desenvolvido: as metas, os programas, os recursos humanos e materiais existentes, as facilidades ou dificuldades para o correto desempenho das funções, a estrutura da organização, a participação, ou não, dos usuários em decisões dentro do serviço; cada um de nós em seu próprio ambiente de trabalho pode fazer um exercício, imaginando como esse serviço estaria funcionando em 20 ou 30 anos. É necessário aprender a ser mais visionário no trabalho do dia a dia.

Um bom exemplo de visão foi dado por John Kennedy, ao assumir a presidência dos EUA, em janeiro de 1961. É necessário lembrar que, naquela época, a União Soviética já havia enviado seu satélite artificial Sputnik para o espaço e estava à frente dos EUA, na corrida espacial. No discurso de posse, Kennedy, entre outras coisas, disse "ainda nesta década estaremos pisando na Lua", sem nada conhecer sobre astronomia ou ciências aeroespaciais, mas sabia que estudos estavam sendo feitos nesse sentido. Apesar de ter morrido em 1963, ele, de fato, impulsionou a pesquisa espacial e astronautas norte-americanos pisariam no solo da Lua naquele histórico mês de julho de 1969, ou seja, na mesma década anunciada.

PRÁTICAS AVANÇADAS DE ENFERMAGEM

Uma terminologia aparentemente nova e desenvolvimentista tem surgido no cenário da Enfermagem moderna com o nome de **Prática de Enfermagem Avançada** ou **Prática Avançada de Enfermagem** (*advanced nursing practice*) e o próprio CIE lançou suas bases ainda em 2006, considerando-a mesmo um significativo componente para a profissão no século XXI. Entretanto, como refere Minami,[5] presidente do CIE (2005-2009), essa prática avançada deve estar inserida no contexto do sistema de saúde local e ajustada para satisfazer as necessidades do cliente/paciente ou da comunidade. Como refere Richardson,[6] para alguns essa prática avançada seria uma evolução da profissão, e para outros seria uma revolução. Assim, surgiriam questões como serviços comunitários *versus* hospitalares e prática generalista *versus* prática especialista, as quais vez por outra surgem de maneira cíclica na Enfermagem, ou ainda como modo de recuperar funções mais do que redefinir funções da Enfermagem.

Barton *et al.*[7] afirmam que, desde o início da Enfermagem moderna, no fim do século XIX e início do século XX, os enfermeiros refinaram suas habilidades técnicas e práticas e regulamentaram a profissão, o que certamente conduziu para novas habilidades, funções e hierarquias. Nesse contexto, a especialização seria um primeiro produto da evolução profissional da Enfermagem. Os fundamentos dos "enfermeiros avançados" foram lançados nos EUA por enfermeiros especialistas. Esses autores acreditam que a Enfermagem chegou longe nessa jornada, mas que ainda está longe de terminar, pois a Enfermagem Avançada tem sido, e continua sendo, um dos conceitos para o desenvolvimento de práticas mais escrutinizadas e pesquisadas. Elas podem ser descritas como função de especialista ou de generalista, quanto à sua natureza ou nível de prática, ou quanto ao âmbito ou à área de atuação clínica, administrativa, educativa ou de pesquisa. Os pilares da prática moveram a Enfermagem Avançada para além do domínio puramente clínico para um campo maior de significação sobre a real e efetiva prestação de cuidados. Barton *et al.* mencionam, ainda, que essa Enfermagem Avançada tem sido estrategicamente apresentada como um serviço de custo-benefício favorável. Contrastando com essa visão estratégica, os autores declaram ser necessário compreender exatamente o significado dessa Enfermagem Avançada, sua regulamentação específica, o âmbito potencial dessa prática e a qualificação/educação técnica específica para uma adequada preparação.

Schober e Affara[8] lembram as palavras de Hafdan Mahler, diretor-geral (1973-1988) da Organização Mundial da Saúde (OMS), que em 1985[9] declarava aos membros do Conselho Executivo dessa organização:

> "Se milhões de enfermeiros em milhares de lugares articulassem as mesmas ideias e convicções sobre cuidados primários de saúde, e se unissem como uma só força, eles poderiam atuar como uma casa de força para a mudança."

Tais palavras continuam a ressoar para todos os enfermeiros que seguem utilizando sua experiência, sua energia, seu conhecimento e seu talento para melhorar a qualidade do cuidado, seja adaptando ou expandindo a sua prática. As autoras[6] consideram que mudanças vêm ocorrendo nos sistemas de saúde em diferentes países, gerando um ímpeto para o desenvolvimento de modelos inovadores de cuidados e novos papéis para enfermeiros. No entanto, tais mudanças nos sistemas de saúde criaram também dúvidas sobre as fronteiras dessa prática, modelos apropriados de cuidados, legalidade de *status*, responsabilidade profissional e questionamentos sobre a natureza e o nível de educação requerido.

Durante a década de 1990, o CIE acompanhou a crescente presença de funções e práticas de Enfermagem muito avançadas, quando os países estavam reformando os respectivos sistemas de saúde e buscavam opções alternativas de assistência no esforço de atender às demandas, às tendências e aos recursos cada vez mais escassos. Nesse contexto, muitos países, inclusive o Brasil, passaram a aceitar novos papéis e modelos de prática de Enfermagem, que passaram a incluir prescrição de medicamentos[10,11] e tratamentos; diagnóstico, requisição de exames laboratoriais; e outros procedimentos por enfermeiros. De acordo com entendimento do CIE, para que o enfermeiro possa exercer práticas avançadas de Enfermagem, inclusive prescrição de medicamentos, ele deve ter como mínimo de formação o grau de mestre em Enfermagem, mestrado profissionalizante ou algum tipo de pós-graduação em práticas avançadas ou especializadas de Enfermagem. Seria, pois, um profissional com conhecimento especializado e habilidade para decisões complexas, além de competência clínica para a prática de atividades expandidas, cujas características estariam conformadas pelo contexto institucional onde esteja habilitado a exercer a atividade profissional.

Outros fatores identificados que contribuíram para maior demanda na expansão do âmbito de funções para enfermeiros foram: redução de barreiras para os cuidados primários de saúde, crescente demanda por serviços especializados de Enfermagem, aumento da assistência domiciliar (em que maior número de pacientes necessitava de cuidados complexos) e, certamente, o desejo de os enfermeiros progredirem profissionalmente.[12,13]

Em 2002, o Ministro da Saúde da Nova Zelândia,[13] percebendo a existência de um número crescente de enfermeiros altamente qualificados, com competências clínicas avançadas e grande capacidade de liderança, acreditou que esse potencial não explorado poderia ser aproveitado no sistema de saúde se aos enfermeiros fosse possibilitado: usar seus conhecimentos e habilidades de maneira mais efetiva; atuar de modo inovador ou pioneiro na provisão dos serviços; aumentar o acesso para prestarem cuidados primários de saúde, com qualidade; e contribuir positivamente para ganhos na saúde da população.[8]

Conforme mais evidências emergiam sugerindo que a otimização da contribuição da Enfermagem para os serviços de saúde, por meio da expansão de suas funções, constituía uma estratégia efetiva para melhorar esses serviços, autoridades de saúde se tornaram mais favoráveis em buscar soluções contemplando essa opção, segundo comprovam vários documentos da própria OMS.[14,15]

Certamente, o crescimento da prática avançada de Enfermagem, em muitas partes do mundo, foi influenciado pelas mudanças nos sistemas de saúde, em decorrência dos recursos financeiros cada vez mais escassos e ao mesmo tempo do aumento da demanda dos consumidores por esses serviços. Os enfermeiros vêm se preparando teórica, técnica e praticamente para poderem assumir tais funções de acordo com a crescente tendência mundial nos sistemas de saúde. Contudo, para ter efetividade, os profissionais que se dedicarem a essa prática precisam ter autonomia para exercer a atividade avançada de Enfermagem, assim como realizar técnicas e pesquisas para inovar nos cuidados e melhor atender às necessidades dos pacientes, facilitar o desempenho ou desenvolver novos modelos de trabalho.

Organizações de âmbito internacional como a OMS e o International Council of Nurses (ICN), além de repetirem que a Enfermagem é parte essencial dos serviços de saúde, reafirmam os benefícios da prestação de cuidados da saúde por enfermeiros. Cabe, pois, aos profissionais assumirem esse desafio e buscarem caminhos para a adequada prática de Enfermagem Avançada, de acordo com as necessidades e aspirações da população de seus respectivos países, para que todos possam efetivamente aproveitar os benefícios de uma boa saúde. Quanto maior e mais urgente for a demanda por acesso a esses serviços, mais a prática de Enfermagem Avançada poderá ser considerada como parte da solução para melhorar a saúde da população. Referem Schober e Affara[8] que o excesso de médicos em certas localidades, a confusão em torno dessa implementação, a falta de liderança e barreiras financeiras ou de regulamentação contribuem para a lentidão que, muitas vezes, envolve o processo de aceitação (p. 154).

No crescente complexo da assim chamada indústria da saúde, os enfermeiros terão papel vital, uma vez que haverá certamente ofertas e opções no mercado de novos caminhos para a prestação de serviços de saúde com melhor custo-benefício. Na Escola de Enfermagem da Universidade Vanderbilt,[16] por exemplo, o ensino de prática avançada de Enfermagem para enfermeiros inclui:

- Fazer bom histórico do paciente, realizar exame físico completo com avaliação dos aspectos psicossociais e funcionais
- Solicitar exames laboratoriais e interpretar seus resultados e de outros estudos diagnósticos
- Fazer diagnósticos diferenciais
- Desenvolver ou organizar plano terapêutico e de cuidados
- Fazer e manter o prontuário do paciente com seus dados completos
- Avaliar respostas/reações do paciente com relação ao plano de cuidados, modificando-o, se necessário
- Prover paciente/família com aconselhamento e educação para a saúde
- Participar em estudos e pesquisas relativas ao paciente.

Talvez seja essa a grande oportunidade que se abre para os profissionais da área ante o potencial que a prática de Enfermagem Avançada tem em ser, de fato, implementada em algumas áreas emergentes do sistema de saúde no século XXI. Vários fatores podem influenciar as considerações para integrar a prática de Enfermagem Avançada no ambiente dos serviços de saúde. O existente consenso internacional sobre fatores determinantes é essencial para que esse papel da Enfermagem tenha potencial para se tornar uma força que impulsione o encaminhamento da discussão, o debate e a clarificação sobre esse papel. O preparo e a capacitação de enfermeiros dentro do sistema de saúde podem promover a ideia de que a prática de Enfermagem Avançada é realística e factível para muitos profissionais e serviços de saúde.

Futuras pesquisas dentro desse contexto poderão oferecer mais fundamentos técnicos e evidências que demonstrem progressos nesse novo campo. O entusiasmo e a energia, criados pela perspectiva de expansão das atividades de Enfermagem, assim como a possibilidade de essa prática de Enfermagem Avançada vir a ocupar um lugar definido no sistema de saúde no futuro, são muito grandes. No entanto, ainda resta uma dúvida, segundo Schober e Affara,[8] que perguntam se esse fenômeno representaria uma crise de identidade na Enfermagem, com risco de ocorrer uma confusão profissional, ou seria isso um sinal de progresso na Enfermagem, ou ainda uma resposta às demandas atuais e futuras dos serviços de saúde.

De qualquer maneira, essas autoras propõem que enfermeiros persigam uma forma próativa e objetiva para o desenvolvimento sustentável da prática de Enfermagem Avançada ante as oportunidades que se abrem com a reforma dos sistemas de saúde e os esforços para reorientar a extremamente complexa constelação de problemas enfrentados pelos provedores desses serviços.

Enfermeiros que exercem liderança ou que ocupam posições de liderança precisam estar preparados para atuar em tempos turbulentos ou de grandes mudanças, acompanhando os acontecimentos para buscar novos espaços ou ampliar espaços existentes e propor meios, métodos e soluções, antecipando-se aos eventos. Em vez de reagir aos eventos, por que não pró-agir ou pré-agir? Para isso, é necessário antecipar acontecimentos e prever soluções, propor plataformas de ação, envolver outros colegas e profissionais e trabalhar em conjunto. Enfim, construírem o futuro desejado.

ENFERMAGEM NO MUNDO ATUAL

Embora existam grupos preocupados com a assistência holística e a visão integral do homem para a prestação da assistência de Enfermagem ao indivíduo sadio ou doente, observa-se que cada vez mais os enfermeiros se especializam em pequenas áreas anatomofisiopatológicas do ser humano ou em áreas departamentais da tecnologia mais sofisticada na prática institucional. Isso também vem ocorrendo com as especializações e subespecializações em outras profissões da saúde. O mesmo acontece também na docência e na pesquisa de Enfermagem, embora se reconheça que algumas delas sejam etapas necessárias para a construção do conhecimento e a consolidação da ciência da Enfermagem.

Em muitos países, notadamente na Europa, na Ásia e na África, os enfermeiros da prática institucional não são profissionais de formação superior, embora, na Europa, a escolarização prévia anterior ao ingresso do candidato em uma escola de Enfermagem equivalha à conclusão do nível médio no Brasil, isto é, cerca de 12 anos de estudo. Todos os países europeus contam com, pelo menos, uma escola ou curso de Enfermagem de formação superior, também chamado politécnico, com possibilidade de pós-graduação *stricto sensu*, em nível de mestrado e doutorado.

Havia parcimônia na aceitação e na criação de cursos universitários para enfermeiros, pois, em alguns países, a Enfermagem ainda é vista como uma atividade mais técnica e manual, sem grandes intelectualidades. Há também países, como a Holanda, em que, para ser professor de Enfermagem, havia a necessidade de formar-se em curso específico para o ensino de Enfermagem. Assim, não seria necessário ser bacharel em Enfermagem e, sim, ser preparado em curso especial com estudos complementares sobre a matéria que pretendia lecionar. Ou seja, não se exigia do indivíduo que fosse também profissional da mesma área de ensino. Em muitos países também não se exige dele que seja pesquisador, pois, na Europa, a pesquisa é uma atividade totalmente dissociada do ensino. Por isso, existem separadamente as instituições de pesquisa, dissociadas de universidades e da docência onde trabalham os pesquisadores. Com a criação da União Europeia no fim da década de 1990, houve unificação gradativa na formação de enfermeiros com um currículo de 4.000 h, no mínimo.

A visão integralista do ensino e da pesquisa é uma característica norte-americana, mais especificamente dos EUA; e no Brasil, pela maior proximidade geográfica e cultural com esse país, esse modelo foi adotado. Assim, nesses países, os maiores pesquisadores de qualquer área encontram-se dentro das universidades ou em institutos ou fundações ligados a elas.

No Sudeste Asiático, pelos seus traços culturais milenares em países como a Indonésia, a Tailândia, a Índia e a Malásia, entre outros, a Enfermagem tem seus próprios expoentes que receberam influência ocidental, dados os estudos realizados nos EUA ou na Inglaterra. Contudo, sua tradição cultural mesclada com a religiosidade budista ou islâmica do povo também tem suas características próprias, com adaptação das inovações tecnológicas aos costumes locais.

Na região do Pacífico Ocidental, com exceção da Nova Zelândia e da Austrália, que mantêm maior identidade com o mundo ocidental, estão alguns países asiáticos, como China, Japão, Coreia, Filipinas, Taiwan etc., semelhantes em suas culturas milenares, algumas delas também carregadas de misticismo religioso. Mesmo no mundo ocidental, em maior ou menor grau, a Enfermagem era percebida como uma profissão subordinada ao médico. No mundo oriental, essa característica foi exacerbada, por serem mulheres e por exercerem uma profissão ainda considerada subalterna à medicina.

Da mesma maneira, nos países do Oriente Médio, notadamente os situados na região do Golfo Pérsico, habitados por povos de origem árabe, existem algumas restrições culturais e tradicionais às mulheres, que são obviamente estendidas àquelas que trabalham, se comparadas com as do Ocidente. Essas restrições são relacionadas com os costumes próprios e a religião islâmica. Por outro lado, tem havido abertura para que elas se qualifiquem no exterior, e estas têm tomado as iniciativas para mudanças mais efetivas nesses países.

Nos países africanos de língua inglesa, houve maciça influência britânica na educação e na prática da Enfermagem. Até hoje, os países conservam os mesmos sistemas antigos, embora o Reino Unido já tenha evoluído para outros sistemas. A deficiência quantitativa de médicos formados tem obrigado o pessoal de Enfermagem a assumir muitas funções e a adaptar os cuidados aos recursos disponíveis. Muitos enfermeiros trabalham fazendo educação sanitária, vacinações e outras atividades embaixo de árvores para clientes/pacientes sentados em bancos de madeira. Diferentemente do sistema britânico, no qual persiste uma formação totalmente separada entre o enfermeiro e a obstetriz, na África inglesa, os enfermeiros têm conhecimentos e habilidades para a prestação da assistência de Enfermagem geral e obstétrica, o que facilita as autoridades na distribuição da equipe para a assistência à saúde da população, tanto na zona urbana quanto na rural. Os países africanos de línguas portuguesa e francesa, evidentemente, foram influenciados pelos seus colonizadores e, também, por meio de tratados de cooperação técnica, continuam de algum modo a manter essa semelhança, facilitada pelo idioma comum.

Não resta dúvida de que está no sul do continente o país de maior desenvolvimento socioeconômico – a África do Sul. Esta, por quase meio século, submeteu a maioria negra a uma forma de discriminação étnica e racial, denominada *apartheid*, que deixou consequências no nível de educação, nos costumes e nas atitudes das pessoas. Apesar de haver sido extinta oficialmente essa discriminação, acredita-se que, por muito tempo, ela ainda continuará a influenciar o país, pois grandes hospitais urbanos continuam sendo divididos entre "hospitais de negros" e "hospitais de brancos". Visitando-os, é fácil constatar a presença seletiva desses grupos étnicos desde a portaria, além de pessoal de Enfermagem, médicos e pacientes em cada um dos hospitais. Eventualmente, é possível encontrar um branco em hospital de negros ou vice-versa, porém isso é uma exceção.

Do ponto de vista técnico, é o país africano que conta com maiores recursos e pessoal mais bem qualificado, com programas de mestrado e doutorado em Enfermagem. Também nas universidades ainda existe essa separação. Há universidades de maioria branca e outras, como a Zulu, em Durban, com a maioria absoluta de docentes e discentes negros. A Namíbia, último país africano a conquistar a independência, em 1991, por ter sido parte da África do Sul, sofreu os mesmos problemas do *apartheid* e também está reorganizando todos os sistemas sociais, políticos e de saúde do país.

MUDANÇA DE RUMOS

Evidentemente, não constitui tarefa fácil prever ou predizer como estará a Enfermagem situada na sociedade dentro de algumas décadas. Contudo, com bons e visionários líderes, engajados social e politicamente no país, é possível analisar/avaliar tendências e elaborar projetos e propostas para encaminhar a profissão para o rumo desejado. Ou seja, construir o futuro almejado e, como toda construção, requer trabalho, mobilização da classe, solidariedade e união em torno dos objetivos. Concomitantemente, há fatores como: ocorrência de maciças alterações políticas e a redemocratização em muitos países; êxodo rural e o consequente aumento da população em áreas urbanas, além das migrações internas e externas em busca de melhores condições de vida; desemprego, subemprego e trabalho informal, como consequência da robotização, automação e importação maciça de produtos; custo crescente e inexorável dos serviços de saúde, somados à necessidade de contenção desses custos com aumento da demanda e redução de recursos para o setor saúde; redução quantitativa de hospitais e da disponibilidade de leitos hospitalares (p. ex., na psiquiatria); redução do tempo de permanência de pacientes nos hospitais; aumento de intervenções cirúrgicas e de outros procedimentos invasivos sem internação hospitalar; envelhecimento da população e, com isso, a maior incidência de doenças degenerativas e crônicas; surgimento de novas doenças (microcefalia por Zika vírus, AIDS, gripe aviária) ou a reemergência de outras (tuberculose); aumento de desigualdades no nível de saúde, com piora das condições ambientais; contínuo progresso das ciências e tecnologias (inseminação artificial, transplantes, descoberta de novos e mais potentes antibióticos, quimioterápicos e outras drogas medicamentosas); aumento de acidentes de trânsito e outros tipos de violência; rapidez no desenvolvimento dos sistemas de informática e comunicação; melhora do nível de educação e da qualidade de vida da população, capacitando-a a receber criticamente os conhecimentos técnicos e científicos; e aumento de expectativas dos consumidores de serviços, entre outros inúmeros fatores, como consequência da globalização da economia. Todos esses fatores acabaram por forçar uma mudança de rumos.

Além disso, existem as novas tendências de desregulamentação em todos os setores da economia e serviços, tal como ocorreu na Nova Zelândia, ainda no início da década de 1980. No Brasil, esse movimento surgiu com as ideias de flexibilização da legislação trabalhista, o trabalho temporário e a possibilidade de emprego em meio período. Formuladores de políticas governamentais já descobriram que o dispêndio de mais recursos no tratamento de doenças não resulta necessariamente em populações mais sadias.

A reforma do setor saúde, que já ocorreu em todas as partes do mundo, é uma tendência que deve continuar, e o interesse pela sua implementação tem aumentado também a série de estratégias e opções para alcançar os objetivos de saúde dentro da política nacional dos países. A resposta dos enfermeiros europeus[17] a essa reforma foi o compromisso de contribuir para: implementação da assistência baseada na comunidade, com ênfase nos cuidados primários de saúde; desenvolvimento da qualidade dos serviços dirigida aos resultados; desenvolvimento da competência fundamentada nos recursos humanos e utilização adequada dos recursos, condicionando, entretanto, ao importante papel dos governos de promover uma distribuição equitativa de recursos, com acessibilidade de toda a população aos serviços, e atualização e educação continuada do pessoal de Enfermagem.

Em muitos países, inclusive no Brasil, e não apenas na Europa, a redução de hospitais e de leitos hospitalares, notadamente na área da psiquiatria, das doenças crônicas ou em fase terminal, não foi acompanhada do estabelecimento de infraestrutura nas comunidades para receber esses pacientes, egressos de hospitais. As famílias foram, subitamente, obrigadas a recebê-los, sem preparo e muitas vezes também sem recursos.

ESPECIALISTAS OU GENERALISTAS NA ENFERMAGEM?

É frequente ouvir jovens dizerem que a "especialização é garantia de empregabilidade."[18] Insiste-se mesmo que a especialização seria uma complementação do conhecimento teórico adquirido no curso de graduação da escola de Enfermagem. Será verdade? Com a Lei de Diretrizes e Bases da Educação Nacional, de 1996, está claro que, se os enfermeiros, em nível de graduação, devem preparar-se adequadamente, seja por meio de cursos de especialização, aperfeiçoamento, extensão e até de mestrado e doutorado, para o mercado de trabalho cada vez mais exigente, a especialização não só é possível, mas até recomendada em nível médio. Na realidade, se o enfermeiro está altamente especializado, o profissional de nível médio que trabalha junto e executa muitas das ações de Enfermagem também precisa ter preparo especializado. Na prática, sabe-se que vêm surgindo oportunidades para especialização de técnicos e de auxiliares de Enfermagem em muitos outros campos, como análises clínicas, hemoterapia, hemodiálise, emergências, instrumentação cirúrgica, eletrocardiografia e arritmias, radiologia e saúde ocupacional, entre outros.

De fato, o trabalho nos grandes hospitais especializados exige profissionais com preparo compatível, mas existe a maioria dos serviços pelo interior do país que necessita de profissionais com ampla visão da saúde que saibam prestar todos os cuidados gerais de Enfermagem. Os grandes lineamentos das especialidades partem dos ramos principais, incluídos na prática da Enfermagem geral ou generalista.[15] Esses ramos são: Enfermagem médico-cirúrgica, maternoinfantil, pediátrica, psiquiátrica e de saúde comunitária. Geralmente, as especialidades são desenvolvidas com base em:[15]

- Funções: gerência, ensino
- Patologia: diabetes, queimaduras, AIDS
- Sistemas: renal, nervoso, respiratório
- Idade: pediatria, geriatria
- Sexo: saúde da mulher
- Agudez: terapia intensiva, doenças crônicas
- Contexto: indústria, escola
- Tecnologia: diálise, hemodinâmica.

Há especialidades muito amplas, como a saúde comunitária ou a assistência primária de saúde, e outras muito restritas, como a nutrição parenteral e o aleitamento materno.

O crescimento desordenado de especialidades, sem um controle central por parte da profissão em sua totalidade, poderia ocasionar fragmentação dos cuidados de Enfermagem e divisão ou divisões na profissão.

O CIE, ao examinar essa questão, verificou que, em nível nacional ou internacional, não há uniformidade alguma com relação ao sistema ou aos critérios para outorga do título. Isso se aplica tanto no âmbito da prática, da regulamentação do ensino da especialidade ou do exercício, da progressão na carreira como especialista quanto nos critérios para avaliação periódica do profissional com relação à sua atualização dos conhecimentos dentro da especialidade – ou, em outras palavras, há manutenção do nível de competência. O CIE recomenda fixar normas mínimas[15] em termos de formação, experiência e desempenho profissional na especialidade, além de planejar as necessidades e prioridades dos recursos humanos e estabelecer padrões mínimos para a assistência especializada e um mecanismo regulador para cada especialidade.

Em termos internacionais, existem poucas organizações de especialistas de alcance mundial. Poderiam ser citadas a de oncologia (International Society of Nurses in Cancer Care), a de Enfermagem na anestesiologia (International Federation of Nurse Anesthetists) e a Confederação Internacional das Obstetrizes. Algumas especialidades encontram-se como um capítulo dentro de organizações médicas, como ocorre nos casos de cardiologia ou cardiovascular, nefrologia e AIDS, entre outras, embora elas existam como sociedades autônomas em nível nacional.

No aspecto legal do exercício profissional, quando uma lei estabelece que cabe ao enfermeiro, privativamente, "os cuidados de Enfermagem de maior complexidade técnica e que exijam conhecimentos científicos adequados e capacidade de tomar decisões imediatas", seria necessário explicar o que seriam essas atividades de maior complexidade técnica. Seriam as atividades hoje realizadas por especialistas?

O Conselho Federal de Enfermagem (COFEN) aprovou a Resolução nº 570,[19] em 9 de março de 2018, que revogou a Resolução nº 389, de 18 de outubro de 2011, atualizando, no âmbito do sistema COFEN/Conselhos Regionais de Enfermagem (CORENs), os procedimentos para o registro de título de pós-graduação lato e *stricto sensu*, concedido a enfermeiros, e lista as especialidades no anexo. As linhas de atuação foram agrupadas em especialidades do enfermeiro, distribuídas em três grandes áreas. A área I engloba cinco subáreas: saúde coletiva, saúde da criança e do adolescente, saúde do adulto (que compreende a saúde do homem e saúde da mulher), saúde do idoso, e urgência e emergência. A área II é constituída pela gestão, e a área III inclui ensino e pesquisa. São 48 especialidades e subespecialidades de Enfermagem reconhecidas por esse órgão; somente na área I e nas áreas II e III são seis em cada uma.

É preciso observar, também, que existem forças convergentes muito grandes que levam ao caminho da especialização, pelo menos nos grandes centros urbanos. O que seria dos dirigentes e autoridades do governo, se não existissem os centros de excelência como os que existem em São Paulo ou Rio de Janeiro? Esses grandes centros precisam de especialistas altamente qualificados, não apenas em cursos de especialização ou aprimoramento, ou em cursos sequenciais específicos, mas de mestrado e doutorado. Os profissionais que trabalham nesses centros têm a obrigação de especializar-se em todas essas mais sofisticadas tecnologias, assim como em cuidados específicos de Enfermagem, como os que existem em transplante de órgãos, quimioterapias, cirurgias cardiovasculares, terapias intensivas e outras. As gerências de Enfermagem, por sua vez, necessitam de um serviço de educação continuada extremamente ativo e atuante para alcançar os resultados desejados na assistência e para que esta possa ser melhorada e aperfeiçoada a cada dia.

Enfermeiros da área da saúde mental e psiquiatria até recentemente eram de formação direta no Reino Unido, como é ainda hoje a formação de obstetrizes. Foi em meados da década de 1990 que enfermeiros britânicos reconheceram a necessidade de uma formação geral em Enfermagem antes de se percorrer a especialidade. Entretanto, países africanos de língua inglesa, por influência do período colonial, mantêm ainda hoje a formação separada. Uma das vantagens alegadas pelas autoridades de saúde mental é que a área sempre conta com uma população de enfermeiros maior que a de outras áreas. Atentando para o fato de que a assistência em saúde mental e psiquiátrica é uma das áreas mais negligenciadas em todos os países, inclusive no Brasil, é possível entender que essa ênfase é necessária. Muitos países africanos de língua portuguesa e francesa continuam em luta para alcançar um desenvolvimento sustentável.

PERSPECTIVAS E TENDÊNCIAS DA ENFERMAGEM

A desinstitucionalização, ou desospitalização, de pacientes com a redução de leitos ou do período de internação hospitalar irá significar também a diminuição nos quadros de pessoal, inclusive de enfermeiros e equipe de Enfermagem. No entanto, enfermidades e pacientes continuam a existir; apenas a assistência foi deslocada do hospital para os domicílios.[20]

A palavra "perspectiva" ou a expressão "em perspectiva" tem o sentido de algo esperado no futuro, quase como uma tendência, propensão, inclinação, vocação, disposição natural ou força que impulsiona algo para uma determinada direção. Também se indagava se havia realmente algo que impulsionasse a Enfermagem, como profissão, para uma determinada direção. Qual seria a força que estaria levando a profissão para um determinado caminho e que caminho seria esse? Parece que esse caminho responde pelo nome de *home care* e esse tipo de assistência domiciliária está assumindo, em todos os países, uma grande importância, seja como um modo de reduzir os custos de internação hospitalar, seja para proporcionar segurança, bem-estar e conforto para o paciente em seu próprio ambiente, assim como para sua proteção contra possíveis infecções hospitalares.

Em países da Europa Ocidental e da América do Norte, as altas hospitalares são cada vez mais precoces, e o acompanhamento é feito por enfermeiros. Nos países escandinavos, por terem já uma longa tradição de assistência domiciliar, o aspecto econômico é considerado secundário, colocando o aspecto ético da preferência do paciente, de ficar em sua própria casa, como o argumento principal e mais importante para desenvolver programas de assistência residencial. Já no Leste Europeu, o ímpeto para abraçar o atendimento residencial é essencialmente econômico.

Mesmo no Brasil, os planos de saúde privados incluem esse tipo de serviço, cujo custo final pode ser menor do que uma longa internação hospitalar, mesmo que seja necessário montar um aparato do tipo encontrado nas Unidades de Terapia Intensiva (UTIs), na casa do paciente. Pesquisas têm demonstrado que pacientes tratados em casa recuperam-se melhor e mais rapidamente e voltam menos vezes para os hospitais. A rede pública também está começando a utilizar a assistência domiciliar para enfrentar a crônica falta de leitos.

A assistência domiciliar, ou *home care*, pode ser definida como o cuidado à saúde proporcionado às pessoas em casa. Esse cuidado pretende ser apropriado, de alta qualidade e com a relação custo-benefício compatível para os indivíduos, que devem manter sua independência e a melhor qualidade de vida possível. Estudos da OMS[21] demonstram que o *home care* está teoricamente associado a melhor qualidade de vida e que a relação custo-benefício costuma ser mais favorável nos casos que substituíram longas internações.

São objetivos do *home care*: substituir hospitalização repentina por necessidade aguda de cuidado; substituir uma longa internação institucional; prevenir a necessidade de internação institucional; e manter os indivíduos em seu próprio domicílio e comunidade. Embora os cuidados de *home care* possam ser prestados diretamente por profissionais da saúde com escolaridade superior, como médicos e enfermeiros, a literatura tem apontado também os cuidadores formais, de escolaridade média, ou informais treinados, especialmente nos países que pretendem reduzir custos, dar conforto ao paciente e prevenir possíveis infecções hospitalares.

A atual tendência é ainda para a criação ou a expansão de serviços residenciais para a assistência não apenas a crônicos, mas também a agudos, desde o preparo pré-operatório ao pós-operatório, perinatal e cuidados paliativos até mesmo eventos episódicos. Podem ser oferecidos ainda cuidado-dia ou cuidado-noite para idosos ou crônicos, cuidado-alívio para pacientes terminais, cuidado-criança doente, cuidado-dia cirúrgico, aconselhamento sobre cuidados de todos os tipos e serviços de saúde ocupacional e saúde escolar para empresas. Outra tendência que começa a ser praticada é o programa de treinamento específico de leigos, denominados cuidadores, para cuidarem em sua própria casa dos familiares idosos, doentes crônicos ou crianças com alguma enfermidade prolongada.

Alguns países já aprovaram regulamentos e critérios para a prestação de atendimento residencial, de acordo com determinados padrões da prática médica e de Enfermagem, metodologias profissionais apropriadas, documentação do tratamento realizado e controle externo de qualidade. Em geral, são necessárias quatro condições para a seleção de pacientes que desejam receber assistência domiciliar: diagnóstico conclusivo do paciente, que possibilite elaborar plano de assistência de Enfermagem; condição estável do paciente, que não requeira supervisão constante; existência de um lugar com quarto, cama, banheiro e outras facilidades mínimas; e existência de uma pessoa que queira assumir a responsabilidade pelo paciente.

Evidentemente, a tendência para os cuidados primários de saúde não significa o abandono das especializações e da tecnologia, mas os governos devem definir critérios e prioridades e criar os serviços necessários com o devido equilíbrio. Vale lembrar que a hospitalização é apenas um episódio transitório na vida das pessoas. Contudo, os enfermeiros devem concentrar esforços e estar preparados para os vários níveis de promoção da saúde e prevenção de doenças, e não apenas para tratar e cuidar de pacientes institucionalizados.

Outro setor que a Enfermagem deverá pensar, a médio ou longo prazo, é o sugerido por estudantes calouros[22] do 1º ano do curso de graduação de Enfermagem, em um trabalho, em que eles deveriam se localizar no ano 2030 e imaginar as conquistas que a profissão teria alcançado até lá. Eles visualizaram que os enfermeiros teriam competência técnica e legal para realizar anestesias e pequenas cirurgias, como já ocorre em muitos outros países; e estariam posicionados em cargos de destaque na hierarquia das profissões de saúde, com algum enfermeiro ocupando o cargo de ministro da saúde ou até de diretor-geral da OMS, por exemplo.

O campo político constituía também uma aspiração pessoal de alguns desses estudantes, mas é ainda uma área em que enfermeiros encontraram pouca expressão no Brasil. Embora muitos enfermeiros já tenham concorrido a cargos eletivos para o legislativo municipal ou estadual, raros foram eleitos. Quando teremos mais enfermeiros como senadores da República ou deputados federais?

Em países da Europa (como Suécia e Islândia), do Oriente (Coreia do Sul) e mesmo da África (em Angola, por duas vezes, nas décadas de 1970 e 1980), enfermeiros já foram ministros da saúde. Outra aspiração citada foi o posicionamento de um enfermeiro como o primeiro mandatário do país, ou seja, Presidente da República, aspiração ainda não conquistada na maioria dos países. Entretanto, em Moçambique, o primeiro Presidente da República pós-independência foi Samora Machel, um enfermeiro que exerceu a profissão até começar a liderar as guerrilhas na luta pela independência de seu país, conquistada em 1975. Foi um herói e tornou-se um líder nacional. Sua esposa, Graça Machel, foi Ministra da Educação em seu governo. Muitos anos depois, ela se casou com Nelson Mandela, que se tornou o primeiro Presidente da República da África do Sul, após o *apartheid*. Com isso, ela se tornou um caso raro e inusitado de mulher que foi esposa e primeira-dama de dois presidentes da República de dois países diferentes.[23]

Um último ponto a destacar é que, por meio da pesquisa de Enfermagem, pode-se melhor projetar o futuro da profissão. Em alguns países, como nos EUA, já existe, desde 1986, uma instituição específica de pesquisa de Enfermagem (National Institute of Nursing Research), sediada dentro de uma organização oficial denominada Institutos Nacionais de Saúde (National Institutes of Health), com recursos de cerca de 50 milhões de dólares anuais alocados somente para pesquisas em Enfermagem. Os dois grandes desafios dessa organização norte-americana têm sido a busca da excelência na ciência da Enfermagem e na ciência para a prática da Enfermagem.

Enfermeiros dos países nórdicos também têm ativamente buscado estabelecer as respectivas prioridades que vêm se situando no cuidado ao paciente crônico, ao idoso, ao adulto, à criança e à família. Além disso, procuram se dedicar a estudos sobre AIDS, câncer, doenças mentais e melhora da qualidade de vida. No Brasil, as linhas de pesquisa definidas pelos docentes de Enfermagem nas escolas universitárias já estão abrindo caminho para estabelecimento de uma agenda nacional das prioridades de pesquisa, o que poderia ser promovido e coordenado pela Associação Brasileira de Enfermagem (ABEn).

No entanto, é necessário acreditar que as identificações das forças propulsoras e das tendências da profissão para o futuro não são suficientes. O "grande desafio não é prever o futuro, mas, sim construí-lo".[24] Cada um de nós precisa crer que é possível criar e construir esse futuro desejado para a Enfermagem e desenvolver as estratégias para alcançar as metas que levariam a esse porvir ansiado. Uma tendência que se delineia para o futuro da Enfermagem é a necessidade, e talvez, a obrigatoriedade de uma avaliação ou reavaliação periódica e sistemática dos conhecimentos teóricos e práticos, como requisito para a continuidade no exercício da profissão, não apenas de enfermeiros, mas de todos os membros da equipe de Enfermagem.

CONSIDERAÇÕES FINAIS

Ao concluir o tema abordado, é preciso reafirmar que é importante consolidar a imagem de humanidade, tecnicidade, modernidade, intelectualidade e cientificidade que Florence Nightingale trouxe à profissão. Reitere-se que o próprio Papa Francisco enfatizou que o enfermeiro é o perito em humanidade, como já mencionado. Repita-se que, além de procurar desenvolver o nível de excelência da ciência da Enfermagem por meio de mais pesquisa e mais estudos, é necessário, simultaneamente, assegurar competência técnica no exercício profissional, aliada ao espírito humanitário. Desse modo, acrescenta-se mais calor humano[25] em cada gesto da ação de cuidar, em cada palavra e no tom de voz, procurando transmitir, pela expressão corporal, tranquilidade, segurança e afetividade de quem realmente gosta do que faz e faz porque gosta. Afinal, cuidar é o objeto maior, a verdadeira essência[26] da identidade profissional de Enfermagem.

Por último, mas não menos importante, esta é a profissão que, por meio de suas organizações de classe, deve manter vigilância sobre novos projetos de lei que possam vir a afetar, mais ou menos drasticamente, o exercício da atividade assistencial, a pesquisa ou mesmo o ensino nessa área, em qualquer nível. É preciso lutar contra projetos ou propostas que possam vir a prejudicar a qualidade da assistência à saúde da coletividade ou dificultar/impedir avanços da ciência da Enfermagem.

REFERÊNCIAS BIBLIOGRÁFICAS

1. Organização das Nações Unidas (OMS). Objetivos de desenvolvimento sustentável. Disponível em http://brasildebate.com.br/onu-os-objetivos-de-desenvolvimento-sustentavel-ate-2030/. Acesso em 1º de março de 2016.
2. International Council of Nurses (ICN). International Council of Nurses highlights nurses' key role in achieving MDGs. Disponível em http://www.icn.ch/images/stories/documents/news/press_release/2013_PR_04_IND.pdf. Acesso em 1º de março de 2016.
3. International Council of Nurses. International Nurses Day video: Nurses: a voice to lead – Health is human right. Disponível em http://www.icn.ch/images/stories/documents/news/press_releases/PR_2018/PR_17_IND2018_Final.pdf.
4. Conselho Federal de Enfermagem (COFEN). Enfermeiros são "peritos em humanidade", afirma o Papa Francisco. Disponível em http://www.cofen.gov.br/enfermeiros-sao-peritos-em-humanidade-afirma-o-papa_60896.html. Acesso em 5 de março de 2018.
5. Minami H. Foreword, as ICN President. In: Schober M, Affara FA – International Council of Nurses: advanced nursing practice. Geneva: Blackwell Publishing: 2006. p. ix-x.
6. Richardson S. Advanced nursing practice – evolution or revolution? Disponível em http//www.nursingpraxis.org/182-advanced-nursing-practice-evolution-or-revolution.html. Acesso em 10 de março de 2016.
7. Barton TD, Bevan L, Mooney G. The development of advanced nursing roles. Nursing Times. 2012; 108:24, 18-20.
8. Schober M, Affara FA. International Council of Nurses: advanced nursing practice. Geneva: Blackwell Publishing; 2006. 223 p.
9. World Health Organization (WHO). Nurses lead the way. WHO features, 1985.
10. Oguisso T, Freitas GF. Enfermeiros prescrevendo medicamentos – possibilidades e perspectivas. Rev Bras Enferm. 2007; 60(2). Disponível em http://www.scielo.br/scielo.php?script=sci_arttext&pid=S0034-71672007000200003. Acesso em março de 2016.
11. Bowskill D, Timmons S, James V. How do nurse prescribers integrate prescribing in practice: case studies in primary and secondary care. J Clin Nurs. 2012; 22:2077-86.
12. New Zealand Ministry of Health (2002). Nurse practitioners in New Zealand. Wellington. apud Schober M, Affara FA. International Council of Nurses: advanced nursing practice. Geneva: Blackwell Publishing; 2006. p. 15.
13. World Health Organization (WHO), Western Pacific Region. Mid-level and nurse-practitioners in the Pacific: models and issues. Manila. 2001.
14. World Health Organization (WHO). Human resources, national health system. Shaping the agenda for action. Final report. 2002.
15. World Health Organization (WHO). Nursing and midwifery services: Strategic directions 2002-2008. 2002.

16. Vanderbilt University, School of Nursing (USA) – What is advanced practice nursing? Disponível em http://www.nursing.vanderbilt.edu/msn/whatisapn.html. Acesso em abril de 2016.
17. Oguisso T. Generalistas ou especialistas na enfermagem? Rev Paul Enf. 2000; 19(1):5-14.
18. Conselho Regional de Enfermagem, São Paulo. Especialização, a garantia da empregabilidade. COREN-SP, 1999; 24:11.
19. Conselho Federal de Enfermagem (COFEN). Resolução nº 570, de 9 de março de 2018. Atualiza, no âmbito do Sistema COFEN/Conselhos Regionais de Enfermagem, os procedimentos para registro de títulos de pós-graduação lato e stricto sensu concedido a enfermeiros e lista as especialidades. E revogou a Resolução COFEN nº 389/2011. Brasília: Diário Oficial da União, de 13 de março de 2018.
20. Dal Ben LW, Oguisso T. História do cuidado domiciliar no Brasil. In: Oguisso T, Freitas GF, Siles González J. Enfermagem: história, cultura dos cuidados & métodos. Rio de Janeiro: Águia Dourada; 2016. Parte II, Capítulo 4, p. 247-69.
21. World Health Organization (WHO). Home-based and long term care: home care issues at the approach of the 21 st Century from a World Health Organization's perspective – A literature review. Geneva. WHO/HSC/LTH/99.1, 1999.
22. Oguisso T, Gaspar JC Kajimoto DS, Yamamoto W. Ano 2030: a aurora da profissão do milênio – Enfermagem. Rev Esc Enferm USP. 1999; 33(4):384-90.
23. Oguisso T, Monjane L, Giglio AP, Freitas GF. Um enfermeiro presidente da República. Você sabia? Cultura de los cuidados – Rev Enferm Humanidades, 2013; XVII(35):16-25. Disponível em http://dx.doi.org/10.7184/cuid.2013.35.02. Acesso em 29 de agosto de 2016.
24. Olson R. Future directions: report on future techniques for nursing. Geneva, 1997. New York: Institute for Alternative Futures; 1997.
25. Santos AE. Calor humano: origem e perpetuação desse valor em uma instituição hospitalar modelo-referência do município de São Paulo. [Tese.] São Paulo: Escola Paulista de Enfermagem, Universidade Federal de São Paulo (Unifesp); 2016.
26. Oguisso T, Freitas GF. Cuidado – essência da identidade profissional de enfermagem (editorial). Revista da Escola de Enfermagem da USP, São Paulo. Edição especial comemorativa de 50º aniversário da Revista; 2016.

24 Construção da Identidade Profissional da Enfermagem na Pós-Modernidade

Paulo Fernando de Souza Campos e Taka Oguisso

INTRODUÇÃO

A palavra "identidade" é geralmente definida como o conjunto de caracteres próprios e exclusivos de um indivíduo, tais como nome, data de nascimento, filiação e, sobretudo, impressões digitais e assinatura; enfim, um conjunto de características particulares pelas quais alguém é reconhecível e que determinam que tal indivíduo é único e irreplicável. Dados como estado civil e profissão também caracterizam o indivíduo, mas são mutáveis, e o sexo pode ser definido pelo nome e/ou fotografia. Cada país tem maneiras próprias específicas para identificar as pessoas nacionais ou estrangeiras. No Brasil, o documento, carteira ou cédula de identidade ou Registro Geral (RG) é um documento oficial emitido para confirmar a identificação das pessoas, contendo os dados pessoais mencionados anteriormente, além de data de emissão, foto e assinatura, e um número individual que identifica a pessoa e representa o cidadão. O RG é, pois, o documento oficial que identifica os cidadãos brasileiros, sendo requisitado por praticamente todas as instituições públicas e privadas para confirmação de identificação. Raros são os casos de indivíduos assemelhados, como os sósias, e de gêmeos univitelinos, que podem parecer idênticos, mas sempre se distinguem por alguma peculiaridade física ou psicológica.

Existe também a identidade coletiva, que seria o conjunto de características pelas quais algo é definitivamente reconhecível ou conhecido. A identidade profissional seria um tipo de identidade coletiva, com base em traços e/ou características comuns a todos que exercem determinada atividade.[1]

Como mencionado na edição anterior, na Enfermagem a própria denominação "enfermeiro" ou "enfermeira" não ajuda muito a definir a profissão, sobretudo para o público leigo, porque liga o nome a enfermo, doença ou enfermidade, quando, na verdade, o profissional tem hoje uma atuação muito mais ampla e profunda. Até algumas décadas atrás, a denominação era cercada de preconceito, de tal forma que a Associação Brasileira de Enfermagem (ABEn) lutava pela melhoria do *status* profissional, combatendo o mau uso da palavra, muitas vezes ligada ao exercício de pessoas sem preparação alguma ou com preparação inadequada ou insuficiente, ou mesmo a atividades sem compromisso com a moral e os bons costumes, identificando a enfermeira (sua principal personagem) como mulher sedutora, inescrupulosa e vulgar.[2,3]

É importante observar que tal preconceito existia nos tempos de Florence Nightingale (1820-1910). Charles Dickens já revelava os perfis da Enfermagem pré-nightingaleana com a personagem Sarey Gamp como mulher viciada, mercenária, imoral e decadente. A identidade da *nurse*, como descrita no romance vitoriano, ainda que metaforicamente, desvelava aventuras e horrores vividos por homens e mulheres na passagem do século XVIII para o século XIX.[3]

A própria Florence Nightingale foi aprender sobre Enfermagem e práticas de cuidado de doentes na Escola de Diaconisas de Kaiserswerth, na Alemanha, fundada pelo pastor Theodor Fliedner. Tereza Molina[4] relata que as formadas eram chamadas "diaconisas" a fim de evitar a errônea interpretação que se dava à palavra "enfermeira", profissão subestimada na época. Além disso, a Igreja Católica difundiu também a ideia de diaconato, diácono e diaconisa, relacionando-a com cuidado de doentes e religião, como uma antecipação da profissão, tal qual fora Febe, diaconisa que cuidou de São Paulo ou Olímpia, citada por São João Crisóstomo.[5-7]

No Brasil, em meados da década de 1960, a ABEn tentou mudar o nome da profissão, solicitando a intelectuais das letras e acadêmicos da Academia Paulista de Letras que ajudassem a encontrar um nome que definisse melhor quem era enfermeiro. No entanto, as sugestões recebidas não satisfizeram, porque a palavra continuava ligada a enfermo e enfermidade, sem atinar com a saúde. Era importante aliar Enfermagem com saúde, humanismo e tecnologia, pois o cuidar da saúde das pessoas constituiu sempre e, ainda constitui, a essência da profissão de Enfermagem. Assim, é fundamental incluir ética, zelo, solidariedade e empatia no cuidado profissional.

Mesmo com toda a evolução e sofisticação possíveis de máquinas e equipamentos, tal tecnologia nunca poderá substituir a figura do profissional enfermeiro. As nuances e filigranas de um instante de relacionamento profissional do enfermeiro, com seu olhar atento e perscrutador na observação técnica acurada ao visitar ou ver seu paciente ou cliente, no hospital, no domicílio ou em qualquer serviço de saúde, devem substituir as máquinas mais sofisticadas que, para funcionarem corretamente, necessitam ser adequadamente alimentadas com informação precisa e correta. Muitas vezes o paciente não consegue expressar corretamente seus próprios sintomas, seja pelo estado de consciência, seja pela dificuldade em definir e identificar o que sente. Nesses casos, o enfermeiro deverá ser capaz de identificar sinais subjetivos e objetivos e fazer perguntas que auxiliem o paciente a caracterizar aquilo que sente ou de que necessita.[8,9]

SIMBOLISMOS NA ENFERMAGEM

No campo da Enfermagem profissional, a tradicional touca foi por muito tempo símbolo universal da Enfermagem, profissão exercida por algum tempo quase que exclusivamente por mulheres. Florence Nightingale também usava um arranjo de renda na cabeça, cobrindo os cabelos, como mostram muitas fotografias. Ela queria trazer profissionalismo à Enfermagem, e o uniforme seria instrumental para isso. A cor branca, ou clara, seria a forma de demonstrar pureza, ordem, aparência profissional e limpeza. A touca era, pois, parte do uniforme, introduzida muito precocemente na história da profissão, inicialmente com o objetivo original de manter os cabelos alinhados e dar um tom de recato e modéstia. Para assegurar que os cabelos ficassem, de fato, bem alinhados, usava-se também uma rede fina na cor do cabelo. Cada escola criava seu próprio modelo de touca, usando tecido de algodão, cambraia ou organdi (mais fácil de lavar, passar e engomar) e acrescentando rendas ou lista(s) com fitas estreitas em diferentes cores. Acrescentavam-se mais listas de acordo com a categoria alcançada pelo aluno ou pelo profissional. Outras escolas ou hospitais aumentavam a altura da touca ou a diminuíam conforme a enfermeira subisse de categoria, até se tornar supervisora ou chefe.[10,11]

Historicamente, a touca era derivada do hábito das religiosas, que geralmente cobriam os cabelos com véus, também para significar modéstia. Em muitas escolas de Enfermagem, os véus substituíam as toucas, e as alunas os recebiam como noviças na profissão e futuras enfermeiras. Em outras escolas, os véus foram adaptados e encurtados, restando uma parte para cobrir apenas o topo da cabeça e transformando-se nas toucas. Depois, estas foram celebrizadas em filmes norte-americanos e ingleses nas décadas de 1940 a 1970. Desse modo, tornou-se símbolo universal da Enfermagem, o que possibilitava aos pacientes identificar enfermeiras de outros profissionais de saúde a distância, dentro dos hospitais. Era uma vantagem da touca, mas tinha a desvantagem de se tornar portador de germes e bactérias que poderiam ser transmitidos de um paciente a outro.

Nas escolas de Enfermagem, era comum a realização de uma cerimônia solene para imposição das toucas, ao final do período de ciências básicas e antes do início de estágios práticos nos serviços de saúde, especialmente, hospitais. Nesse dia, havia inicialmente uma bênção especial das toucas, para lembrar sua importância e sua dignidade, antes da chamada individual das alunas que receberiam a touca devidamente colocada pela diretora da escola na cabeça de cada uma. Essa touca deveria ser usada em todos os estágios nos hospitais, como aluna, e mesmo depois de formada, já como enfermeira profissional.[12,13]

Sobre o uniforme branco, as enfermeiras, assim como as alunas, quando necessitavam sair à rua, deveriam vestir uma capa, tipo pelerine, para proteger o uniforme. Por dentro, a capa poderia ter forros em cores diferentes, como branco ou vermelho, dependendo da escola, também de acordo com a hierarquia da portadora. Destaque-se que, na época, a maioria das alunas residia nas dependências da escola, nas proximidades do hospital, e tanto estas quanto as professoras vestiam a capa para irem até o local de estágio. Era algo tradicional. Era uma imagem comum ver enfermeiras entrando ou saindo de hospitais com sua capa e a touca na cabeça. Havia como que certo orgulho em ostentar sua origem, ou seja, a escola que frequentava, ou a escola onde havia se formado, ou simplesmente mostrar que era enfermeira de profissão.[14]

Sobre a questão de a touca se tornar portadora de bactérias, é importante destacar que na época em que Florence Nightingale fundou a Escola para a formação de enfermeiras no Hospital Saint Thomas, em 1860, Louis Pasteur estava em meio às pesquisas que se tornariam depois a teoria germinal de infecções. Logo depois, Joseph Lister, em 1865, aplicava essa teoria com relação a feridas e incisões cirúrgicas. Dizia-se, inclusive, que Florence havia negado a teoria dos microrganismos e infecções. Porém, Bostridge,[15] em biografia sobre Florence, discorda disso. Segundo o autor, na verdade, ela era contra o contagionismo de que doenças eram transmitidas pelo simples contato físico. Além disso, nessa época, eram poucos ainda, inclusive médicos, que estavam realmente convencidos sobre a seriedade das experiências de Pasteur e Lister. Contudo, em 1880 Florence escreveu um artigo para um livro-texto em que defendia estritas precauções, segundo ela, para matar germes. Para Bostridge,[15] o grande legado de Florence foi a introdução de enfermeiros no Sistema Nacional de Saúde, na Inglaterra e na Irlanda, um sistema criado a partir de 1860, o que significou que os pacientes não seriam mais cuidados por ex-pacientes, mas por pessoal sadio devidamente treinado. Essa inovação na época constituiu o cerne do sistema britânico, estabelecido oficialmente 40 anos após a morte de Florence.[6,16]

A partir da década de 1970, as toucas começaram a desaparecer das cabeças de enfermeiras, inclusive no Brasil, não apenas por causa da desvantagem quanto à transmissão de microrganismo, mas porque o número de homens na profissão começou a aumentar. E eles nunca usaram touca como parte de sua indumentária no exercício da Enfermagem. Com isso, haveria necessidade de uniforme comum a ambos os sexos. Por outro lado, algumas categorias tiveram algo muito parecido com touca incluída em sua indumentária, como copeiras, garçonetes e faxineiras, o que poderia trazer confusão para o público, o que acabou por determinar a exclusão definitiva dessa peça, hoje histórica – a touca.[10]

Espera-se que enfermeiros, de ambos os sexos, de fato estejam sendo distinguidos e identificados dentro da equipe de saúde não apenas pela aparência profissional elegante, bem arrumada, de ordem e limpeza, respeito e dignidade, mas principalmente por sua competência técnica, capacidade, conhecimento, responsabilidade profissional, humanismo e pronta e efetiva solidariedade.

A BUSCA DE UMA IDENTIDADE

Existe uma tendência comum de enfatizar a profissão por intermédio de virtudes como bondade, paciência, dedicação, abnegação e, em especial, atitudes de passividade, como obediência, submissão, respeito ao médico, outros superiores e às instituições. A imagem mais primitiva da enfermeira era a imagem popular de alguém que prestava cuidado simples e maternal. Por isso, houve época em que se entendia que o cuidado maternal de doente ou ferido era intuitivo e não precisava de estudos especiais. O cristianismo trouxe a ideia de caridade no cuidar de alguém como parte do dever cristão.[7]

Sobre identidade, cabe destacar que Yvonne Knibiehler *et al.* sobre Enfermagem proclamam que:

> "A história é memória. O indivíduo que perde a memória perde também sua identidade, e o mesmo ocorre com o grupo humano. Assim, o grupo que não tem história não tem identidade, não existe como grupo, mesmo que seja numeroso. Mas, se tem uma história, ele começa a existir juntamente com seu passado, e terá a chance de construir seu futuro."[17]

Fouquet,[18] sobre mães na Idade Média, corrobora essas autoras.

A enfermeira americana Joan Lynaugh,[19] que se dedica a estudos históricos, vale-se do filósofo e teólogo dinamarquês do século XIX Soren Kierkegaard, que justificava o estudo de história argumentando que a vida deve ser vivida olhando-se para a frente, mas para entendê-la é necessário olhar para trás. Doenças, ferimentos, nascimento e envelhecimento são experiências humanas inevitáveis. Para preservar a vida individual e a estabilidade social, alguém precisou assumir a função de cuidar daqueles que necessitavam de ajuda nos períodos de dependência. Inicialmente foram as famílias que cuidaram dos seus doentes, em suas próprias casas, recaindo depois essa responsabilidade para outras pessoas, tais como religiosos, escravos ou grupos benevolentes, até chegar aos grupos formalizados da Enfermagem profissional ainda no século XIX.[12]

Ambientes domésticos foram considerados inadequados para cuidar de doentes, que foram removidos para casas adaptadas especialmente para recebê-los, surgindo assim os hospitais. As duas grandes guerras mundiais do século XX despertaram nos povos, em geral, a necessidade e a importância de enfermeiros em situações de conflitos armados. Porém, foi a Segunda Guerra Mundial, na década de 1940, que revelou mais fortemente o papel da Enfermagem, com seus profissionais eficientes, capacitados e resolutivos para atender feridos e doentes. Líderes e pioneiras americanas souberam utilizar a situação da emergência da guerra para impulsionar a qualificação dos profissionais com educação em nível universitário, melhoria dos padrões dos serviços de Enfermagem e, consequentemente, remuneração condizente.[12]

Segundo Lynaugh,[19] uma comissão voluntária de líderes pioneiras da Enfermagem americana soube colaborar com o Serviço de Saúde Pública do governo federal, com aguda visão de futuro e perspicácia política para alavancar a Enfermagem do isolacionismo e localismo fragmentado em que se encontrava. Assim, a prestação da assistência de Enfermagem segura em hospitais e a transferência da educação de Enfermagem do ambiente hospitalar para as universidades eram dois problemas interligados que absorveram todas as energias de enfermeiros do pós-guerra. Com isso, a Enfermagem nightingaleana original que preconizava educação dos futuros enfermeiros dentro do ambiente hospitalar recebeu um importante influxo de academicidade e cientificidade.

Nesse processo, de busca por uma identidade, não é fácil saber o que efetivamente delimita uma profissão. Discute-se muito sobre o presente e o futuro do profissional enfermeiro, mas é necessário definir o núcleo da profissão, de forma clara, incontestável e aceita por todos os pares, sem sofismas e silogismos, definindo-se o enfermeiro pelo que ele é e não pelo que faz.

Virginia Henderson propôs sua primeira definição de Enfermagem, na década de 1960, aceita por todos e por muito tempo, descrevendo que consiste em "assistir o indivíduo enfermo ou sadio na realização de atividades que contribuem para sua saúde ou recuperação dela (ou ainda uma morte tranquila) e que ele faria sozinho se tivesse força, vontade ou conhecimentos necessários". Posteriormente, essa definição foi considerada insuficiente por centrar-se no indivíduo e deixar de lado o âmbito comunitário e social.[11]

Muitas vezes, definições mais complicam do que explicam os significados e alcances de uma profissão. No caso da Enfermagem, a preocupação de se dar um cunho científico e tecnológico acabou por conferir uma exagerada primazia aos aspectos puramente técnicos e profissionais, esquecendo-se de alguns aspectos sociais e até vocacionais, como interesse pelo ser humano e desejo de servi-lo em qualquer situação de saúde ou doença, mas, em especial, em situações de necessidade ou dependência.[20]

IDENTIDADE PROFISSIONAL E ENFERMAGEM BRASILEIRA

Pode-se dizer que identidade é algo singular, que confere qualidades, torna-se exclusiva ou torna-se uma referência. A análise permite perceber que a noção de identidade implica a atribuição de significados que respaldam entendimentos e interpretações que as pessoas têm de si mesmas, do grupo a que pertencem ou do que consomem. Ou seja, quando pensamos em Enfermagem ou enfermeiro evocamos códigos, imagens, representações, símbolos que, dados *a priori*, nos permitem reconhecer pessoas, abstrair conceitos, visualizar lugares, paisagens e legitimá-las como tal. A perspectiva apontada sugere que identidade é ao mesmo tempo algo mutante, mutável, revelada pela inexorável condição biológica que torna as pessoas únicas, racionais, assim como cultura, estilo de vida, costumes e tradições adotados nas mais diferentes sociedades.[21,22]

Contudo, as constatações permitem considerar que a noção de identidade fabrica o outro, pois forja comportamentos, produz reações e representações. Nesta perspectiva, é possível supor que, ao conferir unicidade, também revela o seu contrário, isto é, pode ser excludente, discriminatória e intolerante na medida em que refuta experiências adversas, contrárias às preconizadas como ideais ou características. Conforme aponta Roger Chartier,[23] representações são construções que visam a fins específicos; portanto, não podem ser analisadas como discursos neutros, pois produzem práticas e legitimam determinados projetos. O autor ressalta que, "embora aspirem a universalidade, [as representações] são sempre determinadas pelos interesses de um grupo que as forjam".

Transposta para o social, a racionalidade que define identidade invariavelmente determina trajetórias, elimina singularidades e acontecimentos, manipulando opiniões, forjando memórias, bem como a escrita da história. A imposição de uma identidade pode, nestes termos, cristalizar representações acerca do pretendido como identificador. Nessa medida, passa a identificar aquilo que não o é, vale dizer, o que é adverso, abjeto, sobretudo por não se coadunar com a ordem assumida ou proposta como verdadeira ou idealizada.[22,24-26]

No âmbito da história da Enfermagem, o principal anacronismo é a identificação da profissão como eminentemente feminina. Não é incomum encontrar em textos acadêmicos, publicitários, jornalísticos, imagens que revelam a Enfermagem como ação praticada por mulheres: a enfermeira. Assumidas como correlato de verdade, as representações da Enfermagem como própria para mulheres interferiram poderosamente na formação da identidade profissional no mundo ocidental, mesmo que em alguns casos, como na Espanha, tal representação revele outra identidade (da profissão como masculina) sem, contudo, eliminar a feminização do cuidado. Ampliadas, as representações da Enfermagem como vocação feminina identifica como ideal um determinado tipo de mulher, qual seja branca, culta, jovem, saudável e oriunda das classes médias da sociedade; neste sentido, evoca o seu contrário, ou seja, não inclui homens e mulheres negras, ainda que estes existissem.[27-29]

Partindo deste pressuposto, as representações raciais e de gênero contribuíram para a legitimação de uma identidade profissional excludente e discriminatória. Transpostas para a realidade local, as representações dominantes da identidade profissional da Enfermagem brasileira encontraram forte ressonância com as representações construídas sobre o brasileiro. Estudos produzidos em diversas áreas do conhecimento permitem afirmar que a identidade do brasileiro é fundada no abrandamento de acontecimentos violentos, pouco revelados pela historiografia, como os que dizimaram "povos exóticos" que habitavam o novo mundo (os índios), substituídos por negros africanos escravizados, forjando uma identidade nacional às avessas, contrária à realidade local. Porém, mesmo com a instauração da Primeira República (1989-1930), diferenças étnicas permaneceram incólumes até seguramente a década de 1950, período no qual a sociedade brasileira rediscute a presença afrodescendente no país.[30-32]

Sintomaticamente, a instauração da República evoca um dos grandes momentos da história da Enfermagem brasileira, reconhecido historicamente como Missão Parsons. A historiografia dominante, produzida por enfermeiros, indica que as vicissitudes do novo regime político resultaram em reformas sanitárias, instauração de políticas de saúde pública, criação de campanhas, ligas, associações, escolas e outros espaços institucionais voltados para a saúde, reafirmando que a questão, no Brasil, polarizou investimentos que pretendiam sanear um país doente.[1,33]

Concentrados em esforços políticos, movimentos em torno da saúde nas origens do Brasil República pretendiam reverter a representação do país, visto como um local impuro, viciado, pestilento, propício ao desenvolvimento de doenças, inclusive por sua característica maior, a miscigenação de sua população. Econômica e politicamente desfavorável, a visibilidade dominante deveria ser alterada; para tanto, cidades foram higienizadas; habitações populares e coletivas, destruídas; ruas e avenidas, remodeladas por reformas urbanas; e a população nacional, branqueada pela entrada massiva de imigrantes europeus. É possível dizer que a República nascia com a missão de regenerar o país, ainda atado ao seu passado colônia, pois, no pensar e agir das elites políticas e dominantes, a profilaxia, a saúde pública e as mudanças de hábitos conduziriam os brasileiros ao estado mais avançado da vida em sociedade. Protocolos médicos impunham regras sociais que normatizavam o morar, vestir-se, comer, cuidar da saúde, bem como educar os filhos, valores que foram disseminados junto à coletividade por educadoras e enfermeiras de saúde pública.

No âmbito específico da Enfermagem, Ieda de Alencar Barreira permite considerar que as representações dominantes influenciaram a formação da identidade profissional da Enfermagem nacional. De acordo com a autora:

"Várias das candidatas que atenderam aos apelos humanitários e patrióticos dos médicos sanitaristas provinham da classe média-alta da sociedade, muitas delas tendo sido diretamente por eles recrutadas. Não obstante, candidatas oriundas de famílias pobres poderiam ser bem recebidas, mas o mesmo não ocorreria com as candidatas negras."[34]

O episódio permite considerar que o tema da eugenia não estava distante da formação profissional oferecida pela Escola de Enfermagem Anna Nery. O artigo de autoria de Lopes,[35] publicado na coluna "Página de Estudante", da revista Annaes de Enfermagem, em 1934, intitulado "A Eugenia", assim caracterizava o tema:

"As classes cultas da sociedade brasileira começam a inquietar-se principalmente diante da ruína física, mental e moral que tende a caracterizar a época atual em nosso país, e já compreendem a necessidade imperiosa de medidas capazes de conduzir-nos a uma regeneração progressiva. A leitura dos trabalhos publicados a respeito por Belizário Penna e Monteiro Lobato, e especialmente pelo Dr. Renato Kehl, presidente da Comissão Central de Eugenia, são verdadeiramente impressionantes, incitando todos os brasileiros de boa vontade a lutar contra a degenerescência da raça que, se não for contida em sua marcha avassaladora, acarretará certamente a decadência da nacionalidade. [...] Evidentemente não há solução para os males sociais fora das leis da Biologia! Devemos enfrentar corajosamente todas as dificuldades e vencer a grande batalha que se impõe para o aperfeiçoamento eugênico do nosso povo! [...] É isso que nos induz a pensar na conveniência urgente de reforçarmos as legiões defensoras da Eugenia do Brasil. [...] Sem eugenia nada teremos realizado em proveito do Brasil de amanhã."[35]

No que concerne à questão étnica, a história da Enfermagem brasileira, desde seus primórdios, evidencia embates provocados por tentativas de ingresso de mulheres negras em escolas de Enfermagem. Um desses episódios evoca um acontecimento emblemático, vivido por dirigentes e alunas da Escola de Enfermeiras, do Departamento Nacional de Saúde Pública, Rio de Janeiro, fundada em 1923, posteriormente denominada Escola de Enfermagem Anna Nery. O problema gerado pela segregação racial nas origens da formação da identidade profissional da Enfermagem brasileira é bastante esclarecedor:

"É verdade que a política de organização da escola tinha sido evitar, diplomática e estrategicamente, a admissão de negros, até que a opinião pública em relação à profissão de Enfermagem tivesse mudado. Isto era fundamental se se pretendia atrair mulheres de melhor classe. [...] Mesmo a Academia Naval colocava obstáculos para impedir a admissão de candidatos negros. Todas as vezes em que moças de cor se candidatavam para entrar na escola, havia sempre outras boas razões para que elas não fossem qualificadas, por isso nenhum problema havia surgido até então. Na verdade, havia já na escola três estudantes que, apesar de brancas, mostravam alguns traços de sangue negro. Foi enviada uma carta à imprensa comunicando que nenhuma pretendente havia sido rejeitada por causa da cor, mas não foi convincente, e o Departamento de Saúde achou que seria aconselhável permitir o ingresso de uma moça negra, se acaso se apresentasse alguma que preenchesse todos os requisitos para a admissão. Esta candidata apareceu em março [1926], juntamente com as demais pretendentes sob forte suspeita de que havia sido mandada por um dos jornais, e foi admitida. Isto provocou uma enxurrada de protestos por parte da alunas, mas, após considerar a questão, o Conselho de Estudantes finalmente decidiu que qualquer manifestação de rejeição ou de descortesia para com uma colega de classe demonstraria falta de respeito e de vontade de cooperar, e assim não houve mais dificuldades. As estudantes deixaram claro, contudo, que esperavam que não fosse admitida nenhuma outra negra por algum tempo."[36]

Revelador, o registro, além de fundamentar as análises em pauta, amplia o debate em torno da trajetória histórica das populações afrodescendentes. A admissão de uma negra e outras que "apesar de brancas, mostravam alguns traços de sangue negro" no interior dos quadros acadêmicos revela que a tese da ignorância e inferioridade nata atribuída aos negros não mais se sustentava. A "enxurrada de protestos" que se seguiu após admissão de uma moça negra permite considerar, ainda, que as representações da degenerescência moldavam os comportamentos das eleitas para dirigir a Enfermagem brasileira, forjando uma identidade que não se coadunava com a realidade brasileira, como avaliado anteriormente.[13,26,37]

O episódio comprova que, independentemente da origem étnica ou condição social, mulheres negras poderiam preencher os pré-requisitos exigidos à profissional. Ao analisar o Relatório Anual do Serviço de Enfermagem, encaminhado por Ethel Parsons ao Departamento Nacional de Saúde Pública, em 1926, Barreira[34] novamente menciona a questão da discriminação racial na seleção de candidatas da Escola de Enfermagem Anna Nery, reafirmando que "a política da Escola seria mesmo a de evitar a entrada de alunas negras, para que se pudesse atrair 'a melhor classe de mulheres para a nova profissão'".[12]

As considerações da autora consubstanciam as inferências em pauta, pois indicam que as recusas funcionavam como parte de um projeto político e social; no caso, de formação da liderança da Enfermagem nacional. Contudo, a efetivação do projeto forjou a identidade profissional na medida em que desconsiderava práticas que a nova história da Enfermagem, em parceria com a antropologia dos cuidados, tem permitido acessar, como a experiência das amas de leite, babás, mães pretas, secularmente as cuidadoras negras do Brasil;[38] como ações no campo do ensino e da assistência de Enfermagem que, desde 1890, incluíam homens, como Almerinda Moreira[27] permite reconhecer em seus estudos sobre a Escola de Enfermeiros e Enfermeiras Alfredo Pinto.

Neste sentido, Luis Antonio de Castro Santos e Lina Rodrigues de Faria[39] reiteram que a questão racial, no âmbito da Enfermagem, merece ser investigada a fundo, postulando que investimentos no setor agiam no sentido de propiciar mobilidade e ascensão social de afrodescendentes; o que de fato ocorreu na década de 1940 com a fundação da Escola de Enfermagem, da Faculdade de Medicina, da Universidade de São Paulo, na qual a percepção da diferença racial assume outros contornos, pois a nova escola, contrariando as representações forjadas, incluiu em seu corpo discente homens e mulheres negras, reconfigurando o exercício e a identidade profissional da Enfermagem brasileira.[8,22]

IDENTIDADE E PRÁTICA PROFISSIONAL

O estudo da Enfermagem é um capítulo importante da história das mulheres. A prática do cuidado associava-se às ações realizadas pelo gênero feminino, pois elas geravam, nutriam e cuidavam dos filhos, sobretudo, nos primeiros anos de vida. Ainda que homens existissem como cuidadores, culturalmente coube às mulheres realizar atividades relacionadas ao cuidado, inclusive porque o cuidado era realizado como parte do cotidiano feminino como algo considerado natural e apropriado às mulheres.[24]

No transcorrer da história da humanidade, existem muitas experiências ligadas ao cuidado. Sociedades remotas, que viveram o longo tempo da história, mantinham práticas de cuidar voltadas para ações místico-instintivas. Fundado na observação pura dos fenômenos da vida humana (nascimento, adoecimento), o cuidado era realizado por homens e mulheres identificados como feiticeiros e bruxas, pessoas que viviam à margem da sociedade e cujas práticas de curar eram organizadas em torno de cerimônias ritualísticas, que eventualmente assumiam caráter religioso. A perspectiva da cura como providência divina, ao mesmo tempo que impedia o desenvolvimento das práticas de cuidar (pois adoecimento e morte eram provocados por espíritos que habitavam universos paralelos e a natureza), estimulava estudos sobre saúde, doença e corpo humano, provocados pela curiosidade em torno de ocorrências que envolviam a vida das pessoas. Assim, os fenômenos saúde e doença eram encarados ora como manifestações do mal, ira divina (pragas, chagas, epidemias), ora como purificação da alma e redenção de pecados.[14,40]

Diferentes culturas mantinham práticas sociais que valorizavam homens e mulheres conhecedores das artes de curar. Inspirados em tradições orais, mitologias, santidades e divindades, muitos cuidadores tradicionais eram identificados como curandeiros. Por esse motivo, eram pessoas de destaque em sociedades tradicionais, como as indígenas que existem no Brasil, conhecidos com Xamãs, ou em tribos da Polinésia e da África negra. Os conhecimentos adquiridos por curandeiros e benzedeiras promoviam a vida, evitavam o adoecimento e produziam bem-estar a indivíduos e coletivos. Tradicionais, as práticas do curandeirismo remontam experiências de homens e mulheres que utilizavam recursos como rezas, orações, manipulação de ervas e outras práticas que contribuíam para minimizar sintomas e reduzir imperativos do adoecimento, como fortificantes, banhos, lavagens, chás e outras práticas culturais, as quais a antropologia dos cuidados possibilita remontar. No Brasil, um conjunto de mulheres, conhecidas como rezadeiras e benzedeiras, tradicionalmente cultiva ervas medicinais e as manipula mesclando o poder de cura a um elo místico, transcendente à racionalidade da ciência, como explica Marie-Françoise Colliére.[7] Sussurrando orações e invocando espíritos (santos, orixás, forças invisíveis da natureza), as benzedeiras cultuavam rituais que avançam o longo tempo da história, preservando uma das mais tradicionais práticas pagãs do cuidado, cujo domínio é historicamente atribuído às mulheres.[40]

O sincretismo de tais práticas permite considerar a importância da cultura dos cuidados, ainda que raramente avaliada. Nestes termos, é possível afirmar que a perspectiva místico-instintiva do cuidado inclui práticas cujos efeitos de cura, ainda que existam, não são comprovados pela ciência, mas caracterizados como resultado da fé ou milagre. No âmbito da Enfermagem profissional, a teoria do cuidado transcultural, proposta pela enfermeira norte-americana Madelaine Leininger, explica como o respeito à cultura interfere na qualidade da assistência e no processo de cuidar. A literatura que trata o tema permite afirmar que a prática instintiva do cuidado tem sua origem no parto, pois a mulher, como indicado, instintivamente aprendeu a fazer nascer, nutrir e proteger os filhos, como no mundo natural. Tradicional, a prática de cuidar das parteiras leigas continua existindo no interior e em larga medida como única possibilidade às parturientes, executada por mulheres que possuem o legado cultural do cuidado do fazer nascer ou dar à luz.

Isto posto, cabe assinalar que o desenvolvimento histórico da Enfermagem, bem como a construção da identidade profissional, encontra-se diretamente ligado a diversos movimentos religiosos, tanto no mundo ocidental cristão quanto no oriente. Como observado, a perspectiva mística que norteava explicações em torno do adoecimento e da morte foi decisiva para revelar a necessidade social do cuidado. Diferentes civilizações, em diferentes tempos históricos, recorreram a deuses para preservar e promover a saúde, bem como para proteger pessoas de doenças e pestes. Em todas as religiões, o cuidado é um dos principais componentes doutrinários. Porém, o cristianismo é um capítulo especial da história da Enfermagem e do desenvolvimento das práticas de cuidar, assim como da criação de espaços hospitalares, quase sempre anexos a mosteiros e conventos dominados pela Igreja e seus dogmas. A expansão do cristianismo, que incluía a máxima "salvar vidas", na maioria das vezes bania o corpo em favor da alma. O sofrimento do corpo físico era, inclusive, interpretado como purificação da alma.

Com a formação dos Estados Modernos, era imperioso preservar a saúde das populações, pois morrer representava ônus social e prejuízo aos investimentos em torno da manutenção da vida das pessoas, em específico dos pobres, andarilhos e despossuídos que compunham as multidões. Por outro lado, ao resgatar a formação das cidades, o contexto histórico permite observar como mulheres ricas ou comuns, religiosas ou não, reinventaram o cotidiano feminino, enfrentando o mundo do trabalho, da política, das comunicações e dos cuidados. As mudanças nas formas de viver, sintomaticamente nas origens de cidades como Paris, na França, e Londres, na Inglaterra, durante o século XIX, ampliaram a importância do cuidado e do cuidar. Mulheres redimensionaram comportamentos e práticas sociais do cuidado, possibilitando sua profissionalização.[25]

A perspectiva do cuidado religioso, é preciso observar, impôs uma nova representação à conduta humana, um novo padrão moral aceito e divulgado como ideal. O valor atribuído ao discurso da caridade estreitava os elos entre a ação de cuidar e a Igreja, especificamente devido ao fato da morte. Cuidadores religiosos como São João de Deus, natural da Espanha, construíram ordens religiosas fundadas no cuidado a pessoas pobres. Vicente de Paulo, na França, do mesmo modo, possibilitou o surgimento das Filhas de Caridade de São Vicente de Paulo, mulheres abnegadas, solteiras e viúvas, que ainda exerciam o cuidado como devoção e consagração, como ainda permanecem no mundo contemporâneo. A história indica que diferentes ordens religiosas assumiram a tarefa da administração dos primeiros espaços sociais de recolhimento e cuidado de enfermos, como os de Paris, conhecidos como *Hotel Dieu* ou casa de Deus. Contudo, é possível dizer que os primeiros hospitais funcionavam como morredouros, isto é, espaços isolados, habitados por doentes sem chance de cura ou feridos de guerra, que eram administrados pela Igreja, que priorizava a salvação da alma. A cura, assim como a morte, era um domínio no qual somente homens poderiam intervir, os padres, representantes de Deus na terra. Neste contexto da história da humanidade, o medievo, mulheres eram vistas como impuras e representadas pelo pecado original e, por esse motivo, perseguidas e queimadas em fogueiras como bruxas, feiticeiras e loucas.

A herança deixada pela perspectiva religiosa do cuidado é marcante na história da profissionalização da Enfermagem. As representações do cuidado religioso fabricaram imagens nas quais as enfermeiras, suas principais personagens, são caracterizadas como "freiras sem o hábito", mulheres devotas que se dedicavam ao cuidado de enfermos hospitalizados. Os cuidados executados por religiosos também estão presentes na História do Brasil, sobretudo com os jesuítas, que acompanharam a esquadra da Pedro Álvares Cabral no descobrimento, em 1500, dos quais o mais conhecido é padre José de Anchieta, que rezou a primeira missa, catequizando índios que habitavam o litoral brasileiro. Igrejas protestantes também mantinham estreitos limites com o cuidado, cujas práticas incluíam produzir efeitos de cura. Contudo, nas origens da institucionalização da saúde, os hospitais existentes não eram considerados lugares apropriados para moças educadas. Muitas mulheres eram transferidas ou retiradas de prisões para trabalhos forçados em hospitais, como também viúvas e solitárias, que auxiliavam médicos e religiosas no espaço hospitalar, o que não implica considerá-las como prostitutas. O perfil da mulher cuidadora ao longo da trajetória histórica da Enfermagem muda distintamente, sobretudo a partir das intervenções do que se convencionou chamar de sistema Nigthingale.

As representações da Enfermagem, como as que recobrem a perspectiva religiosa do cuidado, fabricaram visibilidades negativas do ponto de vista moral à pessoa que exercia a prática dos cuidados. Para os que viveram o período, cuidar era uma ação exercida por pessoas identificadas como marginais e oriundas de camadas sociais desprestigiadas e, portanto, moralmente desqualificadas. Mulheres que trabalhavam como cuidadoras eram consideradas vulgares e promíscuas porque manipulavam o corpo humano e dinheiro, algo restrito aos homens. Com o desenvolvimento das práticas de cuidar, a perspectiva do cuidado religioso foi cedendo lugar à racionalidade biológica, que impunha leis universais a partir da explicação metódica, reproduzível e científica dos fenômenos. Neste contexto, médicos assumiram o espaço hospitalar como campo legítimo e simbólico de suas intervenções, bem como de ensino da Medicina, o grande saber. Ao administrar o hospital, o biopoder médico iniciou uma nova etapa do desenvolvimento histórico da Enfermagem, redimensionando a identidade profissional do enfermeiro.[12,22]

Isto posto, é correto afirmar que a institucionalização do cuidado é parte de um processo de criação de espaços terapêuticos destinados ao tratamento e cura de pessoas com problemas de saúde. Até o final do século XVIII, os cuidados eram realizados e organizados por ordens religiosas, que visavam à salvação da alma em detrimento da do corpo (físico, biológico); os hospitais terapêuticos, administrados não mais por padres, mas por médicos, firmaram definitivamente o cuidado como algo vital para a formação das sociedades. A presença de médicos em hospitais, ainda que inicialmente esporádica e pouco recorrente, transformou o estatuto da Enfermagem e a representação dos enfermeiros.

No processo de formação dos Estados Modernos, a questão da saúde foi assumida como compromisso político em relação à população. O Estado deveria manter a população saudável e criar instituições para esse fim. Contrária ao poder religioso, a necessidade da manutenção da saúde das populações impunha uma reforma dos espaços hospitalares, cuja administração passou a ser executada por médicos interessados na manutenção da vida humana, e não mais na salvação da alma. Opondo-se aos dogmas da religião, o hospital deveria ser campo legítimo da promoção da vida, mesmo que para tanto mortes ocorressem. Esse período da história é identificado como o nascimento da clínica. Nesse sentido, a criação de espaços destinados ao tratamento e à cura de pessoas exigia a presença de cuidadores, mesmo que mulheres devotas, abnegadas e religiosas auxiliassem as práticas médicas em hospitais, pois a perspectiva do cuidado como algo sagrado gerou conflitos no campo dos valores que fundamentavam as ações e os investimentos, mais especificamente o valor científico *versus* o valor religioso. Consequentemente, o domínio religioso no trabalho hospitalar instaurou não somente um modelo de comportamento e práticas, mas uma disciplina e domesticação do trabalho subserviente e devotado. É possível admitir que esse longo processo construiu uma representação da enfermeira, principal personagem da Enfermagem, como auxiliar de médicos, cujas recusas e exigência de treinamento específico possibilitaram o desenvolvimento das bases profissionais da Enfermagem.

Com a institucionalização do cuidado, novos hospitais foram criados visando prestar assistência às populações, controlar a proliferação de doenças, que eram muitas e avassaladoras, fator que tornou necessário formar e contratar mão de obra para o exercício da Enfermagem. Como mencionado no início deste capítulo, algumas experiências pré-profissionais foram desenvolvidas no mundo europeu, como a proposta pelo pastor Theodor Fliedner e sua esposa, protestantes luteranos que iniciavam mulheres ensinando-as no exercício do cuidado na Alemanha do século XIX. As Diaconisas de Kaiserswerht, como eram identificadas, procuravam desvincular ações por elas exercidas das exercidas pela maioria de mulheres não religiosas em espaços hospitalares, cuja condição de miserabilidade depreciava a imagem social da enfermeira, pois a imagem social das enfermeiras era de mulheres sem preparo e instrução adequada, brutalizadas pela marginalidade. Porém, a passagem do século XVIII para o século XIX recupera um período no qual a Enfermagem pré-profissional era frequentemente solicitada, sobretudo no que confere à saúde pública, na medida em que as cidades passaram a compor o lugar por excelência da proliferação de doenças.

Em virtude das mudanças radicais de estilos de vida e trabalho, homens e mulheres deixaram o mundo rural para habitar grandes centros urbanos, trabalhando como mão de obra em fábricas construídas nas cidades, virulentas e conturbadas pela multidão aglomerada nas ruas, em moradias improvisadas, insalubres, em espaços escuros e úmidos, perfeitos para a contaminação e proliferação de doenças, conhecidas como doenças das massas; alusão ao quantitativo humano que sucumbia frente a problemas de saúde como febre amarela, gripe, tuberculose e outras doenças contagiosas. É neste contexto que a Enfermagem torna-se reconhecida como saber indispensável, pois não bastavam intervenções médicas sem cuidado adequado ao paciente. O cuidado permanente, o trabalho da Enfermagem, com aplicação de princípios básicos de higiene, alimentação (nutrição/dietética), importava decisivamente na recuperação e no restabelecimento da saúde das pessoas.

Manuais que ensinavam a cuidar foram publicados em diferentes partes do mundo. Um dos mais famosos e utilizados foi escrito por Desiré Bourneville, médico francês, que explicava como deveria ser o treinamento para o trabalho em hospitais, ainda que representasse o cuidado como ação subserviente, auxiliar e dependente da medicina. A subserviência e o caráter auxiliar atribuído ao exercício da Enfermagem desautorizavam os trabalhos de mulheres em hospitais, as enfermeiras. O trabalho da Enfermagem tinha como objetivo responder a demandas da prática médica, não da Enfermagem propriamente dita. Característica que somente deixou de existir quando a arte do cuidado incorporou a ciência, momento exemplar atribuído a Florence Nightingale, que identificou o que era e o que não era Enfermagem, criando o grande modelo de ensino conhecido como *nursing* ou sistema nightingale, tornando-se uma profissão, pois seu exercício passou a ser realizado a partir de bases teóricas próprias, alterando definitivamente a identidade profissional.

O grande modelo de assistência de Enfermagem fundou a profissionalização e projetou a Nigthingale Training School, do Hospital St. Thomas, em Londres, Inglaterra, como uma nova concepção de Enfermagem, erigida à categoria de ciência por explicar racionalmente a necessidade do cuidado. Preconizado como ideal e oficializado juridicamente, no Brasil, o modelo de ensino proposto como padrão considerava que as escolas de Enfermagem deveriam ser dirigidas por enfermeiras, funcionar em regime de internato e aceitar somente candidatas mulheres, de preferência jovens, solteiras, no máximo viúvas, como estudantes de Enfermagem. Mulheres casadas eram excluídas, dadas as obrigações do matrimônio, que não se coadunavam com o exercício profissional, assim como as obrigações do trabalho em turnos ininterruptos, em espaços públicos como hospitais e clínicas de saúde.

Historicamente, a primeira escola fundada no Brasil genuinamente nightingaleana funcionava no Hospital Samaritano, construído no bojo da expansão da cidade de São Paulo na passagem do século XIX para o século XX. Os debates travados em torno do modelo considerado oficial, identificado como padrão para o ensino de Enfermagem no Brasil, evocam um dos mais importantes centros formadores da Enfermagem nacional, a Escola de Enfermagem Anna Nery, e redimensionam a questão da identidade profissional. Neste sentido, ampliando ainda mais o debate, estudos históricos da Enfermagem brasileira revelam existirem experiências diversas no campo da formação profissional, antes mesmo do padrão proposto como oficial. Porém, o primeiro espaço de ensino e formação profissional de enfermeiros (homens e mulheres, brancos e negros) é conferido à Escola

Profissional de Enfermeiros e Enfermeiras, atual Escola de Enfermagem Alfredo Pinto, da Universidade Federal do Estado do Rio de Janeiro. Não obstante, a Escola de Enfermagem da Cruz Vermelha Brasileira, Filial do Estado de São Paulo, do mesmo modo, revela que, em 1926, conferia-se o título de enfermeiro a homens, ainda que mulheres fossem as principais personagens.

CONSIDERAÇÕES FINAIS

As constantes descobertas sobre o passado da Enfermagem no Brasil são imprescindíveis para que se desvelem processos construídos em torno da identidade profissional, bem como do exercício da arte e da ciência do cuidado. Ao remontar ao passado e às múltiplas experiências existentes, legitimam ações, indivíduos e coletivos que dele fizeram parte. O resultado é a destituição de mitos fundadores, a desconstrução de uma história tradicional que desprestigia manifestações antecessoras da oficialização e padronização da formação profissional. Não por acaso, a Enfermagem brasileira é considerada uma das melhores do mundo, dada a qualidade do ensino e dos serviços prestados por homens e mulheres no campo da assistência, fato decorrente de um processo que remonta à história de pessoas que dedicaram suas vidas ao desenvolvimento da Enfermagem no Brasil, cujas bases consolidaram uma identidade forte e um exercício profissional pujante, singular.

REFERÊNCIAS BIBLIOGRÁFICAS

1. Santos TCF, Barreira IA. O poder simbólico da enfermagem norte-americana no ensino da enfermagem na capital do Brasil (1928-1938). Rio de Janeiro: EE Anna Nery; 2002.
2. Hallam J. Nursing the image. Media, culture and professional identity. New York: Routledge; 2000.
3. Oguisso T, Morbin H. Semiótica narrativa na enfermagem. In: Oguisso T, Souza Campos PF, Freitas GF. Pesquisa em história da enfermagem. São Paulo: Manole; 2011. pp. 457-501.
4. Molina MT. Historia de la enfermería. Buenos Aires: Intermédica; 1973.
5. McGee M. Ecclecticism in nursing philosophy: problem or soluion? In: Kikuchi JF, Simmons H (Eds.). Developing a philosophy in nursing. California: Sage Publications; 1994.
6. Donahue P. Nursing – the finest art: an illustrated history. 2. ed. St. Louis: Mosby; 1996.
7. Collière MF. Promover a vida. Da prática de mulheres de virtude aos cuidados de enfermagem. Lisboa: Lidel; 1999.
8. Castel RM. La identidad profesional de la enfermera. Revista Rol de Enfermeria. 1992; 15(170):30-44.
9. Johnson M, Cowin LS, Wilson I et al. Professional identity and nursing; contemporary theoretical developments and future research challenges. Internt Nurs Review Geneva. 2012; 59:562-9.
10. Oguisso T. A touca como símbolo da enfermagem. Revista Enferm COREN-SP, Conselho Regional de Enfermagem, São Paulo. 2011; 12(86):42-3.
11. Oguisso T, Freitas GF. Memória e história na construção da identidade profissional da enfermagem. In: Oguisso T. Trajetória histórica da enfermagem. Barueri: Manole; 2014. pp. 242-60.
12. Oguisso T, Dutra VO, Souza Campos PF. Cruz Vermelha Brasileira. Filial do Estado de São Paulo. Formação em tempos de paz. São Paulo: Manole; 2009.
13. Souza Campos PF. Cultura de los cuidados: el debate entre historia y enfermeria pré-profissional: las acuarelas de Jean-Baptiste Debret (1816-1831). Revista Cultura de los Cuidados, Alicante. 2015; XIX(43):95-105.
14. Moreira A, Oguisso T. Profissionalização da enfermagem brasileira. Rio de Janeiro: Guanabara Koogan; 2005.
15. Bostridge M. Florence Nightingale. London: Penguin Books; 2009.
16. Siles González J. Historia de la enfermeria. Alicante: Consejo de Enfermería de la Comunidad Valenciana; 1999.
17. Kniebhler Y et al. Cornettes et blouses blanches. Hachette Littérature; 1984.
18. Fouquet C. Histoire des mères du Moyen Âge à nos jours. Montalba: Collection Pluriel; 1977.
19. Lynaugh J. Nursing history review. Vol. 10. Official publication of the American Association for the History of Nursing. New York: Springer Publishing Co.; 2002.
20. Mota A. Tropeços da medicina bandeirante. Medicina Paulista entre 1892-1920. São Paulo: Edusp; 2005.
21. Dubar C. A construção das identidades. 3. ed. Rio de Janeiro: Martins Fontes; 2005.
22. Hall S. A identidade cultural na pós-modernidade. 10. ed. Rio de Janeiro: DP&A; 2005.
23. Chartier R. O mundo como representação. Rev Est Avan. 1991; 5(11):173-91.

24. Butler J. Problemas de gênero. Feminismo e subversão da identidade. 8. ed. Rio de Janeiro: Civilização Brasileira; 2015.
25. Perrot M. Mulheres públicas. São Paulo: Unesp; 1998.
26. Rago M. Os prazeres da noite: prostituição e códigos da sexualidade feminina em São Paulo. 1890-1930. Rio de Janeiro: Paz e Terra; 2008.
27. Moreira A. Desmistificando a origem da enfermagem brasileira. Parte II. In: História da Enfermagem: versões e interpretações. 2. ed. Rio de Janeiro: Revinter; 2002. pp. 61-125.
28. Porto F, Amorim W. História da enfermagem brasileira. Lutas, ritos e emblemas. Rio de Janeiro: Aguia Dourada; 2007.
29. Souza Campos PF, Oguisso T. A Escola de Enfermagem da Universidade de São Paulo e a reconfiguração da identidade profissional da enfermagem brasileira. Rev Bras Enferm. 2008; 61(6):892-8.
30. Schumaher S, Brazil EV. Mulheres negras do Brasil. Rio de Janeiro: SENAC; 2007.
31. Mott ML. Submissão e resistência. A mulher na luta contra a escravidão. São Paulo: Contexto; 1988.
32. Marinho MGSM. Norte-americanos no Brasil. São Paulo: Autores Associados; 2001.
33. Sauthier J, Barreira IA. As enfermeiras norte-americanas e o ensino de enfermagem na capital do Brasil (1921-1931). Rio de Janeiro: EE Anna Nery; 2002.
34. Barreira IA. Os primórdios da enfermagem no Brasil. Esc Anna Nery Rev Enferm. 1997; 161-76.
35. Lopes LR. A eugenia. Rev Annaes de Enferm. 1934:1(3):25.
36. Moreira MCN. A Fundação Rockfeller e a construção da identidade profissional da enfermagem no Brasil na primeira república. Rio de Janeiro: História, Ciência, Saúde – Manguinhos; 1999. pp. 621-45.
37. Costa JF. Ordem médica e norma familiar. 4. ed. Rio de Janeiro: Graal; 1999.
38. Souza Campos PF, Oguisso T, Freitas GF. Cultura dos cuidados: mulheres negras e a formação da enfermagem profissional brasileira. Cultura de los cuidados. Revista de Enfermería y Humanidades. 2007; XI(22):33-3.
39. Castro Santos LA, Faria LR. A cooperação internacional e a enfermagem de saúde pública no Rio de Janeiro e São Paulo. Horizontes (Bragança Paulista). 2004; 22(2):123-50.
40. Bourdieu P. A dominação masculina. A condição feminina e a violência simbólica. 2. ed. Rio de Janeiro: BestBolso; 2014.

Parte 4

Organizações de Saúde e de Enfermagem

25 Organizações Internacionais de Saúde

Taka Oguisso e Maria José Schmidt

ORGANIZAÇÃO MUNDIAL DA SAÚDE

Entre as organizações de saúde de nível mundial, é imprescindível mencionar a Organização Mundial da Saúde (OMS), sediada na cidade de Genebra, na Suíça, como a mais importante e influente. Para o continente americano, a representação da OMS é a Organização Pan-Americana da Saúde (OPAS), sediada em Washington, capital dos EUA. Na área da Enfermagem, a organização mais influente é o Conselho Internacional de Enfermeiras (CIE) ou International Council of Nurses (ICN), cuja história demonstra que se trata da mais antiga organização de profissionais da saúde, criada antes mesmo de existirem as duas instituições de saúde de caráter mundial, anteriormente citadas.

A OMS é uma entidade de natureza governamental, mantida financeiramente por doações e pela contribuição anual obrigatória dos países-membros – atualmente, 191. É um órgão ou, assim chamada, agência especializada da Organização das Nações Unidas (ONU) e segue os mesmos princípios básicos de relações harmoniosas e de segurança para todos os povos. A Constituição da OMS,[1] adotada em julho de 1946, por representantes de 61 países, inclusive pelo Brasil, entrou em vigor em 7 de abril de 1948, data oficial da fundação da OMS, e por isso, nesse dia é celebrado anualmente o Dia Mundial da Saúde. A OMS tem por missão institucional levar toda a população do mundo ao mais alto nível de saúde possível, definida como um "estado de completo bem-estar físico, mental e social e não apenas a ausência de doença ou enfermidade". Considera-se esse alto nível de saúde como um dos direitos de todo ser humano sem distinção de raça, religião ou condição social, política ou econômica.[1]

Interessante relembrar um pouco da história da OMS, que contou com uma forte influência de um brasileiro, o Dr. Geraldo Horácio de Paula Souza (1889-1951), o eminente sanitarista que ajudou a criar o Instituto de Higiene, atual Faculdade de Saúde Pública, da Universidade de São Paulo. Dr. Paula Souza, ao participar da Conferência para a fundação da Liga das Nações, posteriormente chamada Organização das Nações Unidas (ONU), em 1945, na cidade de São Francisco, na Califórnia, encontrou-se informalmente com o médico chinês, Dr. Szeming Sze, e o norueguês, Dr. Karl Evang. Todos eram membros de suas respectivas delegações. Segundo o médico chinês, nesse encontro informal, o brasileiro sugeriu a criação, não de mais uma organização de saúde, como a Oficina Sanitária Pan-Americana (OSP), que já existia, sediada em Washington, mas de uma única organização mundial da saúde. Essa ideia foi aceita pelos demais colegas, mas eles logo perceberam que a Conferência havia sido convocada para tratar da criação da ONU, tema prioritário que não admitia inclusão de outros assuntos. Há uma divergência nesse ponto, pois a revista *Tema*, da Fundação Oswaldo Cruz (Fiocruz),[2] menciona que foi o norueguês quem teria feito a sugestão. Em uma entrevista, o médico chinês apontou claramente o nome do brasileiro como autor original da ideia. No entanto, tal fato, ocorrido em um encontro informal, não tem registro histórico. Parece mais lógico que a ideia houvesse partido do brasileiro, pela sua experiência como sanitarista, pois, em junho de 1920, ele e Dr. Francisco Borges Vieira foram os dois primeiros brasileiros a receberem o título de Doutor em Higiene e Saúde Pública pela Universidade John Hopkins, de Baltimore, EUA.[3] O Dr. Paula Souza tinha também visão continental da saúde pelos estágios e inúmeras visitas feitas no sul dos EUA para conhecer os trabalhos de saneamento e realizar um trabalho de administração sanitária na Organização Sanitária Pan-Americana, em Washington. De qualquer maneira, o norueguês teve de retornar ao seu país, antes do término da Conferência, e assim, coube às delegações do Brasil e da China fazerem uma proposta conjunta,[4] no dia 28 de maio de 1945, para que fosse estabelecida uma comissão para a criação de uma organização internacional de saúde. Essa proposta foi aprovada e, desse modo, reconheceu-se a saúde como um campo de interesse internacional, de tal maneira que foi incluída na Carta da ONU,[5] no Capítulo IX, o tema que dispunha sobre cooperação internacional econômica e social, de que essa Organização promoveria soluções de problemas econômicos, sociais e de saúde, além de incentivar a cooperação cultural e educacional (art. 55). Goodman[6] afirma que essas duas delegações conseguiram ainda a aprovação unânime de uma declaração sobre a necessidade urgente do estabelecimento de tal agência especializada, com amplos poderes e responsabilidades, vinculada ao Conselho Econômico e Social (art. 57, da Carta da ONU).[5] Com isso, foi aberto espaço para a rápida criação dessa agência especializada. A Comissão Técnica Preparatória para a Conferência Internacional de Saúde[7] encontrou-se em Paris, de 18 de março a 5 de abril de 1946. À Conferência, compareceram os Drs. Paula Souza, Szeming Sze e Karl Evang. Outros fatos que provavelmente contribuíram para a rápida criação de uma entidade de saúde mundial podem ter sido as várias epidemias ocorridas na Europa, como cólera, peste e gripe espanhola. Sobre a ONU, cabe destacar que sua maior autoridade reside na figura do Secretário-Geral, que permanece no cargo por um mandato de 5 anos. O primeiro Secretário-Geral da ONU foi o norueguês Trygve Halvdan Lie (1946 a 1952). Em outubro de 2016 foi eleito Antonio Guterres,* ex-Primeiro-Ministro de Portugal, que vinha atuando no comando do Alto Comissariado para Refugiados. Seu mandato como Secretário-Geral deverá ser de janeiro de 2017 a 2022. A ONU teve apenas um latino-americano: Javier Perez de Cuellar, do Peru, de 1982 a 1991. O Brasil teria uma grande chance com Sergio Vieira de Melo (1948-2003), mas ele morreu em um atentado a bomba em Bagdá, no Iraque, quando ocupava o cargo de Alto Comissário das Nações Unidas para Refugiados, mesmo cargo ocupado por Antonio Guterres. Sergio de Melo estava muito cotado para substituir Kofi Anan, de Gana, que foi Secretário-Geral da ONU de 1997 a 2006. Com sua morte, foi eleito Ban Ki-Moon, da Coreia do Sul, com mandato de janeiro de 2007 a dezembro de 2016. No Quadro 25.1, foram listados cronologicamente os fatos históricos[8] que antecederam a criação da OMS.

Quadro 25.1 Fatos históricos que antecederam a fundação da Organização Mundial da Saúde (OMS).

Data	Acontecimento histórico
1830	Epidemia de cólera que avassalou a Europa
1851	Tentativa frustrada de realizar uma conferência sanitária em Paris
1892	Aprovação de uma Convenção Sanitária Internacional sobre cólera
1897	Convenção Sanitária Internacional sobre Peste
1902	Criação da Oficina Sanitária Internacional, posteriormente Oficina Sanitária Pan-Americana
1907	Estabelecimento de um Escritório Internacional de Higiene Pública, em Paris
1919	Criação da Liga das Nações, ao fim da Primeira Guerra Mundial, que tinha entre suas tarefas a prevenção e o controle de doenças, por meio da Organização de Saúde da Liga das Nações, sediada em Genebra, na Suíça. O fato de a atual sede da OMS estar sediada em Genebra tem também esta raiz histórica
1926	Revisão da Convenção Sanitária Internacional para inclusão do combate à varíola e à febre tifoide
1935	Aprovação da Convenção Sanitária Internacional sobre Navegação
1938	Última Conferência Sanitária Internacional em Paris. O Conselho Sanitário, Marítimo e de Quarentenas de Alexandria é entregue ao Egito, onde se encontra atualmente o Escritório Regional do Leste Mediterrâneo
1945	Conferência das Nações Unidas, em São Francisco, aprova por unanimidade as propostas brasileira e chinesa para o estabelecimento de uma nova e autônoma organização internacional de saúde
1946	Conferência Internacional de Saúde, em Nova York, aprova a Constituição da Organização Mundial da Saúde
1947	Comissão Intermediária da OMS organiza a assistência ao Egito para combater a epidemia de cólera
1948	A Constituição da OMS entra em vigor no dia 7 de abril, com a assinatura de 61 países-membros

*"ONU escolhe Guterres secretário-geral." In: O Estado de São Paulo, edição de 7 de outubro de 2016, p. 12.

Um fato também importante é que a OMS teve como segundo Diretor-Geral da OMS, durante 20 anos, Dr. Marcolino Gomes Candau (1911-1983), igualmente brasileiro.[9] O primeiro diretor, Dr. Brock Chisholm, do Canadá, ficou apenas 5 anos, de 1948 a 1953. A revista *Annaes de Enfermagem*, dessa época, publicou com júbilo a notícia de sua nomeação para a OMS, dando detalhes sobre sua personalidade. Era formado em Medicina pela Faculdade Fluminense de Medicina, em 1933, tendo mais tarde feito cursos de higiene e saúde pública na Universidade do Brasil (atual UFRJ) e John Hopkins, Baltimore, EUA, onde recebeu o título de *Master*. Nos 16 anos em que trabalhou no Brasil, de 1934 a 1950, Dr. Candau exerceu várias funções como médico-sanitarista e professor de Epidemiologia, no Rio de Janeiro. Trabalhou com a Fundação Rockfeller no combate à malária no Nordeste e na Amazônia. Em 1943, foi posto à disposição do Serviço Especial de Saúde Pública (SESP), no qual exerceu o cargo de superintendente de 1947 a 1950, quando foi convidado a trabalhar na OMS, da qual tornou-se Diretor da Divisão de Organização dos Serviços de Saúde Pública e, posteriormente, assistente do Diretor-Geral. Em 1952, foi transferido para Washington, onde atuou como assistente do Diretor da Repartição Sanitária Pan-Americana (atualmente OPAS), cargo que deixou para ocupar a nova posição como Diretor-Geral da OMS, em julho de 1953, com apenas 42 anos de idade. Foi o mais longevo diretor, pois permaneceu no cargo até 1973. Faleceu em 1983, em Genebra. Sua nomeação foi muito festejada pelas enfermeiras e pioneiras da época que reconheciam nele competência, capacidade e dinamismo, conquistando o respeito de todos. Dr. Marcolino Candau foi substituído pelo Dr. Hafdan Theodor Mahler,[10] médico-tisiologista, da Dinamarca, em 1973. Dr. Mahler iniciou seu trabalho na OMS em 1950, atuando no Equador e na Índia, em programas de tuberculose. Em 1973, foi eleito Diretor-Geral da OMS. Sua grande realização foi promover em setembro de 1978 a Conferência Internacional sobre Cuidados Primários de Saúde, com a participação de representantes de 134 países e 67 organizações das Nações Unidas, em Alma-Ata, Cazaquistão, onde foi proclamada a Declaração de Alma-Ata, com a estratégia de cuidados primários de saúde para alcançar a meta de "Saúde para Todos no Ano 2000". Sobre essa temática, publicou inúmeros documentos, valorizando o papel e o trabalho da Enfermagem na atenção primária à saúde, como "Enfermeiros lideram o caminho" (*Nurses lead the way*)[11] em 1985. Após 15 anos na função, de 1973 a 1988, Dr. Mahler foi substituído pelo Dr. Hiroshi Nakajima (1928-2013), do Japão, que permaneceu por dois mandatos, até 1998. Nessa data, a OMS elegeu a primeira mulher como Diretora-Geral, a médica e ex-primeira ministra da Noruega Gro Harlem Brundtland. Em julho de 2003, Brundtland foi substituída pelo médico coreano Lee Jong-Wook, profissional de carreira da própria OMS, que faleceu subitamente no dia 20 de maio de 2006, sendo substituído até nova eleição por um dos diretores adjuntos, Anders Nordstrom, da Suécia. Finalmente, em janeiro de 2007, Dra. Margaret Chang, que trabalhava em Hong Kong, na China, assumiu o cargo de Diretora-Geral da OMS para o primeiro mandato de 5 anos. Foi reeleita na Assembleia Mundial da Saúde, em maio de 2012, para o segundo mandato, que terminou em junho de 2017.[12] Em maio de 2017, foi eleito para o primeiro mandato de 5 anos (2017-2022) o médico Dr. Tedros Adhanon Ghebreyesus, nascido em Asmara, Etiópia. Foi uma eleição diferente pela quantidade de candidatos postulantes a esse cargo, pois geralmente há consenso entre os pares e somente um candidato se apresenta; além disso, era a primeira vez que se apresentava uma pessoa originária do continente africano. Dr. Ghebreyesus tem mestrado em Imunologia de Doenças Infecciosas pela Universidade de Londres e doutorado (PhD) em Saúde Comunitária pela Universidade de Nottingham, também do Reino Unido. Havia sido em seu país ministro da Saúde, de 2005 a 2012, e ministro de Assuntos Exteriores, de 2012 a 2016. Como diretor-geral da OMS, no dia 7 de abril de 2018, data comemorativa do Dia Mundial da Saúde e dos 70 anos da entidade, adotou o tema "cobertura universal para todos, em toda parte". Nessa ocasião, afirmou que "o mais alto nível de saúde é um dos direitos fundamentais de todo ser humano, sem distinção de raça, religião, crenças políticas ou condições econômicas ou sociais", e que "gozar de boa saúde é a coisa mais preciosa para cada ser humano, e, quando as pessoas são saudáveis, elas podem estudar, trabalhar e sustentar a si próprias e suas famílias".

Conforme mencionado, a OMS está sediada em Genebra, na Suíça, e conta com seis escritórios regionais: África, com sede em Brazzaville; Américas, com sede em Washington; Europa, com sede em Copenhague, na Dinamarca; Leste Mediterrâneo, com sede no Cairo, no Egito; Pacífico Ocidental, com sede em Manila, nas Filipinas; e Sudeste Asiático, com sede em Nova Delhi, na

Índia. A OMS funciona como uma federação internacional[13] com um Diretor-Geral e um Conselho Executivo, para traçar as diretrizes gerais sobre a saúde no mundo. Anualmente, realiza a Assembleia Mundial da Saúde, no mês de maio, com a participação de todos os países-membros, que discutem, votam e deliberam sobre todas as questões e prioridades de saúde. Conta com 194 membros representantes de seus respectivos países ou nações.

ENFERMEIRAS NA ORGANIZAÇÃO MUNDIAL DA SAÚDE

Na sede da OMS, em Genebra, e nos órgãos regionais, há enfermeiras em função de coordenação de atividades de Enfermagem, indicadas pelos países que representam e aprovadas por uma comissão específica. A seleção depende de fatores políticos e estratégicos da própria OMS, além da qualificação individual dos candidatos. Algumas se notabilizaram pelo trabalho desenvolvido. Por exemplo, Maria Palmira Tito de Moraes,[14] nascida em 1912, em Portugal, pertenceu ao quadro da OMS, na década de 1950, tendo inclusive participado como assessora para estudos sobre Enfermagem e educação durante a execução do Levantamento de Recursos e Necessidades da Enfermagem no Brasil (1956-1958).[15] Sua biografia relata que nasceu em Lisboa, em 1912, tendo se formado enfermeira em 1938, pela Universidade de Case Western Reserve, nos EUA, com especialização em Saúde Pública na Universidade de Toronto, Canadá, no ano seguinte. Lecionou na Escola Técnica de Enfermagem* de Lisboa por muitos anos e aproveitava para escrever artigos para jornais locais. Foi convidada para trabalhar na OMS, onde "permaneceu por décadas, cumprindo missões em vários países, até retornar para Portugal", e para sua antiga Escola Técnica de Enfermagem, em 1977. Outra enfermeira portuguesa que atuou na OMS foi Fernanda Falcão Alves Diniz,[16] nascida em novembro de 1913, em Açores. Em 1943, formou-se na Escola Técnica de Enfermagem de Lisboa, onde logo começou a trabalhar. Teve ainda a oportunidade de aperfeiçoar seus conhecimentos em administração e educação nos EUA e no Canadá, com bolsa de estudos da Fundação Rockfeller. Em 1951, foi convidada a trabalhar na OMS como responsável por um projeto a ser desenvolvido na Costa Rica, por um breve período. No entanto, logo foi chamada a retornar para a OMS, como enfermeira consultora no escritório regional da Europa, onde permaneceu até 1966, quando se tornou responsável pela Unidade de Enfermagem da OMS, em Genebra, com responsabilidade em nível mundial, até aposentar-se em 1974. Nesse período, criou o Grupo de Peritos que realizou trabalho de base a fim de reconhecer o papel de enfermeiros nos cuidados primários de saúde. Isso aconteceu quatro anos antes de ser aprovada a Declaração de Alma-Ata. Ambas as enfermeiras receberam condecoração do Presidente da República de Portugal.

Destaca-se que uma enfermeira brasileira, Maria de Lourdes Verderese, na mesma época, trabalhou por muitos anos na sede do escritório regional do Pacífico Ocidental, da OMS, em Manila, Filipinas. Ela deixou um trabalho escrito que foi publicado pela OMS em 1975, sobre preparo e treinamento de curiosas (parteiras).** Anteriormente, em 1950, como funcionária do Serviço Especial de Saúde Pública (SESP), esteve em Porto Alegre para fundar uma escola de Enfermagem junto à Faculdade de Medicina da Universidade Federal do Rio Grande do Sul (UFRGS), com sua irmã, Olga Verderese. Essa fundação ocorreu em dezembro do mesmo ano, tornando-se Maria de Lourdes a primeira diretora da Escola de Enfermagem da UFRGS. Como referem Mancia e Burlamaque,[17] ao mesmo tempo que ambas elaboravam o projeto de criação da escola, preocupavam-se também em criar uma Seção da Associação Brasileira de Enfermagem (ABEn) no Estado. Olga tornou-se a primeira Presidente da ABEn (Seção RS), de 1950-1952, sucedida por Maria de Lourdes (1952-1954).

Após as enfermeiras portuguesas, ocupou a função deixada por Fernanda Alves Diniz uma de origem filipina, a Dra. Amelia Mangay-Maglacas,[18] que começou seu trabalho ainda na gestão do Dr. Hafdan Mahler, Diretor da OMS. Ocupou um cargo de nome curioso: cientista-chefe

---

*Importante destacar que a Escola Técnica de Enfermagem de Lisboa, atual Escola Superior de Enfermagem de Lisboa (ESEL), oferece curso de Enfermagem em nível superior. A partir de 2004, as quatro escolas públicas para formação de técnicos de Enfermagem passaram a chamar-se Escola Superior de Enfermagem (Decreto-Lei nº 175, de 21 de julho de 2004). Não confundir com escolas técnicas de Enfermagem no Brasil, que são de nível médio.

**Verderese ML, Turnbull LM. The traditional birth attendant in maternal and child health and family planning: a guide to her training and utilization. WHO, 1975, 120 p.

de Enfermagem e Obstetrícia.* Refere ela ter ficado impressionada, em 1972, ao descobrir que enfermeiras dessa Unidade da OMS não tinham quase nenhum trabalho em parceria com o Conselho Internacional de Enfermeiras, sediado na mesma cidade. Algum tempo depois de sua chegada à OMS, em Genebra, o CIE nomeou para o cargo de diretora executiva Constance Holleran, enfermeira norte-americana que havia trabalhado na direção da Associação Americana de Enfermeiras, nos EUA. Ambas se sintonizaram imediatamente – assim, teve início um dos períodos mais profícuos de colaboração entre OMS e CIE e também dos mais produtivos para a Enfermagem internacional.

Dra. Amelia reconhecia que, se os enfermeiros na maioria dos países não eram valorizados e seus pontos de vista em questões sociais e de saúde eram desconsiderados, muitas vezes teriam de culpar a si próprios. Se o pessoal de Enfermagem constitui cerca de 50% de toda a equipe de saúde, como estimado pela OMS, seria necessário ir além da fronteira da própria profissão, levando tais questões para conhecimento do público. No entanto, isso só poderia ser alcançado se os profissionais da Enfermagem como um todo enfrentassem os desafios do *status quo* e se unissem em torno de uma liderança de pensamentos, estratégias e cuidado humanitário. Afirmava que os enfermeiros precisavam liderar ou nunca seriam valorizados totalmente e, se falhassem nessa missão, muitas iniciativas do setor saúde também falhariam. A Dra. Amelia participou da produção de inúmeros documentos publicados pela OMS, inclusive sobre a Declaração de Alma-Ata e sobre cuidados primários de saúde, evento que ocorreu em 1978. Em uma entrevista,[19] ela declarou que a Enfermagem teria ainda um longo caminho a percorrer para romper a tradição de uma OMS fortemente dominada por médicos, a fim de conseguir espaço e recursos. Só assim a profissão poderia trabalhar com diretrizes internacionais específicas e servir de fonte para todos os serviços de Enfermagem dos diferentes países do mundo. Mesmo ao aposentar-se da OMS após 17 anos de trabalho, ela continuou uma mulher forte, dinâmica e muito vibrante. Com seu entusiasmo, conseguia agregar profissionais e impulsioná-los à luta para demonstrar que os enfermeiros representavam o grande potencial do futuro no cuidado do mundo que estava envelhecendo. Incorporou-se ao corpo docente da Escola de Enfermagem da Universidade de Illinois, em Chicago, EUA, onde no final foi agraciada com o título de Professor Emérito.[20]

Após sua aposentadoria, foi substituída naquele cargo, em julho de 1989, por uma enfermeira israelense, Miriam Hirschfeld,[21] que detinha o título de Doutor em Ciências da Enfermagem, pela Universidade da Califórnia, em São Francisco. Ela dedicou muito do seu tempo na OMS a programas especiais para pacientes crônicos e idosos que necessitavam de cuidados prolongados (*long-term care*) com publicação da OMS sobre o assunto.[22] Foi a primeira enfermeira a ocupar um cargo de diretor de divisão da OMS, a Divisão de Recursos Humanos e Saúde, a partir de 1998. Depois como Diretora de Sistemas de Saúde, ajudou a construir uma base mais sólida para a Enfermagem e para os cuidados domiciliares e prolongados dentro dessa Organização. Fluente em inglês e alemão, além do hebraico, apoiou e ajudou a desenvolver o conceito de Enfermagem e estratégias para uma academia de Enfermagem na Áustria, por cujo trabalho foi homenageada pela Associação Austríaca de Enfermagem, em 2012. Em parceria com Margareth Lorensen e Beverly Henry, publicou o livro *Administração de serviços de saúde por enfermeiras*, editado pela OMS, em 1992. Permaneceu nesse cargo até sua aposentadoria em 2002. Mesmo depois, continuou seu trabalho junto aos centros colaboradores da Enfermagem da OMS, que ela mesma havia ajudado a criar em inúmeros países, inclusive no Brasil. Ao regressar a Israel, assumiu a chefia de um dos departamentos da Escola de Enfermagem de Yezreel Valley College, ao mesmo tempo que ajudou na implantação de serviços para pacientes crônicos e idosos do Hospital Kupat Holim Clalit, um dos mais conceituados naquele país.

Miriam Hirschfeld foi sucedida, em 1998, pela enfermeira Naeema Al Gasseer,[23] de Bahrain, país situado na região do Golfo, que tinha a titulação de Doutor em Ciências da Saúde, pela Escola de Enfermagem da Universidade de Illinois, Chicago, EUA. Antes de iniciar esse

---

*Provavelmente, na época (década de 1970), não era comum enfermeiras terem titulação acadêmica de doutor. Desse modo, os dirigentes, geralmente médicos, queriam salvaguardar que esse cargo não viesse a ser ocupado por quem não tivesse qualificação adequada, considerando a existência de política internacional de poder dentro da ONU.

trabalho em nível internacional, Naeema havia sido contratada pelas Nações Unidas em 1996. Atuava no Conselho de Ministros da Saúde da região do Golfo e teve grande influência no desenvolvimento da Enfermagem dessa região. Envolveu-se em questões das sociedades civis, promovendo reuniões e encontros para estudos, principalmente em associações de mulheres. Assim, estimulou-as a serem mais atuantes para resolverem necessidades como mais creches, melhor educação para meninas e mulheres, além de se tornarem menos dependentes e mais ativas. Ocupou o cargo de cientista-chefe para Enfermagem e Obstetrícia de 1999 a 2003 e, após esse período, assumiu diferentes cargos e funções dentro da OMS. Foi a primeira enfermeira de origem árabe a receber título de Doutor Honorário em Ciências, da Universidade de Glasgow Caledonian, da Escócia, em 2005, e também a primeira a receber o título de *Fellow* da Associação Americana de Enfermeiras, em 2009. A partir de março de 2010, Naeema foi nomeada para o cargo de Diretor-assistente da região do Leste Mediterrâneo da OMS, além de representante oficial do Egito. Desde o início da crise na Líbia, ela foi designada também representante da OMS para as comunidades humanitárias internacionais. Também por causa da crise no Iraque, Naeema tornou-se representante desse país na OMS, exercendo ainda a função de Diretora-Geral e Regional da OMS no Iraque. Seu trabalho envolve apoiar o governo do Iraque na implementação da estratégia nacional de saúde, além de gerenciar e supervisionar o trabalho de paz que a ONU desenvolve nesse país.

Outra enfermeira árabe, também de Bahrain, Fariba Al-Darazi,[24] igualmente bem preparada, com doutorado em Ciências da Enfermagem, pela Universidade de Illinois, Chicago, ocupa função de assessoria regional de Enfermagem e Ciências da Saúde, na região do Leste Mediterrâneo da OMS. Interessante observar que a ascensão dessas enfermeiras ocorreu em função da qualificação profissional, obtida em boas universidades.

Atrás dessa busca de qualificação, estava outra notável enfermeira de origem árabe, mas que vivia e havia sido educada em país europeu: Fadwa Affara, que trabalhou por 6 anos em Bahrain, antes de seguir para o trabalho no CIE, em Genebra, em 1987. Na verdade, foi ela que descobriu o grande potencial dessas duas enfermeiras e cuidou de promovê-las ante as autoridades desse país para que elas pudessem receber apoio financeiro e ser encaminhadas ao mestrado e ao doutorado.

Realmente, foi a adequada qualificação das enfermeiras que sucessivamente ocuparam posições na OMS que as elevou a posições mais altas na hierarquia internacional. Assim, tiveram reconhecimento das autoridades superiores e destacaram-se em um contexto mundial, de difícil acesso sem influência política dos respectivos países de origem dessas enfermeiras. Por isso, os enfermeiros precisam se politizar mais dentro de suas respectivas cidades, alcançando o nível estadual para chegarem ao nível federal, do Ministério da Saúde. Sem dúvida, pode haver a busca por profissionais qualificados por parte dessas instituições de âmbito mundial, abrindo inscrições para os que quiserem se candidatar. No entanto, é mais frequente essa busca iniciar-se no âmbito das reuniões de conselhos ou internas da organização, nas quais os representantes oficiais dos países têm oportunidade e força política para fazer indicações.

ORGANIZAÇÃO PAN-AMERICANA DE SAÚDE

O escritório regional das Américas,[25] na verdade, nasceu a partir de uma resolução da 2ª Conferência Internacional dos Estados Americanos, realizada no México, em janeiro de 1902, que recomendou "celebrar uma convenção geral de representantes dos escritórios de saúde das repúblicas americanas". Tal convenção realizou-se em Washington, DC, de 2 a 4 de dezembro de 1902, e estabeleceu um conselho diretivo permanente, chamado Oficina Sanitária Internacional – posteriormente, Oficina Sanitária Pan-Americana (OSP), precursora da atual OPAS. Portanto, a OPAS completou seu primeiro centenário em 2002.

Em 1924, o Código Sanitário Pan-Americano, firmado em Havana, em Cuba, e ratificado pelos governos de 21 repúblicas americanas, conferiu à OSP funções mais amplas como órgão coordenador central de atividades sanitárias internacionais nas Américas. Em 1949, a OSP e a OMS firmaram um acordo. A partir deste, a OSP passaria a servir também como escritório regional da

OMS para as Américas. Desse modo, no preâmbulo da Constituição da atual OPAS, afirma-se que a OSP é o órgão executivo da OPAS, ao mesmo tempo que cumpre as funções de escritório regional da OMS. Portanto, em 2002 a OPAS, ao completar seu primeiro centenário, firma-se como a mais antiga organização de saúde no mundo e cumpre o seu papel na promoção e na coordenação dos esforços dos países da região das três Américas para combater as doenças, prolongar a vida e melhorar o bem-estar físico e mental de todos os seus povos.

Assim como na OMS, também a OPAS contou com um brasileiro, nascido no Piauí, onde havia sido Secretário de Saúde[26] (1965-1969): Dr. Carlyle Guerra de Macedo. Ele foi Diretor-Geral por três mandatos sucessivos, de 1983 a 1995. O Brasil, mais uma vez, consolida seu papel e sua influência na saúde das Américas e do mundo.[13]

Além de enfermeiras de origem latino-americana, várias brasileiras tiveram atuação na OPAS, como Olga Verderese e Maria Valderez Borges, além de Maria Rosa Pinheiro, Amália Correa de Carvalho, Glete de Alcântara, Wanda de Aguiar Horta e Circe de Melo Ribeiro, entre outras, como consultoras a curto prazo. Mais recentemente, a Dra. Silvia Helena de Bortoli Cassiani, ex-professora e ex-diretora da Escola de Enfermagem de Ribeirão Preto, da Universidade de São Paulo, foi nomeada como Assessora Regional de Enfermagem da OPAS, desde 2013.

CONSIDERAÇÕES FINAIS

Sem dúvida, a saúde pública brasileira pode orgulhar-se de ter pontificado em nível mundial com profissionais altamente qualificados e dedicados. O primeiro notável foi o sanitarista Geraldo Horacio de Paula Souza (1889-1951), nascido em São Paulo. Era o 16º filho, caçula da família, que se formou em medicina no Rio de Janeiro, em 1913. Ao regressar, estava fundada (1912) a Faculdade de Medicina e Cirurgia de São Paulo, atual Faculdade de Medicina da USP, à qual se incorpora. Qualifica-se mais e desenvolve extenso trabalho na área da higiene e saúde e, torna-se o mentor e idealizador da criação da Organização Mundial da Saúde (OMS) e membro da Comissão Técnica que elaborou a sua primeira Constituição. A OMS foi, afinal, oficialmente criada em abril de 1948. Outro expoente foi Marcolino Gomes Candau (1911-1983), nascido no Rio de Janeiro, eleito para 4 mandatos sucessivos de cinco anos, como Diretor-Geral da OMS de 1953 a 1973, caso único nessa entidade, talvez devido a seu preparo técnico e qualificação. Pela região das Américas, o órgão membro da OMS é a Organização Pan-Americana de Saúde, onde também um brasileiro do Piauí – Carlyle Guerra de Macedo – foi seu diretor por três mandatos sucessivos de 4 anos, portanto, por 12 anos, de 1983 a 1995. O pioneirismo desses três profissionais, além do reconhecimento e do respeito dos pares (ministros da saúde dos demais países-membros), abriu também portas para outros profissionais da saúde que almejem realizar trabalhos em nível internacional.

No campo da Enfermagem brasileira, realmente foram poucos os que tiveram a oportunidade de se destacar profissionalmente em trabalhos prolongados de nível internacional, como as irmãs Verderese, Maria de Lourdes e Olga, na OMS e OPAS, respectivamente. Outra brasileira foi Taka Oguisso, que atuou por mais de 10 anos (1987-1997) no International Council of Nurses, em Genebra, Suíça. Como parte do seu trabalho, visitou e conheceu as lideranças da Enfermagem em inúmeros países dos continentes asiático, africano, europeu e americano, onde sua formação e seu domínio de diferentes idiomas muito auxiliaram nas atividades desenvolvidas para o CIE. Conforme mencionado, atualmente a enfermeira Silvia Helena B. Cassiani encontra-se em pleno exercício de atividade profissional na OPAS.

Pode-se afirmar que a qualificação formal profissional é muito importante, até imprescindível, para quem almeja realizar qualquer trabalho internacional prolongado. As inúmeras enfermeiras que atuaram ou ainda atuam na OMS são todas qualificadas, com grau de doutor, pelo menos. O conhecimento e domínio de idiomas é outro fator de importância vital. Na ONU, como na OMS, existem seis idiomas oficiais: inglês, francês, espanhol, russo, chinês e árabe. Portanto, quanto mais idiomas dominar, maiores são as chances; contudo é importante destacar que no mundo diplomático globalizado atual, o inglês é considerado o idioma básico, internacional e imprescindível.

REFERÊNCIAS BIBLIOGRÁFICAS

1. Organização Mundial da Saúde. World Health Organization. Basic Documents. 40. ed. Geneva; 1994.
2. Fundação Oswaldo Cruz (Fiocruz). Num restaurante em São Francisco... Tema. 2001; 22(3).
3. Campos C. São Paulo pela lente da higiene – as propostas de Geraldo Horácio de Paula Souza para a cidade (1925-1945). São Paulo: RiMa (Fapesp); 2002.
4. United Nations Conference on International Organizations. Commission II, General Assembly. Agenda for Thirteenth meeting of Committee II/3, May 28, 1945 – proposal to establish an interim commission for an international health organization (doc 466 – joint proposal submitted by the Delegations of Brazil and China).
5. United Nations. Charter, Chapter IX. International, Economic and Social Cooperation. Disponível em www.un.org/overview/charter/chapter9.html. Acesso em março de 2016.
6. Goodman N. International health organizations and their work. London: Churchill Livingstone; 1971.
7. World Health Organization. History of WHO and international cooperation in public health. Disponível em www.int/aboutWHO/en/history.htm. Acesso em 2009.
8. Williams G. WHO's Fortieth anniversary. WHO: reaching out to all. World Health Forum. 1988; 9:185-99.
9. Candau MG, Dr. Notícias e comentários. Annaes Enferm. 1953; 6(2):140-1.
10. World Health Organization (WHO). Entrevista com Hafdan Theodor Mahler – Bulletin of the World Health Organization Disponível em http://www.who.int/bulletin/volumes/86/10/08-041008/en/. Acesso em março de 2016.
11. World Health Organization. Nurses lead the way. WHO features; Geneva Switzerland; 1985, no. 97.
12. World Health Organization. Governance of WHO. Disponível em http://www.who.int/governance/en. Acesso em 21 de abril de 2016.
13. Hirschfeld M, Oguisso T. Visão panorâmica da saúde no mundo e a inserção do home care. Rev Bras Enferm. 2002; 55(4):452-9.
14. Castro ZO, Esteves J (org). Dicionário no Feminino (séculos XIX-XX). Com a coordenação de Sousa AF, Abreu IS, Stone ME. Lisboa: Livros Horizonte; 2005. p. 738-9.
15. Associação Brasileira de Enfermagem (ABEn). Relatório final do Levantamento de Recursos e Necessidades de Enfermagem no Brasil – 1956/1958. Brasília; 1980. p. 22.
16. Castro ZO, Esteves J (org.). Dicionário no Feminino (séculos XIX-XX). Com a coordenação de Sousa AF, Abreu IS, Stone ME. Lisboa: Livros Horizonte; 2005. p. 342-3.
17. Mancia JR, Burlamaque CS. Contando uma história... o processo de construção da ABEn-RS. Rev Bras Enferm. 2001; 54(2):340-55.
18. Maglacas AM. Troca de informações por correio eletrônico com a autora do texto de março a junho de 2016.
19. Fulmer T. A special report. Interview with Amelia Mangay Maglacas. Disponível em http://www.healio.com/nursing/journals/jgn/1982-12-8-12/%7B6ab9d854-f4d0-4b4c-bed3-8051a2421646%7D/a-special-report-the-world-assembly-on-aging. Acesso em março de 2016.
20. Maglacas AM. Close encounters in international nursing: impact on health policy and research. Journal of Professional Nrg. 1989; 5(6):304-14.
21. Hirschfeld M. Troca de mensagens e informações por correio eletrônico com a autora do texto de maio e junho de 2016.
22. World Health Organization. Home-based and long-term care. Home care issues at the approach of the 21th Century from a World Health Organization perspective. A literature review. Geneva; 1999.
23. Al Gasseer N. Troca de mensagens e informações por correio eletrônico com a autora do texto de maio e junho de 2016.
24. Al-Darazi F. Troca de mensagens e informações por correio eletrônico com a autora do texto em abril, maio e junho de 2016.
25. Organización Panamericana de la Salud. Historia y estructura. Disponível em http://www.paho.org/spanish/historia.htm. Acesso em março de 2016.
26. Sampaio MRFB, Franco CS. Implantação da enfermagem moderna no Piauí. In: Oguisso T, Freitas GF. História da Enfermagem: instituições e práticas de ensino e assistência. Rio de Janeiro: Águia Dourada; 2015. p. 275-99.

26 Organizações Internacionais de Enfermagem

Taka Oguisso e Maria José Schmidt

CONSELHO INTERNACIONAL DE ENFERMEIRAS

INTRODUÇÃO

O International Council of Nurses (ICN) ou Conselho Internacional de Enfermeiras (CIE) é uma federação[1] de organizações nacionais de Enfermagem, formalmente admitidas como membros, que tem como missão representar enfermeiros de todo o mundo, fazer avançar a profissão e influenciar políticas de saúde. Os valores considerados pelo ICN são: liderança visionária, inclusão (*inclusiveness*), flexibilidade, parceria e conquista (*achievement*). Na tradução oficial para espanhol, consta que a liderança deve ser com visão audaciosa de futuro. Nem todas as palavras inglesas encontram total correspondência em outros idiomas, o que dificulta a tradução e obriga a fazer interpretações para maior aproximação com a ideia original.

O ICN é uma entidade econômica e politicamente independente, autônoma, composta por mais de 130 associações nacionais de Enfermagem, representando mais de um milhão de enfermeiros. Sua sede própria encontra-se em Genebra, na Suíça, próximo ao lago, no centro da cidade.

A organização é dirigida por uma Diretoria[2] de 16 membros, eleitos para um mandato de 4 anos, procedentes de todos os continentes, que compõe sete regiões e reúne-se uma vez por ano, por 4 a 5 dias, na sede, em Genebra. A sede é dirigida por uma diretora executiva e um *staff* de cerca de 15 funcionários fixos (cerca de quatro ou cinco enfermeiros consultores, secretárias, contabilistas e arquivista) e outros contratados por prazo determinado para execução de projetos específicos.

O órgão maior de deliberação do ICN é o Conselho de Representantes Nacionais (CRN), que se reúne uma vez a cada 2 anos, para decidir sobre políticas da organização, aprovação de contas, estabelecimento de cotizações, admissão de novos membros e eleição dos membros da Diretoria. Cada associação-membro do ICN elege um(a) representante, podendo ser o próprio presidente, alguém da diretoria local ou ainda qualquer pessoa, desde que seja enfermeiro(a), credenciado(a) pela Associação. Cada organização nacional de um país pode enviar um representante oficial e mais um ou dois suplentes para o CRN, porém cada organização nacional, independentemente do tamanho, tem direito a apenas um voto. Além do CRN, a cada 4 anos, é realizado um congresso quadrienal, do qual podem participar todos os enfermeiros filiados às organizações membros do ICN.

BREVE HISTÓRICO

O ICN foi fundado no dia 1º de julho de 1899, na cidade de Londres.[3] Parece que tudo começou a partir desta data, mas não é verdade. É necessário retroagir um pouco mais para sentir o clima da época e o contexto em que surgiu essa organização.

Em 1848, surgiu nos EUA um clamor geral por parte das mulheres que queriam igualdade de direitos educacionais, profissionais, políticos e de trabalho. Tal movimento iniciou-se em uma convenção realizada em Seneca Falls, uma pequena cidade no estado de Nova York. Essa ideia foi amadurecendo e, como resultado dessa convenção, embora 40 anos depois, foi convocada uma conferência no Teatro de Ópera, da cidade de Washington, capital dos EUA, em março de 1888. Foi a primeira conferência do Conselho Internacional de Mulheres (CIM),

324 Parte 4 | Organizações de Saúde e de Enfermagem

assistida por 49 delegadas de 11 países e patrocinada pela Associação Nacional do Sufrágio Feminino,* que já vinha atuando extensamente pelo direito de voto da mulher. O CIM conclamava mulheres de todo o mundo a se unirem para intercâmbio de ideias que agitavam o mundo da época. Alegava que, se todas se unissem, elas poderiam dispor de novos e efetivos métodos para assegurar a igualdade e a justiça há tanto tempo buscada pelas mulheres. Achava que essa organização, com mulheres unidas, poderia impressionar o mundo e afetar o *status* da mulher em muitos países, se um país tomasse a dianteira e concordasse em dar à mulher posição de relevo na sociedade.

A ideia da fundação de uma entidade internacional partiu de uma enfermeira inglesa,[3] Ethel Bedford Fenwick (1857-1947), que era muito ativa no CIM e em Enfermagem. Isso porque havia fundado, em 1887, a Associação Britânica de Enfermagem (atual Royal College of Nursing) e, em 1902, a Sociedade para o Registro Estatal de Enfermeiras.

Após aquela conferência internacional de 1888, a reunião seguinte seria em Londres, em 1899. Ethel Fenwick foi nomeada para a comissão de finanças desse evento, além de ser responsável pela organização de uma comissão profissional. Nessa comissão, ela criou a Seção de Enfermagem com um dia para discutir sobre o assunto. Esta reunião foi assistida por diversas enfermeiras famosas na época, entre as quais Lavinia Dock (1857-1956), dos EUA; Isla Stewart, da Grã-Bretanha; e Grace Neil,** da Nova Zelândia (Grace tinha experiência de luta, pois já havia conseguido o direito do voto feminino em seu país, em 1893). Essa Conferência recebeu uma carta de Florence Nightingale, considerada como a última mensagem que ela dirigiu pessoalmente a um grupo internacional de enfermeiras.

Logo após o encerramento da conferência do CIM, foi realizada a Conferência do Conselho de Matrons (denominação dada na Inglaterra para as atuais gerentes de Enfermagem), presidida por Isla Stewart. Foi nesse cenário cheio de entusiasmo pela oportunidade de se encontrarem e discutirem questões da Enfermagem que surgiu a ideia de se criar um órgão internacional, face à necessidade de que a Enfermagem fosse organizada como grupo e as enfermeiras pudessem ter um sistema de educação e um método para controle da profissão. Pensava-se que os princípios deveriam ser os mesmos para todos os países, uma vez que se considerava que a necessidade de progresso era comum a todos os povos. A proposta de Ethel era para que se criasse um ICN, nos mesmos moldes do CIM, com representantes dos conselhos de Enfermagem de cada país. Esse organismo auxiliaria, em primeiro lugar, a criar e organizar associações ou conselhos de Enfermagem em cada país onde não existisse uma entidade própria de Enfermagem. A proposta foi aceita entusiasticamente pelas participantes e uma comissão foi formada, sendo eleita Margaret Breay como secretária/tesoureira. Assim, as integrantes britânicas da reunião foram solicitadas a redigir uma constituição, fazendo-a circular entre todos os participantes, para que na reunião do ano seguinte já pudesse ser aprovada. É curioso salientar que foi a representante da Dinamarca, nessa reunião, Sra. Gordon Norrie, quem propôs que o inglês fosse a língua oficial da nova entidade.[3]

A primeira Constituição do ICN foi aprovada, estabelecendo que essa entidade somente deveria aceitar para filiação como membros as organizações nacionais de enfermeiros, apenas uma por país. Um dos critérios para admissão era de que os enfermeiros que compunham a associação fossem formados em cursos com 3 anos de duração. Posteriormente, esse critério teve de ser modificado, pois nem todos os países tinham cursos de Enfermagem com essa duração. O princípio de se aceitar apenas uma organização representativa por país era justificado porque se considerava que uma organização poderosa, com a maioria dos profissionais unidos dentro dela, era melhor do que se existissem várias organizações pequenas, cada uma representando parcelas de enfermeiros. Esse princípio foi implementado a partir de 1904 e continua em vigor na Constituição[4] atual do ICN, e somente organizações de âmbito nacional podem ser filiadas. Os enfermeiros pertencem indiretamente ao ICN por meio de suas respectivas entidades nacionais.

---

*National Women's Suffrage Association.

**Essa enfermeira foi uma das líderes do movimento popular na Nova Zelândia pelo direito de voto da mulher. Esse país foi realmente o primeiro país do mundo a dar à mulher o direito de voto, em 1893 (recorde-se que no Brasil isso somente ocorreu em 1933; ou seja, 40 anos depois da Nova Zelândia). In: Stodart K. Suffrage: a pioneer for nursing. Nursing New Sealand. 1993; 1(6):28-9.

Ethel Fenwick, desde o início, lutou muito para que houvesse um sistema governamental para registro dos enfermeiros em exercício. Em seu próprio país, criou a Sociedade para o Registro Estatal de Enfermeiras. Talvez ela quisesse dar o exemplo para que em outros países também se criassem entidades de controle profissional, com poderes legais para registro e, ao mesmo tempo, uma função de representação dos enfermeiros. Na verdade, até hoje o Royal College of Nursing, no Reino Unido,* exerce as funções de representação profissional (como seria a Associação Brasileira de Enfermagem, ABEn) e a sindical, como a Federação Nacional dos Enfermeiros. A fiscalização do exercício (como é o caso do Conselho Federal de Enfermagem [COFEN] no Brasil) era realizada pelo United Kingdom Central Council (UKCC) e foi substituída em 2002 pelo Nursing Midwifery Council (NMC).

O ICN, em seus mais de 100 anos de existência, enfrentou duas guerras mundiais, com todos os percalços para enfermeiros dos diferentes países belicosos, e sobreviveu a inúmeros outros conflitos, catástrofes naturais e calamidades. Desse modo, lutou sempre pela unidade dos enfermeiros, graças ao empenho, à dedicação e à visão de líderes internacionais, como Ethel Bedford Fenwick, Lavinia Dock e Christiane Reimann no passado, e líderes contemporâneas, como as norte-americanas Margretta Madden Styles (1930-2005) e Constance Holleran, diretora executiva do ICN por 15 anos (1981-1995); Hiroko Minami, do Japão (2005-2009), Rosemary Bryant, da Austrália (2009-2013); e Judith Shamian, do Canadá, e presidente do ICN para a gestão 2013-2017. Nessa diretoria do ICN, pela primeira vez na história da organização, foram eleitas três enfermeiras da América Latina: Eva Reyes Gómez, do México; Marlen Calvo Solano, da Costa Rica; e Elba Olivera Choque, da Bolívia. Apesar da tradução simultânea nas reuniões da diretoria do ICN, ainda há muita dificuldade prática de comunicação entre os membros que não conseguem se expressar fluentemente em inglês. Isso porque os de língua francesa ou espanhola constituem sempre minoria. O mandato dessa diretoria terminou em 2017, no final do 26º Congresso Quadrienal do ICN, realizado em Barcelona, Espanha, de 27 de maio a 1º de junho, ocasião em que foi eleita e assumiu a presidência Annette Kennedy, da Irlanda, para o quadriênio 2017-2021. Outros membros da diretoria são originários dos EUA, África do Sul, Coreia do Sul, Emirados Árabes, Chipre, Noruega, Eslovênia, Suíça, Espanha, Canadá, Chile, Taiwan e China. O próximo evento deve ocorrer em Singapura, em junho de 2019. Ao contrário da diretoria anterior, que tinha representantes de três países latino-americanos, nesta diretoria só há uma, do Chile. Desde sua fundação em 1899, o ICN já teve 27 presidentes, procedentes de todos os continentes, mas até agora não teve representação masculina na presidência. No entanto, sempre tem havido boa representação de homens em, praticamente, todas as diretorias nas últimas décadas.

O cargo de diretor executivo começou a ser exercido, voluntariamente, pela norte-americana Lavinia Dock, e depois por Christiane Reimann, da Dinamarca, e somente décadas depois da fundação começou a ser remunerado. Daisy Bridges, inglesa, também exerceu essa função por longo tempo e deixou um livro sobre a história do ICN, nos seus primeiros 65 anos. Outra inglesa, Sheila Quinn,[5] igualmente escreveu sobre o passado e o presente do ICN, em 1989. Já a norte-americana Joan Linaugh[6] e um grupo de enfermeiras do Canadá, Holanda e Reino Unido escreveram sobre o centenário do ICN.

Com a aposentadoria de Constance Holleran, ao final de 1995, o ICN teve como diretora Judith Oulton, canadense, que ficou até 2008, quando foi substituída por David Benton,[7] enfermeiro escocês, primeiro homem a exercer o cargo de diretor executivo. Antes de ocupar esse cargo, foi enfermeiro consultor por 3 anos e, depois, diretor, de 1º de outubro de 2008 a setembro de 2015. Finalmente em fevereiro de 2016, assumiu a função de diretora executiva (*chief executive officer*, CEO) do ICN, a enfermeira Frances Hughes,[8] doutora em Enfermagem, da Nova Zelândia, que havia exercido várias funções administrativas no governo local e mesmo na Austrália. No período intermediário entre a saída de David Benton e o início dos trabalhos de Frances Hughes, atuou como CEO Pierre Théraulaz, membro da diretoria do ICN, representante da Suíça.

---

*Apenas a título de informação, esclareça-se que a Grã-Bretanha compreende Inglaterra, Escócia e País de Gales, enquanto o Reino Unido é composto pela Grã-Bretanha e pela Irlanda do Norte. Chamar de ingleses a todos eles é considerado inapropriado, pois somente os nascidos na Inglaterra são ingleses, mas é aceito chamar todos de britânicos.

Contudo, espera-se que o ICN continue a fortalecer a liderança da organização, na Enfermagem internacional, para bem cumprir sua missão "de representar enfermeiros de todo o mundo, fazer avançar a profissão e influenciar políticas de saúde", apesar da crise econômica e financeira mundial, como também no próprio ICN.

Haverá necessidade de reajustar o ICN para os novos tempos, especialmente após a renúncia da organização nacional do Reino Unido (Royal College of Nursing, RCN), uma das mais antigas organizações a integrar o ICN, desde sua fundação, em 1899. Em 2013, o RCN contava com 341.816 filiados[9] e constituía importante ingresso de cotização *per capita*[10] para o ICN. Em 2011, o Brasil, por intermédio do COFEN, contava com 102.343 membros declarados ao ICN. Em documento de 2009,[11] estavam declarados 115.050 profissionais no Brasil. Tais dados são informados pelas próprias entidades ao ICN e sobre esse número é aplicado o valor *per capita*, que depende de vários fatores: a região do mundo (África, Europa, Caribe etc.) onde se encontra a organização membro do ICN e a tabela do Banco Mundial sobre o produto interno bruto (PIB) do país, entre outros, para que seja definida a cotização a ser paga. A organização do Reino Unido foi, entre as décadas de 1970 e 1990, a maior entidade associativa de Enfermagem filiada ao ICN. Na década seguinte, a Associação Japonesa de Enfermagem passou a ser a maior organização com mais de 489.244 membros efetivos filiados (em 2008) e sobre esse número é aplicado o *per capita*[10] para a cotização ao ICN. Destaque-se que essa filiação no Japão é inteiramente voluntária,[11] ao contrário do Brasil, onde é compulsória a filiação dos profissionais de Enfermagem ao COFEN.

MUDANÇAS ESTRUTURAIS NO ICN

A questão dos idiomas no ICN sempre foi um tema polêmico e carregado de fortes emoções, acarretando discussões acaloradas e grandes disputas. O inglês foi, de fato, adotado como idioma oficial e desde 1967 permanece ao lado de outros dois idiomas de trabalho, francês e espanhol. Em tal ano, ocorreu uma reforma da Constituição (ou Estatuto) do ICN. Assim, esta vigorou a partir do Congresso Quadrienal, realizado em Montreal, no Canadá, em 1969.[12] A partir das eleições de 1993, quando assumiu a presidência a norte-americana Margretta Styles, a Diretoria passou a contar com tradução simultânea para espanhol e francês. Também nesse mandato surgiram diversos problemas políticos em diferentes países, que se desmembravam (p. ex., a Tchecoslováquia transformou-se em República Tcheca e Eslováquia). Até no Brasil surgiu a questão da transferência de filiação com o ICN, da Associação Brasileira de Enfermagem, que já era membro desde 1929, para o Conselho Federal de Enfermagem. Essa transferência acabou, de fato, ocorrendo por causa da interpretação de um dos itens na definição constitucional do ICN sobre o significado da expressão "a mais representativa" entre as organizações que solicitavam filiação. Desse modo, seria elegível para representar nacionalmente junto ao ICN a entidade que tivesse maior distribuição geográfica dentro do país, não apenas numericamente, mas de cobertura do território nacional e que englobasse profissionais de diferentes áreas, setores (público e privado) e campos de especialização. Não poderia ser uma organização de especialistas, porque estaria excluindo outros especialistas. De fato, o COFEN, por ser de filiação compulsória dos enfermeiros em suas regionais, ou CORENs, é numericamente maior e está presente em todos os estados da Federação e a ABEn, de filiação facultativa, não podia contar com essa vantagem.[12]

Não é possível deixar de admitir que ao ICN interessava, e sempre interessou, também o ingresso de maior recurso financeiro, pois a cotização baseia-se em cálculo *per capita* sobre o total de enfermeiros filiados. Para cada enfermeiro associado ou inscrito, a organização deve pagar um valor determinado de acordo com uma tabela anual do Banco Mundial sobre o produto interno bruto (PIB) do respectivo país.[10]

COMO FUNCIONA O ICN?

O órgão deliberativo e soberano[12] do ICN é o CRN, que se reúne a cada 2 anos. Cada associação representa a Enfermagem de seu respectivo país por intermédio de uma ou duas pessoas, um titular e um suplente, em geral a(o) presidente da organização como titular e mais alguém da diretoria, como suplente. Essa delegação pode levar mais duas ou três pessoas do seu próprio *staff* para assessorar o titular da delegação. O idioma oficial é o inglês, mas há tradução para o francês e para o espanhol nas reuniões do CRN, assim como os documentos distribuídos são nesses três idiomas. Portanto, independentemente do tamanho da organização, cada representante tem direito à voz e ao voto, porém, apenas um voto por país.

O CRN[12] corresponde à Assembleia Geral da ONU, embora no CRN não exista a figura do Conselho de Segurança, composto de cinco países com direito a veto. Pode também ser comparado com a Assembleia Nacional de Delegados, da ABEn, que é soberana em suas deliberações. Abaixo do CRN, existe uma diretoria, composta por 16 membros, representando todas as regiões ou áreas geográficas do mundo e eleitos pelo CRN, para um mandato de 4 anos, com direito a uma reeleição, exceto o cargo de Presidente. Assim, o CRN delibera e decide as prioridades; a diretoria determina as estratégias possíveis; e o pessoal ou o *staff* têm a missão de executar essas decisões, de acordo com as estratégias escolhidas. A cada 4 anos, realiza também congressos internacionais no qual podem participar todos os enfermeiros que estejam associados a organizações filiadas ao ICN.

COMO ATUA O ICN?

A entidade presta assessoria e consultoria a enfermeiros, que sejam líderes nacionais em seus respectivos países, para a organização de suas associações ou para a implementação de algum projeto sobre sistemas de Enfermagem, regulamentação da profissão, preparação de líderes para negociação coletiva, liderança para a mudança, classificação internacional da prática de Enfermagem, entre outros projetos com recursos obtidos de agências internacionais para o desenvolvimento.

As regiões geográficas do ICN seguem mais ou menos a mesma linha de organização da OMS (que tem seis regiões). Apenas no continente americano o ICN diverge, porque tem duas regiões em vez de uma. A América do Norte e o Caribe de língua inglesa conformam uma região e os países latino-americanos, desde o México, incluindo as Américas do Sul e Central e o Caribe de língua espanhola, formam outra região. Essas regiões são importantes para definir e compor as nacionalidades dos representantes que devem concorrer às eleições para a diretoria do ICN. Os candidatos devem ser indicados oficialmente pela organização-membro do ICN e, se eleitos, representarão a região e não apenas o seu país.

Saliente-se que, na diretoria, cada membro oriundo de uma região do mundo deve representar seu país e região; essa representação não existe entre os membros do *staff* do ICN, que, mesmo sendo enfermeiros e procedentes de diferentes países, não representam o país de origem nem a região, pois, como funcionário internacional precisa manter imparcialidade e neutralidade. Mesmo assim, o ICN como organização internacional deve manter entre seus funcionários uma multiplicidade de nacionalidades, embora este não possa ser o único critério. Há sempre a necessidade de competência técnica, habilidade idiomática e sensibilidade cultural para saber respeitar as diferenças culturais, tradições e costumes de um povo a outro. Além do inglês, considerado imprescindível, quanto mais idiomas dominar, maiores serão as possibilidades de trabalho internacional. O mesmo ocorre na OMS, em que cada região do mundo e seus países têm uma determinada cota de cargos técnicos e diretivos, a fim de garantir igual representação de grupos étnicos e por continente, mas também com base no preparo acadêmico e competência. Assim, mantém-se equidade entre os pares, a fim de não ocorrer que profissionais de uma nacionalidade dominem os de outra nacionalidade menos representada.

Sem dúvida, é motivo de orgulho para os enfermeiros afirmar que a organização internacional de Enfermagem é muito mais antiga que a própria OMS (que existe há pouco mais de 50 anos), a ONU e outras inúmeras organizações de caráter mundial – até mesmo da Organização Internacional do Trabalho (OIT), criada em 1917. O ICN tem desenvolvido seu trabalho com verdadeira diplomacia no trato de todos os temas profissionais, procurando fazer avançar a profissão e influenciar as políticas de saúde, como definido em sua missão.

EVENTOS DO ICN NO BRASIL

Entre os dias 12 e 18 de julho de 1953, foi realizado no Brasil, na cidade de Petrópolis, Hotel Quitandinha, o X Congresso Quadrienal do ICN, "onde se fizeram representar 46 países, reunindo mais de mil enfermeiras diplomadas, além de um numeroso grupo de alunas, bem como algumas auxiliares, educadoras sanitárias e voluntárias que assistiram às conferências.[13] Segundo relatório desse evento, a maior delegação depois do Brasil (com 550) era a dos EUA com 271 participantes, seguida pela do Canadá, com 40; Argentina, com 39; e Chile, com 37. Provinham da Europa representantes de 14 países: Alemanha, Bélgica, Dinamarca, Finlândia, França, Grécia, Reino Unido, Holanda, Irlanda, Itália, Noruega, Portugal, Suécia e Suíça. Do Extremo Oriente, incluíam-se países como Japão, Coreia do Sul, Filipinas, Índia, Nova Zelândia, Austrália e Malásia. Das Américas (Latina e Caribe), além dos já mencionados, havia representação de Bolívia, Colômbia, Costa Rica, El Salvador, Equador, Haiti, México, Panamá, Paraguai, Peru, Jamaica, Trinidad e Tobago, Uruguai e Venezuela. Do Oriente Médio, participaram Líbano, Síria, Turquia e Israel. Da África, havia representantes da União Sul-Africana (atual África do Sul) e da Libéria. Do Brasil, integraram 11 estados, sendo a maior delegação do Rio de Janeiro, que ainda tinha a cidade do Rio de Janeiro como Distrito Federal e capital do Brasil. Do total de 1.307 inscritos, 550 eram enfermeiros brasileiros e 560 estrangeiros. Os demais eram 118 estudantes de Enfermagem e 79 outras pessoas interessadas. Pela primeira vez na história do ICN, houve tradução simultânea no congresso entre inglês e português. Na década de 1960, foi introduzida a tradução em inglês, espanhol e francês. Na cerimônia de abertura do X Congresso, os representantes de organizações dos seguintes países foram admitidos como organizações-membros filiadas ao ICN: Ceilão (atual Sri Lanka), Chile, Jamaica, Luxemburgo, Paquistão, Rodésia do Norte (atual Zâmbia) e Trinidad (atual Trinidad e Tobago). Permaneceram como membros aderentes as representações de Barbados, Birmânia (atual Myanmar), Etiópia, Indonésia, Irã, Peru, Síria e Uruguai, que foram depois admitidas oficialmente em 1957.[13]

Edith de Magalhães Fraenkel, presidente da ABEn pela terceira vez, de 1948 a 1950, participou da Conferência do Cinquentenário do ICN, em Estocolmo, Suécia, em 1949,[14] e confirmou o sediamento do X Congresso Quadrienal, no Brasil. Assim, em 1950, Daisy Bridges (diretora executiva do ICN) veio visitar o Brasil pela primeira vez[15] e conhecer de perto as condições para a realização do evento, quando Waleska Paixão era presidente da ABEn, 1950 a 1952. Glete de Alcântara a sucedeu na presidência para o mandato de 1952 a 1954, tornando-se também presidente da Comissão Executiva do X Congresso Quadrienal. Todas as líderes e pioneiras da Enfermagem participaram das atividades de organização desse evento, como Waleska Paixão, Ermengarda de Faria Alvim, Maria de Lourdes Verderese, Delzuite Cordeiro, Haydée Guanais Dourado, Marina de Andrade Resende, Izaura Barbosa Lima, Marieta March e Ana Nava, entre outras. Na Comissão de Programa, estavam Clara Curtis,[16]* Maria Rosa Pinheiro, Mabel Johnson e Beatriz Lennington. Como era o primeiro evento patrocinado pelo ICN na América do Sul, havia sido permitido que associações latino-americanas ainda não membros do ICN pudessem participar como observadoras. Pelo sucesso do evento, o ICN enviou carta especial de agradecimento à Presidente da ABEn, Glete de Alcântara, e também à Diretora da Escola de Enfermagem da Universidade de São Paulo, Edith de Magalhães Fraenkel, que havia hospedado todos os membros da diretoria do ICN e o *staff*, além dos representantes nacionais de cada país, em um total de 113 pessoas, no internato, então existente, dessa Escola. As reuniões do CRN ocorreram no auditório dessa Escola, atualmente denominado Maria Rosa Pinheiro. Importante destacar que nesse auditório, inclusive com a participação pessoal de Maria Rosa Pinheiro, foi aprovado pelo CRN o primeiro Codigo de Ética de Enfermagem no mundo, em 10 de julho de 1953.

Outro evento do ICN no Brasil ocorreu de 7 a 10 de junho de 1983, em Brasília, quando foram realizadas as reuniões do CRN.[17] Nessa ocasião, era presidente do ICN a enfermeira Eunice Muringo Kiereini, originária do Quênia. Já a diretora executiva era a norte-americana Constance Holleran, que havia começado sua função em 1981. Era presidente da ABEn (1980-1984), Circe de Melo Ribeiro. Esse evento contou com a participação de representantes de 97 países e duas novas associações foram admitidas como membros do ICN: de Alto Volta (atual Burkina Fasso) e de Zimbábue.

As reuniões desse Conselho eram meramente administrativas para aprovação de contas do biênio anterior, orçamento para o biênio seguinte e discussão e aprovação de relatórios da presidente e da

---

*Clara Curtis esteve no Brasil junto com o grupo de enfermeiras da Missão Parsons e aqui permaneceu inclusive como associada da ABEn na década de 1940 até meados de 1950. Trabalhou na Fundação SESP e, por sugestão da ABEn, recebeu a Ordem do Cruzeiro do Sul, do Presidente da República, a mais alta condecoração do país, pelos relevantes serviços prestados à Enfermagem e pelo início dos trâmites legais para conseguir a doação de terreno em Brasília. Para tal cidade, o Governo pretendia transferir a capital do Brasil.[18]

diretora executiva do ICN e de novas declarações de posições (*position statements*). Eram reuniões restritas aos efetivos representantes nacionais de cada país da respectiva associação. No entanto, em Brasília, dada a curiosidade despertada entre enfermeiros brasileiros que compareceriam ao evento, a presidente da ABEn decidiu incluir conferências por autoridades locais, como a economista Dra. Maria da Conceição Tavares, para amenizar a aridez das sessões administrativas. Isso porque as dificuldades trazidas pela crise econômica mundial haviam gerado muita ansiedade e falta de perspectiva para todos, além dos conflitos e incertezas políticas que aumentavam a carga sobre enfermeiros de muitos países, como relatava a diretora executiva em seu relatório.[19]

As Declarações de Posições[20] aprovadas no CRN de 1983, em Brasília, foram sobre: participação de enfermeiras na elaboração de políticas nacionais de saúde, qualidade no cuidado com idosos, papel do enfermeiro na salvaguarda dos direitos humanos e preocupação a respeito dos efeitos potenciais das consequências de uma guerra nuclear. Foi também aprovada uma declaração sobre refugiados e pessoas deslocadas em consequência de desastres naturais ou conflitos políticos. O ICN comprometia-se a trabalhar de todas as apropriadas formas com órgãos e agências governamentais e não governamentais para ajudar a desenvolver programas de saúde para refugiados.

Na avaliação do CRN em Brasília, a diretoria do ICN considerou que o período de 4 anos era longo demais para que os profissionais pudessem participar de eventos internacionais, como os congressos quadrienais, promovidos pelo ICN e aberto a todos os enfermeiros. Para abreviar esse tempo, a alternativa seria aproveitar o momento do CRN (no intervalo entre congressos), para também organizar, como fora feito em Brasília, algumas conferências científicas, proveitosas para todos os enfermeiros, inclusive os do CRN. Teoricamente, deveria ser evento menor que um congresso quadrienal. Seria também uma forma de divulgar melhor a existência do ICN tanto para o público geral quanto entre os profissionais de Enfermagem.

Em 1985, foi realizado o XVIII Congresso Quadrienal[5] em Tel-Aviv, Israel, e o CRN seguinte ocorreu em agosto de 1987, em Auckland, na Nova Zelândia, seguindo o modelo de Brasília com apresentação de temas científicos e técnicos em conferências.

FEDERAÇÃO PAN-AMERICANA DE PROFISSIONAIS DE ENFERMAGEM

Além do ICN, a Enfermagem brasileira está filiada à Federação Pan-Americana de Profissionais de Enfermagem (FEPPEN) desde 1969, embora essa federação tenha sido oficialmente criada apenas em 1970.[15] Muitas tentativas para a criação de uma organização regional de Enfermagem para as Américas já haviam sido feitas anteriormente, em especial por parte de enfermeiras chilenas, que a propuseram em 1942.[21] A Segunda Guerra Mundial e suas consequências dificultaram o prosseguimento dessa empreitada, na ocasião. Em 1950, uma reunião[15] foi realizada em São Paulo, à qual compareceram representando o ICN a diretora executiva, Daisy Bridges, Catherine Densford, 2ª vice-presidente, e representantes do Instituto de Assuntos Interamericanos (IAIA) e da OPAS, além de enfermeiras de EUA, Argentina, Chile, Paraguai, Peru, Uruguai e Brasil. Não foi tomada nenhuma decisão efetiva, pois muitas organizações nacionais de Enfermagem nos países latino-americanos ou estavam incipientes ou estavam ainda em processo de criação. Em dezembro de 1966, durante o VIII Congresso Interamericano de Enfermagem, realizado na Guatemala, ficou decidida a criação da Federação Pan-Americana de Enfermeiras/os, com uma diretoria provisória encabeçada pela representante do Chile e sede provisória nesse mesmo país.[15] Finalmente, em novembro de 1970, a Federação foi legalmente constituída quando da realização do seu I Congresso e do IX Congresso Latino-Americano de Enfermagem, em Caracas, Venezuela. Nessa ocasião, aprovou-se o Estatuto da Federação por delegadas de 14 países, sendo eleita a primeira diretoria e confirmando-se sua sede no país de residência da presidente. Essa organização, de cunho não governamental, teve seu nome alterado para FEPPEN e conta atualmente com 19 países-membros* (Argentina, Bolívia, Brasil, Chile,

---

*A Associação de Enfermagem de Porto Rico foi também membro da FEPPEN até o referendo de 1998, quando o povo decidiu ser um "Estado Livre Associado" dos EUA, adotando a moeda norte-americana e mantendo inglês e espanhol como idiomas oficiais. No entanto, pelo referendo de 2012, tornou-se o 51º estado dos EUA. A Suprema Corte dos EUA não validou o resultado do referendo, permanecendo Porto Rico como território autônomo.

Colômbia, Costa Rica, Cuba, El Salvador, Equador, Guatemala, Honduras, México, Nicarágua, Panamá, Paraguai, Peru, República Dominicana, Uruguai e Venezuela) representando suas organizações nacionais. Apesar de o título constar como pan-americana, a organização articula-se somente com os países latino-americanos e caribenhos de línguas espanhola e portuguesa. No caso do Brasil, salienta-se que o membro da FEPPEN é a ABEn, que ocupou a presidência nos quadriênios 1996-2000 e 2000-2004. Em tais períodos, a FEPPEN ficou localizada na sede da ABEn em Brasília. Vale destacar que a diretoria brasileira do quadriênio 2000-2004 da FEPPEN teve o mérito de resgatar a reimpressão de seu órgão científico de divulgação – a Revista Panamericana de Enfermería – em língua espanhola, depois de 20 anos de inatividade. Posteriormente, essa revista passou para a Associação Nacional de Enfermagem da Colômbia[21] (ANEC), entidade fundada em 1935, em Bogotá.

A FEPPEN mantém relações oficiais com a OPAS, da mesma maneira que o ICN com a Organização Mundial da Saúde (OMS). Embora não haja vínculo estatutário da FEPPEN ao ICN, assim como ocorre com todas as outras federações ou organizações regionais ou continentais de Enfermagem, o ICN mantém relações cordiais e de colaboração com todas essas entidades. Pouco se tem ouvido a respeito de FEPPEN, mas em 2012 representantes do COFEN[22] participaram de reunião ocorrida na Nicarágua, de 28 a 30 de outubro.

COMITÊ INTERNACIONAL CATÓLICO DE ENFERMEIRAS E ASSISTENTES MÉDICO-SOCIAIS

A ABEn esteve também vinculada ao Comitê Internacional Católico de Enfermeiras e Assistentes Médico-Sociais[23] (CICIAMS). Essa organização foi criada em 1928, em Basileia, na Suíça, e seus Estatutos foram aprovados pela Santa Sé, em 1933. Agrupa enfermeiros católicos do mundo inteiro. Tem um assistente eclesiástico na diretoria, o frade franciscano Frei Thomas Nairn. Tem dois idiomas oficiais: inglês e francês. O Papa Francisco fez uma mensagem especial para o 26º Dia Mundial do Doente, em 11 de fevereiro de 2018. A Enfermagem brasileira na década de 1950 tinha uma grande parcela de profissionais constituídas por enfermeiras religiosas das diversas congregações existentes. Tal fato motivou a vinculação da ABEn[15] ao CICIAMS, que, entretanto, relutava em aceitar como membro efetivo porque, de acordo com o seu Estatuto, a ABEn não era uma associação profissional católica. Ela era aceita como membro aderente, em regime de exceção. Ao final da década de 1980, já após a realização do Concílio Ecumênico Vaticano II, convocado pelo Papa João XXIII, que pregava a abertura da Igreja para religiões de outras denominações e também porque o número de enfermeiras religiosas estava muito reduzido na ABEn, esta acabou por solicitar sua retirada do CICIAMS. Entretanto, essa entidade continua a existir, com sede atualmente no Vaticano, e mantém relações oficiais com a OMS, da mesma maneira que o ICN, e também com Unicef, Unesco e OIT. Realizou também em Dublin, Irlanda, de 23 a 26 de setembro de 2014, o XIX Congresso Mundial,[24] com o tema "Protegendo a vida da família: o papel e responsabilidades de enfermeiros e obstetrizes". Pretende realizar o XX Congresso Mundial, na Malásia, de 4 a 7 de setembro de 2018, com os temas: "Educação para a Saúde Sustentável" e "Envolvendo o Desenvolvimento pelo Respeito à Vida".

FEDERACIÓN IBERO-AMERICANA DE HISTORIA DE LA ENFERMERÍA

Outra organização internacional de Enfermagem é a Federación Ibero-Americana de Historia de la Enfermería (FIAHE), criada em 2009, em Lisboa, Portugal, registrada na Cidade do México, no México. Seu primeiro presidente eleito, em 2011, foi José Siles González, da Universidade de Alicante, na Espanha.

Na verdade, tal organização surgiu a partir da realização dos simpósios ibero-americanos de História da Enfermagem, cujo primeiro evento ocorreu na cidade de São Paulo, em 2007. Inicialmente, pretendia-se que fosse uma atividade acadêmica local do Departamento de Orientação Profissional, da Escola de Enfermagem, da Universidade de São Paulo. No entanto, o próprio nome do evento, inspirado no nome do Centro Histórico-Cultural da Enfermagem Ibero-Americana, criado na Escola de Enfermagem, da Universidade de São Paulo, em 31 de outubro de 1992, como parte das comemorações dos 50 anos de fundação da Escola, já sugeria que houvesse participantes de enfermeiros dessa região ibero-americana. O apoio financeiro da Fundação de Amparo à Pesquisa do Estado de São Paulo (Fapesp) possibilitou a participação de especialistas da região da Ibero-América, para justificar o nome do evento, realizado de 29 a 31 de outubro de 2007.[25]

Assim, foi possível trazer convidados de Colômbia, Peru, Chile, Espanha, Portugal e até do Japão, como a Dra. Hiroko Minami, presidente do ICN (2005-2009), que veio prestigiar o evento.

Ao final do evento, Marília Viterbo de Freitas, presidente da Associação Portuguesa de Enfermeiros (APE), propôs realizar, em dois anos, o 2º Simpósio Ibero-Americano de História da Enfermagem, em Lisboa, Portugal, para prosseguir os estudos iniciados no primeiro evento. O Prof. José Siles González, que também estava no evento, propôs-se a realizar o 3º Simpósio, em Alicante, em 2011. E, assim, continuariam sucessivamente os simpósios bienais a acontecer. O 4º Simpósio ocorreu na cidade do México, em 2013. O 5º deveria ocorrer em Medellín, na Colômbia, em 2015, porém por problemas locais foi cancelado, para ser realizado em Granada, na Espanha, em novembro de 2016. O 6º Simpósio Ibero-Americano de História da Enfermagem foi realizado em novembro de 2017, em San Jose, capital da Costa Rica, na América Central, acertando-se que o 7º evento deve ocorrer no Chile, em 2019.

Mesmo antes do evento em Portugal, em discussão sobre a temática, com o Prof. Siles, surgiu a ideia de se formalizar algum tipo de união ou associação desses enfermeiros e outros profissionais interessados ou especializados em História da Enfermagem. Tal entidade seria uma instituição própria para acolher organizações dos diversos países, como deve ser uma federação. Assim, seria possível criar laços mais fortes entre esses estudiosos para prosseguirem pesquisando sobre História da Enfermagem, ajudando-se mutuamente. Havia ainda a dificuldade de muitos enfermeiros de língua espanhola ou portuguesa de participar mais diretamente de organizações inglesas ou norte-americanas dentro dessa temática, por falta de domínio idiomático. Marília Viterbo de Freitas também concordava com essa ideia e propôs que se fundasse essa Federação em Lisboa, por ocasião do II Simpósio Ibero-Americano de História da Enfermagem, o que veio a se concretizar no dia 9 de outubro de 2009. Os Estatutos da Federação foram preparados, lidos e aprovados em 2011, em Alicante, durante o III Simpósio Ibero-Americano de História da Enfermagem. Aprovado o Estatuto nesse país, foi eleita a primeira Diretoria da Federação. E era natural que se elegesse um líder espanhol, na pessoa do Prof. José Siles González como presidente, que estava de acordo que a sede dessa entidade ficasse na Espanha. Ao final do capítulo, estão listados os nomes de todos os membros eleitos, as nacionalidades e os respectivos cargos na diretoria. Como a sede estaria na Espanha, era natural que a maioria dos nomes dessa diretoria fosse constituída de enfermeiros espanhóis, com o intuito de ajudar na instalação e no funcionamento da Federação.

Houve consenso entre os participantes de que os idiomas oficiais da Federação seriam o espanhol e o português. A intenção inicial era que a Federação, sendo sediada na Espanha, fosse registrada nesse país. Contudo, problemas burocráticos fizeram que se buscasse o México para essa formalização, o que de fato, ocorreu, e a Federação Ibero-Americana de História da Enfermagem foi efetivamente registrada no Cartório da Cidade do México, no dia 2 de junho de 2015, graças ao empenho pessoal de Alfredo Bermudez González, 3º vice-presidente da FIAHE, que infelizmente veio a falecer em 6 de novembro de 2016. A aquisição de personalidade jurídica pela FIAHE trouxe também implicações de ordem contábil, fiscal e tributária perante os órgãos públicos. Sendo uma federação, ela deve acolher entidades de História da Enfermagem dos diferentes países da América Latina e da Península Ibérica.

A fundação da Federação Ibero-Americana de História da Enfermagem, cujos membros seriam constituídos por pessoas jurídicas de nível nacional, e não físicas, em 2009, motivou a criação, no Brasil, da Academia Brasileira de História da Enfermagem (ABRADHENF), em 13 de agosto de 2010. A data marcava o centenário da morte de Florence Nightingale e foi considerada apropriada para uma organização de História da Enfermagem.[26]

Sabidamente, a História da Enfermagem ainda constitui uma especialidade pequena, e são poucos os profissionais que se dedicam a esse tema, dentro de qualquer país. Por isso mesmo, é necessário e importante que se unam, evitando qualquer divisão que apenas fragilizará e debilitará a organização.

O Prof. José Siles, na qualidade de presidente da Federação, já tem recebido convites da presidente da Associação Americana de História da Enfermagem (American Association for the History of Nursing, AAHN), Dra. Jean Whelan, convidando-o a fazer algum tipo de parceria em pesquisas ou algum trabalho conjunto entre a Federação e essa Associação. Na época, a Federação ainda não estava registrada, e por isso foi decidido esperar que se regularizasse a situação antes de iniciar esse trabalho conjunto, com o qual a Dra. Whelan manifestou concordância. Com a aquisição de personalidade jurídica, a FIAHE já pode convocar assembleia, realizar eleições para a diretoria e desenvolver atividades de acordo com o Estatuto, bem como estabelecer parcerias com organizações congêneres, como a norte-americana AAHN, que já manifestou interesse; no entanto, além da dificuldade financeira, acrescenta-se a questão idiomática.

CONSIDERAÇÕES FINAIS

Não há dúvida de que, entre todas as organizações internacionais de Enfermagem, o ICN é a mais importante, seja pela sua centenária história, pelas lutas e consequentes conquistas, pela capacidade de congregar membros nacionais e de ser realmente porta-voz dos enfermeiros do mundo todo. Ele sobreviveu a duas guerras mundiais e segue acompanhando a evolução da profissão nos países e adaptando-se às necessidades da classe de enfermeiros com diferentes tradições e origens sociais, culturais, étnicas ou religiosas. Mesmo assim, o ICN posicionou-se pública e radicalmente contra a discriminação racial, como no caso do *apartheid* na África do Sul, a mutilação genital feminina, o abuso de crianças, a proliferação nuclear, o desrespeito aos direitos humanos e outras questões semelhantes. Demonstrou não ser apenas uma entidade representativa de profissionais, mas era capaz de assumir posição política internacional.

Já a FEPPEN, da qual a Enfermagem brasileira participa por meio da ABEn, constitui uma entidade que começou com o idealismo de pioneiras de vários países da América Latina, mas não consegue sobreviver face aos elevados custos de manutenção que organizações de Enfermagem dos países-membros não conseguem suportar; teve representatividade junto à OPAS, mas esta também tem recursos limitados e apenas eventualmente socorre na organização de eventos de Enfermagem para essa região.

O CICIAMS mantinha relações com a Enfermagem brasileira por meio da ABEn, que tinha entre seus membros um grande número de enfermeiras pertencentes a várias congregações religiosas, nas décadas de 1950 e 1960. Esse vínculo foi rompido por iniciativa da ABEn, pela redução dessas enfermeiras e a realização do Concílio Vaticano II.

Outra entidade internacional é a FIAHE, da qual a Enfermagem brasileira participa por intermédio da ABRADHENF, organização de especialistas ou de interessados em História da Enfermagem que, por sua reduzida dimensão no campo do ensino, ainda constitui uma especialidade a se firmar no cenário profissional. Mas é pelo conhecimento de sua história que os enfermeiros irão construir a sua identidade profissional. Para crescer e obter o devido reconhecimento, a Enfermagem precisa responder às necessidades e às demandas globais da sociedade e continuar a prestar o vital serviço de preservação da saúde, com qualidade, confiabilidade e segurança.

III Simpósio Ibero-Americano de História da Enfermagem

"Federación Iberoamericana de Historia de la Enfermería", Asociacion Civil, celebrada el dia veinticinco de noviembre de dos mil once, en la ciudad de Alicante, España

Junta Directiva:

1. José Siles González – Presidente (España)
2. Taka Oguisso – Primera Vice-presidente (Brasil)
3. Manuel Jesús García Martínez – Segundo Vice-presidente (España)
4. Alfredo Bermúdez González – Tercer Vice-presidente (México)

5. José Antonio Ávila Olivares – Primer Secretario (España)
6. Maria del Carmen Solano Ruíz – Segundo Secretario (España)
7. Antonio Claret García Martínez – Primer Tesorero (España)
8. Belén Payá Pérez – Segunda Tesorera (España)
9. Beatriz Morrone – Vocal (Argentina)
10. Ana Luisa Velandia Mora – Vocal (Colombia)
11. Maria Alice Santos Curado – Vocal (Portugal)
12. Mitzi Letelier Valdivia – Vocal (Chile)
13. Fernando Rocha Porto – Vocal (Brasil)
14. Francisca Hernández Martín – Consejo Fiscal (España)
15. Genival Fernández de Freitas – Consejo Fiscal (Brasil)
16. Elena Ferrer Hernández – Consejo Fiscal (España)

REFERÊNCIAS BIBLIOGRÁFICAS

1. Oguisso T. O Conselho Internacional de Enfermeiras – quem é e o que faz. RECENF. 2004; 2(8):65-8.
2. International Council of Nurses (ICN). Board of Directors. Disponível em http://www.icn.ch/who-we-are/board-of-directors/. Acesso em abril de 2016.
3. Bridges DC. A history of the International Council of Nurses, 1899-1964, the first sixty-five years. Philadelphia: JB Lippincott; 1967.
4. ICN Constitution, amended 2015, Geneva, Switzerland. Disponível em http://www.icn.ch/images/stories/documents/about/Constitution_ICN.pdf. Acesso em abril de 2016.
5. Quinn S. ICN – past and present. England: Scutari Press; 1989.
6. Brush BL, Linaugh JE, Boschma G, Rafferty AM, Stuart M, Tomes NJ. Nurses of all nations – a history of the International Council of Nurses, 1899-1999. Philadelphia: Lippincott; 1999.
7. International Council of Nurses (ICN). Dr David Benton steps down as CEO of the International Council of Nurses. Geneva: Press Information; 2015.
8. International Council of Nurses (ICN). Frances Hughes appointed the new Chief Executive officer of the International Council of Nurses. Disponível em http://www.icn.ch/images/stories/documents/news/press_release/2015_PR_27_new_ICN-CEO.pdf. Acesso em abril de 2016.
9. International Council of Nurses (ICN). Council of National Representatives Meeting. 16 to 19 May 2013, Melbourne, Australia, Report of the ICN-CEO for the ICN-CNR.
10. International Council of Nurses (ICN). Dues payment report, 2005. In: Council of National Representatives meeting. Taipei, Taiwan, 2005, May, p. 76.
11. International Council of Nurses (ICN). Council of National Representatives Meeting, 27 to 30 June 2009, Durban, South Africa. Report of the ICN-CEO for the CNR meeting.
12. Oguisso T. La incidencia del Consejo Internacional de Enfermeras en la historia y socialización de la Enfermería. Cultura de los Cuidados. Revista de Enfermería y Humanidades. 2012; 16 (22). p. 23-37.
13. Associação Brasileira de Enfermagem (ABen). Notícias e comentários – X Congresso Internacional de Enfermagem. Anais de Enf, 1953; 6(3):213-20.
14. Carvalho AC. Edith de Magalhães Fraenkel, 2. ed. Oguisso T, Nichiata Y (org.). Fapesp. São Paulo: EEUSP; 2012. p. 61.
15. Carvalho AC. Associação Brasileira de Enfermagem, 1926-1976, Documentário. Associação Brasileira de Enfermagem. Brasília: Folha Carioca; 1976.
16. Dourado HG. Enfermagem e valores éticos: título de doutor honoris causa (editorial). Rev Bras Enferm. 1983; 36(1):1.
17. News. Brasília: CNR meets. International Nurs Review. 1983; 30(5):156.
18. Oguisso T. Maria Rosa Sousa Pinheiro – a grande líder da enfermagem. Rev Bras Enferm. 2003; 56(1). Disponível em http://www.sICNlo.br/sICNlo.php?script=sci_arttext&pid=S0034-71672003000100016. Acesso em abril de 2016.
19. News. Brasília: ICN Executive Director's report. Int Nurs Review, 1983; 30(5):156.
20. News. Brasília: statements on nuclear war, nurse's participation in policy making, quality care for the elderly, nurse's role in safeguarding human rights, pm refugees and displaced persons. Int Nurs Review. 1983; 30(5):157-60.
21. Federación Pan-Americana de Profesionales de Enfermería (Feppen) e Revista Pan-Americana de Enfermería. Disponível em http://www.anec.org.co/identidad1.html. Acesso em 21 de abril de 2016.

22. COFEN participa de reunião da Federação Pan-Americana de Profissionais de Enfermagem. 29-01-2012. Disponível em www.cofen.gov.br/cofen-participa-de-reunao-da-federacao-panamericana-de-profissionais-de-enfermagem_17504.html. Acesso em 21 de abril de 2016.
23. CICIAMS. Comité International Catholique des Infirmières et Assistantes Medico-Sociales, Bruxelas, Bélgica, secretaria executiva na cidade do Vaticano. Disponível em http://www.ciciams.org/. Acesso em 21 de abril de 2016.
24. CICIAMS. Comité International Catholique des Infirmières et Assistantes Medico-Sociales, Bruxelas, Bélgica. Disponível em http://www.ciciams.org/ciciamshomepage.html. Acesso em 14 de maio de 2018.
25. Souza Campos PF, Oguisso T, Freitas GF. – Memória e identidade profissional: primeiro simpósio ibero-americano de História da Enfermagem (Brasil, outubro de 2007). Editorial. Cultura de los Cuidados. Rev Enf Human. 2007; 11(22):5-7.
26. Oguisso T, Bonini BB, Mecone MCC, Freitas GF. Coletividades da enfermagem. In: Oguisso T, Freitas GF. Legislação de enfermagem e saúde: histórico e atualidades. Barueri: Manole; 2015. p. 330-63.

27 Organizações Nacionais de Enfermagem

Taka Oguisso, Maria José Schmidt e Antonio Carlos Vieira da Silva

INTRODUÇÃO

A Associação Brasileira de Enfermagem (ABEn) foi a primeira organização profissional[1] de Enfermagem a surgir, no Brasil, entre os três tipos de entidades da classe. Foi também responsável pela criação dos outros dois: Conselho de Enfermagem e Sindicatos de Enfermeiros.[1]

Historicamente, os enfermeiros começaram a sentir a necessidade de ver a profissão regulamentada, em face da proliferação de diferentes grupos de pessoas, com pequeno ou nenhum preparo, desenvolvendo também atividades de Enfermagem. A solução identificada pelas enfermeiras pioneiras na ocasião era a criação de um Conselho de Enfermagem.

Assim, foi elaborado o primeiro anteprojeto do Conselho de Enfermagem que deu entrada, segundo Carvalho,[2] no Ministério da Educação e Saúde, em julho de 1945. Nessa mesma ocasião, houve a mudança da denominação "Sindicato de Enfermeiros Terrestres" para "Sindicato dos Enfermeiros e Empregados em Hospitais e Casas de Saúde". O primeiro congregava somente enfermeiros, diplomados ou não, que estivessem exercendo a profissão. Tendo a denominação alterada, passou a admitir todos os trabalhadores de instituições hospitalares, mesmo os não pertencentes ao serviço de Enfermagem, com todas as consequências deletérias possíveis.

Desse modo, viram-se os enfermeiros diante de um dilema. Qual era a organização que deveria ser criada em primeiro lugar? O Conselho de Enfermagem ou um órgão de reivindicação da classe? Qual era o mais urgente?

Por desígnios da própria história, tiveram precedência[1] os Conselhos Federal e Regionais de Enfermagem (COFEN e CORENs), criados pela Lei nº 5.905, de 13 de julho de 1973.

O primeiro órgão de reivindicação da classe surgiu, no Brasil, em maio de 1976 – o Sindicato dos Enfermeiros do Estado do Rio Grande do Sul. Em agosto de 1977, a Associação Profissional dos Enfermeiros do Município do Rio de Janeiro também recebeu sua carta sindical. Em junho de 1980, foi outorgada a carta sindical à Associação Profissional dos Enfermeiros do Estado da Bahia, transformando-a no terceiro Sindicato dos Enfermeiros já criado no país; sucessivamente, foram criados sindicatos de enfermeiros em muitos estados da Federação.

A multiplicação de entidades de classe na Enfermagem, como em qualquer outra profissão, é uma decorrência do próprio crescimento e da especificação de atribuições.

Muito embora a ABEn, como está registrada em sua história, em inúmeras oportunidades tenha saído em campo para defender seus interesses, inclusive econômicos da profissão, na verdade ela não tinha e não tem competência legal para isso. Se dez anos atrás essa incompetência não era arguida, hoje já não são admitidas interferências dessa ordem pelos próprios órgãos públicos.

Neste capítulo busca-se esclarecer possíveis dúvidas sobre a necessidade ou a importância de tantas organizações profissionais da área para que enfermeiros e pessoal de Enfermagem possam melhor compreender e valorizar as entidades que representam a classe. Provavelmente, a organização de Enfermagem mais recentemente criada foi a Academia Brasileira de História da Enfermagem, ABRADHENF. Por isso, algumas linhas são dedicadas a ela, para divulgá-la no meio profissional.

ENTIDADES DE FINS CIENTÍFICOS, TÉCNICOS E CULTURAIS | ASSOCIAÇÃO BRASILEIRA DE ENFERMAGEM

O órgão de representação mais antigo dos enfermeiros foi fundado no dia 12 de agosto de 1926, sob a denominação de Associação Nacional de Enfermeiras Diplomadas Brasileiras. Uma reforma do estatuto, ocorrida em 1944, alterou seu nome para Associação Brasileira de Enfermeiras Diplomadas (ABED). Finalmente, em 21 de agosto de 1954, a Assembleia Geral aprovou nova modificação na denominação, passando a chamar-se "Associação Brasileira de Enfermagem (ABEn)", que perdura até o presente.[2]

Segundo o Estatuto Social[3] da ABEn, aprovado em junho de 2013, em Natal, capital do estado do Rio Grande do Norte, ela é uma entidade cultural que tem por finalidade:

- Congregar enfermeiros, técnicos de enfermagem, auxiliares de enfermagem, estudantes dos cursos de graduação em Enfermagem e de Educação Profissional de nível técnico em Enfermagem
- Incentivar a solidariedade e a cooperação entre as pessoas associadas
- Promover o desenvolvimento técnico, científico, cultural e político dos profissionais de Enfermagem no país, pautados em princípios éticos e humanísticos
- Promover e divulgar estudos e pesquisas da área de Enfermagem, assim como o intercâmbio técnico, científico e cultural com outras organizações, nacionais e internacionais
- Defender a qualidade da educação em Enfermagem
- Promover o cuidado de Enfermagem como direito de cidadania, entre muitos outros itens.

Como se pode observar, para cumprir essas finalidades a ABEn deve promover atividades de caráter técnico-científico, cultural e assistencial, além de representar nacional e internacionalmente a Enfermagem em assuntos relacionados com educação, saúde e trabalho nos aspectos pertinentes.

Para a criação da ABEn, bastou, como bastaria para qualquer associação congênere, que um grupo de pessoas movido por interesses comuns se reunisse, elaborasse um estatuto e constituísse uma sociedade civil, registrando em cartório civil de pessoas jurídicas para passar a ter existência legal.

Como qualquer outra sociedade civil, a filiação e a vinculação à ABEn são inteiramente facultativas. Podem associar-se como efetivos: enfermeiros, técnicos de enfermagem e auxiliares de enfermagem; e como associados estudantes os estudantes do curso de graduação de Enfermagem e do curso técnico de Enfermagem. Pelo Estatuto[3] social de 2013, foram acrescentadas as categorias de associados estrangeiros (enfermeiros graduados em outros países e estudantes de Enfermagem de instituições de ensino estrangeiras) e associados filiados, constituída por escolas de Enfermagem, faculdades e cursos de graduação em Enfermagem e cursos técnicos profissionalizantes; associações ou sociedades de enfermeiros especialistas de Enfermagem.

Apesar da restrição estatutária, a ABEn já realizou trabalhos de vulto no campo da defesa dos interesses econômicos da classe. Assim, foi a ABEn que lutou junto ao Congresso Nacional para a classificação do enfermeiro no nível técnico-científico, no Plano de Classificação de Cargos no Serviço Público Federal Civil, do Poder Executivo, conforme a Lei nº 3.780, de 12 de julho de 1960. Nas diversas unidades da Federação, ainda foram as Seções da ABEn que lutaram e obtiveram o nível universitário para os enfermeiros, funcionários estaduais, com vencimentos correspondentes.

No campo cultural, a ABEn, desde o início, caracterizou-se pela audácia e pela coragem desassombrada. Já em 1929, apenas três anos após sua fundação, foi aceita sua admissão no Conselho Internacional de Enfermeiras (CIE), graças aos esforços de D. Edith Magalhães Fraenkel, uma das notáveis pioneiras da Enfermagem brasileira. Essa filiação internacional conquistada tão precocemente foi transferida, em 1997, para outra entidade brasileira – o Conselho Federal de Enfermagem (COFEN) – que a havia solicitado. O CIE a aceitou por considerá-la "mais representativa" e mais abrangente do que a ABEn, de acordo com os termos da Constituição do CIE.[4] A ABEn era considerada a primeira organização da América Latina a ser filiada ao CIE e manteve essa filiação ininterruptamente por 68 anos consecutivos. Na verdade, a organização de Enfermagem de Cuba foi filiada em 1925, antes da ABEn, mas ela interrompeu essa filiação em 1960 e retornou vinte anos depois, em 1981.

Outro exemplo de audácia pode ser citado comparando-se a ABEn com a Associação Japonesa de Enfermagem que, em junho de 1977, com 145.203 associados, segundo dados do CIE, organizou o 16º Congresso Quadrienal desse mesmo Conselho. Entretanto, a ABEn, 24 anos antes, com menos de 500 associados, hospedava o 10º Congresso Quadrienal do CIE, realizado de 12 a 18 de julho de 1953, em Petrópolis, no Rio de Janeiro. Foi o primeiro congresso internacional do CIE em território latino-americano e também o primeiro no hemisfério sul (sobre esse evento, ver *Capítulo 26*.

São, portanto, incontáveis as realizações da ABEn, que praticamente nasceu junto com a implantação da Escola Anna Nery, no Brasil. Em pouco mais de meio século de existência, as líderes da profissão, que sucessivamente ocuparam a presidência da ABEn, conseguiram colocar a Enfermagem em nível universitário, torná-la respeitada e fazê-la ocupar um espaço anteriormente inexistente.

Para isso, contribuíram decisivamente a realização anual de congressos de Enfermagem, a publicação da Revista Brasileira de Enfermagem, a elaboração e a aprovação de um Código de Ética de Enfermagem, em 1958,[5] a participação em organizações internacionais e as pesquisas, inclusive o Levantamento de Recursos e Necessidades da Enfermagem – 1956-1958. Enfim, houve todas as formas que propiciaram o desenvolvimento cultural e profissional de enfermeiros.

É verdade que o desenvolvimento da área ocorreu pelo acúmulo de conhecimentos que começaram com as técnicas de Enfermagem, seguidos dos princípios científicos e culminaram com as teorias de Enfermagem que, finalmente, conformaram a ciência da Enfermagem.

As técnicas de Enfermagem foram os primeiros instrumentos na área para realizar os cuidados, objeto de seu trabalho. Essas técnicas começaram a ser organizadas em meados do século XIX, quando a Enfermagem na Inglaterra também começava a se organizar, e foram implementadas nos EUA no fim do século XIX e nas primeiras décadas do século XX. Entretanto, essas técnicas de uma maneira ou de outra existiram em momentos distintos da evolução histórica como parte do ritual da assistência ao doente. Como Almeida[6] esclarece, essas técnicas possibilitaram a instrumentalização do cuidado de Enfermagem até o marco Nightingale, em 1860, que tinha como finalidade o conforto da alma do doente. Tratava-se, até então, de simples procedimentos naturais e intuitivos próprios dos cuidados domésticos dispensados pelas famílias às crianças e aos doentes.

Esse era o modelo religioso de Enfermagem, pois inúmeros mosteiros e ordens religiosas foram criados para que seus membros pudessem praticar a caridade cristã por meio do cuidado ao doente. Até o século XVII, o hospital era essencialmente uma instituição de assistência aos pobres.

Não resta dúvida de que foi a pesquisa a desencadeadora dos grandes avanços na Enfermagem, possibilitando o reposicionamento de enfermeiros nas universidades e na vida acadêmica. Sem ela, não teriam ocorrido as conquistas sociais, intelectuais e profissionais da Enfermagem. Embora enfermeiros docentes estivessem convencidos há mais tempo dessa realidade, outros enfermeiros, sobretudo os do campo clínico e da prática profissional, demoraram a reconhecer essa necessidade e essa importância. Assim, independentemente do campo de trabalho, o enfermeiro recebeu a missão da sociedade de realizar a promoção da saúde, a prevenção de enfermidades e o cuidado das pessoas, famílias e comunidades, tanto na saúde quanto em caso de doença.

Para bem cumprir essa missão, é necessário um acervo de conhecimentos sólidos para atender às necessidades humanas de ordem biológica, psicológica e social. Como refere Almeida,[6] é a educação em Enfermagem que prepara e legitima os indivíduos para esse trabalho, por meio do aparato ético-filosófico e do conhecimento ou o saber de Enfermagem.

Importante relembrar que as enfermeiras da ABEn participaram ativamente na fundação da Federación Pan-Americana de Profesionales de Enfermería (FEPPEN), em 1970,[2] tendo trabalhado para esse fim desde 1942. Além disso, elas compuseram o Comitê Executivo da FEPPEN em Brasília, no período entre 1996 e 2004. Contribuíram também na fundação do Museu Nacional de Enfermagem Anna Nery (MuNEAN), em Salvador, Bahia. É filiada à Sociedade Brasileira para o Progresso da Ciência (SBPC), desde 1974, e à Asociación Latino-Americana de Escuelas e Faculdades de Enfermería (ALADEFE), desde 2010.[3]

As sociedades, associações de especialistas, são também coletividades ou entidades de caráter científico-cultural. São exemplos a Associação Brasileira de Obstetrizes e Enfermeiros Obstetras, a Sociedade Brasileira de Enfermagem em Estomaterapia, a de Enfermagem Nefrológica, a de Centro Cirúrgico, a de Terapia Intensiva, a de Gerência em Enfermagem e a Associação Nacional dos Enfermeiros do Trabalho, entre outras. São todas sociedades civis de direito privado, de caráter técnico-científico e cultural, de âmbito nacional, sem fins lucrativos, geralmente, registradas no Conselho Regional de Enfermagem do estado onde estão sediadas. Segundo os respectivos estatutos, têm por finalidade o desenvolvimento da educação e do exercício da Enfermagem dentro da especialidade, contribuindo assim para a elevação do nível de saúde e bem-estar da comunidade brasileira. O COFEN,[7] assim como os seus órgãos regionais, têm alavancado essas sociedades ajudando na organização de eventos ou mesmo patrocinando essa realização, como tem ocorrido com o Congresso Brasileiro de Especialidades de Enfermagem, em diferentes localidades, como Recife (novembro de 2015) e Fortaleza (2016), e a Primeira Jornada Paulista de Especialidades em Enfermagem, realizada em abril de 2016, promovida pelo Conselho Regional de Enfermagem de São Paulo, COREN-SP.[8]

Podem inscrever-se enfermeiros que exerçam ou tenham algum título de especialidade. Em algumas dessas sociedades, enfermeiros interessados na especialidade e que ainda não contam com a titulação podem obtê-la por intermédio da própria sociedade, após cumprirem determinados requisitos. Essas sociedades muitas vezes utilizam ou promovem atividades científicas como jornadas e encontros em conjunto com a ABEn e podem realizar também com o COREN local.

Na ABEn como nas sociedades, as eleições são realizadas em escrutínio secreto pelos associados. O mandato da diretoria e conselho fiscal, conforme previsto nos respectivos estatutos, é de 3 anos na ABEn e de 2 a 4 anos nas sociedades.

O controle financeiro nessas entidades culturais é feito pelos respectivos conselhos fiscais.

Com respeito às especialidades de Enfermagem, é importante lembrar que o COFEN baixou a Resolução nº 389,[9] de 19 de outubro de 2011, revogando disposições anteriores contidas nas Resoluções nºs 261/2001 e 290/2004, a fim de atualizar procedimentos para registro do título de especialista e indica as especialidades em lista anexa, em um total de 43 áreas de abrangência, além das subespecialidades. Por exemplo, a especialidade de Enfermagem em gerenciamento/gestão tem oito subespecialidades, a saber: gestão da saúde, gestão de Enfermagem, gestão em *home care*, administração hospitalar, gestão de programa de saúde da família, gestão empresarial, gerenciamento de serviços de saúde e gestão da qualidade em saúde.

ENTIDADE DISCIPLINADORA DO EXERCÍCIO PROFISSIONAL | COFEN/COREN

RESENHA HISTÓRICA

Os órgãos disciplinadores do exercício profissional da Enfermagem são os Conselhos Federal e Regionais de Enfermagem. Criados pela Lei nº 5.905/1973, pode-se considerar que a vida dos Conselhos tem cinco fases.

A primeira se iniciou em 1945, quando a presidente da ABEn, Zaira Cintra Vidal, deu entrada no Ministério da Educação e Saúde a um anteprojeto para criar o Conselho Nacional de Enfermagem, com a ideia de ser um órgão assessor desse Ministério em questões mais diretamente ligadas à inspeção e à fiscalização de escolas de Enfermagem. Carvalho[2] refere que enfermeiros sentiam necessidade de regulamentar a profissão na medida em que percebiam que "outros grupos de diferente ou nenhum preparo também desenvolviam atividades de Enfermagem". A preocupação com os aspectos atinentes ao exercício da profissão somente viria a ser incorporada em um segundo projeto, em virtude de recomendação do Primeiro Congresso de Enfermagem, em 1947, para que se solicitasse ao Ministro da Educação e Saúde a criação de um conselho que seria "o órgão competente para estudar, regulamentar e fiscalizar todo os assuntos concernentes ao ensino e à prática da Enfermagem."[2] A partir dessa ocasião, a criação do Conselho passou a figurar como matéria obrigatória dos congressos da classe e também tema de vários editoriais da revista de Enfermagem. Em 1949, com a aprovação da Lei nº 775, de 06 de agosto de 1949, regulamentando o ensino de Enfermagem, foi atendida uma parte do anteprojeto inicial. Em 1960, a ABEn viu mais uma luta ser coroada de êxito com o Plano de Classificação de Cargos no serviço público federal, que enquadrou enfermeiros no nível técnico-científico, dando-lhes suporte para o reconhecimento do nível universitário. Nessa época, as discussões "passaram a gravitar em torno da conveniência da organização de sindicatos de enfermeiros, substituindo a ideia da criação do conselho". Por este motivo a ABEn decidiu levar a matéria para o XII Congresso Brasileiro de Enfermagem, em 1962, e convidou o jurista e professor Cesarino Junior,[10] que mostrou a diferença de competência entre as duas entidades, conselho e sindicato, e a importância e necessidade das duas organizações. Com a Lei nº 5.905, de 12 de julho de 1973, criando os Conselhos Federal e Regionais de Enfermagem, encerra-se a primeira fase.

A segunda fase vai de 1975 a 1977 e assinala os trabalhos da primeira Diretoria do COFEN, cujos componentes foram nomeados pelo Ministro do Trabalho, Arnaldo Prieto, a partir de uma lista de 27 nomes encaminhada por Glete de Alcântara, presidente da ABEn, ainda em 1973.[11] A posse dos membros do COFEN ocorreu em 23 de abril de 1975, e foi eleita Maria Rosa Sousa Pinheiro, pelos pares, como primeira Presidente. Essa Diretoria implantou os primeiros 22 conselhos regionais de Enfermagem em todo o território nacional.[12] Também elaborou o Código de Deontologia de Enfermagem, aprovado em outubro de 1975 e traçou normas para reger a vida da autarquia. Foi ainda neste curto período de tempo que se iniciaram os estudos do anteprojeto de lei para regular o exercício da Enfermagem em substituição à Lei nº 2.604, de 1955. Foi também instituída a carta de provisão a ser concedida aos integrantes das ocupações de Enfermagem não reguladas em lei – atendentes, visitadores sanitários e instrumentadores cirúrgicos. Em junho de 1976, por indicação do Ministro do Trabalho, Amália Corrêa de Carvalho[13] participou da 61ª Conferência Internacional do Trabalho, em Genebra, como membro da delegação brasileira, para discutir a proposta da Convenção 149 e a Recomendação 157, da Organização Internacional do Trabalho (OIT), sobre Emprego e condições de trabalho e de vida do pessoal de Enfermagem. Ambos documentos foram finalmente aprovados na 63ª Conferência, em junho de 1977, da qual participou Maria Rosa Sousa Pinheiro.[14]

A terceira fase teve início em 1977, com a primeira eleição do Plenário, em janeiro de 1977. A presidente eleita foi Amália Corrêa de Carvalho, uma líder da Enfermagem brasileira que havia sido presidente da ABEn (1968-1972), que tomou posse em abril de 1977. Completou os estudos para o projeto de lei do exercício profissional. Em 1979, foi eleita uma nova diretoria, cuja presidente era outro grande vulto nacional: Maria Ivete Ribeiro de Oliveira, que permaneceu até abril de 1984. Ambas trabalharam para consolidar o COFEN e os CORENs como sistema dentro do território nacional, mas foi no mandato de Maria Ivete que se intensificaram as negociações e trabalhos junto aos parlamentares para a aprovação do Projeto de lei do exercício profissional. Em 1984, assumiu a presidência Elsa Ramos Paim, sucedida por Ivanete Alves do Nascimento, em 1985, que permaneceu até abril de 1988. Durante o mandato desta foram finalmente sancionados por José Sarney a Lei nº 7.498, de 25 de junho de 1986, e o Decreto nº 94.406, de 08 de junho de 1987 sobre o exercício da Enfermagem. Em 1988, assumiu a presidência Eunice Orlando de Souza, sucedida por Neide Maria Freire Ferraz, em 1990, que passou o cargo para Gilberto Linhares Teixeira, em abril de 1991.

Pode-se considerar que, com esse enfermeiro na presidência, teve início a quarta fase do COFEN, uma época nebulosa e difícil de ser descrita, que culminou, em 2005, com sua prisão e de vários outros comparsas, acusados pelo Ministério Público Federal. Todos foram julgados e condenados por diversos crimes, entre eles de desvio de altas somas da autarquia, peculato, lavagem de dinheiro, formação de quadrilha e interceptação clandestina de conversas telefônicas. A partir de sua posse em 1991, permaneceu no cargo por dois mandatos sucessivos de 3 anos, como permite a Lei nº 5.905/1973 e, em abril de 1997, passou a presidência para Maria Lúcia Martins Tavares que permaneceu no cargo por poucos meses, tendo sido afastada (01 de setembro de 1997) e substituída por Iva Maria Barros Ferreira. Nessa época, ocorreu a cisão com a ABEn, quando o COFEN solicitou sua filiação ao CIE, alegando ser maior que a ABEn, em número de membros, e estar presente em todos os estados da Federação, argumento aceito pelo CIE em 1997, apesar de a ABEn estar filiada desde 1929. Para essa filiação, Gilberto Linhares foi o interlocutor e agiu em nome do COFEN. A partir de 1998, o COFEN passou a pagar uma cotização por mais de 100 mil membros ao CIE e garantiu a criação de mais um cargo na diretoria nessa organização internacional para a região geográfica à qual o Brasil pertence, conforme prevê a Constituição do CIE.

Em abril de 1998, Nelson da Silva Parreiras* assumiu a presidência do COFEN, sucedido por Hortência Maria de Santana em outubro do mesmo ano. Foi apenas um pequeno intervalo, pois já em abril de 2000 Gilberto Linhares novamente assumiu a presidência. Em junho de 2001, conseguiu eleger a brasileira Dulce Dirclair Huf Bais como membro da Diretoria do CIE, juntamente a uma candidata chilena, da mesma região. Em 2005, com a prisão desse presidente ocorrida no início do ano, Carmem de Almeida Silva assumiu em seu lugar, seguida pela eleição de Dulce Dirclair Huf Bais para a presidência, sucedida em 2007 por Manoel Carlos Néri da Silva. Com esse presidente, finalmente, houve uma tentativa de diálogo com a ABEn, buscando reatar uma parceria rompida por mais de dez anos.

Pode-se considerar que, com a condenação a 19 anos de prisão de Gilberto Linhares e algumas mudanças administrativas, tem início a quinta fase do COFEN. Assim, espera-se que os novos dirigentes possam voltar a trabalhar para o crescimento da Enfermagem brasileira, buscando reunificar a classe, totalmente cindida desde 1997. Há notícias sobre tentativas de reaproximação entre os presidentes do COFEN e da ABEn Nacional para eventual "retomada do diálogo entre as duas organizações, interrompido por divergências éticas e políticas".[15]** Entretanto, a ABEn e a Federação Nacional de Enfermeiros (FNE) oficializaram o pedido de cassação do registro profissional do enfermeiro Gilberto Linhares Teixeira, recolhido na Penitenciária de Bangu, no Rio de Janeiro, juntamente a outros três enfermeiros, ex-conselheiros federais, também condenados pela Justiça.

PAPEL DO COFEN

Os órgãos disciplinadores do exercício profissional da Enfermagem são os Conselhos Federal e Regionais de Enfermagem. O Conselho ou a Ordem, já ensinava Cesarino Jr.,[10] é um tribunal de ética, que tem por função:

- Informar quais pessoas podem exercer a profissão
- Impedir aquelas que a estiverem exercendo ilegalmente
- Verificar se as pessoas, que exercem legalmente a profissão, estão cumprindo corretamente as obrigações
- Punir as pessoas que ferem a ética profissional com uma das penalidades previstas.

Com exceção da Ordem dos Advogados, que está vinculada ao Ministério da Justiça, os demais Conselhos ou Ordens constituíram autarquias federais vinculadas ao Ministério do Trabalho. No entanto, a Medida Provisória nº 1.549/37, de 04 de dezembro de 1997, modificou a estrutura organizacional dos conselhos profissionais, que foram desvinculados do Ministério do Trabalho. Desse modo, os serviços passaram a ser exercidos em caráter privado, por delegação do poder público, e o controle das atividades financeiras e administrativas passou a ser realizado pelos seus órgãos internos, isto é, por uma comissão de tomada de contas. Essa Medida Provisória foi convertida na Lei nº 9.649, de 27 de maio de 1998, que dispõe sobre a organização da presidência da República e dos ministérios e dá outras providências. Observa-se uma nítida preocupação do governo em desvincular os conselhos profissionais dos órgãos da administração pública, tanto do ponto de vista funcional quanto do hierárquico, salientando que empregados desses conselhos deveriam ser regidos pela legislação trabalhista. No seu art. 58, confirma o que anteriormente estava contido na Medida Provisória, estabelecendo, ainda, que "a organização, [a] estrutura e [o] funcionamento dos conselhos de fiscalização de profissões regulamentadas serão disciplinados mediante decisão do plenário do conselho federal da respectiva profissão". Esses conselhos, "dotados de personalidade jurídica de direito privado, não manterão com os órgãos da Administração Pública qualquer vínculo".

Isso significa que os conselhos profissionais, incluído o sistema COFEN/CORENs, mesmo não sendo mais autarquias federais do Ministério do Trabalho, poderão exercer a fiscalização das profissões em caráter privado. Além disso, por terem recebido competência delegada do poder

---

*Enfermeiro condenado pela Justiça, juntamente com o Sr. Gilberto Linhares Teixeira, em 2005.
**ABEn e COFEN retomam o diálogo. Jornal ABEn. 2008; 50(1):1; 4.

público, poderão também cobrar e executar as contribuições anuais devidas por pessoas físicas ou jurídicas – vale dizer, de todas as categorias de Enfermagem e das instituições de saúde que deixarem de pagar as respectivas taxas e anuidades.

Para que na Enfermagem existisse um Conselho, não bastaram, como na ABEn, a vontade e a decisão de um grupo de enfermeiros, pois era necessária a promulgação de uma lei que dispusesse sobre a criação do Conselho.

Vinte e oito anos de luta foram necessários para que se tornasse realidade a Lei que recebeu o número 5.905, de 13 de julho de 1973, e que criou o COFEN e os CORENs.

De acordo com essa Lei, os Conselhos Regionais são de âmbito estadual e abrangem todas as categorias de Enfermagem reguladas em lei.

De 1975 a 1978, os CORENs provisionaram atendentes de Enfermagem, visitadores sanitários e instrumentadores cirúrgicos. A pedido da Federação dos Profissionais de Enfermagem, Massagistas, Duchistas e Empregados de Hospitais e casas de saúde de São Paulo, o Ministro do Trabalho baixou ato determinando ao COFEN tornar insubsistentes as resoluções referentes ao provisionamento.

A fim de dar cumprimento ao parágrafo único do art. 10, da Lei nº 5.905/73, o COFEN organizou três quadros distintos para fins de inscrição: Quadro I, de enfermeiros e obstetrizes; Quadro II, de técnicos de enfermagem; e Quadro III, de auxiliares de enfermagem, práticos de enfermagem e parteiras práticas.

O referido parágrafo determinava como critério, no que coubesse, o disposto na Lei nº 2.604/55, de regulamentação do exercício profissional. O técnico de enfermagem, categoria surgida em 1966, não está incluído nessa Lei de 1955. O COFEN, fundamentando-se na legislação de ensino, decidiu criar o Quadro II para incluir essa categoria.

Ainda de acordo com a Lei, o plenário do COFEN é composto de nove membros efetivos e nove suplentes: enfermeiros e/ou obstetrizes. O plenário dos CORENs é composto de 5 a 21 membros, sendo três quintos de profissionais de Enfermagem e dois quintos das demais categorias reguladas em Lei.

Os membros efetivos e suplentes dos CORENs são eleitos por voto pessoal, secreto e obrigatório, em assembleia geral (art. 12). Cada categoria profissional vota na chapa correspondente ao quadro a que pertence. O inscrito que deixar de votar se sujeita ao pagamento de multa correspondente ao valor da anuidade.

No COFEN, os membros efetivos e suplentes são eleitos para mandato de 3 anos, em escrutínio secreto, em assembleia geral, de Delegados Regionais ou Delegados Eleitorais, na forma do art. 6º da Lei nº 5.905/73.

Os Conselhos, além de atuarem como poder executivo, têm também competência legislativa e judiciária. Há competência legislativa quando se baixam provimentos disciplinadores da profissão, que têm força de lei sobre os que nele estão inscritos ou por eles provisionados. Já a judiciária refere-se ao julgamento do processo ético dos profissionais que transgridem as normas do Código de Ética dos Profissionais de Enfermagem, constante da Resolução nº 311, de 08 de fevereiro de 2007, do COFEN.

O Conselho consiste na única entidade de classe em que a vinculação de enfermeiros e demais categorias de Enfermagem é compulsória como condição para o exercício da profissão. No Conselho, não há opção, pois a inscrição é obrigatória. Entretanto, já há setores que questionam sobre a competência de uma sociedade civil de Direito Privado poder impor a obrigação de filiação e poder aplicar penalidades, como se fosse entidade pública com poder de polícia. Como autarquia federal e, portanto, como órgão de Direito Público, não havia essa dúvida.

ENTIDADE DE DEFESA ECONÔMICA DA CLASSE | FEDERAÇÃO E SINDICATOS DE ENFERMEIROS

HISTÓRICO DO SINDICALISMO NO BRASIL

O Decreto nº 1.637, de 5 de janeiro de 1907, assinado pelo Presidente da República Affonso Pena e pelo Ministro da Viação e Agricultura Miguel Calmon, criou sindicatos profissionais e cooperativas, inspirado pela legislação francesa de 1884, e adotava o princípio de autonomia de organização, ou seja, os sindicatos poderiam ser constituídos livremente sem autorização do governo.

O Código Civil de 1916 (já revogado e substituído pelo atual, de 2002) recepcionava esse Decreto, reafirmando que a criação de sindicatos e cooperativas era independente (art. 20).

Almir Pazzianotto Pinto,[16] que foi advogado de sindicato e chegou a ministro do trabalho e presidente do Tribunal Superior do Trabalho, tem condições de avaliar e analisar a trajetória do movimento sindical brasileiro. O movimento que teve início a partir desse decreto expandiu-se para os estados mais desenvolvidos, como São Paulo, Rio Grande do Sul, Minas Gerais e Rio de Janeiro (então capital do Brasil). Segundo Pazzianoto,[16] as relações entre entidades sindicais, Estado e empregadores não incorporavam o espírito liberal que conformava o Decreto nº 1.637/1907, pois o "regime escravocrata que perdurou das primeiras décadas do século XVI, ao final do século XIX, deixara profundas marcas na cultura das elites brasileiras, entre as quais a da desvalia do trabalho manual ou braçal, que persiste até os dias de hoje". Nas indústrias de São Paulo, nas primeiras décadas do século XX, as condições de trabalho eram inacreditáveis, com jornadas diárias de 10 horas ou mais, trabalhadores lidando com máquinas pesadas, rudimentares e mal protegidas, além de mal iluminadas, mal ventiladas e sem instalações sanitárias. Mulheres e crianças, menores de 14 anos, trabalhavam nesses mesmos ambientes, onde os acidentes eram frequentes pela falta de proteção das máquinas e engrenagens e pelo cansaço dos trabalhadores.

As atividades sindicais nessa época tinham a marca do idealismo das lideranças adeptas de ideias socialistas, comunistas e anarquistas. Assim, a organização procurava incutir nos trabalhadores o princípio da solidariedade e da união para defesa de seus interesses, discutindo tabelas de salários, redução das horas de serviço, melhora de nível de vida, elevação cultural, condições de trabalho e medidas para impedir a exploração de menores e mulheres. Imigrantes italianos, portugueses e espanhóis formaram a maioria da liderança do primeiro movimento operário brasileiro. Uma greve geral, em São Paulo, em julho de 1917, foi considerada a manifestação política urbana mais impressionante da Primeira República (1889-1930), na qual até o governo se sentiu ameaçado, mesmo momentaneamente, o que explica a ferocidade da repressão posterior. As reivindicações apresentadas indicavam que o movimento grevista abrangia contingentes muito maiores do que a classe operária e esse apelo a outras camadas assalariadas ajuda a entender a força do movimento.

Ao final do governo de Washington Luís, havia ainda muita insatisfação das classes trabalhadoras influenciadas por ideias anarquistas, comunistas e socialistas. Um grupo chamado Aliança Liberal, liderado por Getúlio Vargas, então candidato a presidente, propôs que o novo governo examinasse cuidadosamente todas as convenções aprovadas pela Organização Internacional do Trabalho (OIT) e as aplicasse no Brasil. Reconhecendo que a "liberdade sindical para todas as indústrias e profissões era um princípio vitorioso no mundo", concluía que a proteção aos interesses dos operários deveria ser completada com oito horas de trabalho, férias, salário-mínimo, proteção das mulheres e crianças. No entanto, com a eleição de Júlio Prestes para a presidência da República, Washington Luís não teve forças nem apoio popular para resistir ao ímpeto da Revolução deflagrada em outubro de 1930. Esta culminou com um golpe de Estado que depôs o Presidente. Assim, Getúlio Vargas assumiu, em novembro de 1930, a chefia de um governo provisório que acabou perdurando por 15 anos.

Na formação do primeiro ministério de Vargas, foi criado o Ministério do Trabalho, Indústria e Comércio e o titular da pasta foi Lindolfo Collor, que havia participado da Revolução. Logo no ano seguinte, Vargas tratou de cumprir uma promessa de campanha baixando o Decreto nº 19.770, de 19 de março de 1931, para regular a sindicalização das classes patronais e operárias e revogar o Decreto nº 1.637 de 1907. Desse modo, sinalizou a ruptura com os princípios da legislação francesa e direcionou para os princípios corporativo-fascistas italianos da *Carta del Lavoro*, de Benito Mussolini, de 1927.

Diversos outros decretos foram baixados, até que em 1934 foi promulgada uma nova Constituição que trazia o Título IV, alusivo à ordem econômica e social, especificando preceitos básicos da futura legislação trabalhista: proibição de diferença de salário para um mesmo trabalho, por motivo de idade, sexo, nacionalidade ou estado civil; salário-mínimo capaz de satisfazer às necessidades normais do trabalhador; trabalho diário não excedendo 8 horas; e proibição de trabalho a menores de 14 anos, entre outros. Era previsto também o princípio de pluralidade sindical e completa autonomia dos sindicatos, princípio esse totalmente abandonado em legislações posteriores.

Em novembro de 1937, Getúlio Vargas dissolveu o Congresso Nacional e aprovou nova Constituição concedendo-se poderes ditatoriais e dando início a um novo período conhecido como Estado Novo. Inspirado na *Carta del Lavoro*, Vargas dispôs sobre a organização sindical e sobre a Justiça do Trabalho. Com os poderes de que dispunha, Vargas passou a legislar com Decretos-leis, ou seja, decretos com força de lei, para reestruturar as organizações sindicais, criar a Justiça do Trabalho e instituir o salário-mínimo. Por fim, aprovou a Consolidação das Leis do Trabalho (CLT) pelo Decreto-Lei nº 5.452, de 1º de maio de 1943, considerada a "obra-prima" de Vargas. Pela CLT, ainda em vigor, sindicatos são órgãos de colaboração do Estado que se mantêm dentro das atribuições legais e não órgãos de luta da classe dos trabalhadores.

Pazzianoto[16] lembra que a CLT foi decretada no auge do Estado Novo quando se encontravam sufocadas eventuais opiniões divergentes do governo. Além disso, nessa época a população rural era muito maior (quase 70%) do que a urbana e a CLT esqueceu-se completamente dos trabalhadores rurais e empregados domésticos. Outro fator de grande importância era a Segunda Guerra Mundial que ainda estava em curso e o nazifascismo caminhava para a derrota frente aos aliados. Com a queda de Mussolini em julho de 1943 (apenas 2 meses após a aprovação da CLT), ruiu todo o edifício sindical corporativo-fascista italiano, substituído pelo sindicalismo livre, fundamentado na autonomia da organização. Poucos dias depois da morte de Mussolini, Adolf Hitler suicidou-se, na Alemanha, e com ele acabou o nacionalismo nazista. Contudo, no Brasil, o colapso desses sistemas em nada influenciou a estrutura corporativo-fascista da CLT – nem mesmo a queda de Vargas em outubro de 1945.

A figura do "pelego" é considerada o mais nefasto produto da estrutura sindical criada por Vargas, que favorecia a formação de dirigentes sindicais controlados pelo governo ou pelos patrões, ou seja, eram instrumentos dóceis para que a entidade sindical atuasse menos no interesse da sua classe do que no interesse particular da empresa econômica e da ordem política. Dirigentes que assumiam posições de mando, e tendo à disposição dinheiro fácil, esqueciam-se dos compromissos com os trabalhadores e tornavam-se farsantes ou "pelegos". Genericamente, esse termo aplica-se também a todo dirigente sindical que vive do imposto sindical cobrado de todos os filiados e não filiados dos sindicatos da categoria. Segundo Pazzianoto,[16] o florescimento do peleguismo deve-se ao chamado imposto sindical e Vargas sabia o que estava fazendo ao criar no cerne da legislação a figura desse imposto ou contribuição sindical compulsória. Por essa via, manteve firmemente atados ao governo todas as lideranças sindicais, que não necessitavam fazer esforço algum para conquista de prestígio ou de adesões aos movimentos sindicais.

Com a entrada em vigor, em 11 de novembro de 2017, da Lei nº 13.467/2017, que reformou mais de 100 artigos da CLT, o desconto de um dia de trabalho para financiar os sindicatos passou a ser opcional, mediante autorização prévia do trabalhador.

A reforma trabalhista extinguiu a contribuição sindical compulsória (arts. 545, 578, 579, 582, 583, 587 e 602 e revogação dos arts. 601 e 604). Essa mudança, aliada a outras mudanças trazidas pela reforma que aumentam o papel do sindicato (como o previsto nos arts. 477-B; 507-B; 614, § 3º; e 611-A), cria um novo ambiente sindical no Brasil, mais favorável ao trabalhador.

Embora a cobrança tenha se mantido por cerca de 29 anos, o Congresso Nacional "mudou suas características privilegiando a liberdade associativa".

O desconto da contribuição sindical passou a depender da autorização de cada trabalhador, conforme previsto no inciso XXVI do artigo 611-B da CLT. O artigo trata de direitos do trabalhador que não podem ser tirados ou reduzidos por meio de assembleia de categoria, incluindo o de não sofrer, sem sua expressa e prévia anuência, qualquer cobrança ou desconto salarial estabelecidos em convenção coletiva ou acordo coletivo de trabalho.

ORGANIZAÇÃO SINDICAL NO BRASIL

Assim, de acordo com a CLT, teoricamente, associações profissionais e sindicatos são órgãos de finalidade econômica, de assistência, de defesa e representação da classe. A associação profissional constitui normalmente uma fase ou um estágio necessário que precede a existência do respectivo sindicato. O sindicalismo brasileiro adotou o sistema de unidade sindical, ou seja, dentro de uma área geográfica, também denominada base territorial, só pode haver um único sindicato

(Constituição Federal, art. 8º). Para cada uma das categorias profissionais (de empregadores) ou econômicas (de trabalhadores), que se encontram nessa base territorial, não pode haver concorrência de outro. Por ser único, o sindicato tem o privilégio legal da representação exclusiva e monopolista. A base territorial de um sindicato pode ser distrital, municipal, intermunicipal, estadual ou interestadual, e excepcionalmente, nacional. É competência do Ministro do Trabalho delimitar a base territorial no momento em que outorga a carta sindical à associação profissional que satisfizer os requisitos exigidos pela CLT.

A entidade sindical constitui reflexo da própria organização política do país, que é uma Federação de estados. O Brasil apresenta três níveis de organização política e administrativa, em ordem crescente: o município, o estado e a União. Da mesma maneira, a organização sindical, normalmente, apresenta três níveis hierárquicos: o sindicato, de âmbito municipal; a federação, de âmbito estadual; e a confederação, de âmbito nacional.

Quanto maior a base territorial de um sindicato, maior a dificuldade para prestar aos associados os serviços a que está obrigado por lei. Além disso, a situação e as condições econômicas e de trabalho variam de um município para outro dentro de um mesmo estado, o que dificulta a representação dos interesses dos associados por um sindicato estadual. Para a existência de um sindicato, há a necessidade prévia de criação de associação profissional. Já para a existência da federação, deve haver pelo menos cinco sindicatos. Por fim, para existir uma confederação, há a necessidade de três federações. A criação de associação profissional também depende, como no caso de associação cultural, que um grupo de pessoas, com interesses comuns, elabore um estatuto, preencha os demais requisitos legais exigidos e solicite registro – no caso, à Delegacia Regional do Trabalho.

A transformação de associação profissional em sindicato depende da outorga da carta sindical que dará nova personalidade jurídica à associação profissional, sob a denominação de sindicato e conforme delimitação de sua base territorial. Como associação profissional, a entidade só pode representar os associados, enquanto o sindicato representa legalmente a categoria profissional ou econômica perante autoridades administrativas e judiciárias. Outra diferença fundamental é que, no Brasil, somente o sindicato tem competência para celebrar contratos ou convenções coletivas, instaurar e homologar dissídios coletivos da classe e impor contribuições a todos os integrantes da profissão que representa. Outras prerrogativas do sindicato, segundo a CLT, são: colaborar com o Estado, como órgãos técnicos e consultivos, no estudo e solução de problemas que se relacionem com a respectiva categoria de empregados, empregadores ou profissionais liberais; eleger ou designar representantes da respectiva categoria; e fundar e manter agências de colocação ou emprego. Como a própria Constituição Brasileira assegura liberdade de associação profissional ou sindical (art. 8º), a filiação do indivíduo à associação profissional ou sindicato é facultativa (art. 8º, item V). Entretanto, é importante distinguir sindicalização de contribuição sindical.

Sindicalização é o ato pelo qual o profissional, preenchendo os requisitos necessários, solicita sua admissão no sindicato de sua categoria ou classe. Ao filiar-se voluntariamente ao seu sindicato, poderá sofrer desconto de mensalidades ou anuidades, desde que manifeste expressamente sua concordância, nos termos dos arts. 545, 578 e 579 da CLT, com redação dada pela Lei nº 13.467/2017. Por outro lado, a contribuição sindical é assegurada pela Constituição (art. 8º, item IV); contudo, estando derrogada a alínea "e" do art. 513 da CLT – embora tenha o sindicato poderes de arrecadar contribuições, não pode mais "impor" essas contribuições. O recolhimento voluntário é destinado em 60% para o sindicato, e o restante é dividido entre a confederação correspondente, a federação, a central sindical e a "Conta Especial Emprego e Salário", passando a integrar os recursos do Fundo de Amparo ao Trabalhador. Essa é, pois, uma razão da premência de, ao criar associação profissional, se requerer ao Ministério do Trabalho a outorga da carta sindical, que a transforma em sindicato. No entanto, para poder requerer tal pedido, a associação profissional precisa satisfazer algumas condições, como contar com associados, cujo número represente, pelo menos, um terço de profissionais que exerçam a mesma atividade na região ou base territorial que pretende abranger como sindicato.

A contribuição sindical, antigamente chamada imposto sindical, é anual, e desde a vigência da Lei nº 13.467/2017 o desconto só é permitido mediante expressa concordância do empregado – além disso, a sindicalização é voluntária. Em março de 1998, Luís Marinho,[17] na qualidade de Presidente da Central Única dos Trabalhadores (CUT), em uma entrevista, defendia a pluralidade sindical para que os vários sindicatos disputassem entre si as simpatias dos trabalhadores e apenas os competentes pudessem sobreviver. Afirmava, ainda, que "o imposto sindical tem de acabar" para que as muitas entidades existentes fossem obrigadas a trabalhar pelos filiados e não vivessem apenas dos recursos captados compulsoriamente dos trabalhadores da categoria. Entretanto, como Ministro do Trabalho, já no governo do Presidente Lula, não buscou concretizar isso. Frequentemente, a imprensa[18] tem alardeado sobre a falta de representatividade dos líderes sindicais e a proliferação de sindicatos fantasmas, criados por aventureiros só para ficar com uma fatia das contribuições e taxas compulsoriamente cobradas dos trabalhadores duas vezes por ano. Em janeiro de 2005, o governo recadastrou 9.781 sindicatos, mas a Caixa Econômica Federal, que repassa a contribuição sindical, informava que tem quase 11 mil entidades cadastradas. O Ministério do Trabalho fala em 18 mil sindicatos. E, para o ex-ministro Almir Pazzianoto, esse número já estaria em 25 mil.[16]

Se a sindicalização é livre, também terá de ser livre a filiação das pessoas da mesma categoria ou profissão à associação profissional, pois esta representa uma espécie de pré-sindicato. Outra distinção importante é o voto nas eleições sindicais, obrigatório a todos os sindicalizados, conforme previsto na CLT (art. 529). A Diretoria e o Conselho Fiscal de sindicatos são eleitos pela assembleia geral. Já na associação profissional, não existe a obrigatoriedade ao associado de votar, devendo a entidade, no caso de convocar eleições, se pautar por seu próprio estatuto, uma vez que a CLT só dispõe sobre eleições para os sindicatos.

SINDICALISMO NA ENFERMAGEM

Para que os enfermeiros pudessem ter o seu sindicato, inúmeras dificuldades tiveram de ser superadas pela ABEn, por intermédio de suas líderes de classe.

Em 1933, foi criado o Sindicato de Enfermeiros Terrestres que incluía enfermeiros práticos, cujo número, entretanto, era muito reduzido. Em 1940, o Decreto-Lei nº 2.381, de 9 de julho de 1940, aprovou o Quadro de Atividades e Profissões para registro das associações profissionais e enquadramento sindical, dispondo sobre a constituição dos sindicatos e das associações profissionais de grau superior. Os enfermeiros, como as parteiras (obstetrizes), estavam classificados como profissionais liberais, incluídos nesse quadro.

Em 1943, o Sindicato de Enfermeiros Terrestres, pretendendo ampliar seu quadro de associados, pediu a exclusão do enfermeiro do grupo de profissionais liberais e sua inclusão no grupo de empregados de Turismo e Hospitalidade, vinculado à Confederação Nacional dos Trabalhadores do Comércio. A luta travada pelos enfermeiros para continuarem nesse quadro torna-se muito evidente em dois pareceres favoráveis sobre o exercício da profissão liberal por enfermeiro, por ocupantes do cargo de Consultor Geral da República. O primeiro foi o do Dr. Hahnemann Guimarães, em 1943, a uma consulta do Ministro da Educação e Saúde, Dr. Gustavo Capanema, que concordou com seus termos e mandou publicar em Diário Oficial. Esse foi o Parecer nº 255 N/43 (DO 12/11/1945). O segundo foi o do Dr. Seabra Fagundes, em 1946, o Parecer nº 11P, de 5 de agosto de 1946, também por consulta e aprovação do Ministro da Educação e Saúde, Dr. Ernesto de Souza Campos. A publicação deste último parecer saiu no Diário Oficial de 16 de setembro de 1946.[1]

A reinclusão do enfermeiro entre os profissionais liberais do referido quadro foi obtida, após inúmeras dificuldades, em 1962, pela Portaria nº 94, de 27 de março de 1962, assinada pelo então Ministro do Trabalho André Franco Montoro. Para isso, necessitou-se um parecer favorável do Consultor Geral da República e a aprovação do Ministério da Educação e Cultura. Essa Portaria restabeleceu a classificação do enfermeiro, que passou a ser a 21ª profissão liberal dentro do referido quadro. A profissão de parteira (obstetriz), que sempre continuara no quadro, é a oitava profissão liberal. Mesmo depois de publicada a Portaria nº 94/62, houve tentativa de revogação pela Federação Interestadual dos Enfermeiros e Empregados de Hospitais que entrou com recurso para a Comissão Sindical, porém sem resultado favorável.[2]

Reconhecido o enfermeiro como profissional liberal, ainda restava o problema do sindicato único em cada base territorial. Havendo já um sindicato, dito de enfermeiros, não poderia ser criado outro. Entretanto, os enfermeiros, inclusive membros de diretoria das Seções Estaduais da

ABEn, com base na Portaria nº 94/62, começaram a criar diversas associações profissionais em vários pontos do Brasil; ao mesmo tempo, procuravam fazer com que fosse alterada a denominação do Sindicato dos Enfermeiros existente, o qual não representava, na verdade, os enfermeiros.

Somente em 2 de setembro de 1974 foi publicada no Diário Oficial da União a Portaria Ministerial nº 3.311/74, que finalmente oficializou a almejada alteração na denominação dos antigos "Sindicatos de Enfermeiros e Empregados de Hospitais e Casas de Saúde" para "Sindicato dos Profissionais de Enfermagem, Técnicos, Duchistas, Massagistas e Empregados em Hospitais e Casas de Saúde".

Essa mudança, finalmente, abriu caminho para a criação do autêntico e verdadeiro Sindicato dos Enfermeiros que, todavia, padece dos mesmos males dos demais sindicatos brasileiros.

Quando cinco sindicatos de enfermeiros foram instalados, foi possível criar a Federação Nacional dos Enfermeiros, em novembro de 1987, atualmente com 12 sindicatos de enfermeiros, que passaram a integrar a Confederação Nacional dos Profissionais Liberais. Para algumas pessoas, a denominação "Profissional de Enfermagem", no nome do Sindicato que abriga todas as categorias de Enfermagem, técnicos de Enfermagem, auxiliares de Enfermagem e atendentes, não seria apropriada de acordo com a Lei nº 6.229/75, a qual dispunha sobre o Sistema Nacional de Saúde. Essa lei definia como "profissionais" os portadores de diploma de nível superior (art. 1º, inciso 3) e como ocupação técnica ou auxiliar os que executavam atividades de outros níveis. Entretanto, outros textos legais não faziam essa diferença e, atualmente, são profissionais todas as pessoas que exerçam atividades de qualquer profissão, seja como pedreiro, cozinheiro, médico, enfermeiro ou auxiliar de enfermagem.

ACADEMIA BRASILEIRA DE HISTÓRIA DA ENFERMAGEM | ABRADHENF

Entre as inúmeras especialidades criadas pelo COFEN,[9] a história da Enfermagem é, provavelmente, uma das menores em número de profissionais a ela dedicados. De fato, constitui tema que praticamente desapareceu nos atuais programas/diretrizes curriculares dos cursos de graduação em Enfermagem. Tais diretrizes[19] estabeleceram "a formação do perfil do enfermeiro generalista, humano, crítico e reflexivo, tomando como base o rigor científico e intelectual pautados em princípios éticos".

A história da Enfermagem é muito importante! Por quê? Porque é a área de conhecimento relevante para descobrirmos e estudarmos mais e melhor nossa própria identidade profissional, coletiva. O que somos? Quem somos? O que queremos? Para onde vamos? Aonde pretendemos chegar? Para isso, precisamos conhecer melhor o passado, a fim de compreender o presente e influenciar o futuro. Como está o estudo de História da Enfermagem nas escolas e faculdades de Enfermagem de um modo geral?

Quem estuda e se dedica à História da Enfermagem não constitui um grupo fechado, isolado. Está aberto para todas as pessoas de boa vontade e que queiram fazer estudos e pesquisas em História da Enfermagem. Vamos criar parcerias, manter filiação com organizações internacionais e estrangeiras, fazer intercâmbio de estudantes, pesquisadores e profissionais que queiram aprofundar experiências e conhecimentos em História da Enfermagem. É preciso manter publicações, inicialmente virtuais e depois impressas, se for o caso; desenvolver atividades e eventos científicos não só para educação continuada, mas para pesquisas binacionais comparativas, multicêntricas.

Tudo isso motivou a criação da Academia Brasileira de História da Enfermagem, fundada em 13 de agosto de 2010, data comemorativa do centenário de morte de Florence Nightingale, insigne figura mundial que reformou a Enfermagem e os que nela trabalhavam, dando-lhes o *status* de profissão digna e relevante para a sociedade.

E por que criar mais uma entidade de Enfermagem? Porque "a união faz a força", como já refere o dito popular. Juntos, seremos mais fortes, para fazer dessa área de conhecimento uma área de pesquisa relevante, a fim de descobrirmos e estudarmos mais e melhor a nossa própria identidade profissional.

Por que academia? Porque academia era o nome da escola criada por Platão, 387 a.C., nos jardins de Academo (herói da mitologia grega). Ela se tornou conhecida como a Academia de Platão, próxima à cidade de Atenas. Academia tem também significado de sociedade ou agremiação, particular ou oficial, com caráter científico, literário ou artístico; ou ainda, grupo de pessoas que se submetem a um regulamento a fim de exercer uma atividade comum ou defender interesses comuns; agremiação, centro, grêmio, associação, companhia ou coletividade.

A Academia Brasileira de História da Enfermagem[20] não pretende ocupar espaços de outras entidades, igualmente necessárias na sociedade. Ela tem seu próprio campo de estudos e trabalhos, desenvolvendo projetos e pesquisas para ampliação do conhecimento de Enfermagem. Não pretende disputar espaços, mas agregar todos aqueles genuinamente interessados no crescimento profissional por meio de estudos históricos da Enfermagem, compostos por uma gama de metodologias e campos para pesquisa. Além disso, a Academia terá membros acadêmicos, ou seja, membros efetivos que se destacaram por pesquisas e publicações na área de História da Enfermagem, de acordo com critérios de quantidade e qualidade da produção, estabelecidos, conforme o Estatuto.[21] Cada acadêmico ocupará uma cadeira com o nome de um vulto da Enfermagem brasileira, já falecido, reconhecido como tal pela comunidade profissional em geral, que ficará como patrono ou patrona da cadeira.[20]

CONSIDERAÇÕES FINAIS

É impossível dissociar a história do desenvolvimento da Enfermagem, a criação de Conselhos de Enfermagem e de Sindicatos de Enfermeiros da história da ABEn.

A ABEn, como primeira entidade de classe, sempre esteve presente em todos os momentos significativos que representassem crescimento profissional. Tal crescimento comportava a existência de diversas entidades, cada uma com atribuições específicas, embora todas pugnando pela elevação do nível da Enfermagem brasileira. A Lei nº 9.649/98, além de ter dado personalidade jurídica de direito privado aos órgãos de fiscalização de profissões regulamentadas, concedeu também delegação de poder público para fixar, cobrar e executar as contribuições anuais devidas pelas pessoas físicas e jurídicas. Portanto, os conselhos profissionais não são mais autarquia federal, mas detiveram poderes por delegação, a fim de impor pagamentos e executar em caso de inadimplência. Portanto, os CORENs recebem o registro de todas as categorias de Enfermagem, diferenciando-se das Seções da ABEn que, além de todas as categorias, recebem alunos de graduação e de técnicos de Enfermagem. Apenas o sindicato de enfermeiros recebe exclusivamente essa categoria como membro, pois as demais categorias devem se sindicalizar na entidade correspondente.

Por aquele objetivo final comum, a todas as entidades de classe na Enfermagem, deve haver também união e respeito mútuo entre elas. Só assim a multiplicação de organizações profissionais de Enfermagem não significará divisões na classe, mas uma soma ou mesmo multiplicação de esforços. Isso fortalecerá a categoria profissional para a conquista de novos campos, a ampliação do espaço social para os profissionais de Enfermagem e mais valorização desses profissionais perante a sociedade.

REFERÊNCIAS BIBLIOGRÁFICAS

1. Oguisso T. Organizações profissionais de enfermagem. Rev Paul Enferm. 1998; 17(1/3):5-14.
2. Carvalho AC. Associação Brasileira de Enfermagem, 1926-1976, Documentário. Associação Brasileira de Enfermagem, Brasília: Folha Carioca; 1976.
3. Associação Brasileira de Enfermagem (ABEn). Estatuto social aprovado em Assembleia Nacional de Delegados, no dia 2 de junho de 2013, cidade de Natal, Rio Grande do Norte. Disponível em http://www.abensp.org.br/abensp/estatuto/. Acesso em maio de 2016.
4. International Council of Nurses (ICN) – Constitution. Amended 2015. Geneva, Switzerland.
5. Associação Brasileira de Enfermagem (ABEn). Comissão de Ética. Código de Ética da ABEn. Rev Bras Enferm. 1958; 11(4):412-4.
6. Almeida MCP. A construção do saber na Enfermagem: evolução histórica. In: Seminário Nacional de Pesquisa em Enfermagem, 3º Anais. Florianópolis SC, 3 a 6 abril de 1984. UFSC; 1984. p. 58-77.
7. Congresso Brasileiro de Especialidades de Enfermagem. Fortaleza, 22-27 de novembro de 2016. Disponível em http://www.cofen.gov.br/congresso-brasileiro-de-especialidades-de-enfermagem-sera-em-Fortaleza-376279.html. Acesso em maio de 2016.

8. Conselho Regional de Enfermagem – São Paulo (COREN-SP). Primeira Jornada Paulista de Especialidades em Enfermagem. 26, 27 e 28 de abril de 2016.
9. Conselho Federal de Enfermagem (COFEN). Resolução nº 389, de 18 de outubro de 2011, Atualiza no âmbito do sistema COFEN/COREN os procedimentos para registro de título de pós-graduação lato e stricto sensu concedido a enfermeiros e lista as especialidades. Diário Oficial da União, Brasília, nº 201, de 29 de outubro de 2011, p. 140.
10. Cesarino Jr. AF. Sindicalismo. Rev Bras Enferm. 1961; 14(5):485-501.
11. Conselho Federal de Enfermagem (COFEN). 40 anos – 1973-2013, Lutando pela autonomia da Enfermagem. Maria do Rosário de Fátima Borges Sampaio, Almerinda Moreira, Carmen Lúcia Lupi Monteiro Garcia, Joel Rolim Mancia, Sandy Assis Andrade (org), Brasília, Cofen, 2014.
12. Conselho Federal de Enfermagem (COFEN). Enfermagem: criação e instalação de sua autarquia profissional. Relatório apresentado pelos membros designados na Portaria do Ministério do Trabalho nº 3.059, de 5 de março de 1975, de acordo com o disposto no art. 21 da Lei nº 5.905, de 12 de julho de 1973. Gestão, 23 de abril de 1975 a 22 de abril de 1976, da presidente Maria Rosa Sousa Pinheiro. Rio de Janeiro; 1976.
13. Conselho Federal de Enfermagem (COFEN). Relatório da gestão 23-04-1976 a 22-04-1977, Anexo 34, Carvalho AC – Relatório de participação na 61ª Conferência Internacional do Trabalho, p. 113-6.
14. Conselho Federal de Enfermagem (COFEN). Relatório da gestão 23-04-1977 a 22-04-1978, Anexo 16, Pinheiro MRS – Relatório de participação na 63ª Conferência Internacional do Trabalho, p. 78-83.
15. Lopes MGD. ABEn e COFEN se reaproximam. In: Associação Brasileira de Enfermagem. J ABEn. 2008; 50(1):1-4.
16. Pinto AP. 100 anos de sindicalismo. São Paulo: Lex; 2007.
17. Marinho L. Uma CUT diferente (entrevista). Revista Veja, São Paulo, edição nº 4.539, 1998; 31(12): 11-5.
18. Editorial. O Estado de São Paulo. Ed. 01/03/2006, Caderno A, p. 3.
19. Conselho Nacional de Educação (CNE). Câmara de Educação Superior. Resolução CNE/CES nº 03 de 07 de novembro de 2001. Institui diretrizes curriculares nacionais do curso de Graduação em Enfermagem. Diário Oficial da União, Brasília, 09 de novembro de 2001. Disponível em http://portal.mec.gov.br/cne/arquivos/pdf/Enf.pdf. Acesso em maio de 2016.
20. Oguisso T, Bonini BB, Mecone MCC, Freitas GF. Coletividades de Enfermagem. In: Oguisso T, Freitas GF. Legislação de enfermagem e saúde: histórico e atualidades. Barueri: Manole; 2015. p. 330-53.
21. Academia Brasileira de História da Enfermagem (ABRADHENF). Estatuto, art. 4º, § 3º, 13 de agosto de 2010.

28 A Lei e a Sociedade

Taka Oguisso e Maria José Schmidt

INTRODUÇÃO

A noção mais remota de lei não provinha de uma declaração ou de um decreto de um órgão legislativo ou executivo. Nos primórdios das civilizações, lei era o que o rei ou o imperador diziam, e se acreditava que sua manifestação era divina, e, portanto, tinham o poder de tomar decisões e aplicar sanções. Essas decisões e sanções, inicialmente dos reis e depois dos juízes, foram sendo acumuladas e passaram a servir como parâmetro para casos similares. Assim, constituíram um princípio de direito pelo uso e pelo costume. Mesmo hoje, os julgados de tribunais e decisões de juízes passaram a constituir um conjunto de regras e interpretações de textos pouco claros da lei e são conhecidos como jurisprudência.

Antes de entrar no campo das leis, uma breve noção de direito se faz necessária. Segundo Monteiro,[1] a palavra direito representa um conjunto de regras que imprimem à atividade humana certa direção ou a encerram dentro de certos limites. Portanto, existe um direito objetivo, que é a regra de direito imposta ao proceder humano, a norma de comportamento a que o indivíduo deve se submeter. É o preceito que deve inspirar sua atuação. Em contrapartida, o direito subjetivo, derivado do objetivo, consiste no poder ou na prerrogativa de que uma pessoa é titular para obter certo efeito jurídico, em virtude da regra de direito. Por exemplo, quando alguém fala sobre seu direito de crédito ou de propriedade sobre alguma coisa, refere-se a um poder que estende e dilata seu campo de ação sobre outros indivíduos e coisas. Constitui uma faculdade reconhecida à pessoa pela lei e que lhe possibilita realizar certos atos. O direito objetivo subdivide-se em público e privado. O público destina-se a disciplinar os interesses gerais da coletividade, como direito constitucional, direito administrativo, direito penal, direito do trabalho e direito internacional. O direito privado contém preceitos para regular as relações dos indivíduos entre si, como, por exemplo, o direito civil e o direito comercial.

Considerando que o direito pode ser um ideal de perfeição, é possível ainda distinguir direito positivo do direito natural. O primeiro constitui todo o ordenamento jurídico, ou leis e normas, em vigor em um determinado país e em uma determinada época. O segundo seria um ordenamento ideal, correspondente a uma justiça superior, suprema e anterior ao direito positivo. Basicamente, as fontes do direito são a lei, os usos e costumes, a doutrina jurídica e a jurisprudência.

Antigamente, os usos e costumes eram largamente utilizados, por falta de normas escritas. Atualmente, as normas escritas têm precedência, à exceção de países como a Inglaterra, de direito costumeiro, onde os usos e costumes ainda estão consagrados. A doutrina é formada pelos pareceres jurídicos e pelos trabalhos forenses e de tratadistas e professores. A jurisprudência tem grande valor para os países de direito costumeiro, mas para o sistema latino tem menor significado. Como refere Monteiro,[1] por mais que a jurisprudência seja reiterada pelos precedentes criados, ela não constitui norma imperativa, como fonte normal do direito positivo. Mesmo assim, na falta de disposições legais ou contratuais específicas, os casos podem ser decididos com base nos usos e costumes, na analogia, na equidade e em outros princípios e normas gerais de direito. A analogia pressupõe semelhança de situações, enquanto a equidade, considerada como ideal ético de justiça, é aplicada quando ocorre alguma circunstância não prevista ou pretendida na norma, e o julgador suaviza esse rigor da norma abstrata.

Ihering[2] ensinava, em 1872, que:

"A paz é o fim que o direito tem em vista, a luta é o meio de que se serve para o conseguir. Por muito tempo que o direito ainda esteja ameaçado pelos ataques da injustiça – e assim acontecerá enquanto o mundo for mundo – nunca ele poderá subtrair-se à violência da luta. A vida do direito é uma luta: a luta dos povos, do estado, das classes, dos indivíduos. Todos os direitos da humanidade foram conquistados na luta; todas as regras importantes do direito devem ter sido, na sua origem, arrancados àquelas que a elas se opunham, e todo o direito de um povo ou direito de um particular, faz presumir que se esteja decidido a mantê-lo com firmeza."

Todo comportamento humano está sujeito a determinadas regras, criadas pelo próprio homem, para manter o equilíbrio das relações entre os homens na sociedade. Tais regras ou obrigações são denominadas leis que, em seu conjunto, formam a legislação. Todas as profissões de livre exercício em um país estão regulamentadas por leis ou normas jurídicas. Essa realidade deveria estimular os profissionais a se interessarem pelo estudo da legislação, pelo menos daquela que se relaciona com o exercício de sua profissão.

Conforme já foi visto no capítulo inicial, é importante conhecer e estudar a legislação do país e a referente à profissão. Isso porque estamos praticando atos jurídicos todos os dias, como comprar e vender, tomar um transporte coletivo que implica pagar um valor e a empresa transportadora cumprir o dever de conduzir a pessoa em segurança até seu ponto de desembarque. Por isso, quando ocorre acidente no trajeto, a pessoa vitimada tem direito à indenização a ser paga pela empresa transportadora. Adquirir um bem de valor maior, como carro ou casa, também é um ato de compra e venda, mas por causa do valor e outras implicações legais, esse ato é cercado de rituais mais complexos como o registro em órgão de trânsito do carro, a escritura em cartório e o registro do imóvel. Portanto, do nascer ao morrer e do amanhecer ao anoitecer, todos realizamos atos jurídicos e cumprimos normas jurídicas, de modo consciente ou não.

A Enfermagem, como todas as demais profissões de livre exercício no país, está regulamentada por leis ou normas jurídicas. Essa realidade deve estimular os enfermeiros, e demais membros da equipe de Enfermagem, em geral, a se interessarem pelo estudo da legislação. No seu dia a dia de trabalho, enfermeiros e membros da equipe de Enfermagem poderão sentir as dificuldades e verificar se os limites impostos pela legislação correspondem, ou não, à prática do exercício profissional. A própria evolução das ciências e o surgimento de novos equipamentos e tecnologias, certamente, exigirão adequação da prática e talvez redistribuição de funções. Detectando essas alterações, cabe aos profissionais sugerir as alterações e contribuir para o aperfeiçoamento da norma jurídica, pois toda lei em si já nasce defasada no tempo, pois o legislador tem como laboratório a história, o passado. Redige leis para os fatos sociais que o cercam, e é cada vez mais difícil prever condutas sociais futuras, em um mundo extremamente dinâmico e veloz. A importância desse estudo justifica-se, portanto, pelos seguintes motivos:

- É por via da legislação que se criam ou se extinguem direitos e deveres
- O Código Penal (CP), art. 21, estabelece que "o desconhecimento da lei é inescusável. O erro sobre a ilicitude do fato, se inevitável, isenta de pena; se evitável, poderá diminuí-la de um sexto a um terço"
- O estudo da legislação específica pelo próprio profissional favorece melhor e maior participação dos enfermeiros no desenvolvimento da profissão.

Assim, a legislação penal brasileira adotou o princípio da indesculpabilidade, ou seja, não se pode descumprir uma lei por desconhecê-la. No caso do CP, o erro é considerado evitável se o agente, ao praticar o ato ilícito ou se omitir diante de um dever, o fizer sem consciência ou conhecimento de sua ilicitude, quando, na verdade, "lhe era possível, nas circunstâncias, ter essa consciência". Quando totalmente inevitável ter conhecimento da ilicitude do fato, não existe crime nem penalidade.

CONCEITUAÇÃO DO DIREITO

A palavra lei é usada na linguagem corrente e científica com um sentido muito amplo: o de um princípio que determina não só as ações humanas, como também os acontecimentos naturais. Segundo Limongi França,[3] nesta acepção ampla o conceito de lei advém da ideia de ordem, ou seja, da disposição de seres em função de um objetivo que lhes dá unidade. É possível, pois, falar em lei natural e lei positiva, lei divina e lei humana, lei física, lei ética e jurídica, lei matemática etc. Todas essas expressões têm em comum a ideia de que algo ocorre em consequência de um princípio, como expressão de relações entre seres da natureza ou como expressão da vontade dos homens.

Em sentido jurídico, ainda segundo Limongi França,[3] a lei assume especial significado no universo do direito, quando indica uma de suas formas de expressão, a mais importante fonte do direito na civilização ocidental. Lei é, então, o direito conscientemente elaborado por uma autoridade, mediante um ato de vontade, o qual se denomina legislação, ou seja, o ato de elaborar leis, e consiste em uma declaração jurídica revestida de forma escrita e incorporada em um documento. Também define-se lei como norma ou regra jurídica, escrita e obrigatória, por mais restrito que seja o campo de sua aplicação; emanada de quem – poder ou pessoa investida de autoridade – possa garantir ou assegurar essa obrigatoriedade, com vigência por determinado tempo em certa coletividade ou grupo social.

A lei carrega em si mesma a sanção, isto é, uma força de obrigatoriedade, que induz seu cumprimento. É assim, por excelência, a manifestação de poder. Esse poder, originário do grupo social como um todo, traduz-se no Estado, pela soberania, ou seja, pelo exercício de um arbítrio nos limites de um território e sobre todos os seus habitantes.

É a lei que institui a ordem jurídica. Jurídico vem do latim: *jus*, *juridicus* ("direito") e *dicere* ("dizer"). A qualidade de jurídico exprime o sentido de legítimo, legal ou justo segundo as circunstâncias em que é aplicado, ao mesmo tempo que revela o ato ou tudo o que se apresenta apoiado na lei ou no direito. Os parâmetros estabelecidos nas normas legais têm por objetivo oferecer proteção não só aos que exercem a atividade, mas também às pessoas a quem essa atividade é dirigida.

A organização política de uma sociedade baseia-se na ordem jurídica instituída pela lei, como um meio para manter o equilíbrio entre as relações do homem na sociedade (Figura 28.1), no tocante a seus direitos e deveres. Como se vê, a família é a base de qualquer sociedade, como a "menor democracia no coração da sociedade", segundo o emblema do Ano Internacional da Família, celebrado em 1994, pelas Nações Unidas.[4] É na família que o indivíduo deve encontrar vida e amor, calor humano, proteção, segurança, convivência, tolerância e aceitação. O conjunto de famílias irá formar os agrupamentos sociais e assim sucessivamente, até formar a nação organizada.

Nessa ordem jurídica, está assentado também o conjunto de regras obrigatórias, formulado para a proteção de todos os interesses e para a norma de conduta de todas as ações. E, porque são estabelecidas pelo próprio homem, impondo-se ao respeito e obrigatoriedade de todos, diferenciam-se das leis naturais.

As leis jurídicas caracterizam-se essencialmente pela sua generalidade ou sua universalidade e obrigatoriedade. O caráter de generalidade evidencia-se no princípio de que as leis não se estabelecem ou se prescrevem para cada pessoa, mas, sim, para todos em geral. A

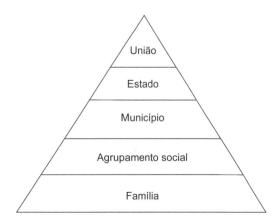

Figura 28.1 Organização política da sociedade.

obrigatoriedade da lei decorre da própria ordem jurídica preexistente e firma-se na sanção ou na coercibilidade impostas para fazer valer a regra que nela se institui. É, assim, por excelência, manifestação de poder. Esse poder originário do grupo social, como um todo, traduz-se, no Estado, pela soberania, ou seja, pelo exercício de um arbítrio, nos limites de um território, e sobre seus habitantes.

A inflexibilidade da lei com relação à sua obrigatoriedade e à sua generalidade está demonstrada no aforismo *dura lex, sed lex* ("a lei é dura, mas é lei"). Isso significa que a lei deve ser obedecida, não importando a regra que venha a instituir ou o princípio que venha a estabelecer. Deve visar ao bem comum e não impor regras ou normas absurdas.

Semelhante assertiva, entretanto, não significa que qualquer disposição possa ser imposta pela lei. Esta há de obedecer aos princípios da ordem jurídica, sem impor regras ou normas irregulares e absurdas, que fujam aos fundamentos do próprio direito, firmados em seus preceitos naturais. Portanto, as leis devem sempre visar ao bem comum e atender às exigências e necessidades do homem, com base nas exigências da natureza.

ORGANIZAÇÃO DA SOCIEDADE

O Brasil, como todo país democrático, exerce sua soberania por meio de três poderes: o Legislativo, o Executivo e o Judiciário. O **Poder Legislativo**, em nível federal ou nacional, é exercido pelo Congresso Nacional, formado pela Câmara dos Deputados e pelo Senado Federal, que se complementam. Os deputados federais são representantes do povo eleitos para mandatos de 4 anos pelo voto proporcional* em seus respectivos Estados de origem, e os senadores, para 8 anos, em número de três para cada Estado e para o Distrito Federal, pelo sistema majoritário,** independentemente da população existente. Em nível estadual, é exercido pela Assembleia Legislativa em cada Estado, composta por deputados estaduais e em nível municipal pela Câmara Municipal, composto de vereadores.

O **Poder Executivo**, com a função de administrar a nação, em nível federal, é exercido pelo presidente da República, eleito pelo sistema majoritário e assessorado por ministros de Estado (em número variável, mas geralmente em torno de 20). Pode construir escolas, hospitais, rodovias ou ferrovias. Com a autorização do Congresso, pode declarar também estado de sítio, emergência e guerra. O governador em cada estado, assessorado pelos secretários, administra o estado. O prefeito, auxiliado também pelos secretários, administra o município.

O **Poder Judiciário** tem a função de decidir sobre a aplicação das leis e é exercido pela magistratura e pelos ministérios públicos em duas ou mais instâncias conforme mostra a Figura 28.2, tendo em sua base as varas cíveis, criminais e trabalhistas, os juízos federais e militares etc. O órgão máximo do Poder Judiciário é o Supremo Tribunal Federal, onde os pleitos são decididos pelo voto dos juízes que compõem o plenário, ao contrário da 1ª instância, ou varas, em que as sentenças são proferidas por um juiz. Na Justiça Estadual, existem as Varas Cíveis e Criminais em primeira instância, além dos respectivos Tribunais de Justiça Estadual e do Superior Tribunal de Justiça. Na área federal, existem os Juízos Federais, também com suas Varas Cíveis e Criminais, e em segunda instância os Tribunais Regionais Federais. Na área trabalhista, a primeira instância era constituída pelas Juntas de Conciliação e Julgamento, com dois representantes classistas ou vogais (um do sindicato laboral e outro do patronal), e um juiz presidente. Essas Juntas foram substituídas por varas trabalhistas e extinta a representação classista pela Emenda Constitucional nº 24 de 1999. Na Justiça Eleitoral, também existem as Juntas Eleitorais e os Tribunais Regionais Eleitorais. A Justiça Militar pode ser estadual ou federal, cada esfera com os respectivos órgãos de auditoria em primeira instância seguidos dos Tribunais da Justiça Militar. Havendo matéria de âmbito constitucional, de qualquer uma dessas áreas, os processos são encaminhados para o Supremo Tribunal Federal.

---

*Estados mais populosos elegem mais representantes; em geral mínimo de 8 e máximo de 70 por estado. O partido político mais votado tem direito a preencher mais vagas.

**São eleitos os candidatos mais votados, independentemente dos partidos políticos.

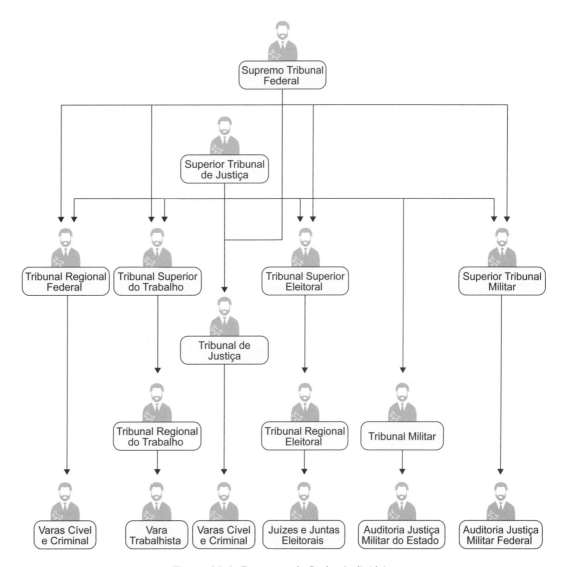

Figura 28.2 Estrutura do Poder Judiciário.

O Congresso Nacional, que tem a função de criar leis de interesse de toda a nação e de fiscalizar a atuação do Presidente da República, aprecia os projetos apresentados pelos seus parlamentares, pelos representantes dos tribunais federais e pelo presidente da República, e os projetos de lei de iniciativa popular.

A sociedade pode, portanto, diante de alguma necessidade sentida, encaminhar reivindicações aos seus representantes no Legislativo, que elaboram os projetos de lei. Os projetos de lei apresentam uma ementa que informa o assunto principal do projeto, uma parte introdutória e disposições gerais ou preliminares além das transitórias ou finais. Devem ser redigidos de tal maneira que contenham uma sistematização dos assuntos por títulos. Cada título deve ser subdividido em capítulos e estes, em seções. As unidades são apresentadas em forma de artigos e parágrafos, em números arábicos ordinais do primeiro ao nono e, em seguida, por números cardinais. O parágrafo tem caráter assessório, elucidativo do texto principal do artigo. Ambos, artigos e parágrafos, podem ser desdobrados em incisos e alíneas. Não sendo parágrafo único, eles podem ser representados por um sinal gráfico especial (§). Cada inciso é numerado por algarismos romanos e as alíneas, por letras minúsculas. Quando apresentados, os projetos são acompanhados de uma justificativa e, se a proposta foi feita pelo presidente da República, estará acompanhada de uma mensagem.

HIERARQUIA DAS NORMAS

Cada uma das casas do Congresso tem uma Mesa Diretora, uma Comissão de Constituição e Justiça (CCJ), atualmente denominada Comissão de Constituição, Justiça e Cidadania (CCJC), comissões permanentes e temporárias. Além da CCJC, a Câmara tem mais 12 comissões permanentes, entre elas a de Ciência e Tecnologia, a de Defesa do Consumidor, a de Direitos Humanos, a de Educação, a de Seguridade Social e a de Família e Trabalho que são as que podem ter maior relação com o ensino e o exercício da Enfermagem. Já o Senado tem outras seis comissões permanentes: Assuntos Econômicos, Assuntos Sociais, Educação, Relações Exteriores, Defesa Nacional e de Infraestrutura. As comissões permanentes são organizadas de acordo com a proporcionalidade dos partidos, mas também seguem critérios políticos e técnicos, pois os membros da comissão devem ter em sua formação ou experiência alguma afinidade com o assunto em pauta. As comissões temporárias tratam de um tema específico, como a Comissão Parlamentar de Inquérito (CPI) ou uma comissão destinada a representar a Câmara ou o Senado fora da sede do Parlamento.

A hierarquia das normas (Figura 28.3) resulta basicamente da posição que as normas ocupam, com uma relação de superioridade e inferioridade entre elas. Assim, as leis são válidas porque se apoiam em outras que lhe são hierarquicamente superiores. Essa disposição hierárquica das normas prevê, em princípio, três planos ou níveis: o constitucional, composto da Constituição e leis complementares à Constituição; o ordinário, com as leis ordinárias; e o regulamentar, com os regulamentos e as resoluções. A Constituição é a lei suprema, estabelecida pelo povo em virtude de sua soberania para servir de base à sua organização política, dispor sobre os modos de criação de outras leis e estabelecer direitos e deveres de seus membros. As leis ordinárias são normas elaboradas pela autoridade investida de poder legislativo. Já os regulamentos e resoluções são regras ou disposições estabelecidas para que se executem as leis. São elaborados por autoridades que recebem das leis constitucionais e ordinárias a competência ou o poder administrativo. Existem ainda os regimentos que dispõem sobre a organização e o funcionamento interno de um órgão público ou privado.

Portanto, a hierarquia das normas mostra que existe uma ordem de grandeza condicionando o espaço de aplicação a menor ou maior abrangência da generalidade dos cidadãos. Nesse caso, na base dessa "pirâmide" podem ser incluídos os contratos que têm força de lei entre as partes contratantes e também as sentenças judiciais que têm a menor abrangência de todas as normas por serem aplicadas pelo juiz a um determinado cidadão. Acima de todas, está a lei constitucional ou a Constituição, também chamada de Carta Magna, Lei maior, Código Supremo, estatuto básico ou conjunto de regras e preceitos fundamentais estabelecidos pela soberania de um povo, para servir de base à sua organização política e firmar os direitos e deveres de cada um de seus

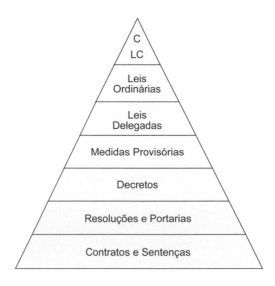

Figura 28.3 Hierarquia das normas. C: Constituição; LC: leis complementares à Constituição.

componentes. Está em vigência nos limites totais do Estado, para todos os indivíduos, acima de todos os órgãos da soberania e sobre todos os seus titulares. Portanto, pela sistemática jurídica, a Constituição é depositária da soberania. Não pode o Congresso Nacional, mediante lei ordinária, contrariar dispositivo constitucional. A revogação de um inciso da Carta Magna deverá seguir o rito complexo da própria elaboração constitucional.

De acordo com o texto da Constituição (art. 59), abaixo da Carta Magna, estão as emendas à Constituição, as leis complementares, as leis ordinárias, as leis delegadas, as medidas provisórias, os decretos legislativos e as resoluções, aos quais podem ser acrescidos as Portarias e, por último, os contratos e sentenças, como já referido. São elas:

- Lei complementar à Constituição: destina-se a completar dispositivos ou detalhar aspectos previstos na Constituição e desenvolver princípios constitucionais não autoaplicáveis, dependendo de regulamentação que elas consubstanciam. Por exemplo, Lei de Diretrizes e Bases da Educação Nacional, Código de Proteção e Defesa do Consumidor. As leis complementares versam sobre matéria de natureza não constitucional, embora devam obedecer aos preceitos constitucionais
- Lei ordinária: refere-se a qualquer matéria, e sua iniciativa segue o preceito constitucional. Por exemplo, Código Civil (CC), CP, Lei do Exercício da Enfermagem etc.
- Lei delegada: elaborada pelo Presidente da República com autorização do Congresso Nacional sob a forma de resolução, especificando seu conteúdo e as formas do exercício. Não pode tratar de matéria de lei complementar, nem de atos de competência do Congresso Nacional, do Poder Judiciário e do Ministério Público e outros como cidadania, direitos individuais ou políticos, nacionalidade e orçamentos. A delegação ao Presidente da República é feita por resolução, especificando seu conteúdo e os termos do seu exercício
- Medida provisória: ato do Presidente da República com força de lei para casos de relevância e urgência da questão, deve ser levada imediatamente ao conhecimento do Congresso Nacional, que a analisará e poderá convertê-la em lei. A medida provisória (MP) não convertida em lei no prazo de 30 dias perde a eficácia, mas o presidente pode reapresentá-la, com ou sem modificações. A MP está prevista na Constituição, arts. 59, 62, 167, § 3º, e 246, em que o chefe de Poder Executivo, em caso de relevância e urgência, emite ordens ou comandos provisórios, com força de lei, submetidos à apreciação do Poder Legislativo. Houve períodos históricos no Brasil em que o Presidente da República baixava decreto-lei, ou seja, norma emanada de Poder Executivo com o conteúdo de uma lei. Era um decreto com força de lei, mas foi excluído da atual Constituição do país
- Decreto: vem do latim *decretum* e significa "determinação", "ordem", "julgamento". Revela a decisão tomada por uma pessoa ou instituição investida desse poder especial e próprio para determinar algo. Em sentido técnico, o decreto implica necessariamente a existência de autoridade da pessoa ou instituição que o formulou, em virtude de ele ter força para impor a decisão, ordem ou determinação. Conforme a autoridade que expede o decreto, este pode ser legislativo, judiciário ou até decreto-lei
- Decreto legislativo: deliberação em que se consagra uma medida qualquer de caráter administrativo ou político do Congresso Nacional. Não pode estabelecer ou criar um direito novo, o que só pode ser feito por uma lei
- Decreto judiciário: designação dada, de modo geral, a toda decisão emanada de autoridade judicial, em caráter de ordem, a qual deve ser cumprida pelas partes interessadas. Assim, a própria sentença do juiz, em que formula a decisão, soluciona a pendência trazida ao conhecimento dele. É o ato que exterioriza a decisão do juiz
- Decreto-lei: ato emanado do Poder Executivo, quando, na verdade, se equiparava às próprias leis, emanadas do Poder Legislativo. É peculiar aos regimes de exceção e foi empregado no Brasil no Estado Novo e no período do regime militar
- Resolução: ato da administração de um colegiado (p. ex., Conselho Nacional de Saúde, Conselho Nacional da Educação, Conselho Federal de Enfermagem) ou uma assembleia, contendo esclarecimentos, solução, deliberação, regulamentação ou determinação sobre algum assunto

- Portaria: ato escrito por meio do qual uma autoridade qualquer na esfera dos três Poderes (ministérios, secretarias de estado, tribunais regionais, autarquias), como ministro de Estado, juiz, reitor de universidade, diretor de hospital, diretor de escola e de outra instituição qualquer, determina providências de caráter administrativo, dá instruções sobre a execução de leis ou serviços, nomeia ou designa funcionários e aplica medidas de ordem disciplinar a subordinados que incidam em falta.

Três regimes de tramitação podem ser estabelecidos para cada projeto: ordinária (sem prazo para ser apreciado); prioridade (tem preferência para ser colocado na pauta da sessão seguinte); e urgência (coloca o projeto na ordem do dia para discussão e votação imediata, se a preferência for aprovada pela maioria absoluta, mesmo que a sessão já esteja em curso). Cada tipo de projeto requer um tipo de *quorum* para aprovação em votação. Os projetos de leis ordinárias exigem maioria simples (50% mais um). Já os que envolvem matéria constitucional exigem *quorum* de 3/5 nas duas casas, Câmara e Senado. Todos os projetos precisam ser aprovados pelas duas casas, antes de ir para as mãos do presidente da República.

PROCESSO DE ELABORAÇÃO DE UMA LEI

Há juristas, como Moreno Collado,[5] que fazem distinção entre processo e procedimento, considerando este como parte de um todo que seria o processo em si. Portanto, o procedimento seria uma etapa do processo legislativo que, por sua vez, seria o conjunto juridicamente preordenado de atividades ou uma sucessão formal de atos para a obtenção de um resultado determinado – a aprovação das leis. Muitas vezes, o andamento do processo legislativo pode sofrer influência de fatos políticos não necessariamente previstos nos regimentos internos dos órgãos encarregados de sua elaboração. Na verdade, o processo legislativo é um fenômeno político gerado por demandas sociais que podem ser resolvidas por decisões denominadas leis. De acordo com a organização política do país, cada instância pode criar suas próprias leis que terão vigência no âmbito de sua jurisdição territorial. Assim, uma lei federal cria direitos ou obrigações para todo o território nacional, inclusive para funcionários alocados em sedes de embaixadas, consulados, missões, navios ou aeronaves de bandeira brasileira, que são considerados parte do solo brasileiro. A lei estadual, elaborada pela Assembleia Legislativa de cada estado da federação, tem abrangência no âmbito do território de seu respectivo estado. Já a lei municipal, elaborada pela Câmara dos Vereadores, vale dentro do território correspondente.

A elaboração formal da lei federal no Brasil, dentro do regime bicameral, composto de Câmara dos Deputados e Senado Federal, obedece a dispositivo constitucional (Seção VIII, art. 59 ss.) sobre processo legislativo. É matéria de regulamentação interna da Câmara e segue um método ou uma técnica jurídica.

O texto com teor normativo que se pretende transformar em lei, antes do início do processo legislativo, chama-se anteprojeto. Denomina-se iniciativa a fase inicial do processo legislativo consubstanciada na apresentação do texto.

O processo (ou ritual), que deve ser seguido na elaboração da lei ou norma jurídica (Figura 28.4), aplica-se nos casos de emendas à Constituição, leis complementares à Constituição, leis ordinárias, leis delegadas, medidas provisórias, decretos legislativos e resoluções, além de portarias.

Qualquer lei que se pretenda elaborar, mesmo uma nova Constituição, já encontra em vigor um universo de normas legais. Portanto, a criação legislativa será sempre um trabalho de complementação, com a finalidade de revigorar a estrutura jurídica, aperfeiçoá-la, suplementá-la, atualizá-la ou conformá-la à evolução social.

A iniciativa de propor projetos de lei ao Congresso pode ser de um parlamentar ou grupo de parlamentares, de uma comissão, da Mesa da Câmara ou do Senado, do Presidente da República, dos tribunais superiores, do procurador-geral da República ou dos cidadãos ou grupos de cidadãos a partir de uma necessidade sentida. Até que essa necessidade sentida seja estudada por especialistas e interessados no problema e seja proposto um anteprojeto de lei que se transforme em projeto de lei (e a seguir em lei), há três fases (Figura 28.5). A primeira fase é a do anteprojeto; e a segunda, do projeto de lei, quando ele tramita nas duas casas do Congresso Nacional.

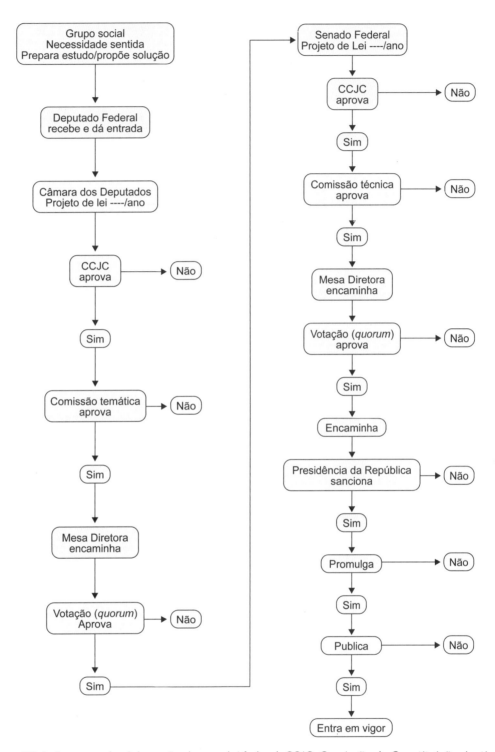

Figura 28.4 Processo de elaboração de uma lei federal. CCJC: Comissão de Constituição, Justiça e Cidadania.

Ao deixar o Poder Legislativo, inicia-se a terceira fase, em que o Projeto de lei irá se transformar em lei. Para tanto, o projeto devidamente aprovado pelo Poder Legislativo será encaminhado ao Poder Executivo para sanção (ou veto), promulgação e publicação. Ao ser publicado o projeto, já identificado como lei, ele recebe um número com a data da promulgação.

Apresentado um projeto na Câmara, ele passa primeiro pela CCJC, que avalia se fere, ou não, os preceitos constitucionais.

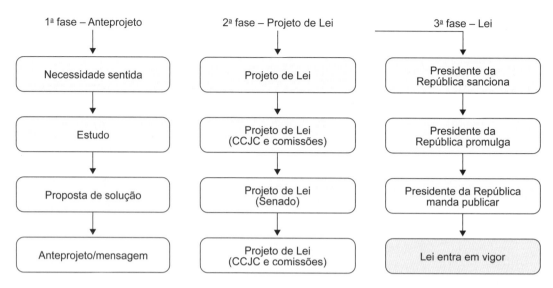

Figura 28.5 Fases da elaboração de uma lei federal. CCJC: Comissão de Constituição, Justiça e Cidadania.

Se aprovado pela CCJC, o projeto segue para a comissão temática que lhe diz respeito, passando obrigatoriamente por uma das comissões permanentes, e às vezes por duas ou mais, de acordo com as áreas às quais ele se refere, antes de ser submetido à Mesa Diretora. As comissões têm prazos específicos para apreciar matérias em regime de urgência, de prioridade ou de tramitação ordinária. Os membros de comissões podem propor alterações ou emendas aos projetos. As emendas podem ser aditivas, substitutivas ou supressivas. Como o próprio nome diz, são alterações que podem ser acrescentadas ao texto, em forma de novos artigos, parágrafos ou incisos, ou essas alterações implicam a substituição de textos e, finalmente, podem ser suprimidos.

Aprovado pelas comissões temáticas, o projeto segue para a Mesa Diretora da Câmara, que decide quando ele deve ser votado, de acordo com sua ordem de preferência e o interesse dos líderes dos partidos.

Uma vez aprovado na Câmara, o projeto deve passar pelo Senado, onde todo o procedimento se repete: ele é examinado pela CCJC do Senado e pelas comissões permanentes, passa pela Mesa Diretora e vai à votação. Qualquer modificação que o Senado faça no projeto que recebeu da Câmara implica o retorno do projeto para a Câmara, depois de aprovado no Senado. E, assim, repete-se toda a tramitação original. Se não houver modificação, a Câmara o confirma. Se houver modificação na Câmara, ele volta ao Senado e refaz todo o percurso.

Aprovada nas duas Casas do Congresso, a matéria vai para a sanção ou a aquiescência presidencial à lei elaborada pelo legislativo. Constitui a última fase do processo de elaboração da lei. Trata-se de uma etapa essencial para a existência da lei. Desse modo, o Presidente da República pode acatá-la ou rejeitá-la (neste caso, ele usa o veto). O veto é um direito que assiste ao chefe do Poder Executivo de recusar sua sanção ou aprovação à lei votada pelo Legislativo. Caso o presidente considere o projeto, no todo ou em parte, inconstitucional ou contrário ao interesse público, pode vetá-lo total ou parcialmente. O veto presidencial é apreciado pelo Congresso em sessão conjunta, dentro de 30 dias de seu recebimento, só podendo ser rejeitado pela maioria absoluta dos deputados e senadores em escrutínio secreto. Após a sanção, o passo seguinte é a promulgação, que é o ato pelo qual o Presidente da República atesta ou reconhece perante a sociedade a existência da lei e ordena seu cumprimento. Finalmente, a publicação em diário oficial, o órgão de divulgação do governo, é o meio utilizado para tornar a lei conhecida. Monteiro[1] afirma que a promulgação não pode ser confundida com a publicação, pois a primeira torna a lei executória, enquanto pela publicação a lei se torna obrigatória. Portanto, a publicação é o último ato do processo de elaboração da lei, e a data dessa publicação dará início à vigência da lei e à obrigatoriedade de seu cumprimento. Sem publicação, não haverá obrigatoriedade de cumpri-la. É pacífico entre os juristas que a lei, depois de sancionada, mesmo não publicada, já é lei, não podendo ser reformada senão por outra lei. Somente não será obrigatória para o povo enquanto, pela publicação, não se tornar conhecida.

Toda lei tem também a característica da sanção, no sentido de coação, para assegurar a observância da lei. É uma forma de reforçar o preceito e torná-lo inviolável. Ihering[2] afirma que uma regra jurídica sem coação é uma contradição em si, um fogo que não queima, uma luz que não alumia.

Como se vê, o conhecimento do processo para a elaboração de normas jurídicas constitui realmente objeto de interesse dos profissionais de Enfermagem para tornar a profissão socialmente mais reconhecida e valorizada. Além disso, pode torná-la mais visível, o que em última instância será benéfico para todos, tanto para profissionais quanto para a sociedade.

As pioneiras da Enfermagem perceberam isso logo e assim lutaram por todos os meios para aprovar leis favoráveis à profissão, como bem preconizava Ihering,[2] sabendo que a lei é a mais importante fonte de direito na civilização ocidental, como bem expressa Limongi França.[3] Dessa maneira, elas pretendiam fazer valer os direitos dos enfermeiros e assegurar o desenvolvimento da profissão e dos profissionais. Em muitos aspectos, esse trabalho rendeu os frutos esperados. Em outros, necessitou da continuidade na luta pelas gerações sucessivas e ainda terá de ser continuado pelas gerações futuras da Enfermagem.

Além disso, o art. 21 do CP, citado no início deste capítulo, demonstra o princípio da indesculpabilidade na legislação brasileira, embora admita graduação de pena e, até mesmo, sua isenção quando o desconhecimento sobre a ilicitude de um fato for totalmente inevitável. Certamente, a formação universitária do enfermeiro não lhe permitiria alegar desconhecimento como motivo para furtar-se ao cumprimento das leis.

Assim, estudantes de graduação também devem ser mobilizados desde o momento em que escolheram a Enfermagem como profissão para participarem da vida social e política desta, por meio das organizações da classe, para poder influenciar efetivamente nos destinos da profissão.

NORMAS GERAIS BRASILEIRAS QUE AFETAM A ENFERMAGEM E SUA EQUIPE DE TRABALHO

Inicialmente, para instituir um Estado Democrático, a Assembleia Nacional Constituinte promulgou a Constituição da República Federativa do Brasil, ou Carta Magna, destinada a assegurar o exercício dos direitos sociais e individuais, a liberdade, a segurança, o bem-estar, o desenvolvimento, a igualdade e a justiça como valores supremos da sociedade, tal como consta em seu preâmbulo. A Constituição define os direitos e as garantias sociais e individuais, bem como traça diretrizes para o exercício do poder, sobre a organização dos poderes, a defesa do Estado e das instituições democráticas, sobre tributação e sobre a ordem social, econômica e financeira.

Além dos direitos sociais e individuais assegurados pela Constituição aos enfermeiros e todo o pessoal de Enfermagem, na qualidade de cidadãos, a Carta Magna brasileira afeta todas as pessoas que exercem a Enfermagem. Isso porque ela estabelece, por exemplo, que compete privativamente à União legislar sobre "organização do sistema nacional de emprego e condições para o exercício de profissões liberais e técnico-científicas". Nesse mesmo campo, a Lei das Contravenções Penais (art. 47, CP) prevê que exercer profissão ou atividade econômica, ou anunciar que a exerce, sem preencher as condições a que por lei está subordinado o seu exercício constitui uma contravenção penal sujeita à pena de prisão simples ou multa. O CC e o CP brasileiros também contêm vários artigos que afetam a Enfermagem, no seu exercício, especialmente no campo da responsabilidade civil ou penal, indenização, lesões corporais, culpa em suas formas de imperícia, negligência, ou imprudência, falsidade ideológica e outros itens que são abordados nos *Capítulos 8, 9 e 16*.

A Consolidação das Leis do Trabalho (CLT) ou Decreto nº 5.452, de 1º de maio de 1943, com todas as emendas e a legislação complementar, é outro diploma legal que afeta diretamente as relações de trabalho de todos os profissionais da Enfermagem. Do mesmo modo, afeta todos os trabalhadores que exerçam suas atividades dentro do território nacional. A CLT de 1943 foi alterada pela Lei nº 13.467,[6] de 13 de julho de 2017, e entrou em vigor em 11 de novembro de

2017. Foi uma alteração com mais de uma centena de artigos de conteúdo material e processual, que, segundo Freitas Guimarães, "polariza interpretações, entendimentos, posturas ideológicas, e o próprio destino que terá o Direito do Trabalho no Brasil".[6] De fato, após 74 anos, a CLT recebeu uma grande reforma para adaptá-la à modernidade, porém nenhum dos direitos assegurados no art. 7º da Constituição pode ser modificado ou suprimido. Contudo, deve ocorrer redução no número de ações trabalhistas, porque, com a nova Lei, o reclamante (empregado) precisará pagar as custas processuais, honorários de sucumbência e perícias, o que não era necessário antes. Por isso mesmo, as centrais sindicais foram contrárias às mudanças, argumentando "que a nova Lei havia trazido insegurança jurídica e precarização do trabalho".[7]

De acordo com a CLT, é empregado a pessoa física que presta serviços de natureza não eventual a empregador, sob dependência deste e mediante salário. Por sua vez, empregador é a empresa individual ou coletiva (profissional liberal, instituições de beneficência, associações ou entidades sem fins lucrativos), que assume os riscos da atividade econômica, admite, assalaria e dirige a prestação pessoal de serviços. O empregado doméstico tem legislação própria e presta serviço de natureza não econômica a pessoa ou família, no âmbito residencial destas. Entretanto, essa nova Lei (13.467/2017) não trouxe muita preocupação para a categoria dos empregados domésticos e empregadores domésticos, pois as normas já previstas na Lei Complementar nº 150/2015 continuam em vigor, tais como jornada de trabalho de 12×36, parcelamento de férias, não obrigatoriedade no pagamento anual da contribuição sindical, possibilidade de redução do descanso diário para 30 minutos, prestação de serviços como diarista de forma permanente em uma residência e a não exigência de homologação de rescisão dos empregados domésticos com mais de 12 meses de carteira assinada no sindicato de sua categoria. Entretanto, a Lei nº 13.467/2017 pode ser aplicada subsidiariamente em caso de omissão da Lei Complementar nº 150/2015. Para outros profissionais que trabalham em regime de CLT, é interessante lembrar que o direito de ação, quanto a créditos resultantes das relações de trabalho, prescreve em 2 anos após extinção do contrato de trabalho. Ou seja, terminada a relação de trabalho por dispensa do empregado, sem justa causa, e sem o devido pagamento de indenizações e outros numerários previstos na legislação, a pessoa dispensada tem 2 anos para recorrer à Justiça do Trabalho; findo este período, prescreve-se o direito, e a pessoa, por não ter usado o seu direito dentro do prazo, não pode mais reivindicá-lo. A Constituição Federal de 1988 incorporou em seu bojo uma grande parte dos direitos trabalhistas, engessando, de certa maneira, ou pelo menos dificultando, as negociações coletivas entre empregados e empregadores. Isso porque um certo grau de flexibilização nas negociações seria saudável para que empresários permanecessem no negócio e os empregados conservassem seus empregos. O Prof. José Pastore,[8] da Faculdade de Economia e Administração da Universidade de São Paulo (USP), vem há muitos anos analisando o problema do trabalho, do sindicalismo e da legislação trabalhista, assim como o ex-ministro do Trabalho e ex-presidente do Tribunal Superior do Trabalho, Almir Pazzianotto Pinto.[9] Ambos escrevem com frequência em colunas de periódicos, fazendo análises fundamentadas sobre essa questão da legislação trabalhista, do sindicalismo brasileiro e do Fundo de Garantia do Tempo de Serviço (FGTS), pois são legislações ultrapassadas que carecem de reforma e atualização urgentes, conforme conclamado por especialistas e, até mesmo, por sindicalistas.

Tal reforma veio com a Lei nº 13.467, de 13 de julho de 2017, já referida, e cujo maior impacto foi sobre o empregado, maior beneficiado, segundo Pastore,[10] sendo certo que também o empregador foi atingido pelos reflexos da reforma. Entre os impactos imediatos, é citada a redução expressiva de ações trabalhistas e do custo com elas. Isso se reflete no custo Brasil, pois as ações trabalhistas levam 1 a 2% do lucro das empresas. De acordo com esse autor, essa Lei criou oportunidades, mas também exige cuidados, pois atende problemas de hoje e de amanhã, quando ocorrerão mudanças que já começaram, por conta das revoluções tecnológica e demográfica. O trabalhador atuará em atividades hoje inexistentes. A incrível velocidade nas mudanças trará novas relações do trabalho e novas modalidades de trabalho com a automatização, a robotização e a inteligência artificial. Pastore lembra ainda que o Brasil está envelhecendo, o que também implica mudança nas relações do trabalho. Pergunta-se se o sistema previdenciário poderá suportar uma enorme proporção de nonagenários e centenários, pois mesmo a poupança pode não ser suficiente para esse período de vida estendido. Diz que "os idosos terão que trabalhar mais tempo, é inexorável, e já estão trabalhando". Na Europa, idosos já trabalham de forma intermitente ou em tempo parcial. No Brasil, a reforma legalizou o trabalho em tempo parcial, intermitente e remoto (teletrabalho). Dos brasileiros que nascem hoje em dia, 50% viverão até 90 anos. Em São Paulo, 23,2% dos idosos entre 65 e 69 anos trabalham, principalmente em comércio e serviços. Entre os princípios citados por Pastore,[10] estão liberdade com proteção, busca de inclusão dos excluídos, autorresolução dos impasses, racionalização do processo judicial e da jurisprudência, equilíbrio entre direitos e deveres. Assim, no item liberdade com proteção, a nova CLT estabeleceu a possibilidade de negociar em relação a diversos itens, como jornada, banco de horas, intrajornada, feriados, mas estipulou 30 direitos inegociáveis, como FGTS, férias, regras para o trabalho do menor. Foi citado que houve abertura extraordinária para melhorar a produtividade, ao estabelecer a possibilidade de atrelar a ela a remuneração. A nova CLT possibilita reduzir jornada e salário em caso de dificuldade da empresa, desde que garantido o emprego. Na inclusão dos excluídos estão itens como trabalho autônomo, jornada intermitente e tempo parcial. Na autorresolução de impasses, por iniciativa do empregado, é possível recorrer à arbitragem trabalhista no caso de salários pelo menos duas vezes superiores ao teto previdenciário (cerca de R$ 11.000). Entre os itens da racionalização do processo trabalhista estão a responsabilização das testemunhas, as regras para sucumbência, a responsabilidade por dano processual (p. ex., na litigância de má-fé), regras para criar e alterar súmulas, limitação à anulação de cláusulas negociadas. Há que se destacar a enorme simplificação na dispensa de empregado, sem intermediação do sindicato laboral. Foi também criada a quitação anual liberatória, esta sim com a intervenção do sindicato. Também houve a desburocratização das dispensas imotivadas, eliminando a negociação nas demissões coletivas.

Os aspectos trabalhistas incorporados pela Constituição, em 1988, dada a própria euforia de aprovar uma nova Carta Magna, após um longo período de regime militar, levaram legisladores a concederem muito mais direitos sociais e de trabalho do que provavelmente se pretendia. É verdade que muitos desses direitos já constavam na CLT, mas, ao serem incluídos na Constituição, tornaram-se cláusulas pétreas, portanto inamovíveis, pela própria hierarquia das normas jurídicas.

Desse modo, o Capítulo II, sobre direitos sociais, no art. 7º, garante os seguintes benefícios constitucionais trabalhistas: proteção contra despedimento arbitrário – sem justa causa; seguro-desemprego; salário-mínimo; FGTS; piso salarial proporcional à extensão e à complexidade do trabalho; irredutibilidade de salário; garantia de salário, nunca inferior ao mínimo; décimo terceiro salário; remuneração de trabalho noturno superior à do diurno; proteção contra retenção de salário; participação nos lucros; salário-família para dependentes; duração do trabalho não superior a 8 horas por dia e 44 horas semanais; jornada de 6 horas para trabalhos de turnos ininterruptos; repouso semanal remunerado; remuneração de serviço extraordinário – 50%; férias anuais remuneradas com um terço sobre o salário normal; licença à gestante; licença-paternidade; proteção do mercado de trabalho da mulher; aviso prévio; redução de riscos do trabalho; adicional para atividades penosas, insalubres ou perigosas; aposentadoria; assistência gratuita aos filhos – creche e pré-escola; reconhecimento das convenções e acordos coletivos; proteção em face da automação; seguro contra acidentes do trabalho; proibição de diferença de salário, exercício de funções e critério de admissão por motivo de sexo, idade, cor ou estado civil; proibição de discriminação (salários e critérios de admissão) do trabalhador deficiente; proibição de distinção entre trabalho manual, técnico ou intelectual; proibição de trabalho noturno, perigoso ou insalubre a menores de 18 anos ou de qualquer trabalho a menor de 14 anos, salvo aprendiz; e igualdade de direitos entre trabalhador com vínculo e o avulso. Diversos benefícios foram criados ou implementados para os trabalhadores, além de outros que existiam na legislação trabalhista, mas esta não era cumprida. Ainda hoje, as dificuldades que os pais enfrentam para ter assistência gratuita e digna aos filhos com creche e pré-escola indicam que não é fácil cumprir normas legais.

Tais dificuldades na manutenção de empregos formais, dado o alto custo que recai sobre o empregador, têm aumentado assustadoramente a informalidade no trabalho e, consequentemente, acarretado um déficit previdenciário de difícil solução. Esses trabalhadores informais que se contam aos milhões, chegando por vezes a superar o número daqueles com carteira assinada, estão sem proteção alguma trabalhista ou previdenciária. Ou seja, não gozam férias, nem têm direito a acidente de trabalho, 13º salário, licença remunerada em caso de doença, FGTS ou seguro-desemprego em caso de perda do emprego e aposentadoria na velhice. E, se morrem, nada podem deixar para a(o) companheira(o), além de viverem em permanente instabilidade. Para o combate a essa situação de desproteção e instabilidade, seria necessária uma política trabalhista e previdenciária convergente. Portanto, há necessidade urgente de reforma sindical e também da legislação trabalhista. Pastore[8] afirma que, teoricamente, seria melhor fazer uma reforma sindical primeiro, mas isso envolveria mudar o art. 8º da Constituição. Isso demandaria uma emenda constitucional e quatro votações em um assunto tecnicamente complexo e com muita divisão de opiniões dentro dos sindicatos.

Parecia uma missão impossível, mas a Nova Zelândia mostrou que a desregulamentação é possível sim, pois foi feita nesse país, em vários setores, a partir da década de 1980. Além disso, na legislação trabalhista, já comemorava dez anos (em 2001) de sua modernização e reforma, sem guerras, revoluções ou ditaduras. A Nova Zelândia é um país pequeno, no sul do Pacífico, com 4 milhões de habitantes, que em 1990 estava com 16% de inflação e 11% de desemprego.

Atualmente, essa experiência pioneira de desregulamentação total das leis trabalhistas, considerada positiva em seu primeiro momento, é vista com certo ceticismo, pois o país, depois de mais de dez anos, foi obrigado a rever sua legislação e voltar atrás em diversos itens. Apesar de os direitos dos trabalhadores terem sido garantidos, verificou-se que houve perdas sociais. EUA e Japão também abraçaram esse caminho, mas a crise econômico-financeira desencadeada, no período 2007-2008, mostrou que trabalhadores não regulares, recrutados com contratos a curto prazo, com menos benefícios e pouca ou nenhuma proteção legal, não tinham também nenhum direito formal. Trabalhadores japoneses estavam acostumados a entrar para uma empresa, trabalhar nela toda sua vida e aposentar-se sem mudar de emprego. Com a crise mundial, especialistas em relações trabalhistas consideram que o "Japão precisa rever esse sistema e adequar-se a um mercado de trabalho mais dinâmico, no qual nem todos os empregos podem ser vitalícios e para impedir que as demissões exerçam efeito financeiro tão devastador [...] inclusive construindo uma rede de segurança adequada a esse ambiente desregulamentado."[11]

Contudo, nem toda flexibilização trouxe perdas aos trabalhadores. Desde o fim da década de 1980, a modalidade mais comum nos EUA é negociada diretamente entre a empresa e o trabalhador, com praticamente nenhuma ingerência do governo. A flexibilidade, nesse caso, evitou o desemprego que atingiu a Europa na década de 1990, mas acabou aumentando a diferença salarial entre os trabalhadores de alta qualificação e aqueles com pouca qualificação.[12] Já na França e na Suécia, a flexibilização nas legislações possibilitou a proliferação de acordos setoriais, que garantiram melhores condições para os trabalhadores desses países. No caso francês, segundo Chade,[12] a lei nacional apenas estabelece um número mínimo de horas de trabalho, deixando para a empresa e o trabalhador estabelecerem os demais detalhes. Na América Latina, outro exemplo de grande flexibilização nas leis trabalhistas ocorreu no Peru, durante o governo Fujimori, mas que até o fim de seu governo não havia ainda surtido resultados. Isso porque não havia diminuído o desemprego nem a informalidade no trabalho.

Relata Pastore[13] que o mercado de trabalho estava engessado por leis que garantiam o monopólio dos sindicatos nas negociações e a filiação obrigatória. As negociações cobriam inúmeras empresas, muitas vezes de setores nacionais. A arbitragem era compulsória e os laudos arbitrais valiam para todo o país. A Lei dos Contratos de Emprego foi aprovada em maio de 1991, acabando com o sistema anterior, com o monopólio sindical, a obrigatoriedade de filiação e a arbitragem compulsória. Empregados e empregadores passaram a escolher entre negociações multiempresariais ou uniempresarial. Os resultados foram expressivos, com aumento de emprego e de salários, conforme afirma Pastore.[10] No entanto, a grande mudança foi o fato de a nova lei ter deixado para os empregados decidirem se desejavam negociar individual, ou coletivamente, com as empresas e, neste caso, com ou sem ajuda dos sindicatos.

No caso das organizações de Enfermagem, os profissionais preferiram unir-se em uma grande organização nacional (ao contrário do que existia antes, com várias organizações e sindicatos menores), a fim de negociar coletivamente. A Nova Zelândia foi pioneira nas estratégias de negociações para o pessoal de Enfermagem, servindo de modelo para outros países igualmente avançados, como a Dinamarca e a Noruega.

Mas, de fato, foi a partir dessa Lei dos Contratos e Emprego que as contratações foram simplificadas e o nível de conflitos reduziu-se ao mínimo, diminuindo também o desemprego para 6%. Em 2000, essa lei foi aperfeiçoada e passou a chamar-se Lei das Relações de Emprego, mantendo-se a não obrigatoriedade de filiação e a liberdade para a realização de contratos individuais. Contudo, passou a exigir que toda negociação fosse feita com a participação de sindicatos sem, no entanto, exigir a filiação. Se a Nova Zelândia não pode servir de modelo para ser copiado, por ser um país muito pequeno, não pode também ser ignorado, pois produziu bom resultado.

O Código de Proteção e Defesa do Consumidor (CDC) brasileiro, Lei nº 8.078, de 11 de setembro de 1990, estabelece regras para o relacionamento entre consumidores e fornecedores ou prestadores de serviços e para a proteção e defesa dos consumidores, como parte dos direitos da cidadania. De acordo com esse Código, consumidor é toda pessoa física ou jurídica que adquire ou utiliza qualquer produto ou serviço como destinatário final; e, fornecedor ou prestador de serviço é toda pessoa física ou jurídica, pública ou privada, nacional ou estrangeira, que desenvolve atividades de produção, montagem, criação, construção, transformação, importação, exportação, distribuição e comercialização de produtos ou serviços. Ainda, nos termos dessa Lei, serviço é qualquer atividade fornecida no mercado de consumo, mediante remuneração, inclusive as de natureza bancária, financeira, de crédito e securitária, salvo as decorrentes das relações de caráter trabalhista.

No capítulo do CDC sobre os direitos básicos do consumidor, incluem-se nove direitos (um deles, sobre direito de participação na formulação de políticas, foi vetado). Entre eles, podem ser citados os direitos "à proteção da vida, saúde e segurança contra riscos provocados por práticas de fornecimento de produtos e serviços, considerados perigosos ou nocivos", assim como "à informação adequada e clara sobre os diferentes produtos e serviços, com especificação correta de quantidade, características, composição, qualidade e preço, bem como sobre os riscos que apresentam". Também são afetados todos os profissionais da saúde e não apenas os da Enfermagem. Um dos mais importantes direitos do consumidor, criado a partir desse Código, foi "a facilitação da defesa de seus direitos, inclusive com a inversão do ônus da prova, a seu favor, no processo civil, quando verossímil a alegação". A inversão do ônus da prova foi realmente uma inovação que veio beneficiar todos os consumidores, em geral, mas na área da saúde adquiriu um significado muito especial. Tradicionalmente, em direito se afirma que "quem alega deve provar". O ônus de fazer a prova recai sempre sobre quem alega ou faz uma acusação. Ou seja, na área da saúde, o paciente que se sentisse prejudicado ou mal assistido deveria provar essa afirmação contra o profissional. Esta era uma missão quase impossível para um leigo (fazer prova contra um profissional). Sem mencionar um certo corporativismo que existia entre os profissionais. O Código veio exatamente inverter essa ordem, pois agora é ele, o profissional, que deve provar que a assistência prestada consiste na mais indicada, correta e de qualidade. Portanto, com base nesse Código, é o acusado (profissional ou empresa, hospital), e não o acusador (paciente ou consumidor), que deve provar que agiu corretamente de acordo com as normas técnicas recomendadas. Assim, desonera-se o paciente de juntar provas para o que alega.

CONSIDERAÇÕES FINAIS

O estudo de alguns princípios e conceitos fundamentais do direito, assim como da estrutura de sociedades democráticas, da hieraquia de normas e do processo de elaboração de leis no país teve por objetivo estimular enfermeiros e outros profissionais de saúde a se interessarem por esse campo. Embora aparentemente árido, constitui conhecimento importante para bem exercer sua profissão, usufruir direitos pertinentes e bem cumprir sua missão. Mesmo sem preparo formal em direito, os cidadãos em geral, inclusive enfermeiros, não podem alegar desconhecimento de leis ou normas como argumento de defesa.

Compreender a extensão e a abrangência das principais normas legais, especialmente a legislação profissional, possibilita melhor participação dos enfermeiros e demais membros da equipe no desenvolvimento da profissão. É preciso conhecer os caminhos para a elaboração de uma lei, em qualquer nível – federal, estadual ou municipal – para poder preparar um anteprojeto e acompanhar sua tramitação na casa legislativa até sua promulgação.

É tempo de enfermeiros e demais membros da equipe de Enfermagem começarem também a atuar politicamente em cargos como vereadores, deputados estaduais ou federais e senadores para alçarem voos mais altos na conquista de outros benefícios para toda a classe. Esta pode ser uma meta para o futuro da Enfermagem brasileira, mas para sua concretização é necessário que as escolas e cursos de Enfermagem em todos os níveis incluam em seus programas de ensino matérias que despertem esse interesse nos estudantes.

REFERÊNCIAS BIBLIOGRÁFICAS

1. Monteiro WB. Curso de direito civil. 31. ed. São Paulo: Saraiva; 1993. p. 4-23; 38-44.
2. Ihering RV. A luta pelo direito 7. ed (trad. João Vasconcelos). Rio de Janeiro: Forense; 1990.
3. França RL (org.). Enciclopédia Saraiva do Direito. São Paulo: Saraiva; 1977. vol. 48, p. 430.
4. Organização das Nações Unidas (ONU). 1994. International year of the family – building the smallest democracy at the heart of the society. United Nations, Vienna, 1991. 35 p.
5. Collado Jorge M. El proceso y la práctica legislativos. In: Miguel Angel Porrúa – Política y proceso legislativos, Coloquio. Senado de la República/Universidad Nacional Autónoma de México (UNAM). México, 1985. p. 197-8.
6. Lei nº 13.467, de 13 de julho de 2017. Altera a Consolidação das Leis do Trabalho, aprovada pelo Decreto-Lei nº 5.452, de 1º de meio de 1943 e as Leis 6.019, de 3 de janeiro de 1974; 8.036, de 11 de maio de 1990; e 8.212, de 24 de julho de 1991, a fim de adequar a legislação às novas relações de trabalho. Disponível em www.planalto.gov.br/ccivil_03/_ato2015-2018/2017/lei/13467.htm.
7. Yoshinaga G. Passados seis meses, nova CLT ainda está sendo ajustada. Folha de São Paulo, São Paulo, edição de 12 de maio de 2018.
8. Pastore J. Reforma da CLT: as dez grandes dúvidas. O Estado de São Paulo. São Paulo, 04-12-2001. Caderno B, p. 2
9. Pinto P. A reforma trabalhista. O Estado de São Paulo. São Paulo. Editoria Opinião, 03-09-2002. Caderno B, p. 2.
10. Toni G. Professor da USP participa de reunião do Conselho Superior do Agronegócio da Fiesp. 2017. Atualizado em 21 de agosto de 2017. Disponível em http://www.fiesp.com.br/noticias/reforma-trabalhista-resolve-problemas-de-hoje-e-do-amanha-diz-jose-pastore.
11. Fackler M. Japoneses perdem trabalho e casa. Folha de São Paulo, São Paulo. Caderno The New York Times, 23-02-2009, p. 2.
12. Chade J. Flexibilização nem sempre traz bons resultados. Experiência mostra problemas em países onde sindicatos tinham pouco poder de barganha. O Estado de São Paulo. São Paulo, 02-12-2001. Caderno B, p. 11.
13. Pastore J. Dez anos de reforma trabalhista. Nova Zelândia combina democracia e modernidade em fascinante revolução das relações do trabalho. O Estado de São Paulo. São Paulo, 05-06-2001. Caderno B, p. 2.

Legislação Referida

GERAL

1. Constituição da República Federativa do Brasil. Promulgada em 05 de outubro de 1988. In: Gomes LF. Código Penal, Código de processo penal. Constituição Federal. 5ª ed. São Paulo: Editora Revista dos Tribunais; 2003.

2. Emenda Constitucional nº 24, de 09 de julho de 1999. Altera dispositivos da Constituição pertinentes à representação classista na Justiça do Trabalho. Disponível em www.planalto. gov.br/ccivil_03/Constituicao/Emendas/Emc/emc24.htm.

3. Emenda Constitucional nº 66, de 13 de julho de 2010. Dá nova redação ao §6º do art. 226 da Constituição Federal, que dispõe sobre a dissolubilidade do casamento civil pelo divórcio, suprimindo o requisito de prévia separação judicial por mais de um ano ou de comprovada separação de fato por mais de dois anos. Diário Oficial da União, Brasília, de 14 de julho de 2010. Disponível em https://www.planalto.gov.br/ccivil_03/Constituicao/Emendas/Emc/emc66.htm.

LEIS

1. Lei sem número, de 03 de outubro de 1832. Dá nova organização às actuaes Academias Médico-Cirúrgicas das cidades do Rio de Janeiro de e Bahia. In: Ministério da Saúde. Fundação Serviços de Saúde Pública. Enfermagem, legislação e assuntos correlatos. 3ª ed. v. I, Rio de Janeiro; 1974. p. 11-4.

2. Lei nº 3.071, de 01 de janeiro de 1916, com alterações posteriores. In: Negrão T. Código Civil Brasileiro e legislação civil em vigor. 17ª ed., atualizada até 5 de janeiro de 1998. São Paulo: Saraiva; 1998.

3. Lei nº 379, de 16 de janeiro de 1937. Regula o casamento religioso para os efeitos civis. Alterada a Ementa para: Regula o reconhecimento de efeitos civis ao casamento religiosos. Revogada pela Lei nº 1.110, de 23 de maio de 1950. Disponível em http://legislacao.planalto.gov.br/legisla/legislacao.nsf/Viw_Identificacao/lei%20379-1937.

4. Lei nº 775, de 6 de agosto de 1949. Dispõe sobre o ensino de enfermagem no País e dá outras providências. In: Ministério da Saúde. Fundação Serviços de Saúde Pública. Enfermagem, legislação e assuntos correlatos. 3ª ed. v. I. Rio de Janeiro; 1974. p. 154-7.

5. Lei nº 2.604, de 17 de setembro de 1955. Regula o exercício da enfermagem profissional. In: Ministério da Saúde, Fundação Serviços de Saúde Pública. Enfermagem – legislação e assuntos correlatos. 3ª ed. v. I. Rio de Janeiro; 1974. p. 177-9.

6. Lei nº 2.995, de 10 de dezembro de 1956. Prorroga o prazo que restringe as exigências para instruir matrícula aos cursos de Enfermagem, nos termos do parágrafo único do art. 5º da Lei nº 775, de 06 de agosto de 1949. In: Ministério da Saúde, Fundação Serviços de Saúde Pública. Enfermagem – legislação e assuntos correlatos. 3ª ed. v. I. Rio de Janeiro; 1974. p. 181.

7. Lei nº 3.268, de 30 de setembro de 1957. Dispõe sobre os conselhos de medicina e dá outras providências. Diário Oficial, Rio de Janeiro, de 01 de outubro de 1957. Disponível em http://www.portal.cfm.org.br/index.php?option=com_content&view=article&id=21736:lei-32681957-dispoe-sobre-os-conselho-de-medicina-e-da-outras-providencias&catid=66:leis&Itemid=34.

8. Lei nº 3.780, de 12 de julho de 1960. Dispõe sobre a Classificação de Cargos do Serviço Público Civil do Poder Executivo, estabelece os vencimentos correspondentes e dá outras providências. In: Ministério da Saúde, Fundação Serviços de Saúde Pública. Enfermagem – legislação e assuntos correlatos. 3ª ed. v. I. Rio de Janeiro; 1974. p. 188-209.

9. Lei nº 3.807, de 26 de agosto de 1960. Dispõe sobre a Lei Orgânica da Previdência Social (LOPS). Disponível em http://www.silep.planejamento.rj.gov.br/index.html?lei_3_807__26081960.htm.

10. Lei nº 4.024, de 20 de dezembro de 1961. Fixa as Diretrizes e Bases da Educação Nacional. In: Ministério da Saúde, Fundação Serviços de Saúde Pública. Enfermagem – legislação e assuntos correlatos. 3ª ed. v. II. Rio de Janeiro; 1974. p. 227-36.

11. Lei nº 4.280, de 06 de novembro de 1963. Dispõe sôbre a extirpação de órgão ou tecido de pessoa falecida. Diário Oficial da União, Brasília; 11 de novembro de 1963, seção I, p. 9482.

12. Lei nº 4.591, de 16 de dezembro de 1964. Dispõe sobre o condomínio em edificações e as incorporações. In: Negrão T, Gouveia JR – Código Civil e legislação civil em vigor, 23ª ed., atualizada até 10 de janeiro de 2004. São Paulo: Saraiva; 2004. p. 546-83.

13. Lei nº 5.479, de 10 de agosto de 1968. Dispõe sôbre a retirada e transplante de tecidos, órgãos e partes de cadáver para finalidade terapêutica e científica, e dá outras providências. Disponível em vlex.com.br/tags/lei-5479-1968-199267. Revogada pela Lei nº 8489, de 18 de novembro de 1992.

14. Lei nº 5.540, de 28 de novembro de 1968. Fixa normas de organização e funcionamento do ensino superior e sua articulação com a Escola media e dá outras providências. In: Ministério da Saúde, Fundação Serviços de Saúde Pública. Enfermagem – legislação e assuntos correlatos. 3ª ed. v. II. Rio de Janeiro; 1974. p. 471-82.

15. Lei nº 5.869, de 11 de janeiro de 1973. Institui o Código de Processo Civil. Diário Oficial, Brasília, 17 de janeiro de 1973. Disponível em http://presrepublica.jusbrasil.com.br/legislacao/91735/codigo-processo-civil-lei-5869-73.

16. Lei nº 5.905, de 12 de julho de 1973. Dispõe sobre a criação dos conselhos federal e regionais de enfermagem e dá outras providências. In: Conselho Regional de Enfermagem de São Paulo. Documentos básicos de enfermagem: enfermeiros, técnicos e auxiliares. São Paulo: COREN-SP; 2001. p. 19-25.

17. Lei nº 5.889, de 17 de dezembro de 1973. Institui normas reguladoras do trabalhador rural. Diário Oficial da União, Brasília, 18 de dezembro de 1973. Disponível em www6.senado.gov.br/sicon/ExecutaPesquisaBásica.action.

18. Lei nº 5.890, de 08 de junho de 1973. Altera legislação da previdência social e dá outras providências (sobre trabalhador autônomo). Disponível em www6.senado.gov.br/sicon/ExecutaPesquisaBásica.action.

19. Lei nº 6.015, de 31 de dezembro de 1973. Dispõe sobre os registros públicos e dá outras providências. In: Negrão T, Gouveia JRF Código Civil e legislação civil em vigor. 23ª ed. atualizada até 10 de janeiro de 2004. São Paulo: Saraiva; 2004. p. 1034-217.

20. Lei nº 6.019, de 03 de janeiro de 1974. Dispõe sobre o trabalho temporário nas empresas urbanas e dá outras providências. Foi regulamentado pelo Decreto-lei 73.841, de 13 de março de 1974. Diário Oficial da União, Brasília, 04 de janeiro de 1974. Disponível em www6.senado.gov.br/sicon/ExecutaPesquisaBásica.action.

21. Lei nº 6.179, de 11 de dezembro de 1974. Institui amparo previdenciário para maiores de setenta anos de idade e para inválidos, e dá outras providências. Diário Oficial da União, Brasília, de 12 de dezembro de 1974.

22. Lei nº 6.229, de 17 de julho de 1975. Dispõe sobre a organização do Sistema Nacional de Saúde. Senado Federal, Sub-secretaria de Informações. Disponível em http:/www.senado.gov.br.

23. Lei nº 6.368, de 21 de outubro de 1976. Dispõe sobre medidas de prevenção e repressão do tráfico ilícito e uso indevido de substâncias entorpecentes ou que determinam dependência física ou psíquica e dá outras providências. In: Código Penal. 23ª ed. São Paulo: Saraiva; 1985.

24. Lei nº 6.515, de 26 de dezembro de 1977. Regula os casos de dissolução da sociedade conjugal e do casamento, seus efeitos e respectivos processos e dá outras providências. In: Negrão T, Gouveia JRF. Código Civil e legislação civil em vigor. 23ª ed., atualizada até 10 de janeiro de 2004. São Paulo: Saraiva; 2004. p. 870-6. 2004.

25. Lei nº 7.498, de 25 de junho de 1986. Dispõe sobre a regulamentação do exercício da enfermagem e dá outras providências. In: COREN-SP – Documentos básicos de enfermagem: enfermeiros, técnicos e auxiliares. São Paulo. p. 36-41.

26. Lei nº 8.069, de 13 de julho de 1990. Dispõe sobre o Estatuto da Criança e do Adolescente e dá outras providências. In: Negrão T, Gouveia JRF. Código Civil e legislação civil em vigor. 23ª ed., atualizada até 10 de janeiro de 2004. São Paulo: Saraiva; 2004. p. 711-78. Disponível em https://www.planalto.gov.br/ccivil_03/leis/L8069.htm.

27. Lei nº 8.078, de 11 de setembro de 1990. Dispõe sobre a proteção e defesa do consumidor e dá outras providências. In: Negrão T, Gouveia JRF. Código Civil e legislação civil em vigor. 23ª ed., atualizada até 10 de janeiro de 2004. São Paulo: Saraiva; 2004. p. 586-626. Disponível em http//www.planalto.gov.br/civil_03/leis/18078.htm.

28. Município de São Paulo. Lei Orgânica do município de São Paulo, aprovada em 04 de abril de 1990 pela Câmara dos Vereadores. Art. 216 – assegura à mulher assistência integral e o direito de interromper a gravidez, na rede pública municipal de saúde. Disponível em www.cedipod.org.br/w6 lomsp.htm.

29. Lei nº 8.489, de 18 de novembro de 1992. Dispõe sobre a retirada e transplante de tecidos, órgãos e partes do corpo humano com fins terapêuticos e científicos e dá outras providências. Diário Oficial da União, Brasília, 20 de novembro de 1992.

30. Lei nº 8.501, de 30 de novembro de 1992, dispõe sobre utilização de cadáver não reclamado para fins de estudo ou pesquisas científicas. Disponível em www6.senado.gov.br/sicon/ExecutaPesquisaBasica.action.

31. Lei nº 8.560, de 29 de dezembro de 1992. Regula a investigação de paternidade dos filhos havidos fora do casamento e dá outras providências. Disponível em http://legislacao.planalto.gov.br/legisla/legislacao.nsf/Viw_Identificacao/lei%208.560 a 1992?OpenDocument.

32. Lei nº 8.742, de 7 de dezembro de 1993. Dispõe sobre a organização da Assistência Social e dá outras providências. Disponível em http://www.planalto.gov.br/ccivil_03/Leis/L8742.htm.

33. Lei nº 8.842, de 04 de janeiro de 1994. Dispõe sobre a política nacional do idoso, cria o Conselho Nacional do Idoso e dá outras providências. In: Martinez WN. Direito dos idosos. São Paulo: LTr; 1997. p. 117-22.

34. Lei nº 8.870, de 15 de abril de 1994. Dispõe sobre a política nacional do idoso, cria o Conselho Nacional do Idoso e dá outras providências. In: Martinez WN. Direito dos idosos. São Paulo: LTr; 1997. p. 117-22.

35. Lei nº 8.967, de 28 de dezembro de 1994. Altera a redação do parágrafo único do art. 23 da Lei nº 7.498, de 25 de junho de 1986, que dispõe sobre a regulamentação do exercício da enfermagem e dá outras providências. In: Conselho Regional de Enfermagem de São Paulo – Documentos básicos de enfermagem. São Paulo; 2001. p. 42.

36. Lei nº 8.974, de 05 de janeiro de 1995. Regulamenta os incisos II e V do §1º, art. 225 da Constituição Federal, e estabelece normas para uso de técnicas de engenharia genética e liberação no meio ambiente de organismos geneticamente modificados. Autoriza o Poder Executivo a criar, no âmbito da Presidência da República, a Comissão Técnica Nacional de Biossegurança e dá outras providencias. Disponível em www6.senado.gov.br/sicon/ExecutaPesquisaBasica.action. Acesso em 31 de agosto de 2015.

37. Lei nº 9.029, de 13 de abril de 1995. Proíbe exigência de atestado de gravidez de candidatas à admissão de empregadas. Disponível em www6.senado.gov.br/sicon/ExecutaPesquisaBasica.action.

38. Lei nº 9.394, de 20 de dezembro de 1996. Estabelece as diretrizes e bases da educação nacional. Diário Oficial da União, Brasília, v. 134, nº 248, seção 1, p. 27833-8841, 1996.

39. Lei nº 9.434, de 4 de fevereiro de 1997. Dispõe sobre remoção de órgãos, tecidos e partes do corpo humano para fins de transplante e tratamento, e dá outras providências. In: Direitos e obrigações dos médicos. Compilação organizada para a LTr Editora por HB Textos. São Paulo: LTr; 1998, p. 479-85.

40. Lei nº 9.503, de 23 de setembro de 1997. Institui o Código de Trânsito Brasileiro. Disponível em http://www.planalto.gov.br/ccivil_03/Leis/L9503.htm.

41. Lei nº 9.649, de 27 de maio de 1998. Dispõe sobre a organização da Presidência da República e dos ministérios, e dá outras providências. O art. 58 trata da "organização, estrutura e funcionamento dos conselhos de fiscalização de profissões regulamentadas". Disponível em www6.senado.gov.br/sicon/ExecutaPesquisa Basica.action.

42. Lei nº 9.656, de 03 de junho de 1998. Dispõe sobre os planos e seguros privados de assistência à saúde. Disponível em http://www.portal.cfm.org.br/index.php?option=com_content&view=article&id=21722:lei-96561998-dispoe-sobreos-planos-e-seguros-privados-de-assistencia-a-saude&catid=66:leis&Itemid=34.

43. Estado de São Paulo. Lei nº 10.241, de 17 de março de 1999. Dispõe sobre os direitos dos usuários dos serviços e das ações de saúde no Estado de São Paulo. In: Diário Oficial do Estado de São Paulo, Seção nº 51, de 18 de março de 1999, p. 1.

44. Lei nº 10.048, de 08 de novembro de 2000. Dá prioridade de atendimento às pessoas que especifica e dá outras providências. Diário Oficial da União, Brasília, 09 de novembro de 2000.

45. Lei nº 10.211, de 23 de março de 2001. Altera dispositivos da Lei nº 9.434, de 04 de fevereiro de 1997, que "dispõe sobre a remoção de órgãos, tecidos e partes do corpo humano para fins de transplante e tratamento". Diário Oficial da União, Brasília; 2001. p. 06. Edição Extra.

46. Lei nº 10.216, de 06 de abril de 2001. Dispõe sobre a proteção e os direitos das pessoas portadoras de transtornos mentais e redireciona o modelo assistencial em saúde mental. In: Legislação em saúde mental, 1990-2002. 3ª ed. Ministério da Saúde, Brasília, 2002. p. 15-8.

47. Lei nº 10.406, de 10 de janeiro de 2002. Institui o Código Civil. Obra coletiva da Editora Saraiva com a colaboração de Antonio Luiz de Toledo Pinto, Márcia Cristina Vaz dos Santos Windt e Lívia Céspedes. São Paulo: Sugestões Literárias; 2002.

48. Lei nº 10.424, de 15 de abril de 2002. Acrescentou o capítulo VI, sobre subsistema de atendimento e internação domiciliar à Lei nº 8.080, de 19 de setembro de 1990, que dispõe sobre as condições para a promoção, proteção e recuperação da saúde, reorganização e funcionamento dos serviços correspondentes e dá outras providências (Sistema Único de Saúde). Diário oficial, Brasília, 16 de abril de 2002. Ministério da Saúde. Portaria nº 1.892, de 18 de dezembro de 1997.

49. Lei nº 10.708, de 31 de julho de 2003. Institui auxílio reabilitação psicossocial para pacientes acometidos de transtornos mentais egressos de internações. Disponível em www6.senado. gov.br/sicon/Executa PesquisaBasica.action.

50. Lei nº 10.741, de 1º de outubro de 2003. Dispõe sobre o Estatuto do Idoso e dá outras providências. Diário Oficial da União, Brasília, 03 de outubro de 2003. Disponível em https:// www.planalto.gov.br/ccivil_03/Leis/2003/L10.741.htm.

51. Lei nº 11.105, de 24 de março de 2005. Regras de Biossegurança: Conheça a íntegra da Lei sancionada pelo presidente Lula. 12 p. (online) Brasília. Diário Oficial da União, Brasília, 28 de março de 2005. In: Revista Consultor Jurídico de 205. Disponível em http://conjur. uol.com.br/static/textos/253413,1.shtml.

52. Lei nº 11.340, de 7 de agosto de 2006. Cria mecanismos para coibir a violência doméstica e familiar contra a mulher, nos termos do § 8º do art. 226 da Constituição Federal, da Convenção sobre a Eliminação de Todas as Formas de Discriminação contra as Mulheres e da Convenção Interamericana para Prevenir, Punir e Erradicar a Violência contra a Mulher; dispõe sobre a criação dos Juizados de Violência Doméstica e Familiar contra a Mulher; altera o Código de Processo Penal, o Código Penal e a Lei de Execução Penal; e dá outras providências. (Lei Maria da Penha.) Disponível em https://www.planalto.gov.br/ccivil_03/_Ato2004-2006/2006/Lei/L11340.htm.

53. Lei nº 11.343, de 23 de agosto de 2006. Institui o Sistema Nacional de Políticas Públicas sobre Drogas – Sisnad; prescreve medidas para instituir prevenção do uso indevido, atenção e reinserção social de usuários e dependentes de drogas; estabelece normas para repressão à produção não autorizada e ao tráfico ilícito de drogas; define crimes e dá outras providências. Disponível em http://www.planalto.gov.br/ccivil_03/_Ato2004-2006/2006/Lei/L11343.htm.

54. Lei nº 11.441, de 04 de janeiro de 2007. Altera dispositivos da Lei nº 5869, de 11 de janeiro de 1973. Código de Processo Civil, possibilitando realização de inventário, partilha, separação consensual e divórcio consensual por via administrativa. Diário Oficial da União, Brasília, 05 de janeiro de 2007. Disponível em https://www.planalto.gov.br/ccivil_03/_ato2007-2010/2007/lei/l11441.htm.

55. Lei nº 11.935, de 11 de maio de 2009. Altera o art. 36-C da Lei nº 9.656, de 3 de junho de 1998, que dispõe sobre os planos e seguros privados de assistência à saúde. Brasília, Diário Oficial da União 12 de maio de 2009. Disponível em http://www.planalto.gov.br/ccivil_03/ _Ato2007-2010/2009/Lei/L11935.htm.

56. Lei nº 12.653, de 28 de maio de 2012. Acresce o art. 135-A ao Decreto-Lei nº 2.848, de 07 de dezembro de 1940. Código Penal, para tipificar o crime de condicionar atendimento médico-hospitalar emergencial a qualquer garantia e dá outras providências. Disponível em http://www.planalto.gov.br/ccivil_03/_Ato2011-2014/2012/Lei/L12653.htm.

57. Lei nº 12.737, de 30 de novembro de 2012. Dispõe sobre a tipificação criminal de delitos informáticos; altera o Decreto-Lei nº 2.848, de 7 de dezembro de 1940 – Código Penal; e dá outras providências. (Lei Carolina Dickman). Disponível em http://www.planalto.gov.br/ccivil_03/ _Ato2011-2014/2012/Lei/L12737.htm.

58. Lei nº 12.842, de 10 de Julho de 2013. Dispõe sobre o exercício da Medicina. Disponível em http://www.planalto.gov.br/ccivil_03/_Ato2011-2014/2013/Lei/L12842.htm.

59. Lei nº 13.105, de 16 de março de 2015. Código de Processo Civil. Diário Oficial, Brasília, 17 de março de 2015. Disponível em http://www.planalto.gov.br/ccivil_03/_Ato2015-2018/2015/Lei/L13105.htm.

60. Lei nº 13.140, de 26 de junho de 2015. Dispõe sobre a mediação entre particulares como meio de solução de controvérsias e sobre a autocomposição de conflitos no âmbito da administração pública; altera a Lei nº 9.469, de 10 de julho de 1997, e o Decreto nº 70.235, de 6 de março de 1972; e revoga o § 2º do art. 6º da Lei nº 9.469, de 10 de julho de 1997. Disponível em http://www.planalto.gov.br/ccivil_03/_Ato2015-2018/2015/Lei/L13140.htm.

61. Lei nº 13.146, de 6 de julho de 2015. Institui a Lei Brasileira de Inclusão da Pessoa com deficiência (Estatuto da Pessoa com deficiência). Disponível em http://www.planalto.gov.br/CCIVIL_03/_Ato2015-2018/2015/Lei/L13146.htm.

62. Lei nº 13.257, de 8 de março de 2016. Dispõe sobre as políticas públicas para a primeira infância e altera a Lei nº 8.069, de 13 de julho de 1990 (Estatuto da Criança e do Adolescente), o Decreto-Lei nº 3.689, de 3 de outubro de 1941 (Código de Processo Penal), a Consolidação das Leis do Trabalho (CLT), aprovada pelo Decreto-Lei nº 5.452, de 1º de maio de 1943, a Lei nº 11.770, de 9 de setembro de 2008, e a Lei nº 12.662, de 5 de junho de 2012. Disponível em http://www.planalto.gov.br/CCIVIL_03/_Ato2015-2018/2016/Lei/L13257.htm.

63. Lei nº 13.438, de 26 de abril de 2017. Altera a Lei nº 8.069, de 13 de julho de 1990, para tornar obrigatória a adoção pelo Sistema Único de Saúde (SUS) de protocolo que estabeleça padrões para a avaliação de riscos para o desenvolvimento psíquico das crianças. Diário Oficial da União de 27 de abril de 2017. Disponível em www.planalto.gov.br/ccivil_03/_ato2015-2018/2017/lei/L13438.htm.

64. Lei nº 13.466, de 12 de julho de 2017. Altera os arts. 3º, 15 e 71 da Lei nº 10.741, de 1º de outubro de 2003, que dispõe sobre o Estatuto do Idoso e dá outras providências. Diário Oficial da União de 13 de julho de 2017. Disponível em http://www.planalto.gov.br/ccivil_03/_ato2015-2018/2017/lei/L13438.

65. Lei nº 13.467, de 13 de julho de 2017. Altera a Consolidação das Leis do Trabalho (CLT), aprovada pelo Decreto-Lei nº 5.452, de 1º de maio de 1943, e as Leis nº 6.019, de 3 de janeiro de 1974, 8.036, de 11 de maio de 1990, e 8.212, de 24 de julho de 1991, a fim de adequar a legislação às novas relações de trabalho. Diário Oficial da União de 14 de julho de 2017. Disponível em http://www. planalto.gov.br/ccivil_03/_ato2015-2018/2017/lei/l13467.htm.

66. Lei nº 13.595, de 5 de janeiro de 2018. Altera a Lei nº 11.350, de 5 de outubro de 2006, para dispor sobre a reformulação das atribuições, a jornada e as condições de trabalho, os cursos de formação técnica e continuada e a indenização de transporte dos profissionais Agentes Comunitários de Saúde e Agentes de Combate às Endemias. Disponível em http://www.planalto.gov.br/ccivil_03/_ato2015-2018/2018/lei/l13595.htm.

67. Lei Complementar nº 152, de 3 de dezembro de 2015. Dispõe sobre a aposentadoria compulsória por idade, com proventos proporcionais, nos termos do inciso II, do §1º do art. 40 da Constituição Federal. Disponível em http://www.migalhas.com.br/Quentes/17,MI231014,61044-Promulgada+lei+que+estabelece+aposentadoria+compulsoria+aos+75+anos.

MEDIDAS PROVISÓRIAS

1. Medida Provisória nº 1.718, de 06 de outubro de 1998. Acresce parágrafo ao art. 4º da Lei nº 9.434, de 4 de fevereiro de 1997, que dispõe sobre a remoção de órgãos, tecidos e partes do corpo humano para fins de transplante e tratamento. Diário Oficial da União, Brasília, nº 192; 07 de outubro de 1998, Atos do poder executivo, seção I, p. 1.

2. Medida Provisória nº 1.959-27, de 24 de outubro de 2000. Altera dispositivos da Lei nº 9.434, de 4 de fevereiro de 1997, que dispõe sobre a remoção de órgãos, tecidos e partes do corpo humano para fins de transplante e tratamento. Diário Oficial da União, Brasília, 25 de outubro de 2000, seção I, p. 3.

3. Medida Provisória nº 2.083-32, de 22 de fevereiro de 2001. Altera dispositivos da Lei nº 9.434, de 4 de fevereiro de 1997, que dispõe sobre a remoção de órgãos, tecidos e partes do corpo humano para fins de transplante e tratamento. Disponível em http://www2.camara.leg.br/legin/fed/medpro/2001/medidaprovisoria-2083-32.22 fevereiro-2001-363178-publicacaooriginal-1-pe.html.

4. Medida Provisória nº 1.549/37, de 04 de dezembro de 1997. Dispõe sobre a organização da presidência da república e dos ministérios, e dá outras providências. Essa MP foi convertida na Lei nº 9.649, de 27 de maio de 1998, cujo art. 58 estipula que os serviços de fiscalização de profissões regulamentadas serão exercidos em caráter privado, por delegação do poder público.

DECRETOS/DECRETOS-LEIS

1. Decreto nº 181, de 24 de janeiro de 1890. Promulga a lei sobre casamento civil. Revogado pelo Decreto nº 11, de 1991. Disponível em http://www.planalto.gov.br/ccivil_03/decreto/1851-1899/D181.htm.

2. Decreto nº 791, de 27 de setembro de setembro de 1890. Cria no Hospício Nacional de Alienados uma escola profissional de enfermeiros e enfermeiras. In: Ministério da Saúde. Fundação Serviços de Saúde Pública. Enfermagem, legislação e assuntos correlatos. 3ª ed. v. I. Rio de Janeiro; 1974. p. 26-7.

3. Decreto nº 1.637, de 5 de janeiro de 1907. Dispõe sobre criação de sindicatos profissionais e cooperativas. In: Pinto AP. 100 anos de sindicalismo. São Paulo: Lex; 2007. p. 10.

4. Decreto nº 15.230, de 31 de dezembro de dezembro de 1921. Aprova o regulamento para o serviço de saúde do Exército em tempo de paz. In: Ministério da Saúde. Fundação Serviços de Saúde Pública. Enfermagem, legislação e assuntos correlatos. 3ª ed. v. I. Rio de Janeiro; 1974. p. 35-54.

5. Decreto nº 16.300, de 31 de dezembro de 1923. Aprova o regulamento do Departamento Nacional de Saúde Pública. In: Ministério da Saúde. Fundação Serviços de Saúde Pública. Enfermagem, legislação e assuntos correlatos. 3ª ed. v. I. Rio de Janeiro; 1974. p. 57-66.

6. Decreto nº 19.770, de 19 de março de 1931. Regula a sindicalização das classes patronais e operárias e dá outras providências (revoga o Decreto nº 1.637, de 05 de janeiro de 1907). In: Pazzianoto Pinto A – 100 anos de sindicalismo. São Paulo: Lex; 2007.

7. Decreto nº 20.109, de 15 de junho de 1931. Regula o exercício da enfermagem no Brasil e fixa as condições para a equiparação das escolas de enfermagem e instruções relativas ao processo de exame para revalidação de diplomas. In: Ministério da Saúde. Fundação Serviços de Saúde Pública. Enfermagem, legislação e assuntos correlatos. 3ª ed. v. I. Rio de Janeiro; 1974. p. 68-72.

8. Decreto nº 20.931, de 11 de janeiro de 1932. Regula e fiscaliza o exercício da medicina, da odontologia, da medicina veterinária, e das profissões de farmacêutico, parteira e enfermeira, no Brasil, e estabelece penas. In: Ministério da Saúde. Fundação Serviços de Saúde Pública. Enfermagem, legislação e assuntos correlatos. 3ª ed. v. I. Rio de Janeiro; 1974. p. 75-82.

9. Decreto nº 2.956, de 10 de agosto de 1938. Institui o Dia do Enfermeiro. In: Ministério da Saúde. Fundação Serviços de Saúde Pública. Enfermagem, legislação e assuntos correlatos. 3ª ed. v. I. Rio de Janeiro; 1974. p. 113.

10. Decreto-Lei nº 2.381, de 09 de julho de 1940. Aprova o Quadro das atividades e profissões, para registro das associações profissionais e o enquadramento sindical e dispõe sobre a constituição dos sindicatos e associações sindicais de grau superior. Diário Oficial da União, Seção 1, p. 13345, de 12 de julho de 1940.

11. Decreto-Lei nº 2.848, de 07 de dezembro de 1940, Código Penal, de acordo com a reforma da Lei nº 7.209, de 11 de julho de 1984. In: Delmanto C et al. Código Penal Comentado. 5ª ed. Rio de Janeiro: Renovar; 2000. p. 3-650.

12. Decreto-Lei nº 3.688, de 03 de outubro de 1941, Lei das contravenções penais. In: Novo Código Penal. 23ª ed. São Paulo: Saraiva; 1985.

13. Decreto-Lei nº 5.452, de 01 de maio de 1943. Consolidação das leis do trabalho. In: Manus PPT, Roman CTM. CLT e legislação complementar em vigor. 5ª ed., revista e atualizada até 28 de fevereiro de 2006. São Paulo: Malheiros; 2006.

14. Decreto nº 27.426, de 14 de novembro de 1949. Aprova o regulamento básico para os cursos de enfermagem e de auxiliar de enfermagem. In: Ministério da Saúde. Fundação Serviços de Saúde Pública. Enfermagem, legislação e assuntos correlatos. 3ª ed. v. I. Rio de Janeiro; 1974. p. 161-72.

15. Decreto nº 44.045, de 19 de julho de 1958, aprova o regulamento do Conselho Federal e Conselhos Regionais de Medicina a que se refere a Lei nº 3268, de 30 de setembro de 1957. Diário Oficial da União de 25 de julho de 58. In: Direitos e obrigações dos médicos. Compilação organizada para a LTr Editora por HB Textos, São Paulo: LTr; 1998. p. 31-41.

16. Decreto nº 48.202, de 12 de maio de 1960. Institui a Semana da Enfermagem. In: Ministério da Saúde. Fundação Serviços de Saúde Pública. Enfermagem, legislação e assuntos correlatos. 3ª ed. v. I. Rio de Janeiro; 1974. p. 187.

17. Decreto nº 50.387, de 28 de março de 61. Regulamenta o exercício da enfermagem e suas funções auxiliares no território nacional. In: Ministério da Saúde, Fundação Serviços de Saúde Pública, Enfermagem, legislação e assuntos correlatos. 3ª ed. v. 2. Rio de Janeiro; 1974. p. 217-22.

18. Decreto nº 92.588, de 25 de abril de 1986, obriga serventuários da Justiça a comunicarem mensalmente ao INPS a lavratura de óbitos nos registros civis e dá outras providências. Diário Oficial da União, Brasília, 28 de abril de 1986, 006039,1.

19. Decreto nº 94.406, de 8 de junho de 1987. Regulamenta a Lei nº 7.498/86 que dispõe sobre o exercício da enfermagem e dá outras providências. Diário Oficial da União, Brasília, 09 de junho de 1987. seção 1, p. 1, p. 8853-5.

20. Decreto nº 1.197, de 14 de julho de 1994. Regulamenta dispositivos das Leis nºs 8.861, de 25 de março de 1994, e 8.870, de 15 de abril de 1994, que alteram dispositivos das Leis nºs 8.212 e 9.213, ambas de 24 de julho de 1991. Diário Oficial da União, Brasília, 15 de julho de 1994. Revogado pelo Decreto nº 3.048, de 06 de maio de 1999.

21. Decreto nº 2.181, de 20 de março de 1997. Dispõe sobre organização do sistema nacional de defesa do consumidor (SNDC) e estabelece normas gerais de sanções administrativas previstas na Lei nº 8.078/90. In: Negrão T, Gouveia JRF. Código Civil e legislação civil em vigor. 23ª ed., atualizada até 10 de janeiro de 2004. São Paulo: Saraiva; 2004. p. 627-44.

22. Decreto nº 2.268, de 30 de junho de 1997. Regulamenta a Lei nº 9.434, de 04 de fevereiro de 1997, que dispõe sobre a remoção de órgãos, tecidos e partes do corpo humano para fins de transplante e tratamento, e dá outras providências. Suplemento da AASP, nº 2.014, p. 1-8, de 4 outubro de 1997. Disponível em https://www.legisweb.com.br/legislacao/?id=52833.

23. Decreto nº 3.048, de 6 de maio de 1999. Aprova o Regulamento da Previdência Social e dá outras providências. Disponível em http://www.planalto.gov.br/ccivil_03/decreto/D3048.htm.

24. Decreto nº 5.154, de 23 de julho de 2004. Regulamenta o parágrafo º2º do art. 36 e os arts. 39 a 41 da Lei nº 9.394, de 20 de dezembro de 1996, que estabelece as diretrizes e bases da educação nacional, dá outras providências, inclusive revogou o Decreto nº 2.208/97.

25. Decreto nº 5.773, de 09 de maio de 2006. Dispõe sobre o exercício das funções de regulação, supervisão e avaliação de instituições de educação superior e cursos superiores de graduação e sequenciais no sistema de ensino. Disponível em www6.senado.gov.br/sicon/Executa. Pesquisa Basica.action.

26. Decreto nº 9.175, de 18 de junho de 2017. Regulamenta a Lei nº 9.434, de 4 de fevereiro de 1997, para tratar da disposição de órgãos, tecidos, células e partes do corpo humano para fins de transplante e tratamento. Disponível em http://www.planalto.gov.br/ccivil_03/_ato2015-2018/2017/decreto/D9175.htm.

RESOLUÇÕES

1. Conselho Federal de Medicina. Resolução CFM nº 1.246, de 08 de janeiro de 1988, aprova o Código de Ética Médica. In: Direitos e obrigações dos médicos. Compilação organizada para a LTr Editora por HB Textos, São Paulo: LTr; 1998. p. 52-67.

2. Conselho Federal de Medicina. Resolução CFM nº 1.358, de 11 de novembro de 1992, dispõe sobre técnicas de reprodução assistida. Diário Oficial da União 19 de novembro de 92. In: Direitos e obrigações dos médicos. Compilação organizada para a LTr Editora por HB Textos, São Paulo: LTr, 1998. p. 473-6.

3. Conselho Federal de Enfermagem. Resolução COFEN nº 172, de 15 de junho de 1994. Normatiza a criação de Comissão de Ética de Enfermagem nas instituições de saúde. In: Conselho Regional de Enfermagem, COREN-SP, Documentos básicos de Enfermagem. São Paulo; 2001. p. 121-2.

4. Conselho Federal de Enfermagem. Resolução COFEN nº 189, de 25 de março de 1996. Estabelece parâmetros para dimensionamento do quadro de profissionais de enfermagem nas instituições de saúde. In: COREN-SP – Documentos básicos de enfermagem. São Paulo: Lis Gráfica; 2001. p. 144-51.

5. Conselho Federal de Medicina. Resolução nº 1.480, de 08 de agosto de 1997. Define os critérios para diagnóstico de morte encefálica. Diário Oficial da União, nº 160; 21 de agosto de 1997; Poder Executivo, seção I, p. 18227.

6. Ministério da Educação e Cultura. Resolução Conselho Nacional de Educação, Comissão de Ensino Básico (CNE/CEB) nº 4/99. Institui as diretrizes curriculares nacionais para a educação profissional de nível técnico. In: Serio ASS *et al*. Legislação complementar e notas complementares. São Paulo: EPU; 2001c.

7. Conselho Federal de Enfermagem. Resolução COFEN nº 240, de 30 de agosto de 2000. Código de Ética dos Profissionais de Enfermagem. In: COREN-SP, Documentos básicos de Enfermagem, Lis Gráfica, São Paulo, 2001. Revogada pela Resolução 311, de 2007.

8. Conselho Federal de Enfermagem. Resolução COFEN nº 267, 05 de outubro de 2001. Aprova atividades de enfermagem em domicílio home care. Disponível em www.portalcofen.org. br. 22 de junho de 2006.

9. Conselho Federal de Enfermagem. Resolução COFEN nº 270, de 18 de abril de 2002. Aprova a regulamentação das empresas que prestam serviços de enfermagem domiciliar – home care. Disponível em www.portalcofen.org.br. 22 de fevereiro de 2006.

10. Conselho Federal de Enfermagem. Resolução COFEN nº 270, de 18 de abril de 2002. Aprova a Regulamentação das empresas que prestam Serviços de Enfermagem Domiciliar – home care. Disponível em http://www.cofen.gov.br/resoluo-cofen-2702002_4307.html.

11. Conselho Federal de Medicina. Resolução CFM nº 1.668, de 7 de maio de 2003. Dispõe sobre normas técnicas necessárias à assistência domiciliar de paciente, definindo as responsabilidades do médico, hospital, empresas públicas e privadas; e a interface multiprofissional neste tipo de assistência. Diário Oficial da União, Brasília. 03 Junho de 2003, Seção I, p. 84.

12. Agência Nacional de Saúde (ANS). Resolução Normativa nº 44, de 24 de julho de 2003. Foi alterada pela Resolução Normativa DC/ANS nº 382, de 29 de junho de 2015, que dispõe sobre a proibição da exigência de caução por parte dos prestadores de serviços contratados, credenciados, cooperados ou referenciados das operadoras de planos de assistência à saúde, e dá outras providências. Disponível em http://www.informanet.com.br/Prodinfo/boletim/2015/legislacao/resolucao_normativa_dc_ans_382_27_2015.php.

13. Conselho Federal de Enfermagem. Resolução COFEN nº 292, de 07 de junho de 2004. Normatiza a atuação do Enfermeiro na Captação e Transplante de Órgãos e Tecidos. Disponível em http://www.saude.ba.gov.br/transplantes/documentos_tx/cofen.pdf.

14. Conselho Federal de Medicina. Resolução CFM nº 1.752, de 13 de setembro de 2004. Autorização ética do uso de órgãos e/ou tecidos de anencéfalos para transplante, mediante autorização prévia dos pais. (Revogada pela Resolução CFM nº 1.949/2010). Disponível em http://www.portalmedico.org.br/resolucoes/cfm/2004/1752_2004.htm.

15. Conselho Federal de Enfermagem. Resolução COFEN nº 293, de 21 de setembro de 2004. Fixa e estabelece Parâmetros para o Dimensionamento do Quadro de Profissionais de Enfermagem nas Unidades Assistenciais das Instituições de Saúde e Assemelhados. Disponível em http://www.cofen.gov.br/resoluo-cofen-2932004_4329.html.

16. Ministério da Saúde. Resolução da Diretoria Colegiada da Agência Nacional de Vigilância Sanitária – Anvisa RDC nº 11, de 26 de janeiro de 2006. Dispõe sobre o regulamento técnico de funcionamento de serviços que prestam atenção domiciliar. Disponível em www.e-legis. anvisa.gov.br. 16 de fevereiro de 2006.

17. Conselho Federal de Enfermagem. Resolução COFEN nº 311, de 10 de fevereiro de 2007. Aprova o Código de Ética dos Profissionais de Enfermagem. In: COREN-SP. Principais legislações para o Exercício da Enfermagem. São Paulo: Demais; 2007, p. 21-33.

18. Conselho Federal de Medicina. Resolução CFM nº 1.885, de 23 de outubro de 2008. É vedado ao médico participar de pesquisa envolvendo seres humanos utilizando placebo, quando houver tratamento disponível eficaz já conhecido. Disponível em https://www.ufrgs.br/bioetica/cfm1885-08.htm.

19. Conselho Federal de Medicina. Resolução CFM nº 1.931, de 17 de setembro de 2009. Aprova o Código de Ética Médica. Diário Oficial da União, nº 183; 24 de setembro de 2009, seção I, p. 90.

20. Ministério da Saúde. Resolução da Diretoria Colegiada da Agência Nacional de Vigilância Sanitária (Anvisa). Resolução normativa nº 211, de 11 de janeiro de 2010. Atualiza o rol de procedimentos e eventos em saúde, que constitui a referência básica para cobertura assistencial mínima nos planos privados de assistência à saúde, contratados a partir de 1º de janeiro de 1999, fixa as diretrizes de atenção à saúde e dá outras providências, fazendo figurar a previsão de cobertura da assistência domiciliar.

21. Conselho Federal de Medicina. Resolução CFM nº 1.949 de 10/06/2010. Revoga a Resolução CFM nº 1.752/2004, que trata da autorização ética do uso de órgãos e/ou tecidos de anencéfalos para transplante, mediante autorização prévia dos pais. Disponível em http://www.normasbrasil.com.br/norma/?id=111844.

22. Conselho Federal de Enfermagem. Resolução COFEN nº 389, de 18 de outubro de 2011. Atualiza, no âmbito do Sistema COFEN/CORENS os procedimentos para registro de título de pós-graduação lato e stricto sensu, concedido a enfermeiros e lista as especialidades. Diário Oficial da União, Brasília, nº 201, de 20 de outubro de 2011, p. 146.

23. Ministério da Saúde. Conselho Nacional de Saúde. Resolução nº 466, de 12 de dezembro de 2012. Trata de pesquisas em seres humanos e atualiza a Resolução 196/96, publicada no Diário Oficial, em 13/06/2013, Brasília, Seção 1, p. 59.

24. Conselho Federal de Medicina. Resolução CFM nº 1.989, de 14 de maio de 2012. Dispõe sobre o diagnóstico de anencefalia para a antecipação terapêutica do parto e dá outras providências. Diário Oficial da União, Brasília, 14 de maio de 2012, Seção I, p. 308-9.

25. São Paulo. Resolução Secretaria da Saúde nº 114 de 2014. Dispõe sobre a estrutura organizacional e operacional do Sistema Estadual de Transplantes de São Paulo. São Paulo: Diário Oficial Estado de São Paulo; 2014. p. 34.

26. Conselho Federal de Enfermagem. Resolução COFEN nº 464, de 20 de outubro de 2014. Normatiza a atuação da equipe de enfermagem na atenção domiciliar. Disponível em https://www.legisweb.com.br/legislacao/?id=276411.

27. São Paulo. Resolução SS nº 114, de 29 de setembro de 2014. Dispõe sobre a estrutura organizacional e operacional do Sistema Estadual de Transplantes de São Paulo. Diário Oficial Estado de São Paulo nº184; 30 de setembro de 2014; Poder Executivo, Seção 1. p. 34.

28. Conselho Federal de Enfermagem. Resolução COFEN nº 511, de 29 de março de 2016. Aprova a norma técnica que dispõe sobre a atuação de enfermeiros e técnicos de enfermagem em hemoterapia. Disponível em http://www.poderesaude.com.br/novosite/images/04.04.16_i.pdf.

29. Conselho Federal de Enfermagem (COFEN). Resolução nº 543, de 18 de abril de 2017. Atualiza e estabelece parâmetros para o dimensionamento do quadro de profissionais de enfermagem nos serviços/locais em que são realizadas atividades de enfermagem. Diário Oficial da União, Brasília, nº 86, seção 1, pg. 120, 8 de maio de 2017. Disponível em http://www.cofen.gov.br/resoluo-cofen-n-5432017_9263.html.

30. Conselho Federal de Enfermagem (COFEN). Resolução nº 564, de 6 de novembro de 2017. Aprovou o novo Código de Ética dos Profissionais de Enfermagem. Diário Oficial da União, Brasília, nº 233 pg. 157, 6 de dezembro de 2017. Disponível em http://www.cofen.gov.br/wp-content/uploads/2017/12/Resolu%C3%A7%C3%A3o-564-17.pdf.

31. Conselho Federal de Medicina. Resolução nº 2.173, de 23 de novembro de 2017. Define os critérios do diagnóstico de morte encefálica. Diário Oficial, nº 240, 15 de dezembro de 2017, Poder Executivo, seção I, p. 274.

32. Conselho Federal de Enfermagem (COFEN). Resolução nº 570, de 9 de março de 2018. Atualiza, no âmbito do Sistema COFEN/Conselhos Regionais de Enfermagem, os procedimentos para registro de títulos de pós-graduação lato e stricto sensu concedido a enfermeiros e lista as especialidades. E revogou a Resolução COFEN nº 389/2011. Diário Oficial da União, Brasília, 13 de março de 2018.

PORTARIAS

1. Ministério dos Negócios do Trabalho e Previdência Social. Portaria nº 94, de 27 de março de 1962. Cria o Grupo de Enfermeiros na Confederação Nacional das Profissões Liberais. In: Ministério da Saúde. Fundação Serviços de Saúde Pública. Enfermagem, legislação e assuntos correlatos. 3ª ed. v. II. Rio de Janeiro; 1974. p. 237-40.

2. Ministério dos Negócios do Trabalho e Previdência Social. Portaria nº 3.311, de 02 de setembro de 1974. Altera a denominação dos Sindicatos de Enfermeiros e Empregados de Hospitais e Casas de Saúde para Sindicato dos Profissionais de Enfermagem, Técnicos, Duchistas, Massagistas e Empregados em Hospitais e Casas de Saúde. Diário Oficial, Brasília, de 02 de setembro de 1974.

3. Ministério da Saúde. Portaria nº 2.416, de 23 de março de 1998. Estabelece requisitos para credenciamento de hospitais e critérios para realização de internação domiciliar no SUS. Diário oficial da União, Brasília, 26 de março de 1998. p. 106.

4. Ministério da Previdência e Assistência Social. Secretaria de Políticas de Assistência Social, Gerência de Atenção à Pessoa Idosa, Portaria nº 73, de 10 de maio de 2001. Normas de funcionamento de serviços de atenção ao idoso no Brasil. SEADS/MPAS. Disponível em http://www.idoso.mppr.mp.br/modules/conteudo/conteudo.php?conteudo=39.

5. Ministério da Saúde. Portaria nº 2.488, de 21 de outubro de 2011. Aprova a Política Nacional de Atenção Básica, estabelecendo a revisão de diretrizes e normas para a organização da Atenção Básica, para a Estratégia Saúde da Família (ESF) e o Programa de Agentes Comunitários de Saúde (PACS). Disponível em http://bvsms.saude.gov.br/bvs/saudelegis/gm/2011/prt2488_21_10_2011.html.

6. Ministério da Saúde. Portaria nº 971, de 03 de maio de 2006. Política Nacional de práticas integrativas e complementares no Sistema Único de Saúde (SUS), (inclusive acupuntura). Diário Oficial da União, Brasília. 04 de maio de 2006. p. 20.

7. Ministério da Saúde. Portaria nº 2.527, de 27 de outubro de 2011. Redefine a atenção domiciliar no âmbito do Sistema Único de Saúde (SUS). Diário Oficial da União, Brasília, nº 208, seção 1. 28 de outubro de 2011. p. 44.

8. Ministério da Saúde. Portaria nº 963, de 27 de maio de 2013. Redefine a atenção domiciliar no âmbito do sistema único de saúde (SUS). Disponível em: http://bvsms.saude.gov.br/bvs/saudelegis/gm/2013/prt0963_27_05_2013.html.

9. Ministério da Saúde GM. Portaria nº 2.416, de 23 de março de 1998. Estabelece requisitos para credenciamento de Hospitais e critérios para realização de internação domiciliar no SUS. Disponível em http://www.saude.ba.gov.br/dae/Port2416.pdf.

10. Ministério da Saúde. Portaria nº 2.600, de 21 de outubro de 2009. Aprova o Regulamento Técnico do Sistema Nacional de Transplantes. Diário Oficial da União, de 30/10/2009, nº 208, Seção 1, p. 77. Disponível em http://bvsms.saude.gov.br/bvs/saudelegis/gm/2009/prt2600_21_10_2009.html.

11. Ministério da Saúde. Portaria nº 825, de 25 de abril de 2016. Redefine a atenção domiciliar no âmbito do Sistema Único de Saúde (SUS) e atualiza as equipes habilitadas. Disponível em http://www.cosemsrn.org.br/wp.content/upçoads/2016/04/portaria.825-1.pdf.

DECLARAÇÕES

1. Organização das Nações Unidas (ONU). Declaração Universal dos Direitos Humanos. Versão portuguesa. São Paulo: Paulinas; 1954.

2. Organização das Nações Unidas (ONU). Declaração da ONU, de 17 de dezembro de 1991. A proteção de pessoas acometidas de transtorno mental e a melhoria da assistência à saúde mental. Original em inglês. Versão em português de 16/11/92, por Dr. Messias Liguori Padrão.

Apêndices

Apêndice 1

Código de Nuremberg – 1947

1. O consentimento voluntário do ser humano é absolutamente essencial.

   Isso significa que as pessoas que serão submetidas ao experimento devem ser legalmente capazes de dar consentimento; essas pessoas devem exercer o livre direito de escolha sem qualquer intervenção de elementos de força, fraude, mentira, coação, astúcia ou outra forma de restrição posterior; devem ter conhecimento suficiente do assunto em estudo para tomar uma decisão. Esse último aspecto exige que sejam explicados às pessoas a natureza, a duração e o propósito do experimento; os métodos segundo os quais será conduzido; as inconveniências e os riscos esperados; os efeitos sobre a saúde ou sobre a pessoa do participante que eventualmente possam ocorrer devido à participação no experimento.

   O dever e a responsabilidade de garantir a qualidade do consentimento repousam sobre o pesquisador que inicia ou dirige um experimento ou se compromete nele. São deveres e responsabilidades pessoais que não podem ser delegados a outrem impunemente.

2. O experimento deve ser qual que produza resultados vantajosos para a sociedade, que não possam ser buscados por outros métodos de estudo, mas não podem ser feitos de maneira casuística ou desnecessariamente.

3. O experimento deve ser baseado em resultados de experimentação com animais e no conhecimento da evolução da doença ou outros problemas em estudo; dessa maneira, os resultados já conhecidos justificam a condição do experimento.

4. O experimento deve ser conduzido de maneira a evitar todo sofrimento e danos desnecessários, quer físicos, quer mentais.

5. Não deve ser conduzido nenhum experimento quando existirem razões para acreditar que possa ocorrer morte ou invalidez permanente; exceto, talvez, quando o próprio médico pesquisador se submeter ao experimento.

6. O grau de risco aceitável deve ser limitado pela importância do problema que o pesquisador se propõe a resolver.

7. Devem ser tomados cuidados especiais para proteger o participante do experimento de qualquer possibilidade de dano, invalidez ou morte, mesmo que remota.

8. O experimento deve ser conduzido apenas por pessoas cientificamente qualificadas.

9. O participante do experimento deve ter a liberdade de se retirar no decorrer do experimento.

10. O pesquisador deve estar preparado para suspender os procedimentos experimentais em qualquer estágio, se ele tiver motivos razoáveis para acreditar que a continuação do experimento provavelmente causará dano, invalidez ou morte para os participantes.

O Código de Nuremberg, formulado em 1947, juntamente com a Declaração de Helsinque (1964), em suas versões sucessivas (a última em 2013), e as Diretrizes para Pesquisa em Seres Humanos do Conselho Internacional de Organizações de Ciências Médicas (CIOMS) constituem os pilares da moderna ética em pesquisa com seres humanos. Acrescente-se a Resolução CNS nº 466, de 12 de dezembro de 2012, que aprovou, para o Brasil, as diretrizes e as normas regulamentadoras para pesquisas envolvendo seres humanos.

Apêndice 2

Declaração de Helsinque (outubro de 2013)

PRINCÍPIOS ÉTICOS PARA A PESQUISA CLÍNICA EM SERES HUMANOS

Adotada pela 18ª Assembleia Geral da Associação Médica Mundial (AMM), em Helsinque, Finlândia, junho 1964, e, posteriormente, emendadas ou atualizadas pelas seguintes assembleias gerais dessa Associação (AMM):

29ª Assembleia Geral, em Tóquio, Japão, outubro de 1975;
35ª Assembleia Geral, em Veneza, Itália, em outubro de 1983;
41ª Assembleia Geral, em Hong Kong, setembro de 1989;
48ª Assembleia Geral, em Somerset West, República da África do Sul, outubro de 1996;
52ª Assembleia Geral, em Edimburgo, Escócia, outubro de 2000;
53ª Assembleia Geral, em Washington 2002 (acrescentado esclarecimento ao parágrafo 29);
55ª Assembleia Geral, em Tóquio 2004 (acrescentado esclarecimento ao parágrafo 30);
59ª Assembleia Geral, em Seul, Coreia, outubro de 2008;
64ª Assembleia Geral, em Fortaleza, Brasil, outubro de 2013.

PREÂMBULO

1. A Associação Médica Mundial (AMM) elaborou a Declaração de Helsinque como um enunciado de princípios éticos para a pesquisa clínica envolvendo seres humanos, incluindo investigação sobre dados e material humano identificáveis.

   A Declaração deve ser lida como um todo e cada um dos seus parágrafos constituintes deverá ser aplicado tendo em conta todos os outros parágrafos relacionados.

2. De acordo com a missão da AMM, a Declaração dirige-se em primeiramente aos médicos. A AMM incentiva outros participantes da pesquisa clínica em seres humanos a adotar estes princípios.

PRINCÍPIOS GERAIS

3. A Declaração de Genebra da AMM compromete o médico com as seguintes palavras: "A saúde do meu paciente será a minha primeira preocupação" e o Código Internacional da Ética Médica declara que "Um médico deve agir no melhor interesse do paciente quando presta cuidados de saúde".

4. É dever do médico promover e proteger a saúde, o bem-estar e os direitos dos pacientes, incluindo os que são alvo de pesquisa clínica. O saber e a consciência do médico são consagrados ao cumprimento deste dever.

5. O progresso médico baseia-se em pesquisas que, naturalmente, incluem estudos em seres humanos.

6. O objetivo primário da pesquisa clínica em seres humanos é compreender as causas, a evolução e os efeitos das doenças e melhorar as intervenções preventivas, diagnósticas e

terapêuticas (métodos, procedimentos e tratamentos). Mesmo as melhores e mais comprovadas intervenções atuais têm de ser continuadamente avaliadas através de pesquisa sobre a sua segurança, eficácia, eficiência, acessibilidade e qualidade.

7. A pesquisa clínica está sujeita a padrões éticos que promovem e garantem o respeito por todos os seres humanos e protegem a sua saúde e direitos.

8. Embora o objetivo primário da pesquisa clínica seja gerar novo conhecimento, essa finalidade nunca prevalece sobre os direitos e interesses individuais dos participantes na pesquisa.

9. É dever dos médicos que participam em pesquisa clínica proteger a vida, a saúde, a dignidade, a integridade, o direito à autodeterminação, a privacidade e à confidencialidade da informação pessoal dos participantes. A responsabilidade pela proteção dos participantes sujeitos da pesquisa cabe sempre ao médico, ou outro profissional de saúde, e nunca aos sujeitos da pesquisa, mesmo que estes tenham dado consentimento.

10. Os médicos devem levar em consideração as normas éticas, legais e regulamentares e os padrões da pesquisa em seres humanos em vigor em seus países, assim como as normas e padrões internacionais aplicáveis. Nenhum requisito ético, legal ou regulamentar, nacional ou internacional, deve reduzir ou eliminar quaisquer das proteções relativas aos participantes, sujeitos de pesquisa, indicadas nesta Declaração.

11. A pesquisa clínica deve ser realizada de modo a minimizar eventuais danos ambientais.

12. A pesquisa clínica em seres humanos só deve ser realizada sob a direção de pessoas com educação, treino e qualificações éticas e científicas apropriadas. Pesquisar pacientes ou voluntários saudáveis exige a supervisão de médico ou outro profissional de saúde competente e adequadamente qualificado.

13. Grupos que estejam insuficientemente representados na pesquisa clínica deverão ser proporcionados acesso apropriado a essa participação.

14. O médico apenas pode associar pesquisa clínica com cuidados médicos quando a investigação se justifique pelo seu potencial valor preventivo, diagnóstico ou terapêutico e se o médico tiver boas razões para acreditar que a participação no projeto de pesquisa não afeta desfavoravelmente a saúde dos pacientes participantes, sujeitos da pesquisa.

15. Devem ser assegurados compensações e tratamentos adequados aos sujeitos que sofrerem danos por participarem em pesquisas.

RISCOS, INCÔMODOS E BENEFÍCIOS

16. Tanto na prática profissional como na pesquisa clínica, muitas intervenções envolvem riscos e incômodos. A pesquisa clínica em seres humanos só deve ser realizada se a importância do objetivo ultrapassar os inerentes riscos e incômodos para os participantes sujeitos da pesquisa.

17. Todo projeto de pesquisa clínica envolvendo seres humanos precisa ser precedido de cuidadosa avaliação dos riscos e incômodos previsíveis para os indivíduos e grupos envolvidos, comparando-os com os benefícios esperados, para eles e para outros indivíduos ou grupos afetados pela situação sob investigação. Devem ser implementadas medidas que minimizem os riscos. Os riscos devem ser sempre monitorados, avaliados e documentados pelo pesquisador.

18. Os médicos não devem se envolver em projeto de pesquisa com seres humanos, a menos que se assegurem que os riscos presentes tenham sido adequadamente avaliados e possam ser satisfatoriamente controlados. Quando os riscos pareçam ultrapassar potenciais benefícios, ou quando haja provas conclusivas de resultados positivos e benéficos, os pesquisadores devem avaliar se continuam, modificam ou interrompem imediatamente o estudo.

GRUPOS E INDIVÍDUOS VULNERÁVEIS

19. Alguns grupos e indivíduos sob investigação são particularmente vulneráveis e têm probabilidade aumentada de serem lesados ou de ocorrência de danos adicionais. Todos os grupos e indivíduos vulneráveis devem receber proteção que lhes sejam especificamente dirigidas.

20. A pesquisa clínica que envolva grupos vulneráveis somente é justificável se a pesquisa puder responder às necessidades e prioridades de saúde desse grupo e se a pesquisa não puder ser realizada num grupo não-vulnerável. Além disso, esse grupo deve receber os benefícios do conhecimento, práticas ou intervenções resultantes da pesquisa.

REQUISITOS CIENTÍFICOS E PROTOCOLOS DE INVESTIGAÇÃO

21. A pesquisa clínica envolvendo seres humanos deve ser conformada dentro dos princípios científicos genericamente aceitos; fundamentar-se nos conhecimentos da literatura científica e de outras fontes relevantes de informação; na experimentação laboratorial e, se apropriado, animal. O bem-estar dos animais usados para investigação deve ser respeitado.

22. O desenho e o desempenho de cada estudo envolvendo seres humanos devem ser claramente descritos e fundamentados num protocolo de investigação. O protocolo deve conter enunciado das questões éticas presentes e indicar como foram respeitados os princípios desta Declaração. O protocolo deve incluir informação sobre financiamento, patrocinadores, vínculos institucionais, potenciais conflitos de interesse, incentivos para os sujeitos da pesquisa e informação sobre ajudas e/ou indenizações para quem for prejudicado em consequência da participação no estudo. Em caso de experimentos clínicos, o protocolo deve também descrever as disposições relativas às ajudas após esses experimentos.

COMISSÕES DE ÉTICA NA PESQUISA

23. O protocolo de pesquisa deve ser submetido para apreciação, comentários, orientação e aprovação, à respectiva Comissão de Ética na Pesquisa antes de começar o estudo. Essa Comissão deve ser transparente em seu funcionamento, ser autônoma em relação ao pesquisador e ao patrocinador e livre de qualquer outra influência indevida; e deve estar devidamente qualificada. Deve levar em consideração as leis e regulamentos do país ou países onde a pesquisa seja realizada, assim como normas e padrões internacionais aplicáveis, sem que isso conduza a uma redução ou eliminação de qualquer das proteções previstas nesta Declaração. A Comissão deve ter o direito de monitorar os estudos em curso. O investigador deve prover à Comissão as informações necessárias à monitoração, especialmente, informações referentes a quaisquer eventos adversos graves. Nenhuma alteração ao protocolo pode ser feita sem apreciação e aprovação da Comissão. No final do estudo, os pesquisadores devem submeter um relatório final contendo um resumo dos achados do estudo e as conclusões.

PRIVACIDADE E CONFIDENCIALIDADE

24. Todas as precauções devem ser tomadas para proteger a privacidade dos sujeitos da pesquisa e a confidencialidade dos seus dados pessoais.

CONSENTIMENTO INFORMADO

25. A participação de pessoas capazes de dar consentimento informado para participarem como sujeitos de pesquisa clínica deve ser voluntária. Embora possa ser apropriado

Apêndice 2 | Declaração de Helsinque (outubro de 2013) **383**

consultar membros da família ou líderes comunitários, nenhuma pessoa capaz de dar consentimento informado pode ser selecionada para um projeto de pesquisa sem que livremente o aceite.

26. Na pesquisa clínica com seres humanos capazes de dar consentimento informado, cada sujeito potencial deve ser informado adequadamente sobre as finalidades, métodos, fontes de financiamento e possíveis conflitos de interesse, vínculos institucionais do pesquisador, benefícios esperados, potenciais riscos do estudo e desconfortos que lhe possam estar associados, ajudas após o estudo, bem como outros aspectos relevantes do estudo. O potencial participante deve ser informado do direito de recusar-se a participar do estudo ou de, em qualquer momento, revogar o consentimento de participar, sem represálias. Especial atenção deve ser dada às necessidades específicas de informação de potenciais participantes, assim como aos métodos usados para prestar a informação.

    Após assegurar-se de que o potencial participante compreendeu a informação, o médico ou outro profissional qualificado deve então obter o consentimento livre e informado do potencial sujeito, preferencialmente por escrito. Se o consentimento não pode ser feito por escrito, o consentimento verbal tem de ser formalmente documentado com testemunha. Todos os participantes da pesquisa clínica devem ter a opção de serem informados dos resultados gerais ou especiais do estudo.

27. Quando se solicita o consentimento informado para a participação num projeto de pesquisa, o médico deve ser particularmente cauteloso se o potencial participante tem uma relação de dependência consigo ou possa consentir sob coação. Em tais situações, o consentimento informado deve ser obtido por pessoa adequadamente qualificada e que seja completamente independente dessa relação.

28. Para o caso de um potencial participante na pesquisa ser incapaz de decidir, o médico deve pedir o consentimento informado ao seu representante legal. Essas pessoas não devem ser incluídas num projeto de pesquisa que não ofereça probabilidade de as beneficiar, salvo se houver a intenção de promover a saúde da população representada pelo potencial participante; se a pesquisa não puder, como alternativa, ser feita com participantes sujeitos capazes de decidir e se a investigação implicar apenas risco mínimo e desconforto mínimo.

29. Quando se tratar de um potencial participante na investigação considerado incapaz para decidir, mas que pode dar assentimento a decisões acerca da sua participação na pesquisa, o médico deve procurar esse assentimento em acréscimo ao consentimento do representante legal. A discordância do potencial participante deve ser respeitada.

30. A pesquisa envolvendo sujeitos incapazes, física ou mentalmente, de dar consentimento, por exemplo, pacientes inconscientes, apenas pode ser feita se a condição física ou mental que os impede de dar o consentimento informado for uma caraterística necessária da população investigada. Em tais circunstâncias, o médico deve procurar o consentimento informado do representante legal. Se tal representante não estiver disponível e se a investigação não pode ser adiada, o estudo pode prosseguir sem consentimento informado, desde que as razões específicas para incluir sujeitos com uma condição que os impede de dar consentimento, estejam expressas no protocolo de investigação e o estudo tenha sido aprovado por uma Comissão de Ética na pesquisa. O consentimento para permanecer na pesquisa deve ser obtido logo que possível do sujeito, ou do seu representante legal.

31. O médico deve informar inteiramente ao paciente sobre quais os aspectos da assistência que estão relacionados com a pesquisa. A recusa de um doente em participar no estudo, ou a decisão de um paciente de interromper a sua participação no estudo, nunca podem interferir na relação médico-paciente.

32. Para a pesquisa clínica que usa material humano ou dados identificáveis, como na pesquisa com material e dados contidos em biobancos ou repositórios similares, os médicos devem

procurar obter o consentimento para a sua coleta, guarda e/ou reutilização. Pode haver situações excepcionais em que o consentimento seja impossível ou impraticável de obter para a pesquisa em apreço. Em tais situações a pesquisa apenas pode ser realizada após apreciação e aprovação por uma comissão de ética na pesquisa.

USO DE PLACEBO

33. Os benefícios, riscos, incômodos e a eficácia de uma nova intervenção devem ser comparados com intervenção(ões) comprovadamente melhor(es), exceto nas seguintes circunstâncias: onde não exista intervenção comprovada, o uso de placebo, ou a não-intervenção, é aceitável; ou onde, por razões metodológicas convincentes e cientificamente robustas, o uso de qualquer intervenção menos eficaz do que a comprovadamente melhor, o placebo ou a não-intervenção, são necessários para determinar a eficácia ou segurança de uma intervenção; e os pacientes que recebem qualquer intervenção menos eficaz do que a comprovadamente melhor, o placebo ou a não-intervenção, não sejam sujeitos a risco adicional de dano grave ou irreversível, resultante de não receberem essa intervenção comprovadamente melhor. Cautelas extremas devem ser adotadas para evitar o abuso desta opção.

AJUDAS APÓS EXPERIMENTOS

34. Anteriormente aos experimentos ou ensaios clínicos, patrocinadores, pesquisadores e governos de países onde se realizam ensaios clínicos devem tomar providências sobre o acesso a ajudas após o estudo, de todos os participantes, que necessitem de uma intervenção identificada como benéfica pelo estudo. Essa informação deve também ser dada aos participantes durante o processo de obtenção do consentimento informado.

REGISTRO DE ESTUDOS E PUBLICAÇÃO/DIVULGAÇÃO DE RESULTADOS

35. Toda pesquisa clínica deve ser registrada numa base de dados com acesso público antes de se iniciar o recrutamento do primeiro participante.

36. Pesquisadores, autores, patrocinadores, revisores e editores têm, todos, obrigações éticas quanto à publicação e divulgação dos resultados da investigação. Os pesquisadores têm o dever de colocar os resultados das suas investigações com seres humanos, publicamente acessíveis, e são responsáveis pela exatidão e pela completude dos seus relatórios. Todos devem acatar normas de orientação em vigor sobre relatórios éticos. Devem ser publicados, ou pelo menos tornados publicamente disponíveis, não só os resultados positivos, mas também os negativos ou inconclusivos. As fontes de financiamento, os vínculos institucionais e conflitos de interesse devem ser declarados quando da publicação. Relatórios de pesquisa que não estejam conformes com os princípios desta Declaração não devem ser aceitos para publicação.

INTERVENÇÕES NÃO COMPROVADAS NA PRÁTICA CLÍNICA

37. No tratamento de determinado paciente, em que não haja intervenções comprovadas ou estas tenham sido ineficazes, o médico, após procura de aconselhamento especializado, tendo o consentimento informado do paciente ou de seu representante legal, pode usar uma intervenção não comprovada se, em sua firme convicção, tal intervenção ofereça a esperança de salvar a vida, restabelecer a saúde ou aliviar o sofrimento. Essa intervenção deve, em seguida, tornar-se objeto de investigação, destinada a avaliar sua segurança e eficácia. Em todos os casos, a nova informação deve ser registrada e, quando apropriado, disponibilizada publicamente.

 Tradução livre do original em inglês disponível em: http://www.wma.net/policies-post/wma-declaration-of-helsinki-ethical-principles-for-medical-research-involving-human-subjects/.

COMENTÁRIOS

Fernando Hellmann, da Universidade Federal de Santa Catarina, afirma que, no Brasil, a Declaração de Helsinque, em seus mais de 50 anos, desde sua primeira aprovação, em 1964, constitui até hoje um dos principais documentos internacionais sobre ética na pesquisa envolvendo seres humanos. Mantém-se atualizada por estar sendo constantemente revisada pela Associação Médica Mundial, tendo a aprovação da 7ª e última revisão ocorrido em Fortaleza, Brasil, em outubro de 2013. Importante salientar que nessa edição da Declaração, foi incluída uma cláusula nova, interessante, para garantir maior proteção aos participantes de estudos, ou seja uma indenização, conforme descrito, no artigo 15: "Devem ser assegurados compensação e tratamento apropriados aos indivíduos prejudicados devido sua participação na pesquisa". A Declaração não indica quem deve proceder o pagamento dessa compensação, mas deixa uma porta aberta para uma possível indenização ao prejudicado.

No Brasil, a Declaração de Helsinque ainda não é muito considerada como norma ética em pesquisa, especialmente porque o uso de placebo em situações nas quais exista tratamento eficaz é proibido no País. Também a Resolução do Conselho Nacional de Saúde 466/2012 manifesta-se contrária a tais tipos de pesquisa, assim como o Conselho Federal de Medicina, pela Resolução CFM 1.885/08, restringe o uso de placebo, permitindo exclusivamente em situações em que não exista tratamento eficaz comprovado. Embora tenha sido aprovada pela grande maioria dos presentes à assembleia, as controvérsias a respeito dessa versão 2013 da Declaração de Helsinque continuam, o que pode exigir nova revisão futuramente.

Além dos princípios éticos para a pesquisa clínica envolvendo seres humanos, como estabelecidos na Declaração de Helsinque, a World Medical Association (WMA), ou Associação Médica Mundial (AMM), em outubro de 2016, na cidade de Taipei, Taiwan, aprovou uma "Declaração sobre considerações éticas relativas a dados de saúde e banco de dados biológicos ou biobancos".* Tais princípios objetivam a proteção da dignidade, autonomia, privacidade e confidencialidade dos sujeitos de pesquisa, inclusive quando da obtenção de consentimento informado para utilização de material e dados biológicos humanos identificáveis. Como confederação internacional independente, fundada em 1947, e constituída por 114 associações médicas nacionais (em 2017), a AMM afirma ainda que nenhuma norma ética, legal ou regulatória, de âmbito nacional ou internacional, pode reduzir ou eliminar a proteção de indivíduos e população conforme estabelecido nessa Declaração. Tais dados de saúde são geralmente coletados, organizados e estocados como um sistema de informação nos serviços de saúde. O biobanco constitui uma coleção de material biológico e dados associados, tais como amostras obtidas de seres humanos, vivos ou mortos, que podem fornecer informação biológica, inclusive genética, sobre o indivíduo. Importante lembrar que a AMM reconhece que as pessoas têm o direito de exercer controle sobre o uso de seus dados pessoais e seu material biológico coletado.

---

*World Medical Association (WMA). Declaration of Taipei on ethical considerations regarding health databases and biobanks. Disponível em: www.wma.net/what-we-do/medical-ethics/declaration-of-taipei.

Resolução nº 466, de 12 de dezembro de 2012 (Ministério da Saúde, Conselho Nacional de Saúde)

Apêndice 3

O Plenário do Conselho Nacional de Saúde em sua 240ª Reunião Ordinária, realizada nos dias 11 e 12 de dezembro de 2012, no uso de suas competências regimentais e atribuições conferidas pela Lei nº 8.080, de 19 de setembro de 1990, e pela Lei nº 8.142, de 28 de dezembro de 1990, e

Considerando o respeito pela dignidade humana e pela especial proteção devida aos participantes das pesquisas científicas envolvendo seres humanos;

Considerando o desenvolvimento e o engajamento ético, que é inerente ao desenvolvimento científico e tecnológico;

Considerando o progresso da ciência e da tecnologia, que desvendou outra percepção da vida, dos modos de vida, com reflexos não apenas na concepção e no prolongamento da vida humana, como nos hábitos, na cultura, no comportamento do ser humano nos meios reais e virtuais disponíveis e que se alteram e inovam em ritmo acelerado e contínuo;

Considerando o progresso da ciência e da tecnologia, que deve implicar em benefícios, atuais e potenciais para o ser humano, para a comunidade na qual está inserido e para a sociedade, nacional e universal, possibilitando a promoção do bem-estar e da qualidade de vida e promovendo a defesa e preservação do meio ambiente, para as presentes e futuras gerações;

Considerando as questões de ordem ética suscitadas pelo progresso e pelo avanço da ciência e da tecnologia, enraizados em todas as áreas do conhecimento humano;

Considerando que todo o progresso e seu avanço devem, sempre, respeitar a dignidade, a liberdade e a autonomia do ser humano;

Considerando os documentos que constituem os pilares do reconhecimento e da afirmação da dignidade, da liberdade e da autonomia do ser humano, como o Código de Nuremberg, de 1947, e a Declaração Universal dos Direitos Humanos, de 1948;

Considerando os documentos internacionais recentes, reflexo das grandes descobertas científicas e tecnológicas dos séculos XX e XXI, em especial a Declaração de Helsinque, adotada em 1964 e suas versões de 1975, 1983, 1989, 1996 e 2000; o Pacto Internacional sobre os Direitos Econômicos, Sociais e Culturais, de 1966; o Pacto Internacional sobre os Direitos Civis e Políticos, de 1966; a Declaração Universal sobre o Genoma Humano e os Direitos Humanos, de 1997; a Declaração Internacional sobre os Dados Genéticos Humanos, de 2003; e a Declaração Universal sobre Bioética e Direitos Humanos, de 2004;

Considerando a Constituição Federal da República Federativa do Brasil, cujos objetivos e fundamentos da soberania, da cidadania, da dignidade da pessoa humana, dos valores sociais do trabalho e da livre iniciativa e do pluralismo político e os objetivos de construir uma sociedade livre, justa e solidária, de garantir o desenvolvimento nacional, de erradicar a pobreza e a marginalização e reduzir as desigualdades sociais e regionais e de promover o bem de todos, sem qualquer tipo de preconceito, ou de discriminação coadunam-se com os documentos internacionais sobre ética, direitos humanos e desenvolvimento;

Considerando a legislação brasileira correlata e pertinente; e

Considerando o disposto na Resolução nº 196/96, do Conselho Nacional de Saúde, do Ministério da Saúde, que impõe revisões periódicas a ela, conforme necessidades nas áreas tecno-científica e ética, resolve:

Aprovar as seguintes diretrizes e normas regulamentadoras de pesquisas envolvendo seres humanos:

I – DAS DISPOSIÇÕES PRELIMINARES

A presente Resolução incorpora, sob a ótica do indivíduo e das coletividades, referenciais da bioética, tais como, autonomia, não maleficência, beneficência, justiça e equidade, dentre outros, e visa a assegurar os direitos e deveres que dizem respeito aos participantes da pesquisa, à comunidade científica e ao Estado.

Projetos de pesquisa envolvendo seres humanos deverão atender a esta Resolução.

II – DOS TERMOS E DEFINIÇÕES

A presente Resolução adota as seguintes definições:

II.1 – achados da pesquisa – fatos ou informações encontrados pelo pesquisador no decorrer da pesquisa e que sejam considerados de relevância para os participantes ou comunidades participantes;

II.2 – assentimento livre e esclarecido – anuência do participante da pesquisa, criança, adolescente ou legalmente incapaz, livre de vícios (simulação, fraude ou erro), dependência, subordinação ou intimidação. Tais participantes devem ser esclarecidos sobre a natureza da pesquisa, seus objetivos, métodos, benefícios previstos, potenciais riscos e o incômodo que esta possa lhes acarretar, na medida de sua compreensão e respeitados em suas singularidades;

II.3 – assistência ao participante da pesquisa:

II.3.1 – assistência imediata – é aquela emergencial e sem ônus de qualquer espécie ao participante da pesquisa, em situações em que este dela necessite; e

II.3.2 – assistência integral – é aquela prestada para atender complicações e danos decorrentes, direta ou indiretamente, da pesquisa;

II.4 – benefícios da pesquisa – proveito direto ou indireto, imediato ou posterior, auferido pelo participante e/ou sua comunidade em decorrência de sua participação na pesquisa;

II.5 – consentimento livre e esclarecido – anuência do participante da pesquisa e/ou de seu representante legal, livre de vícios (simulação, fraude ou erro), dependência, subordinação ou intimidação, após esclarecimento completo e pormenorizado sobre a natureza da pesquisa, seus objetivos, métodos, benefícios previstos, potenciais riscos e o incômodo que esta possa acarretar;

II.6 – dano associado ou decorrente da pesquisa – agravo imediato ou posterior, direto ou indireto, ao indivíduo ou à coletividade, decorrente da pesquisa;

II.7 – indenização – cobertura material para reparação a dano, causado pela pesquisa ao participante da pesquisa;

II.8 – instituição proponente de pesquisa – organização, pública ou privada, legitimamente constituída e habilitada, à qual o pesquisador responsável está vinculado;

II.9 – instituição coparticipante de pesquisa – organização, pública ou privada, legitimamente constituída e habilitada, na qual alguma das fases ou etapas da pesquisa se desenvolve;

II.10 – participante da pesquisa – indivíduo que, de forma esclarecida e voluntária, ou sob o esclarecimento e autorização de seu(s) responsável(eis) legal(is), aceita ser pesquisado. A participação deve se dar de forma gratuita, ressalvadas as pesquisas clínicas de Fase I ou de bioequivalência;

II.11 – patrocinador – pessoa física ou jurídica, pública ou privada que apoia a pesquisa, mediante ações de financiamento, infraestrutura, recursos humanos ou apoio institucional;

II.12 – pesquisa – processo formal e sistemático que visa à produção, ao avanço do conhecimento e/ou à obtenção de respostas para problemas mediante emprego de método científico;

II.13 – pesquisa em reprodução humana – pesquisas que se ocupam com o funcionamento do aparelho reprodutor, procriação e fatores que afetam a saúde reprodutiva de humanos, sendo que nesses estudos serão considerados "participantes da pesquisa" todos os que forem afetados pelos procedimentos dela;

II.14 – pesquisa envolvendo seres humanos – pesquisa que, individual ou coletivamente, tenha como participante o ser humano, em sua totalidade ou partes dele, e o envolva de forma direta ou indireta, incluindo o manejo de seus dados, informações ou materiais biológicos;

II.15 – pesquisador – membro da equipe de pesquisa, corresponsável pela integridade e bem-estar dos participantes da pesquisa;

II.16 – pesquisador responsável – pessoa responsável pela coordenação da pesquisa e corresponsável pela integridade e bem-estar dos participantes da pesquisa;

II.17 – protocolo de pesquisa – conjunto de documentos contemplando a descrição da pesquisa em seus aspectos fundamentais e as informações relativas ao participante da pesquisa, à qualificação dos pesquisadores e a todas as instâncias responsáveis;

II.18 – provimento material prévio – compensação material, exclusivamente para despesas de transporte e alimentação do participante e seus acompanhantes, quando necessário, anterior à participação deste na pesquisa;

II.19 – relatório final – é aquele apresentado após o encerramento da pesquisa, totalizando seus resultados;

II.20 – relatório parcial – é aquele apresentado durante a pesquisa demonstrando fatos relevantes e resultados parciais de seu desenvolvimento;

II.21 – ressarcimento – compensação material, exclusivamente de despesas do participante e seus acompanhantes, quando necessário, tais como transporte e alimentação;

II.22 – risco da pesquisa – possibilidade de danos à dimensão física, psíquica, moral, intelectual, social, cultural ou espiritual do ser humano, em qualquer pesquisa e dela decorrente;

II.23 – Termo de Consentimento Livre e Esclarecido – TCLE – documento no qual é explicitado o consentimento livre e esclarecido do participante e/ou de seu responsável legal, de forma escrita, devendo conter todas as informações necessárias, em linguagem clara e objetiva, de fácil entendimento, para o mais completo esclarecimento sobre a pesquisa a qual se propõe participar;

II.24 – Termo de Assentimento – documento elaborado em linguagem acessível para os menores ou para os legalmente incapazes, por meio do qual, após os participantes da pesquisa serem devidamente esclarecidos, explicitarão sua anuência em participar da pesquisa, sem prejuízo do consentimento de seus responsáveis legais; e

II.25 – vulnerabilidade – estado de pessoas ou grupos que, por quaisquer razões ou motivos, tenham a sua capacidade de autodeterminação reduzida ou impedida, ou de qualquer forma estejam impedidos de opor resistência, sobretudo no que se refere ao consentimento livre e esclarecido.

III – DOS ASPECTOS ÉTICOS DA PESQUISA ENVOLVENDO SERES HUMANOS

As pesquisas envolvendo seres humanos devem atender aos fundamentos éticos e científicos pertinentes.

III.1 – A eticidade da pesquisa implica em:

a) respeito ao participante da pesquisa em sua dignidade e autonomia, reconhecendo sua vulnerabilidade, assegurando sua vontade de contribuir e permanecer, ou não, na pesquisa, por intermédio de manifestação expressa, livre e esclarecida;
b) ponderação entre riscos e benefícios, tanto conhecidos como potenciais, individuais ou coletivos, comprometendo-se com o máximo de benefícios e o mínimo de danos e riscos;
c) garantia de que danos previsíveis serão evitados; e

d) relevância social da pesquisa, o que garante a igual consideração dos interesses envolvidos, não perdendo o sentido de sua destinação sócio-humanitária.

III.2 – As pesquisas, em qualquer área do conhecimento envolvendo seres humanos, deverão observar as seguintes exigências:

a) ser adequada aos princípios científicos que a justifiquem e com possibilidades concretas de responder a incertezas;

b) estar fundamentada em fatos científicos, experimentação prévia e/ou pressupostos adequados à área específica da pesquisa;

c) ser realizada somente quando o conhecimento que se pretende obter não possa ser obtido por outro meio;

d) buscar sempre que prevaleçam os benefícios esperados sobre os riscos e/ou desconfortos previsíveis;

e) utilizar os métodos adequados para responder às questões estudadas, especificando-os, seja a pesquisa qualitativa, quantitativa ou quali-quantitativa;

f) se houver necessidade de distribuição aleatória dos participantes da pesquisa em grupos experimentais e de controle, assegurar que, *a priori*, não seja possível estabelecer as vantagens de um procedimento sobre outro, mediante revisão de literatura, métodos observacionais ou métodos que não envolvam seres humanos;

g) obter consentimento livre e esclarecido do participante da pesquisa e/ou seu representante legal, inclusive nos casos das pesquisas que, por sua natureza, impliquem justificadamente, em consentimento *a posteriori*;

h) contar com os recursos humanos e materiais necessários que garantam o bem-estar do participante da pesquisa, devendo o(s) pesquisador(es) possuir(írem) capacidade profissional adequada para desenvolver sua função no projeto proposto;

i) prever procedimentos que assegurem a confidencialidade e a privacidade, a proteção da imagem e a não estigmatização dos participantes da pesquisa, garantindo a não utilização das informações em prejuízo das pessoas e/ou das comunidades, inclusive em termos de autoestima, de prestígio e/ou de aspectos econômico-financeiros;

j) ser desenvolvida preferencialmente em indivíduos com autonomia plena. Indivíduos ou grupos vulneráveis não devem ser participantes de pesquisa quando a informação desejada possa ser obtida por meio de participantes com plena autonomia, a menos que a investigação possa trazer benefícios aos indivíduos ou grupos vulneráveis;

k) respeitar sempre os valores culturais, sociais, morais, religiosos e éticos, como também os hábitos e costumes, quando as pesquisas envolverem comunidades;

l) garantir que as pesquisas em comunidades, sempre que possível, traduzir-se-ão em benefícios cujos efeitos continuem a se fazer sentir após sua conclusão. Quando, no interesse da comunidade, houver benefício real em incentivar ou estimular mudanças de costumes ou comportamentos, o protocolo de pesquisa deve incluir, sempre que possível, disposições para comunicar tal benefício às pessoas e/ou comunidades;

m) comunicar às autoridades competentes, bem como aos órgãos legitimados pelo Controle Social, os resultados e/ou achados da pesquisa, sempre que estes puderem contribuir para a melhoria das condições de vida da coletividade, preservando, porém, a imagem e assegurando que os participantes da pesquisa não sejam estigmatizados;

n) assegurar aos participantes da pesquisa os benefícios resultantes do projeto, seja em termos de retorno social, acesso aos procedimentos, produtos ou agentes da pesquisa;

o) assegurar aos participantes da pesquisa as condições de acompanhamento, tratamento, assistência integral e orientação, conforme o caso, enquanto necessário, inclusive nas pesquisas de rastreamento;

p) comprovar, nas pesquisas conduzidas no exterior ou com cooperação estrangeira, os compromissos e as vantagens, para os participantes das pesquisas e para o Brasil, decorrentes de sua realização.

Nestes casos deve ser identificado o pesquisador e a instituição nacional, responsáveis pela pesquisa no Brasil. Os estudos patrocinados no exterior também deverão responder às necessidades de transferência de conhecimento e tecnologia para a equipe brasileira, quando aplicável e, ainda, no caso do desenvolvimento de novas drogas, se comprovadas sua segurança e eficácia, é obrigatório seu registro no Brasil;

q) utilizar o material e os dados obtidos na pesquisa exclusivamente para a finalidade prevista no seu protocolo, ou conforme o consentimento do participante;

r) levar em conta, nas pesquisas realizadas em mulheres em idade fértil ou em mulheres grávidas, a avaliação de riscos e benefícios e as eventuais interferências sobre a fertilidade, a gravidez, o embrião ou o feto, o trabalho de parto, o puerpério, a lactação e o recém-nascido;

s) considerar que as pesquisas em mulheres grávidas devem ser precedidas de pesquisas em mulheres fora do período gestacional, exceto quando a gravidez for o objeto fundamental da pesquisa;

t) garantir, para mulheres que se declarem expressamente isentas de risco de gravidez, quer por não exercerem práticas sexuais ou por as exercerem de forma não reprodutiva, o direito de participarem de pesquisas sem o uso obrigatório de contraceptivos; e

u) ser descontinuada somente após análise e manifestação, por parte do Sistema CEP/CONEP/CNS/MS que a aprovou, das razões dessa descontinuidade, a não ser em casos de justificada urgência em benefício de seus participantes.

III.3 – As pesquisas que utilizam metodologias experimentais na área biomédica, envolvendo seres humanos, além do preconizado no item III.2, deverão ainda:

a) estar fundamentadas na experimentação prévia, realizada em laboratórios, utilizando-se animais ou outros modelos experimentais e comprovação científica, quando pertinente;

b) ter plenamente justificadas, quando for o caso, a utilização de placebo, em termos de não maleficência e de necessidade metodológica, sendo que os benefícios, riscos, dificuldades e efetividade de um novo método terapêutico devem ser testados, comparando-o com os melhores métodos profiláticos, diagnósticos e terapêuticos atuais. Isso não exclui o uso de placebo ou nenhum tratamento em estudos nos quais não existam métodos provados de profilaxia, diagnóstico ou tratamento;

c) utilizar o material biológico e os dados obtidos na pesquisa exclusivamente para a finalidade prevista no seu protocolo, ou conforme o consentimento dado pelo participante da pesquisa; e

d) assegurar a todos os participantes ao final do estudo, por parte do patrocinador, acesso gratuito e por tempo indeterminado, aos melhores métodos profiláticos, diagnósticos e terapêuticos que se demonstraram eficazes:

    d.1) o acesso também será garantido no intervalo entre o término da participação individual e o final do estudo, podendo, nesse caso, esta garantia ser dada por meio de estudo de extensão, de acordo com análise devidamente justificada do médico assistente do participante.

IV – DO PROCESSO DE CONSENTIMENTO LIVRE E ESCLARECIDO

O respeito devido à dignidade humana exige que toda pesquisa se processe com consentimento livre e esclarecido dos participantes, indivíduos ou grupos que, por si e/ou por seus representantes legais, manifestem a sua anuência à participação na pesquisa.

Entende-se por Processo de Consentimento Livre e Esclarecido todas as etapas a serem necessariamente observadas para que o convidado a participar de uma pesquisa possa se manifestar, de forma autônoma, consciente, livre e esclarecida.

IV.1 – A etapa inicial do Processo de Consentimento Livre e Esclarecido é a do esclarecimento ao convidado a participar da pesquisa, ocasião em que o pesquisador, ou pessoa por ele delegada e sob sua responsabilidade, deverá:

a) buscar o momento, condição e local mais adequados para que o esclarecimento seja efetuado, considerando, para isso, as peculiaridades do convidado a participar da pesquisa e sua privacidade;

b) prestar informações em linguagem clara e acessível, utilizando-se das estratégias mais apropriadas à cultura, faixa etária, condição socioeconômica e autonomia dos convidados a participar da pesquisa; e

Apêndice 3 | Resolução nº 466, de 12 de dezembro de 2012 (Ministério da Saúde, Conselho Nacional de Saúde) **391**

c) conceder o tempo adequado para que o convidado a participar da pesquisa possa refletir, consultando, se necessário, seus familiares ou outras pessoas que possam ajudá-los na tomada de decisão livre e esclarecida.

IV.2 – Superada a etapa inicial de esclarecimento, o pesquisador responsável, ou pessoa por ele delegada, deverá apresentar, ao convidado para participar da pesquisa, ou a seu representante legal, o Termo de Consentimento Livre e Esclarecido para que seja lido e compreendido, antes da concessão do seu consentimento livre e esclarecido.

IV.3 – O Termo de Consentimento Livre e Esclarecido deverá conter, obrigatoriamente:

a) justificativa, os objetivos e os procedimentos que serão utilizados na pesquisa, com o detalhamento dos métodos a serem utilizados, informando a possibilidade de inclusão em grupo controle ou experimental, quando aplicável;
b) explicitação dos possíveis desconfortos e riscos decorrentes da participação na pesquisa, além dos benefícios esperados dessa participação e apresentação das providências e cautelas a serem empregadas para evitar e/ou reduzir efeitos e condições adversas que possam causar dano, considerando características e contexto do participante da pesquisa;
c) esclarecimento sobre a forma de acompanhamento e assistência a que terão direito os participantes da pesquisa, inclusive considerando benefícios e acompanhamentos posteriores ao encerramento e/ou a interrupção da pesquisa;
d) garantia de plena liberdade ao participante da pesquisa, de recusar-se a participar ou retirar seu consentimento, em qualquer fase da pesquisa, sem penalização alguma;
e) garantia de manutenção do sigilo e da privacidade dos participantes da pesquisa durante todas as fases da pesquisa;
f) garantia de que o participante da pesquisa receberá uma via do Termo de Consentimento Livre e Esclarecido;
g) explicitação da garantia de ressarcimento e como serão cobertas as despesas tidas pelos participantes da pesquisa e dela decorrentes; e
h) explicitação da garantia de indenização diante de eventuais danos decorrentes da pesquisa.

IV.4 – O Termo de Consentimento Livre e Esclarecido nas pesquisas que utilizam metodologias experimentais na área biomédica, envolvendo seres humanos, além do previsto no item IV.3 supra, deve observar, obrigatoriamente, o seguinte:

a) explicitar, quando pertinente, os métodos terapêuticos alternativos existentes;
b) esclarecer, quando pertinente, sobre a possibilidade de inclusão do participante em grupo controle ou placebo, explicitando, claramente, o significado dessa possibilidade; e
c) não exigir do participante da pesquisa, sob qualquer argumento, renúncia ao direito à indenização por dano. O Termo de Consentimento Livre e Esclarecido não deve conter ressalva que afaste essa responsabilidade ou que implique ao participante da pesquisa abrir mão de seus direitos, incluindo o direito de procurar obter indenização por danos eventuais.

IV.5 – O Termo de Consentimento Livre e Esclarecido deverá, ainda:

a) conter declaração do pesquisador responsável que expresse o cumprimento das exigências contidas nos itens IV.3 e IV.4, este último se pertinente;
b) ser adaptado, pelo pesquisador responsável, nas pesquisas com cooperação estrangeira concebidas em âmbito internacional, às normas éticas e à cultura local, sempre com linguagem clara e acessível a todos e, em especial, aos participantes da pesquisa, tomando o especial cuidado para que seja de fácil leitura e compreensão;
c) ser aprovado pelo CEP perante o qual o projeto foi apresentado e pela CONEP, quando pertinente; e
d) ser elaborado em duas vias, rubricadas em todas as suas páginas e assinadas, ao seu término, pelo convidado a participar da pesquisa, ou por seu representante legal, assim como pelo pesquisador responsável, ou pela(s) pessoa(s) por ele delegada(s), devendo as páginas de assinaturas estar na mesma folha. Em ambas as vias deverão constar o endereço e contato telefônico ou outro, dos responsáveis pela pesquisa e do CEP local e da CONEP, quando pertinente.

IV.6 – Nos casos de restrição da liberdade ou do esclarecimento necessários para o adequado consentimento, deve-se, também, observar:

a) em pesquisas cujos convidados sejam crianças, adolescentes, pessoas com transtorno ou doença mental ou em situação de substancial diminuição em sua capacidade de decisão, deverá haver justificativa clara de sua escolha, especificada no protocolo e aprovada pelo CEP, e pela CONEP, quando pertinente. Nestes casos deverão ser cumpridas as etapas do esclarecimento e do consentimento livre e esclarecido, por meio dos representantes legais dos convidados a participar da pesquisa, preservado o direito de informação destes, no limite de sua capacidade;

b) a liberdade do consentimento deverá ser particularmente garantida para aqueles participantes de pesquisa que, embora plenamente capazes, estejam expostos a condicionamentos específicos, ou à influência de autoridade, caracterizando situações passíveis de limitação da autonomia, como estudantes, militares, empregados, presidiários e internos em centros de readaptação, em casas-abrigo, asilos, associações religiosas e semelhantes, assegurando-lhes inteira liberdade de participar, ou não, da pesquisa, sem quaisquer represálias;

c) as pesquisas em pessoas com o diagnóstico de morte encefálica deverão atender aos seguintes requisitos:

c.1) documento comprobatório da morte encefálica;

c.2) consentimento explícito, diretiva antecipada da vontade da pessoa, ou consentimento dos familiares e/ou do representante legal;

c.3) respeito à dignidade do ser humano;

c.4) inexistência de ônus econômico-financeiro adicional à família;

c.5) inexistência de prejuízo para outros pacientes aguardando internação ou tratamento; e

c.6) possibilidade de obter conhecimento científico relevante, ou novo, que não possa ser obtido de outra maneira;

d) que haja um canal de comunicação oficial do governo, que esclareça as dúvidas de forma acessível aos envolvidos nos projetos de pesquisa, igualmente, para os casos de diagnóstico com morte encefálica; e

e) em comunidades cuja cultura grupal reconheça a autoridade do líder ou do coletivo sobre o indivíduo, a obtenção da autorização para a pesquisa deve respeitar tal particularidade, sem prejuízo do consentimento individual, quando possível e desejável.

Quando a legislação brasileira dispuser sobre competência de órgãos governamentais, a exemplo da Fundação Nacional do Índio – FUNAI, no caso de comunidades indígenas, na tutela de tais comunidades, tais instâncias devem autorizar a pesquisa antecipadamente.

IV.7 – Na pesquisa que dependa de restrição de informações aos seus participantes, tal fato deverá ser devidamente explicitado e justificado pelo pesquisador responsável ao Sistema CEP/CONEP. Os dados obtidos a partir dos participantes da pesquisa não poderão ser usados para outros fins além dos previstos no protocolo e/ou no consentimento livre e esclarecido.

IV.8 – Nos casos em que seja inviável a obtenção do Termo de Consentimento Livre e Esclarecido ou que esta obtenção signifique riscos substanciais à privacidade e confidencialidade dos dados do participante ou aos vínculos de confiança entre pesquisador e pesquisado, a dispensa do TCLE deve ser justificadamente solicitada pelo pesquisador responsável ao Sistema CEP/CONEP, para apreciação, sem prejuízo do posterior processo de esclarecimento.

V – DOS RISCOS E BENEFÍCIOS

Toda pesquisa com seres humanos envolve risco em tipos e gradações variados. Quanto maiores e mais evidentes os riscos, maiores devem ser os cuidados para minimizá-los e a proteção oferecida pelo Sistema CEP/CONEP aos participantes. Devem ser analisadas possibilidades de danos imediatos ou posteriores, no plano individual ou coletivo. A análise de risco é componente imprescindível à análise ética, dela decorrendo o plano de monitoramento que deve ser oferecido pelo Sistema CEP/CONEP em cada caso específico.

V.1 – As pesquisas envolvendo seres humanos serão admissíveis quando:

a) o risco se justifique pelo benefício esperado; e

b) no caso de pesquisas experimentais da área da saúde, o benefício seja maior, ou, no mínimo, igual às alternativas já estabelecidas para a prevenção, o diagnóstico e o tratamento.

V.2 – São admissíveis pesquisas cujos benefícios a seus participantes forem exclusivamente indiretos, desde que consideradas as dimensões física, psíquica, moral, intelectual, social, cultural ou espiritual desses.

V.3 – O pesquisador responsável, ao perceber qualquer risco ou dano significativos ao participante da pesquisa, previstos, ou não, no Termo de Consentimento Livre e Esclarecido, deve comunicar o fato, imediatamente, ao Sistema CEP/CONEP, e avaliar, em caráter emergencial, a necessidade de adequar ou suspender o estudo.

V.4 – Nas pesquisas na área da saúde, tão logo constatada a superioridade significativa de uma intervenção sobre outra(s) comparativa(s), o pesquisador deverá avaliar a necessidade de adequar ou suspender o estudo em curso, visando oferecer a todos os benefícios do melhor regime.

V.5 – O Sistema CEP/CONEP deverá ser informado de todos os fatos relevantes que alterem o curso normal dos estudos por ele aprovados e, especificamente, nas pesquisas na área da saúde, dos efeitos adversos e da superioridade significativa de uma intervenção sobre outra ou outras comparativas.

V.6 – O pesquisador, o patrocinador e as instituições e/ou organizações envolvidas nas diferentes fases da pesquisa devem proporcionar assistência imediata, nos termos do item II.3, bem como responsabilizarem-se pela assistência integral aos participantes da pesquisa no que se refere às complicações e danos decorrentes da pesquisa.

V.7 – Os participantes da pesquisa que vierem a sofrer qualquer tipo de dano resultante de sua participação na pesquisa, previsto ou não no Termo de Consentimento Livre e Esclarecido, têm direito à indenização, por parte do pesquisador, do patrocinador e das instituições envolvidas nas diferentes fases da pesquisa.

VI – DO PROTOCOLO DE PESQUISA

O protocolo a ser submetido à revisão ética somente será apreciado se for apresentada toda documentação solicitada pelo Sistema CEP/CONEP, considerada a natureza e as especificidades de cada pesquisa. A Plataforma BRASIL é o sistema oficial de lançamento de pesquisas para análise e monitoramento do Sistema CEP/CONEP.

VII – DO SISTEMA CEP/CONEP

É integrado pela Comissão Nacional de Ética em Pesquisa – CONEP/CNS/MS do Conselho Nacional de Saúde e pelos Comitês de Ética em Pesquisa – CEP – compondo um sistema que utiliza mecanismos, ferramentas e instrumentos próprios de inter-relação, num trabalho cooperativo que visa, especialmente, à proteção dos participantes de pesquisa do Brasil, de forma coordenada e descentralizada por meio de um processo de acreditação.

VII.1 – Pesquisas envolvendo seres humanos devem ser submetidas à apreciação do Sistema CEP/CONEP, que, ao analisar e decidir, se torna corresponsável por garantir a proteção dos participantes.

VII.2 – Os CEP são colegiados interdisciplinares e independentes, de relevância pública, de caráter consultivo, deliberativo e educativo, criados para defender os interesses dos participantes da pesquisa em sua integridade e dignidade e para contribuir no desenvolvimento da pesquisa dentro de padrões éticos:

VII.2.1 – as instituições e/ou organizações nas quais se realizem pesquisas envolvendo seres humanos podem constituir um ou mais de um Comitê de Ética em Pesquisa – CEP, conforme suas necessidades e atendendo aos critérios normativos; e

VII.2.2 – na inexistência de um CEP na instituição proponente ou em caso de pesquisador sem vínculo institucional, caberá à CONEP a indicação de um CEP para proceder à análise da pesquisa dentre aqueles que apresentem melhores condições para monitorá-la.

VII.3 – A CONEP é uma instância colegiada, de natureza consultiva, deliberativa, normativa, educativa e independente, vinculada ao Conselho Nacional de Saúde/MS.

VII.4 – A revisão ética dos projetos de pesquisa envolvendo seres humanos deverá ser associada à sua análise científica.

VII.5 – Os membros integrantes do Sistema CEP/CONEP deverão ter, no exercício de suas funções, total independência na tomada das decisões, mantendo em caráter estritamente confidencial, as informações conhecidas. Desse modo, não podem sofrer qualquer tipo de pressão por parte de superiores hierárquicos ou pelos interessados em determinada pesquisa. Devem isentar-se da tomada de decisões quando envolvidos na pesquisa em análise.

VII.6 – Os membros dos CEP e da CONEP não poderão ser remunerados no desempenho de sua tarefa, podendo, apenas, receber ressarcimento de despesas efetuadas com transporte, hospedagem e alimentação, sendo imprescindível que sejam dispensados, nos horários de seu trabalho nos CEP, ou na CONEP, de outras obrigações nas instituições e/ou organizações às quais prestam serviço, dado o caráter de relevância pública da função.

VIII – DOS COMITÊS DE ÉTICA EM PESQUISA (CEP) – ATRIBUIÇÕES:

VIII.1 – avaliar protocolos de pesquisa envolvendo seres humanos, com prioridade nos temas de relevância pública e de interesse estratégico da agenda de prioridades do SUS, com base nos indicadores epidemiológicos, emitindo parecer, devidamente justificado, sempre orientado, dentre outros, pelos princípios da impessoalidade, transparência, razoabilidade, proporcionalidade e eficiência, dentro dos prazos estabelecidos em norma operacional, evitando redundâncias que resultem em morosidade na análise;

VIII.2 – desempenhar papel consultivo e educativo em questões de ética; e

VIII.3 – elaborar seu Regimento Interno.

IX – DA COMISSÃO NACIONAL DE ÉTICA EM PESQUISA (CONEP) – ATRIBUIÇÕES:

IX.1 – examinar os aspectos éticos da pesquisa envolvendo seres humanos, como também a adequação e atualização das normas atinentes, podendo, para tanto, consultar a sociedade, sempre que julgar necessário;

IX.2 – estimular a participação popular nas iniciativas de Controle Social das Pesquisas com Seres Humanos, além da criação de CEP institucionais e de outras instâncias, sempre que tal criação possa significar o fortalecimento da proteção de participantes de pesquisa no Brasil;

IX.3 – registrar e supervisionar o funcionamento e cancelar o registro dos CEP que compõem o Sistema CEP/CONEP;

IX.4 – analisar os protocolos de pesquisa envolvendo seres humanos, emitindo parecer, devidamente justificado, sempre orientado, dentre outros, pelos princípios da impessoalidade, transparência, razoabilidade, proporcionalidade e eficiência, dentro dos prazos estabelecidos em norma operacional, evitando redundâncias que resultem em morosidade na análise;

1. genética humana, quando o projeto envolver:
    1.1. envio para o exterior de material genético ou qualquer material biológico humano para obtenção de material genético, salvo nos casos em que houver cooperação com o Governo Brasileiro;
    1.2. armazenamento de material biológico ou dados genéticos humanos no exterior e no País, quando de forma conveniada com instituições estrangeiras ou em instituições comerciais;
    1.3. alterações da estrutura genética de células humanas para utilização *in vivo*;
    1.4. pesquisas na área da genética da reprodução humana (reprogenética);
    1.5. pesquisas em genética do comportamento; e
    1.6. pesquisas nas quais esteja prevista a dissociação irreversível dos dados dos participantes de pesquisa;

Apêndice 3 | Resolução nº 466, de 12 de dezembro de 2012 (Ministério da Saúde, Conselho Nacional de Saúde) **395**

2. reprodução humana: pesquisas que se ocupam com o funcionamento do aparelho reprodutor, procriação e fatores que afetam a saúde reprodutiva de humanos, sendo que nessas pesquisas serão considerados "participantes da pesquisa" todos os que forem afetados pelos procedimentos delas. Caberá análise da CONEP quando o projeto envolver:

2.1. reprodução assistida;

2.2. manipulação de gametas, pré-embriões, embriões e feto; e

2.3. medicina fetal, quando envolver procedimentos invasivos;

3. equipamentos e dispositivos terapêuticos, novos ou não registrados no País;

4. novos procedimentos terapêuticos invasivos;

5. estudos com populações indígenas;

6. projetos de pesquisa que envolvam organismos geneticamente modificados (OGM), células-tronco embrionárias e organismos que representem alto risco coletivo, incluindo organismos relacionados a eles, nos âmbitos de: experimentação, construção, cultivo, manipulação, transporte, transferência, importação, exportação, armazenamento, liberação no meio ambiente e descarte;

7. protocolos de constituição e funcionamento de biobancos para fins de pesquisa;

8. pesquisas com coordenação e/ou patrocínio originados fora do Brasil, excetuadas aquelas com copatrocínio do Governo Brasileiro; e

9. projetos que, a critério do CEP e devidamente justificados, sejam julgados merecedores de análise pela CONEP;

IX.5 – fortalecer a participação dos CEP por meio de um processo contínuo de capacitação, qualificação e acreditação;

IX.6 – coordenar o processo de acreditação dos CEP, credenciando-os de acordo com níveis de competência que lhes possibilitem ser delegadas responsabilidades originárias da CONEP;

IX.7 – analisar e monitorar, direta ou indiretamente, no prazo estipulado em normativa, os protocolos de pesquisa que envolvam necessidade de maior proteção em relação aos seus participantes, em especial os riscos envolvidos. Deve, nesse escopo, ser considerado sempre em primeiro plano o indivíduo e, de forma associada, os interesses nacionais no desenvolvimento científico e tecnológico, como base para determinação da relevância e oportunidade na realização dessas pesquisas;

IX.8 – analisar e monitorar, direta ou indiretamente, protocolos de pesquisas com conflitos de interesse que dificultem ou inviabilizem a justa análise local;

IX.9 – analisar, justificadamente, qualquer protocolo do Sistema CEP/CONEP, sempre que considere pertinente; e

IX.10 – analisar, em caráter de urgência e com tramitação especial, protocolos de pesquisa que sejam de relevante interesse público, tais como os protocolos que contribuam para a saúde pública, a justiça e a redução das desigualdades sociais e das dependências tecnológicas, mediante solicitação do Ministério da Saúde, ou de outro órgão da Administração Pública, ou ainda a critério da Plenária da CONEP/CNS.

X – DO PROCEDIMENTO DE ANÁLISE ÉTICA

X.1 – DA ANÁLISE ÉTICA DOS CEP – DAS COMPETÊNCIAS:

1. compete ao CEP, após análise, emitir parecer devidamente motivado, no qual se apresente de forma clara, objetiva e detalhada, a decisão do colegiado, em prazo estipulado em norma operacional;

2. encaminhar, após análise fundamentada, os protocolos de competência da CONEP, observando de forma cuidadosa toda a documentação que deve acompanhar esse encaminhamento, conforme norma operacional vigente, incluindo a comprovação detalhada de custos e fontes de financiamento necessários para a pesquisa;

3. incumbe, também, aos CEP:

a) manter a guarda confidencial de todos os dados obtidos na execução de sua tarefa e arquivamento do protocolo completo;

b) acompanhar o desenvolvimento dos projetos, por meio de relatórios semestrais dos pesquisadores e de outras estratégias de monitoramento, de acordo com o risco inerente à pesquisa;

c) o CEP deverá manter em arquivo o projeto, o protocolo e os relatórios correspondentes, por um período de 5 anos após o encerramento do estudo, podendo esse arquivamento processar-se em meio digital;

d) receber denúncias de abusos ou notificação sobre fatos adversos que possam alterar o curso normal do estudo, decidindo pela continuidade, modificação ou suspensão da pesquisa, devendo, se necessário, solicitar a adequação do Termo de Consentimento;

e) requerer a instauração de apuração à direção da instituição e/ou organização, ou ao órgão público competente, em caso de conhecimento ou de denúncias de irregularidades nas pesquisas envolvendo seres humanos e, havendo comprovação, ou se pertinente, comunicar o fato à CONEP e, no que couber, a outras instâncias; e

f) manter comunicação regular e permanente com a CONEP, por meio de sua Secretaria Executiva.

X.2 – DO PROCEDIMENTO DE ANÁLISE ÉTICA DA CONEP:

1. compete à CONEP, dentro do prazo a ser estipulado em Norma Operacional, emitir parecer devidamente motivado, com análise clara, objetiva e detalhada de todos os elementos e documentos do projeto;

2. compete, também, à CONEP, o monitoramento, direto ou indireto, dos protocolos de pesquisa de sua competência; e

3. aplica-se à CONEP, nas hipóteses em que funciona como CEP, as disposições sobre Procedimentos de Análise Ética dos CEP.

X.3 – DAS DISPOSIÇÕES COMUNS AOS CEP E À CONEP:

1. os membros do CEP/CONEP deverão isentar-se da análise e discussão do caso, assim como da tomada de decisão, quando envolvidos na pesquisa;

2. os CEP e a CONEP poderão contar com consultores *ad hoc*, pessoas pertencentes, ou não, à instituição/organização, com a finalidade de fornecer subsídios técnicos;

3. pesquisa que não se faça acompanhar do respectivo protocolo não deve ser analisada;

4. considera-se antiética a pesquisa aprovada que for descontinuada pelo pesquisador responsável, sem justificativa previamente aceita pelo CEP ou pela CONEP;

5. a revisão do CEP culminará em seu enquadramento em uma das seguintes categorias:
   a) aprovado;
   b) pendente: quando o CEP considera necessária a correção do protocolo apresentado, e solicita revisão específica, modificação ou informação relevante, que deverá ser atendida em prazo estipulado em norma operacional; e
   c) não aprovado;

6. o CEP poderá, se entender oportuno e conveniente, no curso da revisão ética, solicitar informações, documentos e outros, necessários ao perfeito esclarecimento das questões, ficando suspenso o procedimento até a vinda dos elementos solicitados;

7. das decisões de não aprovação caberá recurso ao próprio CEP e/ou à CONEP, no prazo de 30 dias, sempre que algum fato novo for apresentado para fundamentar a necessidade de uma reanálise;

8. os CEP e a CONEP deverão determinar o arquivamento do protocolo de pesquisa nos casos em que o pesquisador responsável não atender, no prazo assinalado, às solicitações que lhe foram feitas.
   Poderão ainda considerar o protocolo retirado, quando solicitado pelo pesquisador responsável;

9. uma vez aprovado o projeto, o CEP, ou a CONEP, nas hipóteses em que atua como CEP ou no exercício de sua competência originária, passa a ser corresponsável no que se refere aos aspectos éticos da pesquisa; e

10. consideram-se autorizados para execução os projetos aprovados pelos CEP, ou pela CONEP, nas hipóteses em que atua originariamente como CEP ou no exercício de suas competências.

XI – DO PESQUISADOR RESPONSÁVEL

XI.1 – A responsabilidade do pesquisador é indelegável e indeclinável e compreende os aspectos éticos e legais.

XI.2 – Cabe ao pesquisador:

a) apresentar o protocolo devidamente instruído ao CEP ou à CONEP, aguardando a decisão de aprovação ética, antes de iniciar a pesquisa;

b) elaborar o Termo de Consentimento Livre e Esclarecido;

c) desenvolver o projeto conforme delineado;

d) elaborar e apresentar os relatórios parciais e final;

e) apresentar dados solicitados pelo CEP ou pela CONEP a qualquer momento;

f) manter os dados da pesquisa em arquivo, físico ou digital, sob sua guarda e responsabilidade, por um período de 5 anos após o término da pesquisa;

g) encaminhar os resultados da pesquisa para publicação, com os devidos créditos aos pesquisadores associados e ao pessoal técnico integrante do projeto; e

h) justificar fundamentadamente, perante o CEP ou a CONEP, interrupção do projeto ou a não publicação dos resultados.

XII – OUTRAS DISPOSIÇÕES

XII.1 – Cada área temática de investigação e cada modalidade de pesquisa, além de respeitar os dispositivos desta Resolução, deve cumprir as exigências setoriais e regulamentações específicas.

XII.2 – As agências de fomento à pesquisa e o corpo editorial das revistas científicas deverão exigir documentação comprobatória de aprovação do projeto pelo Sistema CEP/CONEP.

XII.3 – A presente Resolução, por sua própria natureza, demanda revisões periódicas, conforme necessidades das áreas ética, científica e tecnológica.

XIII – DAS RESOLUÇÕES E DAS NORMAS ESPECÍFICAS

XIII.1 – O procedimento de avaliação dos protocolos de pesquisa, bem como os aspectos específicos do registro, como concessão, renovação ou cancelamento e, também, da acreditação de Comitês de Ética em Pesquisa serão regulamentados por Resolução do Conselho Nacional de Saúde.

XIII.2 – O processo de acreditação dos Comitês de Ética em Pesquisa que compõem o Sistema CEP/CONEP será tratado em Resolução do CNS.

XIII.3 – As especificidades éticas das pesquisas nas ciências sociais e humanas e de outras que se utilizam de metodologias próprias dessas áreas serão contempladas em resolução complementar, dadas suas particularidades.

XIII.4 – As especificidades éticas das pesquisas de interesse estratégico para o SUS serão contempladas em Resolução complementar específica.

XIII.5 – Os aspectos procedimentais e administrativos do Sistema CEP/CONEP serão tratados em Norma Operacional do CNS.

XIII.6 – A tipificação e gradação do risco nas diferentes metodologias de pesquisa serão definidas em norma própria, pelo Conselho Nacional de Saúde.

XIV – DAS DISPOSIÇÕES FINAIS

Ficam revogadas as Resoluções CNS Nᵒˢ 196/96, 303/2000 e 404/2008.

Esta Resolução entrará em vigor na data de sua publicação.

Alexandre Rocha Santos Padilha

Presidente do Conselho Nacional de Saúde

Homologo a Resolução CNS nº 466, de 12 de dezembro de 2012, nos termos do Decreto de Delegação de Competência de 12 de novembro de 1991.

Alexandre Rocha Santos Padilha

Ministro de Estado da Saúde

Publicada no Diário Oficial da União (DOU), nº 12, de 13 de junho de 2013, Seção I, p. 59.

Índice Alfabético

A

Abandono
- de incapaz, 112
- do plantão, 113
Abortamento, 109, 195
Aborto, 109, 195
Academia Brasileira de História da Enfermagem, 346
Acessibilidade, 87
Acidentes cirúrgicos ou anestésicos, 156
Ações da Enfermagem, ampliação de, 19
Acupuntura, 278
Adoção, 47
Afetividade, 33
Anencefalia, 276
- feto portador de, 276
Anotações de Enfermagem, 144
- em *home care*, 152
- questões ético-legais das, 146
Aristóteles, 81
Assédio moral, 76, 126, 127
- conceituação de, 126
- e legislação, 128
- jurisprudência sobre, 132
- no âmbito da Enfermagem, 128
Assistência
- à puérpera, 198
- ao idoso, Enfermagem na, 227
- ao parto, 196
- ao recém-nascido, 198
- domiciliária, 235, 297
- em saúde mental e psiquiátrica, 203
- - legislação atual no Brasil, 208
- maternoinfantil, 189
- pré-natal, 195
Associação
- Americana de Hospitais, 60
- Brasileira de Enfermagem, 335
- Brasileira de Enfermeiras Diplomadas, 336
- Médica Mundial, 59
Atendimento
- domiciliário, 235, 248
- integral institucional, 235
Aterosclerose, 231
Atividades da vida diária, 232
Autonomia, 139, 257
Avaliação de Enfermagem, 247

B

Barriga de aluguel, 193
Bases legais, 3
Beneficência, 139, 255
Benevolência, 139
Bioética, 135, 138, 274
- conceituação de, 137
- das situações emergentes, 274
- de fronteira, 274
- de situações persistentes, 274
- do cotidiano, 274
- enfoques da, 140
- pesquisa e, 258
- princípios da, 258
Biossegurança, 277
Biotecnologia, 136, 274, 275, 277
Bloco operatório, 161

C

Capacidade legal, 9
Carta de direitos do paciente, 59, 60
Cartilha dos direitos do paciente, 61
Casa-lar, 235
Casamento, 34
- celebração do, 36
- conversão da união estável em, 37
- efeitos jurídicos do, 37
- habilitação para o, 35
- nuncupativo, 37
Células-tronco, 276
Centro
- cirúrgico, 155, 158
- de convivência, 235
- de material e esterilização, 164
Centro-dia, 235
Charlatanismo, 120
Clonagem, 193, 276, 285
Coautoria, 100, 150, 213
Codelinquência, 100, 150, 213
Código de Contravenções Penais, 214
Código de Deontologia de Enfermagem, 67
Códigos de Ética de Enfermagem, 65
- da ABEn, 78
- dos profissionais de Enfermagem
- - CEPE-1993, 70
- - CEPE-2000, 72
- - CEPE-2007, 72
- - CEPE-2017, 75

Comissão de Ética de Enfermagem, 141

Comitê Internacional Católico de Enfermeiras e Assistentes Médico-Sociais, 330
Competência médica, diagnóstico de, 175
Concubinato, 33
Concurso de pessoas, 100, 150, 213
Condicionamento de atendimento médico-hospitalar emergencial, 114
Confidencialidade, 139, 257
Confortadoras profissionais, 244
Conselho
- Federal de Enfermagem, 338, 340
- Internacional de Enfermeiras, 60, 323
- Regional de Enfermagem, 338
Consentimento livre e esclarecido, 209, 264
Constrangimento ilegal, 116
Contravenção, 214
Crime(s)
- contra a família, 117
- contra a liberdade individual, 116
- contra a saúde pública, 118
- contra a vida, 107
- contra o estado de filiação, 117
- de constrangimento ilegal, 116
- de dar parto alheio como próprio, 117
- de falsidade ideológica, 121, 151, 163, 216
- de homicídio, 186
- de maus-tratos, 115, 150, 214
- de omissão de socorro, 115
- de perigo
- - atual, 112
- - de contágio venéreo, 112
- - comum ou coletivo, 112
- - futuro ou mediato, 112
- - iminente, 112
- de sonegação de estado de filiação, 118
Criopreservação, 192
Cuidado(s)
- paliativo, 221, 222
- de Enfermagem, 247
Culpa, 101, 149, 212
Curatela, 44

400 Índice Alfabético

D

Decisão ética, tomada de, 140
Declaração Universal dos Direitos
 Humanos, 13, 14
Decreto, 355
- judiciário, 355
- legislativo, 355
- nº 94.406/87, 10
Decreto-lei, 355
Deficiência
- pessoa com, 238
- - inclusão da, 238
Desafios ético-legais
- e bioéticos, 273
- e profissionais, 273
Desinstitucionalização, 297
Desospitalização, 222, 249, 297
Dever(es)
- do profissional, 105, 113
- e responsabilidades dos pacientes, 62
Dificuldades no exercício da
 Enfermagem, 28
Dignidade humana, 129, 223
Dilemas ético-legais na Enfermagem, 283
Direito(s)
- a privacidade, anonimato e
  confidencialidade, 260
- à vida, 195, 223
- civis, 55
- conceituação do, 350
- da família, 31
- de autodeterminação, 260
- de não ser prejudicado, 260
- de receber informação completa, 260
- dos doentes mentais, 209
- dos enfermeiros, 54, 56
- dos pacientes, 54, 57
- dos sujeitos, 260
- políticos, 55
- sociais, 55
Dissolução da sociedade e do
 vínculo conjugal, 39
Divórcio, 40
- por via administrativa, 41
Doação de órgãos, 52
- presumida, 173
Doença(s)
- de Alzheimer, 231
- mentais, 204
Drogas ou substâncias entorpecentes, 120

E

Enfermagem
- anotações de, 144
- - questões ético-legais das, 146
- assédio moral no exercício
  profissional de, 126
- aumento da população masculina
  na equipe de, 27
- bases legais para o exercício da, 3
- desafios ético-legais e profissionais na, 273
- dificuldades no exercício da, 28
- dilemas ético-legais na, 283
- domiciliária, 241
- ensino a distância na, 26
- especialistas ou generalistas na, 295
- ética e bioética na, 135
- eventos adversos na, 184
- Forense, 203, 210, 211

- identidade profissional da, 301
- legislação profissional de, 9
- morte e, 223
- mudança de rumos, 294
- na assistência ao idoso, 227
- na Organização Mundial da Saúde, 318
- no Brasil
- - perfil e perspectivas, 21
- - quadro atual de profissionais, 23
- no mundo atual, 293
- normas gerais brasileiras que afetam a, 359
- obstétrica e neonatal, 189
- paciente terminal e, 220
- perspectivas e tendências da, 297
- - para a profissão nas próximas décadas, 29
- - sobre os rumos da, 289
- práticas avançadas de, 290
- problemas no centro cirúrgico e, 161
- psiquiátrica, antecedentes históricos, 207
- questões ético-legais na pesquisa em, 253
- simbolismos na, 302
- sindicalismo na, 345
- transplantes e, 177
Enfermeiro
- como profissional liberal, 17
- como trabalhador autônomo, 12
- responsabilidade
- - civil do, 99
- - legal do, 95
Engenharia genética, 199
Englaro, Eluana, 176
Ensino a distância, 26
Entidade de defesa econômica
 da classe, 341
Envelhecimento, 227, 228
- ativo, 228
- biologia do, 231
- pessoa idosa
- - avaliação da capacidade funcional da, 232
- - características da, 230
- questões éticas sobre o idoso, 236
Erros médicos, 105
Especialistas ou generalistas na
 Enfermagem, 295
Estatuto do Idoso, 234
Ética, 135
- conceituação de, 137
- e pesquisa em Enfermagem, 253
Ético-legais
- aspectos, 185
- na pesquisa em Enfermagem, questões, 253
Eutanásia, 221
Eventos adversos, 184
Exercício da Enfermagem
- de atividade profissional, 100, 149,
  157, 213
- em centro cirúrgico, 155
- normas penais e éticas e, 105

F

Falsidade ideológica, 121, 151, 163,
 210, 216
Família, 32, 34
- acolhedora, 235
- ampla, 32
- ampliada ou extensa, 33
- anaparental, 33
- autoridade e, 34
- concubinato, 33
- igualitária, 34

- matriarcal, 34
- modalidades, 32
- monoparental, 33
- natural, 234
- patriarcal, 34
- pluriparental, 33
- recombinada, 33
- restrita, 32
- restritíssima, 32
- tradicional, 32
- união
- - estável, 32
- - homoafetiva, 33
Federação Pan-Americana de Profissionais
 de Enfermagem, 329
Federación Ibero-Americana de Historia
 de la Enfermería, 330
Feminização da força de trabalho, 27
Fidelidade, 139, 256
Final de vida, 222

G

Genética, 285
Grupos vulneráveis, 261
Guarda, 43

H

Hierarquia das normas, 354
Home care, 241, 297
- anotações de Enfermagem em, 152
- em outros países, 243
- legislação no Brasil, 246
- objetivos do, 242
Homicídio, 107, 186

I

Iatrogênese, 184
Iatrogenias, 184
Identidade, 301, 303
- coletiva, 301
- e prática profissional, 307
- profissional, 304
Incolumidade coletiva, 118
Incontinência, 244
Indenização pela extensão do dano, 100
Indesculpabilidade, 100, 149
Infanticídio, 108
Infrações e penalidades éticas, 74
Inseminação heteróloga, 191
Instrumentação cirúrgica, 160
Internação domiciliária, 249
International Council of Nurses, 323

J

Justiça, 139, 147, 256

L

Laqueadura, 190
Legislação
- profissional de Enfermagem, 9
- sobre o idoso, 232
Lei, 350
- Complementar à Constituição, 355
- de biossegurança, 194
- delegada, 355
- nº 10.406/2002, 8
- nº 7.498/1986, 10
- ordinária, 355

Índice Alfabético

Lesões corporais, 110, 161
- de natureza leve, 110
- graves, 110, 163
- gravíssimas, 111, 163
- leves, 163
- seguidas de morte, 163
Liberdade individual, 55, 116
- restrição à, 213
Licença-paternidade, 191
Linguagem poética, 89, 91

M

Maternidade
- eletrônica, 199
- em substituição, 193
Maus-tratos, 115, 150, 214
Medida Provisória, 355
Métodos contraceptivos, 190
Morrer, ajudar a, 224
Morte
- encefálica, 171, 174
- - diagnóstico da, 175
- Enfermagem e, 223
Mutilação genital feminina, 200

N

Nacionalidade, 47
Nanociência, 277
Nanotecnologia, 277
Não maleficência, 139, 255
Nascimento, 44, 198
Negligência, 149
Normas
- gerais brasileiras que afetam a Enfermagem, 359
- penais e éticas, 105

O

Óbito(s), 50
- ocorridos no exterior, 52
Obrigação
- de meio, 16
- de resultado, 16
Omissão
- de notificação de doença, 118
- de socorro, 113, 115
Ônus da prova, inversão do, 122
Organização
- da sociedade, 352
- de Enfermeiros da Nova Zelândia, 60
- Mundial da Saúde, 315, 316
- Pan-Americana de Saúde, 320
- sindical, 343
Osteoporose, 231

P

Paciente terminal, 220
- ajudar familiares e amigos do, 225
Parto, 196
Pensão alimentícia, 40, 41
Periclitação da vida e da saúde, 111
Perigo
- de contágio
- - de moléstia grave, 112
- - venéreo, 112
- para a vida ou saúde de outrem, 112
Período
- concepcional, 190
- pré-concepcional, 190

Pesquisa
- Bioética e, 258
- em Enfermagem, 253
Planejamento familiar, 190
Poder
- Executivo, 352
- familiar, 43
- Judiciário, 352
- Legislativo, 352
Poemas, 82, 91
Poesia, 81, 82, 89, 91
- concreta, 82
Politraumatismo, 184
Portaria, 356
Práticas
- avançadas de Enfermagem, 290
- da Enfermagem em centro cirúrgico, 157
Pré-natal, 195
Precarização dos vínculos trabalhistas, 127
Prescrição de medicamentos por enfermeiros, 281, 283
Principialismo, 258
Princípio(s)
- da Bioética, 258
- da dignidade da pessoa humana, 129, 223
- da indesculpabilidade, 149
- de proteção ao paciente, 105
- éticos, 138, 254
Processo
- de elaboração de uma lei, 356
- de investigação de paternidade, 46
Programa de residência temporária, 234
Prontuário do paciente, 164, 215
Proteção à maternidade e à infância, 191
Puerpério, 198

R

Recém-nascido, 198
- exposição ou abandono de, 113
- ocultar ou substituir, 117
- supressão ou alteração de direito de família do, 118
Reconhecimento de filho
- involuntário, 47
- voluntário, 47
Recursos para a saúde, distribuição de, 274
Regime
- de bens patrimoniais, 38
- de comunhão
- - parcial de bens, 38
- - universal de bens, 38
- de participação final nos aquestos, 38
- de separação total de bens, 39
Registro
- de filhos
- - de outrem como próprio, 117
- - havidos fora do casamento, 46
- - havidos no casamento, 46
- de nascimento, 45
- fora de prazo (tardio), 47
Relações de parentesco, 42
Reparação civil, 99, 213
Reprodução assistida, 191

República de idosos, 235
Resolução, 355
Responsabilidade
- civil, 97, 99, 101, 149, 212
- conceituação de, 97
- ético-profissional, 97, 148, 215
- funcional, 97
- legal, 95, 148, 212
- penal, 97, 101
- profissional, 97, 102
Reúso de materiais, 166

S

Satisfação no trabalho, 29
Saúde mental e psiquiátrica, 203
Segredo profissional, 116
Segurança do paciente, 108
Seguro funerário, 52
Separação
- consensual e divórcio por via administrativa, 41
- judicial, 39
- - consensual, 39, 40
Sigilo profissional, 199
Simbolismos na Enfermagem, 302
Sindicalismo, 341
- na Enfermagem, 345
Sociedade conjugal, 39
Sonegação de estado de filiação, 118
Sucessão
- hereditária, 49
- testamentária, 50
Suicídio, 108

T

Terapia celular, 276
Teste Bowie-Dick, 165
Toxicofilia, 120
Toxicomania, 120
Trabalhador autônomo, 12
- conceituação de, 14
- legislação civil e previdenciária e, 15
Trabalho autônomo, 13
Transplante de órgãos/tecidos, 169, 285
- a partir de doadores falecidos, 171
- com doadores vivos, 170
- Enfermagem e, 177
- fundamentos ético-legais do, 171
Tutela, 43

U

União
- estável, 32
- homoafetiva, 33
Unidade
- de terapia intensiva, 182
- do centro cirúrgico, 155

V

Veracidade, 139, 257
Vida extrauterina, viabilidade fetal para a, 277
Visita(s)
- domiciliária, 248
- regulamentação de, 40
Vocação hereditária, 49
Vulnerabilidade, 261